脑卒中的康复医疗

主 编 王茂斌
副主编 高 谦 黄松波

中国科学技术出版社
·北 京·

图书在版编目(CIP)数据

脑卒中的康复医疗/王茂斌主编.—北京:中国科学技术出版社,2006.5
ISBN 7-5046-4316-5

Ⅰ.脑… Ⅱ.王… Ⅲ.中风-康复医学 Ⅳ.R743.3

中国版本图书馆CIP数据核字(2006)第024039号

中国科学技术出版社出版
北京市海淀区中关村南大街16号　邮政编码:100081
电话:010-62173865　传真:010-62179148
http://www.cspbooks.com.cn
科学普及出版社发行部发行
中国科学院印刷厂印刷
*
开本:889毫米×1194毫米　1/16　印张:32　字数:1120千字
2006年5月第1版　2013年1月第2次印刷
定价:75.00元

《脑卒中的康复医疗》编者

主　编　王茂斌

副主编　高　谦　黄松波

编　者　（以姓氏笔画为序）

王茂斌　首都医科大学宣武医院
王默力　首都医科大学宣武医院
方　新　中国假肢学校
毕　胜　中国人民解放军总医院
刘　霖　首都医科大学宣武医院
刘　璇　中国康复研究中心
纪树荣　中国康复研究中心
宋为群　首都医科大学宣武医院
汪　洁　首都医科大学宣武医院
李广庆　首都医科大学宣武医院
陈　真　首都医科大学宣武医院
陈　巍　中国康复研究中心
邱卓英　中国康复研究中心
杨远滨　首都医科大学宣武医院
周景升　首都医科大学宣武医院
姜淑敏　卫生部北京医院
贾子善　河北省人民医院
高　谦　中国人民解放军总医院
高　磊　卫生部北京医院
高　霞　卫生部北京医院
顾　新　卫生部北京医院
黄力平　河北省人民医院
黄松波　卫生部北京医院
霍　速　首都医科大学宣武医院
魏国荣　河北省人民医院

责任编辑：张　楠
装帧设计：赵一东
插图绘制：杜爱军
责任校对：刘红岩　杨京华
责任印制：安利平

前　言

1990 年，我们几位从事脑卒中康复医疗的同事，从当时所能得到的资料入手，曾经编写过一本带有综述性的专著《偏瘫的现代评价和治疗》。那时，国内康复医学刚刚起步，我们手头的参考文献和书籍有限，自己也没有多少实践的经验。在国际上，脑卒中的康复医疗也还只是一种经验医学，并没有更多的科学依据。记得在那本书的后记中我们曾写到：脑卒中实在是一个十分复杂的问题，它所涉及问题的广度和深度，远比我们最初想象的多得多；我们在本书所能讲述的只是个皮毛。“学而后知不足”确是一番真理。

但是，此后在国际上即开始了“脑的十年”（1991 ~ 2000 年），各国都投入了相当的人力、物力和财力，对有关脑的基础、临床和康复方面的问题进行了大量的研究。因而，脑卒中康复医疗的理论和技术也获得了长足的进步。国内外的研究论文比比皆是，大部头的专著接连不断，新技术、新方法不断涌现。如：脑卒中康复医疗的质量和后果评定方法的进步，使康复医疗的有效性逐步获得更多的客观证据；循证医学也已经确认了脑卒中康复医疗是最有效的治疗方法——“卒中单元”（Stroke Unit）中不可缺少的部分。如今，“脑的十年”已经结束，但有关脑科学的研究仍在世界范围内如火如荼地进行着。

目前，脑卒中的康复医疗在国内已经得到了广泛的推广。国际互联网的普及，已经使我们可以随时随地和相当容易地获得所需要的国内外资料。国家“九五”攻关课题“急性脑卒中早期康复医疗效果的研究”和国家“十五”攻关课题“脑卒中三级康复医疗网的研究”都已经完成。在脑卒中康复医疗发展的巨大变化中，我们自己也在不断地积累经验。今天，当我们想再一次描述脑卒中现代康复医疗的面貌时，心情有了很大的不同，感到踏实了许多。由于“脑卒中实在是一个十分复杂的问题”，当我们想把本书的内容由当初的偏瘫康复扩大到脑卒中康复的整体时，还是感到了有些力不从心。特别是随着“脑的可塑性”和“大脑功能重组”理论和实践的发展，有关脑卒中的康复理论和实践正在发生根本性的转变。这使得我们在 2000 年基本完稿后出现了一个等待的过程。因为新的理论和实践不断涌现，使我们一直担心“是否我们的知识已经过时或者过于陈旧了？”，更担心对新出现的理论和方法没有自身的实践经验就“推”出会贻笑大方。

2002年，我到首都医科大学宣武医院筹建神经康复中心。由于忙碌的初建工作使我没有时间集中精力于整理这本书上。直到2003年，“神经康复中心”开始运转，我有了更多的脑卒中临床康复实践机会，可以静下心来学一学新的理论，可以自己实践做一做新的方法。一晃两年多过去了，然而，新的理论和实践问题似乎仍然很多，什么时候才能“比较清楚”呢？我们更深刻地体会到了“学无止境”的含义。最终，本书经过大胆地、再一次地修改、补充，交给了出版社，也算了了一个心愿。对此，我还要向各位作者表示歉意：对不起，耽误了太长的时间，希望您们能给予谅解。

参加本书编写的同志，或是在国外学习过现代康复医学，或是国内培养的康复医学博士后、博士、硕士，或是多年来一直在临床从事脑卒中的康复医疗工作，因而大多有一定的理论和实践经验。熟悉脑卒中康复医疗的读者可能会发现，书中的一些观点和方法不都是国外的翻版。我们必须使在国外行之有效的组织管理和医疗方法适合中国的国情，我们也必须在自己的工作中有所创造。“实践是检验真理的唯一标准”，只要对患者有利，不管是外国的、还是中国的，我们都应当学习、借鉴。遗憾的是，由于我们对祖国的传统医学了解较少，在发展社区康复方面经验也不足，我们感到没有能力写好这方面的内容，因此，这两方面的内容在本书中介绍的较少，而对于脑卒中患者康复来说，它们是十分重要的。希望有兴趣的同事，结合相关的论文和专著以及自己的实践，为开展中西医结合的脑卒中康复医疗和创造具有中国特色的脑卒中社区康复总结更多的经验。

当我们交稿的时候，其实心里仍然感到有许多不尽如意的地方，不足之处肯定还有不少。但只能说，我们尽心去努力了。科学在不断地发展，脑卒中的康复医疗也在不断地进步，一孔之见、挂一漏万之处，我们殷切地希望有关的专家和读者给予批评和指正。让我们大家共同努力，为使脑卒中患者能够得到更好的康复作出应有的贡献吧！

王茂斌

2005年12月于北京

目　录

第一章

1

脑卒中康复医疗概论

第一节 脑卒中

一、概述

（一）基本概念

根据世界卫生组织（WHO）的概念，脑卒中（stroke）是指起病迅速的、由脑血管疾病引起的局灶性脑功能障碍、且持续24小时或引起死亡的临床症候群。因此它不是一个疾病的名称，故没有被列入国际疾病分类（International Classification of Disease，ICD）之中。因为它是指一组由脑血管病变引起的突然发作性疾病，所以又被称为脑血管病（Cerebrovascular Disease，CVD）或者脑血管意外（Cerebrovascular Accident，CVA）。这类疾病可以是由于脑血管破裂出血所致（如脑出血和蛛网膜下腔出血），也可以是由于脑血管阻塞后局灶性脑缺血坏死所致（如脑梗死和脑栓塞）。由于它们在病理和临床上的表现具有许多共同特点，且都属于上运动神经元的损害，所以学术界经常把它们结合在一起来考虑，统称为脑卒中。

（二）脑卒中分型

原则上，脑卒中分为缺血性卒中（包括血栓形成性脑梗死和栓塞性脑梗死）和出血性卒中（包括脑实质出血和蛛网膜下腔出血）两大类。但东、西方人种之间这两大类的分布是有所不同的：西方人缺血性卒中约占70%～85%，出血性卒中只占10%～20%（如美国的社区第一次脑卒中的统计报告表明：缺血性卒中占61%～81%，脑实质出血占8%～16%，蛛网膜下出血占4%～8%）；而东方人出血性卒中约为25%～45%，缺血性卒中约占55%～70%（图1-1）。

例如：我国杨期东等报告7个城市居民（1980～1990年）1089例首次脑卒中患者，经CT诊断为脑梗死的占60.2%，脑内出血占38.2%，蛛网膜下腔出血占0.6%，未确定型的占1.0%。香港圣玛丽医院经CT扫描和尿检证明，脑内出血占30.6%。这可能与我国高血压患者为数众多而动脉粥样硬化相对较少有关。

（三）发病率、死亡率和致残率

迄今为止脑血管病仍然是严重威胁人类生命的疾病之一。其发病率、死亡率和致残率都是相当高的。1997年，WHO发表了其Monica方案的监测结果，有关国家的年龄标准化发病率及其每年变化如表1-1所示，年龄标准化死亡率及其每年变化如表1-2所示。

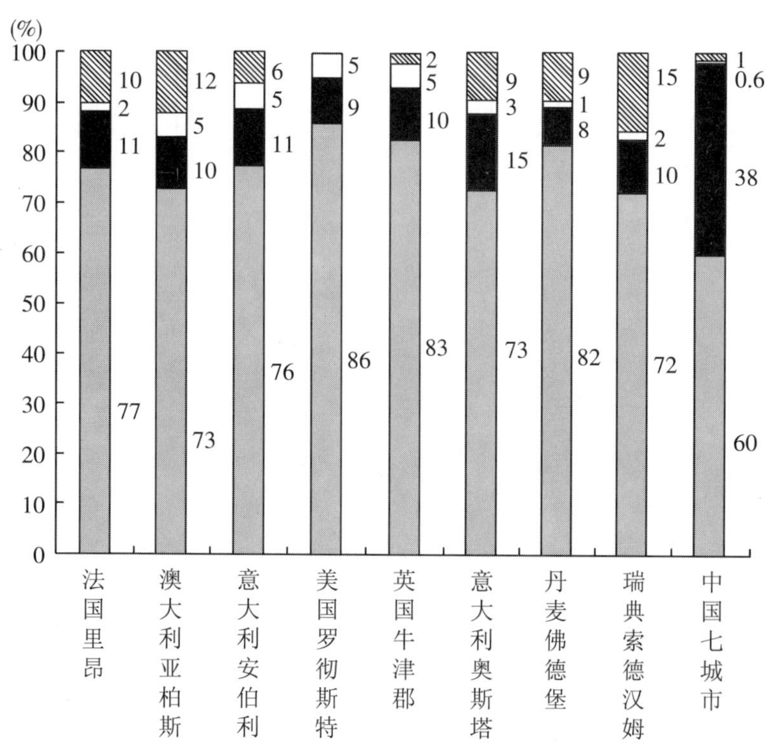

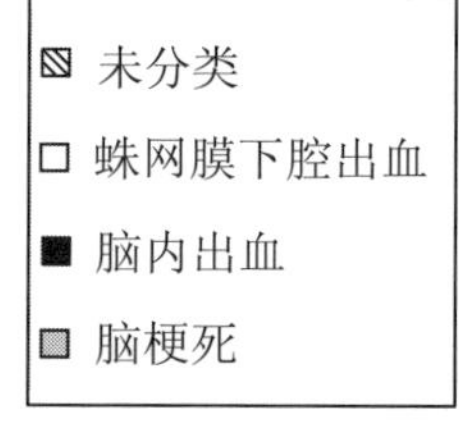

图1-1 脑卒中类型频率分布

表 1-1 脑卒中年龄标准化发病率（/10 万）及其每年变化**

国家	地区	报告时间（年）	发病率(95% CI)*		每年变化(95% CI)	
			男	女	男	女
俄国	NOI	1982~1987	388(350,430)	312(284,342)	-6.5(-14.1,1.1)	-4.6(-10.1,0.9)
芬兰	KUO	1985~1990	351(330,374)	173(158,188)	-2.9(-6.5,0.8)	-9.4(-14.5,-4.2)
立陶宛	KAU	1986~1990	308(289,328)	159(147,172)	0.6(-3.8,5.1)	2.0(-3.4,7.4)
芬兰	NKA	1985~1990	280(257,305)	123(108,139)	-2.3(-7.1,2.5)	-1.6(-9.1,-7.8)
俄国	MOC	1985~1990	257(237,278)	121(110,133)	-2.2(-6.9,2.5)	-13.8(-19.7,-7.8)
中国	BEI	1985~1990	247(237,258)	175(166,184)	1.9(-0.7,4.5)	-0.3(-3.4,2.8)
芬兰	MOI	1985~1990	247(227,269)	105(93,118)	-3.0(-7.9,1.9)	-0.4(-7.2,6.4)
俄国	MOI	1985~1990	241(228,254)	126(118,134)	-2.2(-5.2,0.9)	-3.7(-7.2,-0.2)
南斯拉夫	NOS	1985~1990	228(221,245)	107(96,118)	-2.4(-6.8,1.9)	-3.2(-9.1,2.6)
瑞典	NSW	1985~1990	207(195,218)	111(103,120)	-3.6(-6.8,-0.4)	-3.5(-7.9,0.9)
波兰	WAR	1985~1990	184(173,196)	90(82,97)	6.8(0.4,13.2)	4.5(-0.3,9.3)
德国	KMS	1985~1989	176(165,189)	104(96,113)	-0.4(-5.1,4.3)	-3.3(-15.9,9.3)
丹麦	GLO	1985~1990	173(160,187)	92(83,102)	-4.6(-9.0,-0.1)	-3.3(-11.7,5.0)
德国	HAL	1985~1990	151(140,163)	86(78,94)	-3.1(-8.6,2.4)	-8.3(-18.8,2.3)
德国	RDM	1988~1989	141(126,157)	74(64,84)	-1.3(-7.6,5.0)	-3.6(-11.8,4.7)
瑞典	GOT	1986~1990	137(126,149)	69(61,78)	3.5(-2.7,9.6)	-5.0(-17.6,7.7)
意大利	FRI	1984~1989	124(117,130)	61(57,65)	-1.9(-4.9,1.1)	-1.7(-5.9,2.5)

注：* 95% CI=95% 可信区间。

** 编录自参考文献 Thorvaldsen p, et al. Stroke trends in the WHO-Monica Project. Stroke, 1997, 28: 500~506

表 1-2 脑卒中年龄标准化死亡率(/10 万)及其每年变化**

人群	死亡率(95% CI)		每年变化趋势(95% CI)	
	男	女	男	女
俄国 NOI	113(92.4,136.6)	76.1(62.7,91.4)	-2.9(-8.6,2.9)	10.4(-25.1,4.3)
俄国 MOC	95.8(83.6,109)	44.5(37.8,51.9)	5.1(-8.9,10.1)	-14.8(-34.2,4.6)
俄国 MOC	95.5(87.8,103)	51.4(46.7,56.6)	1.6(-4.3,7.6)	0.5(-10.8,11.8)
立陶宛 KAU	80.0(80.3,90.5)	39.3(33.6,45.7)	10.0(-7.3,27.3)	7.5(-5.7,20.7)
波兰 WAR	79.4(72.0,87.3)	47.2(41.9,52.9)	-1.1(-15.8,13.7)	-1.2(-8.3,5.8)
南斯拉夫 NOD	72.3(63.3,82.3)	47.2(40.4,54.9)	1.1(-22.7,25.0)	-3.2(-9.7,3.3)
芬兰 NAA	70.0(58.7,82.8)	30.8(23.6,39.3)	-10.6(-15.8,-5.4)	-18.7(-34.9,-2.4)
中国 BEI	66.7(61.3,72.5)	58.0(52.9,63.4)	0.1(-5.2,5.4)	-7.3(-18.6,3.9)
芬兰 NKA	64.7(55.6,74.7)	30.2(24.3,37.0)	-0.0(-13.0,12.9)	-13.4(-35.4,8.5)
德国 KMS	54.7(48.4,61.6)	31.5(27.2,36.2)	-2.5(-14.8,9.9)	-10.9(-21.2,-0.6)
德国 HAL	53.4(46.8,60.8)	31.5(27.1,36.4)	-5.2(-25.4,15.1)	-4.1(-17.3,9.1)
芬兰 TUL	50.2(41.3,60.4)	24.9(19.3,31.5)	-3.6(-16.2,9.0)	2.3(-9.2,13.9)
意大利 FRI	41.9(38.3,45.8)	23.6(21.0,26.4)	-5.7(-12.0,0.6)	-7.5(-13.6,-1.4)
德国 RDM	41.5(33.5,50.8)	27.4(21.8,34.0)	-7.1(-22.0,7.8)	-1.7(-6.9,3.5)
瑞典 NSW	31.0(26.8,35.8)	22.9(19.2,27.1)	-6.6(-10.8,29.1)	-4.3(-16.5,7.8)
瑞典 GOT	28.6(23.5,34.4)	16.1(12.4,20.5)	9.1(-10.8,29.1)	-21.3(-51.6,8.9)

注：* 95% CI=95% 可信区间。

** 编录自 Thorvaldsen P, et al. Stroke trends in the WHO-Monica Project stroke, 1997, 28: 500~506

事实上，在发达国家，年龄标准化发病率和死亡率虽然都有不同程度的下降，然而在发展中国家，年龄标准化发病率和死亡率通常有不同程度上升。我国也同样是这样的情况。

目前在美国，每年新发的脑卒中患者约550000人，首次脑卒中的年发病率平均为114/10万；在55岁以后，约每十年发病率翻一番；脑卒中复发率第一年约为7%～10%。每年死亡的脑卒中患者约150000人，30日平均死亡率为21%，一年的死亡率约为25%～40%，其中出血性脑卒中的死亡率远高于缺血性脑卒中；而大约总共有3000000脑卒中生存者留有程度不同的神经功能缺损表现，但约85%的生存者最终可以步行（独立步行者约30%），约75%在发病头3周内生活不能完全自理，但到6个月时只有约25%生活不能自理。

在我国，由于预防医学和康复医学发展较晚，故有关数据不够全面。近年来的一些调查表明：死亡率在6个城市平均为116/（10万人口·年），在21个省农村平均为142/（10万人口·年）。发病率在6个城市平均为219/10万人口，在21个省农村平均为185/10万人口；与世界各国平均为200/10万人口相差不多，但北方某些地区是相当高的，如哈尔滨曾高达441/10万人口，黑龙江省农村达371/10万人口，北京达370/10万人口。患病率在6个城市平均为719/10万，在21个省农村平均为394/10万人口，而在北京、哈尔滨、银川等北方城市，曾报道高达（1249～1285）/10万，黑龙江、河南、陕西等农村也有较高的患病率，而台湾曾报道达到1642/10万人口。

由于健康知识的普及和医疗条件的改善，我国脑卒中的死亡率、发病率和患病率都从20世纪70～80年代的上升趋势，逐渐呈现出趋于平衡或稳步下降的态势。但脑卒中的发病和死亡与年龄密切相关。一般认为年龄每增加5岁，脑卒中的死亡率就增加接近一倍。随着社会的老龄化，脑卒中的死亡者3/4为70岁以上的老年人。图1－2为中国六城市调查的脑卒中患病、发病和死亡年龄专率。

与冠状动脉硬化性心脏病明显的不同，脑卒中在发病率和死亡率上性别差异不大，男性只是略高于女性。在地理分布上，我国出现了北高南低的特点，且似与高血压的发病地理分布一致。同样，在民族的分布上，北方的少数民族较南方的少数民族的发病率、死亡率要高。

我国脑卒中的发病率、死亡率和致残率在世界上也是相当高的国家之一。据估计70%的生存者有程度不同的残疾存在。国家每年花费在脑卒中患者的支出大约在100亿元以上。

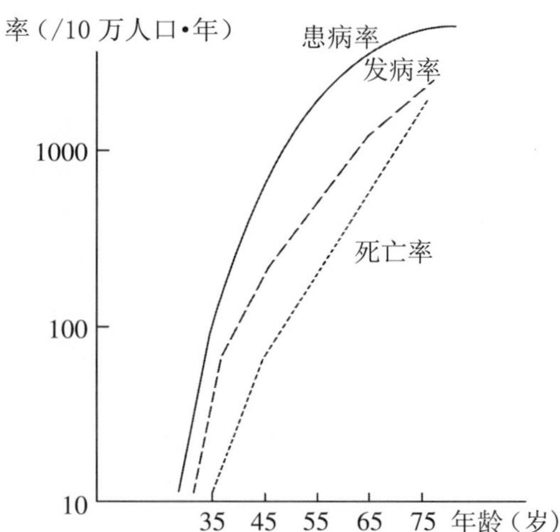

图1－2　中国6城市调查的脑卒中患病、发病和死亡年龄专率

（四）脑卒中的危险因素（risk factors）

按照1984年美国心脏病学会和1989年WHO关于脑卒中危险因素的定义，将其分为三类：①生来就有的不可改变的因素，如年龄、性别、种族、家族史以及以前曾有过脑卒中的历史等；②由人体内外环境影响并且可以调节控制的因素，如全身或某些脏器的疾病，像高血压、心脏病、糖尿病等；③因为个人生活方式和习惯而产生的、可以改变的行为因素，如吸烟、饮酒及不合理饮食等。

1. 年龄

年龄与脑卒中的关系非常密切，如前所述，55岁以后每增龄10岁脑血管病的发病率大约增加一倍，所以可以说，脑卒中基本上是一种老年性疾病。但是随着社会的发展，脑卒中的发病年龄也越来越提前。这不仅是因为年轻人中的高血压和动脉硬化的患者越来越多，也因为先天性的脑血管畸形造成的脑血管病已经比较容易得到诊断。

2. 性别

脑卒中的性别差异并不像缺血性心脏病那样明显，男女的比例大约是(1.1～1.4):1。

3. 种族

种族对脑卒中发病率和死亡率的影响还不十分清楚。在美国，曾经有黑人的脑血管病死亡率高于白人的说法，但是近年来这种说法已经被更多的证据所否认。在我国，有关的研究还很少。一般认为种族的影响远远不如外在的环境和个人的生活方式更为重要。

4. 高血压

高血压已经被各国公认为脑卒中的首要危险因素。大量的研究工作已经证实：收缩压升高和舒张压升高均为脑卒中的独立的危险因素。如美国一项前瞻性的协作研究表明：血压越高，脑卒中的危险性就越大；舒张压每升高 1.3kPa（10mmHg），脑卒中的相对危险性就增加2倍。在年龄小于45岁、45～64岁以及大于65岁3组人群中，舒张压水平最高与最低之间脑卒中的相对危险性分别高10倍、5倍及2倍。所以，脑卒中的发病率、死亡率的地理分布基本上是与高血压发病率的地理分布一致的。许多国家进行的抗高血压的药物临床观察试验都已经证明：降低血压会使脑血管病的发病率和死亡率明显下降。例如，Collins 回顾了多个国家14项抗高血压的临床药物实验，入选的高血压病人为36908人，平均舒张压为13.2kPa（99mmHg）时，当舒张压平均下降0.7～0.8kPa（5～6mmHg），脑卒中发病人数就较对照组减少40.2%，死亡人数下降45.6%，两组的差异非常显著。

日本的一项有关脑卒中危险因素的前瞻性队列研究，采用Cox模型进行多因素分析发现：对脑梗死来讲，男性危险因素依次为年龄、高血压、心房纤颤、蛋白尿、眼底异常和吸烟；女性为年龄、血压、心房纤颤、冠心病等。对脑内出血来讲，男性为年龄、眼底异常；女性为年龄、血压及缺少运动。总的来说，年龄、血压、心房纤颤、眼底异常改变为共同的主要的危险因素。

我国也在七城市中对脑血管病的危险因素进行了干预试验。试验目的是检验干预对人群血压的影响。结果显示：干预组的收缩压和舒张压在终点时均有下降而对照组则有所上升。干预组确诊高血压的比例从基线的18.4%降至15.5%，而对照组则从17.5%上升到17.7%。当收缩压为21.3～22.5kPa（160～169mmHg）时，脑卒中的发病率是收缩压为17.3～18.5kPa（130～139mmHg）者的13.4～17.7倍；而当舒张压为12.7～13.2kPa（95～99mmHg）时，是舒张压10～10.5kPa（75～79mmHg）者的6～6.9倍。可见高血压对脑卒中的发病有着十分重要的影响。

5. 心脏病

心脏病也是公认的脑卒中的危险因素。缺血性心脏病、心脏瓣膜疾患、心力衰竭、心电图异常、心脏扩大、房室传导阻滞以及老年非风湿性心房纤颤等均可增加脑卒中的发病。近年来人们对老年性非瓣膜性心房纤颤十分重视。国内外的许多研究经过多因素回归分析，都认为心房纤颤是脑卒中、特别是栓塞性脑卒中的独立的危险因素。

6. 暂时性脑缺血发作（Transient Ischemic Attacks，TIA）

暂时性脑缺血发作是指一过性、轻微的神经功能障碍，一般症状持续不超过24小时。它可以是症状轻微的脑梗死，也可以是无梗死的脑缺血。这种“小中风”的发作，对于提示将有完全性脑卒中的发生是很有意义的。一般说来，完全性脑卒中患者大约30%有过TIA发作的历史，而有TIA发作历史的人约1/3～1/2日后会发展成为完全性脑卒中。而现在逐渐普及的脑血管数字减影（DSA）检查已经证实：TIA发作的患者，约1/3有颈内动脉或椎－基底动脉的狭窄。所以国外有人认为：除年龄外，TIA是与脑梗死的相关性最为显著的危险因素。

7. 糖尿病

在20世纪70年代，许多研究认为糖尿病是冠心病、脑卒中的危险因素之一。但另一些作者认为脑卒中患者在患有糖尿病同时也经常患有高血压、心脏病等，因此糖尿病并非一个独立的危险因素。在这个问题上，至今仍然没有肯定的结论。糖尿病是不是独立的危险因素需要更多的资料加以证明。不过目前，大多数专家认为糖尿病是脑卒中的危险因素之一。

8. 血清胆固醇

血清胆固醇是否为脑血管病的主要危险因素，文献报告意见不一。有人认为血清胆固醇和低密度脂蛋白（L－DLP）增高是脑卒中的危险因素；有人认为血清胆固醇和低密度脂蛋白与脑卒中发病的危险性呈U形关系，即过低和过高都是不利的；但多数人认为胆固醇水平与脑卒中发病关系不大。目前，大多数人认为高密度脂蛋白（H－DLP）是脑卒中的保护因素，它的下降可使脑卒中死亡率上升；而L－DLP为危险因素，它的升高可使脑卒中死亡率上升。

9. 肥胖

肥胖和体重超重与脑卒中的关系目前尚没有肯定的结论。近年来，应多注意腹型肥胖者（腰围/臀围）或体质指数（体重/身高）与脑卒中发病的关系。由于中年以上体重超重的患者常合并有血压升高、冠心病、糖尿病等，所以肥胖和体重超重可能并非一个独立的危险因素，而是一个间接的危险因素。

10. 吸烟

吸烟是否是脑卒中独立的危险因素之一目前还不十分肯定。大多数人认为吸烟是脑卒中的独立危险因素，但是吸烟对脑卒中的影响显然远远不如对冠心病的发病和死亡的影响那么大。

11. 饮酒

一般认为饮酒与冠心病和脑卒中发病关系是呈U形相关。即是说：少饮酒有益于健康，例如每周一次、每次不超过50毫升；但是大量或过量酗酒者则对健康不利。有人认为我国东北地区脑卒中发病率高、死亡率高的情况可能与东北人嗜酒和嗜烟有关，但尚待进一步证实。

12. 钠盐摄入量

高钠盐的摄入（主要是食盐的摄入）与脑卒中发病

的关系尚不清楚，但与高血压的发生是显著相关的。美国一些专家建议美国人每天的钠盐摄入量以4～7克为宜。但一些资料表明：我国一些地区国人的钠盐摄入量高达15克以上。虽然，食盐的摄入量与脑卒中发病的危险性还缺乏前瞻性的研究结论，但我国的研究表明：钠盐摄入量高是独立的危险因素。因此，适当地降低食盐的摄入至少是一种保护性的措施，可以减少高血压的发生，从而减少脑卒中发生的危险。因此建议采用低钠、高钾和高钙饮食。

13. 缺少运动的生活方式

近年来，许多研究表明：在排除诸多混杂因素后，缺少运动的生活方式会增加脑卒中发生的危险（如Gillum报告，RR=1.82，95% CI=1.10～3.02）。

14. 其他

过去有人认为“口服避孕药”可以增加缺血性脑卒中的危险性，但是近年来许多研究并没有支持这个观点。曾经广泛流传的血球容积和纤维蛋白原升高，即所谓“血液黏稠度”升高与脑卒中有密切关系的观点，现在还没有得到科学证据的支持，有待于进一步的研究。至于气候和气象的影响，目前还难以确定，但即使有影响，其作用也是有限的。

综上所述，20世纪90年代文献报告的有关危险因素的研究结果表明：可以改变的危险因素有TIA发作、高血压、糖尿病、心房纤颤、左室肥厚、吸烟等；不可改变的危险因素有：以前有过脑卒中病史、年龄、性别、种族、家族史等。一些主要的研究结果如表1－3所示，仅供参考。

了解脑卒中的危险因素，特别是深入地了解那些可以后天改变的危险因素，对于脑卒中的预防及康复宣教和咨询是十分重要的。这些危险因素对于脑卒中发病率和死亡率的影响是肯定的。例如，有高血压和冠心病两种危险因素的脑卒中患者，5年存活率只有25%左右；而只有一种危险因素者的5年存活率就上升为50%，没有这两种危险因素者的5年生存率就达到了75%以上。又如，患者近来有暂短性脑缺血发作（TIA）史，这是严重的危险因素，是将要发生完全性脑卒中的先兆，患者应当尽快接受抗血小板聚集药物的治疗，如口服肠溶阿司匹林。对于脑卒中的再发来说，与初发脑卒中的危险因素基本相同。

表1－3　脑血管病危险因素

危险因素		缺血型脑卒中	出血型脑卒中	合计脑卒中
先天因素	年龄	+	+	+
	性别	NA	NA	NA
	种族	NA	NA	NA
	家族史	+/−	+/−	+/−
疾病因素	血压收缩压	+	+	+
	舒张压	+	+	+
	TIA	+	+/−	+
	冠心病	+	+	+
	心房纤颤	+	−	+
	糖尿病	+	+/−	+
行为因素	吸烟	+	+/−	+/−
	饮酒(过量)	+	+	+小量有益
	肥胖	+/−	+/−	+/−
	血胆固醇↑	+/−	−	+/−
	血胆固醇↓	−	+	−
	高钠盐	+	+	+东方人
	缺少身体活动	+	+	+
其他	气象因素	+/−	+/−	+/−
	社会经济因素	+/−	+/−	+/−

注：+：是；−：不是；+/−：可能是或不是；NA：缺乏有力资料。

（五）脑卒中的临床表现

作为中枢神经系统的核心，脑的功能是极其复杂而广泛的。因此在脑卒中时，由于脑损伤的部位、大小、性质等的不同，其临床表现也是各种各样的。因为脑组织的血液供应是由颈内动脉（后交通动脉、脉络丛前动脉、大脑前动脉、大脑中动脉）和椎动脉（小脑下后动脉、小脑下前动脉、迷路动脉、脑桥动脉、小脑上动脉、大脑后动脉）结合在一起给予保证的，在大脑动脉环（Willi's环）形成之后，就主要依靠大脑前、中、后动脉分别供应本侧的大脑组织，而很少再有侧支的血液循环能够代偿，所以，当不同的动脉发生阻塞后，会分别产生颈内动脉综合征、大脑前动脉综合征、大脑中动脉综合征、大脑后动脉综合征等。在这些动脉的分支处发生问题，则由于部位、大小、性质等因素不同，就会产生形形色色的临床表现。可以说没有哪一种疾病像脑卒中这样会引起如此复杂的、多样的临床表现，也没有两位脑卒中患者的临床表现会完全相同。

但是，概括说来，脑卒中的临床表现可以分为：

（1）感觉和运动功能障碍：如半身浅感觉和深感觉丧失或减退，偏盲、偏瘫等。

（2）言语和交流功能障碍：如失语症、构音障碍、言语失用等。

（3）认识和知觉功能障碍：如

记忆、计算、推理障碍、失认症、单侧视觉忽略症等。

(4) 情感和心理障碍：如强迫症、焦虑和抑郁等。

(5) 其他：如吞咽障碍、二便控制障碍、交感和副交感神经功能障碍、性功能障碍等。

由于大脑的两侧的不对称性和大脑半球的功能分区的相对稳定性，特定区域的脑损害常常会产生大致相同的临床表现，这为临床的“定位诊断”提供了依据。而神经影像学（CT、MRI 等）更为脑损害的定位提供了最客观和最直接的诊断依据，从而使脑的形态和功能诊断结合成了一体，大大地推动了对脑卒中医疗和康复的研究。不过，对治疗医学来讲，强调的是临床诊断和病情的稳定而较少考虑功能的恢复；而对康复医学来讲，则强调的是功能的评定和功能的恢复。即前者强调的是身体结构或生理及心理功能的丧失和异常，而后者强调的是个人整体活动的能力和患者参与社会生活的能力的恢复。

二、脑卒中后果的描述

按照世界卫生组织（WHO）在 1980 年国际残疾分类（International Classification of Impairment, Disability and Handicap, ICIDH）的建议，对疾病（特别是对慢性非感染性疾病）后果的描述应当依照图 1－3 的模式。

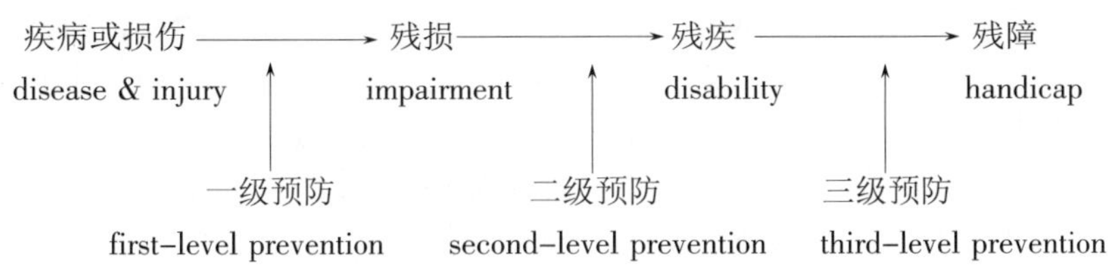

图1－3　1980 年 WHO 在 ICIDH 中对疾病后果描述的模式图

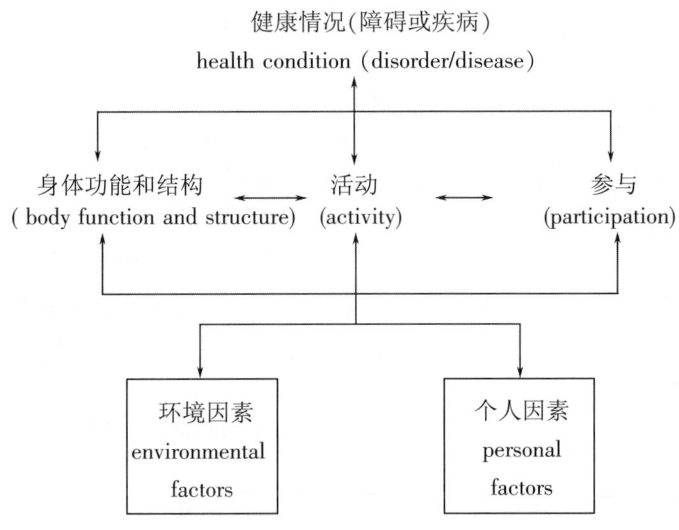

图1－4　2001 年 WHO 在 ICF 中对功能、残疾和健康及疾病后果描述的模式图

残损（impairment）是指身体结构或生理及心理功能的丧失和异常，它们可以是过度或增加、丧失或缺乏、减少或增多。它不包括细胞或组织水平上的问题。残损可能与症状和体征纠缠在一起，但并不是疾病的诊断，如偏瘫、失语、认知功能障碍等。

残疾（disability）是指从事工作中的困难，这包括数量和质量的变化，这些变化可以是暂时的或持久的、可逆或不可逆的、进行性的或退行性的、从简单到复杂的。所谓“工作中的困难”是被证明有辅助设施或人力的帮助。如患者日常生活自理工作中的困难，即 BADL 和 IADL 水平降低。

残障（handicap）是指个人所涉及的社会生活的性质和范围。它被认为是个人的健康情况与其周围环境之间复杂的相互关系和相互作用的结果，并且以残疾人的权利为相关的文化背景。如患者能否回家、上学、上班，生活质量如何。

在 1980 年后，ICIDH 的应用大大地推动了现代康复医学的发展。在过去 20 年间，对脑卒中康复医疗的大量文献、专著都应用了这些概念。但是，这一概念体系存在着不少问题，特别是有关“残疾”的概念，甚至可能造成混乱。

2001 年 5 月 22 日在日内瓦召开的第 54 届世界卫生大会上，WHO 通过了 WHA54. 21 号决议：签署通过“国际功能、残疾和健康分类”（International Classification of Functioning, Disability and Health, 简称 ICF），并建议在国际上使用 ICF。ICF 把残损—残疾—残障的表述改为身体的结构和功能（body structure and function）—活动（activity）—参与（participation）三个水平，从而扩大了 ICF 所表述的内容。由于过去的文献中，多用残损—残疾—残障的概念，所以在本书中既有 ICF 的概念，又有 ICIDH 的概念，希望读者对这一点予以理解。相信不久的将来，使用 ICF 概念的文献会增多起来。ICF 的表述方法如图 1－4 所示。

所谓“功能”（functioning）作为一个概括性的词汇指所有的身体功能、活动和参与。“功能”没有问题，则是健康和健康相关的状态。同样的，所谓“残疾”（disablement）是指身体的损伤（impairment）、活动限制（activity limitation）或参与局限（participation restriction）的概括性词汇。在这里，“身体”的构成成分包括身体系统的功能（包括心理功能）和身体的结构，活动和参与则涵盖全部个体和社会领域各方面显示的功能。因此，“功能”和“残疾”是使用三项相互独立而又彼此互相关联的结构加以说明的。

“损伤”是身体功能或结构上的问题，诸如显著的差异或缺失。这里是指身体或作为身体部分的器官和脏器水平的结构和功能（如精神功能、言语功能、感觉功能、心肺功能、消化功能、排泄功能、神经肌肉骨骼和运动功能等）；“活动限制”是个体在完成活动时可能会有的困难。这里指的是个体整体水平的功能（如学习和应用知识的能力、完成一般任务和要求的能力、交流的能力、个体的活动能力、生活自理能力等）；“参与局限”是个体投入到社会情景中可能经历到的困难。这里指的是患者的社会功能（如恢复家庭生活的能力、人际交往和相处关系的能力、接受教育和工作就业的能力、参与社会和社区生活的能力等）。这三种成分之间并没有量化值上的平行关系，但又是不可分割的。因此，当我们考虑“功能”或“残疾”的时候，必须从“损伤”—“活动”—“参与”三个不同的水平分别进行评定。

然而，某人的健康状况（疾病、障碍、损伤、创伤等），或者说功能和残疾情况，实际上是与情景性因素之间动态交互的结果。情景性因素包括环境因素（如社会的产品和技术、自然环境、家庭和社会的支持、社会上各种人的态度、社会提供的服务、社会体制、政策等）和个人因素（如性别、年龄、其他健康情况、生活方式、习惯、教养、应对方式、社会背景、教育水平、职业、过去和现在的经验、整体的行为方式、个体的心理素质和其他特征）。

可见，健康情况、功能和残疾情况以及情景性因素之间，是一种可以双向互动的统一体系。

在主要涉及功能障碍——残疾预防和减轻残疾影响的康复和康复医学中，引进这些概念并使之分类量化，不仅可以作为一种统计工具用于康复数据的收集和记录，也可以作为一种研究的工具评定结果、生活质量或环境因素的作用，更重要的是可以作为临床的工具用于临床需求评定、选择治疗方法、进行职业评定和评估康复的后果，甚至可以作为制定社会政策的工具用于社会保障计划、赔偿系统等方面。

随着现代医学的发展，“国际功能、残疾和健康分类”——ICF 的概念必将指导今后康复医学（包括脑卒中康复医学）的进一步发展。有关 ICF 在脑卒中临床上的应用，请参考第二十一章相关部分。

第二节　脑卒中康复医疗

一、基本概念

（一）脑卒中的康复

脑卒中的康复是指：采取一切措施预防残疾的发生和减轻残疾的影响，以便使脑卒中患者重返到正常的社会生活中。康复不仅是指训练患者去适应周围的环境，而且也指调整其周围的环境和社会条件以利于他们重返社会。在拟定有关脑卒中康复服务的实施计划时，应有患者本人、他们的家属以及他们所在社区等的参与。这里的“一切措施”不仅是指医学的，而且还指教育的、职业的、社会的、工程技术的等等。因此，脑卒中的康复是一种全面的康复。从上述概念还可以看出：二级预防和三级预防也是康复的重要内容。可见，脑卒中的康复是一个系统工程。

（二）脑卒中的康复医疗

脑卒中的康复医疗则是指从医学的角度，通过康复医生、康复护士、康复治疗师（物理治疗师、作业治疗师、言语治疗师、矫形支具师等）、心理医师、医学社会工作者等小组性康复医疗活动（rehabilitation team），对脑卒中患者进行的医学康复。在医疗机构中实施康复医疗的内容应该与中间设施和社区—家庭中的康复连续的成为一体，因此，脑卒中的康复医疗是与其非医学方面既有一定区别又密不可分的一个整体。

脑卒中康复医疗的主要内容：

（1）预防、认识和处理脑卒中时的各种神经功能缺损和医学的合并症、并发症，避免“废用综合征”和“误用综合征”；

（2）使患者最大限度地生活独立；

（3）使患者和家庭成员在心理上获得最大限度地适应；

（4）通过社会的参与（如回到家里和家人一起生活，儿童患者能去上学，参与娱乐性活动和职业性活动等）预防续发性残疾；

（5）尽可能地提高患者的生活质量；

（6）预防脑卒中和其他血管性疾病的再发。

为了实施这些工作，临床上脑卒中的康复医疗主要应做到：积极地开展预防性康复，正确地进行康复性功能评定，正确地进行康复治疗和形成恰当的康复体系。

二、脑卒中康复的目的

脑卒中后几天或几个月里，许多患者的神经系统症状会有部分恢复或有时是完全恢复。但大约 75% 的患者会遗留有神经病学、认知和行为方面的异常（损伤），患者的活动能力受到限制，常常需要他人的帮助才能完成其日常生活活动（活动受限），这给患者参与正常社会生活造成了极大的障碍（参与的局限性）。许多人寄希望于药物和手术，但事实上在急性期后，它们并不能在患者的功能恢复上起太大的作用。虽然脑卒中的康复医疗效果的研究目前大多还只是临床经验性的，而不是应用盲法随机对照研究所得到的科学验证的结果，然而人们，包括学术界，已经确信：康复医疗能够在一定程度上预防残疾的发生，并帮助和加快受损功能的恢复；主动地再训练和矫形支具等康复措施能使患者更好地利用个人和环境的资源，以实施其各种日常生活活动，最大程度地减轻残疾的影响；康复能使患者最大程度恢复并参与社会生活和提高其生活质量。近年来，循证医学的发展已经证实：康复医疗是脑卒中组织化管理（卒中单元）中重要的组成部分。所以康复的目的是：

（1）预防残疾的发生和改善运动、言语交流、认知以及其他受损的功能（身体水平上）；

（2）尽可能地恢复患者的日常生活活动能力（活动水平上）；

（3）使患者在精神心理和社会上再适应，以恢复其自立的能力、社会的活动和人际间的关系，提高患者的生存质量——与脑卒中有关的生活质量（参与水平上）。

三、适应证与禁忌证

在脑卒中康复对象的选择中并不是所有的脑卒中患者都需要康复医疗，也不是康复医疗可以解决脑卒中的所有问题。应当根据功能恢复的过程进行确定。一般有一线三组情况：

（1）不需要康复就可以自然恢复者（TIA）；

（2）只有经过正确的康复医疗才能得到满意恢复者；

（3）无论哪一类康复都不会有满意恢复者。

只有第二组患者应当接受正规程序化康复医疗。

1. 适应证

（1）脑卒中患者病情稳定（包括基础疾患、原发神经病学疾患和其他合并症、并发症情况），是能否进行正规程序化康复的首要条件。脑卒中患者病情一般分为：

①稳定：是指患者体温正常、生命体征平稳、基础疾患、原发神经病学疾患和其他合并症、并发症病情无变化、前48小时内治疗方案不需要改变。尤其是神经系统缺陷无加重或有改善。患者可以从口中摄取足够的营养，或鼻饲、静脉高营养途径已建立。该类患者可以进入正规康复程序。

②中度稳定：前48小时内，出现一方面或多方面的病情变化，需要改变治疗方案，但是临床症状和体征没有加重。并未建立常规营养通路。神经系统缺陷无加重或者有改善。可在严密监护下尝试进行康复治疗性活动。

③不稳定：患者前48小时内神经功能缺陷与意识状态波动，伴有心律失常、心力衰竭及其他需诊断及治疗的威胁生命的疾病（包括合并症和并发症），如果不治疗，病人会死亡或者病情加重，影响患者的恢复。总之，病情不稳定的患者，临床治疗是第一位的，应暂缓进行康复治疗。

（2）有一定的认知功能可以完成学习活动。

（3）有一定的交流能力可以和治疗师完成交流性活动。

（4）有维持主动性康复治疗性活动最基本的体力。康复治疗需要患者具有一定的体力，根据患者能够参与活动的时间，将患者的体力分为三类：

①每日不少于3小时的体力活动；

②1～3小时活动；

③不足1小时活动。

基本体力是指患者能够进入康复治疗阶段所具有的最少体力，即在辅助下保持坐位不少于1小时。具有以上特点的患者经过系统康复治疗，预计可以达到康复治疗的目的。

2. 禁忌证

对于急性脑卒中的早期康复医疗来说，禁忌证大约可以归纳为三类：

（1）病情过于严重或在进行性加重中，如深度昏迷、颅压过高、严重的精神障碍、血压过高、神经病学症状仍在进行发展中等。

（2）伴有严重的合并症，如严重的感染（吸入性肺炎等）、糖尿病酮症、急性心肌梗死等。

（3）严重的系统性并发症，如失代偿性心功能不全、心绞痛、急性肾功能不全、活动风湿、严重的精神病等。

对非急性期脑卒中患者来说，如果既往没有进行过康复医疗，预计可能从中受益者，仍然可以接受进一步的康复处理。但是经验表明：其康复效果远不如急性期早期康复的效果好。

我们的经验表明，即使急性期未进行过任何康复治疗，在后遗症期，如发病1年以后，正规训练1～3个月，患者仍能有很大程度的恢复，尤其是在认知和语言方面。同时，我们研究发现，经急性期治疗1～3个月，停止治疗半年以上，再康复治疗1～3个月，患者功能仍有恢复。动物实验也发现，恢复期或后遗症期，可能存在着第二、第三治疗时间窗。其实，脑的可塑性是长期存在的，因此脑功能的恢复本来就应当是长期的、慢性进行性的。只是由于后期恢复的速度很慢且受支付体制的限制，人为地规定了应当停止康复医疗的时间。这就是为什么在社区中我们会常常“意外地”见到脑卒中后功能恢复很好的患者。

四、康复医疗基本原则

1. WHO 脑卒中康复的专家委员会建议

根据 WHO 脑卒中康复的专家委员会 1990 年的建议，脑卒中的康复医疗应当遵循下面五个原则：

（1）正确选择病例，掌握好适应证和禁忌证；

（2）主动性康复训练应及早开始；

（3）分阶段进行；

（4）按一定的康复程序进行；

（5）进行全面的康复管理。

2. 基本原则的实践

根据我们十余年的经验，开展脑卒中的康复医疗，要牢记以下原则：

（1）脑卒中急性期的康复处理应当与急性期的医学处理同步开始，并且康复处理应当贯彻于急性期、亚急性期（恢复早期）、恢复期（恢复中晚期）和后遗症期的全过程。也就是说，住院期间实施的康复医疗的内容，与出院后门诊、社区及家庭中的康复医疗是连续的、统一的过程。本书后面会有详细叙述。

（2）一旦患者的病情稳定，就应当在 24～48 小时后开始康复性活动或训练。但必须记住：患者病情不稳定时，一定不要盲目进行康复性活动，必须推迟待病情稳定 24～48 小时后，才可以开始康复医疗性活动。

（3）康复医生应对脑卒中患者进行全面的医疗管理。主要内容是：对患者和家属开展健康教育，改变不良生活方式，减低脑卒中危险因素。对患者的预后作出恰当判断，订出康复医疗计划，开出治疗处方，评估治疗效果，领导康复小组。

（4）对于单方面损伤（残损）为主的患者，如仅有偏瘫，可到相应的专业组去治疗，如 PT、OT 等。对于存在两个以上损伤（残损）的患者，如失语、偏瘫，必须采取小组治疗的方法（Team Approach），按一定程序和阶段进行。小组成员的治疗活动必须协调一致，共同评价，制订出短期目标或长期目标。康复小组的组成、各专业的作用等问题，详见有关章节。

（5）康复治疗主要是主动性功能的训练。患者要达到足够的训练强度，激发病人产生强烈的康复动机（strong motivation）和康复训练兴趣，主动、积极配合各种康复训练。

（6）康复医生要重视患者、配偶及家庭成员的心理问题。因为心理问题对康复最终结局有较大影响。应该让家庭成员参与整个康复计划，这对病人的康复效果十分重要。

（7）康复是针对功能的方法，首先着眼于丧失的功能的康复训练，促进其尽快恢复，如过早使用健肢，可产生“学会不使用（learned nonuse）”，只有当损伤（残损）不可改变时，才可采取替代的方法，补偿患者的功能缺损，达到最适当的功能独立性。

五、康复评定

康复评定是我们了解患者功能水平的一种有效方法，通过评定可以确定患者现存的功能状况，估计功能恢复的潜在能力，以便制定有效的康复计划。由于损伤（残损）—活动受限（残疾）—参与的局限性（残障）是三个不同的概念，三者之间虽然有因果关系却并无程度上平行存在的关系，因此，必须从三个不同水平按不同需要进行定性或定量的评定。阶段性的评定对患者的康复有指导意义，可以随时判定康复医疗的效果，修订康复计划。最终通过康复评定的结果，确定患者的康复后果，同时有利于控制康复医疗的质量。

在脑卒中的康复评定（特别在进行临床研究）时，按照 WHO 脑卒中康复的专家委员会的建议，有几点需要注意：

（1）时间的起点。应把发作的当天作为起点。其他时间可以作为辅助，但决不能代替发病当天作为评定的起点。例如，绝不能把进入医疗单位或康复机构的时间作为唯一的记录时间。

（2）病侧的说明。对完全性脑卒中病侧的说明应以脑的损伤侧为准，而不是以外周的神经功能缺损的表现侧（如左侧或右侧偏瘫）来描述。

（3）影像学资料。用影像学资料进行分类研究时，应使用同一种影像学技术，即：或是 CT，或是 MRI。而只为临床诊断时，则任何影像学资料均可。

（4）脑卒中的次数。除特殊要求外，为了研究而评定应仅限于第一次发作者。对于复发病例，应另行记录，并说明既往发病的情况。对一般临床工作，则不论发作次数，均应在恰当记录后予以评定。

（5）除记录人口学资料外，还应当记录患者的并发症、合并症以及废用、误用的情况。

（6）观察的时间间隔。为了便于比较性研究，建议的最小间隔为发病当天和第 28 天。长期观察应记录 3、6、12 个月或更长的时间。仅为临床需要则不受以上限制。

关于脑卒中康复评定的量表，在 1995 年美国脑卒中后临床康复指南（Clinical Practice Guideline. Post－Stroke Rehabilitation）中，建议使用的量表如表 1－4 至表 1－16 所示，可供参考。有关偏瘫、失语、认知等功能障碍的具体评定方法，请参考相关的章节。

六、康复治疗

（一）急性期康复治疗

1. 急性期的临床治疗是功能恢复的基础

脑卒中急性期的医学处理不但可以挽救患者的生命，而且可以为功能恢复的康复处理奠定良好的基础。近年来，卒中单元（stroke unit）的出现和循证医学确认卒中单元是脑卒中医学管理中疗效最好的方法大大地改善了脑卒中急性期康复治疗的面貌（有关卒中单元的内容请参考第二十章）。缺血性卒中的早期溶栓处理、恰当的使用抗凝剂、抗血小板聚集剂、较大量出血性卒中的早期手术和缺血性卒中的早期介入处理、恰当地处理各种合并症，如保持呼吸道的通畅、清除呼吸道内的分泌物、预防和处理吸入性肺炎及肺梗死、预防和处理长期留置导尿管所致的泌尿系感染、预防和处理下肢深静脉血栓形成、监护和处理心律失常及缺血性心脏病、保持恰当的液体及营养的摄入等等，在脑卒中急性期都是至关重要的。许多有高血压病的脑卒中患者，在发病后几天内血压会自发的回落，因而无须特殊治疗。过多地降低血压会使半暗带的供血减少，这不但无益，反而有害。通常对有高血压的患者，不宜使其平均动脉压在很短时间内低于其最高值的3/4。但对于发病后血压持续过高者，应当适当地进行降压处理。过去许多年来，人们一直试图证明药物干预可以改善脑卒中的临床症状，挽救神经元的损伤。但这种努力，诸如高压氧治疗、二氧化碳吸入、右旋糖酐滴注、脑血管扩张剂、血液稀释疗法、胆酸制剂、常规使用的抗凝剂等，至今仍未取得明显效果的科学证据。目前看来，抗凝剂只适用于较小的栓塞并易于复发的患者。现在认为静脉滴注溶栓剂（如链激酶或组织型纤维分解活性物 t－PA）对缺血性脑卒中发病3小时以内的患者的预后有一定的帮助，但对超过这一时间窗的患者，这些药物可能会有导致脑出血的危险，因而有关的适用指征仍在研究中。还有“细胞保护类药物”的应用，是认为在缺血性半暗带存在有兴奋性氨基酸（如谷氨酸）并于细胞外蓄积，加上储存钙的释放，致使钙离子在细胞内蓄积并达到中毒的水平，结果在神经元内产生了过多的自由基，最终导致细胞的死亡。在这种理论的指导下，临床试用谷氨酸

表1－4　美国脑卒中后临床康复指南中建议使用的意识水平评价量表

方　法	内　容	信度、效度和敏感性y	应用，需用时间	优缺点
格拉斯高（Glasgow）昏迷量表[a,b]	对口令或疼痛刺激产生睁眼、运动和口语三方面反应，4～6点评分	效度：表面效度和预测效度好[b,c,＊＊] 信度：评测者间信度好[d,＊＊] 敏感性：合理[b,＊]	用于争性中风期 时间：2分钟	优点：简单，有效，可信，被广泛应用

[a] Teasdale and Jennett，1974　[b] Teasdale，Murray，Parker，et al.，1979
[c] Levy，Bates，Caronna，et al.，1981　[d] Teasdale，Knill－Jones，and Van der Sande，1978
Note：＊ ＝adequately evaluated
＊＊ ＝comprehensively evaluated

表1－5　美国脑卒中后临床康复指南中建议使用的中风缺损评测

方　法	内　容	效度，信度和敏感性	应用，评测用时	优缺点
NIH中风评分[a]	15项，每项3点或4点评分 项目：意识，视觉，眼外肌运动，面瘫，肢体肌力，共济运动，感觉，言语	效度：与梗塞范围及病后3个月结果相关性好[a,c,＊＊] 信度：重测信度和评测者间信度组间，中等[a,b,c,＊]	用于急性期，全面检查，正式的评定，监测下5～10分钟 应用：急性期护理，筛选，正式评定，监测	优点：简洁，信度好，非神经病学专家可以应用 缺点：对阶段间的变化敏感性差
Canadian加拿大神经功能量表	8项3点评分，正常病人积分是10分。测定认知障碍病人的面部和运动反应，包括：意识，定向，言语，运动功能，面瘫	效度：与神经病学检查和Katz ADL积分比较而建立[e,＊] 信度：重测信度和评测者间信度中等[e,＊]	用于急性期，全面检查，正式的评定，监察下5～10分钟	优点：简洁，有效，信度好 缺点：没有共济运动，视野，眼球运动。阶段间变化敏感性差

[a] Brott，Adams，Olinger，et al.，1989　[b] Goldstein，Bertels，and Davis，1989
[c] Wityk，pessin，Kaplan，et al.，1994　[d] Cote，Hachinski，Shurvell，et al.，1986
[e] Cote，Battista，Wolfson，et al.，1989
Note：＊ ＝adequately evaluated
＊＊ ＝comprehensively evaluated. ADL ＝activities of daily living

表 1－6 美国脑卒中后临床康复指南中建议使用的整体残疾量表

方 法 Instrument	内 容	效度,信度和敏感性	应用评测用时	优缺点
Rankin 量表[a]改良量表[b,c]	序列量表为 6 级评定反映残疾程度	效度[b,**]、信度[c,*]和敏感性没有被检验	用于急性病医院,用时 5 分钟	优点:简单的残疾全面评价 缺点:行走仅仅是外在功能的评测,可能对变化不敏感

[a] Rankin,1957　　[b] Bonita and Beaglehole,1988
[c] van Swieten,Koudstaal,Visser,et al. ,1988
Note: * = adequately evaluated
　　** = comprehensively evaluated

表 1－7 美国脑卒中后临床康复指南中建议的基本日常法生活活动评定(ADL)

方 法	内 容	效度、信度和敏感性	适应期,评测用时	优缺点
Barthel 指数[a,b]	序列量表总分 0(完全依赖)～20 分(完全独立)或,0～100(每项积分乘 5)10 项:大便,小便,进食,修饰,用厕,穿衣,转移,行动,上下楼梯,洗澡	效度[c,d,e,f,**] 信度[b,g,**] 敏感性[c,f,h,i,j,**]	全面检查,正式的评定,监察下 5～10 分钟 应用:筛选,正式评定,监测,维持	优点:广泛应用的中风残疾评定,有极好的信度和效度 缺点:功能水平较高时有天花板效应
功能独立性评测(FIM)[k,l,m,n]	序列量表,18 项 7 点评分(1 分 = 完全依赖,7 分 = 完全独立),总分 18～126 分(1 = 完全依赖,7 = 完全独立)。有运动功能和认知两个亚项,内容:自理,括约肌控制,转移,行动,交流和社会认知	效度[o,p,**] 信度[o,q,**] 敏感性y[o,r,**]	同上[e] 时间:<40 分钟	优点:既评测了 ADL,也评测了社会认知,用 7 点评分相对于其他残疾评测来说增加了敏感性。在美国和其他一些国家广泛应用 缺点:有天花板效应和地板效应

[a] Mahoney and Barthel,1965　　[b] Wade and Collin,1988
[c] Gresham,Phillips,and Labi,1980　　[d] Wade and Hewer,1987a
[e] Hertanu,Demopoulos,Yang,et al. ,1984　　[f] Duncan,1992
[g] Shinar,Gross,Bronstein,et al. ,1987　　[h] Shah,Vanclay,and Cooper,1989
[i] Granger,Albrecht,and Hamilton,1979　　[j] Granger,Dewis,Peters,et al. ,1979
[k] Guide for the uniform data set for medical rehabilitation,1993　　[l] Granger,Hamilton,Keith,et al. ,1986
[m] Granger,Hamilton,and Sherwin,1986　　[n] Keith,Granger,Hamilton,et al. ,1987
[o] Hamilton,Granger,Sherwin,et al. ,1987　　[p] Granger and Hamilton,1990
[q] Hamilton,Laughlin,Granger,et al. ,1991　　[r] Granger and Hamilton,1992
注 Note: * = adequately evaluated
　　** = comprehensively evaluated
ADL = 日常生活活动。
其他常用的方法还有 IADL 评测,Katz 指数(Katz,Ford,Moskowitz,et al. ,1963),Kenny 自理评测

表 1-8 美国脑卒中后临床康复指南中建议的智力状态筛选检查

方 法	内 容	效度,信度和敏感性	应用,评测用时	优缺点
简短智力状态检查(MMSE)[a]	包括时间和地点定位,单词复述,注意力,计算力,回忆,语言和视结构七方面	效度[a,b,*] 信度[a,b,*] 敏感度[b,c,d,*]	用于筛选 时间:<10 分钟	优点:广泛应用于筛选检查,敏感 缺点:总积分只是几个功能,没有按失语症分类。受教育程度和正常老化对总分的影响必须考虑
神经行为认知状态检查(NCSE)[e,f]	10 量表:分级的功能评定 项目:定向力,注意力,理解力,命名,结构,记忆,计算,类比,判断和复制	效度[f,g,h,i,*] 信度:在中风病人中没有被检验 敏感性[i,*]	用于筛选 时间:<30 分钟	优点:积分可以预测 Barthel 指数积分,与年龄不相关 缺点:没有区分左右半球中风,没有在中风病人中进行信度研究,没有进行因子结构研究。与受教育程度关系[h]

同附表4 备注

[a] Mahoney and Barthel, 1965
[b] Wade and Collin, 1988
[c] Gresham, Phillips, and Labi, 1980
[d] Wade and Hewer, 1987a
[e] Hertanu, Demopoulos, Yang, et al., 1984
[f] Duncan, 1992
[g] Shinar, Gross, Bronstein, et al., 1987
[h] Shah, Vanclay, and Cooper, 1989
[i] Granger, Albrecht, and Hamilton, 1979
[j] Granger, Dewis, Peters, et al., 1979
[k] Guide for the uniform data set for medical rehabilitation, 1993
[l] Granger, Hamilton, Keith, et al., 1986
[m] Granger, Hamilton, and Sherwin, 1986
[n] Keith, Granger, Hamilton, et al., 1987
[o] Hamilton, Granger, Sherwin, et al., 1987
[p] Granger and Hamilton, 1990
[q] Hamilton, Laughlin, Granger, et al., 1991
[r] Granger and Hamilton, 1992

Note: * = adequately evaluated

* * = comprehensively evaluated

ADL = activities of daily living

Additional useful instruments include the Katz Index of ADL (Katz, Ford, Moskowitz, et al., 1963), the Kenny Self-Care Evaluation (Schoening and Iversen, 1968), LORS/LAD (Carey and Posavac, 1978), and PECS (Harvey and Jellinek, 1981)

表 1-9 美国脑卒中后临床康复指南中建议的运动功能评定

方 法	内 容	效度,信度和敏感性	应用,评测用时	优缺点
Fugl-Meyer[a]	残损评测,序列量表为 3 点评测,随意运动是分层测定,总分被处理为连续变量 项目:疼痛,活动范围,感觉,随意运动和平衡	信度[a,b,c,d,e,**] 效度[f,*] 敏感性:没有正式检验。但在大样本病人中发现有变化[g]	应用:正式评定,监测 时间:30~40 分钟	优点:是广泛的评价,评测运动功能和平衡有很好的信度和效度 缺点:是一个广泛的评测。许多临床医生认为太复杂,费时
运动评定量表(MAS) Motor Assessment Scale[h]	评测残疾和残损,序列量表为 6 点平分 项目:随意上肢和手运动,肌张力,活动(即:翻身,仰卧到坐位,站立,行走)	信度[i,*] 效度[h,j,*] 敏感性:没有检验	应用:正式评定,监测 时间:15 分钟	优点:信度和效度好 缺点:太长,信度检验只在稳定的病人中进行,对变化的敏感性没有得到检验
Motricity 指数[k,l]	用于残损评测,是权重的序列量表 项目:肌力和躯干控制能力	效度[k,l,m,*] 信度[l,*] 敏感性:没有被检验	应用:筛选,正式评定,监测 时间:<5 分钟	优点:上肢、下肢和躯干运动功能的简短评定 缺点:敏感性没有得到检验

[a] Fugl-Meyer, Jaasko, Leyman, et al., 1975
[b] Berglund and Fugl-Meyer, 1986
[c] De Weerdt and Harrison, 1985
[d] Wood-Dauphinee, Williams, and Shapiro, 1990
[e] Dettmann, Linder, and Sepic, 1987
[f] Duncan, Propst, and Nelson, 1983
[g] Duncan, 1992
[h] Carr, Shepherd, Nordholm, et al., 1985
[i] Poole and Whitney, 1988
[j] Loewen and Anderson, 1988
[k] Demeurisse, Demol, and Robaye, 1980
[l] Collin and Wade, 1990
[m] Wade and Hewer, 1987a

Note: * = adequately evaluated

* * = comprehensively evaluated

表 1-10 美国脑卒中后临床康复指南中建议的平衡功能评定

方法	内容	效度,信度和敏感性	应用,评测用时	优缺点
Berg 平衡量表[a,b]	残疾测定 0~4 点序列量表 项目:平衡的 14 项	效度[a,b,**] 信度[b,**] 敏感性[b,*]	应用:正式评定,监测 时间:<10 分钟	优点:平衡的很简单评测对中风患者特异性好,反应变化敏感

[a] Berg, Maki, Williams, et al., 1992　[b] Berg, Wood-Dauphinee, Williams, et al., 1989

Note: * = adequately evaluated

** = comprehensively evaluated

表 1-11 美国脑卒中后临床康复指南中建议的活动能力评定

方法	内容	效度,信度和敏感性	应用,评测用时	优缺点
Rivermead 活动指数[a,b]	评测残疾,评以下项目是否通过/合格 项目:翻身,坐,站,转移和行走	效度[a,*] 信度[a,*] 敏感性[b,*]	应用:筛选,正式评定,监测 时间<5 分钟	优点:简短的身体活动能力评定可信,有效

[a] Wade, Collen, Robb, et al., 1992　[b] Collen, Wade, Robb, et al., 1991

Note: * = adequately evaluated

表 1-12 美国脑卒中后临床康复指南中建议的言语功能检查

方法	内容	效度,信度和敏感性	应用,评测用时	优缺点
波士顿诊断性失语检查[a,b]	评测简单的言语行为,6 点序列量表 评测:流畅度,命名 评测的方式:流畅度、命名、找词、复述、系列言语,听理解、阅读、书写。检查者判断语法、构词、错语的频率和发音	效度[b,*] 信度:没有检验 敏感性:没有检验	应用:正式评定,监测 时间:1~4 小时	优点:广泛地使用,综合,良好标准化数据,语音理论的原理
Porch 交流能力指数(PICA)[c]	16 点评分法多方面量表对整个检查和每一方面用平均分 评定:听理解,视理解,书写表达,口语表达和手势语	效度:357 例左侧,96 例右侧和 100 例双侧半球损害患者进行标准化[c,*] 信度[c,*] 敏感性:没有检验	应用:正式评定,监测 时间:1/2~2 小时	优点:广泛应用的综合评测 缺点:缺乏儿童语言发育的详细检查及标准化,评定者需专门培训,语言抽样不当,未使用词和句
西方失语成套测验(WAB)[d]	"失语商"和"皮层商",总分 100 分,评测自发语言,复述,理解,命名,阅读,听写,结构和 Raven's 标准推理测试	效度在 365 个失语症和 162 个正常个体中进行标准化,对 1977 年和 1982 年两个版本进行了相关性检验[d,*] 信度[d,*] 敏感性:没有检验	应用:正式评定,监测 时间:1~4 小时	优点:是广泛应用的综合评测 缺点:评测时间长、失语商和失语症分类法没有确认

[a] Goodglass and Kaplan, 1972　[b] Goodglass and Kaplan, 1983

[c] Porch, 1981　[d] Kertesz, 1982

Note: * = adequately evaluated

表 1－13　美国脑卒中后临床康复指南中建议的抑郁量表

方　法	内　容	效度,信度和敏感性	应用,评测用时	优缺点
Beck 抑郁调查表(BDI)[a,b]	半定量量表,21 项(或短表 13 项)态度、身体和行为成分	与明尼苏达量表、抑郁自评量表、汉密顿抑郁量表具有同等效度、信度和敏感性	应用:筛查,监测 时间:10 分钟	优点:广泛应用,容易评测,规范实用,与躯体症状相关性好 缺点:在老年中应用少,躯体项目可能不是由于抑郁引起,对失语症病人有困难,忽略的病人不能进行有阅读的项目,假阳性率高,表面效度容易造成掩盖[e]
中心流行病学研究—抑郁(CES－D)[f]	半定量量表评测抑郁严重性症候学 20 项问卷调查,调查过去一周的情绪和功能水平	效度[f,g,h,＊] 信度[g,h,i,＊] 敏感性[g,＊]	应用:筛选和监测,有效地应用于老年,在中风中进行筛选有效 时间:＜15 分钟	优点:简洁的自我报告,容易进行 缺点:对失语症不合适
老年抑郁量表(GDS)[j]	半定量,30 项用是/不是方式回答,没有关于残疾的项目	效度:用抑郁自评量表和 Beck 抑郁量表和汉密顿抑郁量表进行了结构效度检验[k,l,＊] 信度[k,＊] 敏感性[m,＊]	作为筛查使用 时间:10 分钟	优点:简洁及不受视觉障碍、躯体疾病、决策选择、动机行为的影响采用是/不是形式对老年人和认知损害病人较好 缺点:对轻度抑郁假阴性率高
汉密顿(Hamilton)抑郁量表[n,o]	17 项,观察分级量表,躯体和非躯体症状	与 State 测试和抑郁自评量表具有一致性效度、信度[r,s,t,u,＊]	作为筛查使用 时间:＜30 分钟	优点:观察而不是自我报告频繁地应用在中风病人中;与 Beck 抑郁量表联合使用可以提高诊断的准确性,与美国的标准一致 缺点:该量表有多种版本,不同版本间的项目和问题的措辞不同,影响了其信度

[a] Beck, Ward, Mendelson, et al., 1961
[b] Beck and Steer, 1987
[c] Schubert, Burns, Paras, et al., 1992a
[d] Schubert, Burns, Paras, et al., 1992b
[e] House, Dennis, Hawton, et al., 1989
[f] Radloff, 1977
[g] Shinar, Gross, Price, et al., 1986
[h] Weissman, Sholomskas, Pottengel, et al., 1977
[i] Parikh, Eden, Price, et al., 1988
[j] Yesavage, Brink, Rose, et al., 1982～1983
[k] Norris, Gallager, Wilson, et al., 1987
[l] Robinson and Price, 1982
[m] Lichtenberg, Christensen, and Metler, 1993
[n] Hamilton, 1960
[o] Hamilton, 1967
[p] Robinson, Parikh, Lipsey, et al., 1993
[q] Robinson, Starr, Kubos, et al., 1983
[r] Robinson, Starr, Lipsey, et al., 1985
[s] Gordon, Hibbard, Egelko, et al., 1991
[t] Williams, 1988
[u] Robinson, Starr, Kubos, et al., 1983

NOTE: ＊ = adequately evaluated
＊＊ = comprehensively evaluated. An additional well－validated instrument is the Zung Scale (Zung, 1965)

表 1－14　美国脑卒中后临床康复指南中建议的高级日常生活活动评定(Instrumental Activities of Daily Living, IADL)

方　法	内　容	效度,信度和敏感性	应用,评测用时	优缺点
PGC 高级日常生活活动评定[a]	Guttman 量表,包括电话使用、外出、购物、食物准备、家务、洗熨衣服、利用公交和服药	效度[b,＊] 信度[a,c,d,＊]	应用:保持 时间:＜30 分钟	优点:对独立生活必需的内容进行广泛的基础评测 缺点:没有在中风人群中应用
Frenchay 活动指数[e]	15 项,涉及室内外活动。总分(15～60 分),对于室内、娱乐/工作和室外活动亚项分,依靠病人和家属报告	效度:与巴氏指数(Barthel Index)和疾病影响评分相关性好[f,＊]	应用:保持 时间:10～15 分钟	优点:专门为中风病人制订,是广泛一系列的 ADL 评测 缺点:敏感性没有检验,但可能有限。评测者间信度没有检验

[a] Lawton, 1972
[b] Rubenstein, Schairer, Wieland, et al., 1984
[c] Lawton, 1988a
[d] Lawton, 1988b
[e] Holbrook and Skilbeck, 1983
[f] Schuling, de Haan, Limburg, et al., 1993

NOTE: ＊ = adequately evaluated. Additional useful instruments include OARS: Instrumental ADL (Duke University, 1978), and the Functional Health Status (Rosow and Breslau, 1966)

表 1-15　美国脑卒中后临床康复指南中建议的家庭评测

方　法	内　容	效度,信度和敏感性	应用,评测用时	优缺点
家庭评定项目(FAD)[a]	7 项评测,评测问题解决、交流、角色,情感反应、情感的影响因素、行为的控制和一般功能	效度[b,c,d,e,f,*] 信度[a,c,e,g,*] 敏感性:没有检验	应用:正式评定、监测和保持 时间:<30 分钟	优点:在中风病人中广泛应用。计算机评分,有极好的效度和信度。妨碍家庭功能的积分。适用于多种语言 缺点:主观性评定,敏感性没有检验

[a] Epstein, Baldwin, and Bishop, 1993
[b] Wenniger, Hagemand, and Arrindell, 1993
[c] Byles, Bryne, Boyle, et all., 1988
[d] Fristad, 1989
[e] Miller, Bishop, Epstein, et al., 1985
[f] Kabacoff, Miller, Bishop, et al., 1990
[g] Kaufman, Tarnowski, Simonian, et al., 1991
Note: * = adequately evaluated

表 1-16　美国脑卒中后临床康复指南中建议的生活质量(QOL)评定

方　法	内　容	效度,信度和敏感性	应用,评测用时	优缺点
SF-36 健康调查[a]	36 项 118 分 内容:身体功能、由于身体或情感问题能力受限、社会功能、身体疼痛、智能、精力和总的健康感受作用限制	效度:对最初的 20 项量表得到很好证明[a,**] 信度:对最初的 20 项量表得到很好证明[a,**] 敏感性:同疾病影响评分一样敏感[b,*]	应用:保持 时间:10 ~ 15 分钟	优点:改善了 SF-20 版本。8 个量表被单独评分所有项目都标准化,简洁、能被自我完成或由电话或交谈完成,在美国广泛应用 缺点:可能在严重疾病病人中有地板效应,特别是对身体功能,建议它应该增补一个 ADL 表,进一步的效度研究在进展中。在卒中后康复病人中没有检验
疾病影响评分(Sickness Impact profile)(SIP)[c]	136 项 12 亚项:行走、活动、身体料理、情绪、交流、警觉、睡眠、进食、家庭管理、娱乐、社会相互作用、受雇佣情况	效度和信度已得到很好证实[c,**] 能够发现变化[d,**]	应用:保持 时间:20 ~ 30 分钟	优点:广泛良好的评定,涉及范围广,减低了天花板效应和地板效应 缺点:对行为评定较主观的健康评定相对较长,有关 well-being、幸福感和满意度问题应该被增加[a]

[a] Ware and Sherbourne,1992
[b] McHorney,Ware,Rogers,et al.,1992
[c] Bergner,Bobbitt,Carter,et al.,1981
[d] Mackenzie,Charlson Pigioia,et al.,1986
Note: * = adequately evaluated
　　* * = comprehensively evaluated

受体拮抗剂和自由基清除剂于急性脑卒中的治疗上。但总起来看，在缺血性脑卒中的药物治疗上，至今很少有突破性进展。对于脑出血来说，由于继续出血、颅内压过高和脑疝的形成，常会造成死亡。因此，在有上述指征时应及时开颅减压或钻孔抽吸清除血肿，特别是在后颅凹出血时，早期手术不仅可以挽救生命，而且功能后果也常常是良好的。但在外科手术中尽量减少对脑组织的破坏，就会给其后患者功能的恢复创造良好的条件。总之，早期正确的医学处理对早期进行康复处理和取得良好的康复后果是至关重要的。

2. 急性期应尽早开展康复医疗

急性期是指发病 6 小时至 2 周这一段时间。急性期尽早开展康复医疗，可以预防和治疗合并症和并发症，防止长期卧床造成的生理机能减退，促进患者争取康复的欲望，为顺利进行恢复期康复治疗打下基础。同时，也有利于缩短住院时间，减少医疗费用。

脑卒中急性期的康复处理应当与急性期的医学处理同步开始，特别是康复的评定应与临床医学的诊断和处理同时进行。如瘫痪、昏迷和尿失禁极易引发褥疮。因此避免皮肤处于尿湿的床垫上、使用气垫圈置于臀部和足跟下、预防皮肤破损、经常变换体位保持适当的姿势、经常清洁皮肤和密切观察等措施都是十分重要的。有吞咽障碍者易发生误吸和产生肺炎。通常误吸可引发咳嗽，但在急性期约 40% 的误吸不能引发出咳嗽反射。因而不但在昏迷或清醒程度差的患者不应试图经口进食，即使是清醒的患者，在经口饮水和进食前，也应仔细地在床边评价吞咽功能。如怀疑有吞咽障碍存在，应在 X 线下做吞咽造影检查。所以，在急性期保持鼻饲管常常是必要的。还应当特别强调：卧床的体位极易产生胃返流和肺吸入。膀胱的控制障碍可造成尿失禁。在发病的头几天，为了监护液体平衡而保留导尿管是必要的，但由于较长期的留置导尿管会引起尿系感染，且反射性排尿常可很快恢复，所以应设法尽早拔除。如必须留置导尿管，也应改为常规的间断性导尿。

早期的床上活动是脑卒中康复的最重要的内容。它不仅可以很好地避免“废用综合征”，如深静脉血栓形成、胃肠反流、吸入性肺炎、挛缩的形成、褥疮的发生、神经和肌肉功能的退化、心肺功能的退化等，还可以在心理上起到非常有益的作用。重要的是如何创造条件安全地使患者尽快地从被动的活动开始，通过自助的活动，过渡到主动性的康复训练程序上来。在这里，临床医生和康复医生的密切合作是关键。符合了前面所述的康复适应证，又没有康复的禁忌证，一旦患者的病情稳定，那么就应当在24～48小时后开始康复性活动或训练。但必须记住：患者病情不稳定时，一定不要盲目地进行康复性活动，必须推迟待病情稳定24～48小时后，才可以开始康复医疗性活动。但通常，应尽量争取在两周之内开始主动性的康复训练，以避免明显的肌肉萎缩、骨质疏松、心肺功能减退以及其他废用性表现的出现，使康复变得更加困难。

总之，从事康复的医师首先要将患者的基础疾患、原发疾患、合并症、并发症、后遗症等诊断清楚，并尽快将所有病情稳定住，才有可能创造早期康复的条件。因此，康复医师必须具有扎实的医学基础和临床处理能力，才有可能进行急性期（早期）的临床康复工作。

（二）不同阶段的康复治疗

前面谈过，脑卒中可能引起十分复杂的神经功能缺损：感觉—运动的、言语交流的、认知功能的、情感心理的、吞咽功能的、二便功能的、植物神经功能的、性功能的等和个人活动能力的、社会参与能力的障碍，因此康复治疗也必须是针对性的、多学科的合作：医生和护士进行临床的医学处理；物理治疗师主要恢复肢体的运动功能；作业治疗师主要训练日常生活活动能力、改善认知功能和职业活动能力；言语治疗师主要进行言语交流和吞咽能力训练；矫形支具师设计、制造和装配各种矫形支具、装具、自助具；心理医师协助解决情感和心理障碍；社会工作者协助解决一系列复杂的社会问题……可见，康复小组（the rehabilitation team）的工作方式是脑卒中康复治疗的必不可少的工作方法。不同阶段的患者（急性期、恢复早期、中期、后期、后遗症期），应根据不同的损伤（残损）、活动受限（残疾）和参与局限性（残障）的具体情况，由不同的治疗人员采取相应的、不同的治疗方法。如：偏瘫和失语是脑卒中患者最常见的、也是最迫切希望解决的问题，因此，早期物理治疗师、作业治疗师就成为主要的治疗人员，其后言语治疗师和矫形支具师将逐步介入其中。我们不能把急性期的方法照搬到后遗症期；反过来，也不能用处理后遗症的方法处理早期的患者。

七、康复程序

住院患者的全面康复程序（Comprehensive Inpatient Rehabilitation Programm），是指在住院期间的每天24小时之内，经过医师整合了各种治疗方法，形成的一个协调的、全面的医疗—康复服务体系。这个程序是对患者进行全面的评价之后，协调了各个专业（医疗、护理、康复等）精心制订的、全面的、针对每个患者的计划，并且按照功能改善情况不断修订，以确保达到最佳的功能后果（outcome）。

入院患者全面的康复程序有以下特征：

（1）患者有潜在的高度危险的病情，康复程序首要内容是有医疗急救的措施和仪器设备。

（2）患者有医疗和康复需求。康复医生通过直接经常的接触患者，根据患者需求，制订全面的医疗康复计划与目标，作出康复治疗安排，评价康复效果。

（3）患者有复杂的、多方面的康复护理需求，需要高度敏感的、技术高超的医疗护理内容。

（4）按照患者的康复需求，每天接受至少3小时、每周至少5天的康复小组训练。小组成员可酌情包括：康复医师，作业治疗师（OT），物理治疗师（PT），言语治疗师（ST），心理治疗师（Psy T），矫形支具师（P/O），针灸师等。

（5）向患者和家庭成员提供健康教育和各种训练机会。

在过去许多年里，康复医学家们成功地制订了一些有效的脑卒中康复程序，这些程序将在第七章中比较详细地介绍。

八、康复教育

1. 脑卒中康复教育的必要性

临床工作中，我们发现许多卒中患者及其家属并不懂得卒中的临床表现及对其治疗的紧迫性。国外也有类似情况，据美国卒中学会统计，美国约40%的公民不知道卒中先兆，而只有1%的患者知道卒中是美国公民死亡的主要原因。而在德国，只有约5%的人懂得卒中先兆。许多因素延误卒中患者到医院进一步的治疗。例如，患者及其家庭对卒中的认识缺乏；不愿意寻求医疗帮助；医疗机构的错误诊断；家庭医生或医务人员把卒中当作非急症或重视不够等。

因此，在普通人群中对卒中健康教育的宣传十分重要，要使人们认识到卒中的高发病率和高死亡率。通过无线电广播、电视采访、报刊文章、康复医师举办的讲座等方式，使普通人了解卒中的临床症状、医疗干预的紧迫性、了解急救转移帮助机构到专科医院予以系统治疗的重要性。

2. 开展脑卒中患者的健康教育

根据我们的经验，进行卒中患者的健康教育，要注意以下问题。第一，促动患者关心自己、爱护自己健康的意识与动机（Motivation）非常重要。生活中，有这样的经历，我们买了一个冰箱，在使用之前，首先要看看说明书，应该做什么，不应该做什么，害怕损坏它。母亲招待来客时，不管来人是否吸烟，首先要递上烟，但由于家中睡着一个婴儿，马上就会叫大家不要吸烟，大人的健康可能不重要，但孩子的身体重要，正是对孩子这种深深的爱，使大家放弃了吸烟。因此，卒中患者健康教育的首要问题是：促进树立维护自身健康的意识和对自己和他人内心的关爱。第二，要有改变生活方式的行动。现在，随着生活及教育水平的提高，许多人已经了解了哪些行为不利于健康，关键是没有改变不良行为的行动。多年来，我们做了许多研究来证明吸烟有害健康，大量饮酒也有害健康，但真正干预不良生活方式的行动显得不足。健康教育中，行动更重要。我们应制订完整的卫生宣教、咨询计划，使患者及其家人主动地参加到改变不良生活方式、积极地控制危险因素的活动中，即残疾的预防（特别是二级预防）这也是脑卒中康复的重要内容。

3. 对康复教育人员的培训

康复教育需培训的另一个群体是医务人员，包括内科医师、老年病医师、急诊科的医师及技师、护士、导医人员、辅助医疗治疗人员。他们的职责与神经内科有所区别，但是他们在脑卒中疾病的正确诊疗过程中起着重要的作用。培训的主要目的是识别脑卒中先兆、鉴别脑出血还是脑缺血、处理早期并发症，使患者快速转移到设备齐全的卒中单元，以接受系统的康复治疗。

第三节 脑卒中全面的康复管理与研究

一、脑卒中全面的康复管理网络

脑卒中的康复是一个全面的、长期的系统工程：在急性期要住院做急诊和早期的医学处理，并尽可能早地开始医学的康复处理；在恢复早期要在康复机构住院或在门诊继续进行康复医疗；在恢复后期和后遗症期，患者要回到社区和家庭，仍然要坚持康复性训练，有的甚至要坚持一生。而且，医学的康复处理只有与非医学的康复处理结合在一起，才能最终提高患者的生活质量。所以，建立起脑卒中全面康复的管理网络系统是十分必要的。图1－5是脑卒中康复处理的模式化简图。

二、卒中单元

卒中单元（Stroke Unit）是医院中专门治疗卒中患者的独立病区，具有一组专业医护人员和多种治疗方法。其核心内容包括：疾病治疗、护理、运动治疗、作业治疗、语言治疗及社会整合工作等。卒中单元最大的特点是将急救、临床治疗、护理、康复治疗、健康教育等工作，整合到一起，对患者进行全面治疗。它是在世界范围内，贯彻全面的健康管理（Whole Health Care）理念下的产物，也是脑卒中后医学管理的最佳模式。近年来，国内外广泛推行的“脑卒中单元”（Stroke Unit）就是将绿色通道—急救—神经影像诊断—神经内科—神经外科—神经康复等多学科结合在一起的脑卒中医学管理模式，并且已经被证明是目前最有效的脑卒中管理方法（有关内容请参考第十九章）。

三、脑卒中的康复研究问题

基础与临床研究对于改进卒中的康复至关重要。科学研究证明：中枢神经系统损害后，发生皮质功能重组，功能重组与环境相互作用，促进了功能恢复。康复强调的是功能恢复，所以康复专家对于研究神经功能恢复机制非常感兴趣。对于特殊干预措施的有效性，如治疗交流障碍、感觉运动及认知损伤（残损）的各种方法的效果，目前尚未完全肯定。卒中的研究工作建议集中于以下几个方面：

（1）扩大卒中恢复与脑生理、神经化学机制关系的研究以及病理、损伤（残损）、活动受限（残疾）间关系的研究；

（2）制定并不断完善各种有效、可靠、敏感的卒中后恢复的测量工具；

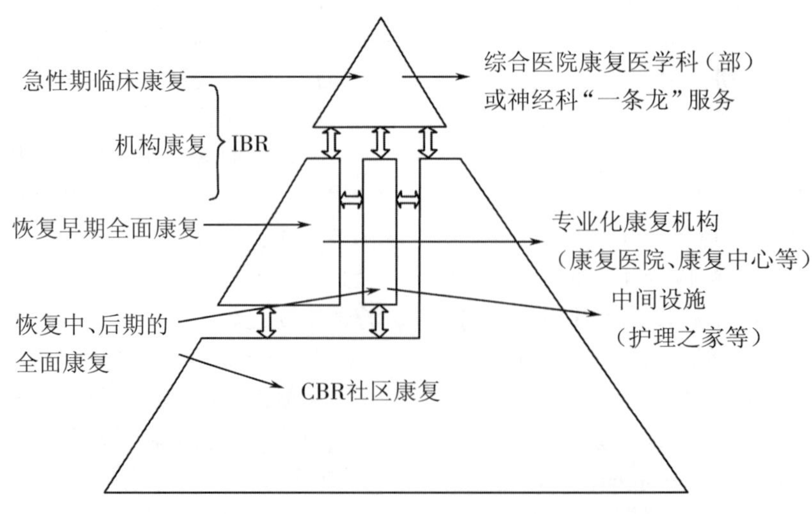

图1－5 康复医疗（包括脑卒中）的网络

（3）设计与实施大规模的随机临床试验研究。包括以下几个方面：

①鉴别为改善生存质量与结局的卒中特殊病房的各种医疗作用；

②检查不同类型康复干预的有效性及效率，包括什么时间、什么地点、进行怎样的康复治疗；

③检查各种强化治疗的有效性；

④找出病人功能恢复的特点；

⑤确定不同卒中亚型的不同结局及恢复过程（包括病灶部位、病因及伴随疾病）；

⑥研究神经活性药物对运动、语言、认知功能恢复的影响。

四、脑卒中康复医疗的后果和质量控制

脑卒中康复医疗的质量控制和管理，即如何评价脑卒中康复的后果，是近年来国际上最为重视的热门课题之一。自从 WHO 提出了损伤（残损）—活动受限（残疾）—参与局限性（残障）的概念后，许多年来，人们一直强调患者在损伤（残损）水平上的提高。但近些年来，学术界特别重视在活动受限（残疾）水平上的改善（如日常生活活动能力，ADL 积分的提高等），近几年来，更强调在参与局限性（残障）水平上的提高（如生活质量 QOL 积分的提高等）。也就是说，今后在评价脑卒中康复医疗后果时，要特别强调个体活动能力（activity）和社会参与能力（participation）的改善。

按照“循证医学”的要求，脑卒中的康复医疗必须将个人的临床经验与外部的最好证据相结合，对患者作出恰当的医疗决定。需要进行多中心的、大样本的、随机、对照的、盲法的临床研究，找到更多的证据。在量表的选择上，必须进行信度（reliability）、效度（validity）、敏感度（sensibility）和实用度（practicability）的检测。在理论问题上，必须得到实验性的证据。

康复医疗后果的显效性和质量的提高，关键是要有高质量的康复人才。专业康复医师的资格认定和培养专业康复医师的医疗－教学机构的认定是确保高质量康复人才的重中之重。在发达国家，专业康复医师的资格是在医学院本科毕业之后，必须经过一年以上的临床医学训练，再经过三年以上的康复医学专业训练，最后通过两次国家级的行业考试，合格后才能得到专业康复医师的资格。

所有这些问题，都是围绕着使康复医学发展成为在严格科学意义上的医学学科这一中心的。因此，对于康复医学（也包括脑卒中的康复医疗）来说，这些问题是生命攸关的。在“脑的十年”当中，这些问题得到了相当程度的解决，从而使脑卒中的康复医疗扎扎实实地走上了科学发展的道路。我们将在后面的章节一一介绍相关的内容。

特别需要指出：近些年来，“循证医学”已经证明“卒中单元”是脑卒中医学管理的最佳方式，而早期的、全面的康复医疗的介入是其中不可缺少的组成部分。尤其是“脑的可塑性”和“大脑功能重组”的理论和方法，也已经得到了足够的客观证据，从而大大地提高了脑卒中康复医疗的水平，成为脑卒中康复医疗的新进展。

（王茂斌　高谦　高霞）

参考文献

1. Roth EJ, Harvey RL. Rehabilitation of stroke syndromes. In: Braddom RL, Buschbacher RM, Dumitru D, et al. Ed. Physical medicine & rehabilitation. Philadelphia: W. B. Sanders Company, 1996:1053～1088

2. Brandstater ME. Stroke rehabilitation. In: Delisa JA, Gans BM. Ed. Rehabilitation medicine: principles and practice, third edition. Philadelphia: Lippincott-Raven Publisher, 1998: 1165～1189

3. Werner Hacke, Markku Kaste, Tom Skyhoi Olsen, et al. European Stroke Initiative Recommendations for Stroke Management. Cerebrovascular Diseases, 2000, 10: 335～351

4. Markku Kaste, Tom Skyhoi Olsen, Werner Hacke, et al. Organization of Stroke Care: Education, Stroke Units and Rehabilitation. Cerebrovascular Diseases, 2000, 10(suppl 3): 1～11

5. Kolb B, Whishaw Q. Fundamentals of human neuropsychology, fourth edition. New York: W. H. Freeman Company, 1998: 625～635

6. Lezak MD. Neuropsychological assessment, third edition. New York, Oxford: Oxford university press, 1995: 523～601

7. Hedge MN, Davis D. Clinical methods and practicum in speech-language pathology second edition. San Diego, London: Singular Publishing Group, INC, 1995: 167～300

8. Ziegler W, Alexander MP. Aphasia. In: Brandt T, Caplan LR, Dichgans T, et al. Ed. Neurological disorders: course and treatment. San Diego, New York, Boston, et al: Academic press, 1996: 213～221

9. Zihl J, Kennard C. Disorders of higher visual function. In: Brandt T, Caplan LR, Dichgans T, et al. Ed. Neurological disorders: course and treatment. San Diego, New York, Boston, et al: Academic press, 1996: 201～211

10. Gresham GE, Alexander D, Bishop DS. American Heart Association Prevention ConferenceⅣ. Prevention and rehabilitation of stroke. Rehabilitation. Stroke, 1997, 76(6): 1522～26

11. Garrison SJ, Rolack LA. Rehabilitation of the stroke patient. In: Delisa JA, Bruce MG. ed. Rehabilitation medicine: principles and practice, 2nd edn. Phildelphia: J B Lippincott Company, 1993: 801～25

12. Ashburn A. Physical recovery following stroke. Physiotherapy, 1997, 83(9): 480～7

13. Nakayama H, Jorgensen HS, Raashou HO. Recovery of

upper extremity function in stroke patients: The Copenhagen Stroke Study. Arch Phys Med Rehabil, 1994, 75(4): 394 ~ 8

14. Jorgensen HS, Nakayama H, Raaschou HO. Recovery of walking function in stroke patients: The Copenhagen Stroke Study. Arch Phys Med Rehabil, 1995, 76(1): 27 ~ 32

15. Jorgensen HS, Nakayama H, Raaschou HO, et al. Outcome and time course of recovery in stroke part Ⅱ: Time course of recovery The Copenhagen Stroke Study. Arch Phys Med Rehabil, 1995, 76:406 ~ 412

16. Carr JH, Shepherd RB. Motor relearning program for stroke, 1st edn London: William Heineman, 1982

17. Bobath B. Adult hemiplegia: evaluation and treatment, 3rd edn. London: Heinemann, 1990

18. Brunnstrom S. Movement therapy in hemiplegia, 1st edn. New York: Harper&Row, 1970

19. Jogensen HS, Nakayamama H, Raaschou HO, et al. Outcome and time course of recovery in stroke. Part I: Outcome. The copenhagen stroke study. Arch phys med rehabil, 1995, 76:399 ~ 405

20. Wade DT, Hewer RL, David RM, et al. Aphsia after stroke: natural history and associated deficits. J neuro neurosurg psychiatry, 1986, 49:11 ~ 16

21. Pedersen PM, Jogensen HS, Nakayama H, et al. Ahaphsia in acute stroke: incidence, determinants, and recovery. Ann Neurol, 1995, 38:659 ~ 666

22. Wilcock AA. Ed. Occupational therapy approaches to stroke, first edition. Melbourne, Edingburg, London, New York: Churchill Livingstone, 1986:167 ~ 183

23. AHCPR Publication No. 95 – 0062. Clinical Practice Guideline Number 16 – Post-Stroke Rehabilitation, 1995

24. American Heart Association. The American Heart Association Stroke Outcome Classification, 1997

25. 李世绰,程学铭,王文志,等. 神经系统疾病流行病学. 北京:人民卫生出版社,2000

26. 卓大宏主编. 中国康复医学. 北京:华夏出版社, 1990. 629 ~ 670

27. 王茂斌主编. 偏瘫的现代评价与治疗. 北京:华夏出版社, 1990

28. 方定华, 朱镛连. 神经康复学. 中华神经精神科杂志, 1995, 28(4): 236

29. 缪鸿石, 朱镛连主编. 脑卒中康复评定和治疗. 北京: 华夏出版社, 1996

30. 谭铭勋, 魏岗之, 王新德执笔. 急性缺血性脑卒中患者处理的建议(1998 年)——中华医学会神经病学分会. 卒中与神经疾病, 1998, 5(3): 113 ~ 115

31. 朱镛连. 加强神经康复学的研究工作. 中华神经科杂志, 1998, 31(4): 195 ~ 197

32. 黄永禧, 徐本华主译. 中风病人的运动再学习方案. 北京:北京医科大学出版社, 1999

33. 黄松波, 王茂斌. 急性脑卒中偏瘫的康复评价. 现代康复, 1999, 3(1): 7 ~ 9; 3(2): 136 ~ 140; 3(3): 262 ~ 263; 3(4): 388 ~ 389

34. 于普林主编. 老年流行病学. 北京: 中国医药科技出版社, 2000

35. 朱镛连主编. 神经康复学. 见:王新德总主编. 神经病学. 第 21 卷. 北京:人民军医出版社, 2001

36. 王新德主编. 神经系统血管性疾病. 见:王新德总主编. 神经病学. 第 8 卷. 北京:人民军医出版社, 2001

37. 缪鸿石主编. 康复医学理论与实践. 上海:上海科学技术出版社, 2000

38. 世界卫生组织. 国际功能、残疾和健康分类. 第五十四届世界卫生大会决议 WHA54. 21. 中文版. 2002

第二章

脑的可塑性——脑卒中后功能恢复的神经病理基础

2

第一节　脑的可塑性

一、引言

20世纪初，Ramon y Cajal研究发现，成年哺乳动物的神经元损伤后不可能再生，从而形成了中枢神经系统是一不可改变的、稳态的理论。这一理论一直持续到20世纪60～70年代。在1973年，挪威神经解剖学家Alf Brodal提出以下观点："虽然没有确切的证据表明哺乳动物轴索横贯性破坏后的再生，但多数情况下，是未受损的神经纤维代替了受损的部分"。

研究人员开始发现，成年动物中枢神经系统损伤后，神经可生长和重组。早期的研究，奠定了目前的理论基础，即中枢神经系统在其分布区内，能发生动态改变。

中枢神经系统受损伤后，会发生哪些变化呢？

中枢神经系统损伤后，可直接或间接损害神经元。间接损害神经元包括：影响脑血流、脑脊液循环和脑的代谢。除损伤部位神经元死亡外，沿神经通路，可发生串联式的神经元损害，随时间延长，神经元损害程度增加。除了神经元的改变外，大脑皮层也要发生变化。损伤后，神经元和大脑皮层变化主要有以下表现形式：

（1）神经休克。神经系统损伤后的第一个重要问题是神经休克，或叫做神经元失能（diaschisis）。神经元失能是指损伤远隔区的神经功能短暂性丧失，即与损伤区相联系的正常脑区的神经元的活动也发生障碍。如正常脑区的神经元的功能有某种程度恢复，临床症状自然会减轻。

（2）突触有效性丧失。神经元损伤直接表现为突触的有效性丧失。Craik认为，神经损伤区的水肿导致轴突受压和神经传导阻滞。神经损伤区水肿减轻，功能也会有所恢复。

（3）失神经过敏。来自其他脑区的神经冲动缺失时，神经元表现为失神经过敏，即突触后膜对释放的递质的反应性增加。如帕金森氏病基底节区的黑质产生多巴胺的神经元缺失，纹状体突触后靶神经元对多巴胺变为高敏感状态。

（4）静息突触。功能恢复过程中，以前安静的突触，也募集发挥作用。正常情况下，由于竞争原则，许多突触并未发挥作用。损伤后，这些突触"暴露"（unmasking）出来。

（5）再生性和反应性的突触发生。再生性突触发生是指损伤的突触开始发芽。反应性突触发生是指邻近的突触发芽支配由先前损伤轴突激活的突触部位，也叫侧支发芽。

（6）大脑皮层的变化。成年人和发育早期过程中，大脑皮层的变化可能发生改变吗？答案是肯定的。通过感觉输入、经验、学习可以改变大脑皮层的代表区、皮层地形图和对脑损伤的反应。在十余年前就有人提出它与脑卒中康复结果的潜在相关性问题。在日常生活中皮层代表区短暂的改变也是常见的。如果我们有规律地完成某些技巧性动作，所涉及肌肉的皮质代表区就较大，例如弦乐器演奏者左侧手指的皮层代表区较右侧大。与之相似的是，盲人因阅读盲文而使其阅读手指的皮质感觉运动区扩展，而且随阅读活动模式而不同。

下面将对脑的可塑性各种表现形式、产生机制和影响可塑性的因素，尤其是脑卒中康复的基础——丰富环境对脑的影响将分别进行论述。

二、中枢神经系统可塑性的基本概念

中枢神经系统的可塑性（plasticity）是指神经的修饰能力。这种修饰能力是短期功能改变和长期结构改变的连续统一体。短期功能可塑性是突触的效率和效力的变化。结构可塑性是神经连接的数量和组织的改变。中枢神经系统的可塑性是研究中枢神经系统生长发育、衰老退化、损伤、修复和学习记忆等许多问题的核心。研究它最终的目的是要了解动物或人类行为的变化程度和适应程度。

溯本求源，脑的可塑性中核心的问题是突触的可塑性问题。这方面的工作自Hebb著名的突触连接变化决定行为改变理论开始，不断有大量实验研究和临床观察证明中枢神经系统的可塑性潜力非常大。例如，在对大脑皮层感受野动态变化研究中，人们认识到，多种情况可能影响到皮层感受野的可塑性变化。一个已知的感觉传入，由于其他传入活动的存在而使之感受野与预期的迥异；而两个冲动联合，又与各个传入冲动分别单独作用的感受野不同。皮层细胞的功能状态也影响传入冲动作用时的反应；而特殊感觉传导通路的改变可能是突触连接随时间发生了易化（facilitation）作用，如突触发芽或突触敏化。因此，突触的可塑性定义为：突触连接在形态上和功能上的修饰，即突触连接的更新及改变；突触数目的增加或减少；突触传递效率的增强或减弱。它们主要表现为：活动依赖性功能重组，损伤区周围皮层功能重组，对侧相应部位代偿性功能重组，其他皮层功能替代重组；潜伏通路启用（同侧支配机制，泛化区功能启用）；神经发芽和新任务的学习和记忆等。

实验及临床科学研究已从各个侧面为可塑性提供了丰富例证，而且，也有许多研究涉及到了产生这种变化的细胞及分子生物学机制。

三、脑可塑性的临床及实验证据

（一）发育中的可塑性变化

发育中的个体，神经元间突触的形成、消退体现了突触活动依赖性生存的原则。发育中建立的功能性突触是神经元与靶细胞联系后发生的。如在动物出生后，骨

骼肌上乙酰胆碱的受体呈弥散分布，当神经纤维与肌肉接触后，肌细胞膜上相应部位乙酰胆碱受体集聚，而其他部位原有的受体则逐渐消失，形成神经－肌肉功能性突触。在动物发育过程中，有些支配相同靶细胞的不同突触间，因活动程度不同，神经营养因子的获得不同，有的突触保存下来，有的则凋亡。突出的例子是，大鼠出生后小脑有多条爬行纤维与一个蒲肯野细胞形成突触，同时一条平行纤维也与该蒲肯野细胞有突触联系。当生长至3周时，只剩单根爬行纤维与蒲肯野细胞还存在突触联系，其他突触则消失，同时大鼠的运动技巧也已熟练，精确性变得良好。

动物个体出生后，虽然神经细胞增大，突触数目增多，相互联系广泛，但此时与之相应的活动精确性、意向性、速度等都较原始、低级。出生后感觉经验对神经发育有重要影响。研究表明，在猫出生后发育敏感期内剥夺它的单眼视物经历，在脑内就不会形成相应的视皮层细胞，而正常眼的皮层眼优势柱变宽。在敏感期后再剥夺猫的视觉经验，则对皮层影响较少。神经元活动有助于突触的发育。如新生猫双眼注射河豚毒素，消除其神经节细胞的自发放电，6周后，大脑皮层细胞柱形成受阻，且突触小泡发育受到干扰。初生儿运动时多是联合反应或共同运动。随着发育成长，在各种环境刺激因素的刺激下，新皮层逐渐完善，儿童的动作变得逐渐精细、准确、快速、协调。这说明环境刺激因素使神经元活动增加，并对突触进行精细修饰和调整，从而使突触功能更为完善。所以，可以说在一定程度上，“能被机体感受到的外界刺激是脑可塑性的原动力”。

（二）正常成年人大脑皮层的可塑性

正常成年人大脑皮层的可塑性在运动技巧学习中也显现无疑。Karni 应用功能性核磁共振技术（Functional Magnetic Resonance Image，FMRI），研究6名24～44岁男子学习顺序性对指活动，4周后，观察大脑初级运动皮层的变化情况。结果发现，快速的对指活动可以通过长期练习，使速度和精确性显著提高。他们练习的顺序性对指活动所激活的相应初级运动皮层代表区显著扩大，并持续达几个月，产生了学习、记忆的效果。因而提示：在成年人，初级运动皮层发生了长期、缓慢、进展的经验依赖性重组。这很可能是运动技巧恢复的基本原因。

（三）中枢神经系统损伤后功能重组

中枢神经系统损伤后引发功能重组，从而导致行为改变也是突触可塑性的重要表现。在中枢神经系统中，当某一部分损伤后，它所支配的功能可由另一部分完好的、但与损伤功能完全无关的系统来代替，表现出了脑的可塑性潜能。在盲人中所做的著名的触觉替代视觉的研究，是功能替代重组最好的例证。经较长时间皮肤触觉训练后，盲人获得了通过皮肤触觉能够判断物体景深、视差和从事对视觉要求较高能力的职业。在对猴子进行的研究中也显示，切除猴子80%～100%控制手指活动的3b皮肤感觉代表区，猴子用手指捏取食物活动立即消失。几周后猴子的手指运动活动逐渐好转，皮层3b区面积大于未训练的对侧手的皮层感觉代表区，同时1区手指代表区面积扩大了2倍，并出现了多个手指感受野，3aA区的皮层代表区也出现了手指的皮肤感觉代表区。正常情况下，1区是手背的皮肤代表区，3a区代表手的关节、肌肉本体感觉，有多个手指感受野，但没有皮肤感觉代表区。从上述实验可见，3a区和1区在3b区损伤后，通过训练，部分替代了它的功能。

病灶周围组织功能重组的现象最早是Glees在对猴子的实验中观察到的。他利用电刺激方法将猴子运动皮层中负责拇指屈曲的皮层部分找出来，然后，破坏该区和对侧引起拇指屈曲的相应皮层，拇指屈曲能力丧失，训练约10日后，拇指又恢复了屈曲功能，此时电刺激显示，损伤皮层周围皮层细胞激活使拇指屈曲。再次摘除引起拇指屈曲的皮层部位，丧失的功能经一段时间训练后又一次恢复，而相应的皮层代表区面积又扩大至二次损伤区周围。由此说明，拇指屈曲功能的恢复是病灶周围未受损皮层功能重组的结果，并且，该结果是活动依赖性的。

最近，Nudo对4只猴子所做的实验，展示了康复训练促使脑损伤后功能恢复的机制源于中枢神经系统发生了结构和功能上的可塑性变化。他们应用皮层内微刺激技术（Intracortical Microstimulation，ICMS），首先描绘出这些猴子用手指从小食槽中取食丸活动的运动皮层手功能代表区，再训练猴子练习从不同大小食槽中捏取食丸活动，记录从最小食槽中捏取每个食丸时手指屈曲总数。然后，用双极电凝方法毁损运动皮层手功能代表区的血液供应，诱发梗塞。梗塞后第5天开始强化取食训练。训练的最初几日，猴子取每个食丸时手指活动能力非常差，手指屈曲总数较梗塞前明显增加。继续训练3～4周后，猴子从小食槽中取每个食丸时，手指屈曲总数恢复到梗塞前水平，患手的运动技巧恢复。对梗塞前后ICMS运动皮层代表区图谱进行比较发现，原手功能代表区扩展至曾是肩、肘关节运动的代表区多达3毫米，定量测定代表区面积显示：训练猴子中有两只梗塞区周围手功能代表区呈网状扩大，其中一只猴子的手指代表区面积甚至大于损伤前；手指代表区面积增大15%～20%，腕和前臂代表区面积平均扩大达54%；自然恢复组、穿夹克阻止健手活动的非训练组与康复训练组相比，梗塞侧手、手指功能代表区面积显著较小。因而表明，康复训练引起了损伤周围运动皮层代表区机能重组，并防止了损伤手代表区的进一步损坏，诱导了正常组织接替损伤区的功能。

大脑双侧支配的存在为皮层功能重组提供了另一种可能。中枢神经系统对躯体运动的支配虽以对侧为主，但大脑两侧对某一功能活动都有支配（表2－1）。

表2－1　大脑两半球的神经联系

机　能	左　脑	右　脑
面部肌肉运动、双手运动、躯体肌肉运动	两侧（右侧较强）右手，对左手只是粗糙的运动 右侧，对左侧某些运动	两侧（左侧较强）左手，对右手只是粗糙的运动 左侧，对右侧某些运动

摘自：托马斯·R·布莱克斯利著，傅世侠，夏佩玉译. 右脑与创造. 北京：北京大学出版社，1999

功能重组在其他研究中也得到了反复证明。Kucera用同侧皮层注射放射性标记氨基酸方法，研究一侧延髓锥体束切断后，猴子颈、胸、腰、骶脊髓切片组织学变化。两只猴子的锥体束分别切断80%和85%，设一猴为对照。结果，3个月后，在绝大部分同侧皮质脊髓束终止的切片上，没有发现增多的、有意义的标记出现。然而，在存活18个月的猴子C_8和T_1切片中的许多大核周体被广泛的银粒标记。根据神经元的定位和大小，他们得出结论：这些是失去对侧锥体束支配和控制手运动的运动神经元发生了选择性的突触后标记，这些标记物来自同侧皮层。这个实验表明，突触重组的发生，导致一条新的同侧皮层运动神经元传递线的形成。但在正常情况下，猴子的远端运动神经元很可能缺乏来自同侧运动皮层的直接支配。该文没有进一步证明同侧支配的神经来源。

对脑卒中病人的研究，也发现了皮层网络重组的临床证据。通过应用PET、功能性核磁共振成像（fMRI）、经颅刺激和磁脑电描记器（MEG）等技术所进行的研究都支持脑卒中后功能重组的概念。当曾经瘫痪的手指运动时，应用PET对其皮层的血流灌注研究，发现运动的活化模式复杂多样，并随着运动能力的增强有较大的个体差异。到目前为止，还缺乏在恢复较好的、恢复较差的和经过特殊治疗的三种患者中，对其运动活化的程度和模式进行比较的研究。并且，现有的资料相互矛盾。由于个体差异非常明显，所以需要对有特定缺陷和损伤的病人做仔细地纵向研究。不同个体在训练前后有不同的代偿方式，而且活化模式也随时间推移而有所改变。据报道，即使脑卒中发作4～15年后，强制性训练患手，还可以诱导活化模式改变。

临床上对难以控制的癫痫患者进行胼胝体切断术发现，裂脑人失去了对侧神经支配通路后，除了临床症状改善外，运动功能和日常生活能力在一段时间后都可恢复到基本正常程度。研究一侧大脑半球切除的病人，进一步证实双侧支配的存在。Glees报道，患者因严重癫痫频繁发作切除左侧大脑半球后，肢体部分运动功能自然恢复，言语能力仍有保留。经一年康复训练后，能够恢复右手操作的工作，并在工作中右手活动的精确程度有所改善。因疾病在幼、成年时做右侧大脑切除术后，患者精神、智力、运动功能都恢复相当完好，并取得大学文凭，在交通、行政管理岗位上有效工作的实例也见报道。

无创性脑成像技术对研究中枢神经系统对运动实行双侧控制提供了直接证据。应用PET技术观察到正常人进行一侧手对指活动及手臂屈伸活动时，同侧大脑皮层的辅助运动区、前运动皮层、感觉运动区和小脑半球代谢活动增强，局部脑血流量增加。研究还表明，脑出血病人患手运动时，同侧皮层激活增加，健手则无此表现。fMRI是另一种直接观察肢体运动时脑活动的方法。为了观察同侧皮层的运动支配情况，Kim研究6名正常人，做左右任一单手对指活动及双手同时对指活动，观察右侧大脑运动皮层神经元活动的变化情况。结果表明，三种活动时，右侧大脑运动皮层手代表区神经元活性都增加，但右手活动激活的面积和强度小于左手和双手活动时。然而，平时双手灵活的人，右手激活的面积较大，说明长期练习使同侧脑区结构发生了适应性变化。

由上述可见，中枢神经系统对运动的双侧支配是存在的，在正常情况下，同侧支配居次要地位。在中枢神经系统受损伤后，它可能成为运动功能恢复的神经基础之一，并受机体原来的运动状况和训练程度的影响。

（四）潜伏神经通路的启用

所谓潜伏通路，即是指在动物或人发育过程中已经形成并存在，但在机体正常情况下对某一功能不起主要作用，或没有发挥作用，处于备用状态，而一旦主要通路失效时才承担主要功能的神经通路。中枢神经系统存在潜伏通路是人们在实验基础上推测的。WALL在刺激动物的外周感受器同时记录脊髓感觉神经元活动中观察到，在正常情况下，仅有后根直接进入脊髓处感觉神经元有反应，当损毁产生反应的部位后，再刺激外周感觉神经，在损伤脊髓的头、尾两侧大量神经元对此发生反应。由此表明，脊髓感觉神经通路存在有潜伏通路。其他人在观察猴子头眼协调控制实验中也证实了颈部本体感受器在迷路反射通路被破坏后，发挥了控制头眼协调的主导作用，从而也说明，潜伏通路在中枢神经系统损伤后功能恢复中的地位和意义。

（五）神经轴突发芽

神经轴突发芽是神经系统适应变化、再生的表现。研究表明，神经细胞再生仅发生在周围神经系统，中枢神经系统中因种种内在因素的限制，除了嗅皮层外，几乎没有再生能力。但神经元轴突可以发芽，与靶组织、或其他神经元、神经元树突形成新的突触联系。因此，轴突发芽在中枢神经系统损伤后功能恢复中占有一席之地。轴突发芽是指当神经元的轴突损伤时，受损轴突的残端向靶组织或神经元延伸，或损伤区邻近的正常神经元轴突侧支发芽，向靶组织或其他神经元延伸，形成新突触。因此，轴突发芽分为再生性发芽和侧支发芽。哺乳动物发育早期可见到神经轴突再生性发芽，而在成年动物轴突侧支发芽占绝对优势。许多实验研究已阐明中枢神经系统损伤后轴突发芽的存在与功能恢复呈伴行关系。轴突发芽是中枢神经系统可塑性的重要形态学基础。

近一个世纪以来，人们一直都在寻找轴突发芽的证据。最初从中枢肾上腺能神经元轴突损伤后轴突再生的观察，到20世纪中叶失神经支配的海马神经元轴突侧支发芽的发现，以及近年来看到的脑皮层损伤后，适当训练能使胆碱能M受体密度增加的事实，都使人们逐渐认识到中枢神经系统损伤后，在内外因素的作用下，神经元轴突可再生、发芽，重新建立功能性突触，从而奠定了功能恢复的基础。

研究已证实，皮层胆碱能系统参与了运动的控制，皮层胆碱能阳性纤维可以代表乙酰胆碱能神经元，而且比后者更能反映胆碱能系统的情况。最近，作者利用现代神经组织化学染色方法，观察不同时间运动训练对单侧大脑中动脉闭塞致偏瘫小鼠双侧大脑感觉运动皮层胆碱能阳性纤维数目变化的影响。结果表明，急性期短时间运动训练（15天）未引起皮层胆碱能阳性纤维数目的显著变化；长时期持续训练组，健侧皮层胆碱能阳性纤维数目明显高于间断训练组和对照组；两运动组在训练结束后（90天），患侧皮层胆碱能阳性纤维数目较对照组显著增多；训练组皮层胆碱能纤维密度增大。因而说明，长期运动训练促进了皮层胆碱能纤维的侧支生芽，且健侧较患侧发生早。与前人的研究结果相联系，可以推测这些乙酰胆碱能纤维侧支发芽形成了功能性突触，为损伤后功能重组提供了有力的形态学支持。在许多有关丰富环境对脑损伤的影响研究中也已记录到，完整动物广泛学习过程中，小脑和大脑皮层突触数目增加，树突分支增多，这很可能是损伤后功能训练诱导了“用途”依赖性的神经活动模式。

（六）学习和记忆是突触可塑性的重要表现

学习是指人和动物获得关于外界知识的神经过程，是对经验作出反应而改变行为的能力。记忆则是将获得的知识储存并读出的神经过程，是把学习所得的信息加以保存的能力。学习和记忆对机体适应生存环境、保存有价值的信息是非常重要的。

在神经生物学上，常根据接受外界信息的方式将学习分为非联合性学习和联合性学习。前者是指在外界信息的刺激和产生的反应之间没有形成某种明确的联系，后者则是指外界信息刺激与产生的反应之间有明确的时序关系，如经典的条件反射和操作式条件反射。记忆是根据信息储存和回忆的方式分为显性记忆（Explicit Memory）和隐性记忆（Implicit Memory），显性记忆是对有关自身体验的事件和与个人有联系的真实知识的信息的储存，依赖于评价、比较、推理、演绎等认知过程，通过一次尝试或经验就能获得，并可用语言简明、确切地表达出来，因此也称为陈述性记忆。

学习和记忆在大脑中有特定的部位吗？答案是否定的。学习可发生于大脑的所有部位。中枢神经系统中，学习和学习的储存——记忆，包括平行和分级的信息处理过程。同时，信息被储存在不同的大脑区域。

近年来应用神经药理学、神经电生理学、脑局部毁损实验以及放射示踪技术研究已经表明，显性记忆方式与大脑边缘系统有关，包括外嗅皮层、内嗅皮层、海马结构、旁海马回、杏仁复合体、内侧丘脑和腹内侧额叶。隐性记忆与之不同，它不依赖于认知过程，而是经过重复多次刺激、训练及尝试，逐渐积累起来的知识的储存，不能用言语来表达，一旦形成则具有自动和反射的性质，也称为非陈述性记忆。这些记忆主要表现为某些技能、技巧或操作的学习、熟练或精美，如运动技巧、程序操作、规则的学习形成和完善，都是隐性记忆。研究表明，基底神经节是隐性记忆的神经回路中最重要的结构，损毁猕猴基底神经节中新纹状体尾部可导致运动学习和记忆严重损坏。这两种记忆都需要大脑皮层参与。它们虽有各自的神经回路，但两条回路间又有联络点——伏隔核（图2－1）。

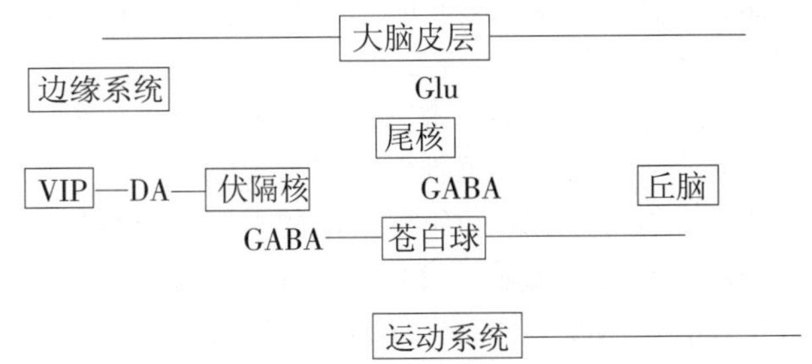

图2－1　记忆神经调控框图

摘自：梅镇彤．学习与记忆的神经生物学．上海：上海科技教育出版社，1997．57

在一定条件下，某些显性记忆可以转变为隐性记忆，两种记忆方式也可以相互促进。事实上，许多学习过程既包含显性记忆成分，也有隐性记忆成分。

学习过程的启动就是接受感觉刺激。各种不同类型的感觉刺激激活大脑皮层感觉区，从而触发了记忆系统的活动。学习记忆过程是通过神经回路中突触的变化而实现的。动物，尤其是灵长类和人类，之所以有学习记忆能力，是由于突触发生了可塑性变化。Hebb 最早提出突触修饰学说，即：两个相互连接的神经元的同步活动导致它们联系的加强。随着对各种临床病例的行为学观察、生理学实验的深入和分子生物学的蓬勃兴起，目前已初步明确突触效率的增强或减弱、数目的增加或减少，是学习和记忆产生的基本神经机制，并在分子水平上了解到谷氨酸、γ－氨基丁酸、5－羟色胺和环磷酸腺苷（cAMP）发挥了重要作用。

突触效率的改变主要指长时程增强（LTP）和长时程压抑（LTD）。LTP 是指短时间的高频刺激后，突触传递有效性的持续性增强。20 世纪 70 年代人们在研究海马内神经元的连接时发现突触后群体峰电位可持续几小时，在整体动物甚至可达几天、几周，他们将此称为长时程增强。把时间短于 3 小时者叫做早时相 LTP（Early Phase of LTP，E－LTP），而持续 8～10 小时以上者叫做晚时相 LTP（Late Phase of LTP，L－LTP）。目前认为 LTP 的产生是缘于一定频率的强直刺激，使突触后膜去极化到某一程度时，N－甲基－D－天冬氨酸（N－methy－D－aspartic－acid，NMDA）受体通道中 Mg^{2+} 移开，谷氨酸递质与 NMDA 受体结合，通道开放，Ca^{2+} 大量内流，胞内 Ca^{2+} 浓度增加，激活一系列 Ca^{2+} 依赖性蛋白激酶和 Ca^{2+} 调蛋白依赖性激酶Ⅱ（CaMKⅡ），改变膜的性质，诱导 LTP 形成。L－LTP 不仅有上述变化，可能是在蛋白激酶 A（Protein Kisase A，PKA）和 cAMP 介导下启动记忆蛋白的转录和合成，形成长期记忆。已有报道表明，记忆力好的动物较记忆力差的动物 LTP 效应强；在运动技巧学习中，大脑皮层与皮层之间、上位中枢运动神经元与脊髓中间神经元间都有 LTP 存在。因而说明，LTP 可能既是显性记忆，也是隐性记忆的细胞机制之一。

突触效率长时程的压抑，简称为 LTD。该现象最早是由伊藤正男在观察小脑神经元时发现的。小脑下橄榄核形成的爬行纤维和颗粒细胞形成的平行纤维都与蒲肯野细胞形成兴奋性突触。当刺激爬行纤维后，再给予平行纤维短暂电刺激时，蒲肯野细胞产生的兴奋性突触后电位变小，且持续达 1 小时之久。现已表明，产生 LTD 需要缓慢、低强度的刺激，它通过突触后膜 NMDA 受体途径，使胞内 Ca^{2+} 少量增加，进而激活 Ca^{2+} 依赖性磷酸酶，使谷氨酸使君子酸型受体（α－amino－3－hydroxy－5－methyl－4－isoxazolepropionic acid，AMPA）失敏，诱导 LTD 形成。大鼠出生时爬行纤维与蒲肯野细胞间的联系是多对一的关系，而平行纤维与蒲肯野氏细胞始终是一对一的。此时，大鼠运动能力十分笨拙、粗糙，至出生后 2～3 周，大鼠的运动功能逐渐精确灵活，而爬行纤维与蒲肯野细胞的联系也渐渐变为一对一的突触。因此推测，爬行纤维在运动学习中传递代表运动操作错误的信息，LTD 在此过程中不断纠正操作错误，使运动功能日臻完善。所以 LTD 也是学习和记忆的细胞机制之一。

训练大鼠条件反射中发现，记忆保持好者，海马神经元 LTP 效应增大显著；记忆差者，LTP 效应也逊；而未经训练的对照组大鼠则没有出现 LTP 现象。在不同年龄大鼠学习同一运动任务时也发现，老龄大鼠记忆力差，海马 LTP 强度较青年大鼠也弱。小脑蒲肯野细胞是抑制性细胞，它的传出纤维抑制小脑深部核团的电活动，从而成为改变小脑传出信息的“关节点”。在运动学习过程中，平行纤维与蒲肯野细胞间 LTD 的形成，矫正了代表运动学习操作错误信息的爬行纤维的活动，进而通过小脑—丘脑—皮层环路使运动准确无误，从而学会这项运动活动。

在一定条件下，某些显性记忆可以转变为隐性记忆，两种记忆方式也可以相互促进。事实上，许多学习过程既包含显性记忆成分，也有隐性记忆成分。

对海兔的研究中发现，习惯化和敏感化在隐性记忆中发挥了重要作用。习惯化是重复给予受试者无害刺激，该受试者的反应逐渐减弱而适应。它的机制是突触前膜 N 型 Ca^{2+} 通道在此过程中逐渐失活，Ca^{2+} 内流减少，谷氨酸释放减少，突触传递效率的下降。敏感化是受试者受到伤害性刺激后，对较弱刺激的反应增强现象。研究表明，5－羟色胺引发的突触前膜递质释放增加和进一步 cAMP 启动的记忆蛋白转录、合成增多，使突触连接增强是其基本机制。形态学研究显示，敏感化动物感觉神经元的突触末梢数目增加时，活化带处的递质小泡数目也增加。

在动物学习运动技能时，可在大脑运动皮层、脊髓中间神经元及许多相关神经通路上诱导出 LTP。重复训练有可能经过小脑不断地纠正操作错误信息和基底神经节的“去抑制机制”，增强大脑皮层运动区所支配神经元的兴奋性，易化相关肌群的收缩，在先天业已存在的各种反射活动的基础上，巧妙筛选组合，产生新的适当的运动行为。动机与运动学习和记忆密切相关，学习者需要有很强的动机才能把运动、操作等学习好。动机是认知功能的一部分，因而，运动学习是显性记忆与隐性记忆共同参与的结果。

（七）失神经过敏也是中枢神经系统可塑性的表现

失神经过敏是中枢神经系统损伤后机体通过突触传递有效性改变而代偿丧失功能的一种形式。它是指神经损伤后，失去神经支配的组织或细胞对相应的递质更加敏感的现象。这主要是由于附加的乙酰胆碱受体不再集中于突触的临近区而分布在了整个神经元和肌肉表面。

这种现象不仅存在于神经元上，也存在于肌纤维上。在神经末梢和突触后膜分化为再生突触的过程中，基底层（是一种细胞外含蛋白的基质，它覆盖肌肉膜、神经末梢和雪旺氏细胞表面）起着关键性的作用。在肌肉失神经支配后，一般是在肌纤维上原来的突触部位被适当的神经再支配，但也可能会形成异种神经连接。例如，正常情况下，黑质－纹状体系统与动物的旋转平衡有关，当一侧损伤后，动物不能平衡而向患侧旋转。安非他明（Amphetamine）可以兴奋黑质－纹状体细胞。损伤后投与动物，由于健侧对其敏感性增加，使平衡障碍加剧，过一段时间再用，动物反而向健侧旋转。因而考虑在损伤后早期发生了失神经过敏，这对促进神经功能恢复有潜在意义。

研究已经表明神经元中多种递质共存。这些递质可以都是兴奋性的，也可以兴奋性、抑制性递质并存。它们在不同的刺激作用下，可以通过释放不同量的递质，或释放不同性质的递质，作用于突触后膜受体，影响突触的传递效率，表现出机体的适应。

四、脑可塑性产生的机制

脑可塑性可能涉及多种机制。依赖于活动的突触连接的更改和成人皮层区域的重组，涉及长时程增强和长时程压抑两种机制。通过这些机制，信息存储在哺乳动物的中枢神经系统中。有人认为发生在皮层水平的神经元突触之间联系的重塑是皮层地形图重组的前提。

其中，谷氨酸作为主要的兴奋性神经递质，起着关键性作用。阻断N－甲基－D－天门冬氨酸受体（NMDA），可以阻止初级体感区的皮层地形图的重组。γ－酪氨酸－A（GABA－A）受体拮抗剂可以易化大脑皮层神经元突触系统的LTP诱导过程，同时这种过程可被GABA－A受体激动剂所阻断。广泛产生各种递质的神经调节系统，即蓝斑（去甲肾上腺素）、基底核（乙酰胆碱）、大脑脚盖（多巴胺）及中缝核（5－羟色胺），也参与这个过程。氮氧化物是另一种大脑皮层突触功能调节的候选物质。局部的神经营养因子的作用、递质的释放和突触蛋白的合成认为可以促进突触重建和改变受体的表达与活化。

越来越多的证据表明星形细胞在突触重塑中担当着重要角色。在饲养于复杂环境中的大鼠皮层中发现星形细胞的快速改变和星形细胞与突触间联系增多的超微结构变化，这些都表明星形细胞重塑和训练诱导的突触重塑之间有密切的联系。与外周神经一样，中枢神经系统损伤后可引起胶质细胞的增殖与分泌，这种效应是双向性的：适当的增殖有利于再生和再鞘，过度增殖则形成疤痕，妨碍再生轴突的生长和延伸。中枢神经损伤后星形胶质细胞增殖，少突胶质细胞较少，因此不利于再鞘。此外，最近研究发现，胶质细胞是通过分泌神经生长因子和与神经细胞直接接触对神经再生起调控作用的。

可能非突触性传递也在重塑过程中起一定作用。突触重塑所发生的改变不仅发生在皮层，而且在皮层下区也有所发现，包括丘脑和脑干。

根据突触可塑性定义，其机制主要表现为两方面：结构上的调整和功能上的改变。

（一）突触结构上的调整

突触结构上的调整是指上面提到的重复刺激引起的中枢神经系统“活动依赖性”神经纤维发芽，新突触形成，潜伏通路启用和功能重组。这些变化增加了功能使用的突触数目，相对增强了突触的权重，是大脑可塑性方面令人信服的形态学基础。它们的机制可能是：①谷氨酸通过NMDA受体通路，诱导皮层内去抑制作用，使原来无效备用通路逐渐被启用，产生功能重组。因为应用谷氨酸NMDA受体阻滞剂，可以消除初级感觉皮层的重组现象。②“活动依赖性”神经发芽、生长。最近，有人应用双标记研究表明，正常情况下，丘脑传递某一功能的神经元轴突在皮层内分支长度不超过600微米，而受到损伤后训练一段时间后，邻近细胞轴突可投射到受损皮层，分支长达1.5毫米，最长者达2毫米，这使有限的轴突引起广泛的分布联系，从而为目标神经元提供更强的输入信息。

（二）突触功能上的变化

功能上改变的机制更加复杂，还远远未被我们所认识。

从目前的资料来看，LTP和LTD是突触功能改变的典型机制，经研究已初步证明它们与谷氨酸递质有关。谷氨酸是大脑皮层最主要的兴奋性递质，在皮层及皮层各区间传递神经信息。谷氨酸免疫神经元构成所有皮层神经元的50%。海马、脊髓等中枢神经系统中也有谷氨酸存在。谷氨酸通过突触膜受体发挥作用。现已研究发现谷氨酸受体有4种主要类型：NMDA型受体、AMPA型受体、红藻氨酸型受体（kanic acid，KA）和代谢型受体（metabotropic glutamate receptor，mGluR）。前三者又称离子型受体，AMPA和KA也叫作非NMDA受体。与LTP和LTD有关的主要是NMDA、AMPA受体和mGluR受体。

LTP的产生机制：一定强度的高频刺激，使突触后膜去极化到某一程度，突触后膜中NMDA通道中Mg^{2+}移开，谷氨酸与NMDA受体结合，受体通道打开，Ca^{2+}内流，胞内Ca^{2+}浓度升高，继而触发一系列依赖于Ca^{2+}的蛋白激酶系统变化，如蛋白激酶C、Ca^{2+}/钙调素依赖性蛋白激酶Ⅱ、磷脂酶A2和一氧化氮合酶（NOS）等活性增加，导致LTP形成。NOS的产物是一氧化氮（NO）气体，它可自突触后膜弥散到细胞外，弥散距离一般为100μm左右，它作用于突触前细胞内可溶性鸟苷酸环化酶，使细胞内cGMP增加，进而影响突触前膜对Ca^{2+}通透，最终引起需要Ca^{2+}调节的递质释放量的变化。目前认为NO是中枢神经系统内神经调节物质。已有研究显示，LTP诱导期应用NOS抑制剂，LTP就不能形成，而在已产生了LTP后再用，则不再影响已形成的LTP。说明NO在LTP诱导中发挥作用。

LTD产生的机制：缓慢弱刺激下，突触前膜释放谷氨酸，激活突触后膜mGluR，进而磷脂酶C活化，通过三磷酸肌醇系统诱导胞内Ca^{2+}增加，激活蛋白激酶C，使AMPA受体敏感性下降，LTD形成。在小脑中观察到，蒲肯野细胞所产生的NO通过鸟苷酸环化酶途径，使爬行纤维末梢AMPA受体敏感性下降，减少蒲肯野细胞的兴奋性，从而产生了LTD。由此可见，NO也参加了LTD的形成。

中枢神经系统损伤后几天至几周发生的失神经过敏现象的机制可能是：①增加了局部化学受体的数量，并使受体出现在以前没有这种结构的区域上；②使递质破坏或灭活的机制消失；③膜通透性改变；④神经生长相关蛋白（Growth Associated Protein，GAP－43）参与。GAP－43是脊椎动物神经细胞膜上一种特异性磷蛋白，它在突触前膜和生长锥中含量极丰富，通常仅在动物胚胎发育中充分表达。动物成熟后，只在某些“活跃”脑区如大脑皮层、海马、蓝斑、中缝核、迷走背核保留一定水平表达。实验表明，在轴突发芽、生长和新突触形成事件中GAP－43表达增多，目前是研究脑损伤修复的首选标志物，但其作用不明。GAP－43可能使现存神经元对刺激的敏感性增高，促进神经损伤的修复。

五、脑可塑性的影响因素

影响脑可塑性的因素包括内因和外因。神经元的内在发育特性和内部微环境是主要的内因；外部环境、训练与否、药物等是重要的外部因素。年龄也可影响脑的可塑性。由于脑康复与实验中的丰富环境类似，此后单独列一节讨论。

（一）神经元内在发育特性

神经元轴突缺乏合成蛋白的能力，其结构蛋白和功能蛋白的代谢更新必须在细胞体内进行，再经轴浆转运至轴突。损伤使胞体和轴突的联系切断，远端轴突蜕变。近端轴突在一定条件下可出芽再生，周围胶质细胞可使再生的轴突产生髓鞘。但这种情况还有许多问题没有解决，考虑与下列因素有关：①细胞骨架蛋白。细胞骨架蛋白由微管、微丝和神经丝等组成。微管和微丝参与轴浆转运和细胞内外信息的传递功能。损伤大鼠坐骨神经后，脊髓运动神经元中管蛋白和肌动蛋白的mRNA表达和蛋白含量在再生神经中明显增加，再生芽中微管密度为正常的5.2倍，微丝也增加。这似乎说明细胞骨架蛋白在神经再生中发挥了作用。②GAPs。GAP－43富集于轴突的生长锥，不存在树突中。在生长和再生过程中，轴突生长锥中的含量可增加20～100倍。它是Ca^{2+}/CaMⅡ和Ca^{2+}/磷脂两种激酶的底物，参与跨膜信息传递。在神经元释放递质以及LTP的产生中都伴有GAP－43含量增高，它可能参与突触间连接及学习记忆过程。③早反应基因（IEGs，Immediate Early Genes）。生理和病理性刺激均能使IEGs激活，其mRNA在短时间内快速表达，它们的产物是Fos和Jun。这些产物与靶基因启动因子中的特异位点结合，触发靶基因表达，从而导致长时间的生理或病理反应。实验表明，神经损伤后，c－Fos mRNA含量增加，c－Jun浓度与再生过程相平行。进一步观察发现，IEGs在膜去极化时使cAMP反应元件（cAMP Response Element Binding－protein，CREB）磷酸化，启动靶基因表达。CREB与学习记忆有关，因而IEGs可能通过它调控学习记忆活动。

（二）神经元微环境对再生的调控

我们假设复杂环境中良好脑可塑效果是由于神经营养因子的增多而引起的。神经营养因子是一些能提高神经元生存率的多肽。局部的神经营养作用可以促进突触的重塑和改变受体的表达。

神经生长因子是指各种保护神经元存活并促进突起生长的因子。神经生长因子主要对发育中的感觉神经元、交感神经元和前脑基底某些胆碱能神经元有作用，对运动神经元没有影响。脑源性神经营养因子（BNDF）、神经营养素－3（NT－3）和睫状神经营养因子可促进神经元的存活及生长，并防止它受损和死亡。本文作者研究小鼠单侧大脑中动脉闭塞后，运动训练3个月，发现皮层、海马BNDF mRNA大量表达，并与功能恢复相平行。研究也发现，少突胶质细胞可分泌神经生长抑制因子（Neurite Growth Inhibitors，NGIs）。神经生长因子的作用十分复杂，它们可能调控神经轴突的再生。

神经细胞粘附分子（Neural Cell Adhesion Moleculars，NCAMs）包括：不依赖于钙的神经元粘连分子，神经元－胶质细胞粘连分子（Ng－CAM）和钙粘连素（N－cadeherins）等。这些NCAMs通过影响轴突的生长和延伸、树突分支、细胞骨架蛋白的代谢来调控神经再生。

缺血是引起大脑发生基因表达的强烈诱导因素。缺血后有90多个不同基因被迅速诱导产生，并且一般在发作后几分钟或几小时内即有一个高峰，然后马上转为正常水平或低于正常。有证据表明，在急性期营养因子可以拯救神经元。成纤维细胞生长因子（bFGF）除了在缺血损害发生几小时内减小梗塞范围外，还可以减轻继发于皮层梗塞后的丘脑变性。据报道，神经生长因子

(NGF) 能提高记忆力，改善运动功能和减轻残留锥体束神经元树突的萎缩。另外几种生长因子，包括脑源性生长因子（BDNF）、胰岛素生长因子-1、变形因子β1、神经胶质源性生长因子等，在缺血早期也对大脑有益。这些营养因子是否对康复阶段有帮助还不清楚。由于多数生长因子在脑中渗透能力有限，所以人们感兴趣的是通过外周给予某些物质而能在脑内合成生长因子。有人使用一种β-2受体激动剂接种鼠试验，结果比对照组（局部永久损伤后未经治疗）梗塞面积减小并能较早的诱导NGF，bFGF的mRNA合成。在老鼠腹腔内注射生物计量的胆囊收缩素-8后，可以发现在其皮层和海马脚处NGF蛋白增加和NGF mRNA的合成增多。这一结果为研究脑损伤后内源性NGF上升的生物学效应提供了一种潜在的实验模型。

在研究BDNF对未受损大脑的可塑作用的基础上，有人研究了缺血后2~30天的鼠脑中这种蛋白的基因表达问题，并且发现心室内的BDNF可以在缺血急性期拯救神经元。出乎意料的是，对照组鼠的BDNF蛋白基因表达的继发性增高这一情况并未出现于饲养在复杂环境中的老鼠，在损伤后的2~12天内，后者与标准环境中的老鼠相比，同侧与对侧皮层中BDNF的基因表达水平都明显偏低。研究NGFI-A mRNA（一种饲养在复杂环境中的未受损老鼠早期即被活化的基因）的表达时也得到了相似的结果。然而，发现NGFI-A mRNA表达在损伤30天后增高，这个结果提示它可能在缺血后期很重要。

导致对照组动物缺血后BDNF增高的效应减弱的原因尚不清楚。但是BDNF与突触活性有关。因为突触的兴奋性与抑制性功能失衡，脑缺血病灶周围的皮层组织兴奋性升高。脑缺血后1周，不仅在梗塞周围发现兴奋性升高，而且对侧半球也有同样现象。有人提出这种兴奋性升高现象既有其有害的一面（阻碍信息传入过程），也有其有利的一面（促进适应和恢复）。是否处于复杂环境中的老鼠恢复较好是因为在兴奋性与抑制性传递方面平衡能力较强所致？另外，兴奋性的抑制增强是否在早期有益于功能的恢复？这些有待进一步研究。生长抑制因子与生长促进因子之间的关系似乎很重要，并且值得注意的是：老鼠在局灶性缺血后其生长抑制因子mRNA增多。最近一些文献相继报道在一种髓磷脂相关的神经突生长抑制物的中和作用下去皮层的大脑重塑得到加强，提示对于脑缺血后功能恢复的最终后果而言，抑制脑功能重塑的因子与刺激因子是同样重要的。

近年在脑室周围组织或室管膜下组织和齿状回可以发现大量神经干细胞（多分化细胞，是神经元和神经节的前体），其他部位也少量存在。在对室管膜下区和脑室周围白质的组织培养中首次发现了人类神经干细胞，研究表明它们可以在活体成年人齿状回中活化成神经元。实验发现生长因子和复杂环境可以操纵此类细胞在活体上的复制活性，此种现象的临床前景受到越来越多的关注。

以下几个方面是关于神经生长的问题，主要有如下几方面：①脑损伤后神经生长作用会不会反应性地加强？②如果是这样的，神经生长作用与功能预后有没有关系？③前两者是否与损伤后的各种治疗干预有关？④脑卒中后干细胞或祖细胞能否用于移植？对第一个问题的回答是肯定的。在对受到兴奋毒性和机械损伤的成年大鼠的齿状回研究发现，有神经生长作用；对短暂脑缺血的沙土鼠的大脑研究也发现神经生长作用，从而提供了有力的证据。第二和第三个问题尚待解答，第四个问题将在下一部分予以解答。

（三）移植

在多个实验室里，人们已经成功地在皮层损伤部位移植了胎儿新生皮层细胞。移植的细胞与宿主组织建立连接，发生作用并且产生营养因子影响周围组织。人们已经观察到宿主脑组织与移植组织在解剖学和功能上有所结合，注意到了移植后饲养在复杂环境中的大鼠在行为方面的改善情况。如果将大鼠在结扎大脑中动脉后1周即进行移植，饲养在复杂环境中，其功能结局的改善会明显好于3周以后移植的大鼠。而且这种方法能减轻皮层受损后的继发性丘脑萎缩。

在另一些动物实验模型上发现，将胚胎神经元或培育好的多能神经祖细胞（从干细胞到祖细胞的转变过程尚不清楚）移植到损伤的大脑，最后的结果是有应用前途的。把上述两种细胞移植到成年小鼠的新生皮层，它们经长距离移行到细胞坏死区后，分化并形成准确的远距离投射。这些结果提示环境信号能促进移植细胞分化。另外，成年宿主动物脑内的成熟星形胶质细胞仍然保持着转化发育成放射状胶质的能力，这种能力可能有助于移植的神经元细胞前体的主动移行。

在神经移植和其他实验中还发现，神经递质可能对靶细胞起调制作用，改变下级神经元的活动水平、性质和对其他传入的反应，而并非传递严格定性的信息。这样，在神经损伤后，即使神经联系未特异性建立，下级神经元对神经递质也会起反应，损伤的功能也会得到部分恢复。如去脑干猫，由于脊髓中间神经元对脊髓行走中枢产生强烈的抑制作用，行走功能丧失。注射左旋多巴，因其能抑制脊髓中间神经元的活动，虽然脑脊髓通路尚未建立，该猫却能踏车行走。这也可能是脑可塑性的机制之一。

但是，目前还不能期望通过人类神经干细胞的移植就解决脑局部损伤后造成的局限性脑功能的缺失。有关脑内神经干细胞的移植在人体上的应用，还需要进行大量的、进一步的研究。

（四）年龄

年龄可以影响啮齿类动物血管阻塞的结果，但它影响功能的恢复吗？在对3个月和12个月的大鼠的比较中发现，年龄大者的MAP1B和MAP2上升现象减弱但并未完全消失。当然，将人类与终生饲养在实验室中而少有外来刺激的大鼠作比较未免有失偏颇。实验发现：老龄鼠饲养在复杂环境中可以阻止突触密度降低的趋势。老年人神经元的缺失可以通过选择性的树突生长得到一定程度代偿。在对51岁和80岁的人（神经系统健康）进行尸检时发现，80岁的健康老人的海马回周围第2层锥体细胞的树突分支较多而且较长。对65岁以上老人的调查表明，其认知功能水平与认知活动的强度和频率呈正相关。然而，在青年时期头部受伤的人虽然当时代偿良好，但晚年认知功能明显衰退。这可能与反复发生卒中有关。

一般来讲，发育中的大脑较成熟脑组织更易变化，有更大的可塑性。这种可塑性一方面有利于损伤脑功能的恢复，另一方面也易于造成一些不必要的、多余的活动出现，妨碍有用的功能恢复。研究表明，视皮层神经细胞的功能和特异性，如光刺激线条或条纹之朝向、模式及方向性反应，可以受环境中线条排列的影响而加强或减弱。这种影响在发生期某一阶段之前可塑性很高，一旦超越这一阶段或年龄则可塑性大大减少，或者不能被环境及其他因素所改变或重新塑造新的模式。此即所谓的“灵敏期”阶段。这个阶段可塑性高可能与以下因素有关：①一些本应退化的结构保留。在大白鼠和金黄地鼠所做实验结果显示，在初生小鼠摘除单眼或切除对侧视束后，视网膜同侧投射领域扩张；而在正常情况下，幼鼠同侧投射在出生后10天之内，相当大的部分便会消失；视网膜结细胞在出生后1周内约有1/2～2/3死亡、消失，仍保留1/3。②一些将要发育的结构在成长过程中逐渐完善，近期可塑性显得比成年者大而显著。如2岁婴幼儿锥体束发育尚未完善，在此阶段中枢受到损伤，运动功能的恢复较成人好。但这种年龄的影响不是绝对的，也有许多事实表明，成年皮层可塑性与幼年相同。比如，Passingham对切除单侧感觉运动皮层的幼猴和成猴长期运动功能进行比较发现，幼年猴和成年猴在皮层损伤近两年时都能行走、爬山、跳跃，但都不能用拇指和其他手指的指腹捏住食物，它们的运动功能恢复类似。总之，幼年期中枢神经系统的可塑性较成年期高，但成年期仍有较大可塑性。因而，无论任何年龄，营造优良环境、进行正确训练对诱导有益的中枢神经系统可塑性变化、实现功能都极为重要。在临床上，人们也已经观察到：年龄并不是影响脑卒中偏瘫后功能恢复的最重要的因素。也就是说，即使年龄偏大一些，人类的大脑仍有一定的可塑性。

（五）其他

药物也可影响脑的可塑性。人们已经对药物的介入在脑缺血后康复阶段中的作用进行了广泛的讨论。考虑到发生在脑缺血后的多种复杂情况，药物的疗效很可能随着缺血后的时限、损伤的范围与类型，以及与其他治疗的相互作用而不同。在最近的一篇回顾性文章中，Schallert和Hernandez写到：“因为损伤发生的位置、范围和性质、继发的变性以及药物治疗时间的不同，GABA激动剂可能有积极或消极两种不同作用。在许多研究报告中，GABA能药物潜在的临床效果被过分夸大了，而没有考虑其他那些重要的变量。”另一方面是药物与环境的相互作用。如果与特殊的实验性训练相结合，去甲肾上腺素、安非他明和其他一些α－肾上腺能药物可以使单侧感觉运动区切除后的动物增强运动能力，并可加强局灶性脑缺血后对突触蛋白的免疫反应。然而，安非他明对于复杂环境中老鼠局灶性脑缺血的康复后果并无改善，这可能是由于饲养在此条件下的老鼠去甲肾上腺素的释放增多。由于安非他明属于兴奋剂，我国市面上尚无这种药物出售。但国外动物实验研究结果，显示出鼓舞人心的前景。

在脑损伤早期积极应用防止损伤加剧的抗氧化剂、脱水剂、阻断中枢介质神经毒性药物和神经营养因子等，将有利于中枢神经系统功能重组，神经发芽、功能代偿的发生，促进功能恢复。然而，药物对脑损伤后功能恢复的促进作用研究，大多数为急性实验，观察时间在1周内，很少超过1个月。加强药物对脑损伤后长期功能结局影响的研究，显得尤为重要。

第二节　丰富环境对脑卒中后功能恢复的影响

一、研究背景

多中心的临床随机对照实验研究发现，脑卒中单元（Stroke Unit）患者的结局比普通病房的好。卒中单元可以降低远期死亡率，改善患者的功能状况，而这种效果与患者的年龄、性别及所在病房的组织形式无关。造成这种事实的重要原因是，脑卒中单元有正规的康复程序，设有经特殊训练的医护人员，配合各种经过安排的协调的康复手段，并对患者及其家属进行有关的健康教育。普通病房的康复治疗，单调，不协调，未形成正规的程序。脑卒中单元的康复程序，与动物实验所设定的“丰富环境”相似。有关卒中单元的问题请参考第二十章。

大脑损伤后，运动功能障碍的肢体在损伤数周或数月后，一些运动能力会逐步恢复。当环境改变时（如丰富环境，运动，康复训练等），即传入冲动发生变化，成年人的大脑也能产生巨大改变。

前面已经讨论过了这类问题。近几年，众多的基础研究认为：中枢神经系统损害后，大脑皮层发生了功能重组，这种功能重组，与环境作用相结合促进了功能恢复。Walsh 证明了五种环境因素参与了脑损害后的功能恢复方面。这些环境因素包括：光亮与黑暗，行为训练与非行为训练，主动与被动探索，社会整合与孤独，复杂环境与简单环境。本节主要总结丰富环境对脑损害后功能恢复的治疗价值的研究。这部分研究，大多数是在鼠类进行的。

二、丰富环境对脑卒中后功能恢复的作用

（一）丰富环境的定义

关于丰富环境的动物实验研究，最早可追溯到 1791 年，Malacarne 研究了丰富环境与贫乏环境中的狗脑与鸟脑的不同。现代丰富环境的研究，开始于 Hebb 的报告（1947）。此后，这方面的系列实验研究逐渐开展起来。

典型的丰富环境，对于鼠，其基本条件为：笼较大，大鼠一般为：90 厘米 ×60 厘米 ×40 厘米，小鼠为 30 厘米 ×20 厘米 ×10 厘米，多个鼠可居于其中，笼中设置各种可操纵的物品和“玩具”（据研究，有 26 种），包括支架、秋千、梯、斜坡、墙壁、小管、积木、玻璃球、乒乓球等，配不同的声音及光亮，每 1 周更换 1 次。经分析发现，标准丰富环境具有可操纵的多个物品、社会整合因素刺激与体力活动（或运动）的联合体的特征。常用的是丰富环境中的群居动物与单独居于小笼的贫乏环境动物、标准动物组（无“玩具”）进行比较性研究。解剖后发现，丰富环境中动物的不同脑区，尤其是皮层区，与对照组相比，重量与体积有所不同，神经元、突触结构、神经化学方面也不同。这就为脑损害后环境因素对功能恢复的研究提供了可靠的依据。

（二）丰富环境的治疗作用

脑损害后，通过丰富环境使剩余的功能增大而代偿的推理，从生活常识中也可理解。教育学上，有一个基本的结论，即丰富环境对儿童智力发育有益。对精神残疾传统的治疗干预，也是基于同样的思想。在正常动物，丰富环境中，许多行为发生变化，是由于整个脑的功能效率发生改变。

长期以来人们十分关注环境因素对脑可塑性的影响，试图设计丰富环境改善中枢神经系统损伤后动物的功能。大鼠的丰富环境意味着环境中有可操纵的物品、集体居住的社会化场所及适度运动活动空间。实验表明，正常鼠在丰富环境中生活一段时间后，许多行为发生变化，脑的整体功能效率增加。

大多数研究表明，手术后的环境可以影响实验性脑损伤的预后。例如，脑外伤，海马切除术和皮质切除术。经过实验性的脑栓塞后，那些饲养在复杂环境中的大鼠，有机会接触其他大鼠和参与各种活动，它们的行动能力明显强于那些关在标准实验室条件下的大鼠，即使耽搁 15 天后再转移到复杂环境中去，效果也很明显。

实验性脑损伤鼠在丰富环境中比标准饲养环境和贫乏环境中，甚至比群居于较舒适环境中动物的行为能力都强，如迷宫试验错误数明显较少，爬坡试验、平衡试验、肢体位置试验等成绩明显较好。形态研究也发现，丰富环境中大鼠皮层重量和体积增加，皮层/皮层下重量比增大，神经元胞体和胞核均变大，树突分支多而长，树突棘多，轴突上突触密度大。对损伤海马动物和皮层神经移植动物的研究也表明，丰富环境可以促进动物行为功能恢复，脑结构变化，减少脑萎缩。在对老年痴呆大鼠研究时发现，丰富环境中该模型动物海马区的神经生长因子 mRNA 比标准对照组和贫乏环境组增高。有些研究还显示，双枕叶损伤鼠在丰富环境中，正常皮层内 DNA 水平较孤立环境鼠高。因此，丰富环境通过增加大脑皮层的传入信息，引起神经解剖和神经生物化学方面的深刻变化，从而改善了动物的行为能力。丰富环境对发育中动物和成年动物同样有效，可能是一种良好的治疗方法。由于实验方法和动物模型的不同，有些研究没有发现丰富环境对脑损伤的影响，但绝大多数研究认为可促进脑损伤恢复。

Ohlsson AL 用自发高血压大鼠，结扎右侧大脑中动脉，造成脑局部缺血模型，观察发现，居于丰富环境的鼠，在肢体位置试验、平衡试验、旋转杆试验、爬坡试验均较对照组好。Mattsson B 等用同样模型，给予胚胎神经皮层移植，检查行为学，发现移植组与非移植组在丰富环境中，其功能恢复较“标准”环境的显著好，且丘脑萎缩较“标准”环境组小。结果提示：神经移植，只有在丰富环境中，才能改善功能结局。在成年鼠半切去皮层或双侧感觉运动皮层损害后，可预测丰富环境对行为有一正性的作用。在新生鼠双侧额叶损害、新生猫双侧边缘后回损害，也可见到这种情况。

然而，并不是所有的皮层损害均获得正性结果。如 Bland 与 Cooper 研究发现，双侧后皮层损害鼠，术后在丰富环境中，对视觉模式或光线鉴别的恢复无促进作用。按照 Finger 的理论：这些实验的阳性与阴性结果，表明术后丰富环境的作用，仅限于增加了机体的总的适应能力。而 Rose 等提出了异议，他们认为：术后丰富环境，通过其他正常部位的使用增加，刺激感觉缺失的代偿功能，但不能解释失去的功能恢复的现象。为证明真正的恢复作用，他们建议用单侧皮层损伤，而剩出所有感觉通路的有意义的部分，减少了代偿的功能意义。他们也提出用单侧感觉行为测验，用这些测验，代偿功能是无效的。经鼠半脑去皮层实验研究发现：术后丰富环境无治疗作用。Stuurman 等用单侧脑损伤兔进行研

究，也有类似结果。但很难解释新生儿半脑去皮层和双侧视网膜皮层损害后丰富环境对多项感觉活动的治疗作用消失。

许多研究证明了术后丰富环境对海马损伤的作用。皮层损害实验发现，当损害扩大到基本海马区后，比单纯枕叶皮层损害而致的行为缺陷严重。海马损害通过术后的丰富环境而减轻。同时，已证明，海马的可塑性很强，可能丰富环境减轻了海马损害。

早期这类研究发现：成年大鼠双背侧海马损害后，丰富环境显著减少错误行为。在随后的研究中，也发现丰富环境有益于改善迷宫行为。Mohammed AK 等发现成年老年痴呆大鼠海马区的 NGF mRNA 表达，丰富环境组比标准组与单独组要高。Neeper SA 发现：运动可以增加大鼠海马区 BDNF 的 mRNA 表达。

然而，术后丰富环境减轻海马损害的阴性发现比阳性发现多。如 Einon 等发现术后丰富环境对反应性转移活动无有益作用，Will 等发现对往返箱逃避活动也无作用。Kekhe 等研究也表明术后丰富环境，对海马背侧的 ibotenic 酸损伤后迷宫行为无影响。

在方法上，损伤后丰富环境作用的实验研究各不相同。很多是按脑损害情况而变化，大部分资料来源于手术损伤研究。对于由遗传因素、营养不良、甲状腺机能亢进、甲状腺机能减退，乙醇、铅、放射线等所致的脑损害而产生的行为障碍，丰富环境可减轻症状。一些研究人员认为：研究丰富环境改善因感觉缺失而造成的行为障碍也很重要。Duin V. H 等报告，去双眼猫，置于丰富环境每天 6 小时，其残损功能有所恢复。这一发现有潜在的临床意义。但有人发现，感觉缺失的神经系统功能结局与脑外伤的不同，因前者无神经细胞死亡。

文献关于丰富环境对脑损伤的作用，不肯定且有些是相互矛盾的。

1959 年，Smith 等发现，丰富环境对皮层损伤功能恢复有巨大的作用，由此验证了 Lashley 的理论。结果提示：将皮层损伤小鼠，术后放到丰富环境中，可减轻由双侧皮层损伤所致的行为错误。Schwartz 及 Will 等进行系列研究，证实了丰富环境的治疗作用非常强，这些均在穹窿伞损伤后不同种属鼠、不同年龄、不同损伤面积、不同环境操纵时间的比较后得出的结论。Will 与 Kelche. C. R 用双侧视皮层损害模型（残损与双侧海马损伤的相似），未发现丰富环境对行为障碍的改善作用，丰富环境对皮层损伤后无治疗作用。Dalrymple－Alford 和 Kelche 等对所有的单个研究进行了总结，从他们自己的研究发现，结果矛盾。

在大体神经解剖水平，Will 等发现，丰富环境减轻了双侧枕叶损伤后脑半球生长障碍，增加了双侧皮层损害后剩余皮层重量及皮层/皮层下重量比，也增加了垂体切除而致脑损害的皮层重量。Kolb 和 Elliott 提供的证据表明，丰富环境能显著减轻因双侧新生鼠额叶皮层损伤后发生的皮层变薄。丰富环境也影响了营养不良与加压素缺乏鼠的脑神经解剖结构。但另一些研究人员用半脑去皮层、营养不良、铅中毒、放射照射后致脑损伤，也未观察到丰富环境对神经结构有什么影响，对繁殖鼠不同的脑重量亦无影响。对神经微细结构观察，术后在丰富环境和孤立环境中双侧海马 CA1 区锥体细胞树突柱密度和分支，未见有不同。尽管丰富环境的行为恢复较孤立环境好，但也有人发现丰富环境鼠脑内树突分支有增加。神经化学方面，也有相似的结果：Will 等发现，双侧枕叶鼠损伤正常皮层中的 DNA 水平，丰富环境中比孤立环境高，起初他解释这种现象是由于术后丰富环境对脑损伤后的继发性损伤有保护作用。但在随后实验中，证明这种解释有待证实。在营养不良鼠脑中，这种作用消失了。对放射性畸形小头、营养不良鼠脑研究发现，RNA、蛋白质、ChAE、安定类受体、胆碱能受体等，丰富环境与孤立环境无不同。早期 Schaefer 尝试耗竭神经介质研究，用 P－Chloropheny lalanine 耗竭了 5－HT，再入丰富环境，发现 IC 组 5－HT 水平增加。Diaz 发现：脑室内注射 6－Hydroxy－dopapnine 后，IC 组 NE 吸收较丰富环境组好。有人认为，丰富环境组 NE 吸收减少与行为恢复是一致的。

（三）丰富环境对大脑中动脉闭塞（MCAO）后功能恢复的影响

脑缺血后病人的“丰富”经历，对于病人功能恢复的潜在的有益作用，一直受到康复医疗人员的重视。但康复医疗及运动疗法在多大程度上促进病人的功能恢复，一直存在争论，因无法证明哪一种方法更好。鼠 MCAO 后运动实验中，丰富环境的治疗作用评价，也有矛盾的结果。

Ohlsson AJ 等将 MCAO 置于丰富环境中比较，发现：术前、术后均置于丰富环境中的鼠及术后入丰富环境鼠较一直置于“贫乏”环境中的鼠功能恢复好，且各组间梗塞体积与丘脑萎缩无显著性差异，因此得出结论：丰富环境对于 MCAO 后功能恢复极为重要，其机制可能是增加了大脑的可塑性。

Grabowski M 等研究发现：脑梗塞鼠，丰富环境与皮层移植较单独皮层移植的功能恢复好。Johannson BB 发现：在 MCAO 术后 15 天，再将鼠移入丰富环境，仍能改善 MCAO 后的功能结局。她认为延迟丰富环境对 MCAO 后功能结局也很重要。Puurunen K 等联合丰富环境，肾上腺素受体拮抗剂治疗全脑缺血鼠发现，联合治疗较单独用药的空间学习能力恢复好，并且能改善脑缺血动物的高敏性。Johannson BB 等将 MCAO 后鼠置于丰富环境、孤独居住及跑笼处理，观察发现，功能结局是

丰富环境组 < 跑笼处理组 > 孤独居住组。她认为：自由活动的丰富环境整合了社会因素，功能结局最好。但该实验最大缺陷是未报告跑笼的运动量。Mattsson B 等研究发现，实验性神经皮层梗塞的大鼠，皮层移植治疗，居于丰富环境中的行为结局较标准环境中的恢复好，丘脑萎缩较轻。然而，也有人发现，在皮层结扎后，置于丰富环境中或进行训练，很少对功能结局有作用。针对以上结果，Stroke 杂志特约编辑评论说，环境因素对 MCAO 后的功能结局影响的研究非常重要及有意义。应将丰富环境中各个因素分离，单独考察其作用，并对其改进功能结局的机制进行深入研究。

第三节　康复训练促进恢复的机制与训练时机

一、康复训练促进恢复的机制

功能训练是指通过各种外周感觉，刺激受损机体重新获得丧失的功能，或学习新的生存、生活和工作所必需的功能的训练方法。功能训练在促进中枢神经系统功能可塑性变化方面有非常重要的作用。

（1）利用重复多感觉外周刺激，诱发适当的运动应答

现已证明，反复的感觉刺激可促进功能性神经通路形成，巩固新建突触或新启用突触的效率。根据物理学上信/噪比理论，训练方式和环境对脑的可塑性影响很大。

$$E = S/N$$

E 代表工作效率，S 代表有效信号，N 代表噪音信号。当功能训练的有效信号越大，机体内外影响训练的噪音信号越小，功能恢复的效率越高。

在实践中应用该理论指导训练新的眼球运动和难治性中枢性面神经麻痹，取得了显著效果。

功能训练时所应用的肌肉、关节、皮肤、视听等刺激，都属于向脑内输入的、有目的的信号刺激（S），受试者的动机、参与性、配合状况也是有意义的信号刺激（S）。实际上，在一个具体的训练时，向大脑输入的信号是非常具体的，各种不同目标的训练、信号刺激各不相同。噪音是机体内、外干扰信号有效性的因素，如受试者对训练的恐惧，焦虑情绪，训练环境的大小、光线、静噪、颜色、温度，训练程序简繁等。尽可能地使训练的刺激信号精确、强度适当，降低噪音因素，促进中枢功能性神经通路的建立，才能达到最佳效果。

下列实验为此提供了有力的证明。正常情况下，人类不具有眼球绕矢状轴环行旋转能力，眼球环行旋转只在受到刺激时发生不随意反应，或反射时出现。Balliet 和 Nakayama 在进行运动学习研究时发现，人类可以学会随意控制的眼球环行运动。关键是：给予有效、精确、适当的刺激信号；由细微运动活动出现为初级目标，循序渐进，最终训练获得目标活动；尽可能祛除内、外环境噪音。他们利用视觉反馈方法训练眼睛绕眼轴环行旋转 30°。最初，他们在明亮安静的室内环境，应用各种颜色的光线刺激受试者，受试者怎么也学不会这个运动控制。后来，他们发现对绿色反馈有反应，但仍不能产生预期的目标活动。最后，他们将训练室光线去掉，使之成为安静舒适的暗室，受试者突然学会了该运动控制，并且每天都有进步，转动幅度增大，最终学会了自主控制眼球旋转 30°。然后逐渐回复到光亮环境、不用特殊的绿色刺激仍能进行。受试者停训后在家仍能保持 2 年，而间断在家训练的受试者，到随访时已 5 年，仍能做该眼球运动。这项研究提示，有效的训练方法可以使人类学会先天不具有的运动活动，这些行为学变化伴随着脑内功能和结构的改变。功能训练可能通过提高启用潜在突触和轴突侧支发芽所形成的新突触的效率，或动员利用其他功能的中枢结构功能重组承担新的使命。

（2）突触联结的暴露与脑地形图的快速改变有关，突触联结的重塑是非常迅速的

许多研究结果表明在脑损伤后的不同时期，从几分钟到几个月，大脑其他区域也都会发生变化。这些变化可能要归因于传入神经受阻，抑制作用的解除，活动依赖性突触的改变，细胞膜兴奋性的变化，新建联结的出现或者原来即存在的突触联结的暴露。人们普遍认为：突触联结的暴露与脑地形图的快速改变有关，而且突触联结的重塑可能是非常迅速的。

对鼠的形态学研究发现，在损伤发生后最迟 2～3 周内，皮层损伤可以诱使对侧大脑半球的树突分支增多。如果限制老鼠使用健侧前肢，那么形态学的改变和肢体功能的恢复都将受到抑制。详细的电镜纵向实验已经证明了随时间变化而引起的形态学改变：在大脑损伤后 18 天，对侧运动皮质区内皮层的树突数量明显增多，损伤后 30 天单个神经元上的突触数量也明显增多。

（3）大脑皮层局部受损后，其功能可重组

局灶性脑梗塞时，在血管梗塞后的 3～14 天内可以发现同侧皮质内 GAP－43 免疫反应物质的密度增加和分布范围扩大，在手术后的 14～60 天内，在同一区域可以见到突触的免疫反应增强。在对侧半球内也可见到免疫反应而且更明显。在第 2～28 天半影区内可以发现用神经元标记物 MAP－2、GAP－43 和环 D1 标记的免疫反应物质增多。

20 世纪 50 年代，Gless 和 Cole 使用表面刺激技术，发现运动皮层拇指代表区梗塞损伤后，该代表区可重新出现在梗塞周围区。尽管那时尚无大脑运动皮层的功能定位图，但该研究是最早的、具有代表性的大脑皮层局

部损伤后功能重组的直接证据之一。后来，对猴的行为观察发现，即使没有进行康复训练，脑缺血梗塞后猴最终均能再获得手的运动功能。

（4）运动再学习的机制

越来越多的证据表明，某些康复训练促进可利用的功能环路的重建。固定重复相同动作的康复训练法优于常规的运动疗法。重复康复训练产生的有节奏的本体感觉及皮肤感觉冲动，可诱导感觉运动皮层的长时程电位，这可能是运动再学习的机制。运动疗法与肾上腺素能受体拮抗剂联合应用，有力促进了手运动障碍的功能恢复。

二、康复训练的时机

Kas. J. H（1991）研究发现，减少进入动物大脑的感觉冲动，大脑表面“图形”发生显著功能重组。在实验动物中及脑卒中病人，常见到脑损伤周围区组织的进行性损害及损伤后功能障碍区的扩大。这一病理过程通过训练患侧肢体而改变，但最终康复训练是否成功，与开始康复训练的时间密切相关。

早期活动可以减少继发于脑卒中急性期的（深静脉）血栓形成和肺炎的发生率并降低死亡率，这是众所周知的。临床资料都非常支持早期活动与训练。另一方面，一些动物实验却显示：如果过早地训练，可加重脑损伤。同样，如过度地通过限制健侧肢体活动来达到促进患侧运动的目的，也可能扩大皮层损伤区。Nudo 等人训练损伤后 5 天的猴，发现饲养在复杂环境中的动物有机会进行各种各样的活动，但不经专门训练，可以明显提高功能后果而无脑组织损伤加大。可是，如果损伤后 24 小时即进行专门训练就会有脑组织损伤加重。尽管早期训练组有较大的脑组织损失，但早期训练的大鼠比标准条件下的大鼠还是进步明显。早期资料还证明对于饲养在复杂环境中的大鼠而言，损伤范围与功能预后的最终结果关系不大。早期训练组之所以较标准组的预后好，可能与对侧半球、皮层下区或小脑等的代偿性较好有关。

即使组织损伤增加未必影响恢复的后果，但人们也不希望此种情况发生，因为它可能增加大脑对其他损害和老化的敏感性。缺血后早期这种对损伤敏感性是如何形成的？可能是机体运动刺激谷氨酸和儿茶酚胺的释放。组织损伤增加可能是缺血后早期周围组织兴奋性升高使周围神经元容易受到兴奋的损害。脑缺血灶附近的皮层网络兴奋性增高，是因为 NMDA 受体中介的兴奋作用加强和 GABA 能的抑制减弱从而打破了兴奋性与抑制性突触功能的平衡。在来自缺血组织的兴奋性和毒性物质的基础上，运动可以诱发更多的兴奋性物质释放，这在缺血早期可能是有害的。与此假说相一致的是，实验证实 NMDA 受体阻断剂 MK－801 可以阻止皮层感觉运动区受损的大鼠因强制性运动患肢后所继发的皮质损害。现有的动物实验结果还不足以让我们改变脑卒中病人早期活动的原则。与早期活动原则相符的是在复杂环境中饲养的动物并没有损伤加重。早期阶段最主要的任务是防止并发症和使患者重新获得平衡感和身体的对称感。另外，对皮层梗塞的训练方法可能要加以选择，有所不同。

三、脑卒中后功能重组的再研究

脑卒中后，患者运动功能大多会有不同程度的恢复，这是一个不争的事实。早期可能是梗死周围的水肿消失、半暗带区“好的命运”而致。恢复程度超过自然恢复及后期的恢复机制是什么，一直是研究者感兴趣的问题。多年来，人们试图从神经解剖、神经生理、神经生化等方面，发现脑损伤后运动功能恢复的机制。有人认为是脑的其他部分取代了损伤区的功能。早期研究提示：丧失的皮层功能，可由损伤区邻近的组织替代。另一些研究认为，同侧或对侧半球的皮层运动区或皮层下结构，在恢复中也起作用。但已丧失的功能再获得的确切机制尚不清楚。近几年的研究结果，对回答这些问题，露出了曙光。

目前仍不清楚脑功能重组，是由于新轴突的生理性生长，还是已存在的突触的调制。这是将来重点研究的课题。运动训练促进恢复的神经机制研究，可产生新的康复治疗方法。用这些以中枢皮层功能可塑性原理为基础的治疗方法，治疗脑卒中病人，有助于病人的功能恢复。事实上，人们已经开始创造或发展了某些新的脑卒中康复技术和方法，详见第二十二章。

现在人们普遍认为：在脑组织缺血后，由于康复治疗的介入，患者预后得到了改善，而梗塞灶本身并没有变化。所以组织损伤与功能预后并不是严格相关的。环境刺激改善预后并非新发现，但值得指出的是，它可以增进其他治疗的效果，正如在新生皮质移植中所显示的。决定功能预后的并不仅仅是残存细胞的数目，而且残存细胞的功能以及它们所形成的联系也很重要。

脑损伤后，发现丰富环境能减轻行为残损，而且，丰富环境的治疗作用的证据来自对不同脑损害、各种年龄、科系，不同程度的环境与众多的行为测验的研究结果。然而，脑损伤后丰富环境诱导恢复的机理中，在大体、微细神经解剖结构、神经化学等方面研究，均有些矛盾的结果，甚至行为学恢复也有矛盾结果。而在正常动物，丰富环境诱导脑改变的机制也并不完全清楚。因此，我们绝不能过高地估计了丰富环境对脑损伤恢复的促进作用。已发现的脑结构与化学方面变化，尚未确定与行为恢复有肯定关系。丰富环境的研究目前尚不能给临床康复医疗提供一个确定、坚实的基础。主要问题是：各种功能恢复的定义界限不清及实验设计有问题。

如什么叫恢复，如何判断等，其中有三个主要问题：第一，是否丰富环境导致行为缺陷减轻就是恢复，就是丰富环境的治疗价值？或是否应证明适当的环境与脑损害的相互作用？第二，只有在实验前后均仔细设计观察，才能说明“恢复”了。例如，在实验前（术前）应建立一个明确的行为作基准，术后再测量证明恢复到术前水平，叫“恢复”。第三，必须有明确的界限：是丧失的功能的恢复，还是丧失的功能的代偿，在皮层损伤研究中，这是一重要问题。如根据这三个问题而制订出“恢复”的严格的定义，那么到目前为止，很少有有力的证据证明丰富环境对脑损害后有治疗作用。

除以上问题外，下面一些问题也很重要。脑损害的部位、程度、原因，动物年龄、损伤前环境、行为测验类型等因素，也对研究结果有重要影响。毫无疑问，上述总结研究报告结果不一致，可能存在这些问题。系统地研究这些问题，已不是一个实验室所能完成的。各实验室通力合作，更全面地制定未来的研究计划，对已有的研究报告进行“meta 分析”，有望解决这些问题。对于目前进行的神经移植研究等其他重要的研究项目，予以足够的重视，有特别重要意义。

（高谦　黄力平　高磊）

参考文献

1. Brodal A. Self-observations and neuro-anatomical considerations after a stroke. Brain,1973,96:675 ~ 694

2. Hebb DO. The effects of early experience on problem solving at maturity. Am Psychol,1947,2:737 ~ 745

3. Hebbs DG. The Organization of Behavior. New York, NY: John Wiley & sons Inc,1949

4. 杨雄里著. 脑科学的现代进展. 上海:上海科技教育出版社, 1998,39 ~ 48,79 ~ 88,125 ~ 126

5. Bennett EL. Diamond MC,Krech D, Rosenzwig MR. Chemical and anatomical plasticity of brain. Science, 1946,146:610 ~ 619

6. 梅镇彤著. 学习和记忆的神经生物学. 上海:上海科技教育出版社,1997,1,10 ~ 19,37 ~ 98

7. 缪鸿石. 中枢神经系统(CNS)损伤后功能恢复的理论. 中国康复理论与实践. 1996,2(1 ~ 4):1 ~ 5,49 ~ 55,97 ~ 102, 145 ~ 150;3(1 ~ 3):1 ~ 5,49 ~ 56,97 ~ 107

8. 王茂斌主编. 偏瘫的现代评价与治疗. 北京:华夏出版社,1990,10 ~ 25

9. 甘思德. 神经再生:问题和瞻望. 生理科学进展, 1994, 25(4):295 ~ 299

10. 戴红主编. 康复医学. 北京:人民卫生出版社,1998, 24 ~ 39

11. 孙久荣，黄亿华，牟晓东. 前庭代偿:研究中枢神经系统可塑性的一个理想模型. 生理科学进展，1998,29(3):209 ~ 21

12. Klintsova AY. Greenough WT. Synaptic plasticity in cortical systems. Curr Opin Neurobiol,1992,9:203 ~ 208

13. Jenkins WM, Merzenich MM. Reorganization of neocortical representations after brain injury: a neurophsiological model of the bases of recovery from storke. Prog Brain Res,1987,71:249 ~ 266

14. Nudo RJ,Milliken GW. Reorganization of movement representation in primary motor cortex following focal ischemic infarcts in adult squirrel monkeys. J Neurophysiol,1996,75:2144 ~ 2149

15. Pascual-LeoneA, Wassermann EM, Sadato N et al. The role of reading activity on the modulation of motor cortical outputs to the reading hand in Braille readers. Ann Neurol,1995,38:910 ~ 915

16. Garraghty PE,Mujv N. NMDA receptors and plasticity in adult primate somatosensory cortex. J Comp Neurol,1996,367:319 ~ 326

17. Fischer M,Kaech S,Knutti D,Matus S. Rapid actin-based plasticity in deneritic spines. Neuron,1998,20:847 ~ 854

18. Bach-y-Rita P. Nonsynaptic diffusion neurotransmission (NDN) in the brain. Neurochem Int,1993,23:297 ~ 318

19. Nicolelis MAL. Dynamic and distributed somatosensory representations as the substance for cortical and subcortical plasticity. Semin Neurosci,1997,9:24 ~ 23

20. Jones EG,pons TP. Thalmic and brain stem contributions to large-scale plasticity of primate somatosensory cortex. Science, 1998,282:1121 ~ 1125

21. Kinouchi H, SharpFR, Chan PH, Koistinaho J, Sagar SM, Yoshir toto T. Induction of c-fos, jun. and hsp70mRNA incortex, thalarnus,basal ganglia,and hippocampus following middle cerebral artery occlusion. J Cereb Blood Flow Merab,1994,14:808 ~ 817

22. Dahlqvist P,Zhao L,Johansson I. M,Mattsson B,Johansson BB,SeckIJR,Olsson T. Environmrntal alters NGFI-A and glucocorticoid receptor mRNA expression after MCA occlusion in rats. Neuroscience,1999,93:527 ~ 535

23. Goldstein LB,Basic and clinical studies on pharmacologic effects on recovery from brain injury. J Neurol Transplant Plast, 1993,4:175 ~ 192

24. Schallert T, Hemandeg TD ,Mohammed AK, et al. Environmental influence on behavioer and nerve growth factor in the brain. Brain Research, 1990,528:62

25. Freund HJ. Remapping the Brain. Science, 1996, 272 (21): 1754

26. Kass JH. Injury-induced reorganization of somatosensory cortex is accompamed by reductions in GABA staining. Annu. Rev. Neurosci, 1991,14:137

27. Domann R, et al. Electrophysiolohical changes in the surrounding brain tissue of photochemically induced cortical infarcts in the rat. Neurosci,1993,15:69

28. Heiss WD, et al. Electrophysiolohical changes in the surrounding brain tissue of periinfarct viable tissue in ischemic stroke. J. Cereb. Blood. Flow Metab, 1992,12:193

29. Benecke R, et al. Reorganization of descending motor pathways in patients after hemispherectomy and severe hemispheric lesion demon strated by magnetic brain stimulation Exp. Brain. Res, 1991,83:419

30. Chollel F, et al. The functional anatomy of motorrecovery after skroke in human: a study with positron emisson tomography. Ann. Neurol, 1991,29:63

31. Butefisch C, et al. Repetitive training of isolated movements improves the outcome of motor rehibilitation of the centrallyparetic hand. J. Neurol. Sci,1995,130:59

32. Feeney DM and Westerberg VS. Norepinepinephrine and brain damage: alpha noradrenergic pharmacology alters functional recovery after cortical trauma. Can. J. Psych,1990,44:233

33. Nudo RJ, et al. Neural substrates for the effects of rehabilitative training on motor recovery after ischemic infarct. Science, 1996,272:1791

34. Fordyce DE and Fartan RP. Physical activity effects on hippocampal and parietal cortical cholinergic function and spatial leaming in F334 rats. Behay. Brain. Res,1992,43:115

35. Altar CA, et al. Brain-derived neurotrophic factor augments rotational behavior and nigrostriatal dopamine tumover in vivo Proc. Nam. Acad. Sci. U. S. A. , 1992,89:1137

36. Nudo R. J, Wise B. M, SiFuentes F, et al. Neural Substrates for the Effects of Rehabilitative Training on Motor Recovery. After Ischemic Infarct. Science,1996,272:1791 ~ 1794

37. Goldberg G. Rehabilittion research: toward a new-approach to the study of human function and complex morbidity. Am J Phys Med Rehabil,1991,70:107 ~ 108

38. Walsh. R, Towards an ecology of the Brain, MTP Press Ltd, 1981; Lancaster

39. Malacarne M. V, quoted by Rosenzweig M. R. In Development and Evolution of Brain Size. Behavioural Implications. Academic Press London,1979:263 ~ 294

40. Ohlsson AL, Johansson B. B, Environment Influences Functional Outcome of Cerebral Infarction in Rats. Stroke ,1995, 26:644 ~ 649

41. Mattsson B, Sorensen JC, Zimmer J, et al. Neural Grafting to Experimental Neocortical Infarcts Imynores Beharioral Outcome and Reduces Thalamic Atrophy in Rats Housed in Enriched but not in Standard Environments. Stroke,1997,28:1225

42. Kolb B and Elliott W. Recovery from early cortical damage in rats. II. Effects of experience on anatomy and behavior following frontal lesions at 1 or 5 days of age. Behav Brain Res,1987,26: 47 ~ 56

43. Held J. M, James G and Gentile A. M. Environmental influences on locomotor recovery following cortical lesions in rats. Behav Neurosci, 1985, 99:678 ~ 690

44. Bland DH and Cooper R. M. Experience and vision of the posterior neodecorticate rat. Physiol. Behav,1970,5:211 ~ 214

45. Rose F. D. Dell P. A, Lore S, et al. Environmental enrichment and recovery from a complex Go/No-Go reversal deficit in rats following large unilateral neocortical lesions. Behav. Brain Res, 1988,25:173

46. Stuurman P. M. and van Hof, M. W. Pattern discrimination in rabbits kept in environments of different complexities after unilateral removal of the occipital cortex. Behav. Brain Res,1980,1: 211 ~ 226

47. Mohammed A. K, Winblad. B, Ebendal T, et al. Environmental influence on behaviour and nerve growth factor in the brain. Brain Res,1990,528:62 ~ 72

48. Neeper S. A, Pinilla F. G, Choi J, et al. Exercise and brain neurotrophins. Nature,1995,373:109

49. Einon D. F, Morgan M. J and Will B. E, Effects of postoperative environment on recovery from dorsal hippocampal lesions in young rats: tests of spatial memory and motor transfer. Q. J. Exp. Psychol,1980,32:137 ~ 148

50. Will B. E, Rosenzweig M. R and Bennett E. L, Effects of differential environments on recovery from neonatal brain lesions, measured by problem-solving scores and brain dimensions. Physiol Behar,1976,16:603 ~ 611

51. Kelche C. R, Dalrymple-Alford J. C and Will B. E, Effects of postoperative environment on recovery of function after fimbria-fornix transection in the rat. Physiol. Behav. 1987,40:731 ~ 736

52. Greer E. R, Diamond M. C and Tang J. M. W Increase in thickness of cerebral cortex in response to environment enrichment in Brattleboro rats deficient in vasopressin. Exp. Neurol, 1981,72: 366 ~ 378

53. Greenough W. T, Mc Donald J. W, Parnisari R. M, et al. Environment conditions modulate degeneration and new dendrit growth in cerebellum of senescent rats. Brain Kes, 1986, 380: 136 ~ 143

54. Shibagaki M, Seo M, Asano T, et al. Environmental enrichment to alleviate maze performance deficits in rats with microcephaly induced by x-irradiation. Physiol Behav, 1981, 27: 797 ~ 802

55. Diaz J, Ellison G and Masuoka D, Stages of recovery from centralnorepinephrine lesions in enriched and impoverished environments: a behavioral and biochemical study. Exp. Brain Res, 1978, 31:117 ~ 130

56. Rose F. D, Davey M. J, Love S, et al. Environment enrichment and recovery from contralateral sensory neglect in ratswith large unilateral neocortical lesions. Behav, Brain Res 1987, 24: 195 ~ 202

57. Dunnett S. B, Whishaw IQ, Bunch S. T, et al. Acetylcholine-rich neuronal grafts in the forebrain of rats: effects of environmental enrichment, neonatal noradrenalinedepletion, host transplantation site and regional source of embryontc donor cells on graft size and acetylcholinesterase-positive fibreoutgrowth. Brain Res. 1986, 378:357 ~ 373

58. Bach-y-Rita P, Wicab Bach-y-Rita E Biological and psychosocial factors in recovery of function in humans. Can J Psychol 1990,44:148 ~ 16

59. Bach-y-Rita P (1980) Brain Plasticity as a basis for therapeutic procedures. In: Recovery of Function: Theoretical Considerations for Brain Injury Rehabilitation, Hans Huber: Bern

60. Bach-y-Rita P Brain plasticity as a basis for recovery of function in humans. Neuropsychologica,1990,28:547 ~ 554

61. Johansson BB Has sensory stimulation a role in stroke rehabilitation? Scand J Rehab Med,1993,29(suppl):87

62. Ohlsson AJ, Johannsson BB. Environment Influences Functional Outcome of Cerebral Infarction in Rats. Stroke,1995,26 (4):644

63. Grabowski M, Sorensen JC, Mattsson B, et al. Influence of an enriched environment and cortical graftig on functional outcome in brain infacts of adult rats. Exp Neurol,1995,133:1

64. Johansson BB. Functional Outcome in rats Transferred to an Enriched Environment 15 Days After Focal Brain Ischemia. Stroke,1996,27(2):324

65. Puurunen K, Sirv "O" J, Koi stinaho J, et al. Studies on the Influence of Enriched-Environment Housing Combined with Systemic Administration of an α_2-Adrengrgic Antagonist on Spatial learning and Hyperactivity After Global Ischemia in Rats. Stroke, 1997,28(3):623

66. Johannson BB and Ohlsson AL. Environment, social Interaction, and Physical Activity as Deter minants of Functional Outcome after Cerebral Infarction in the Rat. Exp. Neuro, 1996, 139: 322

67. Mattson B, Sorensen JC, Zimmer J, et al. Neural Grafting to Experimental Neocortical Infarcts Imynores Beharioral Outcome and Reduces Thalamic Atrophy in Rats Housed in Enriched but not in Standard Environments. Stroke,1997,28(6):1225

68. Held JM, Gordon J, Gentile AM Environmental influences on locomotor recovery following cortical lesions in rats. Behav Neurosci,1985,99:678 ~ 690

第三章

脑卒中康复的运动学基础

3

第一节　运动控制理论

一、运动控制概论

躯体运动是动物机体对内外刺激发生反应的表现，是动物行为的基础。在脑卒中患者中最常见和影响最大的问题是“偏瘫”和“失语”。要使运动功能恢复，首先必须了解正常情况下的运动功能是什么样子。正常情况下的运动功能是由外周骨骼肌肉系统和中枢神经系统共同实现的，前者是收缩主体，后者是控制主体。在动物进化过程中，中枢神经系统逐渐发达，动物的运动活动日趋复杂，到哺乳动物，尤其是灵长类（包括人类），其有目的的随意运动精细、协调、奇妙绝伦。因此，生理学上将神经系统中和控制运动有关的组织结构和实施运动的骨、关节、肌肉组织一并称为运动控制系统。

（一）运动的分类

运动一般分为三类：反射运动、随意运动和节律性运动。

1. 反射运动

反射运动通常是由特异的感觉刺激引起，产生定型的、自动的运动。特点是不受意志的控制，并且发生的速度比较快，涉及的神经结构较简单，如脊髓中枢产生的牵张反射、屈肌反射、对侧伸肌反射等许多运动都是反射性运动。反射运动是其他运动的基础。

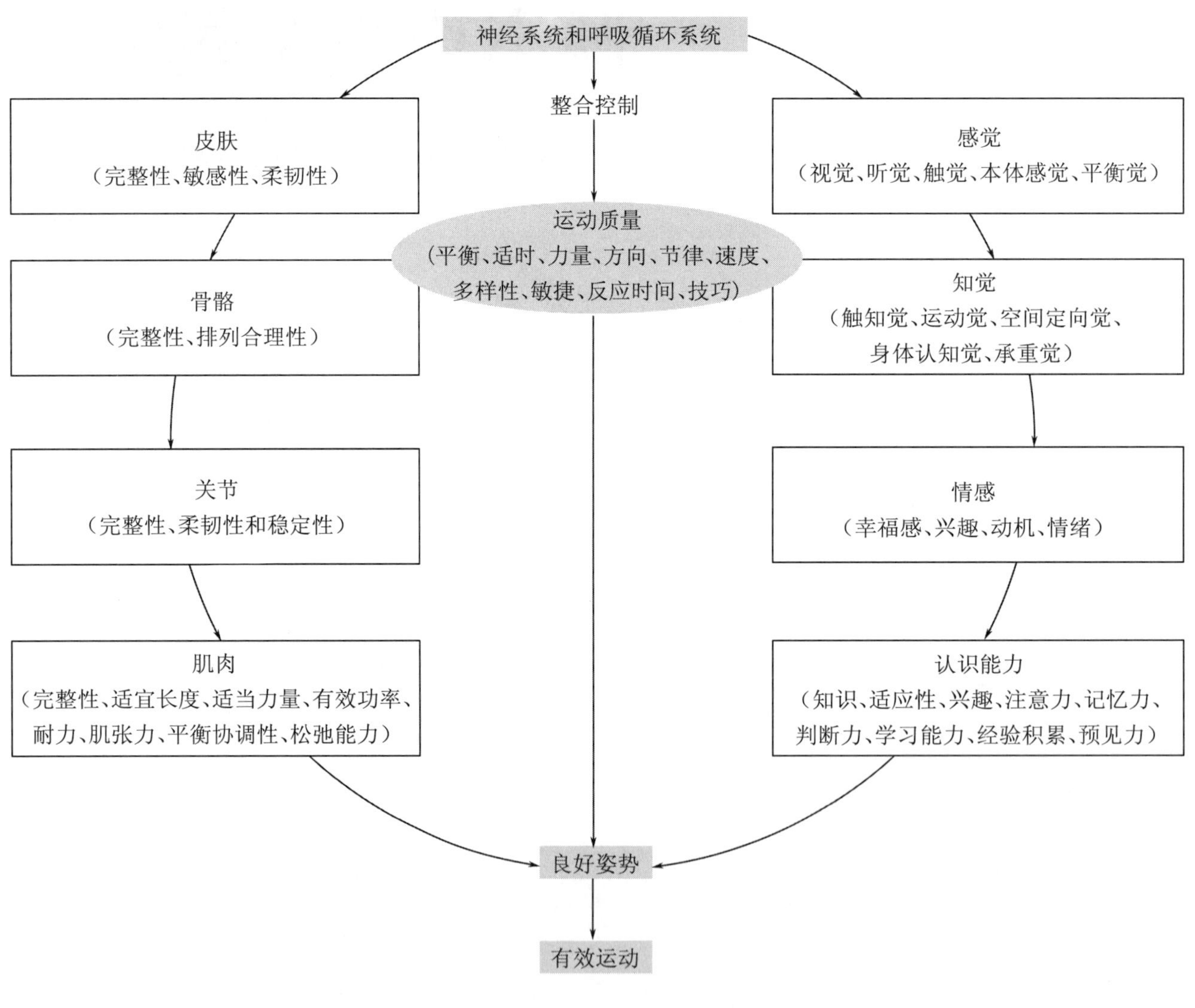

图3－1　运动控制

摘自：Galley P. M & Forster A. L. F. Human movement. Churchill Livingstone，1987，2ed

2. 随意运动

随意运动是指为了达到某种目的而指向一定目标的运动。可以由感觉刺激开始，也可由主观意愿产生。这类运动的特征是运动的方向、速度、时程以及程度都可随意控制，并在执行过程中可随意改变。它们多是经学习获得，以“运动程序”储存在中枢内，但一经获得，就可变为“自动”，而不需每次活动都仔细考虑每个运动的细节。随意运动是动物进化的结果，是由大脑高级功能所实现的，为人类生活和工作所必需。

3. 节律性运动

节律性运动是指可由意志控制开始和结束，但只要一开始，便可以自动重复进行，由感觉信息所调制，而不再需要意识控制的运动。如行走、呼吸等。

中枢神经系统损伤后，康复训练主要是促进随意运动控制，协调反射运动，引导节律性运动。

（二）运动控制

运动控制是研究运动的本质和产生运动的原因。人是如何能站立的，如何走、跑、跳、谈话、微笑，它们的控制原理是什么等，这都是我们要讨论的问题。

运动控制主要包括两个问题：①人体在空间的稳定性，即姿势和平衡控制；②人体在空间的移动，即运动。因此，运动控制实际上是研究运动和姿势的控制。

运动是一系列的复杂过程相互作用的结果，包括动作、感知觉、认知和运动处理。运动是完成一个特定动作的过程。运动控制即是对动作和活动的控制。

运动也与知觉有关。知觉是动作的基础。每个动作在一定的环境中进行，感知觉提供一些人体和环境的信息，以保证动作更加准确有效。

运动都是有目的的。认知对运动的控制，主要包括运动控制的注意力、动机及情感等方面。感知觉、认知和活动三者共同作用，产生运动控制后的有效运动。同时，运动控制也要综合考虑个体、运动环境、活动间的相互影响（图3－1）。

总之，人类或动物为了进行协调的目的性活动，有赖于中枢神经系统对运动的控制，控制的机构由低到高分别是脊髓、脑干和大脑皮层。小脑和基底节在其中调制大脑皮层和脑干对运动的控制，并不直接参与运动的产生。这三个层次的控制，必须从内外环境中获得有效的感觉信息流，它们包括环境中发生的事件、躯体和机体的位置和取向、以及肌肉的收缩程度。中枢神经系统感受这些信息变化，及时、准确地作出运动应答，或是产生合适的运动，或是调整正在进行的运动。感觉信息和运动控制系统相互作用，从而达到目的性活动的要求。

近年来，对运动控制已进行了全面的研究。从还原论来看，神经生物化学和分子生物学的迅速崛起，对运动控制的研究已深入到突触水平、细胞水平和分子机制的变化。从构成论来看，影像医学和行为学的发展，使我们对运动控制的机制有了更多的认识。掌握这些知识，对临床康复医生来说十分重要。它可帮助我们理解中枢神经系统损伤后功能障碍的产生和恢复机制，也是我们训练偏瘫患者恢复运动能力的基础。

运动控制的机制相当复杂，学说理论比较多，但没有一个能全面地解释运动起源的本质和原因。本章从行为学的视角出发，重点讨论四种运动控制的理论，选择姿势控制和伸与抓的控制，进行较详细的分析，并简单描述几种正常的运动模式。

二、运动控制的基本理论

（一）反射理论

1. 基本原理

早在19世纪末20世纪初，神经生理学家Charles Sherrington写了一部名为《神经系统的整合作用》（The Integrative Action of the Nervous System）的书籍，形成了运动控制传统的理论基础。

Sherrington研究发现，反射构成了复杂的行为。反射有三种结构：感受器、传导通路、效应器（图3－2）。

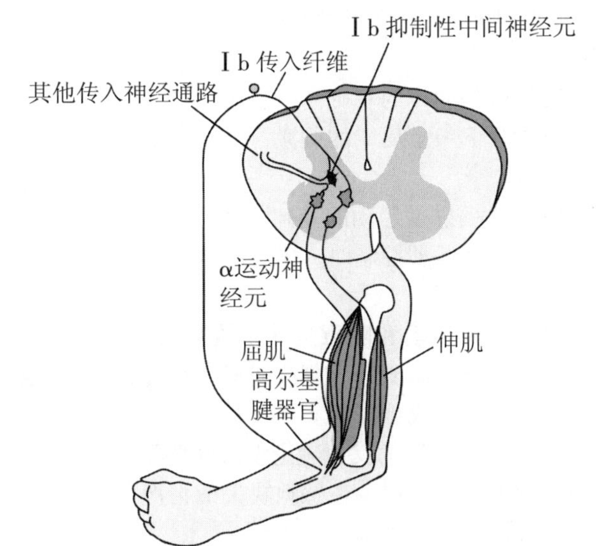

图3－2　牵拉伸肘时的反射及反射弧

Sherrington认为，复合反射引起一系列复杂动作，他们不断联合，链接在一起。他举了一个青蛙捕捉飞虫的例子。青蛙坐在阳光下的荷叶上，一个飞虫飞来，看见飞虫（刺激），舌头反射性的伸出，抓住飞虫（效应）。舌头接触了飞虫，引起嘴的反射性的闭合，嘴的闭合，导致反射性吞咽。

Sherrington将他的反射理论总结为：正常情况下，神经系统各个部分相互作用，简单的各种反射综合产生完整的动作，最终构成个体的行为。图3－3表示反射链的概念。

刺激——反应
（刺激）——反应
（刺激）——反应

图3－3　动作的基础——反射链

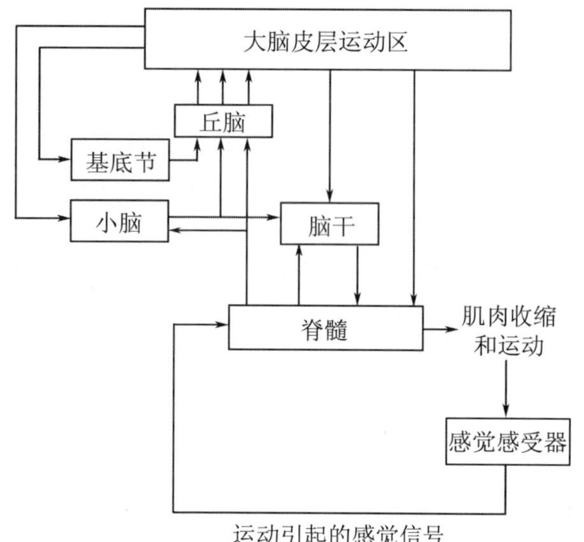

图3－4　运动控制分级理论

摘自：韩济生主编．神经科学纲要：第二版．北京：北京医科大学出版社，1999

反射链是动作的基础。一个刺激产生一个反应，这个反应作为下一个反应的刺激，下个反应是再下一个反应的刺激。

他的"反射是运动的基础"的理论，持续了50年，至今我们考虑运动控制时，仍要应用它。

2. 局限性

（1）自主运动和随意运动是构成行为的基本单位。也就是说：反射需要外部刺激完成，因此，它不是构成行为动作的主要成分。

（2）运动控制的反射理论没解释感觉刺激缺失时的运动。近来研究发现，在感觉缺失的情况下，动物也能进行比较协调的运动。

（3）反射理论也不能解释快速运动。前面的运动，由于时间很短，不允许作为感觉刺激，激发下一个运动。如一位熟练的打字员，手指移动极快，感觉信息没时间从一个键激活到另一个键。

（4）反射理论也不能解释单一刺激引起的多个反应。

3. 临床意义

（1）根据链式和复合反射是功能运动的基础的理论，我们可以检测一些反射，预测患者的功能。

（2）根据患者有无可控制的反射，解释患者的运动行为。

（3）通过运动再训练，获得功能，可集中于增加或减少各种反射的作用。如偏瘫训练时，可用减少屈肌反射的方法增加正常运动能力。

（二）分级理论

1. 基本原理

20世纪20年代，Rudolf Magnus研究发现，低水平的反射只是在高位中枢损害时才出现。反射是运动控制分级中的一部分，高级中枢抑制这些低级中枢的活动。因此，许多人认为，神经系统是分级控制运动，是从上到下有组织的结构。也称为运动发育理论。

此后进一步演变为：神经系统中对运动的控制是在三个水平上进行的，由低到高分别是脊髓、脑干和大脑皮层（图3－4）。小脑和基底节在其中调制大脑皮层和脑干对运动的控制，并不直接参与运动的产生。各级运动中枢对运动的控制是通过接受不同的信息传入和发出特异的传出信息而实现的。

（1）脊髓

脊髓是最低层次的运动中枢，主要功能是通过神经回路传导最基本的、定型性的、反射性运动活动。Sherrington发现人为破坏大脑的高位脊猫或狗仍保留后肢交替走步活动。Brown将该类动物传入背根切断，行走活动仍不消失，因而证明行进（Locomotion）的中枢位于脊髓，并且不受感觉传入反馈调节，是脊髓固有神经元介导的脊髓节间反射活动。目前人们已利用此原理训练高位截瘫患者步行。脊髓的基本反射活动构成了运动调节的重要基础。牵张反射是最简单的单突触反射，牵拉肌肉，兴奋肌梭，经Ⅰa纤维传入脊髓，与支配同一肌肉的α运动神经元形成突触，再通过α传出纤维使该肌肉收缩。屈肌反射和对侧伸肌反射是机体接受伤害性刺激时脊髓产生的多突触反射。这些反射对维持姿势非常必要。在正常动物，脊髓也接受高位中枢的传入支配，是高位中枢控制运动活动的作用部位。

（2）脑干

脑干在运动控制中主要是承上启下的作用，脑干本身发出许多下行纤维直接控制躯体的某些活动及脊髓的运动功能，同时也承接高级运动中枢信息再下传。脑干颅神经核直接发出颅神经支配颜面、舌咽等部肌肉。脑干网状脊髓束纤维可以易化脊髓牵张反射、屈肌反射和伸肌反射，但同时脑干网状结构也接受大脑皮层的下行控制以及小脑的调制，抑制脊髓反射活动，它们共同调节躯体肌张力。此外，对延脑－脊髓动物和中脑动物的研究表明，脑干红核脊髓束与阳性支撑反射有关，是维持动物站立、行走所必需。中脑前庭核是动物了解头在空间的位置、头与躯干的相对位置、保持身体直立、平衡的重要姿势反射中枢。脑干还是初级抓握反射和眼球运动的中枢所在地，因而它也调节手的功能活动。脑干不仅直接参与上述运动控制，而且也接受大量感觉信息传入和脊髓上行传入纤维的信息，是一级运动控制的整合中枢。

（3）大脑皮层

大脑皮层中有不少区域参与控制机体运动，最重要的有初级运动皮层（Brodmann 第 4 区），前运动皮层（第 6 区外侧）和运动辅助区（第 6 区内侧），如图 3－5 所示。

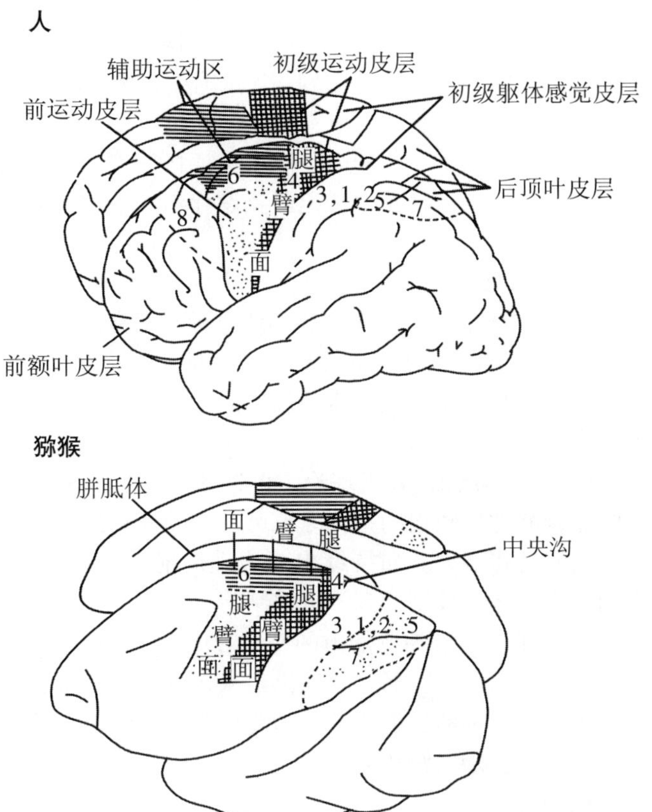

图3－5　大脑皮层参与运动控制的区域

摘自：韩济生主编. 神经科学纲要. 第二版. 北京：北京医科大学出版社，1999

初级运动皮层发出一部分传出纤维与脊髓前角的神经细胞直接联系，控制肢体远端肌肉的精细活动；而大部分纤维投射到脑干网状结构和丘脑，调节运动反馈和躯体肌紧张。初级运动皮层对运动的控制主要表现为交叉控制的特性，即右侧皮层主要支配左侧躯体的肌肉，左侧皮层支配右侧躯体，精细运动为典型的交叉支配型运动，眼以下颜面部肌肉、舌肌也是单侧交叉支配。但头面上部、咽喉、参与咀嚼的肌肉则是双侧大脑皮层支配，皮层调节肌紧张的作用也是双侧性的。此外，初级运动皮层对运动的控制表现出精确的定位，人体各部位代表区从顶部到外侧依次为下肢、上肢和头面部，而且根据运动的精细程度不同，代表区的面积及与感觉代表区的接近程度也有区别，运动越精细、复杂、灵活，代表区越大，并越靠近感觉皮层。研究表明，初级运动皮层神经元的活动与运动时肌力大小、运动方向、运动时限和运动的精细程度控制有关。该皮层区神经元的兴奋使皮层下结构及脊髓 α 运动神经元处于合适的兴奋水平，为运动做好准备，以利迎接适当的运动。

辅助运动区和前运动皮层对躯体运动的控制是双侧性的。它们不仅参与运动的准备、始动，而且编码复杂运动。Catalan 等应用正电子发射断层扫描（Patrion Emission Tomography，PET）技术研究表明，人进行简单对指活动时，对侧感觉运动皮层、前运动皮层和运动辅助区局部脑血流量明显增加。在复杂短系列对指活动时这些区域血流量进一步增加。而在复杂长系列对指活动时，还可见同侧前运动皮层、两侧后顶叶皮层、楔前叶脑血流量增加。因此提示大脑皮层的这些区域与复杂活动的运动顺序储存有关。前运动皮层主要接受后顶叶皮层的传入投射，发出纤维除与脑干网状结构相联系外，也参与控制躯体中轴肌肉和肢体近侧肌肉的活动。也有研究显示，猴子前运动皮层接受丰富的视觉信息，参与视觉诱导的有序运动行为和依靠记忆信息的空间顺序行为活动。

后顶叶皮层（猴包括第 5 区和第 7 区，人还包括第 39 区和第 40 区）主要接收感觉信息，它与机体运动时身体空间位置、头部空间位置等因素有关，参与运动的准备。5 区接受躯体感觉皮层和前庭系统的投射，使皮层了解肢体位置和头部在空间的位置信息，7 区接受 5 区的投射，并和物体在空间位置的视觉信息的加工有关。它们还与运动时的注意力和动机有关。后顶叶皮层损伤患者可表现为忽略症和失认症。

此外，大脑皮层通过直接控制安置反射，单腿平衡反应，视觉翻正反射和皮层抓握反射，实现对功能活动所需要的快速、精确的运动调节。

由上可见，大脑皮层对运动的控制是极其复杂的，为简便起见，现在人们将其描述为锥体系统和非锥体系统。锥体系统指由大脑皮层细胞发出经延髓锥体下达脊髓的皮层脊髓传导系统，皮层下行达脑干运动核的皮层脑干束与皮层脊髓束性质相同，虽不经过锥体，也属锥体系统。在人类，皮层脊髓束有 100 万根纤维，约 30% 起源于 4 区皮层，30% 起源于 6 区，余 40% 起源于 3－1－2区、5 区及 7 区的大脑皮层，大多数皮层脊髓纤维是传导速度较慢的无髓细纤维，只有 3% 左右纤维是由细胞柱第Ⅴ层大锥体细胞发出的粗纤维。皮层脊髓束中约有 3/4 的纤维交叉到对侧构成外侧皮层脊髓束，另 1/4纤维不交叉在脊髓同侧构成腹侧皮层脊髓束，前者支配对侧肢体的精细运动和协调拮抗肌间的平衡，后者投射至双侧的支配躯干中线肌肉和肢体近端肌肉的神经元，控制这两部位的肌肉运动。锥体束损伤后，因躯干肌及近侧肢体肌肉是双侧支配，恢复较易；远端肢体，尤其是手的精细活动因单侧直接支配，恢复困难。非锥体系统指大脑皮层下行并通过皮层下核团的中间神经元接替转而控制脊髓运动神经元的传导系统和锥体束侧支进入皮层下核团转而控制脊髓运动神经元的旁锥体束传导系统。非锥体系统几乎全部起源于大脑皮层，经皮层下基底神经节、丘脑、脑桥和延髓的网状结构等下达至脊髓运动神经元，调节脊髓反射，控制躯体肌紧张，协调肌群运动。它对运动的控制是双侧性的。

（4）小脑的作用

小脑是运动中枢调制结构，并无传出纤维直接到达脊髓，而是通过脑干运动系统和大脑皮层对随意运动起启动、监视、调节、矫正的作用。在猴子操作性条件反射实验中发现，小脑齿状核神经元放电早于大脑皮层和基底节神经元，切除齿状核，大脑皮层运动区发起的活动推迟，肌肉活动也延迟。在人类，PET 研究发现，被动屈曲肘关节，小脑局部脑血流量的增加幅度与主动活动相同。在另一实验中还显示，新小脑皮层在视觉引导的画线－拷贝活动时，局部脑血流量明显增加。因此认为，小脑与感觉信息的加工有关，它可能应用感觉反馈信息监测运动效果，使运动最佳化。在随意运动中，大脑皮层发出下行纤维控制运动的同时即发出纤维到小脑，小脑又向大脑皮层投射出纤维，构成小脑－大脑皮层回路。在运动执行过程中，小脑通过该回路的“追随伺服”机制对随意运动控制起调节作用。

小脑通过脑干前庭通路参与控制运动平衡，调整姿势，通过红核脊髓束及网状结构参与对牵张反射的调节，影响肌张力，纠正运动偏差，使运动精确、完善。因此，小脑对正在实施的运动的平稳执行和完成具有调制作用。

初步研究表明，小脑参与运动的学习。目前认为长时程增强（Long－term Potential，LTP）和长时程压抑（Long－term Depression，LTD）是学习和记忆的重要生理学机制，并已在神经生物化学研究中得到证明。有研究发现，在运动技巧的学习中，小脑的蒲肯野细胞对爬行纤维产生了 LTD；切除动物小脑，动物不能学习新的运动活动，因而证实小脑在运动学习中发挥了重要作用，推测小脑内可能储存着程序化的运动活动，与运动技巧学习密切相关。

（5）基底节：基底节的运动调节作用是其众多作用之一。由于基底节接受几乎所有大脑皮层的纤维投射，然后再通过丘脑返回到大脑皮层，因此它对随意运动的调节是经此皮层－基底节回路而达到的。基底节在随意运动中的调制作用表现为，在需要使关节位置稳定时保持其肌肉紧张度，而在编程运动时抑制其紧张度，从而在运动的计划、发动、中止，特别是与认知有关的复杂运动中起协调作用。此外，基底节是运动技巧学习神经回路的主要组成部分，它是通过“去抑制机制”，调制大脑皮层的兴奋状态，进而参与运动学习。

2. 局限性

它不能解释某些正常成年人的反射占优势的行为。如脚踩到钉子，脚立即抽回。这是一个典型的从下往上的控制。我们不能相信所有的低水平的行为，都是原始的，不成熟的。

随着人们对中枢神经系统的认识深入，运动控制的三水平结构不再被认为是严格的等级结构，在一定程度上也是平行结构；大脑损伤后，大脑有一定的可塑性和功能重组能力，而且，下位水平的结构也可以承担部分功能，小脑、脑干、脊髓都有学习和记忆的能力。康复训练中，要注意运动学习和记忆及设计各水平的协调运动。

3. 临床意义

（1）临床上，可用来解释偏瘫患者不正常的运动控制现象。如英国的物理治疗师 Berta Bobath 写到：高级中枢，特别是皮层对低级运动反应的抑制解除，导致了不正常的姿势反射活动。

（2）根据反射/分级理论，可选择各种反射检查作为临床判断神经缺损的指标。也可用它判断神经成熟程度，预测功能能力。如持续出现病理反射和原始反射，表明正常的运动控制受到严重抑制。

（3）重建运动控制能力的许多治疗方法，都是集中在增加或减弱反射。通过改变反射来改善患者功能。但有时改变不正常的反射活动，功能技巧并未得到改善。

（三）运动程序理论

1. 基本原理

反射理论可解释某些固定的运动模式，但有趣的是，当我们去掉刺激或传入冲动，仍有模式化的运动反应，从而引出了中枢性模式化运动概念。这个概念比反射理论更灵活，因为它既包括感觉刺激，又包括中枢处理过程。

运动程序理论得到了许多实验支持。20 世纪 60 年代，有实验研究了蚱蜢飞行中的翅膀定时扇动，发现节律模式发生器在发挥作用（Rhythmic Pattern Generator）。切断感觉神经，无感觉传入，中枢系统本身也可产生传出冲动，只是翅膀煽动减慢。感觉冲动不是产生运动的基础，而是在调节运动中发挥重要作用。许多实验进一步证实了这一结论。用猫实验，去除感觉传入冲动和大脑的下行模式，脊髓的神经网络仍能产生有节律的运动。改变刺激强度，猫能行走、小跑和快跑。同时发现，反射并不产生运动，而是中枢模式发生器（Central Pattern Generator，CPR）可产生这种复杂的运动，感觉冲动只是起调节作用。中枢模式发生器，是一种特殊的神经环路，与运动程序相一致。

2. 局限性

（1）中枢模式发生器概念加深了我们对运动的理解，但仍然不能代替感觉冲动在运动控制中发挥重要作用的理论。

（2）运动程序并不是唯一的决定动作行为的因素。同一命令，传到肘部屈肌，可产生不同的结果，主要取决于你的上臂是自然下垂，还是向前伸出。两种状态下，重力会发挥不同的作用。运动程序理论没有考虑环境也是运动控制的决定因素之一。

3. 临床意义

（1）当患者运动障碍时，运动程序理论可帮助我们分析是中枢模式发生器的问题，还是高位运动程序的问题。

（2）偏瘫病人发生屈肌痉挛，影响运动能力。如高位程序正常，他仍能找到替代的效应器——健手，进行书写这类的活动。运动训练可从低水平的共同运动开始，循序渐进，逐渐过渡到高水平的程序运动，进而达到完成功能任务，而不是单独训练肌力。

（四）系统理论

1. 基本理论

前苏联科学家 Nicolai Bernstein（1896～1966）认为，要了解运动控制的原理，必须了解人——这个“运动系统”的特征和作用于这个系统的内力、外力。

Bernstein 把人体当作一个系统，有内力——惯性和运动依赖的力；有外力——重力。在运动过程中，这些力相互作用，改变人体的动能和潜能。同样的命令，由于内外力的变化，可产生不同的运动。不同的命令，可产生相同的运动。他认为，整合运动是各个分离的子系统相互作用的结果。人体有许多待控制的自由度。如关节有屈伸和旋转自由度。协调运动是控制运动体多余自由度的过程。换句话说，他把人体当作一个可控制的系统，把人体运动当作一个句子，由许多词组成。组成词的字是肌肉，词是一组肌肉的整合，句子就是动作。一些简单的整合成为运动、姿势。

2. 局限性

与其他理论相似，它没有考虑与环境的相互作用。

3. 临床意义

系统理论指导我们在临床工作中，把人体看作一个机械系统，分析运动障碍时，先评价肌肉骨骼系统，然后是神经系统和运动的控制。

系统理论要求我们在治疗和评价病人时，不仅要考虑单个系统，而且要考虑各个系统的相互作用。

（五）小结

尽管对运动的控制已经做了不少研究，形成了许多不同的理论体系。但是，单独任何一种理论体系都不太可能完美地解释运动的控制问题。人类的运动是极其复杂的，尤其那些在意识—思想支配下的随意、高度协调、精细技巧、需要快速反应的运动控制，很难用一个简单的理论就能解释清楚。不过，了解和应用这些理论，常常会使我们有一个比较明确的思路，指导我们的临床康复工作。对这些理论了解得越深入，对一些康复临床问题的处理就会觉得越轻松一些。

第二节　姿势和平衡控制

姿势控制主要是指控制人体在空间的位置，要求有稳定性和方向性。姿势的方向性是指为完成某一功能活动，维持人体各成分之间的位相关系及人体与环境之间位相关系的能力。对于大多数功能活动，人体维持在垂直方向。人体要维持垂直位置，需要多种感觉信息。主要包括：重力（前庭系统），支持面（躯体感觉系统），与环境中物体的关系（视觉系统）。

姿势的稳定性主要是指维持重心的位置。这个位置有一定的空间界限，该界限叫稳定界限（stability limits）。稳定界限是不改变支持基底面维持其在空间位置的能力。稳定界限不是固定的界限，它随着人的功能活动、生物力学机制和不同的环境而发生变化。本书中稳定性与平衡是同义语。

稳定性和方向性是姿势控制系统的两个根本问题。一些活动只要求方向性，不要求稳定性；另一些则相反，如足球守门员飞身接球等。大多数活动，两者都需要。

一、姿势控制系统

维持姿势的稳定性和方向性，需要两方面的组织参与：

（1）感觉信息的整合，以监测人体在空间的位置和移动。

（2）产生力以控制人体位置的能力。姿势控制是一个复杂的过程，需要中枢神经系统和外周骨骼肌肉系统相互作用，共同参与。前者是控制主体，后者是收缩主体。

骨骼肌肉系统包括肌肉的特性、关节活动度、脊柱的灵活性以及人体各部分间的生物机械关系。神经系统主要任务是：

（1）运动信息处理，包括骨骼肌肉的各种反应的整合。

（2）感觉信息处理，包括视觉、前庭、本体感觉。

（3）多个传入感觉信息整合。

（4）规划各种动作的大脑感觉代表区。

（5）有预见性和适应性，高水平的处理姿势控制信息，即认知对姿势控制的影响。

二、静态站立的运动控制

静态直立是人进行各种活动的基本姿势。静态站立，并不是完全“静”，实际上必须有微小的自然摆动。多种因素影响静态站立。首先，人体直线体形可减轻重力使人体偏离中央的作用；第二，肌张力牵拉可使人体避免重力而跌倒。

1. 人体直线体形

直线有5个点：①乳突；②肩关节前点；③髋关节点；④膝关节中央前点；⑤踝关节点。这种姿势使人体在最低的能耗下保持平衡（图3－6）。

2. 肌张力牵拉

肌张力是肌肉对抗牵拉的力。肌张力的维持有非神经因素和神经因素。有人认为维持肌张力的非神经因素可能是肌纤维中的自由钙低浓度地在横桥中循环。但正常人松弛状态下，肌电图发现肌肉无电活动，该学说受到挑战。

神经因素主要是中枢神经系统调节骨骼肌的肌张力或产生相应的运动，以保持或改正身体在空间姿势的反射活动。它们是多级中枢参与的许多反射的组合。以脊髓为中枢的牵张反射是所有姿势反射的基础。它指有神经支配的骨骼肌受到外力牵拉时，引起受牵拉的同一肌肉收缩。反射弧为：肌梭和腱器官—Ⅰa、Ⅱ和Ⅰb传入纤维—脊髓前角α运动神经元—α运动传出纤维—同一肌肉。肌梭是一种感受肌肉受牵拉时长度和速度变化的感受器，呈梭形，中间是核集中的称核袋纤维，核分散在整个纤维的称核链纤维。梭内肌位于肌梭两端，可收缩使肌梭兴奋，与梭外肌纤维并行排列。Ⅰa纤维是核袋纤维的传入纤维，兴奋时引起快速的、缩短的位相性牵张反射；Ⅱ类纤维是核链纤维的传入纤维，对缓慢持续牵拉较敏感，兴奋时引起受牵拉肌肉的紧张性收缩，阻止被拉长，即为紧张性牵张反射，是姿势反射的基础。如机体的抗重力肌就是在紧张性牵张反射的作用下持续不断地收缩着，以保持机体的直立状态。一般Ⅰa纤维进入脊髓后不经过中间神经元而直接与脊髓前角细胞的运动神经元联系，后者发出γ纤维到梭内肌。而腱器官位于梭外肌肌腱内，与之串联联系，感受肌肉张力的变化。肌肉等长收缩或受到被动牵拉时兴奋，Ⅰb传入纤维通过脊髓α运动神经元抑制受牵拉肌肉收缩，其作用是避免肌肉受到过度牵拉、损伤。当机体受到伤害性刺激时，不仅受伤害的肢体可以表现反射性屈曲（屈肌反射），而且对侧肢体也可反射性伸展（对侧伸肌反射），以维持姿势。而由脊髓前角发出来的传出纤维是分别终止于梭内肌和梭外肌的。即终止于梭内肌的是动态γ纤维（dynamic γ－efferent）和β纤维（β－efferent），其主要作用是通过梭内肌控制整个肌肉组织的张力；而终止于梭外肌的α纤维则主要是兴奋梭外肌使肌肉收缩（图3－7）。

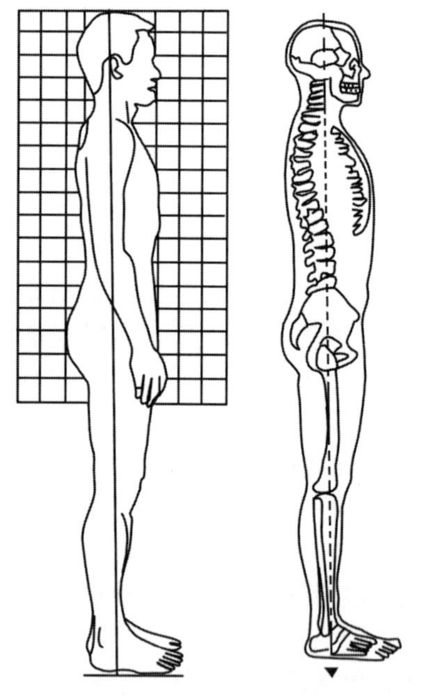

a

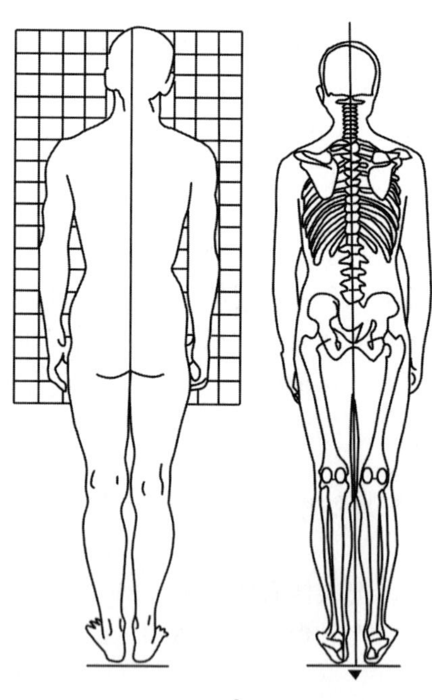

b

图3－6　人体直线体型

摘自：Galley P. M & Forster A. L. F. Human movement. Churchill Livingstone，1987，2ed

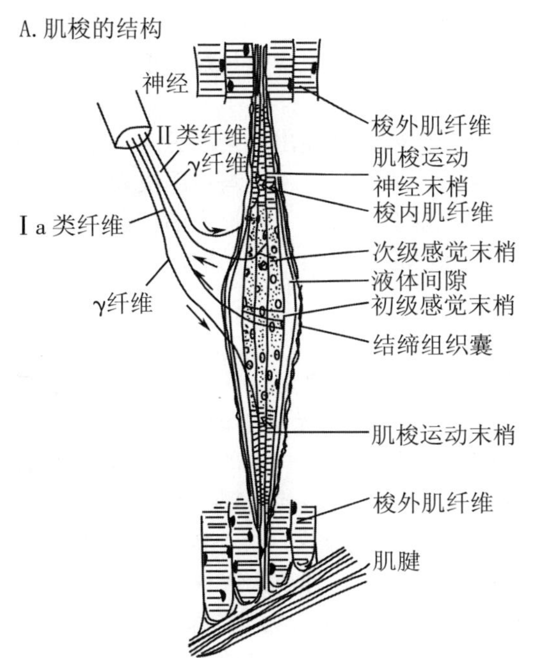

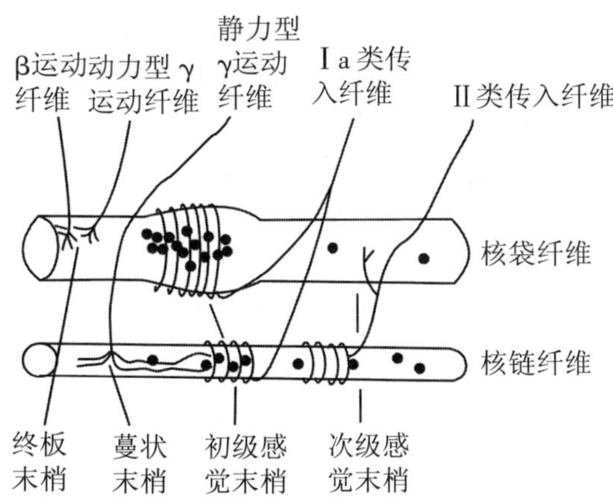

图3－7　肌梭的结构及其神经支配

当动物或人类头部在空间位置改变或头与躯干的相对位置改变时，可经迷路紧张反射和颈紧张反射调整躯体肌肉的紧张性，恢复和保持机体的正常姿势。迷路紧张反射是指内耳迷路的感受器传入冲动通过脑干对躯体伸肌紧张性的调节反射；颈紧张反射是颈椎关节韧带或肌肉受刺激时在脑干中枢的控制下对四肢肌肉紧张性的调节反射。脑干还可利用翻正反射纠正机体的失平衡状态，维持直立姿势。该反射的基本含义是，如将直立动物推倒，它可翻正。它是由一系列的反射组成，包括迷路翻正反射、颈翻正反射、躯体翻正反射。它们的感受器分别为内耳迷路器官、颈本体感受器和躯体本体感受器和皮肤感受器。这些姿势反射维持着机体动静状态下的基本姿势平衡。

大脑皮层控制的视觉翻正反射、单腿平衡反应、保护性伸展反射、防御反应、倾斜反应都与躯体保持动静态直立平衡有关。它是更高级的姿势控制层次，使躯体在任何情况下都能及时恢复恰当、舒适、直立、平衡的体位，避免跌倒。一般来说，高位中枢对姿势的调节都是通过牵张反射而实现的。正常情况下，在牵张反射的基础上，各级中枢同时活动、密切协作，维持着躯体的正常姿势，我们并未察觉出它们发挥着作用。中枢神经系统损伤后，上级中枢失去对下级中枢的控制，下级中枢控制的反射会重现出来，往往夸张而不协调，难以维持正常姿势和进行正常的活动。康复训练的目的之一，就是要尽量利用尚存的姿势反射促进机体恢复正确的姿势和平衡功能。

三、上肢的操作性技巧控制

（一）概述

人接受来自系统的信息并对其进行中枢加工后，便根据加工的结果对系统作出反应，产生运动。后一个过程即称为操作者的信息输出。信息输出的最重要的形式是运动输出，手腿的运动、姿势的变换，甚至眼神都是运动输出的具体形式。根据运动特征和操作活动，将运动分为如下六种：①定位运动：身体运动部位从一个位置移向另一个位置的运动。②连续运动：整个运动过程中要求进行某种类型的肌肉控制调节的运动。③操作运动；摆弄、操作工具以及控制机器等运动。④序列运动：若干独立运动按一定顺序组合的运动。⑤重复运动：多次重复某一动作的运动。⑥静态调节：在一段时间将特定肢体保持在某一位置上而没有外部运动表现的情况。

上述各种运动形式，经常按一定的关系并行或连续地出现。例如，静态调节与其他各种运动同时存在；连续运动与操作运动穿插着进行；重复运动往往在序列运动中出现等等。

运动输出的质量取决于反应时间、运动时间和准确性等因素。而反应时间、运动时间和准确性又与许多因素有关。研究了解这些有关的因素及其影响，对于合理设计运动形式，进而提高和改进整个人体的运动效能有重要意义。

1. 反应时

在许多情景中，系统呈现一个刺激，要求操作者根据刺激的信息内容作出相对应的反应。一般将刺激出现到反应完成之间的时间间隔称为反应时。更准确地说，反应时指刺激呈现到反应开始之间的时间间隔；从反应开始到反应结束之间的时间间隔则称为运动时间。反应时受许多因素影响，如刺激通道、刺激强度、刺激出现时间的不确定程度以及人体内部状况等。刺激通道对反应时的影响十分明显。研究表明，在众多的通道中，触觉和听觉的反应时最短。其次是视觉。听觉刺激的简单反应时比视觉快约 30 毫秒。表 3－1 比较了各种感觉通道的简单反应时。

表 3－1　各种反应通道简单反应时比较

感觉通道	反应时(毫秒)
触觉	117～182
听觉	120～182
视觉	150～225
冷觉	150～230
温觉	180～240
嗅觉	210～390
痛觉	400～1000
味觉	308～1028

摘自:朱祖祥主编. 人类工效学. 杭州:浙江教育出版社,1993

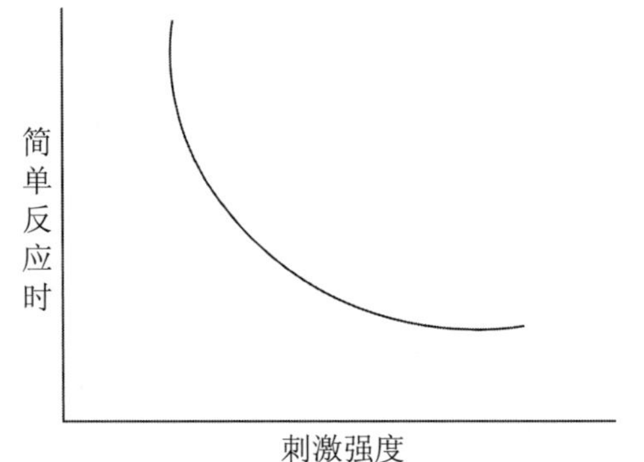

图3－8　刺激强度对反应时的影响

摘自:朱祖祥主编. 人类工效学. 杭州:浙江教育出版社,1993

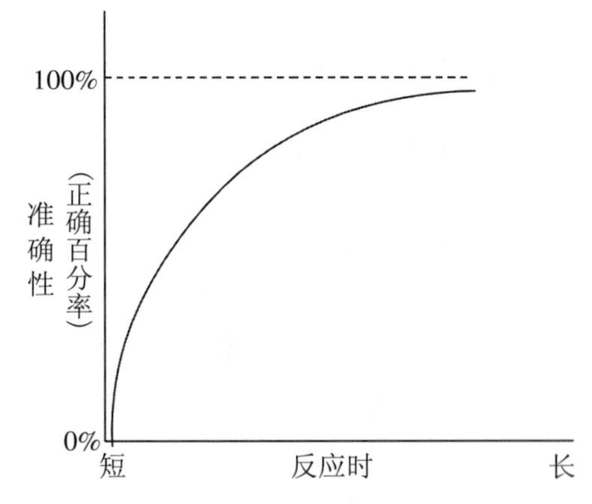

图3－9　速度—准确性互换特征

摘自:朱祖祥主编. 人类工效学. 杭州:浙江教育出版社,1993

刺激强度对反应时的影响一般遵循渐进规律，即反应时随刺激强度的增加而缩短，并逐渐趋近一个特定值，越接近这个值，强度对反应时的影响越小。研究者发现，这一规律与神经发放速度的规律极其相似（图 3－8），说明神经延迟对反应时长短有重要影响。

2. 准确性

准确性是影响运动输出质量的另一个重要指标。准确性可从两方面来理解：一是与错误决策有关。由于大脑错误决策，对肢体进行了不恰当的控制，因而作出错误反应。D. A. Norman（1981）将错误行为分为以下几类：

（1）误知觉：人不恰当地加工已存信息，对目前情境的性质进行了错误的理解，从而作出了错误的行为。

（2）模式错误：人无法正确理解当前的情境模式，而把适合于在某种特定模式中的行为，施行于当前情境而产生错误。或分不清该使用哪一种模式。

（3）俘获错误或疏忽：由于特定的行为倾向或疏忽而发生不正确的行为。俘获错误或疏忽往往发生在如下情境中：①由于较强的行为倾向而引发不恰当的行为动作。②由于刺激的相似性促使不正确的行为被触发。③在自动化行为模式中，由于缺乏视觉监视而发生不正确行为。

准确性的另一种理解与效应器的运动范围有联系。在许多情境下，要求人体的输出运动指向特定的目标。这时，运动输出的质量取决于运动终点与目标的距离。运动终点与目标越近，准确性越高。如果运动终点与目标的距离较远，超出了所容许的范围时，人体必须进行另一次运动以缩短这一距离。这一类准确性的问题，在大多数操作活动中，尤其是定位运动、连续运动中较为常见。

3. 速度—准确性互换特性

运动速度和准确性具有互换性，即随着速度的上升准确性下降，随着速度的下降准确性提高。速度、准确性的这种互相补偿关系，称为速度—准确性互换特性。图 3－9 描述了速度—准确性互换特性的典型曲线，即速度—准确性互操作特征曲线。

图中曲线以负加速度的趋势变化，即随着反应时间的增加，最初准确性迅速增加，但当准确性接近最大时，反应时的增长只对准确性的改善起很小的作用。根据这一特点，在实际病人训练中，过分追求准确性或过分追求快速度都是得不偿失的。

既然速度与准确性是互相依赖的，那么人们要问，在多大的速度（或准确性）下能获得最佳的输出效能呢？W. C. Howell 和 D. L. Kreidler（1963）曾进行过一个研究，比较不同速度或准确性下选择反应的效能。速度或准确性大小通过指导语控制，即要求被试者：①尽可能快地反应；或②尽可能准确地反应；或③既快又准确地反应；或④每秒钟传递的信息量（即信息传递率）最大。选择反应难度分容易和简单两个水平。结果发现，在各种情况下，被试的输出效能是不同的。对于较容易的选择反应，第④情境下获得了最大的操作效能；而对于较困难的选择反应，第①种情境下即要求速度获得最大的操作效能。其他研究者，通过利用反应时作业进行研究，发现在中等速度或准确性时，操作者一般能获得最佳的操作效能。

4. 上肢的操作性技巧

上肢的操作性技巧需要以下几个成分参与：①确定靶目标：要求手眼协调运动。②伸出：臂与手在空间的移动。③操作：握，抓和放松。④姿势控制。

正常人，做一个手臂的伸出运动，需要眼、头和臂按顺序移动。手臂伸出运动如何与眼、头的运动相协调呢？人体运动研究发现：当一个物体进入周围视野时，会发生连续运动。在头运动之前，眼就已经盯住了靶目标。双眼开始运动前，有一个极短的潜伏期。然而，肌电图研究发现，颈肌运动比眼肌运动早 20 ~ 40 毫秒（ms）。由于眼肌比颈肌的惯性小，即使神经冲动首先出现在颈肌，也是双眼先运动。

移动头去看一个物体时，不需要把头全部移过去。头的运动幅度通常达到靶目标距离的60% ~75%。但需要准确的手臂运动时，头的运动幅度要更大。当训练一个人准确的投掷时，眼－头的联合运动几乎要达到靶目标距离100%。

某些功能活动仅需要双眼运动，另一些需要眼－头联合运动，其他则需要眼、头、躯干联合运动。由于有不同的运动形式，多数人认为，这些运动不是由单一的机制控制，而是几种不同的神经控制机制相互作用的结果：第一种，定位近距离物体神经机制，只需要眼球运动，头很少动；第二种，定位较远距离物体神经机制，控制眼－头联合运动；第三种，定位远距离物体神经机制，控制眼、头、躯干一起运动。

临床上要训练偏瘫患者的上肢、眼、头协调功能障碍时，可按上述原理分步进行。开始可以从训练眼球运动到在中心视野的靶物体，逐渐过渡到眼头运动到周边视野的靶物体，最后，当病人学会了定位远距离物体，再进行眼、头、上肢、躯干的协调运动。

运动学分析发现，伸出动作的协调，是眼、头、手的连续运动。然而，肌电图分析伸出动作发现，眼、头和臂的肌肉活动几乎是同步的。肌肉活动的模式也不随着靶目标的位置而改变。很明显，眼、头和臂的序列运动受惯性的影响极大。

（二）伸和抓

1. 伸和抓的运动分析

（1）运动成分：伸手抓一个物体的动作由两个运动成分组成，即伸和抓，这两个动作分别由脑的不同区域控制，也享有共同的时间过程。伸和抓的动作完成是肌肉骨骼（如关节活动范围、脊柱的柔韧性、肌肉的性质及人体各个部位的生物力学关系等）和神经系统（如肌力、肌张力及协调性）之间复杂相互作用的结果。维持上臂的正常运动，需要以下关节活动能力正常：肩胛骨旋转，肱骨头适当的运动，前臂的旋前能力，肩、肘屈曲达 100° ~ 120°。伸腕略过中线，手的抓握和放松能力。

在伸和抓过程中，抓的手形出现在伸出的移动过程中，抓前手形受视觉控制并受物体的内在（如大小、形状及结构）和外在性质（物体方向、离身体的距离和与身体的位置关系）影响。成功地抓住一个物体首先手必须适应物体的形状、大小及质地，其次手、手指的运动速度必须适当，伸到物体时，手指正好闭合。神经系统损伤的病人，出现伸障碍，有时很难判断是神经问题为主还是肌肉骨骼问题为主。如肌肉张力增高，改变了头、臂、躯干的序列特征，使发起运动更加困难。

是否伸和抓由不同的程序分别控制呢？是否可以训练其中一种（伸或抓）而不影响其他？研究人员进行了以下试验：伸动作开始后，从一个球形物体转到椭圆形物体，观察手的形状的变化。图 3－10a 显示正常人抓握球形和椭圆形物体时，手形不同；图 3－10b 显示未受干扰时的手形；图 3－10c 显示试验者改变抓的手形，以适应椭圆形物体。结果发现：伸不受靶物体的形状改变的影响。而抓的手形在干扰发生后的 540 毫秒时，开始改变。对上肢瘫痪伴有痉挛的患者，伸和抓的动作都会受影响，但上臂伸的恢复比抓更早、更完全。因为它们分别由不同的程序控制，可分开进行训练和共同训练。

（2）感觉的作用：来自视觉的感觉冲动影响伸出的目标（什么样的物体）和方向（物体在哪里），前者神经通路从视觉皮层到颞叶皮层，而后者则是从视觉皮层到顶叶。感觉信息用来纠正运动执行过程中所出现的错误，保证最后运动的精确性及帮助制定运动计划。

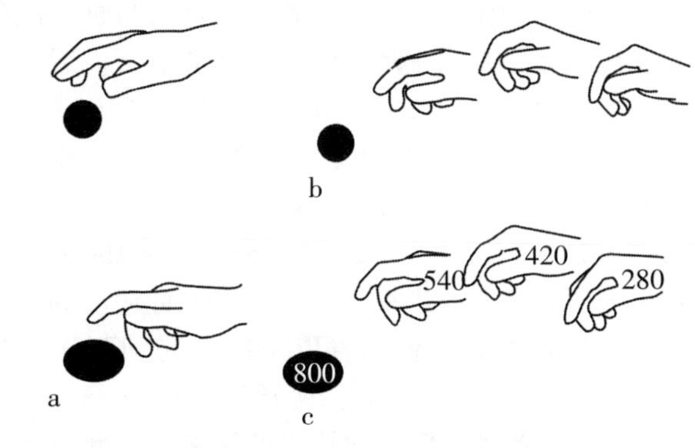

图3－10　特殊抓握时的手形

摘自：Jeannerod M. The neural and behavioural organization of goal－directed movements，Oxford：Clarendon Press，1990. 65

（3）姿势控制：姿势需要随着运动目的而变化，姿势需求影响上肢末端运动的速度及准确性。帮助病人获得有效的姿势控制，可满足伸动作的姿势需要，也是帮助训练病人完成伸动作的基础（详见前面所述）。

上面从运动分析的角度讨论了伸和抓的运动控制，以下从运动的行为特征分析伸的控制原理。

2. Fitts 定律——定位运动

定位运动是许多操作活动极其重要的组成部分。定位运动一般有两个特点。第一，运动位移以指数形式接近目标，即运动初始时高速接近目标，运动终了时缓慢且平稳地达到目标；第二，运动过程由许多离散的矫正动作所组成，每一矫正动作的速度时而加速，时而减速，其目的是缩小或消除与目标的误差，最后达到目标。

通过直觉你会发现，上臂的运动具有以下基本特征：每当运动精确性增加或运动距离增加的时候，运动的时间延长了。20 世纪 50 年代，Fitts 用以下试验，将这些特征量化。他要求受试者在开始位和靶位置之间，尽可能快地前后移动指示物。他不断地变换移动距离和靶物体的宽度，发现可用一简单的数学方程，表示运动时间和运动距离、靶物体的宽度之间的复杂关系。这一方程被称为 Fitts 定律，即

$$MT = a + b\log_2 2D/W$$

a，b 是常数，MT 是运动时间，D 是移动距离，W 是靶物体的宽度。$\log_2 2D/W$ 被称为难度系数，运动时间与难度系数呈线性关系，运动活动越难，运动花的时间越多。

Fitts 定律应用较广。它可以用来描述分离的目的性运动，插孔运动，在屏幕上移动鼠标的运动，甚至飞碟运动。它也可以用来描述从婴儿到老年人、任何年龄人的运动。

（三）伸出控制理论

1. 距离理论

当上肢向靶物体运动时，首先察觉自己与物体间的距离，然后激活一系列主动肌活动，推动前臂以适当的距离接近靶物体。接近靶物体时，关闭关节主动肌活动，激活拮抗肌活动，以便提供“刹车”力，停止活动。距离理论有许多，下面分别叙述。

（1）多次矫正理论（Multiple Corrections Theory）

众多的研究表明：当视觉缺失时，上臂运动的准确性下降。如，要求某人伸出臂以不同的时间到达靶目标，少于 190 毫秒的运动不受视觉缺失的影响。多于 260 毫秒的运动受视觉反馈的缺失的影响。因此，运动轨迹按视觉反馈矫正。视觉存在时，约 200 ~ 250 毫秒的运动可跟上运动轨迹。视觉处理时间非常短。在某一运动中，他必须看着他的手至少 135 毫秒，以提高运动的准确性。20 世纪 60 年代，有学者提出：目的性运动是由一系列子运动组成，这些子运动不断反馈，修正视觉误差。起始运动是独立的精确运动，在视觉修正之前，已经过了与物体间的大部分距离。该理论提出了 Fitts 定律的常数 b，与 Fitts 等的计算相一致。

该理论的局限性是：目的性运动仅有一种矫正，即沿着靶物体方向矫正，如有许多矫正，它们绝不会有一致的时间与距离比。

多次矫正理论强调：在运动中，需要不断矫正，以增加运动的准确性，此时视觉反馈发挥重大作用。因而，不准确的运动可能由视觉反馈缺失所致。在训练病人缓慢的运动时，应强调高度的准确性，引导病人的注意力集中在手向靶物体运动的视觉轨迹内。

（2）Schmidt 冲动可变模型（Schmidt's Impulse Variability Model）

前述的定位运动中，运动速度较慢、运动过程不断受到视觉反馈的影响或调整。这是一种最典型的定位运动形式。在这种情况下，准确性一般得到较严格的控制，运动时间的长短决定着定位运动的质量。而当定位时间较短、视觉反馈无法发挥作用时，Fitts 定律就不再适用，定位运动的质量主要由运动的准确性来确定。

从 Fitts 方程可以看出，解释上臂运动特征的还有另外一种理论，即运动的最初阶段（包括产生力的冲动）比运动后期的运动控制更重要。特别是那些快速运动，来不及使用视觉反馈调节运动的准确性。

为了研究快速运动的准确性，Schmidt 研究了短于 200 毫秒的定位运动。要求试验者在固定距离内做快速运动，运动的准确性以运动终点（达及点）分布的标准差为指标。结果发现，随着运动时间的延长，垂直方向和水平方向的准确性均提高。同时，随着运动距离的增加，准确性下降。

这个运动特征用下面的方程描述：

$$We = a + bD/MT$$

We 表示运动终点变量，即运动终点分布的标准差（We 上升，定位准确性下降；反之，We 下降，定位的准确性上升），D 是移动距离，MT 是运动时间。该方程反映了快速运动的规律，即定位运动的准确性决定于运动速度（D/MT）。

当定位运动要求输出较大力量时，定位准确性不再符合 Schmidt 模型。当力量要求增大时，操作者施力的准确性逐渐下降（力变异增大）。但研究发现，当力量要求增至操作者个人最大力量的 60% ~70% 时，力的准确性却转而提高。快速定位运动的这一特点，在偏瘫病人运动训练中有重要的价值。偏瘫病人要适当进行改变运动幅度的快速运动，逐渐学会使用适当的力，达到快速准确的运动。

该理论的局限性是：仅用本理论，不能解释目的性运动。因为我们看到，许多运动，特别是持续时间超过250毫秒的运动，确实使用了视觉反馈，以达到运动的准确性。

（3）综合模式——最优化的初始冲动模式（Optimized Initial Impulse Model）

最优化的初始冲动模式既包含了视觉反馈控制运动的模式，又包含了快速运动通过最初冲动幅度控制运动的模式。它是在快速运动（需要大的初始力）和慢速运动（不断矫正运动以确保准确性）之间找到一种平衡。

可用以下方程描述这一问题

$$T = a + b\ [n\ (D/W)]^{1/n}$$

T 是运动时间，D 代表距离，W 是靶物体的宽度，n 是到达靶物体的子运动数。

卒中病人的功能活动障碍多种多样，需要的运动也很多，有快速运动，也有缓慢运动，准确的程度在不断变化。训练病人进行连续的、速度和准确性不断变化的运动，对恢复病人的功能有十分重要的意义。

（4）定位程序

神经系统通过两种方式使上臂的运动程序化：①距离程序；②运动终点的位置程序。神经系统控制两种作用相反肌肉（主动肌和拮抗肌）紧张度的平衡。距离程序是指，人将上臂运动到靶目标时，视觉感受到期间的距离，然后激活一组特殊的主动肌，操纵上臂到达靶目标的最适距离。在某一特殊点上，关闭主动肌，启动拮抗肌，产生相反的力，停止运动。位置程序是指神经系统能够定位出人体各部分在空间的位置。运动过程中，上肢在每一空间的定位必须符合相反作用肌肉间的交互抑制关系。通过改变两种肌肉的紧张度，改变关节的位置。

上臂的大多数运动，需要应用两种程序。例如，做快速的屈肘运动，肌肉发生三节段的收缩：首先，肱二头肌激活；紧接着肱三头肌激活；然后，肱二头肌再激活。而做平滑的慢速运动时，仅有肱二头肌激活，无肱三头肌激活。因此，有人认为，慢速运动使用位置程序，快速运动使用距离和位置两种程序的联合。

总之，短于0.25秒的单关节运动，速度很快，不能利用视觉反馈。长于0.25秒的运动，利用了视觉反馈。慢速运动位置程序参与，快速运动距离和位置两种程序参与。

该理论的局限性是定位程序只是在单关节一维平面应用，而人体的大多数运动，是多关节参与、三维空间、有重力作用的复杂运动。

无论如何，训练病人的上肢功能时，要特别注意调节主动肌和拮抗肌之间的紧张度。

四、感觉信息对运动控制的作用

在运动过程中，运动中枢需要来自皮肤、肌肉、关节的信息传入，调节运动活动精细、协调、适度。除了一些经反复练习已形成“自动化”的习惯性运动，几乎不需要感觉输入也能良好的进行外，动物及人类的精细活动就必须依赖感觉信息的反馈。感觉信息可不断调节运动的细节，避免误差出现。如果缺乏感觉反馈信号，微小的误差就会逐渐积累，以至于使精细随意活动变得越来越差。感觉信息对运动学习也十分重要。阻断感觉传入会严重妨碍新的运动技巧的学习。因此，感觉信息在运动控制中起到监视器的作用。应当意识到，有感觉障碍的患者，会在一定程度上影响运动控制的恢复。

第三节　正常运动模式与神经（运动）发育规律

一、正常运动模式

通常，人们的运动可能各不相同，但每个运动绝不是单个肌肉的收缩，而是以它自己的姿势适应性的变化，自动地协调若干组肌肉完成随意运动的，即基本上都是以一种相似的模式运动。这些运动模式是从儿童时期发展而来的，到成年时已达到自动化的程度，即在进行日常生活活动中不需要有意识地考虑我该怎样进行这项活动，便在不知不觉中以某种特定的运动模式完成了各项活动。由于运动活动的模式化、自动化，使得人们在进行这些日常活动的同时能够从事其他的活动。例如，人们走路时可欣赏周围的景物，或与同事谈话，或把注意力放在自己的目的物上，而不需想着我该怎样迈腿、迈哪条腿。各人之间的差异只是由于身材、个性等所致，而基本运动模式是相似的。成人的活动范围很大，活动项目十分广泛，我们只能选择与偏瘫训练有关的某些重要的日常活动进行分析。这些活动对偏瘫患者的恢复是十分重要的。

（一）从仰卧位翻身到俯卧位

人们要从仰卧位翻身到俯卧位，要先头从支撑面（如床）上抬（图3－11）。开始应将面部转向要翻向的一侧，头不要碰到支撑面，颈部随之由颈屈位转变到适当的颈伸位，使面部和枕部相应地得到保护。手臂移开

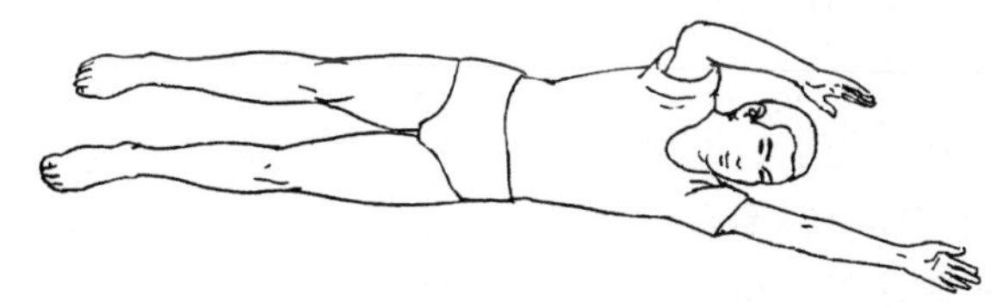

图3－11　从仰卧位翻身到俯卧位

摘自：刘钦刚主译. 循序渐进. 合肥：中国科学技术大学出版社，1996

不要妨碍运动，如将手举过头顶或放到前边等，但绝不能把手压在身下，有时摆动手臂可以有助于当时的活动。在正常的翻身活动中，手臂轻轻向所翻向侧摆动，同时躯干平滑而协调地旋转，双腿就像走路迈步一样，翻向侧的腿外旋位于下方，另一腿向上向前迈过下面的腿，两腿髋、膝关节呈伸展状态。这样，身体就可从仰卧位经侧卧位翻到俯卧位。正常情况下，翻身时并不需要用双手和双腿用力拉或推身体向前，以防身体向后倒去。翻身活动应该是不费力、有节奏、平滑地沿一中轴线进行，即使在闭眼时也能完成。在偏瘫患者，从平卧位向两侧卧位的翻身是躯干肌训练的基本内容之一。一般说来，由于躯干肌的双侧支配，患者常可较早地恢复翻身的控制能力。

（二）床边坐起

床边坐起是指病人由仰卧位到床边坐位的整个过程，其顺序为从仰卧位到侧卧位再到坐位。以从左侧坐起为例。主要的运动是颈部屈曲转向右侧，左肩及肩胛带前伸、左臂屈曲，左腿髋、膝关节屈曲，右腿髋、膝关节伸展成左侧卧位。然后颈和躯干侧屈，左肩外展，左肘屈曲支在床上，双腿抬起，摆动，垂在床边，右手撑在身体前面，左肘向髋部移动至臀部着床，身体坐起，头和躯干回到中立位。床边坐起的运动顺序和基本动作如下：

（1）转向一侧：①颈部屈曲旋转；②髋、膝关节屈曲；③肩关节屈曲，肩胛带向前伸；④躯干旋转。

（2）床边坐起：①颈侧屈；②躯干侧屈（同时在下面的手臂肩关节外展，肘屈曲支于床上）；③双腿抬起、摆动，垂到床边；④头和躯干伸直回到正中位。

在偏瘫患者，从患侧自行完成床边坐起是表明躯干肌得以完全控制的重要指标，因此也是完成床上躯干肌训练的主要标志。

（三）平衡的坐位

坐位时身体的排列轴线取决于下列因素：坐在什么物体上；人们要在该位置从事什么活动；总的身体姿势。如果坐在扶手椅上，身体嵌在椅中，若不活动也不必要进行姿势调整。在半臀支撑坐位时，我们总是要不断地调整身体的排列轴线，取必要的姿势。正常坐位时；双足双膝靠拢；双臀负重均衡；躯干伸直；双髋屈曲；双肩水平；头居中。一般来讲，在坐位时双足轻松地放在地板上。如果需前倾触摸脚趾，或从地板上拾起某个物体时，不必双足用力蹬地或足跟抬起，可较轻松地完成这些活动，然后再轻松地回到原位置。这就是坐位平衡。在做这些活动之前，或在活动进行中，高级中枢都参与了肌张力及姿势的调整。

平衡的坐位取决于头部位置、躯干肌的力量和肢体与头及躯干间的动作协调。在偏瘫时，患者半边躯干、肢体功能障碍，不能进行协调性运动以保持坐位平衡。因此，需要治疗师帮助病人恢复这部分功能。但是，大部分偏瘫患者由于躯干肌的双侧支配和直立、平衡中枢功能的完整，很早就可以完成和保持住坐位平衡。可以说，偏瘫患者的平衡坐位是恢复患侧运动控制能力最早的一个表现。

（四）从座位上站起及坐下

要从座椅上站起来，需使双脚平行，或双脚稍错开平放在地板上，并尽量后移，使双膝关节屈曲，其顶点垂直线落于脚趾上，或超过脚趾，踝背屈。然后，髋部屈曲，躯干前倾，使头部的垂直线落于脚趾，此时背、颈部保持平直，身体重心向前向上移动，而不再位于双足跟垂直线上。最后，双腿髋、膝关节伸展，臀部收缩、前挺，双臂轻轻向前摆动或在后轻推座椅，身体即可立正站直。但如果座位非常低，或站起动作很慢时，双臂就需主动向前伸展，足背屈增加，双膝超过脚趾，然后站起。在这个过程中观察肩和膝关节的活动及活动度是很重要的，图 3－12 可予说明。

由站位再坐下，其程序与上述相反。但正常人常常回头看一下座位的位置，或用手摸索一下座位的方向，然后再坐下。当确定座位后，首先是双髋双膝屈曲，躯干前倾以使骨盆向后向下移动，重心后移、降低。通过伸肌的离心运动或拉长而落坐到座位上。

站起的运动顺序：①双足平放；②髋屈曲，颈和脊柱伸展而使躯干前倾；③膝部屈曲向前；④髋、膝伸展，最后站起。

坐下的运动顺序：①屈髋、伸颈、伸展脊柱而使躯干前倾；②双膝屈曲向前移动；③重心后移降低，双臀落后。

偏瘫患者完成正常姿势下的坐一立转换，不仅表明躯干肌的控制功能良好、直立功能和平衡功能良好，而且表明患腿已可以支撑 1/2 的体重。

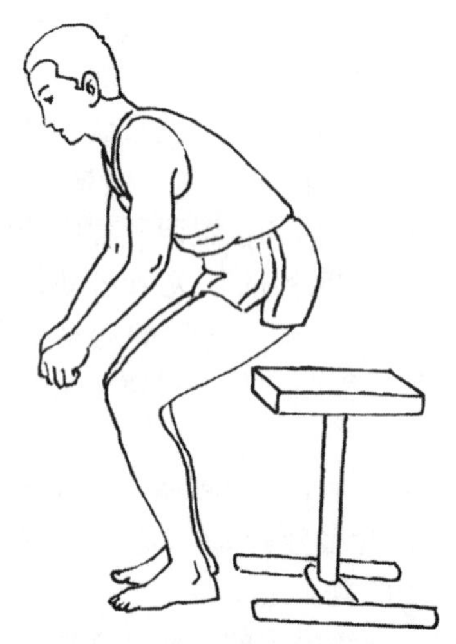

图3－12　从座位站起膝踝活动度

摘自：刘钦刚主译. 循序渐进. 合肥：中国科学技术大学出版社，1996

（五）从地板上站起

正常人从地板上站起有许多方法（图3－13），其中之一是通过单腿膝立位站起。这种方法是一只脚前移呈屈膝位，膝关节尽量前移，体重前移，头和躯干前移，使重心达到前面的脚上，脊背伸展，双臂轻轻向前摆动，带动后面的腿站起。

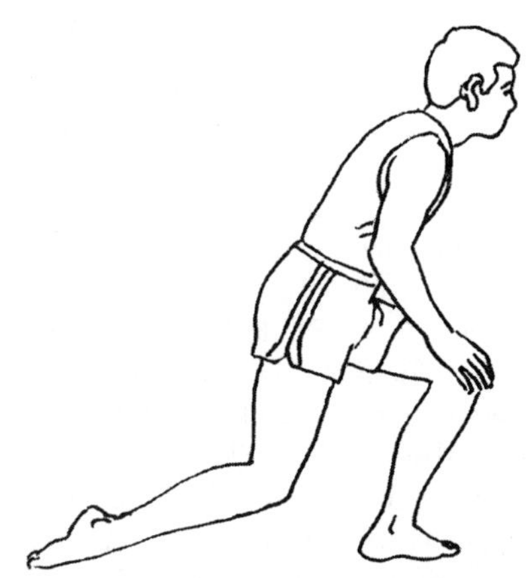

图3－13　从地上单腿支撑站起

摘自：刘钦刚主译. 循序渐进. 合肥：中国科学技术大学出版社，1996

（六）平衡的站位

主动站位的能力需要身体的排列轴线轻松适宜，并能在此位置完成各项必要的活动。重心改变时，能够做出正确的预备性姿势调整，并在活动中不断地调整姿势以保持平衡。

平衡站位包括没有不适当的肌肉活动而站起，在站位时可移动以从事各种不同的活动，站位时向内、向外移动，或以单腿为轴，另一腿向各方迈出能够保持平衡。因此，平衡的站位不是静止的姿势，而是包括一系列微小的姿势摆动。重心稍有改变就会引起许多肌肉的姿势张力调整。

站位时身体的排列轴线比坐位更重要，因为此时重心高而重心支撑面更小。最佳的平衡站位是双脚分开，两腿垂直位。这样站立，身体的支撑面最佳，重心最低。双肩呈水平位，双髋等高，侧面观双肩与双髋在一条垂直线上，且该垂直线应落在双踝关节之前。站位时身体各部的基本排列为：双脚分开，双腿直立，双肩呈水平位，双髋等高，双肩与双髋在同一垂直线上，侧面观该垂直线落在双踝关节之前，躯干伸直，头居中。

站位平衡受许多因素影响，如站在什么支撑物上（固定平面或固定斜面，移动的平面），站立的环境及站立时要从事何种活动。年龄、性别、体质、体型也对站立平衡有影响。由此可看出，站立平衡是动态的姿势调整。

（七）步行

见第五章“步态分析与训练”。

（八）上下楼梯

上楼梯的运动成分与在平面上行走相似，但是各关节的运动范围和肌肉活动则不相同。例如，上台阶时髋膝关节的活动度更大，一只脚平放在上一级台阶上，膝关节向前运动超过脚趾，背平直，重心向前向上移至头部垂线位于前面的脚上，然后带动另一脚踏到再上一级台阶。此时支撑腿膝关节应稍有屈曲而不能完全伸展。下楼梯比较安全，重心始终保持在支撑腿上，通过髋、膝关节伸肌的离心性收缩而进行。下楼时，一只脚向前、向下，同时后面的脚跟抬起，使重心下移。在这个活动中，足跟抬起很重要，因为只有充分的踝背屈才能使重心向前、向下转移。一旦下面的腿充分负重，另一腿则向前摆动重复上述活动。上下楼梯的活动不仅要求有较高的动态平衡能力，而且只有在患腿的持重超过体重时才能完成。

这些日常活动的分析还很不细致，仅仅是粗略的观察。有了这些正常活动模式的概貌，治疗师就可观察患者的活动，判断其错误所在，引导病人向正确的运动模式转化，从而达到恢复正常运动功能的目的。

二、正常的神经（运动）发育规律

人体运动功能的发育规律是从婴幼儿时的头部和四肢的无序及不随意的运动开始的。此后，按照抬头—翻身—端坐—两边滚动—爬行—站立—行走的顺序使运动功能逐渐成熟。民间流传的“三翻、六坐、七滚、八爬、十个月站、十二个月走”，正是说的这个运动发育在时间上的程序。

另一个运动发育规律是从简单到复杂。这说的是运动功能发育在质量上的程序。如先从躯干开始逐渐向肢体远端发展；由大的肌肉和粗大动作开始逐渐向较小的肌肉和精细的、技巧性动作发展；由整体性的“联合反应”（左右侧、上下肢一起运动）、“共同运动”（肢体的伸肌或屈肌一起运动）向分离的运动发展；由笨拙的、不协调的运动向灵活的、协调性运动发展；运动的反应速度由缓慢向快速发展……最终形成良好的随意运动模式：按照自己的意愿完成灵活、技巧、精细、协调、快速、分离的“随意运动”。所以，“随意运动”是运动发展到高级水平的表现，是上运动神经元对下运动神经元调控的结果。当上运动神经元损伤后（如脑卒中时），这种调控作用丧失或减弱，随意运动也就会丧失或减弱，造成较低位神经元得以支配身体的活动。但是这时的活动就不再具备随意运动的特征了。我们对运动功能康复训练的目的，应当是最大程度地恢复患者的随意运动能力。有关这部分的涉及运动神经生理学的内容将在下面的章节详细介绍。

（黄力平　高谦）

参考文献

1. Rosenbaum D. Human motor control. New York: Academic Press, 1991

2. Anne Sbumway-Cook, Marjorie H. Woollacott. Motor Control: Theory and Practical Applications . Williams & Wilkins Press, 1995

3. 周绍慈、翁恩其主编. 神经生理学概论. 上海: 华东师范大学出版社, 1993. 35 ~ 55

4. 杨雄里著. 脑科学的现代进展. 上海: 上海科技教育出版社, 1998. 39 ~ 48, 79 ~ 88, 125 ~ 126

5. 韩济生主编. 神经科学纲要. 北京: 北京医科大学和协和医科大学联合出版社, 1993. 573 ~ 673

6. Catalan M. J., Honda M, Weeks R. A, etal. The functional neuroanatomy of simple and complex sequential finger movements: a PET study. Brain 1998, 121: 253 ~ 264

7. 张镜如主编. 生理学. 第四版. 北京: 人民卫生出版社, 1996. 335 ~ 348

8. Jueptner M and Weiller C. A review of differences between basal ganglia and cerebellar control of movements as revealed by functional imaging studies. Brain 1998, 121: 1437 ~ 1449

9. Gilbert C. D. Adult cortical dynamics. Physiological Review. 1998, 78 (2): 467 ~ 485

10. Chen C and Tonegawa S. Molecular genetic analysis of synaptic plasticity, Activity-dependent neural development, learning, and memory in the mammalian brain Annu. Rev. Neurosci. 1997, 20: 157 ~ 184

11. Karni A, Meyer G, Jezzard P, et al. Functional MRI evidence for adult motor cortex plasticity during motor skill learning. Nature 1995, 37 (14): 155 ~ 158

12. Xerri C, Merienich M. M, Peterson B. E, et al. Plasticity of primary somatosensory cortex paralleling sensorimotor skill recovery from stroke in adult monkeys. J. Neurophysiology, 1998, 79: 2119 ~ 2148

13. Nudo R. J, Wise B. M, Sifuentes F, et al. Neural substrates for the effects of rehabilitative training on motor recovery after ischemic infarct. Science, 1996, 272 (21): 1791 ~ 1794

14. Kucera P and Wiesendanger M. Do ipsilateral corticospinal fibers participate in the functional recovery following unilateral pyramidal lesions in monkeys? Brain Research, 1985, 348: 297 ~ 303

15. 托马斯 · R · 布莱克斯利著, 傅世侠, 夏佩玉译. 右脑与创造. 北京: 北京大学出版社, 1993. 35 ~ 55

16. Chollet F, Dipiero V, Wise R. J. S, et al. The functional anatomy of motor function recovery after stroke in humans: a study with PET. Ann. Neurol, 1991, 29: 63 ~ 71

17. Kim S. G. I, Ashe J and Apostolos P. Functional imaging of human motor cortex at high magnetic field. J. Neurophysiol. 1993, 69 (1): 297 ~ 302

18. Millken G. W, Nudo R. J, Grenda R, et al. Expansion of destal forelimb representation in primary motor cortex of the adult squirrel monkeys following motor training. Soc. Neurosci. Abstr. 1992, 18: 506

19. Kaczmarek L, Kossut M, J. S. Kramska . Glutamate receptors in cortical plasticity: molecular and cellular biology. Physiological Reviews, 1997, 77 (1): 217 ~ 255

20. Schuman E. M and Madision D. V. Nitric oxide and synaptic function. Annu. Rev. Neurosci, 1994, 17: 153 ~ 183

21. Rehabilitation Medicine: Principles and Practice. 392 ~ 402

22. Passingham R. E, Perry V. H and Wilkinson F. The long-term effects of removal of sensorimotor cortex in infant and adult rhesus monkeys. Brain 1983, 106: 675 ~ 705

23. Jeannerod M. The neural and behavioral organization of goal-directed movements. Clarendon Press: Oxford, 1990

24. Fiskjd JD, Goodale MA. The organization of eye and limb movements during unrestricted reaching to targets in contralateral and ipsilateral visual space. Exp Brain Res, 1985, 60: 159 ~ 178

25. Polit A, Bizzi E. Characteristics of motor programs underlying arm movements in monkeys. J Neurophysiol 1979, 42: 183 ~ 194

26. Fitts PM. The information capacity of the human motor system in controlling the amplitude of movement. J Exp Psychol 1954, 47: 381 ~ 391

27. Bernstein N. The coordination and regulation of movements. Oxford: Pergamon Press, 1967

第四章

偏瘫的异常运动模式分析

4

偏瘫是指同侧上下肢体的瘫痪，为一侧锥体束损害所致，并常伴有锥体外系损害。病损部位可在大脑皮层、皮层下白质、内囊、脑干和脊髓。本章涉及的是脑卒中偏瘫，这是最常见的瘫痪形式，它属于上运动神经元的损伤。

上运动神经元损伤导致正常姿势反射机制的紊乱，痉挛取代了正常的姿势张力，过度的联合收缩取代了正常的交互神经支配；为数不多的、固定的、异常的姿势模式取代了正常的体位反射、平衡反应和其他保护性的协调活动等，这些表现实际是种系发生上较为原始的、不正常的姿势反射模式的释放。

第一节　联合反应

一、基本概念

1. 联合反应（associated reaction）

联合反应是指若用力使身体的一部分肌肉收缩时，可以诱发其他部位的肌肉收缩。例如，在偏瘫时，即使患侧完全不能产生随意运动，但当健侧肌肉用力收缩时，其影响亦可波及到对侧而引起患侧肌肉的收缩。这种反应是与随意运动不同的姿势反射，表现为肌肉活动失去自主控制。它是伴随痉挛的出现而出现，并且痉挛的程度越高，联合反应就越强，越持久；而在软瘫期则不存在联合反应。可见，它并不是严格生理意义上的运动，而是肌肉张力改变引起的一种姿势反应。实际上是患侧的异常反射活动，是一种在较低位中枢控制下的手臂或腿的定型痉挛模式的再现。

2. 联合反应与联合运动（associated movement）的区别

联合运动不是联合反应，是正常人两侧肢体的完全相同的运动，即一侧肢体的活动加强了对侧肢体相同的活动，是伴随随意运动的正常的、自动的姿势调整。在正常人，联合运动可加强身体其他部分运动的精确性，或者在需要非常用力的活动时才出现。偏瘫患者运动其患肢时，在健肢也可以看到联合运动。联合运动与联合反应是截然不同的两个概念，后者是病理性的，可在患者活动的状况下加以鉴别。联合反应是定型的、在肢体没有主动活动出现时发生的，患者不能随意放松肢体。只有在刺激去除后，肢体才能回复到原来的位置，并且通常是逐渐放松的。

二、联合反应特征

健侧肌肉的强直性收缩，作为本体感受性刺激，持续一定时间，经过较长的反应潜伏期，就可以在痉挛的患侧的相应肌肉上缓慢地发生、发展一种类似的强直性收缩，这种收缩的持续时间，可能比对侧本体感受性刺激持续的时间更长久。因此，在刺激、潜伏期、反应形式和持续时间等方面，联合反应几乎表现出了紧张性姿势反射的所有特征。

联合反应的另一个特点是基本上按照一种固定的模式出现。例如，在健侧上肢曲肘位对抗阻力用力伸展时，患侧上肢固定地表现为胸大肌的收缩；又如健侧用力内旋时，患腿也内旋。在健侧屈肌强烈收缩时是患侧屈肌共同运动模式；反之，在伸肌强烈收缩时是伸肌共同运动模式。换句话说，虽然患侧的反应与健侧运动十分相似，但并非严格的相同。这是因为联合反应是较为原始的运动模式，或者说是脊髓水平的反应。

联合反应在上肢几乎是左右对称的（表 4－1）。在下肢内，外旋时同上肢一样是对称的，但在屈肘时大多是相反的（屈曲—伸展，伸展—屈曲，这称为相反性联合反应），下肢内、外旋时的联合反应称之为 Raimiste 反应。此外，在上下肢之间也存在联合反应，称为同侧性联合反应。联合反应在偏瘫早期是很明显的，特别是当患者用力活动来维持平衡或避免跌倒而紧张时更为清楚。但是在恢复的中、后期会逐渐减弱，且常常维持相当长的时间而不完全消失。

表 4－1　联合反应

1. 对侧性联合反应(Contralateral Associated Reaction)
   (1)上肢(对侧性)
      健肢屈曲→患肢屈曲
      健肢伸展→患肢伸展
   (2)下肢(对侧性,Raimiste 反应)
      健肢内收(内旋)→患肢内收内旋
      健肢外展(外旋)→患肢外展外旋
   (3)下肢(相反性屈曲与伸展)
      健肢屈曲→患肢伸展
      健肢伸展→患肢屈曲
2. 同侧性联合反应(Homolateral Associated Reaction)
      上肢屈曲→下肢伸展
      下肢伸展→上肢屈曲

注:同侧性联合反应的类型大多数是同侧屈伸相反,也有少数例外;对侧性联合反应也有一些例外。

三、联合反应的不利影响

（1）偏瘫患者的联合反应引起偏瘫侧痉挛的普遍增强，导致偏瘫姿态的强化，使他人能立即认识到他的残疾，在美观和心理上不易为患者接受。

（2）患肢联合反应的固定痉挛模式使得各种功能活动更加困难。例如，由于下肢伸肌痉挛，足跖屈，内翻，患者不能顺利地穿鞋；当患者努力的进行这项活动时，伸肌痉挛会进一步加重。同样，如果手臂屈曲痉挛明显，洗患手或穿衣就非常困难。

（3）联合反应妨碍患肢的平衡反应，使患者不能维持平衡。

（4）患臂持续性屈曲痉挛不能解除，就有发生挛缩的危险，妨碍运动的恢复。

四、联合反应的检测

联合反应的检测可通过让患者做有一定难度的活动来进行；也可以让患者的健手用力握紧一件物体或抗阻运动，观察患侧肢体的痉挛程度的加重和/或出现肢体的运动；还可在患者打哈欠、咳嗽或喷嚏时发现患臂的联合反应。如由于缺乏平衡能力而害怕跌倒、遇见陌生人、有语言障碍、构音障碍及语言有困难时发生在患侧上肢，或当患者试图使用其患侧上肢或患侧下肢时。这表明，在对患者进行治疗时，应将其作为一个整体来考虑，不应让他身体的任何部分过度用力而导致联合反应的出现，否则就会发现：当集中精力走路时，上肢和手的情况就变得更坏；而在专心致力于上肢和手的活动时，则下肢的痉挛加重；或在集中于语言改善时，上肢的痉挛加重。

第二节　共同运动

一、基本概念

共同运动（synergy movement）是指偏瘫患者在试图完成某项活动时所引发的一种随意运动。这种随意运动表现为一种刻板的、原始的运动模式。无论从事哪种活动，参与活动的肌肉及肌肉反应的强度都是相同的，没有选择性运动。也就是说，从可以由意志诱发这一点看，一半是随意的；但从只能遵从固定的运动模式来看，一半又是不随意的。因此，在使用共同运动这个专有名词时常用“原始的”或“异常的”形容词来修饰之。

一般来讲，共同运动都伴有肌张力的异常。例如，偏瘫患者抬上臂时，会出现肩胛骨上提、后缩，肩关节外展、外旋，肘关节屈曲，前臂旋后，腕关节屈曲内收，指关节屈曲，即完全的屈肌共同运动模式，形成所谓的“手挎篮子”的姿态。反之，偏瘫的下肢会产生伸肌共同运动模式，形成所谓“脚画圈子”的姿态，最终导致严重的痉挛甚至挛缩畸形。因此共同运动是形成典型的偏瘫姿态的重要原因之一。

关于共同运动的本质，Sherrington 认为是与脊椎动物具有的屈肌反射、伸肌反射一样，是脊髓水平的原始反射，即认为这只是脊髓中支配屈肌的神经元之间和支配伸肌的神经元之间的功能上的联系，是一种交互抑制（reciprocal inhibition）关系失衡的表现。

二、共同运动的模式

正常的选择性肌肉活动是本体感受性反馈调节的皮层运动控制的结果。婴儿出生有许多多余的动作。但是，这种控制是不随意性反射活动和姿势的基础。原始的姿势反射主要包括肌张力及其在各肌群分布的变化，肌张力及其分布的改变影响着姿势和运动。机体能够通过姿势反射自动地、机械地对姿势改变做出反应。由于低级中枢的成熟和整合促进了较高级中枢的发展，而高级中枢对运动的控制主要是抑制性调节。因此，在中枢神经系统中较高级中枢的控制下，粗大运动被整合成为有目的的定向运动。婴儿发育到成人阶段，其原始的姿势反射经过高级中枢的调整已经发生了变化。但是，当中枢神经系统损伤后，这些原始的姿势反射会以更加夸张的形式重现。由于较高级中枢受损，低级运动中枢失去了高级中枢的抑制作用，使其本身对运动控制的作用释放出来，引起行为活动的异常，多表现为肌张力增高甚至痉挛，在进行任何活动时都不能选择性地控制所需肌群，而是以一种固定的定型模式，即共同运动模式来运动。偏瘫患者中常见的共同运动模式有屈肌共同运动模式和伸肌共同运动模式，且这两种共同运动模式在上、下肢可同时发生（图 4－1），其表现列于表 4－2。

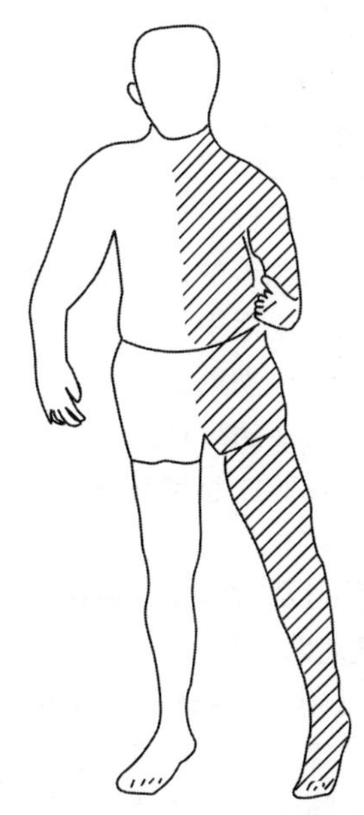

图4－1　走路时，上肢屈肌共同运动与下肢伸肌共同运动同时出现

事实上，在患者的实际运动中，常常会看到上肢和下肢一起发生共同运动模式：只要患者下肢一走路，下肢的伸肌出现共同运动（偏瘫画圈步态）的同时上肢的屈肌也出现共同运动（上肢呈挎篮状）。这是因为下肢的伸肌和上肢的屈肌都是抗重力肌的缘故，因此可能在抗重力的活动时一起同时出现。图 4－1 表示了这种同时存在的共同运动模式。

第三节　异常姿势反射

一、基本概念

姿势反射（posture reflex）是在发育过程中，特别是在人类直立运动的形成过程中，为保持一定的姿势而建立的紧张性反射活动。紧张性反射主要包括紧张性迷

表4-2 共同运动

	屈肌共同运动	伸肌共同运动
上肢	肩胛骨 上提 后缩 下角内旋 肩关节 外展 外旋 肘关节 屈曲* 前臂 旋后 腕关节 屈曲 指关节 屈曲 内收 拇指 屈曲 内收	前伸 下推 内旋 内收* 伸展 旋前* 稍伸展 屈曲 内收 屈曲 内收
下肢	髋关节 屈曲* 外展 外旋 膝关节 屈曲 踝关节 背屈 外旋 趾关节 背屈	后伸 内收* 内旋 伸展* 跖屈* 内翻 跖屈 内收

注：带"*"者一般为共同运动最强的组成部分。上肢共同运动在举起手臂或将手触摸口角时最易见到。下肢共同运动在站立和行走时最易见到。在上肢屈肌共同运动时，由于张力过高，常呈肩关节旋内、前臂旋前。上肢伸肌共同运动时，腕关节也可呈屈曲状。下肢共同运动时，足趾可屈曲、大趾伸展。

路反射、紧张性颈反射、紧张性腰反射、阳性支撑反射、对侧伸肌反射及抓握反射等。这些反射都是人体发育过程中建立并不断完善的，以维持整体平衡和身体的局部平衡。在正常人生活中，这些反射时时处处都在发挥着作用，但因其是自动的、协调的、相互的整合，一般不为我们所察觉。在病理情况下，这些反射就会以夸张的形式出现而使我们注意到其存在。某些重要的紧张性反射见表4-3。

二、紧张性反射及对偏瘫的影响

（一）紧张性迷路反射

紧张性迷路反射（Tonic Labyrinthine Reflex，TLR）是由头在空间的位置改变而触发的。其感受器为迷路的耳石器官，中枢在脑干。正常情况下，俯卧位时全身伸肌张力增高，头后仰，脊柱伸展，肩关节回缩，四肢伸展，呈现出完全的伸展模式。相反，在俯卧位时，全身屈肌张力增加，此时若患者有严重的伸肌痉挛，可能只表现为伸肌张力的降低。由于该反射是由头在空间的相对位置所触发的，因此在坐位和站立位时都可表现出它的影响。在偏瘫时该反射的影响如下：

（1）患者仰卧位时，伸肌痉挛加重，下肢尤为显著，整个患侧呈回缩状。肩胛骨前伸更困难。在急性期，若持续在仰卧位护理，患者伸肌痉挛的发展就会更加严重，尤以下肢和肩胛骨为重。因此，应尽量避免采取仰卧位的体位。

（2）如前所述，当患者翻身时总是先抬头、挺颈，这时伸肌张力增加，妨碍翻身动作的进行。相反，如果翻身时屈头，也会因整个身体屈曲，肌张力增高而妨碍运动的进行。

表4-3 重要的紧张性反射

1. 紧张性颈反射(Tonic Neck Reflex)
非对称性紧张性颈反射(Asymmetrical Tonic Neck Reflex, ATNR)
颈部扭转:面向侧上下肢伸肌优势,枕侧屈肌优势
对称性紧张性颈反射(Symmetrical Tonic Neck Reflexe,STNR)
颈屈曲:上肢屈肌优势,下肢伸肌优势
颈伸展:上肢伸肌优势,下肢屈肌优势

2. 紧张性迷路反射(Tonic Labyrinthine Reflex)
非对称性紧张性迷路反射(Asymmetrical Tonic Labyrinthine Reflexe,ATLR)
侧卧位:上侧上下肢屈肌优势,下侧上下肢伸肌优势
对称性紧张性迷路反射(Symmetrical Tonic Labyrinthine Reflex,STLR)
仰卧位:上下肢伸肌优势
腹卧位:上下肢屈肌优势

3. 紧张性腰反射(以上半身向右扭转为例)
右上肢屈肌优势,右下肢伸肌优势
左上肢伸肌优势,左下肢屈肌优势

4. 其他
站立位:上肢屈肌优势,下肢伸肌优势

（3）长期乘轮椅的患者，大多头和躯干处于屈曲状态。当患者抬头看物时，常会由于下肢伸肌张力增高，髋关节伸展，不能有效地坐在椅子上而滑下来。

（4）在站立位时，患者努力伸颈才能保持下肢的伸展、躯干的直立。这种姿势使膝关节屈曲困难，踝关节不能背屈而妨碍行走的摆动相的始动。

（5）当患者抬手臂试图伸展肘关节时，由于头后仰，伸肌模式加强，运动会十分费力，笨拙。

（二）对称性的紧张性颈反射

对称性的紧张性颈反射（Symmetric Tonic Neck Reflex，STNR）是由于颈部关节和肌肉受到牵拉所引起的本体感受性反射。该反射和张力性迷路反射一起奠定了婴儿正常发育中爬行位的基础。在成人阶段，这些反射相互作用维持身体的平衡和头部的正常位置。当颈部伸展时，手臂的伸肌和腿部的屈肌张力增高；当颈部屈曲时，下肢伸肌张力增高，而上肢屈肌张力增高。

患者偏瘫时对称性紧张性颈反射的影响如下：

（1）患者经常处在半卧位时，头和躯干屈曲，患腿伸肌张力增加，患臂屈肌张力增强。若使患者坐到轮椅上，也会出现同样的痉挛模式。因此，这是一种非常错误的体位，偏瘫患者应尽量避免采取半卧位。

（2）当患者从卧位向坐位转变时必须抬头，这样，髋关节伸肌张力就会增高，使得该活动不能进行。

(3) 颈部屈曲的患者，走路时眼睛盯视地面，使腿部伸肌张力增高。在站立相时，膝关节过伸，足跖屈，髋关节后突。进入摆动相时，患者伸肌张力不能放松，髋、膝关节无法屈曲，因而不能形成正常的步态，行走困难。用这种姿势行走时，手臂更加屈曲，加强了联合反应。

(4) 当患者进行从床到椅上的转移运动时，其头抬起，颈伸直，又使上肢伸展，下肢屈曲，下肢不能负重，可使患者跌落到地板上。

(5) 当患者跌倒在地板上或要从地板上站起时，需经过跪位。此时，若患者抬起头，患腿就会屈曲，不能支撑起身体。

(三) 非对称性的紧张性颈反射

非对称性紧张性颈反射（Asymmetric Tonic Neck Reflex，ATNR）是由于颈部关节和肌肉的本体感受器受刺激而引起的，它们影响人的肌张力和肢体的姿势。当头向一侧旋转时，面向侧伸肌张力增加，而另一侧肢体伸肌张力减低，且相应的屈肌张力增加。在正常情况下，该反射是婴儿伸手抓物时视觉固定的基础，它也是正常婴儿翻身的必要条件。偏瘫患者由于高级中枢受到破坏，这些反射释放出来表现为：

(1) 在卧位和坐位时，若头转向患侧，患侧肢体变得更加僵硬、伸直；当把头转向健侧时，则患臂屈曲加重；这种情况如发生在严重痉挛的病例，表现会更加突出。

(2) 当患者欲伸展患臂时，头就会向患侧强烈旋转以加强肘关节的伸展，如果不转动头部，上肢就不能伸直。

(3) 一般情况下，偏瘫病人患臂以屈肌痉挛为主。由于非对称性紧张性颈反射的作用，当头向患侧旋转时，使患手触头或面部也十分困难，甚至完全做不到。当治疗师帮助患者完成这个动作时，会感到阻力很大。

(4) 下肢肌张力增高，尤其是伸肌张力增高的患者，当其站立时，头总是向患侧旋转，这样反过来又加重了下肢过高的肌张力。这种“无意识”的头部固定姿势妨碍人体的正常平衡反应。

(四) 阳性支撑反射

阳性支撑反射（Positive Supporting Reflex，PSR）是脚掌或脚趾的皮肤外感受器（压觉）及脚趾受压后足部骨间肌受到牵拉，本体感受器受到刺激时机体所产生的反应，即突然压迫足底的刺激引起肢体所有伸肌的紧张，同时拮抗肌也收缩以稳定各关节便于负重。因此，阳性支撑反射以屈肌和伸肌的同时收缩为其特征。在这个反应中，拮抗肌的功能集群完全不同于原来运动的功能集群，拮抗肌不但不放松反而收缩，结果通过共同性收缩导致了关节固定。在正常发育中，该反射是婴儿站立和行走的前提。正常支撑反射允许有一定活动度的中等程度的共同收缩以维持平衡。行走或上下楼梯时，髋、膝关节都可呈现一定程度的共同性收缩。在偏瘫患者，该反射从较高级中枢的控制下释放出来，表现为一系列过度的、不适宜的收缩状态：

(1) 偏瘫患者行走时，患足趾先着地，该反射即刻发挥作用，整个肢体的伸肌张力增加，呈完全的伸肌模式，下肢僵硬如柱，膝关节过伸。在负重时，足跟不能着地；若行走时则髋、膝关节不能放松、屈曲进入摆动相。在站立相开始时，由于足跖屈，不能将体重转移到患腿。

(2) 在进行治疗时，治疗师往往握住患者脚趾被动运动以促进患踝背屈，这实际上增加了跖屈肌的张力，最终不能达到预期的目的。

(五) 对侧伸肌反射

对侧伸肌反射（crossed extensor reflex）是脊髓反射，受高级中枢的整合作用调节。正常人一条腿屈曲时就会引起另一条腿伸肌张力增加。在正常发育过程中，这种反射的存在是婴儿爬行和站立的前提。在偏瘫时可以看到该反射的影响：

(1) 当患者从坐位站起时，由于患者负重差，体重主要落在健腿上，健腿主动伸展，患腿则反射性地屈曲，不能达到站位平衡。

(2) 患者在运动练习时可以用患腿独立站立，甚至在负重的情况下可以主动屈伸膝关节。然而，在行走时，健腿屈曲向前跨出，患腿则呈完全的伸肌模式，使身体维持平衡困难，继之患腿迈出时僵硬而费力。

(六) 抓握反射

抓握反射（grasp reflex）是由触觉性刺激和本体感受性刺激手掌面或手指的掌侧时而引起的，表现为手指屈曲内收。在正常情况下，只在婴儿出生时可见到该反射，当随意抓握产生时它就逐渐消失了。偏瘫时该反射从高级中枢的整合作用下释放出来，该反射表现为复现、夸张。具体表现如下：

(1) 患者手中放上任何物体都倾向于增加腕、指屈肌群的张力，同时引起肘关节屈曲（屈肌共同运动）。通常，有手部屈肌痉挛的患者都是通过传统方法，在其手中放一纱布卷或硬的夹板来治疗和阻止手指屈曲。这些方法实际都是诱发了抓握反射，增加了屈肌痉挛。

(2) 手功能有部分恢复的患者，开始功能训练若以捏橡皮球或橡皮圈为主，同样可刺激屈肌张力增加，使抓握放射的去除更加困难。

(3) 患者进行上肢功能训练时，总是试图用健手握住患手进行伸臂练习，此时，若健手触碰患手掌面，也可刺激抓握反射的复现，使手指屈曲、内收，妨碍运动。因此，应正确掌握交叉伸臂训练的方法。

（4）手指能主动伸展的患者，遇到物体时可以产生抓握反射使物体不易脱落。但欲使手指放松放下物体，则可能有困难，这并不是手指伸肌张力降低所致，也是一种抓握放射的表现。

（5）有些患者不能控制其手指不随意的、不恰当的抓握动作，而且这些动作与患手是否参与活动无关，可能只是联合反应或共同运动的一个表现。

以上简述的几种常见的紧张性反射，是皮层下运动中枢控制的反射，在正常成人由于受到高级中枢的整合作用，相互协调，维持着机体的平衡。中枢神经系统损伤后，这些反射失去了大脑皮层的抑制、整合作用，同时对外周刺激敏感性提高，容易释放及诱发出来，形成了一系列的异常姿势。因此，抑制这些病理性夸张的反射，使其适度、适时、相互协调、诱发主动运动就成为治疗的基本指导思想之一。

第四节　痉　　挛

一、肌张力及其影响因素

（一）肌张力（muscle tone）

在临床上肌张力是以被动运动机体的某部分时所感到的抗阻力量来表示的。在神经系统的支配和影响下，骨骼肌纤维经常轮流交替收缩，因而使得肌肉在完全松弛时仍具有一定的张力，该张力即为肌张力或肌紧张度。肌张力是通过反射维持的。肌张力正常时，被动运动机体的头、躯干和肢体有轻松的感觉，没有很大阻力，可以很顺利地摆放于某个要求的位置，并可在该位置维持一段时间，然后慢慢地回复到原来的位置。

（二）异常肌张力

肌张力过低是指被动运动机体的某一部分时，感觉阻力过小或无阻力。常在脑卒中的最初1～2周内可以看到。一般认为在这段时间里，中枢神经系统高级中枢损伤后，皮层下中枢突然失去了高级中枢的指令性控制，而其自身对运动的控制作用尚未建立，表现如同脊髓休克状态，即平时所说的软瘫期。在此期，治疗师被动运动患者的肢体时，常感其阻力比正常张力时为小，甚或无阻力；患者也感到肢体软弱无力，不能承受其自身的重量，若放开这个肢体，它会沿重心方向坠落。

张力过高是被动运动时感到的阻力增加。轻度张力增高时，被动运动稍延迟；重度时，移动肢体需花很大力气，觉肢体有沉重感；放松时，肢体被拉向张力增高的一侧。

（三）肌张力的影响因素

肌张力的检测目前尚无比较客观的指标，因为它受到很多因素的影响，如头部姿势和躯干姿势等。除此之外，情绪、体位、温度、年龄、生理状况等对肌张力就会有所下降，痉挛减轻。康复治疗中心物理治疗方法从某种意义上可以改善患者的情绪，使肌肉的张力保持稳定。体位对肌张力的影响表现为体位不同，作用于身体各部位的地心引力不同，抗地心引力的肌肉收缩也不一样。正常人卧位时全身肌肉相对比较松弛，仰卧位时抗重力肌的张力增高，而俯卧位时生理性屈肌张力增高，侧卧位时伸、屈肌张力大致相当。

偏瘫患者应尽量避免仰卧位以免增加伸肌张力，因为疾病本身的结果就有抗重力肌张力增加的趋势。要鼓励患者尽早下床做正确的、力所能及的活动。长期卧床可产生肌肉废用性萎缩，使肢体功能恢复延迟。坐位时，身体上半部处于直立状态，颈项肌、肩胛肌、腰背肌和臀肌等均处在抗重力收缩状态，而股四头肌、颈前肌则处于松弛状态，站立时所有抗重力肌如上肢屈肌和下肢伸肌的肌张力均增加，这不利于偏瘫患者保持平衡。而在游泳池的水中，除去部分地心引力的影响，人体各部肌肉受力相等，抗重力肌张力下降，可用于缓解患者的肌肉痉挛，进行功能训练。

除了体位可影响肌张力外，气温的改变对肌张力也有影响。一般来讲，气温高时肌肉松弛，张力下降；而在寒冷的气候里常常有肌肉收缩，肌束颤抖，肌张力增加。治疗师根据这个机理常用冰水去短暂刺激软瘫患者使肌张力提高，而对痉挛期患者用持续性冷刺激，使痉挛肌的传入神经纤维阻滞，抑制α运动神经元的活动，降低牵张反射，使肌张力降低，痉挛缓解，以促进主动运动出现。这是利用影响肌张力的因素来指导治疗的典型例子。肌张力还受年龄及生理状况的影响。年富力强，体力劳动者肌肉发达，肌肉丰满，肌肉代谢活跃，肌肉对外界刺激的兴奋阈低，肌张力相对高于老年体弱者。老年人软瘫期持续时间相对较长。相同年龄，生理条件不同，肌肉的张力也不一样。偏瘫无心肺合并症者肌张力恢复较快，而有心肺合并症者肌张力恢复较慢。所以肌张力的改变和患者的功能活动密切相关。肌张力的正常有助于正确姿势的建立和平衡的恢复，同时可避免错误模式的形成。在治疗中调节肌张力是重要的一环，因此治疗师了解这些影响肌张力的内外因素，在治疗时兴利除弊，会收到事半功倍的效果。详情请参阅本书第十六章。

二、痉挛

（一）基本概念

痉挛（spasticity）表现为肌群的张力增高、协调异常的特定模式，并不是某块肌肉的张力增高所致；它是肌张力增高的一种，具有速度依赖性、折刀现象和腱反射活跃或亢进等几个特点。但迄今人们仍未能给痉挛下一个完善的、确切的、普遍被人接受的定义。临床医师认为肌群的张力增高，或被动缓慢牵拉肌肉时阻力增大，它是中枢神经系统损伤后患者所表现出的上运动神经元综合征的一部分。治疗师则将痉挛看作是原始运动反射的复现。目前在治疗偏瘫病人时，治疗师的大部分工作是企图调节各种反射对运动的影响，打破痉挛的模式。

（二）痉挛的表现形式与程度

痉挛的表现形式和程度受较多因素的影响。中枢神经系统受损的部位和程度、受损发生的快慢及病程均可以影响痉挛。此外肢体位置的摆放和使用、伤害性的刺激等均可以影响痉挛。故在康复治疗中，各种治疗技术的正确运用就显得非常重要。由于脑卒中和脊髓损伤都是比较常见的，因此应当正确地认识与区分脑卒中后的痉挛与脊髓损伤性的痉挛。

（1）由于脑卒中损伤的部位是大脑，脊髓损伤的部位是脊髓，因此脑卒中偏瘫患者可能出现活跃或亢进的脑干和脊髓水平反射的活跃和亢进；而脊髓损伤则只有脊髓水平反射的活跃和亢进。因此，诸如亢进的紧张性颈反射和迷路反射可能出现在脑卒中后的痉挛中，而不会出现在脊髓损伤后的痉挛中。

（2）皮肤肌肉反射（cutaneomuscular reflex）在脑卒中痉挛不如脊髓损伤的明显。如屈肌反射在脊髓损伤的痉挛中可能非常明显，称之为三屈肌反射。

（3）脊髓损伤所致的痉挛性截瘫的肌肉对牵拉速度和振动速度的敏感性不如痉挛性偏瘫的肌肉。

（三）痉挛的发生

痉挛是如何发生的，目前还没有完全弄清楚。对于不同的患者，即使受损的部位相似，产生痉挛情况可能也有所不同。对上运动神经元性的瘫痪和痉挛的肌电图研究显示单突触的牵张反射（monosynaptic reflex response to stretch）的强度增加了，而长潜伏期的（多突触）牵张反射（long latency or polysynaptic stretch relex）的强度减弱了。认为痉挛是由于肌肉牵张反射紊乱所致。牵张反射是脊髓反射，是运动行为的基础。正常情况下，脊髓反射机制是受高级中枢下行的指令调控的。这些指令来自下行的皮质脊髓束和锥体外系的抑制性指令和脑干脊髓束的促进性指令。从脑皮质到脊髓 α 和 γ 运动神经元的过程中，大多数纤维都接受基底核和脑干神经核的纤维，经多元接替控制着运动的精确、协调。从脑皮质到脊髓的任何上运动神经元的损伤都伴随着痉挛，但痉挛的性质依脑损伤的部位不同而异，取决于影响和调节脊髓神经元和反射弧的各种不同下行通路整合及放散的程度。如脑卒中病灶发生在皮层或内囊部位，皮层对运动的下行抑制作用丧失，而脑干脊髓束是完整的，它对运动的下行促进性指令可能异常活跃，导致痉挛的发生。若脊髓颈段受到横段性伤害时，这些通路对运动的控制作用都去除了，此时痉挛的发生则主要是运动神经元对外周刺激的敏感性增高所致。有关痉挛的问题，请参考第十八章。

偏瘫多半由于皮层或内囊部位受损，约占 80%；20% 表现为脑干受损。所以，都有某种程度的痉挛。重度痉挛使患者不能运动；中度痉挛可产生某些缓慢的运动，但需极其用力，并伴有协调异常；轻度痉挛患者可做相当协调的粗大运动，但不能做肢体各部分精细的选择性运动。这些痉挛的原因正如上所述，是由于脑干等皮层下中枢对运动控制的释放所引起，这些原始脑干反射是以紧张性迷路反射和紧张性颈反射的形式表现出来的。因此，在治疗时可以通过手法操作改变患者头部姿势、旋转或利用对侧肢体位置等减低或对抗这些反射作用。

第五节　交互抑制障碍

一、交互抑制

人体在运动时，同时会有许多肌肉同时活动，如主缩肌、拮抗肌、辅助肌等。对于一定方向的关节活动来说，主缩肌的收缩必须伴有拮抗肌的放松。例如屈肘活动时，肱二头肌的收缩必须同时伴有肱三头肌的松弛，反之亦然。可以说任何一个关节的活动都是经过交互抑制来调控一对或一组肌肉的。这一对肌肉中每个肌肉的收缩和松弛的程度都必须恰到好处，不能多也不能少，并且在运动过程中它们是不间断地在连续而平滑的动态调整着。这种同时的交互抑制活动实际上是由同一个反射弧来控制的（图 4－2）。而这种交互抑制作用也必须在上运动神经元的调控下完成的。当上运动神经元损伤后，交互抑制的反射弧同样也失去了来自上运动神经元的调控。

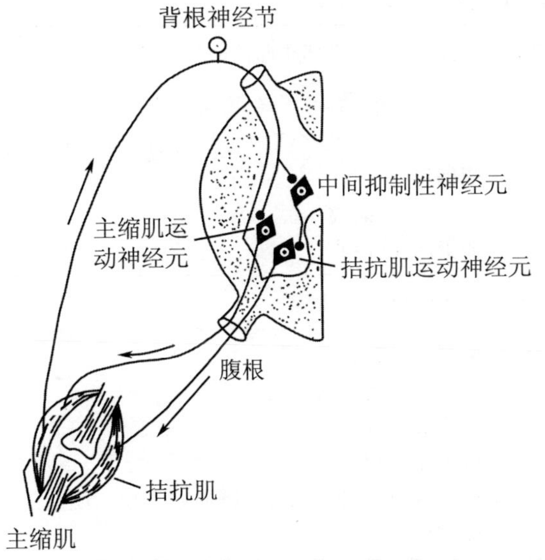

图4－2　交互抑制的脊髓机制

二、交互抑制障碍

交互抑制（alternat inhibition）是指一个动作的主缩肌和其拮抗肌之间在同一个反射弧的控制下，一个收缩则另一个就舒张，在一定的平衡点时则同时收缩或同时舒张。例如：膝关节在活动时，股四头肌收缩而股二头肌、半腱肌和半膜肌舒张，则膝伸展；反之，股四头肌舒张而股二头肌、半腱肌和半膜肌收缩，则膝屈曲；当维持行走的支撑相时，股四头肌、股二头肌、半腱肌和半膜肌均收缩，则膝关节保持在正常的平衡位置上，既不过伸也不屈曲。而膝关节如果要保持在某一个角度上不动，则各肌肉都必须保持在适当的张力上。但脑卒中偏瘫之后，发生了交互抑制障碍：当欲屈曲膝关节时，股四头肌作为痉挛肌，不但不舒张，反而收缩，结果是不但不能屈膝，反而变成伸膝。当行走的支撑相时，患腿股四头肌、股二头肌、半腱肌和半膜肌均不能有效地收缩，膝关节或处于过伸状态，或出现“膝打软”而保持在轻度屈膝的位置，总是不能保持在正常位置上。临床上，我们称这种现象为“膝关节不稳定”。事实上，这种交互抑制障碍发生在偏瘫侧几乎所有的肌肉组中，是分析偏瘫患者运动功能时不得不考虑的问题。

三、特定姿势

（一）典型的痉挛模式（spastic pattern）

由于偏瘫患者都有不同程度的痉挛，因此患者的姿势和运动都是僵硬而典型的，它们或多或少地固定在几种痉挛的异常模式上，患者不能改变这一模式，或只有在过分努力时才可改变一些。因此，它们妨碍了需要经常改变姿势控制和进行调整的有关运动。典型的痉挛模式见表4－4。

表4－4　典型的痉挛模式

头部	头部旋转，向患部屈曲使面朝健侧
上肢	肩胛骨回缩，肩带下降，肩关节内收，内旋，肘关节屈曲伴前臂旋后（某些病例前臂旋前）腕关节屈曲并向尺侧偏斜 手指屈曲、内收 拇指屈曲、内收
躯干	向患侧侧屈并后旋
下肢	患侧骨盆旋后、上提 髋关节伸展、内收、内旋 膝关节伸展 足跖屈、内翻 足趾屈曲、内收（偶有大趾伸展表现出明显的 Babinski 征者）

注：上肢表现的是典型的屈肌共同运动模式；下肢表现的是典型的伸肌共同运动模式。

当患者长期乘坐轮椅，头部屈曲时，可表现为下肢的屈肌共同运动模式。

（二）被动摆放时的特定姿势（passive placing）

治疗师若将正常人的肢体摆放于某一位置，该肢体会不知不觉地立即做出反应，调节肌张力，活跃有关肌群，携带自身的重量到达要求的位置，使治疗师觉得肢体很轻松，活动能平滑地进行。若为偏瘫病人，由于其患侧失去了正常的肌张力与肌群的选择性运动，当治疗师活动其患侧的任何部分时，都会有沉重的感觉。若患者有一定的自主运动。则需非常费力地、以粗大的共同运动模式保持该姿势或肢位。下面是几个典型的例子。

在仰卧位时，治疗师抬起患者头部，会觉其头部沉重、后仰；患者要维持要求的头位，则也非常费力，与此同时其上肢可表现为屈曲痉挛位（迷路紧张反射）。

仰卧位时，治疗师能将健康成人的下肢在其关节活动度的范围内放置于任何位置。如将被试者髋关节放于屈曲位，其髋部屈肌选择性活动能维持这个位置。此时，他可以使该腿膝关节伸肌主动收缩而伸膝；踝关节主动背屈，像直腿抬高试验一样。如果将有一些主动活动的偏瘫患者的下肢摆于同样位置，则患腿会呈现完全的屈肌共同运动模式，在患髋屈曲的同时，患膝不能伸展，患踝不能背屈。如果患者试图努力伸膝，则髋部也伸展，足跖屈，表现出伸肌共同运动模式而不能完成选择性关节活动。

站立时，治疗师若将手放在患者肩部，向前向下压，使患者躯干前屈，患肩下降，患髋屈曲非常困难。因为此时患者感觉重心不稳，极力调节伸肌群的活动以维持重心稳定，表现出整个伸肌共同运动模式，躯干及髋关节不能屈曲，躯干也不能随治疗师的手做相应的旋转，肩胛骨后拉，手臂屈曲，患者最终不能按治疗师所要求的姿势摆放。

（三）主动活动时的特定姿势（active placing）

在被动摆放位置时患者所表现出的特定姿势，在其主动活动时仍可看到。当患者试图抬起患臂做平举时，需屈肩、伸肘、伸指。但由于选择性运动未能导出或导出不完善，在肩关节屈曲的同时，肩带上提，肩胛骨不稳定，并且不能伸展肘关节，手指也呈屈曲内收状，表现为整个的屈肌共同运动模式。

在行走中，患者在步态的摆动相不能选择性屈伸膝关节，摆动患腿。摆动相开始时，患腿髋关节屈曲，同时由于屈肌共同运动模式未打破，膝关节屈曲，足呈内翻状。在摆动相结束时，膝关节需要伸展，此时又诱发了伸肌共同运动模式，患足跖屈，踝关节不能背屈，因而脚跟不能着地，患腿在站立相时不能负重，行走不稳或呈瘸拐状，呈典型的偏瘫步态。从上述可见，这些异常的特定的姿势模式与异常肌张力、原始粗大的共同运动都是密切相关的。许多失去皮层调节的反射机制是姿势张力增加和原始共同运动重现的原因。Caillier 指出："本质上没有病理反射，而只是正常情况下不再被激活、调节或抑制的、正常的、定型的低级脊髓和中级脊髓的反射。"治疗师应充分了解这些反射的作用，在治疗中应以抑制异常的紧张性反射活动和促通正常的运动顺序、恢复平衡反应为重点。

可见，在作为上位运动神经元损害的脑卒中偏瘫时，不仅如下位运动神经元损害时有肌力的丧失或减弱（肌力量的改变），更为特殊的是有着一系列的异常运动模式出现：联合反应、共同运动、异常的姿势反射、痉挛、交互抑制障碍等（肌肉运动质量的改变），从而使得上位运动神经元和下位运动神经元损伤时在运动功能障碍的机制和临床表现、功能恢复（康复）的方法上都形成了本质性的区别。认识这种本质的区别，是从事脑卒中偏瘫康复医疗时必不可少的基础知识。在临床上，认识、发现这些问题，掌握好利用、控制或抑制这些问题的时机和技术，常常会取得非常良好的治疗效果。

（王茂斌　黄松波）

参考文献

1. Bobath B. Adult Hemiplegia: Evaluation and treatment. 3edt. Heinemann Medical Books, Oxford London Singapore Nairobi Ibadan Kingston, 1990

2. Davies P. M. Steps To Follow. Springer-Verlag. London Heidelberg Berlin New York Paris Tokyo, 1984

3. Ganong W. F. Review of Medical Physiology. 12th Edit. Lange Medical Publications. Los Altos, California, 1985

4. Ottoson D. Physiology of Nervous System. Karolinska Institutet, Stockholm, Sweden, 1983

5. 王茂斌. 偏瘫的现代评价和治疗. 北京：华夏出版社，1990

第五章

5

步态分析与训练

第一节 步态分析

脑卒中偏瘫恢复时，相当多的患者会形成“上肢挎篮，下肢划圈”的“偏瘫步态”，严重地影响患者的功能和形象。怎样通过康复训练恢复和提高患者的步行能力，是患者和医生共同关心的问题。步态分析和研究为临床上对卒中患者的步态评估和训练提供了理论基础和实践指导。

临床的物理治疗师普遍用目测的方法对患者步态进行分析和评估。这种方法只能对患者躯干和肢体运动进行粗略的定性描述，而不能精确、定量地分析和评估患者步态。

步态分析仪器和设备的出现，给客观定量的步态分析提供了技术条件。由于目的不同，人们使用的步态分析仪器的复杂程度也不同，既有简单的测量单一步行参数的专用仪器，如测量角度变化的角度仪；也有集三维运动、力和表面肌电于一体的、复杂的步态分析系统。当前，较全面的、用于步态分析和研究的三维步态分析系统主要由红外高速摄影、三维力台和动态肌电图三个部分构成。

三维步态分析系统能够在三维空间内对患者步行的运动规律（关节运动、重心移动、位移、速度、加速度等）、患者步行时受到的动态力和力矩以及步行中的患者肌肉活动进行定量测量和分析，从而对患者步态进行高精度的、定量的、客观测量和准确评价。但是，由于整套系统成本高、技术复杂程度高、对操作人员要求高等诸多原因，许多物理治疗师并没有应用这种高技术的评估工具。

对偏瘫患者进行步态分析和评估的目的，是为了指导步行训练，增强患者步行能力。对患者进行步态评估，要在认识正常步态的基础之上，对患者训练前后的步态进行对比。

在步态分析与训练之前，物理治疗师必须对患者进行全面的检查与评估，如关节活动度（ROM）、姿势和骨骼的排列、肌肉的力量、运动控制、协调能力、感觉和平衡等。在头脑中清楚地知道患者在这些方面的缺陷，并能够推测出这些缺陷对于步态偏差的特殊影响，了解了这些方面的特殊缺陷，可使治疗师应用适当的策略和方式来解决这些问题。

在脑卒中患者的康复治疗中，步态分析与步态训练是物理治疗师的传统职责。治疗小组的成员之间应该更多的了解患者的功能与运动状态。作业治疗师与物理治疗师也会经常联合治疗，以解决患者在日常生活能力ADL方面所遇到的特殊障碍。正像物理治疗师从作业治疗师那里得到了很多他们所熟悉的名词和治疗方法一样，作业治疗师也应该对正常步态的组成因素、脑卒中患者常见的步态缺陷及步态训练有一个基本了解。掌握脑卒中患者治疗的整体方法需要知道其他学科的术语、评估的技术和治疗的基本原理。

一、基本概念

为了观察和分析脑卒中患者的步态，并加以指导训练，治疗师必须首先熟悉正常人体步态，了解步态周期的概念和描述它们的术语。

一个世纪以前，人们便开始观察正常步行时的特征。治疗师们通过深入分析正常步行模式，以帮助那些“异常步态”的疾病患者提高步行能力。由此而形成一系列描述步态的专有术语。利用这些术语，医疗和康复小组的成员可以互相有效地交流，共同为病人制订治疗方案。

步行的特征包括步行时的形态和姿势，不仅受到神经肌肉系统和肌肉骨骼系统结构的影响，而且也受到关节韧带和关节囊结构的影响。步行的首要任务是用有效的能量来移动由头、躯干和四肢构成的身体。这取决于稳定的“关节链”和身体各节段的协同运动。特别是支撑着躯干的下肢和骨盆，是完成步态过程的重要结构。

早期阶段，人们用目测和照相来观测步行，针对的是步行的运动学特征。因此，人们用“跟着地”、“足平放”、“蹬离”等传统术语来描述步行，并将步态周期进行了传统的划分。随着对正常步态的认识进一步提高，以及对病理步态更为详尽仔细的观察，人们发现用传统的概念不足以精确描述步态特征，特别是很难准确描述病理步态。比如，在传统术语中，用“蹬离”表示站立末期的步行特征。而实际上，在进入摆动期的前一段时间，小腿后侧肌肉几乎没有活动。笼统用“蹬离”一词，不能准确反映支撑后期的步行特征，反而容易引起误解。再比如，“跟触地”和“足放平”可以描述正常步行功能，但却极不适合用来表述临床上常见的马蹄足的步行特征。如今看来，那些基于观察的传统的术语只能泛泛描述步行的行为和功能，而利用现代仪器和步态实验室，则可以将它们准确地测量并描述出来。

（一）步态分期

人体步行是一个持续的、具有和谐节律的周期性运动。从物理运动角度看，任何时刻都可以作为一个周期的开始。在步态分析中，一般将脚接触地面的瞬时作为周期运动的起点。将一侧足跟着地到同侧足跟再次着地的这段时间称为一个步态周期（图5－1），或步行周期（gait cycle）。

在此期间，该侧下肢经历了两个阶段：即地面支撑阶段和空中摆动阶段。因此，一个步态周期又分为支撑期（站立期）和摆动期，亦称为支撑相（站立相）和摆动相（图5－1）。在某些病理步态中，由于足下垂，病人也许始终无法将足提离地面。此种情况下，可以将足向前运动的整个阶段定义为摆动期。

1. 支撑期（Stance Phase）

步态分析中，支撑期是指从足跟着地到足趾离地的时期。该时期约占整个步态周期60%的时间。在此时间

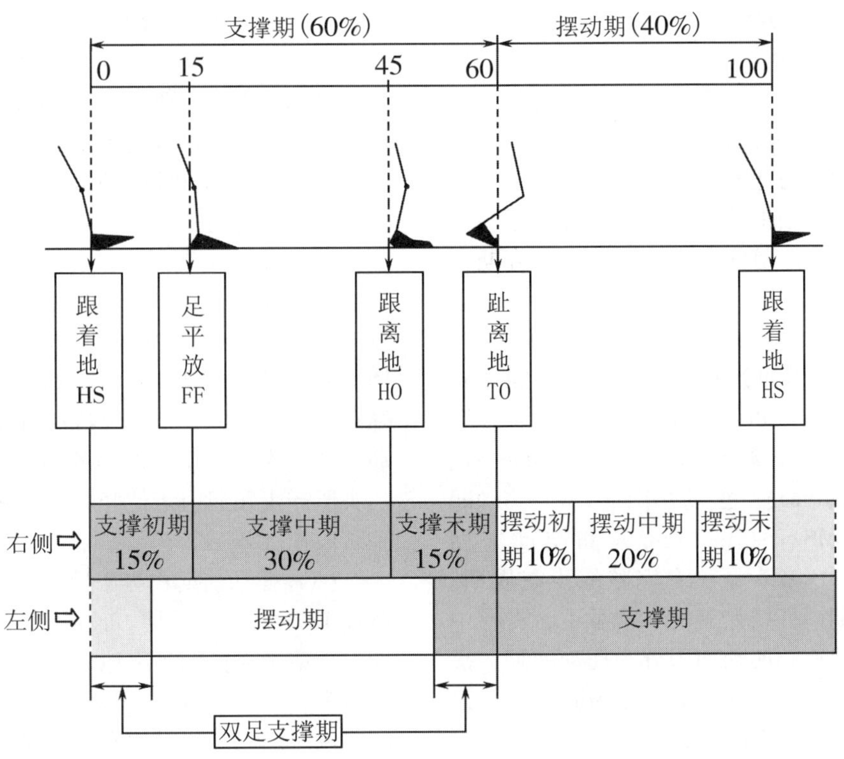

图5-1 传统的步态周期及分期（右侧腿）

内，足完成了从跟着地到趾离地整个动作，经历了跟着地（HS - heel strike）、足平放（FF - foot flat）、跟离地（HO - heel off）和趾离地（TO - toe off）四个时刻。根据足的运动特征，在传统的步态周期的含义中，这四个特征时刻将支撑期划分为支撑早期、支撑中期和支撑末期三个阶段（图5-1）。

（1）支撑早期（ISt - Initial Stance）：支撑早期亦称支撑初期，是指从足跟着地到全足放平的时期，是步态周期中0~15%的时间段。在此时期，足从触地开始承重，并吸收地面的冲击。根据该时期的承重特点，也将该时期称为缓冲期。

（2）支撑中期（MSt - Midstance）：全足放平后到足跟离地的这段时期称为支撑中期，是步态周期15%~45%的时间段。在此时期，支撑足单足承载身体全部重力。重心位于支撑足的足底支撑面内，而对侧腿处于摆动期。

（3）支撑后期（或支撑末期，TSt - Terminal Stance）：支撑中期结束后，步行进入支撑后期，即从跟离地到趾离地的时期。此间，身体重量逐步向对侧转移。支撑足产生蹬地动作，推动身体向前，故亦称之为蹬离期。它是支撑期最后的45%~60%的时间段。

2. 摆动期（Swing Phase）

从趾离地后到足跟再次着地的时期，称为摆动期，约占整个步态周期的40%时间段。摆动期内，下肢在空中摆动，不与地面接触。而腿在空中的摆动运动，有一个从加速运动到减速运动的过程。由此，摆动期又可细分为摆动初期（Initial Swing）、摆动中期（Midswing）和摆动末期（Terminal Swing），见图5-1。

摆动初期是指足趾离地后整个下肢向前加速摆动的时期，故此得名加速期，约占步态周期的10%。而在步态周期最后的90%~100%时间段，即摆动结束阶段，摆动到身体前方的下肢，为了减小足跟着地时的冲击，逐渐减缓其摆动速度，故摆动末期又成为减速期。摆动中期则是介于两者之间，是下肢摆动经过身体下方的一段时间，大约占步态周期的20%。

在步行过程中，除了单足支撑的阶段外，还有双侧足都与地面接触的时期。在这段时间，双足同时都处于各自的支撑期。这个时期，称为双足支撑期（Double Support）。双足支撑期不是步态周期中除支撑期和摆动期外的又一个额外的时期，而是在观察双侧足的步态周期时，两侧足都同时处于支撑期的相互重叠的一个时期。在一个步态周期中，同侧足经历两次双支撑期（图5-1）。第一次发生在该足的支撑初期，对侧足的支撑末期。下一次发生在该足的支撑末期，而对侧足此时处于其支撑初期。单个双足支撑期约占步态周期的12%，两次双足支撑期约占步态周期的25%。双足支撑期时间长短与步行速度有关。步行速度慢时，双足支撑期的时间比增加；步行速度加快时，双足支撑期缩短。而在跑步运动中，就没有双足支撑期。

（二）步态周期的划分方法

1. 传统的步态周期划分方法与 RLA 法比较

传统的步态周期的划分，主要以运动形态特征为基础。当认识到步行中的力的承载和传递的变化特征后，人们对步态周期的时间划分进行了新的补充，赋予了更多的内涵。在美国广为接受的步态周期的划分采用的是 RLA（Rancho Los Amigos）划分方法。两种步态分期方法比较见表 5－1。

2. RLA 划分法简介

在 RLA 划分法中，用初始触地（IC － initial contact）、预承重（LR － loading response）、支撑中期（MSt － midstance）、支撑末期（TSt － terminal stance）、摆动前期（PSw － preswing）、摆动初期（ISw － initial swing）、摆动中期（MSw － midswing）和摆动末期（TSw － terminal swing）来表示一个完整的步态周期。支撑期包括前五个时期，即初始触地、预承重、支撑中期、支撑末期和摆动前期。摆动期则分为摆动初期、摆动中期和摆动末期三个阶段。摆动前期是为肢体向前摆动做准备，是支撑期向摆动期的过渡。

（1）初始触地是一个瞬时时间点，紧接着就是该侧下肢接触地面。许多神经肌肉活动在此刻发生，以让该侧下肢准备承受重力。初始触地是支撑期的开始，它与“跟着地”相对应。但是，初始触地不仅仅是足跟着地的事情，身体其他部位和结构也在做着“准备和热身”动作。

（2）预承重期大约占步态周期的 10%，相当于首个双足支撑期。在预承重期，足逐渐与地面全接触，身体重量也逐步转移到支撑腿上，直到由支撑腿完全承受。测量得到的足底反力曲线表明，在预承重期足在垂直方向受到一个小的峰值力。这也表示了预承重期的真正含义。传统概念中的足平放是指足完全与地面全面接触的那一时刻。预承重期对应着传统意义上从跟着地后到足平放的这一段时间。

（3）支撑中期是单足支撑的前半阶段，大约占据着步态周期中 10% ～30% 的时间段。它始于对侧下肢离开地面，身体重心继续沿着足的长轴方向向前移动，直到落在前足部位。支撑中期以足在步态周期中受到首个垂直峰值压力为特征。

（4）支撑末期是单足支撑的后半阶段。它从支撑足足跟离地开始，到对侧足初始触地结束。支撑末期大约发生在步态周期的 30% ～50% 时间段。在支撑末期，身体重心移动到前足的前方。支撑足再次出现一个承重高峰。支撑末期的一个重要特征就是足底绕跖趾关节的滚动（大约发生在步态周期的 40% ～50% 时间段）。小腿三头肌产生跖屈力矩使胫骨相对跖骨头移动，为进入下一阶段作准备。

（5）摆动前期相当于后一个双足支撑期，时间大约持续 12% 的步态周期。该时期开始于对侧下肢初始触地，结束于支撑侧足离地。正常情况下，足离地以足趾离地为标志。对于足下垂病人而言，因足无法离开地面，该时期以足相对地面发生移动运动为结束。在此阶段，支撑足逐步减少支撑，身体重心向对侧转移，为进入摆动做准备。该时期既是支撑期的结束，又是摆动期的开始。

（6）摆动初期从足离地开始，直到摆动腿膝关节达到最大屈曲角度。此期结束时，摆动腿正好位于身体下方，与对侧肢体相对。摆动期初期大约占摆动期的 1/3，占据着 62% ～75% 的这段时间。

（7）摆动中期是指步态周期中 75% ～85% 的时间段。在这个时间内，膝关节从屈曲最大继续向前摆动，直到胫骨与地面垂直。此阶段的特征是肢体向前摆动和足廓清。

表 5－1　步态分期：传统法与 RLA 法比较

传统法			RLA 法		
术　语	含　义	时间段	术　语	含　义	时间段
跟着地（HS）（heel strike）	支撑足足跟与地面接触的一瞬间	0% 时刻	初始触地（IC）（initial contact）	支撑足的任一部分与地面接触的一瞬间。在正常步态中，足跟为最先着地部位；在异常步态中，可能是全足或足尖着地	0% 时刻
足平放（FF）（foot flat）	支撑足足底整个与地面完全接触的一瞬间	15% 时刻			
跟离地（HO）（heel off）	支撑足跟离开地面的一瞬间	45% 时刻			
趾离地（TO）（toe off）	支撑腿仅剩足尖着地	60% 时刻			

续表

传统法			RLA 法		
术　语	含　义	时间段	术　语	含　义	时间段
步态周期(gait cycle)	从跟着地到同侧足再次跟着地	0～100%	步态周期(gait cycle)	从初始触地到同侧足再次初始触地	0～100%
支撑期(stance phase)	从跟着地到同侧足趾离地	0～60%	支撑期(stance phase)	从初始触地到同侧足趾离地或足前移	0～62%
摆动期(swing phase)	从趾离地到同侧足跟着地	60%～100%	摆动期(swing phase)	从趾离地到同侧足跟着地	62%～100%
支撑初期(ISt)(initial stance)	从跟着地到足平放	0～15%	预承重期(LR)(loading response)	从一侧下肢初始触地到对侧下肢离开地面。此期,支撑足有一个承重高峰	0～10%
支撑中期(MSt)(midstance)	从足平放到趾离地	15%～45%	支撑中期(MSt)(midstance)	从对侧下肢离地到身体重心落在支撑足的前足处的时间段。它是单足支撑的前半阶段	10%～30%
支撑末期(TSt)(terminal stance)	从跟离地到趾离地	45%～60%	支撑末期(TSt)(terminal stance)	从支撑足足跟离地到对侧足初始触地的阶段,是单足支撑的后半阶段。此期,身体重心移动到前足的前方,支撑足又出现一个承重高峰。支撑末期的一个重要特征就是足底绕跖趾关节的滚动(大约发生在40%～50%时期)。小腿三头肌产生跖屈力矩使胫骨相对跖骨头移动,为进入下一阶段作准备	30%～50%
			摆动前期(PSw)(preswing)	开始于对侧下肢初始触地,结束于支撑侧足离地。正常情况下,以趾离地为标志。对于足下垂病人而言,该时期以足相对地面发生移动运动为结束。该时期相当于后一个双足支撑期。此阶段,支撑足逐步减少支撑,身体重心向对侧转移。身体为进入摆动作准备	50%～62%
加速期(ACC)(acceleration)	从支撑腿足尖离开地摆动到身体下方的一瞬间	60%～70%	摆动初期(ISw)(initial swing)	从足离地开始,直到摆动腿膝关节达到最大屈曲角度。此期结束时,摆动腿正好位于身体下方,与对侧肢体相对	62%～75%
摆动中期(MSw)(midswing)	摆动腿摆过身体下方	70%～90%	摆动中期(MSw)(midswing)	从膝关节屈曲最大继续向前摆动,直到胫骨与地面垂直。此间的特征是肢体向前摆动和足廓清	75%～85%
减速期(DCC)(deceleration)	摆动腿减速向前摆动准备再次足跟着地	90%～100%	摆动末期(TSw)(terminal swing)	从胫骨与地面垂直开始直到膝关节伸直准备再次触地	85%～100%

（8）最后的 85% ~100% 的时间段为摆动末期。胫骨从与地面垂直开始继续运动，直到膝关节伸直准备再次触地。

从步行过程来看，一个完整的步态周期需完成三项任务，即承受重量、单腿支撑和下肢向前移动。第一项任务是承受重量。在支撑初期，即支撑期的前两个阶段，初始触地和预承重期，主要涉及完成转移和承受体重的任务。下肢一旦与地面接触，重力就要向其转移。这要求下肢在支撑初期保持稳定，并且吸收来自地面的冲击。只有完成这项工作，身体才算具备了一个稳定的运动链。第二项任务是实现单足支撑。这主要在支撑中期完成。在这个阶段，身体整个重力都由支撑腿承受。只有支撑腿的稳定，身体重心才能在静止于地上的足的支撑下向前移动。第三项任务是下肢的向前移动。这主要发生在摆动期。支撑腿离开地面向前运动，并以一定的姿势准备进入下一个周期。

（三）步行参数

在传统的步态分析中，人们常用一些易于测量的量来对步行进行分析和评价。主要包括步长、步频、步行速度等。

1. 步幅（stride length）

步行时一侧腿跨出的一步的长度称为步幅，亦称跨步长度。它是指从足跟到同侧足再次触地后的足跟之间的距离（图5 -2）。步幅对应着一个步态周期的开始到结束。

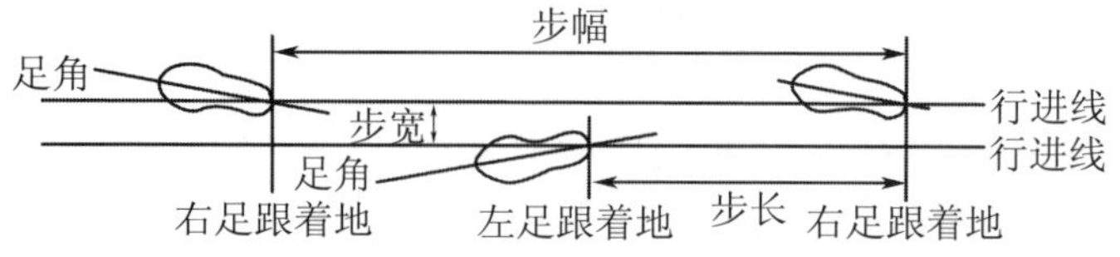

图5 -2　步行参数

2. 步长（step length）

步长是指步行时迈出一步的长度。它是从检测足的足跟至对侧足跟之间的距离（图 5 -2）。步幅和步长的单位都用米来表示。一个步幅长度等于双侧步长的和。关节活动功能障碍、疼痛或肌力弱都会造成步幅或步长的减小。在病理步态中，双侧步长往往也不对称。

3. 步宽（step width）

通过足跟中心与行进方向平行的两条直线之间的距离称为步宽（图 5 -2）。成年男子步宽一般为 5 ~10 厘米。

4. 步频（cadence）

步行时每分钟迈动的步数称为步频。自然行走时的步频就是一个人步行时最适合自己的节奏。成年人的步频通常为 70 ~120。

5. 步行速度（velocity）

指单位时间内步行走过的距离，单位用米/秒（m/s）来表示。步行速度等于步频与步长的乘积。

步长、步频和步行速度共同揭示了步行前进的结果。步行速度表示了人体步行时每秒钟直线移动的距离，是衡量步行能力的一个重要指标。步行速度的降低往往同关节功能或急性病症有关。步行速度既可以定量测量，也可以定性地用快、适中和慢来描述。“适中”表示病人能以正常的速度行走。“快”表示病人在病理步态下能够达到最高速度。“慢”表示行走速度低于其正常值。正常人快速行走时，速度可以超过其正常速度的 44%，但病人少有能者。由于步行速度影响步行的许多参数，通常将适合个体自己的舒适的速度作为正常速度。在这种速度下，个体将能耗的效率发挥到最大。

二、正常人体步态的运动学特征

步行实际上就是用最有效的能耗在空间中移动身体的质心，有六个因素影响着步行时的能耗和步行的效率。它们分别是骨盆的旋转、骨盆的倾斜、骨盆的侧向移动、支撑中期的膝关节屈曲、踝足的运动和膝关节的运动。

这些因素对步态的影响作用基于这样两个原则：①身体质心任何超出正常最大极限范围的位移将浪费身体能量；②即使质心移动范围没有超出极限，但质心运动如果不连续或不规则也将浪费身体能量。

在六个影响因素中，骨盆的旋转、倾斜和膝踝关节的协调运动共同构成了限制质心垂直位移的有利机制。如果没有这种限制质心垂直位移的机制，普通身高的男子在步行时，其质心在垂直方向上的位移将达到 7. 5 厘米。由于有了这种机制，质心移动实际上只有 5 厘米。

（一）重心的运动

步行时，人体重心不仅往复地上下移动，而且还往复地左右移动。重心的运动呈现周期性的正弦振动运动规律。人体重心在三维空间内的这种振动运动规律，使重心具备了平滑的运动轨迹和和谐的运动节奏，避免了因重心运动速度发生突变而消耗过多的身体能量。

重心的运动对人体和谐步态的形成具有非常重要的意义。主要表现在三个方面：①人体步态因此变得流畅，具有节奏感；②重心在双侧支撑腿之间往复移动，保持身体平衡；③步行时将身体能耗降至最低。每个个体的重心的运动又有其独特的特征。这与步行中参与维持平衡的肌肉活动有关。

1. 重心在矢状面内的上下移动

步行过程中，身体重心在矢状面内有规律地做着周期性的上下移动。其运动轨迹为均匀的正弦波。向上位移的最高点（波峰）发生在支撑中期的正中，向下位移的最低点（波谷）发生在双支撑期内（图 5 -3）。

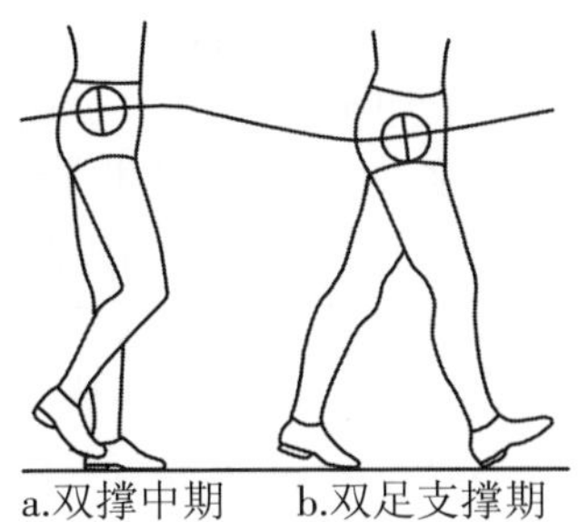

图5－3　重心在矢状面的轨迹

支撑期髋膝踝关节的协调运动，使人体重心的移动轨迹变得更加平坦光滑（图5－4）。人体重心在垂直方向上的高度变化幅值约为5cm。

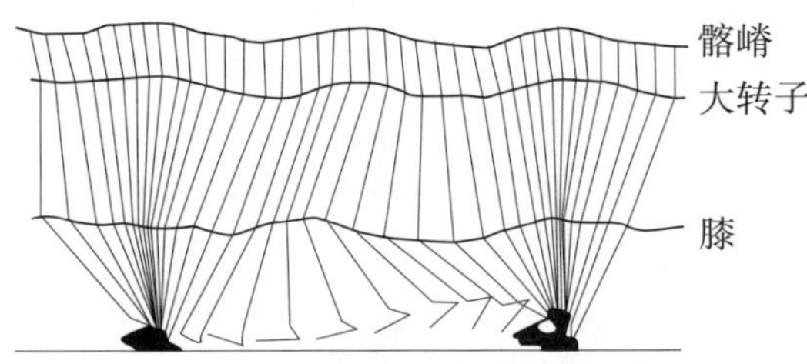

图5－4　计算机模拟的下肢运动轨迹

2. 重心在额状面内的运动

步行中，当一侧下肢支撑转移到另一侧下肢支撑时，身体的重心也从一侧支撑腿移动到另一侧支撑腿。支撑腿的交替变换，身体重心也随之左右反复移动，就像摆动运动一般。在额状面内，重心移动轨迹同样形成均匀的正弦曲线。波峰发生在支撑中期，波谷发生在双支撑期内。正常步态下，成年男子重心侧向移动幅值约为5厘米。重心侧向位移的大小，受步宽大小的影响。患者宽步步行时，重心移动的幅值相应增大。支撑期支撑侧髋关节的内收，也具有减小重心侧向移动距离的作用。

（二）骨盆的运动

骨盆连接着躯干和下肢。步行过程中，骨盆的运动具有明显的特征，对人体步态也具有重要的意义。

1. 骨盆在额状面内的倾斜

在正常步行的支撑中期，重心移动到支撑腿上。此时，单侧肢体承重，而对侧肢体摆动。由于身体重力的作用，骨盆产生了以支撑侧髋关节为中心的转动。摆动腿侧骨盆下降，这种下降受支撑腿的髋部外展肌的控制。因为人体重心在两髋之间的中部，故重心轨迹曲线也下降。在支撑中期，这种下降减少了其距地面的最大高度，降低了重心在垂直方向上的位移。同时，摆动腿通过屈髋屈膝和踝背屈，减少了摆动长度，使脚尖悬空。骨盆在额状面内倾斜的运动幅度约为5°。由于骨盆倾斜运动，加上支撑期髋关节的内收，降低了重心上升的幅度（图5－5）。

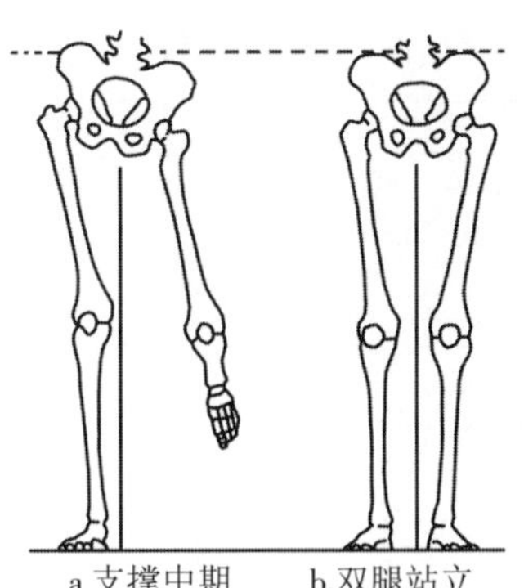

图5－5　支撑期骨盆的倾斜和股骨内收

2. 骨盆在水平面内的旋转

一侧下肢迈出时，另一侧下肢滞后，从而形成了骨盆的扭转。步行中，双侧下肢交替迈出，骨盆也随之在水平面内绕铅锤轴作往复的旋转运动。骨盆绕身体中轴的旋转运动的总幅度约为8°，外旋4°，内旋4°。骨盆的旋转运动增加了支撑侧下肢的有效长度，减少了重心在双支撑期高度下降的程度。步行时，骨盆在水平面内旋转运动的实际运动幅度与步长有关。步长较大时，旋转角度也相应增大（图5－6 a）。

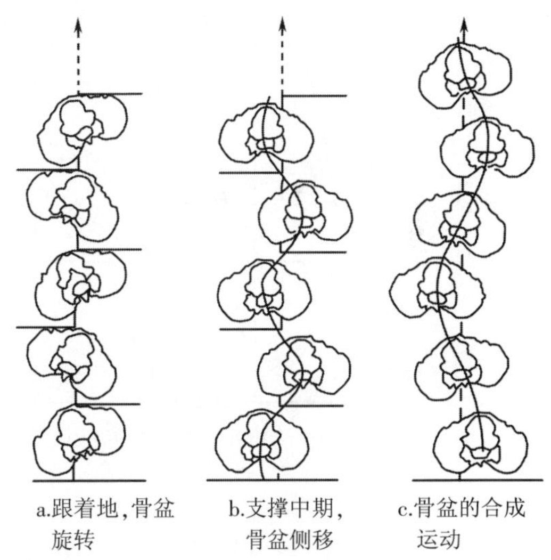

图5－6　骨盆运动

3. 骨盆在额状面内的侧向移动

步行中，随着承重足的交替变更和重心的侧向移动，骨盆在额状面内也产生侧向的左右移动。骨盆的侧向移动和重心的侧向移动是一致的（图5－6 b）。

（三）下肢主要关节的运动

利用三维步态分析系统，通过红外高速摄影非接触运动捕捉和运动分析，可以精确地测量和描绘下肢关节在三维空间中的运动规律。

步行过程中，髋关节的主要运动是发生在矢状面内的屈伸运动。在矢状面内髋关节在跟着地时屈曲角度最

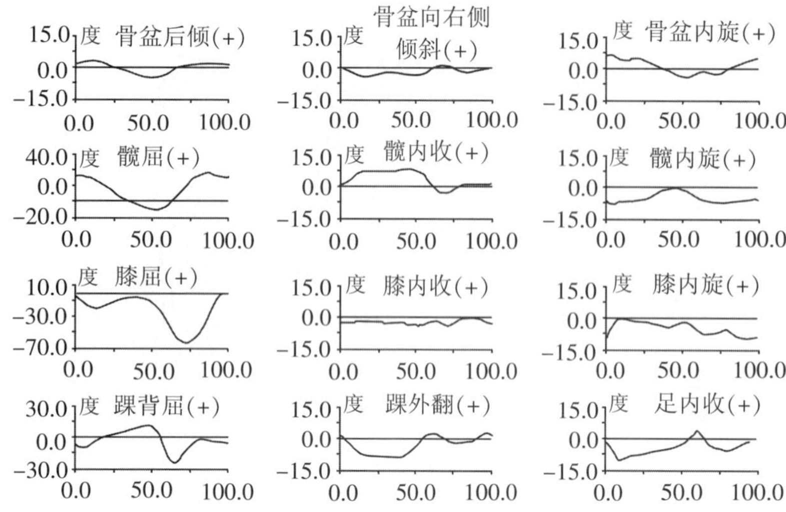

图5－7　某成年男子正常步行时右侧下肢运动曲线

纵轴为角度，横轴为步态周期。左列：矢状面内观；中间列：额状面内观；右列：水平面内观（俯视）。

本图由中国假肢学校步态分析实验室提供。

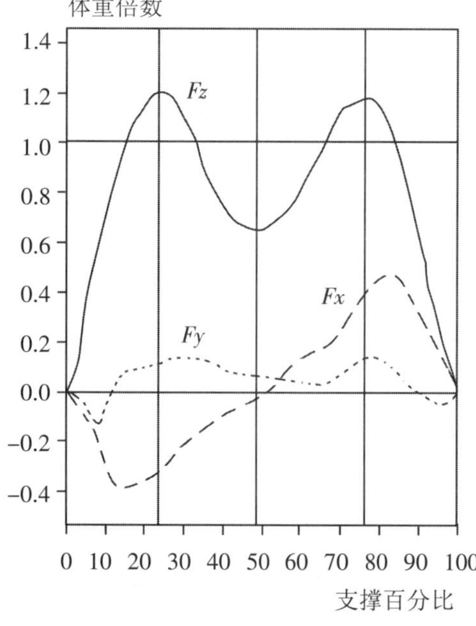

图5－8　支撑期地面对足的支撑反力变化曲线（右侧腿）

纵轴表示力的大小，为体重的倍数；横轴为支撑期时间百分比。图中，实线表示垂直方向分力 *Fz*；短虚线表示内外方向反力 *Fy*（指向外侧为＋）；长虚线表示前后方向分力 *Fx*（指向前方为＋）。

大，约25°。随着身体重心向前移动，髋关节持续做伸髋运动，屈曲角度逐渐减小。支撑中期，重心位于髋关节正上方，髋关节处于中立位。之后，身体重心移到髋关节前，髋关节从屈曲状态转变为伸状态，并在趾离地前达到最大伸位。摆动期前，髋关节开始屈曲，准备向前摆腿。进入摆动期后，髋关节屈曲角度逐渐增大，大腿向前迈出。髋关节的屈曲阶段一直延续到再次足跟着地（图5－7）。

除矢状面内的屈伸运动以外，髋关节在额状面和水平面内还分别做内收外展运动和内旋外旋运动（图5－7）。

矢状面内，膝关节在跟着地时处于微屈状态，屈曲约5°。在支撑初期，膝关节继续屈曲状，直到支撑中期，屈曲角度达到约15°，以此来减少重心的上升幅度。这样，当身体质心在支撑中期达到最高位置时，由于膝关节的屈曲，质心的向上位移减少了1.1厘米。在支撑末期，膝关节逐渐伸，在蹬离时完全伸直。然后膝关节又开始屈曲，在摆动中期屈曲角度达到最大，约65°。在摆动末期，为准备再次跟着地，膝关节开始伸，屈曲角度减小，直到跟着地时期（图5－7）。

膝关节在矢状面内做屈伸运动的同时，还在额状面内做内收运动，在水平面内做外旋运动（图5－7）。

矢状面内，踝关节在跟着地后开始跖屈运动，以使足从后跟到前足逐渐接触地面。进入支撑中期，胫骨随着身体质心的前移向前转动，使踝关节跖屈角度减小，踝关节开始背屈。到蹬离期，踝关节快速跖屈运动，以产生蹬地动作，推动身体前行。摆动期，踝关节在足自重的影响下以较小的跖屈角度摆动，避免擦地（图5－7）。

三、正常人体步态的动力学特征与肌肉活动

步行时的人体运动模式可以直观地观察到。由于条件的限制，临床中治疗师们对步态的分析和评价也常常仅限于此。从物理学角度来看，运动着的人体实际上也是一个以特定规律运动着的物体。人体步态是人体步行过程中动态平衡的一种外在表现形式。它既遵循物体运动平衡的普遍物理规律，又具有人体本身的生物学特性。人体步行时，既表现出独特的运动学特征，又有决定和影响运动特性的动力学特征。步态的动力学特征涉及人体步行时身体受到的外力和人体肌肉活动产生的内力这两方面的内容。特别是人体通过对肌肉活动的控制来平衡外力的特征，是保持步行时的动态平

衡内在机理，亦是认识步态特征的基础。

（一）步行中的力和力矩

步行中，人体受到重力作用的同时，支撑足与地面之间相互发生着力的作用。由于人体重力和运动中产生的惯性对地面产生压力作用，地面也对人体产生同样大小的反力作用。在步态分析中，将外部物体对人体的作用力的合力统称为外力，其中主要包括重力和地面反力；而将人体肌肉活动产生的力统称为内力。

无论是内力还是外力，力作用在人体上，就对人体关节产生不同的转动效应，用力矩来衡量。力矩单位用牛·米（N·m）来表示。力对转动点的转动效应，取决于作用力与转动点之间的位置关系和距离大小。位置关系决定了力产生的转动效应是逆时针还是顺时针。距离则决定了力矩的大小，转动效应的强弱。距离越大，力矩相应越大，力的转动效应越强。外力对下肢关节的力矩作用，就与关节点与力的作用线之间的位置和两者之间的距离有关。比如，当外力位于膝关节前方时，产生伸膝力矩；外力距离膝关节越远，伸膝力矩越大。反之，外力位于膝关节后方时，产生屈膝力矩；距离越大，屈膝力矩越大。

支撑期，支撑足受到的地面反力包含三个方向上的分量：铅锤方向的垂直力、前后方向的力和内外方向的力。它们分别在矢状面、额状面内和水平面内对踝足关节、膝关节、髋关节产生不同的力矩作用。在步态周期不同的时刻，地面反力的大小和方向均发生着变化，对髋膝踝关节的力矩的大小和方向也不同。为了维持特定的步态运动规律并保持平衡，肌肉进行收缩活动，产生内力矩，平衡外力矩。从动力学角度来看，步态中的人体运动规律、外力的作用和肌肉的活动是统一的。通过对人体受力和肌肉活动的测量和研究，可以更深入地揭示人体步态的内在本质。

利用三维测力平台，可以精确测定步行过程中人体在空间内受到的地面反力的大小、方向及其变化规律（图5－8），并分析计算出外力对关节的力矩作用（图5－9）。

（二）矢状面内地面反力对下肢关节的作用

矢状面内，对关节的力矩主要来自外力的垂直方向分量和前后方向的分量。跟着地时外力作用线位于踝后，产生轻度的跖屈力矩。随着承重的增加，地面反力逐渐增大，跖屈作用力矩迅速增大。全足平放地面后，外力作用线移到踝关节前，从而产生背屈作用力矩，并逐渐增强，在蹬离期达到最大。在支撑末期，进入摆动期前，支撑足承受力量迅速减少，跖屈力矩也相应迅速减小。

跟着地后，直到支撑中期，地面反力的力线位于膝关节后，产生使膝关节屈曲的屈曲力矩。越过支撑中期后，地面反力力线从后向前向膝轴移动，在跟离地时移至膝前方，产生伸膝力矩，促使膝关节伸直。趾离地前，膝关节开始屈曲运动。当身体重心移到跖趾关节之前时，地面反力力线通过膝轴后方，产生屈膝力矩。

从跟着地到全足平放时期，地面反力力线位于髋关节前方，对髋关节作用屈曲力矩。在支撑中期之后，外力作用线逐渐移至髋关节后，其作用又变为促使髋关节伸。

（三）步态周期中下肢主要肌肉活动

肌肉活动通过肌电信号来反映。借助动态肌电图，通过测量步行时正常人下肢主要肌肉的肌电信号的强弱，描绘出了下肢主要肌肉活动在整个步态周期中的变化曲线（图5－10）。

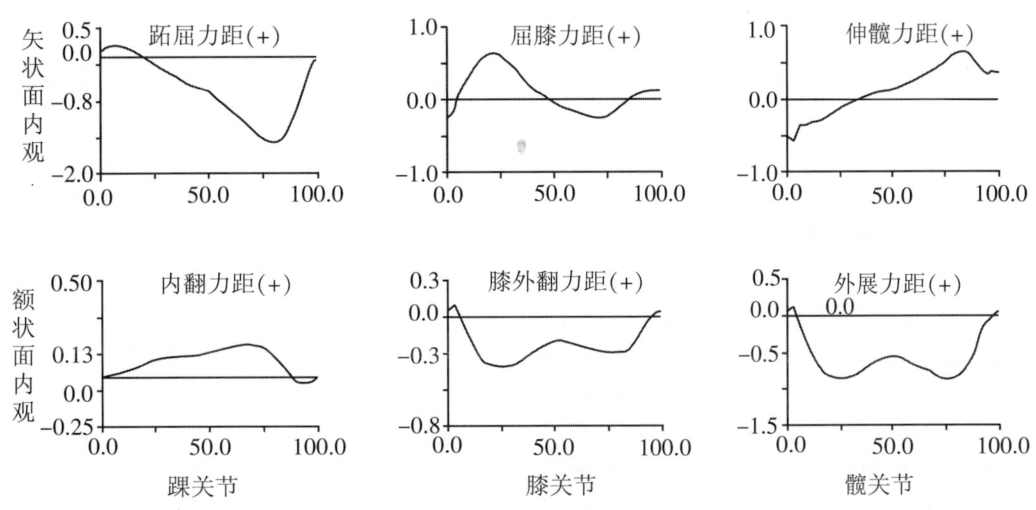

图5－9　关节受到的外力矩

上排图示为矢状面内关节受力曲线；下排图示为额状面内受力曲线；左列为踝关节，中间为膝关节，右列为髋关节。图中，纵坐标为力矩大小与体重的比值（N·m/kg）；横坐标表示支撑期时间百分比（右侧腿）。

图示曲线由中国假肢学校步态实验室提供。

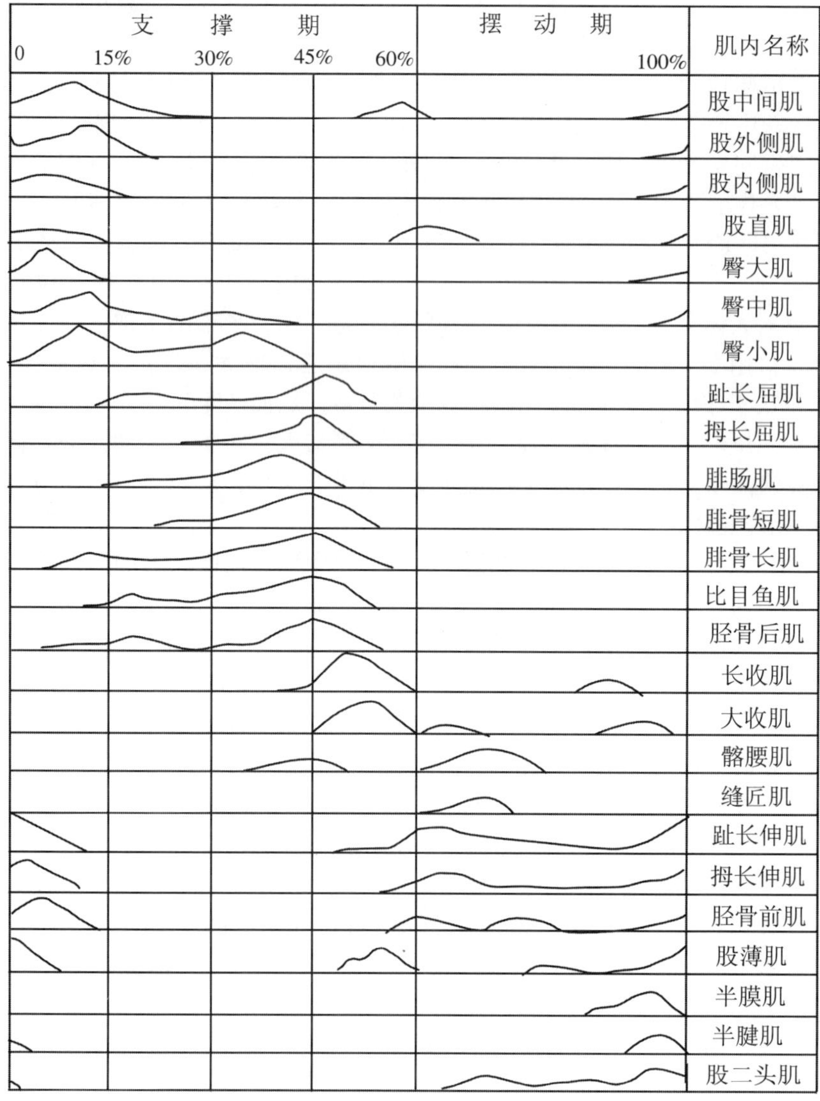

图5－10 步行过程中下肢肌肉活动

从肌肉活动曲线图中可以发现这样一些特征：

①胫前肌群在支撑初期有一个活动高峰；②胫后肌群在蹬离时有较强的活跃高峰；③股四头肌在支撑初期有一次较大的活跃高峰，然后在支撑末期及摆动初期又有一次活动高峰；④股后肌群在摆动末期和跟着地时较活跃；⑤外展肌在支撑初期和中期较活跃；⑥臀大肌在支撑早期活跃。

为什么下肢肌肉呈现这样一种活动状态呢？这与下肢在步态周期中受到的外力和内力的平衡有密切关系，与下肢关节的活动密切相关，与人体维持平衡、保持稳定密切相关。

跟着地时，主要是身体稳定与平衡问题。而前面的结论已经知道，此时外力的作用是使髋、膝关节屈曲，亦即使下肢关节失稳。因此臀大肌和股四头肌收缩，使髋、膝伸展，防止屈曲，防止跌倒，从而维持身体前后方向的稳定。跟着地时，外力对踝关节的作用是使其跖屈。为了使踝关节的跖屈运动得到控制，胫前肌群收缩，对抗外力，使全足平稳着地。在站立中期，一侧腿支撑时，此时为了维持骨盆的侧向稳定和身体重心的平衡，髋外展肌收缩，防止身体向一侧过度倾斜，从而维持身体的侧向稳定。胫后肌群的活动在蹬离期达到最大，是为了更好地完成蹬地动作。胫后肌群（主要是小腿三头肌）的强烈收缩，在克服了外力对踝关节的背屈力矩作用情况下，使足快速跖屈运动，产生前进的推力，使人向前迈步。

四、步态分析方法

（一）目测观察

通过目测观察并进行步态分析是最简单易行的方法，也是临床上通常使用的方法。这要求进行步态评估的物理治疗师对正常步态有清楚的认识，对步态观察有丰富的经验。

目测观察病人步态时，要在必要的空间进行，让患者能够充分“自由地”行走。观察者应分别从矢状面和额状面观察步行者在三维空间内的运动特征，发现异常。正常步态的主要运动发生在矢状面内。然而，在异常步态中，由于病人的代偿运动，可以观察到额状面（冠状面）和水平面的许多偏差。临床中，一般通过观察身体部位的特定点或特定节段的运动来对步态进行判断。在患者身上做一些特定的标记有助于观察和评价。对观察结果，要做详细准确的记录。分析和评定患者步态时，要做到全面客观。

观察步态应从如下几个方面入手：

（1）首先必须注意运动的对称性和平稳性。

（2）观察步幅、步长和步宽。

（3）应仔细观察身体各环节的运动：头、两肩、躯干、骨盆、髋、膝、踝、足。

（4）观察两肩是应注意其下垂、抬高、凹陷、前伸、后缩以及自由旋转。

（5）观察躯干应注意躯干部分的倾斜，不对称的上臂摆动，异常倾斜、升高、下垂、固定、僵硬等。

（6）注意观察骨盆的倾斜、屈伸。

（7）观察髋关节时应注意其屈伸、内收外展。髋关节的环行运动也是一个要观察的重要体征。

（8）其他需要观察的还有膝关节的稳定性、踝足的内外翻以及足的内外旋角度等等。特别注意观察足与地面的接触方式及摆动姿态。

用目测观察进行步态分析，需要将目测观察到的结果与正常步态特征进行比较。以发现异常步态，分析其中原因。此外，对病人的步行距离、时间、速度、心率变化等进行技术测量也有助于评估病人的步行能力。由于时间－距离的变量是最可信的步态测量成分，它们可以用做评估脑卒中患者的步行能力是否有进步。例如，患脑卒中的患者出现偏瘫后，通常行走比正常缓慢。在康复治疗过程中，常规地记录患者步行的节律和速度，便是评估患者步行能力康复的客观依据。对于没有使用精确的步态动力学分析系统的治疗师来说，这是一种有价值的评估手段。

（二）三维步态分析系统

三维步态分析系统通常由三维运动分析系统、三维测力系统和动态肌电图三个子系统构成。三个子系统既可以独立完成各自的测量与分析任务，又可以在同一个平台上同时工作，完成包括运动学、动力学和肌电图三个方面内容的全面的步态分析。平台的建立、时间的触发和同步由专用的步态分析软件来实现。

三维运动分析系统由高速红外摄影仪和相应的运动捕捉及分析软件组成。测量时，将小的红外反光器粘贴在人体表面，用200Hz频率以上的高速红外摄影机实时记录步行时反光器在三维空间中的运动轨迹，再用专用的分析软件进行计算，便可以实时地得到人体的运动规律。该系统能够记录任意点任意时刻在空间中的坐标位置，精度为1毫米（图5－11）。由此计算出关节点或任意特定点相对地面的位移、速度和加速度；任意点之间的相对位移、速度和加速度；任意两个身体阶段之间相对转动的角位移、角速度和角加速度；各关节的运动角度（图5－7）、角速度和角加速度。

三维测力系统由三维测力平台和相应的软件构成。正方形的三维测力平台的四个角各有三个力传感器，分别对应 x、y、z 轴三个方向上的力敏感。因此，每个角都可以测量三维力，四个角的三维力进行合成计算，可以得到总的三维合力的大小、方向和作用点的位置（图5－12）。作用点也常称作为压力中心。同时还可以计算出绕各轴的转矩。

三维测力平台的核心部分是力传感器。由于力传感器种类较多，性能差异较大，其中采用石英晶体压电力传感器的三维测力平台，具有较高的性能指标。这是因为力传感器本身具有强度高、不变形、稳定性高的特点。同时，使用石英晶体压电力传感器的三维测力平台，还可保证各方向之间无干扰，加上本身固有频率高，非常适合于动态力测定。

步态分析中的肌电图多采用表面肌电。测量时将表面电极粘贴在被测试肌肉特定位置的皮肤上，提取肌电信号（图5－13）。肌电信号经放大后传输给计算机用相应软件进行处理，得到肌肉活动图。表面肌电测量分有线和无线两种方法。有线测量就是将电极通过电缆直接与信号处理设备相连，以传输肌电信号。在同时测量较多肌肉活动时，由于电极数量较多，电缆也较多，影响受试者的步行。因此，测量点的数量往往受到电缆数的限制。其改良方案时，在患者身上固定一个小的存储盒，将电缆直接连到存储盒，用存储卡将测试数据记录

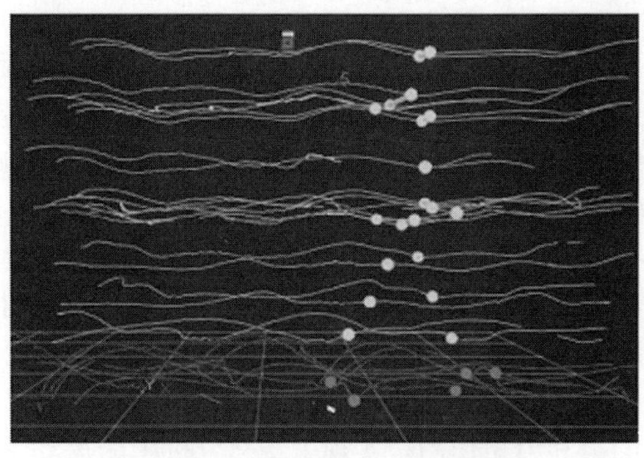

图5－11　标志点的运动轨迹曲线

图中圆点为在体表粘贴的反光标志点。

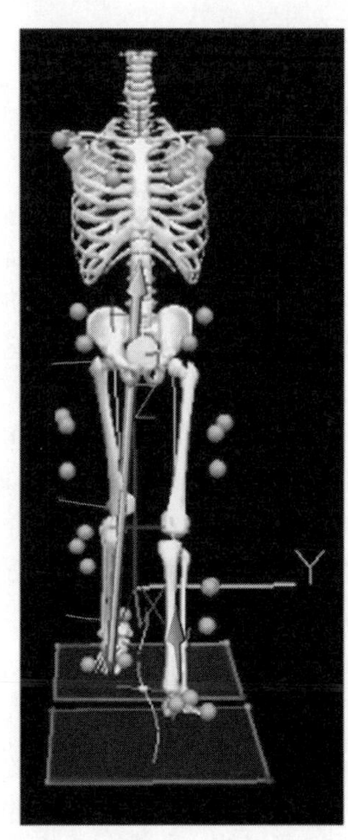

图5－12　三维测力平台测量的双足支撑期压力中心示意图

红色箭头表示压力的大小和方向。灰色小圆点为红外反光标志点。骨骼图是根据反光标志点建立的模型。蓝色大圆点表示通过建模计算出的人体质心位置。

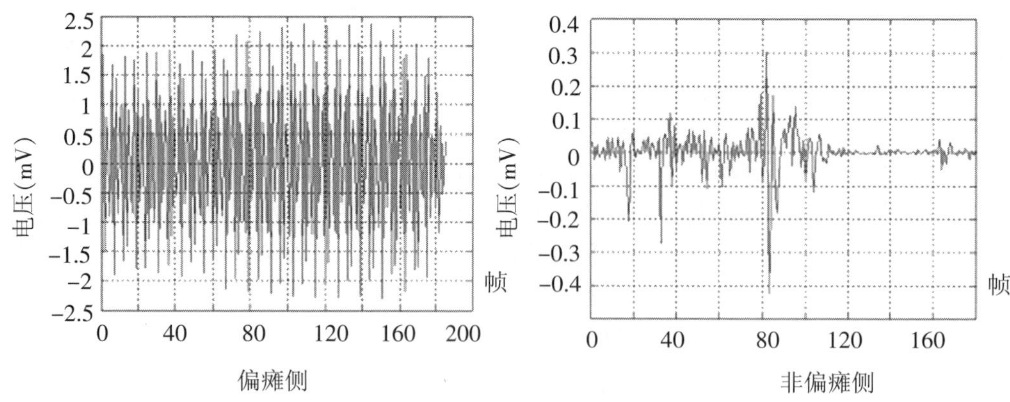

图5-13　偏瘫后遗症患者左右腿腓肠肌肌电图对比

下来，测量结束后将存储卡上的数据交予处理单元。然而，这样便失去了"实时"的特性。无线测量系统则通过无线传输数据，不用电缆，消除了过多电缆影响步行的因素，又具有实时性。

将三维运动系统和三维测力系统结合起来，在测量上便实现了人体步行时位移随时间变化和受力随时间变化的统一。这样，便可以实时记录步行中压力中心的轨迹，计算出任意时刻地面支撑力对人体任意部位（含关节）的力和力矩作用。实现了步态分析中的运动学和动力学的统一，再辅以肌电图，就可以对步行的动态平衡有更清晰、更科学的定量认识，做到全面、完整、科学、定量的步态分析和评价。

第二节　偏瘫步态与训练策略

一、偏瘫步态

（一）脑卒中患者的步态类型

脑卒中后步态的类型取决于脑卒中所发生的部位和所累及的系统，如运动、感觉、平衡、协调、知觉和视觉系统。如果累及大脑皮质的运动区或运动纤维，偏瘫或轻偏瘫表现在对侧肢体上。是否出现上肢或下肢的损害取决于是否在相应区域发生脑实质损害。不是所有的脑卒中患者都出现偏瘫或轻偏瘫，也不是所有的偏瘫患者表现出相同程度的运动障碍。尽管偏瘫患者存在不同类型和不同程度的运动障碍，但是，"偏瘫步态"经常应用于所有的偏瘫患者。

以缺血性脑卒中为例，患者大脑前动脉供血区域的缺血通常主要引起下肢的功能障碍，而大脑中动脉供血区域的缺血主要累及上肢。由于大脑中动脉梗塞是脑卒中最常见的类型，这些损害所造成的功能障碍通常是与脑卒中患者关系最密切的，所描写的步态是最常见的。

（二）偏瘫患者常见的步态缺陷

偏瘫患者在步态周期中不同关节和不同时期最常见的步态缺陷如下。

（1）在偏瘫肢体的支撑初期之初始触地时，由于患者足背曲缺乏，可以表现出"全脚掌着地"或甚至"前脚掌着地"，而不是脚跟着地。患者在接触地面时可以表现出跖屈加内翻，然后脚的侧面开始不稳定的承重。

（2）在预承重期，患者仍处于双腿支撑，在身体的重量逐渐加载到前腿时，正常人膝关节应有10°~15°的屈曲以吸收重心移动所形成的冲击力。但部分患者的膝关节没有屈曲。当身体向前时，膝关节往往出现伸直位甚至过伸位（膝反张）。在支撑期，由于缺乏足背屈，胫骨平台不能向前移动到超过脚尖。

（3）支撑中期开始了单腿负重。当身体的重心试图越过僵硬的膝关节时，除了膝过伸以外，还可以观察到躯干和髋的屈曲，骨盆的前倾。另一些患者在支撑中期可能表现出相反的情况：膝关节过度屈曲，并伴有过度的踝背屈和髋屈曲。

（4）在支撑中期，额状面内可以观察到患者躯干过分向患侧倾斜，越过患侧下肢，或观察到Trendelenburg's征。这两者都提示髋部外展无力。当骨盆向侧方过度位移超过支撑腿时，并伴随对侧摆动腿骨盆过分降低，此为Trendelenburg's征阳性。

（5）在支撑末期的单腿支撑阶段，患者缺乏髋关节伸展力量将重心转移到前脚掌来为蹬地做准备。还有可能出现踝关节过度背屈或跖屈无力。出现过度背屈时，可以观察到足跟部不能抬高，对侧腿提前触地。

（6）在支撑末期的第二个双腿支撑期，经常可以观察到因后伸髋关节不能而代偿出现的膝关节屈曲（正常应有30°~40°的屈曲）和踝关节的背屈，同时也可以发现踝关节在摆动前没有跖屈。

（7）偏瘫肢体的运动异常导致对侧腿的步幅下降。由于偏瘫肢体的骨盆、髋、膝和踝不能运动或不能有效的运动，身体不能完成正常的向前移动的任务。健侧肢体有可能"跳跃"而不是迈过瘫痪肢体。偏瘫侧腿也出现步幅下降。

（8）在偏瘫腿的摆动期，有时可以观察到大的屈曲运动而不是连续的一系列的屈曲运动。最常见到的是以髋关节屈曲角度不足、膝关节屈伸的速度减缓和角度减小为特征的下肢僵硬摆动。髋关节屈曲角度不充分，加上膝关节屈曲和踝关节背屈不能，导致僵硬下肢出现向前的划圈步态。这种情况在额状面最易观察发现。患者外旋和外展髋部使腿向外侧摆动，然后，内收和内旋使腿向内侧摆回。在正常的步态模式的摆动期，在额状面观察不到明显的髋关节外展、内收和外旋、内旋运动。

（9）在摆动前期出现的膝关节屈曲受限一直延续到摆动初期，并常常持续整个摆动期。由于膝关节摆动减少，及继发的髋关节屈曲和踝关节背屈降低，在摆动初期观察到的“脚尖拖曳”步态有可能持续整个摆动期。有些病人采取其他代偿步态来克服这种危险。一种是在摆动初期通过踮脚尖将支撑侧髋抬高以帮助摆动腿向前带动脚趾离开地面。另一种代偿是加大摆动腿的髋和膝的屈曲程度，缩短摆动腿的摆动半径。

（10）在摆动中期，骨盆有可能保持回缩而不是向前旋转到中立位。特别是在膝屈曲和踝背屈不能时，提髋和腿划圈步态会继续。由于踝背屈的减弱或消失，踝关节出现足下垂。由于肌肉功能不平衡，摆动中期足可出现内翻。正常时，胫前肌与趾长伸肌协同作用使踝背屈。有些偏瘫患者出现胫前肌的过度兴奋和趾长伸肌的无力，引起胫前肌腱向中线偏移而牵拉足并导致内翻。

（11）当下肢前进到摆动末期时，许多患者在屈髋和屈踝的同时不能够伸膝，从而形成脚跟触地时膝部屈曲的姿态。骨盆仍然回缩或不能旋前超过中线。另外，膝关节伸直功能的下降，导致偏瘫侧腿的步幅减小。另一些患者在摆动期末出现膝关节伸展，并伴随踝关节跖屈，而不是正常情况下为足跟着地做准备的踝关节背屈。另一些患者表现出髋内收伴有膝的伸展。如果这种现象明显，将出现摆动腿在支撑腿前面交叉的现象。患者有可能被自己绊倒。

（三）步态偏差的原因

观察到的步态异常的原因因人而异，对此应有充分的认识。例如，最常见的偏差是在脚开始着地时，全脚掌着地或前脚掌着地，而不是脚跟着地。这种异常步态的产生由许多原因引起，如背屈肌肉无力、跖屈肌肉异常兴奋、快速交互运动能力下降、中枢产生的预先编码肌肉活动出错、跖屈肌肉内有不能收缩的软组织紧缩、或踝关节的病理状态等等。甚至当软组织紧缩和关节挛缩消除后，对于诱发因素也会有不同的或相互矛盾的假设。在骨骼肌自主收缩反射活动的恢复时期，也会出现这种情况。

二、治疗策略

（一）治疗性训练的基本原则

对步态进行全面的评估和分析后，物理治疗师需要确定不同模式下的缺陷，如关节活动度降低或肌肉力量减弱，确定运动能力和自主控制的缺陷，并采用不同的治疗性训练。物理治疗师的许多治疗基于的是患者对正常运动的促进和感觉刺激的理论。然而，近 20 年来，物理治疗师所用的治疗方法，已经逐步从很多传统的理论模式转变到运动控制的观点上来。运动控制方法也基于一种理论模型，但不提倡物理治疗师对患者进行特殊的治疗。在运动控制的模式中，物理治疗师不是“促进”正常运动而是构造一种环境，使患者能够重新学习，以主动使用偏瘫侧肢体的运动功能。运动再学习理论基于不同领域的研究成果：神经生理学、肌肉生理学、生物力学和心理学。要相信患者通过主动解决问题而学习。因此，要在不同的情景下设计出需要解决特殊运动问题的任务，通过完成任务来获得运动功能的提高。

引起运动控制障碍的因素有很多。每个物理治疗师都有责任在这个领域跟上研究的进展，就像在脑卒中功能恢复领域那样。步态训练对于治疗师和患者是一个经常变化和富于挑战的任务。如上文所提到的一样，不是所有的脑卒中患者都有偏瘫步态。根据不同动脉的栓塞或出血及出现缺血性损害的地方不同，偏瘫患者的步态可以有多种多样的表现。各种异常的步态模式不可能在本章全部描述，以下所涉及的各种特殊异常的步态，对物理治疗师的治疗有是一定难度的。

（二）几种特殊异常步态的训练

1. 小脑脑卒中

（1）小脑脑卒中对步态的影响

由于静脉或动脉的缺血或出血，出现小脑损害的患者可以出现与轻偏瘫完全不同的步态偏差。小脑由 3 部分或 3 叶组成：绒球小结叶，前叶和后叶。绒球小结叶又称为前庭小脑，这是由于大部分的输入是来自在脑桥的前庭核。前叶又被称为脊髓小脑，这是由于大部分输入来自经过小脑上脚和小脑下脚的脊髓小脑束。后叶也被称为新小脑，构成小脑半球的主要部分，小脑半球接收经过小脑中脚主要来自皮层的输入。

另外，小脑半球可以被纵向分成不同的功能区，被垂直与水平裂分成不同的叶。小脑中部的主要结构是小脑蚓部，临近小脑蚓部的部分相当于小脑半球的中部，其侧方是小脑半球的主要部分。

对步态有影响的主要是小脑的绒球小结叶和前叶。因此，缺血或出血导致这些区域的损害将令患者出现静立和步行的困难。绒球小结叶（前庭小脑）出现损害将导致头与颈的共济失调，也可以出现严重的躯干震颤，患者采用双脚分开的较宽支撑面的站立以增强稳定性。任何使患者双脚同时移动或单脚向前行走的企图都会失去平衡。而肢体的共济失调或辨距障碍并不常见。

小脑前叶的损害，特别是中间部分，将引起与主动－拮抗肌肉活动有关的感觉输入障碍（通过脊髓小脑束）。可以出现下肢的共济失调，但常常无上肢的共济失调，在小脑半球出现损害后，除了其他方面的缺陷以外，将会出现同侧肢体辨距障碍和张力减退。尽管这些损害不影响站立平衡，但因为肢体辨距障碍，则会出现共济失调步态和蹒跚步态。

小脑主要由三条主要动脉供血，即小脑下后动脉（PICA）、小脑下前动脉（AICA）和小脑下动脉（SCA）。这些分支构成椎基底动脉系统的后部的循环。小脑下后动脉是椎动脉的分支，小脑下前动脉和小脑下动脉是基底动脉的分支。它们所供应的区域与其名称相符，因为许多皮层的游离血管交叉合流，小脑有些区域出现重叠的血管化。尽管一支动脉主要供应一个叶，这种交叉重叠可使供血来自远端动脉的分支。然而，一般来说，小脑下动脉供应小脑上脚，小脑下前动脉供应小脑中脚，小脑下后动脉供应小脑下脚。

小脑脑卒中在文献中最常提到的是小脑下后动脉的栓塞（lateral medullary syndrome），又称为脊髓背外侧综合征（Wallenberg's syndrome），这是因为认为小脑下后动脉供应侧方的脊髓及小脑的一部分。最近有证据表明，小脑下后动脉并不像以前认为的那样，很少供应侧方脊髓，这个名词引起了一些争论。如果不累及侧方脊髓，则第八、九和十颅神经不受损害，Horner's 综合征也不会出现，小脑下后动脉梗塞将损害小脑下脚，引起同侧肢体的共济失调和共济失调步态。另外，患者有向损害腿跌倒的倾向和向对侧腿转移体重出现困难。

早期的文献报道小脑下后动脉梗塞最常见，但近期发现，小脑下动脉的梗塞也较多，小脑下动脉的梗塞有许多不同的临床表现，但都对步态有影响。例如，脑前庭征象是最常见的征象，除了发音困难以外，肢体的辨距不良和步态共济失调以及向损害侧倾倒都是常见的症状。

（2）步态训练

小脑脑卒中后的步态训练重点应放在重新学习以纠正平衡的缺陷。患者应该首先学习将身体重心稳定保持在支撑面上最佳放置的空间感。因此，他们必须重新学习持续调整重心对准支撑面的方法。当身体前进时，将身体重心转移到支撑面的前面，是患者移动过程中最困难的任务。

平衡的训练应该鼓励患者主动地自我解决问题。行走时由治疗师帮助直立并不能增强其功能的独立性。同样的，用上肢承重的助行工具能够预防失去平衡，但并不能增进功能。因为这不能促进患者重新学习平衡控制。患者仅仅是依靠外部支持而获得稳定，并没有利用或整合自身的姿势反射。

应该鼓励进行一些需要主动转移体重和向定向目标前进的活动。这些训练应该在站位进行。当患者变得很适应时，应进一步给予其更富有挑战性的练习与活动。开始时，一些患者发现用他们较少受影响的一侧沿着一个高垫子行走是很有益处的。当他们行走伴有肢体的辨距不良时提供体重转移的目标，髋部可以更强地接触到垫子。拐杖只用于防止失去平衡，或作为一种提示，将体重转移到较少受影响的一侧，而不是作为一种主要的助行工具。

2. 同侧倾斜

同侧倾斜是偏瘫患者在临床上不常见的运动行为表现。患者在任何姿势下都倾向于向健侧的对侧倾斜。这种综合征首先由 Davies 在 1985 年描述并称为倾斜综合征。它不是医学上认可的综合征，相关文献报道比较少。Pedersen 等报道了检查由这种综合征是否由于特殊大脑右侧半球损害，但没有相关证据发现。在同样的研究中也没有发现同侧倾斜与两种知觉缺陷（半侧忽略与病觉缺失）有明显的相关。因此还需要进一步研究其他缺陷所起的作用。例如，Pedersen 等建议研究皮层下感觉通路与中继站的作用和病侧扩大感觉反馈的影响。当输入需要协调空间运动时，损害到任何涉及加工感觉信息的区域都能够引起障碍。另外，枕叶缺血可引起视觉障碍，需要研究其在神经行为学上的影响。同时也认为海马可能在空间定向方面起作用，如果这个区域出现损害，也需要进行检查。

倾斜综合征的最初描述仅仅来源于临床医生的观察，认为其最常见于左侧偏瘫和知觉缺陷（特别左侧忽略），左侧视野忽略伴有或不伴有同侧偏盲。体象障碍及视觉空间障碍。

尽管研究不能完全确定倾斜综合征的存在，但同侧倾斜确实存在。原因虽然不能确定，但可以观察到这种行为。Pedersen 等研究了 327 例脑卒中患者，发现 10% 的患者有同侧倾斜。对于同侧倾斜患者的步态训练存在一定的难度。例如，在转移训练中，由坐位到站位时，一些患者将快速从椅子中站起向偏瘫侧倾斜。如果没有指导，患者有可能跌倒。由于患者总是向一侧倾斜，重心向健侧转移非常困难，而向患侧转移很容易，但由于患侧缺乏运动控制而变得很危险。站立时需要帮助以预防向患侧的跌倒。

使用助行器械行走，如给健手一个拐杖，一般不予推荐。因为这些患者倾向于用拐杖把自己推向患侧腿。他们表现为不能主动将重心转移到健侧腿。给患者越多的支持（预防患者倒向偏瘫侧），他们越要倒向患侧。

步态的重新训练遵循共济失调步态的基本训练原则。患者必须重新学习站立时在基本的支撑面内调整身体重心的方法。这需要对失去平衡进行仔细的觉察。尽管 Pedersen 等发现病觉丧失与同侧倾斜没有明显的相关，患者的问题仅仅是出现肢体无力和视野缺陷，而没有平衡障碍。作者观察到这些患者能够重新学习调整平衡的方法，Pedersen 等的研究证实了这一点。Pedersen 等收集的数据显示，伴有同侧倾斜的患者出院时的 Barthel 指数比没有同侧倾斜的住院患者要低。另外，有同侧倾斜的患者明显增加了住院的时间和恢复期的长度。对于有同侧倾斜的患者，行走时重新学习保持平衡确实是一个艰巨的任务。

为了提高主动解决问题的能力，对患者任何的尝试都要给予鼓励。行走时保持平衡再学习的难度是由感觉的变化、力量、运动控制和梗塞后正常反馈环共同作用造成的。视觉目标和触觉目标可能是最有帮助的。可以让患者沿高垫子或桌子边行走，患者能转移体重到患侧，以避免跌倒。不鼓励使用平行杠，患者必须学会用躯干进行体重转移来纠正平衡，而不仅仅是手扶平行杠来保持直立。随着训练的进展，患者已能初步完成行走后，可以进一步使用拐杖。不提倡治疗师参与训练时用手搀扶技术，如果这样，患者将仅仅简单地依靠治疗师的手。

有时，腿的无力是干扰重新学习姿势控制和体重转移能力的主要原因。当进行功能性站立活动时，在训练体重转移过程中，Davies 提倡使用偏瘫膝部伸直位支具。这种膝部支具降低了患者站立时倾倒的程度。可以设想，这种方法加强了稳定性，在某种程度上增强了患者的信心，使他们及时地精确估计自己是否处于平衡状态。也许，这种支具有限的自由度使患者能集中精力完成一项任务——体重转移，而不需要关注他们本身不稳定的膝关节。这时，对于“什么减少了倾斜的倾向和为什么减少”的问题，只能进行一些推理。尽管对同侧倾斜的患者提倡一些治疗技术，但并没有对照研究证实他们的有效性。这些治疗技术仅仅根据一些研究者的临床经验。

3. 本体感觉性缺陷

脑卒中后的感觉缺失可能伴随运动缺陷，特别是当脑卒中后本体感觉的丧失在很大程度上阻止了运动的恢复。本体感觉可以传导到小脑和大脑皮层，关节的位置和肌肉活动的信息可以发送到这两处，但信息投射到小脑不是有意识的感受。它通常保证肢体协调的运动。相反，信息传送到皮层作为一种有意识的保留并提供肢体位置与运动的觉察。

本体感觉的输入从肌梭、关节感受器、皮肤触觉感受器通过同侧脊髓小脑后束，经小脑下脚到达小脑。相同的信息经过同侧脊髓后束到达大脑皮层的躯体感觉区，跨过髓质沿内侧丘系上行到丘脑然后到达皮层。

大脑中动脉脑卒中能够在皮层水平损害本体感觉的觉察。尽管所有的感觉都要受到影响，本体感觉和两点辨别觉通常比痛温觉更容易受到损害，其损害表现在对侧的上肢和下肢。小脑动脉脑卒中将会引起步态平滑自动运动所需要的无意识的快速的本体感觉输入丧失。主动－拮抗肌肉活动的感觉输入的丧失引起需要协调步态运动肌肉连续调节的障碍。

Kusoffsky 等的研究发现大脑皮层脑卒中后的本体感觉丧失的患者的下肢能够比上肢恢复更多的功能。其中一个解释是步态更大程度的依赖于中枢产生的活动形式，而不依赖外周感觉的机制。这些中枢形式的产生起源于脊髓，由脑干的运动中枢所控制。而小脑、基底节和大脑皮层对这些中枢有影响。物理治疗师能够通过加强功能性步态训练而从中获益。

本体感觉信息连同前庭输入和视觉输入一起，对患者保持身体直立稳定起作用。从肌梭和关节感受器的输入不仅提供肢体空间位置有价值的信息，而且提供关于环境的有关信息。对于地面质地不平或变化的反应能力依赖于这些输入，这些损害可引起患者高度的跌倒的危险。协调肢体运动的能力减弱，患者有可能难于判断需要在环境中变化的步长或肢体关节的移动。

视觉能够补偿本体感觉的丧失。像其他缺陷一样，解决问题的途径由物理治疗师实施。患者必须学会有意识地应用视觉输入，而这些在以前并不需要。偶尔镜子也是有用的，尽管这些帮助应该对每个患者进行个体化的评定，镜子也能够像经常帮助患者一样妨碍患者，特别是对那些存在视觉空间障碍的患者。

治疗师的作用是在不同的环境提供视觉信息进行训练，另外，应用生物反馈以提供听觉信息。一种类型的生物反馈装置是肢体荷载指示器，当脚接触到地面时，它会提醒患者。标准的生物反馈装置通常能够提供强化训练时肌肉收缩力量的信息。

4. 视觉缺陷

脑卒中的视觉缺陷也能够影响步态。偏瘫患者最常见的缺陷是同侧偏盲，其常发生在视放射到枕部皮层的梗塞或视皮层本身的损害。大脑中动脉的分支、脉络膜前动脉供应视放射的大部分，大脑后动脉的分支也供应视放射的一部分。视皮层主要由大脑后动脉供应，但也接受一部分大脑中动脉侧支的供应。同侧偏盲也可作为大脑后动脉分支的距状裂动脉单纯梗塞的结果而出现，但这种情况下，没有偏瘫或半侧感觉障碍共存。

当同侧偏盲存在时，患者环境中的一半视觉信息丢失。一侧眼的颞侧视野和另一侧眼的鼻侧视野缺如。正如前文所提到的那样，通过视觉、前庭觉和本体感觉之间进行复杂的交流网络才能够保持平衡。如果视觉受到损害，网络中的一方面的功能不正常。如果患者没有学会用其他系统对周围环境作出反馈，则平衡处在危险之中。

对患者来说，最重要的是自我觉察到视觉的缺陷，他们必须检验出院后不同情况和不同环境中新的知觉，最大限度地发挥独立功能。

5. 神经行为学缺陷

知觉缺陷是影响步态的神经行为学缺陷，如左侧忽略或视觉忽略。同侧倾斜也可以归类到神经行为缺陷。半侧忽略和同侧偏盲是常常并存的独立的两个征象。同样，忽略和感觉丧失可以一起发生或单独存在。在决定最好的治疗途径以便在治疗干预中最大限度地发挥功能和保持一致性时，有关患者的知觉状态，作业治疗师和物理治疗师的交流是非常重要的。作业治疗师得到从正常测验中所得到的信息，应为进行步态训练程序的物理治疗师提供有价值的指导。

第三节　步行辅助器的应用

一、步行辅助器

脑卒中患者常用的步行辅助器有手杖和步行器，偶尔也用双拐。对于有轻微平衡障碍、对侧上肢力量正常的患者，一般应用单拐。应用双拐或步行器的患者，需要双上肢至少有一些功能。双拐或步行器两者都可以提供更多的外部稳定性。相比而言，步行器能提供的稳定性更高。拐杖通过增加一个地面支撑点，来增加支撑面，增强稳定。这也是拐杖的主要功能。拐杖也能够降低偏瘫侧腿在支撑期稳定骨盆的外展肌肉张力。拐杖用于健侧，能够防止支撑期对侧骨盆下降（Trendelenburg症阳性），也有助于模拟正常步态中手臂与腿的交替动作。

（一）拐杖

目前常用的拐杖，有简单的木制直拐，也有三脚拐杖、四脚拐杖。直拐支撑面窄，四脚拐支撑面宽。支撑面越宽，提供的稳定性更高。因为偏瘫及平衡功能的损害，物理治疗师开始训练时可用较宽支撑面的拐杖。他们应该尽可能快地让患者接受最少的帮助，同时保证有安全、稳定的步态。当不需顾虑安全问题时，患者不应使用宽支撑面的拐杖。因为它妨碍了患者最大的功能移动。原因有二：一是它限制了正常体重转移到偏瘫腿；二是用宽拐杖比窄拐杖、或无拐杖移动要慢。最关键的问题依然是安全性。假如患者的安全性没有问题，应该鼓励患者最大限度地用患侧腿。

偶尔应用另两种拐杖，掖杖或更常用的前臂杖。小脑脑卒中的患者或其他平衡功能有障碍，但双手有功能的患者，可以用这些工具加以训练。这些患者需要两个拐杖来支撑，以保持平衡。但患者应具有足够的运动控制能力使用拐杖交互前进。

（二）步行器

标准的步行器是最稳定的助行工具。它与地面有四点接触，大大地增加了支撑面。当患者需要比双拐更多的外部支撑，双手也有实用意义的功能时，可以使用步行器。步行器偶尔也用于偏瘫手臂有实用意义的功能，甚至用单拐就可达到平衡的患者。应用拐杖进行步态训练时，也应该练习提高最佳姿势控制。如果患者偏瘫手有足够的控制能力，在需要的情况下，步行器也可用于患者在有障碍的户外（或在厨房中）活动。

临床上应用的步行器多种多样，除了标准的四脚步行器以外，还有滚动型步行器（如前方有轮型、四轮型）和附加平台的步行器。应用滚动型步行器可以使患者出现更正常的交互式步态，但必须小心防止步行器“离开”患者。没有足够手臂力量来提起步行器的脑卒中患者，有可能抓住滚动型步行器，推动它前行。有些步行器具有压力敏感的制动装置，当手臂承受体重时，可以防止步行器向前运动。

在小脑脑卒中患者的步态训练中提到，当应用步行器时，稳定性有时是以牺牲姿势的控制为代价的。如果步行器提供了所需要的支撑，患者就不需要重新学习平衡与控制。正如上面所提到的一样，安全是最重要的问题，如果为了安全，没有步行器，功能性移动是不可能的，那么，使用步行器进行安全和独立的移动是最好的选择。

教会偏瘫患者使用何种步行模式行走，取决于平衡、力量和协调等因素。认知和知觉缺陷（包括失用）也应该考虑在内。

二、步行模式

有一些专有名词用来描述步行模式。在一个步态周期中，“点”表示脚和助行器与地面的接触数量。例如，四点对侧步行表示用两脚和两个助行器（如每侧用一个拐杖）来步行。接触地面的点越多，患者行走越稳定。另外，如果助行器先于肢体移动，则称为“滞后模式”。滞后模式比肢体与助行器同时移动提供的稳定性更大。下面介绍几种最常见的步行模式。

（一）使用单助行器的二点对侧步行模式

有无功能手臂的偏瘫患者，通常使用一个助行器用两点对侧步行模式步行。健手持拐杖，拐杖与瘫痪腿一起前进（一点），然后，健侧腿单独迈出（二点）。拐杖首先伸出，然后患腿跟随健腿迈出可提供更稳定的模式。这种模式称为滞后对侧两点步行模式。

（二）使用双助行器的四点对侧步行模式

用于四点对侧步行模式的助行器可以是杖拐。这种步态模式可以选择那些四肢有实用意义的功能，但有平衡障碍的脑卒中患者。他们需要双侧的支持，但有能力单独运用每侧助行器（二点）和每侧腿（二点）交互前进。尽管这是一种非常稳定的步行模式，但并不常用于偏瘫患者。有时，小脑脑卒中的患者应用这种模式，既提高了姿势控制，又鼓励上肢和下肢运动的交互性协调。

（三）使用双助行器的二点对侧步行模式

如果患者获得了足够的姿势控制能力，他们可以使用二点对侧步行模式步行。他们仍然使用两个拐杖，但可以同时移动一个助行器和对侧的腿（一点），然后，移动另一侧助行器和对侧的腿（一点）。

（四）使用单助行器的五点步行模式

如果四肢有功能性控制的患者需要加强躯干的控制，他们可以应用步行器进行训练。例如，某些小脑脑卒中患者从来没有康复到能够用双拐达到稳定姿势的程度。他们需要用步行器。步行器可以让患者五点接触：助行器的四条腿和患者的一条腿。如果助行器与腿同时移动，此模式称为五点步行模式；如果步行器先移动，然后腿移动，此模式称为五点滞后步行模式。

前面提到的滚动型步行器可以用于患者训练，选择这种助行器有两个原因：首先，这种助行器在前进时可以持续的接触地面，提供最大程度的姿势控制；其次，这种助行器可以持续的移动，患者能够用相等的步长前进，并能提高速度。用标准的步行器，患者不得不用“一步一步”的步行模式（步行器移动、一脚移动、然后另一脚移动），这种模式限制了正常的步幅和速度。像前面提到的那样，一旦决定使用滚动型步行器，物理治疗师必须认为患者有能力控制这种步行器持续的向前运动。

（五）使用双助行器的三点步态

三点步态很少在脑卒中患者中使用，通常在骨科患者需要单腿支撑体重时使用。

三、保护技术

脑卒中后步态训练的目标是使患者能够尽可能地进行高效、安全和独立的行走。为了达到最佳的功能性移动，对患者来说最重要的是对姿势性不稳有经验，以重新学习纠正这些不平衡的方法。

基于这种思想，治疗师应尽可能地接近患者以防止他们跌倒或自我损伤，同时又不能妨碍患者学习适合于自己的方法。治疗师必须使患者处于一些险境当中，但又不能损害患者安全或治疗师自己的安全。做到这一点，特别是对于新的治疗师，并非易事。对任何治疗师来说最大的危险是患者跌倒。很显然，直到治疗师与患者相互适应并清楚他们需要多大的外部支持之前，最好是多加保护而不是保护得过少。无论怎样，治疗的目标总是着眼于达到最佳功能，治疗师需要重新评估目前所进行的治疗。患者需要多大程度的指导，需要设置什么类型的环境和需要进行什么类型的表面活动，都是治疗师要考虑的问题。

偏瘫患者应用手杖行走时，大多数情况下需要在瘫痪侧进行保护。治疗师站在患者患侧的前侧方，处于帮助患者的最佳位置。如果患者失去平衡或绊倒，因为瘫痪腿感觉、力量和控制功能的降低，他们很难防止向瘫痪侧跌倒。治疗师可以用一只手接近患者控制患者的髋部和骨盆，如果需要，可用另一只手控制肩部和躯干。是否应用步态带子或保护带子因治疗师或治疗机构而不同，但大多数提倡在训练的开始阶段或楼梯上应用。患者的安全是最重要的。有时，没有步态保护带，难以对患者进行控制；另一些时候，如果治疗师不注意每一步调整带子，可能妨碍患者学习姿势控制。对每一个患者都应该进行个体化的评估。治疗师也应该考虑患者的身高因素。治疗师应该根据临床的评估和合理的判断，决定预先采取保护患者免受伤害的活动。

当保护患者上楼梯时，治疗师应位于患者后方的患侧，患者在健侧应用栏杆进行训练。开始，应教患者健腿在前，每次上一个台阶。当患者下楼梯时，治疗师应站在患者的前方患侧，这样当患者患侧腿膝部打软时，可对患者提供帮助。借助栏杆，患者患腿在前，每次下一个台阶。在治疗师近距离的保护下，经过一步一步的措施，患者重新恢复患腿的功能和力量。只用单拐或双拐上楼或下楼是困难的，这需要非常出色的平衡功能。在一些家庭环境也可以进行训练，但应该在足够的保护下进行，要充分考虑安全以避免危险。

在患者住院期间，保护技术要尽可能地教给家庭成员。家庭成员参与步态训练，为实践和重复新学习的技术提供了机会。

（方新　毕胜）

参考文献

1. Adams JM, Perry J: Gait analysis: clinical application. In Rose J, Gamble JG, editors: Human walking , Baltimore, 1994, Williams & wilkins

2. Amarenco P: The spectrum of cerebellar infarcts, Neurology, 1991,41:973

3. Balliet R, et al: Retraining of functional gait through the reduction of upper extremity weight bearing in chronic cerebellar ataxia, Int Rebabil Med 1987,8:25

4. Bingman VP, Zucchi M: Spatial orientation In Cohen H, editor: Neuroscience for rehabilitation, philadelphia, 1993, JB Lippincott

5. Brandt T, Krafczyk S, Malsbenden I: Postural imbalance with head extension: improvement by training as a model for ataxia therapy, Ann NY Acad Sci 1981,374:636

6. Carlson sJ: A neurophysiological analysis of inhibitive casting, Phys Occup Ther Pedatr 1984,4:31

7. Carr JH, Shepherd RB, Ada L: Spasticity: research findings and implications for intervention , Physiother 1995, 81:421

8. Davies PM: Steps to follow, Berlin, 1985, Springer Verlag

9. Diamond M, Ottenbacher K: Effect of tone inhibiting DAFO on stride chatacteristics of an adult with hemiparesis, Phys Ther 1981, 70:423

10. Dietz V, Quintern J, Berger W: Electrophysiological studies of gait in spasticity and rigidity: evidence that altered mechanical properties of muscle contribute to hypertonia, Brain 1981, 104:431

11. Dimitrijevic MR et al: Activation of paralyzed leg flexors and extensors during gait in patients after stroke, Scand J Rehabil Med 1981, 13:109

12. Edelstein J: Orthotic management and assessment. In O'Sullivan S, Schmitz TJ, editors: Physical rehavilitation: assesment and treatment, Philadelphia, 1994, FA Davis

13. Engardt M et al: Dynamic muscle strength training in stroke patients: effect on knee extension torque, EMG activity, and motor function, Arch Phys Med Rehabil 1995, 76:419

14. Fox CR, Cohen H: The visual and vestibular systems: In Cohen H, editor: Neuroscience for rehabitiation, Philadelphia, 1993, JB Lippincott

15. Harro CC, Giuliani CA: Kinematic and EMG analysis of hemiplegic gait patters during free and fast walking speeds, Neurol Report 1987, 11:57

16 . Knutsson E, Martensson A: Dynamic motor capacity in spastic paresis and its relation to prime mover dysfunction, spastic reflexes, and antagonist co-activation, Scand J Rehabil Med 1980, 12:93

17. Knutsson E: Gait control in hemiparesis, Scand J Rehabil Med 1981, 13:101

18. Kusoffsky A, Wadell I, Nilsson BY: The relationship between sensory impairment and motor recovery in patients with hemiplegia. Scand J Rehabil Med 1982, 14:27

19. Lamm-Warburg C: Assessment and treatment planning strategies for perceptual deficits, In O'Sullivan S, Schmitz TJ, editors: Physical rehabilitation: assessment and treatment, Philadelphia, 1994, FA Davis

20. Lehmann JF et al: Gait abnormalities in hemiplegia, Arch Phys Med 1987, 68:763

21. Oestreich L, Troost BT: Cerebellar dysfunction and disorders of posture and gait. In Spivack BS, editor : Evaluation and management of gait disorder, New York, 1995, Marcel Dekker

22. 高怀民. 重度脑卒中偏瘫患者步行功能的重建. 中国康复医学杂志, 1999, 14(5):117

23. Saunders JB, Inman VT, Eberhart HD. The major determinants in normal and pathological gait. JBJS 1953, 35 - A:543 ~ 58

24. Perry J. Gait analysis; normal and pathological function. Thorofare, N. J. : Slack, 1992

25. Sutherland D. Development of mature walking. Philadelphia: MacKeith Press, 1988

26. Sutherland DH, Kaufman KR, Moitoza JR. Kinematics of normal human walking. In: Rose J, Gamble JG, eds. Human walking, 2nd ed. Baltimore: Williams & Wilkins, 1994, 2:23 ~ 45

27. Pathokinesiology Service, Physical Therapy Department. Normal and pathological gait syllabus. Downey, Calif. : Professional Staff Association of Rancho Los Amigos Hospital, 1977

28. Ayyappa E, ed. Words about words: the terminology of human walking, bipedal exchange. Monograph of the American Academy of Orthotists and Prosthetists Gait Society, Volumes 1994, 1 ~ 2

29. Ayyappa E, ed. American Academy of Orthotists and Prosthetists Gait Society, Gait and Pathomechanics Syllabus, Certificate Program in Professional Development - Final Report, August 1996

30. Ayyappa E. Gait lab technology: measuring the steps of progress. O&P Almanac 1996, 45(2):28, 29, 41, 42, 56

31. Inman V. Ralston HJ, Todd F. Human walking. Baltimore: Williams & Wilkins, 1981

32. Rose J, Gamble J. Human walking, 2nd ed. Baltimore: Williams & Wilkins, 1994

33. Perry J. Gait analysis; normal and pathological function. Thorofare, N. J. : Slack, 1992, 2 ~ 128

34. Sutherland D. Development of mature walking. Philadelphia: MacKeith Press, 1988

35. Gage JR. Gait analysis in cerebral palsy. New York: Cambridge Univ Press, 1991

36. Rose J, Gamble J. Human walking, 2nd ed. Baltimore: Williams and Wilkins, 1994

37. Winter DA. Biomechanics and motor control of human gait. Waterloo, Ontario, Canada: University of Waterloo Press, 1987

38. Ayyappa E. Normal human locomotion, part 1: basic concepts and terminology. JPO 1997, 9(1):10 ~ 7

39. Fish D. Bipedal exchange. Monograph of the American Academy of Orthotists and Prosthetists Gait Society, Spring, 1994, 1:1

第六章

偏瘫的康复评定

6

第一节　评定目的与评测工具

医学诊断一般是根据国际疾病分类（ICD－10）准确地确认疾病的种类、病因和疾病的严重程度，而康复评定则是应用康复功能评定方法（如国际功能、残疾和健康分类、ICF 等量表）正确地认识和评价疾病后的功能水平，通过比较康复前后的功能状态，确定功能后果（outcome）的改善程度。因此，医学诊断和康复评定是两个内容完全不同的概念。

脑卒中的康复评定是对脑卒中患者所存留的或丧失的功能进行识别和测定，以鉴别患者的功能障碍所在，判断其严重程度，以便制定科学的康复医疗计划，实施有效的康复治疗措施；同时监测患者的功能变化，以判断康复治疗的效果，对患者的疾病结局作出合理的评价。因此，脑卒中康复评定的组成部分有两个方面，一是识别问题所在，二是确定问题的严重程度。

偏瘫是脑卒中的重要表现，本章侧重于对脑卒中后运动功能障碍的评定方法及其特点的介绍，语言、认知等方面的评定也是很重要的，可以参考本书第十二、十三、十四等章。

一、评定目的

（一）临床康复的需要

就临床康复而言，评定的主要用途或目的是：全面识别患者所存在的问题；对于预后作出正确的估计；监测治疗的效果；制订治疗方案、确定患者的去向和生活安排等；指导患者和患者家属主动参与治疗；对于医疗康复人员，通过评定，总结、增长经验，有利于临床康复工作的交流和开展。

在脑卒中的各个阶段（从入院开始至出院后的随访）都应进行评定，但评定的目的和重点是有所不同的，如 Wade 建议的脑卒中常规评定（表 6－1）。各阶段的评定目的如下：

（1）急性期的临床评定：患者入院时，就应开始进行临床评定。目的是确定脑卒中的病因、病理和严重程度；评测合并症；记录临床过程。

（2）康复筛选：在患者病情稳定时进行。目的是识别有康复价值的患者；确定适合的康复治疗场所，如住院康复、门诊康复、家庭康复等；识别需要治疗的问题。

（3）进入康复治疗场所后的初次评定：接受强化康复程序的患者、接受一般康复程序的患者、接受门诊或家庭程序的患者应分别在进入康复场所后的 3 天内、1 周内、3 次随访或就诊时进行评定。目的是证实转诊决定的正确性；制定处理计划；为监测治疗过程提供基线数据。

表 6－1　脑卒中的常规评定

项　目	早　期	中间阶段	晚　期
	第一周	1～12 周	12 周以后
意识水平	+ + +	+	－
智力状态	+ +	+ +	+ +
吞咽障碍	+ + +	+	－
二便控制力	+ +	+	
躯干控制	+ +	+	+
独立水平	+ +	+ +	+ +
失语	+	+ +	+ + +
情绪状态	+	+ +	+ +
知觉问题	+	+ +	+ +
偏盲	+	+ +	+
肢体的运动控制	+	+ +	+
感觉	+	+ +	+
步行	+	+ +	+ +
参与水平	+	+	+ +

注：+ = 重要，+ + = 比较重要，+ + + = 非常重要。

（4）康复过程中的评价：强化程序每周一次，一般程序每两周至少一次。目的是监测过程；调整治疗方案；为出院提供根据。

（5）康复出院后的评定：出院后的 1 个月内、第一年的有规律的随访。目的是评定患者对家庭环境的适应；确定需要继续的康复服务；评定看护患者的负担。

但是在实际中，这种分阶段的界限不是决然分开的，受到社会和人们对康复医学的认识和认同的影响。在我国目前阶段，大部分脑卒中患者都是在 1～2 个月以后才进行康复治疗。但是随着康复医学的发展以及人们对康复医学的认识与认同程度的增加，康复治疗开始的时间越来越早，有时患者直接从急诊就进入了康复医学科或在病情还未稳定时即进入了康复医学科治疗。国外的一些康复专家，如 Wade 和 Langton 等对各阶段的常规脑卒中评定提出了一些有实际参考意义的选择（表 6－1,表 6－2）。

（二）研究的需要

为了研究而进行的评定可以确定脑卒中的自然史、影响因素以及预后、干预的有效性等。如：在选择研究对象或进行分层分析以及确定是否有可比性时，我们常常需要知道脑卒中的严重程度，即需要对脑卒中的严重程度进行评定。特别是为了确定某一项治疗是否对运动功能的恢复有影响时，我们必须对运动功能进行具体的评定，根据其变化过程确定康复治疗方案的可行性。

二、评定工具的心理测量学特点

为了选择一个适宜的评定工具，我们必须理解和知道评定工具的心理学特点。根据这些特点，才能了解和判断一个评定工具的好坏。

表 6－2　脑卒中常规评定的建议

评　测	时　间	理　由
尿失禁	卒中后 2～3 天	好的预测指标
运动指数(ML)	卒中后 2～3 天	评测运动缺失
躯干控制(TCT)	卒中后 2～3 天	有重要的预测价值
Frenchay 失语筛查评测	卒中后 2～3 天	发现失语,如果存在,给予语言与言语治疗
简明定向力记忆力注意力评测	卒中后 2～3 天,每月,出院时	不需要培训,简单评测认知功能,常见的残损,但常常被遗忘
Barthel 指数	卒中后 2～3 天,每周一次直至出院,6 个月	评测独立水平,识别重要的残疾领域
Rivermead 运动指数	卒中后 2～3 天,出院时,6 个月	运动功能对患者来说是最最紧迫的问题
步速	治疗过程中	评测移动最敏感的评测方法之一
医院焦虑与抑郁量表(HADS)	出院时,6 个月时	提示注意任何情绪问题
Frenchay 活动指数	6 个月	重要的

D. T. Wade. Stroke. In：Goodwill C J, Chamberlain M A, Evans C, ed. Rehabilitation of the physically disabled adult, second edititon. Cheltenham：Stanley Thornes Ltd, 1997

Langton Hewer R. Assessment of stroke. Scand J Rehab Med 1992；26(suppl)：91－96

（一）评定工具的心理学特点

评定工具的心理学特点包括：实用性（practility）、效度（validity）、信度（reliability）、灵敏度（sensitivity）和可交流性（communicability）等。其中最重要的是信度和效度。

1. 实用性

实用性是指容易使用，受外部因素的影响比较小，价钱不贵，可以有效地实施。实施评定时，在评测完一个位置时的所有评定后，再改变位置进行其他的评定。评定方法的指南应当简洁明了，评分标准应当非常明确，而不能含糊不清。如果评测需要器具，则这些器具应质量高，而且经久耐用。应当清楚地说明谁是合格的评测者及所要的培训。评定需要的时间也应当说明。评定所持续的时间及评定项目的难度必须适合所要评定的对象。必须说明如何正确使用和解释基于该方法所得的评分。

2. 有效性（效度）

有效性是指使用一个评定方法评定它想要评定的东西的准确性。比如，血常规是检查血液一般状态，但如果用它来确定患者有无糖尿病，则是荒谬的，或者说是无效的；血糖检查和尿糖检查均可以用来评定糖尿病的血糖情况，血糖检查要比尿糖更能准确地反应血糖情况，也就是说，血糖检查的效度要比尿糖的效度好。这就是效度。一个评定方法的效度最初是在设计与制定该方法时就着手进行调查研究的，在以后的使用过程中进行验证。一个评定方法具有基本的四个方面的效度，即内容效度（Content Validity）、结果效度（Construct Validity）、标准相关效度（Criterion－related Validity）和面效度（Face Validity）。

（1）内容效度：内容效度是系统检测该评定方法的内容以确定它的内容是否能够代表它所要评定的行为范畴。在评定方法使用手册中应当描述它所包含的技能，每一类有几个项目及选择该项目的理由。内容效度通常是通过专家的认定而得到证实，即专家认为所选择的项目与领域是合适的，是具有代表性的。有两种主要的方法可以得到专家对某评定方法的内容效度的评定：一种方法是将评定方法中的项目提供给专家小组，征求专家确定这些项目评定的价值；另一种方法是不但将评定方法中的项目提供给专家小组，而且提供一系列评测目的以便专家确定项目与目的之间的关系。

（2）结构效度：结构效度是指使用一个评定方法来评测构成该方法的理论结构的程度。当一个评定方法被用来评测有关人类行为特点的抽象的特征或理论上的特性时，应当知道该评定方法的结构效度。以下五个方面与结构效度有关：

①年龄辨别（Age Differentiation）　任何与年龄有关的发育变化或行为变化在制定评定方法时都应考虑进去。

②因子分析　使用因子分析的目的是简化行为描述，使得最初的许多变量减少到少数几个普通的基本因子或特征，而这些因子可能与最初设计意欲评定的结构有关，也可能无关。

③内部一致性（Internal Consistency）　评价评定方法的内部一致性，有助于检测亚表及单个的项目与总分之间的关系，而这是很重要的，尤其当一个评测方法是由许多部分组成的时候。如果一个亚表或项目与总分的相关性很差，那么就应当怀疑这个亚表或项目的有效性。这对证实一个评定方法是同质的评测很有用。如果一个评定方法有几个结构，那么它的内部一致性差是可以想象的。

④趋同效度与异化效度（Convergent and Divergent Validity） 一个评定方法应该与评测同样结构的其他评定方法具有较高的相关性，即有较好的趋同效度；而与评测不同结构的评定方法的相关性差，即具有较好的异化效度。中等水平的趋同效度是可取的，因为这表明两种评定方法评测的不是同一结构。如果一种评定方法与另一种评定方法高度相关，那么就有理由怀疑建立这种新的评定方法有没有必要。中等程度的但有意义的相关性表明有良好的趋同效度，而又有自己的独到之处。与评测不同结构的评定方法的相关性差且没有意义表明具有良好的异化效度。

（3）区分效度（Discriminant Validity）：如果已知两组有不同的特点，而这一特点可以被该评定方法识别与评测，并且两组的表现被发现明显不同，那么就为区分效度提供了有力的证据。

（4）标准相关效度：标准相关效度由并行效度（Concurrent Validity）和预测效度（Predictive Validity）组成。将有疑问的评定方法与认为是评测这些特点或行为的准确的评定方法或变量进行比较，目的是将一种评定作为标准来证实另一种评定的有效性。标准相关效度可以用统计学来评价，从而可以清楚地表明某一评定方法的有效性。

①并行效度 并行效度是处理关于推断或结论在目前是否言之有理。常常是将评定的结果与某些标准进行比较，如果相关性高，那么就认为有良好的并行效度。并行效度与用于诊断目前状态的评定有关，而不是与预测未来的后果有关。

②预测效度 预测效度涉及一个评定方法预测或预报某些未来标准的能力。预测效度比较难确立，而且常常需要在评定方法产生后经过较长一段时间来收集资料。

（5）面效度：面效度不是一个评定方法的效度的必要组成部分，它仅仅反映评测者或被评测者关于评定方法是否看起来评测了其欲评定的东西。一个有好的面效度的评定，评测者更有可能严格而细心地实施评测，被评测者更有可能给予合作。

3. 可信性（信度）

信度是指一个评定方法提供一致信息的程度。有五种类型的信度，即评测者间信度（Intertester Reliability）、重测信度（Test - retest Reliability）、试验间信度（Intertrial Reliability）、替代式（Alternate Form）、个群信度（Population - specific Reliability）。

（1）评测者间信度：评测者间信度指在用偏离平均值来表达时，不同评测者所得出的评分的均衡程度。该信度可以估计两个或两个以上独立评测同一个人所得出的评分中，有多少意料中的测量误差。对于很大程度上取决于评测者的技巧与判断力的评测，该信度显得尤其重要。在确定该信度时，评测者应当接受独立的培训与独立的观察，这很重要的；如果评测者在一起接受培训或一起协商的话，那么会人为地夸大该信度。纯粹的评测者间信度是这样确定的：由一个评测者实施该评测法，其他评测者在一旁观察，均独立地、及时地对被评测者的行为给出评分。但是当评测者的技巧或需要每一个评测者的直接检查在评测中起着重要作用时，就很难得到纯粹的评测者间的信度。

（2）重测信度：重测信度指一个评测者在不同评测时间段内评测同一人得到的分数相对于另一人分数的一致程度。该信度是所有信度中最基本的最必要的信度。建议的重测时间间隔一般为 1 ~ 3 天，最长为 7 天。

（3）试验间信度：试探间信度指一个评测者在一个评测时间段内反复评测相同的几人得到的分数排列的一致程度。试探间信度与重测信度容易混淆。重测信度是以间隔数天或数周进行确定，而试探信度是以数秒或数分为时间间隔进行确定。

（4）替代式信度：替换式信度指一种评测方法的各种平行形式得到的分数排列的相互之间是否相对一致。当一种评测形式用在试验前，另一种评测形式用在试验后时，此种信度显得尤为重要。

（5）个群信度：个群信度指就一个特定的被评测的群体而言，评价一个评定方法的相对可重复性。此种信度的变化涉及到实施评测的评测者群体。

4. 其他

灵敏性（灵敏度）和可交流性也是评定方法的重要特点。灵敏性是指某评定方法发现有临床重要性的变化的能力。可交流性是指评定的结果可以在专业人员间或非专业人员或患者及家属之间进行有用的传递。

（二）评定工具心理测量学特点与评测目的之间的关系

上面已经提到，评定的目的就两个：要么是日常临床康复的需要，要么是科研的需要。用于日常临床工作的测量工具侧重于实用性和可交流性。也就是说，好用，评定需要的时间短；容易记录和检索信息；评定的结果容易被同事和患者所理解。用于科研的测量工具侧重于效度、信度和敏感度。也就是说保证对事物的状态和变化的评测结果是如实的、客观的反映。但是并不是说，其他特点不重要；其他特点也是很重要的。但是，不幸的是，各个方面都好的测量工具是不存在的，如敏感度高，其信度就必然随之降低。因此，在选用时，我们只能权衡一下各个方面的特点，根据目的合理地进行选用。

第二节　评定模式

一、WHO有关残损、残疾和残障分类

在康复医学中，进行评价的模式是WHO的ICIDH。ICIDH，英文全称为“International Classification of Impairments，Disabilities，and Handicaps”，中文译名为《国际残损、残疾和残障分类》，最早是由世界卫生组织于1980年出版，用来作为“疾病的后果”的分类。

传统的疾病描述模式是：病因→病理→临床表现。这里的病理包括病理生理、病理解剖等。这种疾病描述模式不能反映有关疾病的全部问题。疾病常影响患者的能力，使其不能完成自己的功能及义务；一个有病的人也不可能维持其贯有的社会作用。因此，WHO建议：描述疾病有关的现象应当拓宽为：疾病→残损→残疾→残障。这样，把传统模式与拓宽后的模式总合为：疾病（病因→病理→临床表现）→残损→残疾→残障（图6－1）。

（一）WHO对于残疾、残损及残障定义

1. 残损

残损是指任何精神的、生理的、解剖结构的或功能的缺失或异常。此处的功能是指人体的组成部分（如器官和脏器）的功能，如肢体的运动功能，而非作为整体来看的人的功能和能力。

2. 残疾

残疾是由于残损所致个体的能力受限或缺失，使得个体在执行一项活动（如日常生活活动）时，不能以正常的方式或在正常范围内完成。

3. 残障

残障是由于残损或残疾所致的不利因素，限制或阻碍了充分体现其在社会生活中作为一个“人”的正常角色，而这种正常角色取决于该个体的年龄、性别及社会文化因素。这三者分别代表不同的水平：残损代表的是组织器官、脏器水平；残疾代表的是人作为一个整体时的水平；残障代表社会水平，即人与社会之间的相互作用。

这个模式颁布20年来已在康复医学实践中被广泛应用。但是在多年应用之后，人们发现ICIDH（1980）有一些不足之处，如由“残损”引起“残疾”，再引起“残障”是单一方向的，于是在1993年决定修订ICIDH，于1997年3月、1999年7月、2000年10月在Internet上先后发布了ICIDH－2的Beta－1草案、Beta－2草案和Prefinal草案，英文全称改为“International Classification of Functioning，Disability and Health”，中文译名为《国际功能、残疾和健康分类》，英文缩写仍为ICIDH，称为ICIDH－2。2001年5月22日，第54届世界卫生大会正式签署并定名为“国际功能、残疾和健康分类”（International Classification of Functioning，Disability and Health，ICF），并建议在国际上使用。ICF与ICIDH之间主要的不同之处有三点。第一点，三水平分类的术语的改变：在ICIDH中，身体、个体和社会水平上分类的术语使用的是残损（Impairment）、残疾（Disability）和残障（Handicap）；而到了ICF中，三水平的分类则变为身体功能和结构、活动、参与。而每一水平均评价积极和消极两方面。消极的一面被称为损伤或残损（Impairment）、活动限制（Activity Limitation）和参与局限（Participation restriction）。其中“残障（Handicap）”由于有蔑视的色彩，已经废弃不用了。但是“残疾（Disability）”这个术语仍然保留，但已经不用在第二个水平即个体水平，也不是ICIDH中的“残疾”的意义了。在ICF中，残疾是一个伞形术语，包括了损伤、活动限制和参与局限，即用来概括三水平的消极方面，并且用“功能（Functioning）”来表示三个水平的积极方面。第二点，情景性因素：在ICF中，增加了一个新的术语，即情景性因素（Contextual Factors）。之所以增加它，是考虑到对环境因素进行分类对分析国际情况和在国际水平上制定解决方案也许有用。第三点，功能与残疾的过程：ICIDH是一种疾病后果的分类，是一个单一方向的作用（图6－1）；而ICF则是一种“健康成分”的残疾分类，相互之间的作用是双向的，复杂的（图6－2）。“健康成分”确定“什么构成健康”，而“后果”则集中在疾病的影响或由此而发生的其他健康状况。据此，ICF对病因采取了一种中性立场，允许研究者使用科学的手段推断因果关系；同样它也不同于健康“决定因素”或“危险因素”。

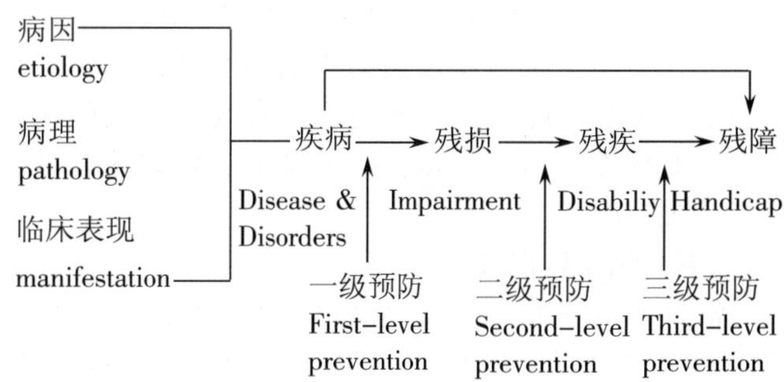

图6－1　ICIDH各构成成分间相互作用的认识

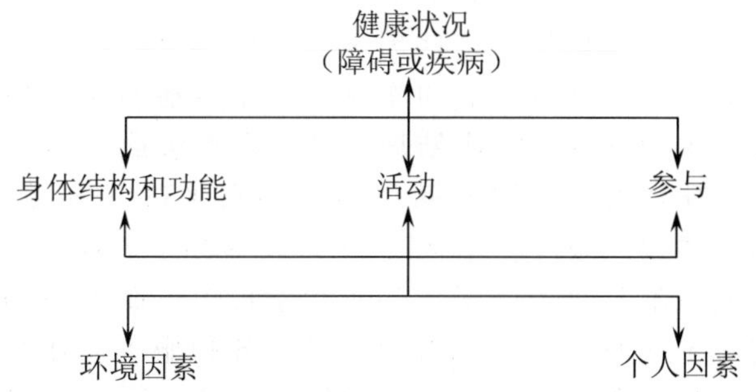

图6－2　ICF各构成成分间相互作用的认识

（二）身体功能、结构与损伤

身体功能是指身体系统的生理功能（包括心理功能）；身体结构是指身体解剖部件，如器官、肢体和它们的成分；损伤是指身体功能或结构上的问题，出现了显著的异常或缺失。身体结构和身体功能是相互平行的两个类目，两者都是按照身体系统进行分类的，不是按照器官进行分类的。损伤可以根据组织或细胞水平及亚细胞水平或分子水平进行分类，但出于实用原因并没有在这些水平上列出。损伤所代表的是身体在生物医学状态和功能上有明确的通常被接受的正常人群标准的差异，其构成成分主要是由有资格从事身体和精神功能判断的人根据这些标准进行判断。损伤并不取决于病因或如何形成的。损伤是健康状态的组成部分，但比障碍或疾病的范围更广泛和更具有包容性，如一条腿没了，不一定是一种障碍或疾病。

（三）活动和活动限制

活动是指在标准环境中执行一项任务或活动；活动限制是个体在标准环境中完成活动时可能会有的困难。所谓的标准环境是指包括与指定的范围有关的环境因子，并且对评测个体的全部能力没有阻碍或障碍作用，而且评测所有的个体的环境都是相同的。

（四）参与和参与局限

参与是指在个体的现实环境中执行一项任务或投入一种生活情景；参与局限是指在个体的现实环境中执行一项任务或投入一种生活情景时可能会有的困难。参与和活动从表面上看有些相似，其实不一样。参与和活动的区别有两个基本的方面：①参与是在现实环境中，而活动是在标准环境中；②参与是在社会水平，而活动是个体水平。所以活动指的是个体的能力，而参与是指社会实际中的完成情况。参与和活动的区别由它们的核心定义所决定，而不是由有疑问的领域的复杂性决定的。

（五）情景性因素

情景性因素代表的是个体生活和生存的全部背景，包括可能影响有健康状况（health condition）问题的个体和个体健康状态的环境因素和个人因素。环境因素构成了人们生活和生存的身体世界、社会环境和态度环境。这些因素是个体的外在因素，对个体作为社会的一员的参与，个体活动的执行情况或个体的身体功能或结构，可能有积极或消极的影响。环境因素是按照两个不同的水平进行分类的，即个体和“服务和体制”。个体指即刻个体环境，包括但不限于家庭、工作场所和学校等；而服务和体制指正式和非正式的社会结构、各种服务、在社区中或某种文化中克服障碍或体制。环境因素与身体功能和结构、活动和参与之间是相互作用的。个人因素是个体生活和生存的特殊背景，由个体的不属于健康状况或健康状态的特征组成，如年龄、性别等。但个人因素在ICF中没有进行分类。

二、医学和社会模式

医学模式认为残疾是由疾病、外伤或其他健康状况引起，需要专业人员以个体治疗的形式提供医疗保健。残疾处理的目标是治疗、个体的适应和行为的改变。医疗保健是主要问题，在政治上的主要反应是修改或改革卫生保健政策。而残疾的社会模式则是说残疾主要是由于社会引起，主要问题是使其完全融入社会。残疾不是个体的属性，而是多种条件的复杂集合，其中许多问题是由于社会环境所引起。所以在处理残疾时需要社会行动，从较大程度上讲是社会的责任，在社会生活的各个领域需要对环境进行改造，以便残疾人的参与。这样在政治上，便成了人权问题。ICF是这两种模式的整合，使用了一个“生物—心理—社会”的方法，所以，ICF试图创立一种综合性的理论，在生物、个体和社会水平上的不同健康方面达成一致。

三、ICF的作用

ICF是健康和残疾相关数据的国际标准，有以下作用：

（1）作为统计工具，用于数据的收集和记录。

（2）作为研究工具，用于评测后果、生活质量或环境因素。

（3）作为临床工具，用于需求评定、根据具体的情况选用治疗、职业评定、康复与后果的评估。

（4）作为社会政策工具，用于社会保障计划、赔偿系统和政策的制定与实施。

（5）作为教育工具，用于课程设计、提高认识、预防和促进健康。

四、偏瘫患者的全面康复评定内容

在对脑卒中偏瘫患者进行评定时，首先应对脑卒中患者的各主要方面进行全面简单的评测，对脑卒中患者的病情和状况有个全面的认识，因为其各个方面可能是相互关联的。脑卒中是一个复杂的综合征，可导致各种各样的神经功能缺损，偏瘫是其中之一。它是由于脑血管的原因引起的中枢神经系统受损而表现骨骼肌肉系统的活动障碍。因此，至少有多个系统牵涉在内，那就是血液循环系统、神经系统和骨骼肌肉系统。血液循环系统在脑部的堵塞或出血引起脑卒中，而与血液循环系统有关的各种因素，如血管壁粗糙、血液高凝性、血液速度慢、高血压、心房纤颤等等，可能是引起脑卒中或其复发的原因。中枢神经系统的梗死或血肿的病理过程和部位影响着脑卒中的病情的严重程度和临床表现。并且中枢神经系统的各种残损的存在，对偏瘫的康复治疗也有重要的影响。此外，骨骼肌肉系统本身的障碍也可以导致运动障碍，而长期的瘫痪又导致骨骼肌肉系统的障碍，如挛缩、肌肉萎缩、骨质疏松等。另外，有很多脑卒中患者同时存在着合并症和并发症。所有这些的正确评定和认识，对患者的临床治疗和康复治疗都是重要的。因此对偏瘫患者进行康复时，应当全面评测患者，不但要评测神经系统、骨骼肌肉，还要评测心血管与肺。另外环境、心理与其他医学因素对患者的康复治疗均有影响，因此也应当进行评定。国外学者更是用图形象地表达了这种复杂的关系（图 6－3）。所以，当我们在临床康复中初次接触患者时，应当对患者进行一个全面的评定，确定患者的病情，识别出患者存在的问题、影响患者功能恢复的因素，收集有用的资料。另外，我们必须识别出患者存在的、主要的功能障碍是什么，对各主要的问题或我们重点关注的问题应再进行详细的评定，因为组合在一起的或叫综合性的评定方法不能反映出它们的严重性，如两个脑卒中患者的 NIHSS 评分相同，他们的残损组成可能不同，有可能一个患者的上肢活动给予了 0 分，语言给予了 3 分，而另一患者语言给予 0 分，上肢活动为 3 分。对于脑卒中偏瘫而言，评定的主要方面包括三个水平的不同方面（表 6－3）。

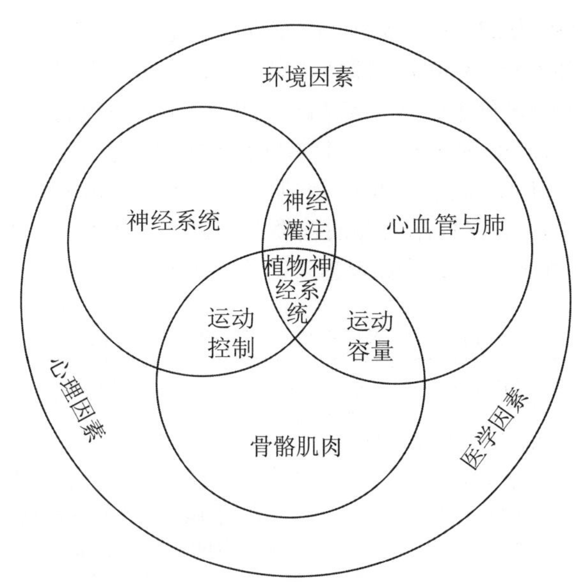

图6－3　脑卒中评价的内容

表 6－3　脑卒中偏瘫的康复评定

1. 损伤水平 脑卒中评价表：脑卒中患者临床神经功能缺损程度评分标准、NIHSS、JSS 肌力：MRC，MI 和 TCT 运动模式或运动功能评定：BRUNSTOM、FMA、MAS 肌张力：AS、TAS 平衡：Berg 平衡量表、Tinget 平衡量表 其他：姿势反射、感觉和共济失调等
2. 活动水平 总括性残疾评价表（Global disability scale）：Rankin 评测、格拉斯哥后果评测 ADL（Activities of daily living，日常生活活动）：BADL 和 IADL BADL：Barthel 指数、FIM、Katz 指数、PULSE 简表，等等 LADL：Frenchay 活动指数、Nottingham 扩展 ADL 指数
3. 局部的功能和残疾 上肢：ARAT、MFT、Frenchay 上肢功能评测等 下肢：FAC、FWC、Rivermead 活动指数、6 分钟步行评测、10 米步行时间等
4. 参与局限
5. 生存质量

第三节　损伤水平的评定

一、脑卒中评定表

脑卒中评定表（Stroke Scale）是一种试图全面评价脑卒中神经功能缺损的量表。它是基于神经系统检查的基础上。它之所以存在是临床的需要，这也正反应了评价脑卒中神经功能缺损的难度。这些量表的主要注意点是放在脑卒中的临床表现上，其主要目的是：

（1）监测脑卒中神经功能缺损的变化，如好转恶化等。

（2）为脑卒中临床研究提供基线资料，便于在统计时分组及分层，以达到对照组和干预组之间的平衡。如果在结果范围很广的疾病中，非均衡的组间进行比较，得出没有差异的结论是可以想象的。

（3）预测脑卒中的预后。

这种量表的优点是能够快速地记录脑卒中后神经功能缺损的恢复情况，医师、护士和治疗师均能够使用。其最大的缺点是对于功能变化不够敏感；使用总分可能会引起误导，因为它是有几个相关或不相关的因子组成。此外，这些量表中有关运动的项目一般采用肌力评定，因此在评定脑卒中偏瘫的康复效果时，选取这种量表是不太合适的。但在研究时，作为基线资料收集还是可行的。

目前已经产生了很多脑卒中量表，如 NIHSS、CNS、SIAS、SSS、ESS、JSS 和 SIAS 等。我国也在近年制定了自己的脑卒中评价表。虽然这些量表都是总括性地评定同一种疾病脑卒中，所包含的范畴基本都是精神状况、运动功能和语言这三个方面。但是它们在权重方面和具体内容的选择上却是不同的（表 6－4）。在权重方面（除 JSS 外），权重的确定是很武断的。运动项目所占的权重比在不同的国家制定的脑卒中评定表中差异很大，如JSS为23.7%，而中国的脑卒中量表为66.7%，NIHSS和CNS为50%；即使在同一个国家不同学者制定的脑卒中评价表，运动项目所占的权重比差异也是巨大的，如JSS和SIAS都是日本的脑卒中评价表，它们的运动项目所占的权重比分别为23.7%和56.6%（或72.4%）。在具体内容的选择上，也是各不相同，例如CNS的设计者认为跖反射及感觉缺失对患者的功能状态罕有影响，而NIHSS的设计者则作为重要项目选入；如有的量表把步行功能选入，并且给予很大的权重，而有的量表，则没有选入。此外，它们的信度和效度也是各不相同的。Olhaberriague在其综述中评定了9个脑卒中量表后指出：CNS、ESS及NIHSS信度和效度最高。其中CNS的内在一致性Cronbach's α为0.896及以上，ESS的为0.92。

表6-4　各脑卒中量表中的运动项目权重及内容差异

名称和出处	权重比	上肢运动项目	下肢运动项目	其他运动
中国脑卒中量表(见表)中华神经科杂志，1996（29）：381～382	66.7%	有2个项目 1. 上肢肩关节肌力：向上举起上肢 2. 手肌力：评价手指屈伸、握拳和松拳的活动和力量	有2个项目 1. 下肢肌力：卧位下抬起下肢 2. 步行能力	水平凝视功能、面瘫
NIHSS(见表) Stroke，1989（20）：864～870	50%	只有1个项目 上肢活动：评测向前向上举起上肢至90°的活动，其实也主要是肩关节的肌力	只有1个项目 下肢活动：卧位抬起下肢	眼球运动、面瘫、肢体共济运动、构音障碍、跖反射
JSS(见表) Stroke，2001（32）：1800～1807	23.7%	2个项目 1. 上肢：举起上肢 2. 手：主要是通过手的一些活动安排评分	只有1个项目 下肢：卧位抬起下肢	凝视麻痹、面瘫、跖反射
ESS Stroke，1994（25）：2215～2219	66%	共有4个项目 1. 上肢(保持伸直位)：保持伸直的上肢与水平面成45° 2. 上肢(举起)：抬起伸直的上肢至90° 3. 伸腕 4. 手指：评测拇指与食指之间的捏力	共有4个项目 1. 下肢(保持位置)：保持下肢与床成90°的位置 2. 下肢(屈曲)：屈曲下肢 3. 足背屈：下肢伸直，让患者背屈足部 4. 步行能力	凝视麻痹、面部运动
SSS Stroke，1985（16）：885～890	62.1%	共有2个项目 1. 上肢：上举上肢的肌力 2. 手：手的肌力	共有2个项目 1. 下肢：抬起下肢的肌力 2. 步行功能	眼球运动、面瘫
CNS Stroke，1986（17）：731～737	50%	共有2个项目 1. 上肢(近端)：外展上肢至90° 2. 上肢(远端)：握拳和松拳	只有1个项目 下肢：分别检查屈髋和踝背屈的肌力，取其中的低分作为下肢的肌力的评分	面瘫
SIAS 综合リハ，1996（10）：894～902	56.6%，如果把ROM和健侧的运动功能项目也计算在内，则为72.4%	共有4个项目 1. 膝口检查：坐位，患手放在对侧膝部，抬起上肢用手触嘴唇 2. 手指功能检查：检查手指的屈伸功能和分离运动 3. 腱反射：检查肱二头和肱三头肌腱反射 4. 上肢的肌张力	共有5个项目 1. 屈髋：坐位，屈髋至最大限度 2. 伸膝：坐位，屈膝90°位置，伸直膝关节 3. 足拍地检查：坐位，足跟着地，足部来回拍地，主要检查踝背屈 4. 腱反射：检查膝腱和跟腱反射 5. 下肢的肌张力	上肢与下肢的ROM、静态的坐位、腹部肌力、健侧股四头肌肌力、健侧握力

虽然各种脑卒中评定表实质上存在着很大的差异，但目前还没有一个被公认为是最好的量表，各种脑卒中评定表都有人在使用。在此选择我国的脑卒中评定表、美国的脑卒中评定表 NIHSS、日本的脑卒中评定表 JSS 予以介绍。

（一）脑卒中患者临床神经功能缺损程度评分标准

该量表（表6－5）是我国在参考爱丁堡和斯堪的纳维亚方案上于 1995 年制定的。于 1996 年发表在《中华神经科杂志》29 卷第 6 期上，是我国目前应用最广泛的方案之一。其部分信度和效度最近也进行了检测，被认为具有较好的信度和效度。其评分越低，说明神经缺损程度越轻。

（二）美国国立研究院脑卒中评定表

美国国立研究院脑卒中评定表（NIH Stroke Scale，NIHSS）是 Brott 等人制定的。他们在 10 个脑卒中患者使用 3 个已经存在的量表——Toroto 脑卒中评定表（Toronto Stroke Scale）、Oxbury 首次严重程度评定表（Oxbury Initial Severity Scale）、Cincinnati 脑卒中评定表（Cincinnati Stroke Scale）在脑梗塞 3 周内进行评测，对这些资料进行定性分析，从这 3 个量表中抽取项目。另外还从 Edingberg－2 昏迷量表中抽取了两个项补充精神状态的评定。此外，经过小组讨论，又增加了 3 个项目（感觉功能、瞳孔反应和跖反射）。最后构成了有 15 个项目的量表（表 6－6）。他们同时通过与 CT 测量的梗死的体积及 3 个月后的临床后果的相关研究证明其结构效度。他们的研究显示其有比较好的评测间信度。Heineman 等的研究也显示在医学康复的过程中使用 NIHSS 的总分可以表示残损的严重性。有人曾检索了 MEDLINE 1997～1999 年的文献，发现在神经科学方面的杂志中发表的研究中，NIHSS 是使用频率最高的脑卒中评定表。

表 6－5 脑卒中患者临床神经功能缺损程度评分标准（1995）（全国第四届脑血管病学术会议通过）

项目	评分
一、意识（最大刺激，最佳反应）	
1. 两项提问：①年龄；②现在是几月。相差 2 岁或 1 个月都算正确	
均正确	0
一项正确	1
都不正确，做以下检查	
2. 两项指令（可以示范）；①握拳、伸掌；②睁眼、闭眼	
均完成	3
完成一项	4
都不能完成，做以下检查	
3. 强烈局部刺激（健侧肢体）	
定向退让（躲避动作）	6
定向肢体回缩（对刺激的反射性动作）	7
肢体伸直	8
无反应	9
二、水平凝视功能	
正常	0
侧凝视运动受限	2
眼球侧凝视	4
三、面瘫	
正常	0
轻瘫、可动	1
全瘫	2
四、言语	
正常	0
交谈有一定困难，借助表情动作表达，或言语流利但不易听懂，错语较多可简单对话，但复述困难言语多迂回，	2
有命名障碍	5
词不达意	6
五、上肢肌力	
正常 V°	0
Ⅳ°（不能抵抗外力）	1
Ⅲ°抬臂高于肩	2
Ⅲ°平肩或以下	3
Ⅱ°上肢与躯干夹角＞45°	4
Ⅰ°上肢与躯干夹角≤45°	5
0	6
六、手肌力	
正常 V°	0
Ⅳ°（不能紧握拳）	1
Ⅲ°握空拳、能伸开	2
Ⅲ°能屈指、不能伸	3
Ⅱ°屈指不能及掌	4
Ⅰ°指微动	5
0	6
七、下肢肌力	
正常 V°	0
Ⅳ°（不能抵抗外力）	1
Ⅲ°抬腿 45°以上，踝或趾可动	2
Ⅲ°抬腿 45°左右，踝或趾不能动	3
Ⅱ°抬腿离床不足 45°	4
Ⅰ°水平移动，不能抬高	5
0	6
八、步行能力	
正常行走	0
独立步行 5 米以上，跛行	1
独立步行，需扶杖	2
有人扶持下可以行走	3
自己站立，不能走	4
坐不需支持，但不能站立	5
卧床	6
最高分 45 分，最低分 0；轻度 0～15；中度 16～30；重度 31～45	

表 6-6　美国国立研究院评定表

项目	评分	项目	评分
1a. 意识水平		7. 下肢的运动 下肢抬高 30°（常常在卧位评测），下肢是否在 5 秒钟前跌落	
清醒	0	保持 10 秒	0
嗜睡	1	不到 10 秒	1
昏睡	2	不能抗重力	2
昏迷	3	直接跌落	3
1b. 定向力问题 现在的月份和患者的年龄。回答必须正确，接近的答案不给分		8. 跖反射	
两个问题均回答正确	0	正常	0
一个问题回答正确	1	可疑	1
两个问题回答均不正确	2	伸性	2
		双侧伸性	3
1c. 定向力命令 睁眼闭眼，健侧手握拳与张开		9. 肢体共济失调 指鼻试验和足跟膝胫试验	
两个任务执行均正确	0	无	0
一个任务执行正确	1	上肢或下肢共济失调	1
两个任务执行均不正确	2	上下肢体均共济失调	2
2. 瞳孔对光反应		10. 感觉	
双眼均有反应	0	正常	0
一眼有反应	1	部分缺失	1
双眼均无反应	2	明显缺失	2
3. 凝视功能 只评测水平凝视功能		11. 忽视	
正常	0	没有忽视	0
部分凝视麻痹	1	存在一种类型的忽视	1
完全性的凝视麻痹	2	存在一种以上类型的忽视	2
4. 视野		12. 构音障碍	
没有视野缺失	0	正常	0
部分偏盲	1	轻度至中度障碍	1
完全偏盲	2	重度障碍	2
5. 面瘫		13. 语言	
正常	0	没有失语	0
轻度瘫痪	1	轻中度失语	1
部分瘫痪	2	重度失语	2
完全性的瘫痪	3	完全性失语	3
6. 上肢的运动 如果坐位，上肢前屈至 90°，手掌向下；如果卧位，前屈 45°，观察上肢是否在 10 秒钟前跌落			
保持 10 秒	0		
不到 10 秒	1		
不能抗重力	2		
直接跌落	3		

（三）日本脑卒中评定表

日本脑卒中评定表（Japan Stroke Scale，JSS）是日本制定的一个脑卒中评定表（表 6-7）。该量表是一个很新颖的量表，是第一个对量表的组成项目进行了相对权重化的脑卒中评定表。该表在制定过程中有两个显著的特点。第一点就是在变量的选择方面。他们是通过对 1274 例脑卒中患者进行多元分析，得出可以预测功能后果或死亡的临床特点，而这 1274 例脑卒中患者是 Keio 大学医院 5 年来收入院的且在发病后 72 小时内入院的，并且在 Kei 脑卒中患者数据库进行了注册的脑卒中患者。根据这些临床特点（项目）对预后的作用，同时参考现有的脑卒中量表，选出了 10 个项目。第二个特点是通过使用 Conjoint 分析，确定这 10 个项目的相对权重，从而相对克服了以前产生的脑卒中量表在权重方面的武断性。他们虚拟了 27 个脑卒中患者的资料，每一例患者都是由不同的临床神经功能缺损组成，且将每一例患者的资料都制作成格式相同并具有这 10 个项目的卡片。他们请 150 名神经病学专家（包括神经内科和神经外科专家）根据卡片上的资料按照严重程度对这 27 名虚拟患者进行排序。然后根据这些数据进行 Conjoint 分析，得出了这 10 个项目的权重：意识 49.8%、语言 9.9%、下肢力弱 7.3%、瞳孔异常 6.8%、凝视麻痹 5.6%、上肢力弱 4.3%、手力弱 3.7%、忽视 3.7%、面瘫 2.4%、跖反射 2.2%、同向偏盲 2.2%、感觉障碍 2.1%。他们在 100 例新患者中进行了应用，验证了该量表的效度。他们也进行了信度的检测，评测者间和评测者内信度都是极好的（Weighted K 为 0.83，Cronbach α 为 0.998）。总分为各项目的得分的总和加常数（-14.71）之和，范围为 -0.38 ~27.86。总分的高低代表了脑卒中的严重程度，即

表 6－7　日本脑卒中量表

<table>
<tr><th>A 部分</th><th>B 部分</th></tr>
<tr><td>1. 意识水平(使用格拉斯格昏迷量表)
①睁眼(E)：自动 4；言语刺激后 3；疼痛刺激后 2；无 1
②言语反应(V)：正确 5；迷糊 4；不正确 3；不可理解 2；无反应 1
③运动反应(M)：遵从命令 6；定位疼痛部位 5；躲避反应 4；疼痛刺激出现屈曲 3；疼痛刺激出现伸展 2；无 1
总分＝E＋V＋M
A(15)：7.74；　B(14～7)：15.47；　C(6～3)：23.21</td><td>7. 面瘫
A：正常
B：用力龇牙时不对称
C：休息时不对称或口角下垂
A：0.31；　B：0.62；　C：0.93

8. 跖反射
A：正常
B：可疑
C：阳性(病理征)
A：0.08；　B：0.15；　C：0.23</td></tr>
<tr><td>2. 语言(每题正确完成给 1 分，错误给 0 分)
①命令患者用健手握拳
②让患者说出物体的名称
③复述熟悉的语词
④说出自己的住址和家属的名字
A(4/4)：1.47；　B(3/4 或 2/4)：2.95；　C(1/4 或 0/4)：4.42</td><td>9. 感觉系统
A：正常
B：部分缺失(轻度感觉异常)
C：明显障碍
A：－0.15；　B：－0.29；　C：－0.44</td></tr>
<tr><td>3. 忽视
A：直线二等分实验在中点
B：直线二等分实验偏向健侧
C：anosognosia 或躯体忽略
A：0.42；　B：0.85；　C：1.27

4. 视觉缺失或偏盲
A：无视觉缺失
B：偏盲存在
A：0.45；　B：0.91

5. 凝视麻痹
A：正常
B：侧向凝视功能不够充分
C：凝视麻痹或持续偏斜
A：0.84；　B：1.68；　C：2.53

6. 瞳孔异常
A：双眼均有反应性
B：一眼有反应性
C：双眼均无反应性
A：1.03；　B：2.06；　C：3.09</td><td>10. 运动系统
手
①正常
②患手大拇指和小指可对指成环形
③能拿起杯子
④手指能动不能捏
⑤没有运动
A①：0.33；　B②或③：0.66；　C④或⑤：0.99
上肢
①正常
②上肢伸直时可以抬起
③上肢抬起伴有肘屈曲
④能活动，但不能抵抗重力
⑤没有运动
A①：0.66；　B②或③：1.31；　C. ④或⑤：1.97
下肢
①正常
②下肢伸直时可以抬起
③下肢抬起伴有膝屈曲
④能活动，但不能抵抗重力
⑤没有运动
A①：1.15；　B②或③：2.31；　C④或⑤：3.46</td></tr>
</table>

总分越高，脑卒中越严重。但是使用这种新颖的方法产生的权重，出现了一个令人困惑的地方，那就是第 9 项感觉系统的评分。感觉正常为－0.15，明显的感觉缺失为－0.44。与总分所代表的意义之间似乎有矛盾。但由于其所占的权重只有 2.1%，所以就总分所代表的意义影响不大。此外，该量表所产生的权重是日本神经病学专家对脑卒中严重程度认识的一种反映，是否适合我国，还需进一步的研究。

二、肌力评定

（一）有关脑卒中偏瘫肌力评定的讨论

以肌力评测为核心的评定方法，即直接评定肌力的方法在评测偏瘫时受到强烈的批评。具有代表性的人物是Brunnstrom和Bobath。他们对肌力评测为什么不适合脑卒中偏瘫的评测提出了强有力的证据：Brunnstrom在其专著中描述了脑卒中的恢复过程的六个阶段：Ⅰ期，无肌肉的收缩；Ⅱ期，出现联合反应；Ⅲ期，共同运动，痉挛逐渐到极期；Ⅳ期，开始出现分离运动，痉挛逐渐减弱；Ⅴ期，分离运动更为明显，痉挛轻微；Ⅵ期，接近正常或基本正常。这种恢复过程与周围性瘫痪的恢复过程绝然不同。

上田敏在有关脑卒中的康复专著中对Brunnstrom的观点进行了归纳，指出周围性瘫痪的恢复过程是一个量变的过程，即运动功能随肌力增加呈直线性的恢复过程，而中枢性瘫痪的恢复过程是一个质的恢复过程，即运动功能在随肌力增加的同时还随运动的质量呈曲线性的恢复过程。

Bobath在其专著中更是做了详尽的分析：检测单个肌群的肌力是基于这样的一个概念，那就是肌力或单个肌群的瘫痪是使得患者不能执行或难以执行某一运动的决定性的因素。这将导致在没有找到肌无力的原因的情况下，或者在没有明确所要评测的肌力是否是真实的肌力的情况下，就进行加强肌力的训练。检测单个肌群的肌力，例如在脊髓灰质炎或其他肌无力的情况下是适用的，但对于脑卒中的偏瘫患者是不适用的。并提出了以下几条理由：

（1）肌无力是相对于痉挛的拮抗肌而言，而不是真正的肌无力。如果拮抗肌的痉挛减弱后，无力的肌肉可呈现正常的肌力。在痉挛的情况下，交互抑制在正常和异常的中枢神经系统是不一样的。在正常情况下，一块肌肉或一个肌群在收缩时，通过交互抑制使其拮抗肌松弛；而在病理情况下，则导致拮抗肌的同时收缩。

（2）当一块肌肉在作为主要的运动肌被检测时似乎没有足够的力量引起有效的收缩，而在一个集团模式中，它能够强烈的收缩，比如作为异常的牵张反射的一部分。

（3）肌无力能够由感觉缺失造成，如触觉缺失，或者本体感觉缺失。但在恰当的强烈的感觉刺激下，明显肌无力的肌肉可出现有效的收缩。

（4）在偏瘫中的肌无力及肌力训练是第二位的问题，其主要问题是姿势控制及运动的协调异常。这些观点得到了广泛的支持。

（二）Daniels和Worthingham等的肌力评定法

该方法是用来测量单块肌肉肌力的，如表6－8所示。这种方法适用于周围神经系统及肌肉病变，不适合于脑卒中偏瘫的评定。其作者自己明确指出："在本书中所陈述的肌力评定法是用于评测由于肌肉收缩成分、神经肌肉接点和下位神经元所致的肌无力的程度，在更高位的中枢神经系统障碍中，如脑血管意外的偏瘫，影响了反射活动，导致了协同肌群的张力变化，虽然肌无力存在，但是通过本书中所选定的位置进行主动运动来评测肌无力会引起误导。现在用于评测相对的肌无力和肌张力增高的办法是通过改变肢体的位置及姿势进行的，但这超出了本书的范围。"

表6－8　徒手肌力评测方法的分级

Daniels和Worthingham	Kendall	MRC	
0(零)	0	0	没有肌肉的收缩
T(微弱)	5%	1	有肌肉的收缩,但没有关节的活动
P(差)	20%	2	有关节的活动,但不能抵抗重力
F(尚可)	50%	3	有关节的活动,且可抵抗重力
G(较好)	80%	4	有关节的活动,且可抵抗阻力和重力
N(正常)	100%	5	有关节的活动,且能够抵抗最大的阻力和重力

（三）MRC法

MRC法用于研究周围神经系统损伤时评价单块肌肉，采用的是6级肌力评测：0级，没有肌肉的收缩；1级，可触及肌肉的收缩，但无关节的活动；2级，有关节的活动，但不能抗重力；3级，有关节的活动，并且能抵抗重力；4级，能抵抗一定阻力，但不如健侧；5级，正常肌力。在评测下运动神经元损伤时，它有很好的灵敏度，但在评测上运动神经元时，则敏感性差。4级包含的范围很大，但这正反映了设计者的最初的目的：用于评测肌肉和中枢调控机制失去联络的程度，而不是评测上位中枢调控机制本身。但是脑卒中影响的是肌肉的中枢调控，肌无力仅仅是作为运动能力缺失的一个小的组成部分而已。

（四）MI和TCT

1980年Demeurisse等对MRC进行了修改（表6－9），他们用原始的MRC分级标准评测了100例急性脑卒中患者的许多肌群，每两个月测量一次，得出这样两个结论：第一，某关节任一运动的力量与该关节其他运动的力量相似，因此在每一关节仅需测量某一运动的力量即可作为代表。第二，他们计算了每一级的变化在整个恢复过程中所占的比例，从而给出权重。例如，从2级到3级的变化就相当于全部运动恢复过程的42%～56%。这种权重评分在每一关节给100分。在上

表 6-9　MI 评测法

上肢 1. 抓捏:拇指与食指之间放一 2.5cm 的立方体 2. 肘屈曲:从 90°开始,主动收缩/运动 3. 肩外展:从胸部位置开始 下肢 4. 踝背屈:从跖屈位开始 5. 伸膝:从 90°开始,主动收缩/运动 6. 髋关节屈曲:通常从 90°开始	指南 患者应该坐在椅子上或床边,但必要的话也可以躺着。评分是从 MRC 评分派生出来的,但是使用了权重评分。评测了 6 项肢体运动 抓捏 让患者用拇指与食指去抓一 2.5cm 的立方体,立方体应该放在平坦的表面上(如书本上)。观察任何前臂或手部小肌肉 19 = 当抬起时,物体掉落(检查者可以帮助患者抬腕) 22 = 可以将物体捏在空中,但可以轻易地被改变位置
评分标准 1 项的评分 0——没有运动 11——开始有抓捏的动作(手指或拇指的任何动作) 19——可以捏住立方体,但不能抵抗重力 22——可以捏住立方体,可以抵抗重力,但不能抵抗阻力 26——可以捏住立方体,并可以抵抗拉力 33——正常的抓捏 2~6 项的评分 0——没有运动 9——可以触及肌肉的收缩,但没有关节的运动 14——有关节的运动,但不是全关节范围内的运动或不能抵抗重力 19——关节的运动:全范围均可抵抗重力,但不能抵抗阻力 25——关节的运动,可以抵抗阻力,但比对侧弱 33——正常肌力	肘屈曲 肘关节屈曲 90°,前臂水平,上臂垂直。让患者屈肘以使患者手触肩,检查者的手搁在患者的腕部给予阻力。观察肱二头肌 14 = 如果没有看到关节的运动,可以将肘关节往外移动使上臂在水平位(消除重力的影响) 肩关节外展 肘关节完全屈曲,放在胸前,让患者外展上臂。观察三角肌的收缩;肩胛带的运动不算,必须有肱骨相对于肩胛骨的运动 19 = 外展 90°以上,超过水平面 踝背屈 脚在跖屈位放松,让患者足背屈(似与足跟站立)。观察胫骨前肌 14 = 没有达到全范围的足背屈 伸膝 足悬空,膝关节 90°位,让患者伸膝碰到检查者与患者膝关节在同一水平面的手。观察股四头肌 14 = 不到全范围的 50%(即只有 45°) 19 = 完全伸膝,但可以轻易地被压下
上肢评分 = 1 项评分 + 2 项评分 + 3 项评分 + 1(为了凑成 100 分) 下肢评分 = 4 项评分 + 5 项评分 + 6 项评分 + 1(为了凑成 100 分) 一侧评分 = (上肢 + 下肢)/2	屈髋 坐位,髋屈曲至 90°位。让患者向下颌部抬起膝部。将手放在患者背部检查患者背部往后靠的相关运动,并且让患者背部不要往后靠。观察髂腰肌 14 = 没有达到全范围的屈曲(与被动运动比较) 19 = 完全屈曲,但可以轻易地被压下

肢评测三个动作：抓捏、肘屈曲和肩外展；在下肢亦评测三个动作：踝背曲、膝伸展和髋屈曲。抓捏评分为 0，33，56，77，100；其他五个的评分为 0，28，42，74，100；用这种评分标准取代了 MRC 的分级：1，2，3，4，5。后又经修改，在抓捏动作中将 1 立方厘米的立方体改为 2.5 立方厘米，其评分亦改为 0，11，19，22，26，33。对其余 5 个动作作了进一步的说明，规定了动作开始的位置，评分标准亦改为 0，9，14，19，25，33。修改后的 MI 就是现在应用较广泛的 MI 评定法。此评测法常和 TCT 结合起来应用，TCT 是评测躯干控制的量表（表 6-10）。它共评测四个动作：向患侧翻身，向健侧翻身，坐位平衡及从卧位到坐位。

Collin 和 Wade 在其研究中证实 MI 及 TCT 的评测者间可信度（interrater reliability）高。MI 的上下肢及 TCT 的 R 值（spearman rho）分别为 0.88，0.87，0.88，0.86（$P<0.01$）。在该研究中亦显示了 MI 及 TCT 的预

表 6-10　躯干控制测验

测验方法 (1)平卧旋滚到患侧卧位 (2)平卧旋滚到健侧卧位 (3)保持坐位平衡 (4)从平躺到坐起来
记分 00 = 不能做 50 = 能在少量帮助下完成,如抓着床栏杆或人 100 = 能独立完成

$$躯干控制积分 = \frac{记分(1) + 记分(2) + 记分(3) + 记分(4)}{4}$$

测效度（predictive validity）及一致效度（concurrent validity），选RMA为标准测量，RMA的上、下肢及平衡与MI及TCT的相应项目的spearson R 值在发病6周时分别为0.76，0.81，0.72（$P<0.01$）。在18周时为0.74，0.75（$P<0.05$）及0.79（$P<0.01$）。上述数据表明MI及TCT与RMA高度相关。Wade和Hewer在另一个研究中证实MI与生存率、步行能力及Barthel指数密切相关，进一步证明了MI的一致效度。Franchignoni等进一步证明了TCT的预测效度，认为比FIM运动部分的预测准确度高，同时该文亦显示TCT对脑卒中的变化是敏感的，TCT的内部一致效度（internal consistency validity）高，是一同质结构的评测表。

MI用于脑卒中运动受损的评测时有以下优点：①该量表简短，易于使用，不需要特殊的训练，易于交流。②该表和神经系统检查法可以融合在一起。但也有以下缺点：①该评测法未给出有关运动质量的信息，不能为PT治疗提供有效的帮助。②该评测法未考虑其他相关现象，如共同运动和痉挛等。

根据上述分析，肌力评测不适合或不太适合于评测脑卒中的偏瘫。如果要使用肌力评测脑卒中偏瘫，在早期或接近完全恢复期时是适当和合理的；但当有痉挛存在时则不大适当，也不大合理了。但无论使用何种肌力评定方法，都应严格按照该肌力评测规定的操作方法去做：即在一定体位下做单关节的运动，并应同时评测主缩肌和拮抗肌。但绝不能只评测痉挛肌的肌力。一般，专家们建议使用MI。但在解释MI的得分时，应同时考虑到该评定法的缺点，以免造成假象。

三、运动模式和功能的评定法

以运动模式和功能为主的评测法分为两类，一类是未量化的等级评定方法：如Bobath法、Brunnstrom法及上田敏法等；另一类是量化的评定方法：如Fugl－Meyer评定法及MAS评定法等。

（一）未量化的评定方法

Bobath和Brunnstrom都在其专著中的理论部分讨论了联合反应、共同运动、分离运动及姿势反射，但各自强调的侧重点不同，也就形成了各自的评测法设计上的不同。Bobath评定法侧重于姿势反射，其重点是检查姿势反射的改变；而Brunnstrom法强调脑卒中偏瘫恢复的六个阶段，其检查法是以这六个阶段为基础设计的。尽管它们都是以运动模式为主的评定方法，但在重点评测的方面是不同的。上田敏法是在Brunnstrom法的基础上，将Brunnstrom的六个阶段划分为十二个阶段，其本质上是相同的。这几种方法的共同特点就是未将评测法量化，或只分了等级。

1. Bobath评测法

Bobath认为协调异常是偏瘫患者的主要障碍，而关节活动受限及肌无力是第二位的因素，它们是姿势和运动协调异常的症状，痉挛表现在各种各样的、被释放的牵张反射相互作用而致的典型模式中，而弛缓性瘫痪则是缺乏抗重力的姿势反射所致。异常的姿势反射和缺乏姿势反射，即痉挛和弛缓，对同一患者来说，可以在身体的不同部位或运动的不同阶段出现，也就是说痉挛和弛缓可以混合存在。痉挛只有通过它对运动和姿势的影响而看到。在痉挛存在的情况下，姿势就表现为一个或两个典型的、异常的姿势性共同运动。单个肌肉仅作为共同运动的一部分。偏瘫患者不能随意运动或只能以异常的方式执行运动，在很大程度上是由于缺乏正常的姿势反射模式。随意运动并非完全的随意，而是依赖并在纯自主的姿势调节的背景下完成的。姿势调节的自主性运动就像影子一样伴随着随意运动，不断变化的姿势常在随意运动之前，并且跟着随意运动而完成。治疗的主要任务是通过获得患侧对被动运动的正常反应，改善肌张力及协调问题，对被动运动的正常反应提示患者能独立地、随意地完成该动作。治疗的目标是抑制异常的运动模式，减轻痉挛，引入更多的分离运动模式。因此Bobath在评测偏瘫时，采取运动模式的评定方式，主要评测姿势反射和运动模式，形成了一套有特色的检查法，既所谓的Bobath评测法。

Bobath评定法由两部分组成。第一部分是简短的评测表，由11项组成，主要目的及作用是评测患者现有的能力，能作什么，不能作什么，有什么困难。明确患者现在的主要问题是什么，有何潜能，从而达到制定出一般的治疗计划。第二部分是评测特殊的运动，又包括两部分，一部分是评测运动模式的质量，共分三级，一级最容易，三级最难，基本是按照从简单的模式向最大分离运动模式编排的。在上肢每一级有3～4小项，每一小项又有3～4个问题，每一个问题又分别检测仰卧位、坐位和站立位三种位置下的情况。下肢则检查仰卧位及俯卧位、坐位和站立位的三个级别的运动；另一部分评测平衡及其他保护性反应，共检查26种姿势下的平衡反应及5种姿势下的保护性反应。通过这些检查可以获得丰富的信息，从而有效地制定和采取治疗措施。实质上Bobath检查法本身就是治疗的一部分。它是将评定法与治疗融为一体的一种评定方法。Bobath强调其评测法不但应用在初次评测患者中，而且应用在治疗的过程中，从而不断地为治疗师提供信息。Bobath检定方法另一突出的特点就是强调了运动模式的检测。然而，Bobath评定法非常繁琐，费时费力，另外一个缺点就是未量化，只简单地分了三级。

2. Brunnstrom评定法

Brunnstrom在观察了大量偏瘫患者的基础上，总结出了偏瘫恢复的过程，即著名的Brunnstrom分期。如前

表 6-11 Brunnstrom 评定法

表 6-11(1~3) 偏瘫功能的检查(据 Brunnstrom 法)

(一)上肢的检查[坐位,表 6-11(1)]

被动的运动感觉:

(1)肩关节(前屈 45°、90°,外展 45°、90°,伸展位)

(2)肘关节(屈曲 45°、90°,伸展位)

(3)前臂(旋前、旋后、中间位)

(4)腕关节(背屈、掌屈、中间位)

速度的检查:对Ⅳ、Ⅴ、Ⅵ级者进行(5 分钟内能运动几次?)

表 6-11(1) 上肢的检查

Ⅰ 级 (stage Ⅰ)	无随意运动(软瘫期)
Ⅱ 级	共同运动或其他因素开始出现(痉挛状态出现期) (1)屈肌共同运动;(2)伸肌共同运动
Ⅲ 级	可随意引起共同运动或其他因素* (1)屈肌共同运动{肩胛带—上提、后伸; 肩关节—后伸、外展、外旋; 肘关节—屈曲; 前臂—旋后} (2)伸肌共同运动{肩关节—胸大肌(前屈、内收、内旋); 肘关节—伸展; 前 臂—旋前}
Ⅳ 级	脱离了基本共同运动的运动(痉挛状态稍减弱) 将手放于腰后部 上肢水平位前屈(取肘伸展位,肩前屈 90°) 旋后(屈肘 90°),旋前(屈肘 90°)
Ⅴ 级	从基本共同运动到独立运动(痉挛状态减少) 上肢水平外展(肘伸展位,肩外展 90°) 上肢过头顶上举(肘伸展位,肩前屈 180°) 肘伸展位旋前,肘伸展位旋后
Ⅵ 级	协调运动大致正常(轻微痉挛)…… 5 秒钟内能运动几次 双臂水平外展 双臂过头顶上举 肘伸展位旋前 肘伸展位旋后

注:*屈肌共同运动时,肩关节外旋,水平伸展。伸肌共同运动时,肩胛骨前屈,肩关节轻度前屈位内收、内旋。

将手从大腿放到额部,将手从大腿放到对侧膝部

(二)腕与手指的检查

手指的被动运动感觉:

手指(拇指、食指、中指、环指、小指)

认识指尖:指尖(拇指、食指、中指、环指、小指)

腕关节:

握东西时固定腕关节(肘伸展位)

(肘屈曲位)

握手状态下腕关节屈曲、伸展(肘伸展位)

(肘屈曲位)

腕关节的环行运动

手指:

无随意运动

全指同时握、全指同时伸展

钩手(悬挂一公斤的沙袋)

横捏(卡片)

对捏(铅笔头上的橡皮)

握筒(水杯)

握球(网球)、接球、投球

拇指的单独运动{垂直运动; 水平运动}

(把手的尺侧缘放在膝上)

每个手指的单独运动

用双手把衬衣钮扣{扣上; 解开}

只用患侧手把衬衣钮扣{扣上; 解开}

其他精巧动作

握力{健侧(kg); 患侧(kg)}

(三)躯干及下肢检查[表 6-11(2),表 6-11(3)]

被动运动感觉:

表 6-11(2) Raimiste 反射(联合运动)**:髋关节内收、外展**

Ⅰ 级	无随意运动(软瘫期)
Ⅱ 级	开始出现共同运动或其要素 (1)屈肌共同运动 (2)伸肌共同运动
Ⅲ 级	可随意引起共同运动或其要素 (1)屈肌共同运动{髋关节—前屈、外展、外旋; 膝关节—屈曲; 踝关节—背屈、内翻} (2)伸肌共同运动{髋关节—后伸、内收、内旋; 膝关节—伸展; 踝关节——蹠屈、内翻} (3)取坐位,髋、膝关节屈曲,踝关节背屈 (4)取立位,髋、膝关节屈曲,踝关节背屈
Ⅳ 级	脱离了基本共同运动的运动(痉挛状态稍减轻) 取坐位,膝关节屈 90°以上向后滑动 取坐位,只踝关节背屈 取坐位,膝关节屈曲、伸展(微动) 取立位,膝关节屈曲、伸展(微动)
Ⅴ 级	从基本共同运动到独立运动(痉挛状态减轻) 取立位,伸髋、屈膝 取立位,只踝关节背屈
Ⅵ 级	协调运动大致正常 取立位,伸膝状态下髋关节外展 取坐位,内、外侧腘绳肌交替收缩

(1)髋关节(前屈 45°、90°,伸展位)

(2)膝关节(屈曲 45°、90°,伸展位)

(3)踝关节(背屈、蹠屈、中间位)

(4) 踇指(屈曲、伸展、中间位)

坐椅子{躯干平衡(不靠背)
脚掌的感觉(回答数)正、误

立位:立位平衡　需要完全扶持

不要扶持

单脚站立平衡:健侧(秒)

患侧(秒)

表 6－11(3)　步态分析

	支撑期	摆动期
踝关节	脚掌同时着地 脚尖先着地 内翻(支撑早期) 内翻(全支撑期) 患肢先行 大致正常的跟趾步态	垂足 内翻 背屈过度 足跟扭动 外翻
膝关节	膝弯曲 伸展过度(轻度) 伸展过度(中度) 伸展过度(高度) 轻度屈曲位时稳定 大致正常	明显的膝强直步态 中度的膝强直 膝屈曲大致正常 膝屈曲过度
髋关节	Trendelenburg 征 (臀肌麻痹引起的摇摆步态) 躯干前屈 稳定,大致正常	环行步态 骨盆上提 髋关节固定时骨盆倾斜步态 髋关节中等度固定 髋关节活动大致正常 髋屈曲过度 外旋步态

矫形器________,手杖________,平行杠内________,需要辅助________,稍加辅助________,不要辅助________,步幅一致________,步幅不一致________,需要腕吊带________,不要________,上肢弛缓位________,肘屈曲位________,上肢摆动大致正常________。

所述,她将偏瘫的恢复过程分为六期。Brunnstrom 评定法(表6－11)就是建立在这个基础上的,她将上肢、下肢和手分别按照这六期进行评测。这种评测法简单实用,在以前的康复评测中曾经得到了广泛的应用。但是该方法只分了等级,没有将其量化,评测治疗效果的敏感性较差。因此,虽然在临床康复中仍然广泛使用着,但显然不能满足现代偏瘫康复研究的需要。

3. 上田敏评定法

上田敏认为 Brunnstrom 评定法正确地把握了脑卒中偏瘫恢复过程,判定标准基本明确,但是分期还不够精细,应将其细分而增加敏感性。上田敏在此基础上将偏瘫的恢复过程增加为十二期进行评测(表6－12)。Brunnstrom Ⅰ为软瘫期,无随意运动。Ⅱ、Ⅲ、Ⅳ、Ⅴ、Ⅵ期分别相当于上田敏的(1、2)、(3、4、5、6)、(7、8)、(9、10、11)、12期,因此上田敏和 Brunnstrom 评定法没有本质上的差别。

(二)量化的运动模式和运动功能为主的评定法

虽然未量化的运动模式评测法简单实用,但是这种评定方法主要缺点是定性或分等级描述的运动功能常常无助于定量分析,或不敏感,难以用于康复效果的评价,而只有量化才能克服这个缺点。一些学者在这一方面做了大量研究工作,于是产生了各种量表,其中专门用于评定脑卒中运动功能的、有代表性的运动模式的量表有两个:Fugl－Meyer 评定法及 MAS 评定法。这两个量表目前使用比较广泛,影响较大。

1. Fugl－Meyer 评定法

该评定法(表6－13)是由Fugl－Meyer 及其合作者于1975年发表的一种累加积分量表,专门用于脑卒中偏瘫的评测,该评定法包含了相互依赖的三个部分组成:运动及平衡、感觉和关节活动度及疼痛,总分为226分,其中运动占100分。

该评定法的运动部分是根据 Brunnstrom 评定法建立的,按照偏瘫恢复过程,分五个大项:

(1) 重新出现反射。

(2) 完全以共同运动为表现的随意运动。

(3) 部分脱离共同运动的随意运动。

(4) 不依赖于或轻度依赖于共同运动的随意运动,即完全或高度脱离共同运动的随意运动。

(5) 反射恢复正常。

另外加上共济运动及平衡。

每一部分的评分标准为:0分,完全不能执行;1分,部分执行;2分,完全执行。总分为100分,其中上肢为66分,下肢为34分。如总分少于50分为重度残损,50～84分为明显受损,85～95分为中度残损,96～99分为轻度残损。感觉功能主要检查上下肢的轻触觉和位置觉。评分标准为:0分,无感觉;1分,感觉减退或感觉异常;2分,感觉正常。关节活动度及关节疼痛,采用被动运动方式,并与健侧比较,评分标准亦为0、1、2分。

该评定法的效度是经过检测的,证明是一种有效的评定方法。Fugl－Meyer 等在其方法的背景中描述了其评定方法根据 Twitch 和 Brunnstrom 有关脑卒中偏瘫恢复过程的描述及 Bobath 的有关姿势反射与分离运动关系的观点,并根据 Fugl－Meyer 本人的观察结果进行构建的。Fugl－Meyer 等追踪观察了近30例脑卒中患者一年,证明了其评定方法是有效的,对结果的变化是敏感的。Malouine 亦证明了该评定法能较好地分辨运动功能恢复的水平,在脑卒中恢复早期和残损较重的患者中,对运动功能恢复的分辨力比 MAS 高。并总结了该评定法与 Barthel 指数、其他的上肢评测法、Bobath 评定法、平衡、

表 6－12　偏瘫功能评价表（上田敏）

表 6－12(1)　上肢

检查序号	姿势	检查种类		开始肢位及检查动作	判定			检查日（日/月）1/	2/	3/	4/	5/
1	仰卧位	伸肌型	联合反应（胸大肌）	开始肢位：患肢的指尖放于近耳处（屈肌共同运动型） 检查动作：使健肢从屈肘位伸展以对抗徒手阻力，此时，可触知患侧胸大肌是否收缩	联合反应		不充分（无）					
							充分（有）					
2	仰	伸	随意收缩（胸大肌）	开始肢位：同1 检查动作：令“将患侧手伸到对侧腰部”，可触知胸大肌收缩	随意收缩（触知胸大肌）		不充分（无）					
							充分（有）					
3	卧位	肌型	共同运动（随意运动）	开始肢位：同1 检查动作：用与2相同的动作，观察手指尖移动到的部位（伸肌共同运动）	随意运动	不可能						
						可能 不充分	耳～乳头					
						可能 不充分	乳头～脐					
						可能 充分	脐以下					
						可能 充分	完全伸展					
4	坐位	屈肌型	共同运动（随意运动）	开始肢位：将手指放于健侧腰部（使肘尽量伸展，前臂旋前—伸肌共同运动型） 检查动作：令“将患侧手拿到耳边”，观察指尖到达的部位	随意运动	不可能						
						可能 不充分	0～脐					
						可能 不充分	脐～乳头					
						可能 充分	乳头以上					
						可能 充分	平耳高					
5	坐位	取坐位手放于背后		将手转于背后 观察手是否达到背部脊柱正中线附近5厘米以内 要用1动作进行，躯干无大的移动	不可能							
					不充分	达到体侧						
					不充分	过体侧但不充分						
					充分	距脊柱5厘米以内						
6	坐位	上肢上提到前方水平位		上肢向前方水平上举90° （注意屈肘不超过20°以上，肩关节的水平内收、外展保持在±10°以内）	不可能							
					不充分	5°～25°						
					不充分	30°～55°						
					充分	60°～85°						
					充分	90°						

续表

检查序号	姿势	检查种类	开始肢位及检查动作	判定		检查日（日/月）1 /	2 /	3 /	4 /	5 /
7	坐位	屈肘位前臂旋前	屈肘前臂旋前（手掌要向下）。将肘紧靠体侧不要离开（靠不上者不合格） 肘屈曲保持在 90±10°的范围内	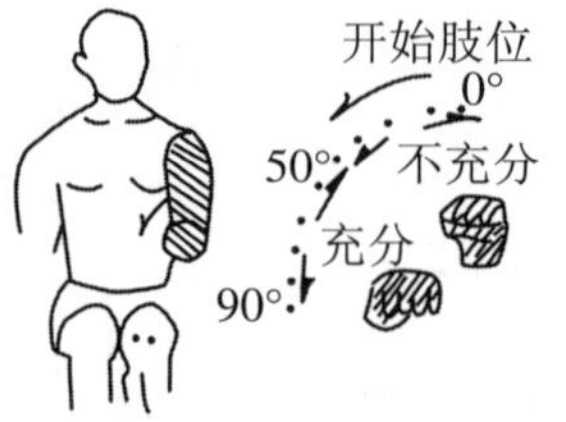 肘不靠体侧						
				不充分	靠体侧但前臂旋后					
					前臂可保持中间位					
					可旋前 5°~45°					
				充分	旋前 50°~85°					
					旋前 90°					
8	坐位	伸肘位上肢水平展开	伸肘位，将上肢向侧方水平展开，注意勿使上肢从横位向前方超出 20°以上，屈肘不超出 20°以上	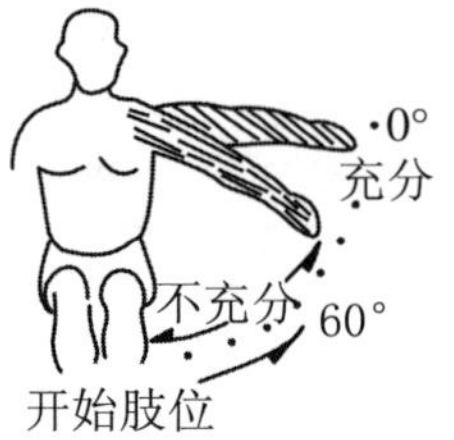 不可能						
				不充分	5°~25°					
					30°~55°					
				充分	60°~85°					
					90°					
9	坐位	上肢从前方上举	双手上举，使肘弯曲不超过 20°以上，尽量从前方上举，使上肢向侧方展开不超过 30°以上	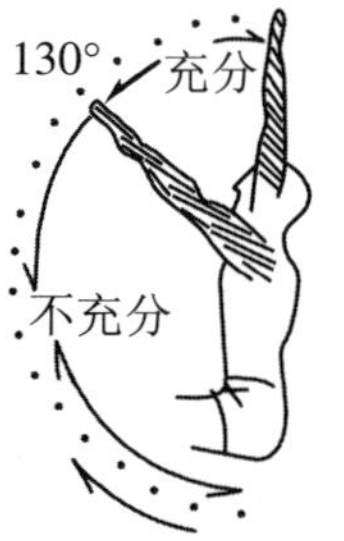 不充分	0°~85°					
					90°~125°					
				充分	130°~155°					
					160°~175°					
					180°					
10	坐位	伸肘位旋后	肘取伸展位前伸，前臂旋后（手掌向上） 肘弯曲不超过 20°以上，使肩关节向前方上提 60°以上	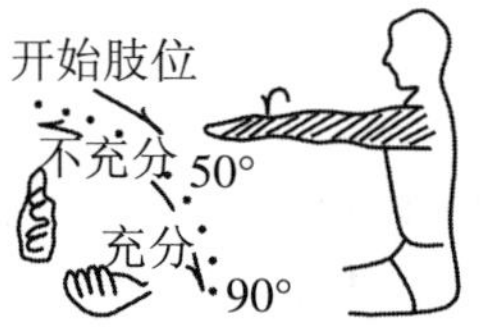 不充分	不能向前方上提					
					能上提但前臂旋前					
					能取中立位					
					旋后 50°~45°					
				充分	旋后 50°~85°					
					旋后 90°					
11	坐位	将手从肩举过头顶速度检查①	指尖靠肩上举，尽量快做，测量反复 10 次所需时间 上举时，屈肘不超过 20°，肩关节要上提 130°以上，并要先测量健侧，判定；患侧所需时间为健侧 1.5 倍以下为充分	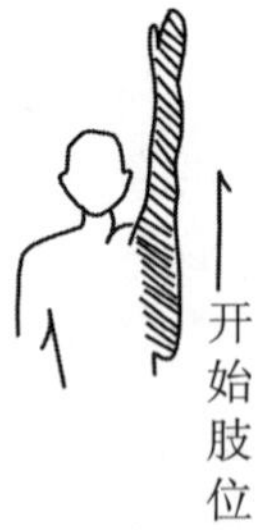 所需时间	健侧	秒	秒	秒	秒	秒
					患侧	秒	秒	秒	秒	秒
				不充分	健侧的 2 倍以上					
					健侧的 1.5~2 倍					
				充分	健侧的 1.5 倍以下					

·上肢预备检查——检查第 11 项不能施行时用此法检查

检查序号	姿势	检查种类	开始肢位及检查动作	判定		1 /	2 /	3 /	4 /	5 /
预备检查	坐位	上肢侧方水平上举速度检查②	取肘伸展位将上肢向侧方水平展开，尽量快做，测量反复 10 次所需时间，勿使上肢从侧位向前方偏出 20°以上，肘弯曲不超过 20°以上。要侧举 60°以上 判定：患侧所需时间为健侧 1.5 倍以下为充分	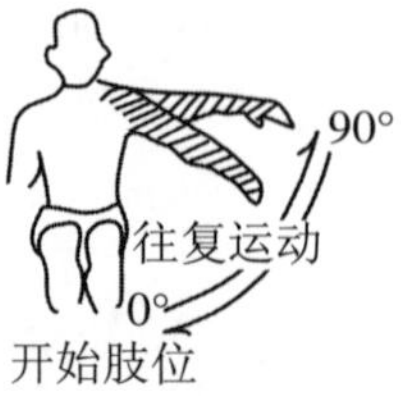 所需时间	健侧	秒	秒	秒	秒	秒
					患侧	秒	秒	秒	秒	秒
				不充分	健侧的 2 倍以上					
					健侧的 1.5~2 倍					
				充分	健侧的 1.5 倍以下					

表 6－12(2)　下肢

检查序号	姿势	检查种类	开始肢位及检查动作	判定				检查日（日/月）1 /	2 /	3 /	4 /	5 /
1	仰卧位	Raimiste联合反应（内收）	将健侧下肢稍展开，对抗徒手阻力同时使下肢靠拢。观察患侧下肢有无内收动作或内收肌群的收缩 健侧肢位 患侧的反应	诱发髋内收（联合反应）	不充分（无）							
					充分（有）							
2	仰卧位	随意收缩	使患侧下肢随意靠拢（内收），触知内收肌群的收缩 健侧 患侧 触知内收肌的收缩	随意收缩（触知髋内收肌群）	不充分（无）							
					充分（有）							
3	仰卧位	伸肌共同运动（随意运动）	开始肢位：屈膝90°，使髋自然外展、外旋（膝外展） 检查动作：令“伸患侧腿”，观察有无随意动作及伸肢程度（用膝屈曲角度） 开始肢位 患侧 90° 健侧	随意运动（伸膝）	不可能							
					可能	不充分	90°～50°					
							45°～25°					
						充分	20°～5°					
							0°					
4	仰卧位	屈肌共同运动（随意运动）	开始肢位：髋后伸（0°～20°）（伸肌共同运动型） 检查动作：令“屈患侧腿”，观察有无随意动作及其程度（用髋关节屈曲角度） 充分 不充分 患侧 健侧 开始肢位	随意运动（髋前屈）	不可能							
					可能	不充分	5°～40°					
							45°～85°					
						充分	90°～					
5	坐位	髋关节前屈（下肢伸展上提）	在膝关节伸展状态下上提，观察髋关节活动角度。此时，使膝关节屈曲勿超过20°以上 充分 30° 不充分 0° 患侧 健侧	不可能								
				不充分	5°～25°							
				充分	30°～45°							
					50°～							
6	坐位	膝关节屈曲	开始肢位：屈膝90°坐位 检查动作：使脚在地板上滑动同时屈膝100°以上，要使髋关节保持屈曲60°～90°，使脚离开地板 90°　100° 开始肢位:脚跟不离地面	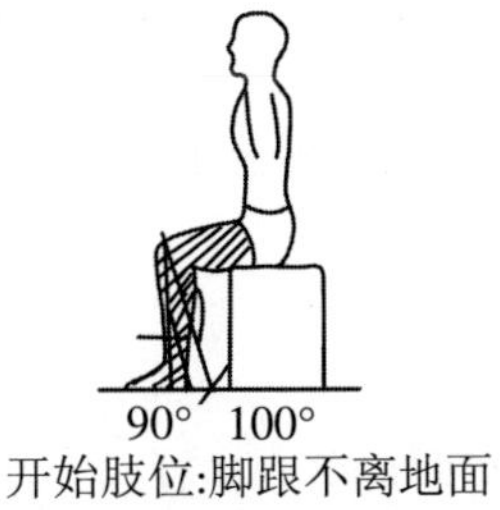 不可能（不充分）								
				可能（充分）								

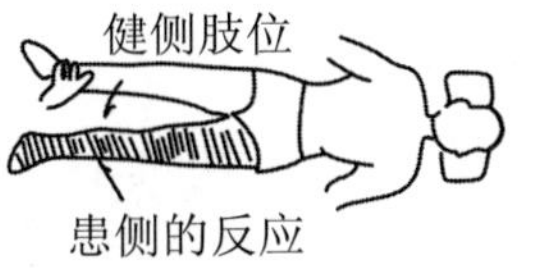

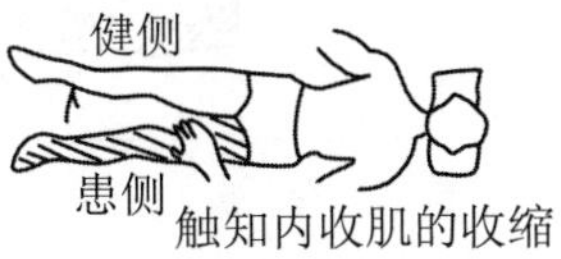

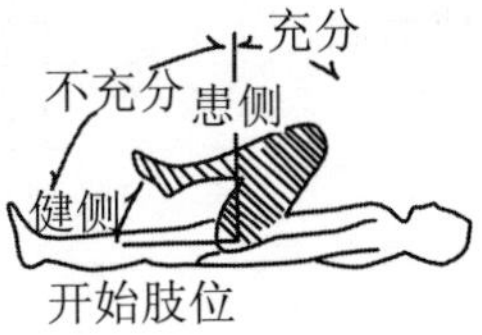

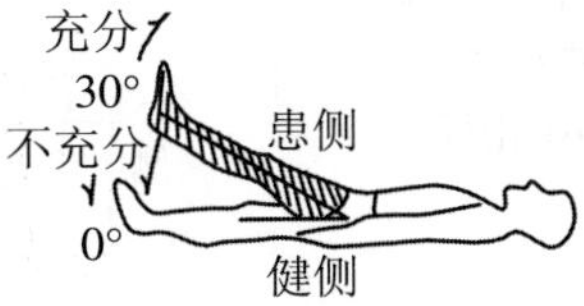

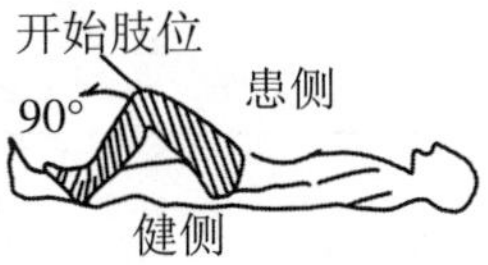

续表

检查序号	姿势	检查种类	开始肢位及检查动作	判定		检查日（日/月）1/	2/	3/	4/	5/
7	坐位	踝关节背屈	脚跟着地使踝关节背屈，背屈5°以上为可能 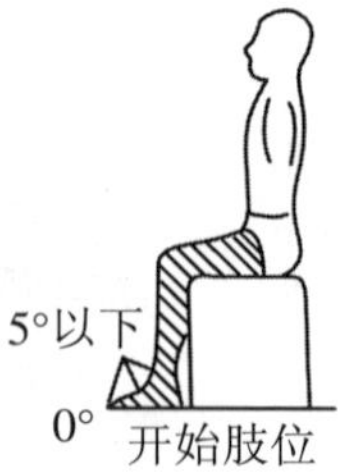	不可能（不充分）						
				可能（充分）						
8	仰卧位	踝关节背屈	取髋、膝伸展位做踝关节背屈的动作 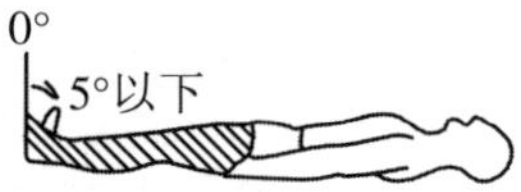	不可能						
				不充分	可能但在跖屈范围内					
				充分	能背屈5°以上					
9	坐位	伸膝位踝关节背屈	观察踝关节有无背屈动作及其程度髋关节前屈60°~90°，使膝弯曲不超过20°以上 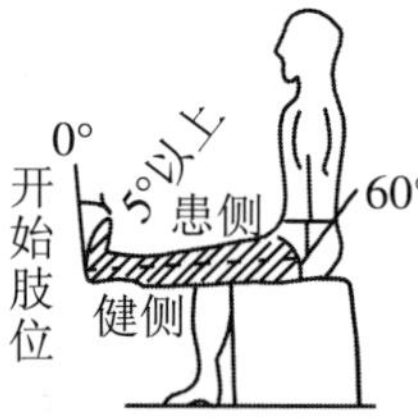	不可能						
				不充分	可能但在跖屈范围内					
				充分	能背屈5°以上					
10	坐位	髋关节内旋	取屈膝位，观察髋关节内旋动作的角度 髋关节前屈60°~90°，使大腿保持水平、屈膝90±10° 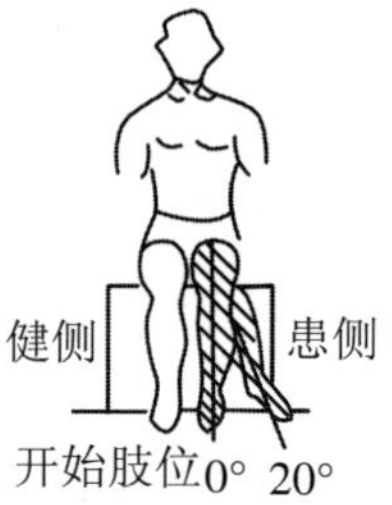	不可能						
				不充分	内旋5°~15°					
				充分	内旋20°~					
11	坐位	速度检查①髋关节内旋	（检查10的动作） 取屈膝位，髋关节从中间位内旋10次所需时间（内旋要在20°以上。其他条件与检查10相同），要先测量健侧 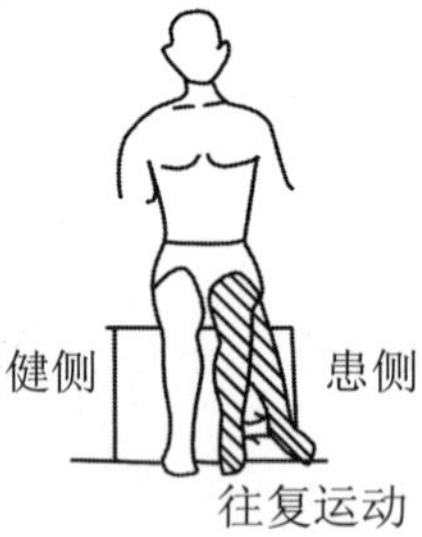	所需时间	健侧	秒	秒	秒	秒	秒
				所需时间	患侧	秒	秒	秒	秒	秒
				不充分	健侧的2倍以上					
				不充分	健侧的1.5~2倍					
				充分	健侧的1.5倍以下					

表6-12(3)　下肢预备检查

检查序号	姿势	检查种类	开始肢位及检查动作	判定		检查日（日/月）1/	2/	3/	4/	5/
预备1	仰卧位	伸膝位髋关节外展	取伸膝位，使患侧下肢向外展开，观察髋关节外展程度 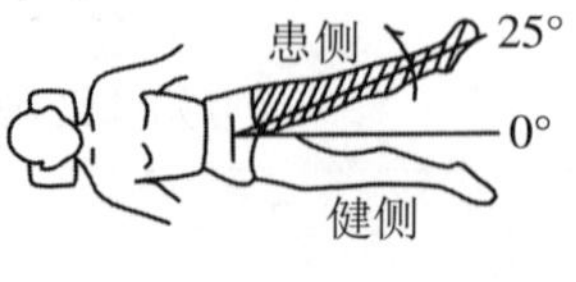	不可能						
				不充分	5°~15°					
				充分	20°~					

续表

检查序号	姿势	检查种类	开始肢位及检查动作	判定		检查日（日/月）1 /	2 /	3 /	4 /	5 /
预备2	坐位	膝伸展	开始肢位：坐凳子上，屈膝90°，髋关节保持前屈90°~60° 检查动作：令“伸膝”，观察膝关节伸展角度 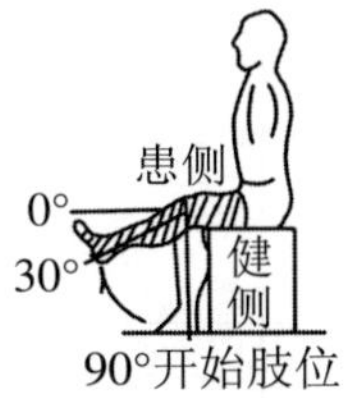	不可能						
				不充分	90°~65°					
					60°~35°					
				充分	30°~50°					
					0°					
预备3	立位	踝关节背屈	在髋、膝伸展情况下，做踝关节背屈动作 髋关节、膝关节弯曲不超过20°以上（脚可向前伸出一脚远） 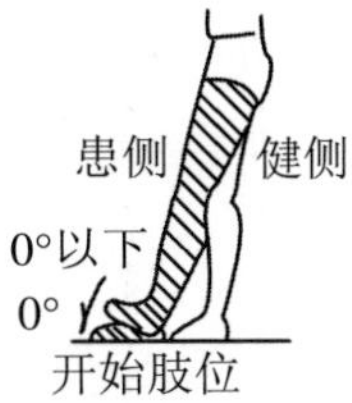	不可能						
				不充分	可能但在蹠屈范围内可能					
				充分	能背屈5°以上					
预备4	立位	踝关节屈曲	取髋关节伸展位以健侧站立，使患侧膝关节屈曲 要使髋关节前屈不超过20°以上 因躯干前倾而髋关节也常屈曲，要充分注意 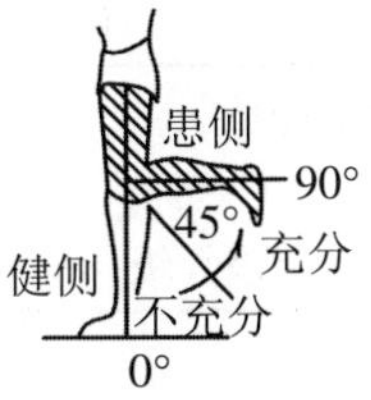	不可能						
				不充分	屈曲5°~40°					
				充分	能屈曲45°以上					
预备5	坐位	髋关节外展	用健侧站立，患侧髋关节外展，要使髋关节、膝关节屈曲不超过20° 外展角以对骨盆的移动角度来测量，注意勿使骨盆随之倾斜（因用健侧站立，患侧骨盆必然升起，要将其分数扣除判定） 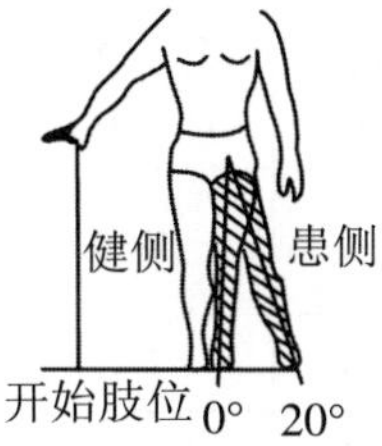	不可能						
				不充分	外展5°~15°					
				充分	能外展20°以上					
预备6	坐位	用足尖叩地板速度检查②	（预备检查3的动作） 取直立位进行。在足跟着地的情况下，观察以足尖叩打地板10次所需时间（要使足背屈能达5°以上） 判定：患侧所需时间为健侧的1.5倍以下为充分 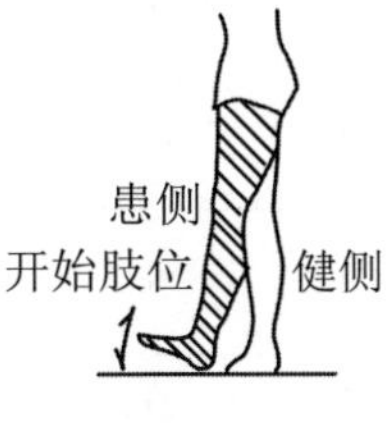	所需时间	健侧	秒	秒	秒	秒	秒
					患侧	秒	秒	秒	秒	秒
				不充分	健侧的2倍以上					
					健侧的1.5~2倍					
				充分	健侧的1.5倍以下					

注：下肢预备检查

下肢因肌挛缩5~11的检查不能进行时，可用预备检查（与哪种检查交换，用了哪种检查要记在下面）。

检查{5不能□ 6不能□ 7不能□ 8不能□ 9不能□ 10不能□ 11不能□} → 全体进行3次 → {使用预备检查1□ 使用预备检查2□ 使用预备检查3□ 使用预备检查4□ 使用预备检查5□ 使用预备检查6□}

表 6－12(4)　基本动作程度(参考)　(符合该程度者用○圈起)

基本动作程度(level)判定标准			基本动作程度	
动作	规定		第一次 月　日	
保持坐位*	不能或需要辅助		0	
	能独立		1	
保持立位*	能独立		2	
平行杠内行走	可能	需要大腿矫形器	3～1	
		需要小腿矫形器或不需要	3～2	
用手杖行走	可能	需要大腿矫形器	4～1	
		需要小腿矫形器	4～2	
		不要矫形器	4～3	
不用手杖行走	可能	需要矫形器	5～1	
		不要矫形器	5～2	
上下楼梯	不用扶手也不用手杖		6	

注：* 如能靠自力保持姿势，虽紧紧地抓着物体亦作为能独立。

表 6－12(5)　偏瘫功能检查综合判定(上肢)　[符合该等级(grade)者用○圈起]

偏瘫功能检查(上肢)结果				综合判定 (偏瘫恢复等级)
检查序号	判　　定	综合判定 (stage)	第一次 月　日	
1(联合反应)	不充分(2、3、4 也不充分)	Ⅰ	0	
1(联合反应)	充分	Ⅱ－1	1	
2(随意收缩)	充分	Ⅱ－2	2	
3、4 (共同运动)	一侧不能，对侧不充分	Ⅲ－1	3	
	一侧不能，对侧充分，或双侧都不充分	Ⅲ－2	4	
	一侧充分，对侧不充分	Ⅲ－3	5	
	双侧都充分	Ⅲ－4	6	
5、6、7 (Ⅳ级的检查)	1 项充分	Ⅳ－1	7	
	2 项充分	Ⅳ－2	8	
8、9、10 (Ⅴ级的检查)	1 项充分	Ⅴ－1	9	
	2 项充分	Ⅴ－2	10	
	3 项充分	Ⅴ－3	11	
11(或预备检查) (速度检查)	Ⅴ级的检查 3 项都充分且速度检查也充分	Ⅵ	12	

步行和感觉恢复的有关研究之间有很好的相关性，其相关系数 Spearman r 一般都大于0.6。Dauphinee 等证实该评定法的内在一致性很好，上肢、下肢、平衡与总分之间的相关系数（Pearson 相关系数）在入院时分别为 0.97、0.90、0.88；在 5 周时为 0.98、0.95、0.91；上肢、下肢、平衡与入院和5 周时的运动总分差的相关系数（Pearson 相关系数）分别为 0.94、0.75、0.71。同时亦证明了上肢、下肢、平衡这三者间也有很好的相关性。Chae 等证实了 Fugl－Meyer 评定法的预测效度，下肢的评分是预测出院时 FIM 的运动功能得分的很好的指标；Duncan 等亦证明了它的预测效度。

但 Malouin 对 Fugl－Meyer 评定法中的坐位平衡的效度提出了怀疑，其理由如下：①在其研究中该项检查与 Fugl－Meyer评定法的其他检查的相关系数为负值；②在其研究中发现立位平衡比坐位平衡的执行情况好；③有些正常人的坐平衡亦未能得满分。

在 Dauphinee 和 Arssenault 的研究中却未发现该问题，或许是他们把平衡作为一个整体来分析的缘故，因为 Fugl－Meyer 评定法的平衡检查包括七个项目，坐位平衡仅为其中的一项。但是三者都认为平衡作为一个总的组成部分来讲，它的相关性很好。致于坐位平衡的效度还需进一步的研究。

该评定法的信度经研究证明是可信的。Duncan 等证实评测者间的信度很高，在运动及平衡的评测时，相关系数（Pearson 相关系数）为 0.793～0.995；所有项目的评测，检测者内的信度，即检测者本身的可信度也是很好的，为 0.865～0.996。该评测法所需的时间为 20 分钟左右。

因此 Fugl－Meyer 评定法被认为是一个很好的评定脑卒中偏瘫的方法，是评定脑卒中偏瘫时使用最多

表 6－12（6） 偏瘫功能检查综合判定（下肢）

偏瘫功能检查（下肢）结果				综合判定（偏瘫恢复等级）
检查序号	判　定	综合判定（stage）	第一次 月　日	
1（联合反应）	不充分（2、3、4 也不充分）	Ⅰ	0	
1（联合反应）	充分	Ⅱ－1	1	
2（随意收缩）	充分	Ⅱ－2	2	
3、4（共同运动）	一侧不能，对侧不充分	Ⅲ－1	3	
	一侧不能，对侧充分，或双侧都不充分	Ⅲ－2	4	
	一侧充分，对侧不充分	Ⅲ－3	5	
	双侧都充分	Ⅲ－4	6	
5、6、7（或预备 1、2）（Ⅳ级的检查）	1 项充分	Ⅳ－1	7	
	2 项充分	Ⅳ－2	8	
8、9、10（或预备 3、4、5）（Ⅴ级的检查）	1 项充分	Ⅴ－1	9	
	2 项充分	Ⅴ－2	10	
	3 项充分	Ⅴ－3	11	
11（或预备 6）（速度检查）	Ⅴ级的检查 3 项都充分，且速度检查也充分	Ⅵ	12	

的方法。该评定法最主要的缺点，也是受到批评的最主要的原因是认为评测所需的时间过长。此外，该评定法的坐位平衡的检查还需进一步的研究。

2. MAS 评定法

MAS 是 Carr 等为运动再学习设计的一种评定方法（表 6－14）。在设计时明确了该评测法应达到的目标，其中三个目标是：①评测的内容是有关日常生活的活动；②评测患者最好的执行情况；③只有执行的任务发生了变化才给予评分上的变化。

该评测法有八项不同的、有代表性的运动项目及一项评测患侧肌张力的项目。这八个项目为：从仰卧位到侧卧位、从仰卧位到床边的坐位、坐位平衡、从坐位到站立位、步行、上肢的功能、手部运动功能和高级手部活动。所有的项目都给予 0～6 分的七个等级的评分，除肌张力外，6 分代表最好的功能。而肌张力以 4 分代表正常的肌张力，低于 4 分为肌张力降低，高于 4 分为肌张力增高。每一项目的评分标准都是基于多年的、长期的观察大量患者的演变过程给出的，一些评分直接反映运动的质量，而有一些评分则要求在规定的时间内完成。

该评定法的一致效度（Concurrent Validity）已得到证实。Pode 等及 Malouin 等以 Fugl－Meyer 评定法为标准，研究了 MAS 的一致效度，结果显示除“坐位平衡”外，其余项目及总分与 Fugl－Meyer 评定法的相应项目及总分的相关系数（Spearman R）为 0.64～0.96，而“坐位平衡”则为 －0.10～0.28。Pode 等认为 Fugl－Meyer 评定法评测的是静止的坐位平衡及突然失去平衡后的保护反应，而 MAS 评测的是一系列任务的能力，如向前倾、触地板等，对于从何高度前倾触地则未做详细的规定，这是导致二者“坐位平衡”相关性差的原因。Malouin 等则认为 Fugl－Meyer 评定法的“坐位平衡”的效度差，而 MAS 的“坐位平衡”与 MAS 的总分有很好的相关性，从而认为 MAS 的“坐位平衡”是有效的。

Pode 等及 Malouin 等均发现 MAS 评定法在安排评分标准上存在一些问题：①“从仰卧位到侧卧位”得分比“从仰卧位到床边的坐位”低；②在“手的运动功能和手的高级运动功能”的评分标准的安排上存在一些问题，如“手的高级运动功能”中得 6 分的某些患者却不能完成该项目中 4 分评分标准的动作。MAS 的预测效度也得到了证实。

MAS 的信度也很好。评测者间的一致性为 60%～100%；评测者间的信度高，其 Pearson 相关系数为 0.89～0.99；在评测各个项目时的 Spearman 相关系数为 0.92～1.00（不包括肌张力在内），肌张力仅为 0.29。评测间（test－retest）的信度高，Spearman 相关系数为 0.87～1.00。该评测法所需的时间各报道不一，有的认为需 15 分钟以上，甚至 30 分钟，有的认为仅需 Fugl－Meyer 评定法的一半时间。

从上述可以看出：MAS 也是一种可信的、有效的评定法，但还存在一些需进一步研究的问题：评定标准的难易程度部分还需改进，肌张力的信度还需进一步完善。在最近的修改版本中，已经将有关肌张力的项目删去。

四、肌张力的评定

在前面的评定方法中有的已经提到了肌张力。在此将更为详细的讨论一下肌张力的评定。肌张力受到很多因素的影响，包括：①姿势和紧张性反射的影响；②紧张与焦虑；③随意的用力与运动；④药物等等的因素。由于受到这许多因素的影响，使得单独评定肌张力显得

表 6－13 Fugl－Meyer 评测法

一、上肢(最高分为 66 分)

A. 肩/肘/前臂(最高分为 36 分)

Ⅰ. 反射活动(最高分为 4 分)

评测肱二头肌、肱三头肌与指屈肌反射

评分:0—未引出反射活动;2—屈肌与/或伸肌反射活动引出

Ⅱ. 屈肌共同运动与伸肌共同运动(最高分为 18 分)

细心地向患者说明,用动作向患者演示,可以先让患者用健侧上肢作要求的动作

(a)屈肌共同运动

患者坐位,主动患侧上肢触摸同侧耳朵,前臂完全旋后,肘完全屈曲,肩关节至少外展 90°、外旋、后缩与抬起

评分:0—具体部位完全不能完成;1—具体部位部分完成;2—具体部位充分完成

(b)伸肌共同运动

患者坐位,如果患者不能主动达到该位置,可以被动地将患者的上肢置于该位置,患者用患侧上肢触摸健侧膝部,肩关节内收/内旋,伸肘,前臂旋前。注意避免患者借助重力替代主动运动。有一些患者会过于热心合作,比如旋转胸部或摆动患肢。为了评价患者是否主动运动,或许有时有必要触摸胸大肌和/或肱三头肌挠侧腱

评分:0—具体部位完全不能完成;1—具体部位部分完成;2—具体部位充分完成

Ⅲ. 结合屈肌共同运动与伸肌共同运动的随意运动(最高分为 6 分)

(a)手触腰椎

评分:0—完全不能完成;1—在不借助于任何重力的帮助,手越过髂前上棘;2—充分完成

(b)单纯性的肩关节屈曲 90°

在整个屈曲过程中,肘关节必须保持完全伸直,前臂保持在旋前与旋后的中间位

评分:0—肩关节一开始作屈曲运动,肩关节立即外展或屈肘;1—在肩关节开始屈曲运动后的过程中出现肩关节外展或屈肘;2—完全完成

(c)主动屈肘至 90°左右,肩关节处于 0°位,前臂旋前旋后

评分:0—不能主动将肩关节与肘关节置于正确的位置或前臂完全不能旋前旋后;1—能够主动将肩关节与肘关节置于正确的位置并且前臂可以作有限的旋前旋后的活动;2—完全完成

Ⅳ. 不依赖于或极少依赖共同运动的随意运动(最高分为 6 分)

(a)单纯性的肩外展 90°,肘关节完全伸直,前臂旋前

评分:0—肩关节一开始外展即出现肘关节屈曲或前臂的旋前位发生偏移;1 分—肩关节只能部分外展,或在外展过程中出现肘关节屈曲或前臂不能保持在旋前位;2—完全完成

(b)单纯性的肩关节从 90°位屈曲至 180°

在整个屈曲过程中,肘关节必须保持完全伸直,前臂保持在旋前与旋后的中间位。

评分:0—肩关节一开始作屈曲运动,肩关节立即外展或屈肘;1—在肩关节开始屈曲运动后的过程中出现肩关节外展或屈肘;2—完全完成

(c)肩关节保持在 30°～90°之间,肘关节完全伸直,前臂旋前旋后

评分:0—不能主动将肩关节与肘关节置于正确的位置或前臂完全不能旋前旋后;1—能够主动将肩关节与肘关节置于正确的位置并且前臂可以作有限的旋前旋后的活动;2—完全完成

Ⅴ. 正常的腱反射活动(最高分为 2 分)

肌腱反射可以引出,评测肱二头肌、肱三头肌与指屈肌反射

评分:0—至少 2 个肌腱反射明显亢进;1—一个肌腱反射明显亢进或至少 2 个肌腱反射活跃;2—至多可有一个肌腱反射活跃并且没有肌腱反射亢进

Ⅴ的最高分为 2 分,但只有在Ⅳ的评分得 6 分的情况下,该评分才计入总分中

续表

一、上肢(最高分为66分)

B. 腕(最高分为10分)
评测腕部肌肉的三个不同的功能,其中两个功能是在腕关节不同的姿势下评测。
(a)评测:腕关节背屈15°左右的腕关节稳定性
位置:肩关节0°位,肘关节90°屈曲位,前臂完全旋前;如果肘关节不能主动屈曲至该位置并且保持在该位置,检查者可以协助患者
评分:0—患者腕关节不能背屈至要求的位置;1—患者腕关节可背屈至要求的位置但不能抵抗任何阻力;2—患者腕关节可背屈至要求的位置且能在该位置抵抗一点阻力
(b)评测:腕关节反复圆滑地轮替地做完全的背屈与掌屈
位置:肩关节0°位,肘关节90°屈曲位,前臂完全旋前;如有必要检查者可以协助患者保持在该位置。
评分:0—没有随意运动;1—腕关节可以主动背屈与掌屈,但活动范围小于不能在被动的关节活动范围;2—完全完成
(c)评测:腕关节背屈15°左右的腕关节稳定性
位置:肩关节稍微屈曲和/或外展,肘关节完全伸直位(0°位),前臂旋前;如有必要,可以协助患者保持在该位置。
评分:0—患者腕关节不能背屈至要求的位置;1—患者腕关节可背屈至要求的位置但不能抵抗任何阻力;2—患者腕关节可背屈至要求的位置且能在该位置抵抗一点阻力
(d)评测:腕关节反复流畅地轮替地做完全的背屈与掌屈
位置:肩关节稍微屈曲和/或外展,肘关节完全伸直位(0°位),前臂旋前;如有必要,可以协助患者保持在该位置
评分:0—没有随意运动;1—腕关节可以主动背屈与掌屈,但活动范围小于不能在被动的关节活动范围;2—完全完成
(e)评测:腕关节的环转运动
位置:无特殊要求
评分:0—不能做环转运动;1—跳动性的运动或不完全的环转运动;2—流畅的完全的环转运动

C. 手(最高分为14分)
评测7种手部运动,其中5种是抓握。如果有必要评测者可以协助患者的肘部至90°位,但不能给予腕关节任何帮助。
(a)集团屈曲:让患者屈曲手指
评分:0—不能屈曲;1—可以部分屈曲;2—完全屈曲(与健侧比较)
(b)集团伸展:起始位为手指完全屈曲位(可主动或被动至该位置),让患者伸所有的手指
评分:0—不能伸;1—可以部分伸直;2—完全伸直(与健侧比较)
(c)抓握A(钩状握):让患者的Ⅱ-Ⅴ指的掌指关节伸直,近端与远端指间关节屈曲,按抗阻能力进行评测。
评分:0—不能达到要求的位置;1—力弱;2—能够抵抗相对大的阻力
(d)抓握B(侧捏):单纯性的拇指内收,拇指的腕掌关节与指间关节均在0°位
评分:0—不能达到要求的位置;1—拇指与第二掌骨之间可以捏住一张纸,但轻轻地一拉就可以拉出;2—可以捏住一张纸,不易拉出
(e)抓握C(笔握):拇指与食指相对,在之间搁一枝铅笔
评分:0—不能达到要求的位置;1—可以捏住铅笔,但轻轻地一拉就可以拉出;2—不易拉出
(f)抓握D(筒握):患者握住一个圆柱体,拇指与食指的指腹相对
评分:0—不能达到要求的位置;1—可以捏住铅笔,但轻轻地一拉就可以拉出;2—不易拉出
(g)抓握E(球握):让患者抓住一网球
评分:0—不能达到要求的位置;1—可以握住,但轻轻地一拉就可以拉出;2—不易拉出

续表

一、上肢(最高分为66分)

D. 协调/速度(最高分为6分)
用指鼻试验评测,闭眼后连续做5次
(a)震颤:0—明显震颤;1—轻度震颤;2—没有震颤
(b)辨距不良:0—明显的或非系统性的辨距不良;1—轻度的系统性的辨距不良;2—没有辨距不良
(c)速度(运动的速度是与健侧进行比较):0—重复5次,至少比健侧慢6秒;1—重复5次,比健侧慢2~5秒;2:重复5次,与健侧相差不到5秒

二、下肢(最高分为34分)

E. 髋/膝/踝
Ⅰ. 反射活动(最高分为4分)
患者仰卧位,评测膝反射、膝屈肌腱反射和踝反射
评分:0—未引出反射活动;2—屈肌与/或伸肌反射活动引出
Ⅱ. 屈肌共同运动与伸肌共同运动(最高分为14分)
(a)屈肌共同运动
患者仰卧位,让患者最大程度地屈髋、屈膝与屈踝,与此同时髋关节将会外展与外旋。在屈曲过程中,应该用手触摸膝屈肌的远端肌腱以判断膝屈肌的主动活动
评分:评分:0—具体部位完全不能完成;1—具体部位部分完成;2—具体部位充分完成
(b)伸肌共同运动
患者仰卧位,起始位为完全的屈肌共同运动的位置,患者伸髋、伸膝与伸踝,施加阻力以消除重力的易化作用,髋关节内收也施加阻力,髋关节内收可以与伸髋结合在一起评价
评分:0—具体部位完全不能完成;1—有一点力量;2—正常或近似正常的肌力
Ⅲ. 坐位下的膝屈踝背屈(最高分为4分)
患者坐位,膝部在床边或椅子边
(a)屈膝
评分:0—没有主动活动;1—在一定程度的伸膝位,膝关节可以主动屈曲但没有超过90°(同时触摸腘绳肌肌腱);2—屈膝90°
(b)踝背屈
评分:0—没有主动活动;1—主动屈曲不完全;2—正常背屈(与健侧比较)
Ⅳ. 立位下的膝屈踝背屈(最高分为4分)
患者站立位,髋关节0°位或过伸位
(a)屈膝
评分:0—在髋关节不同时屈曲的情况下,膝关节一点也不能屈曲;1—膝关节不能充分屈曲至90°和/或在屈膝过程中出现屈髋;2—膝关节屈曲至90°或90°以上并且没有出现屈髋
(b)踝背屈
评分:0—没有主动活动;1—主动屈曲不完全;2—正常背屈(与健侧比较)
Ⅴ. 正常的腱反射活动(最高分为2分)
肌腱反射可以引出,评测膝反射、膝屈肌腱反射和踝反射
评分:0—至少2个肌腱反射明显亢进;1—一个肌腱反射明显亢进或至少2个肌腱反射活跃;2—至多可有一个肌腱反射活跃并且没有肌腱反射亢进
Ⅴ的最高分为2分,但只有在Ⅳ的评分得4分的情况下,该评分才计入总分中

F. 协调/速度(最高分为6分)
患者仰卧位,以患侧足跟碰健侧的膝盖5次,尽可能地快的速度与连续性完成
(a)震颤:0—明显震颤;1—轻度震颤;2—没有震颤
(b)辨距不良:0—明显的或非系统性的辨距不良;1—轻度的系统性的辨距不良;2—没有辨距不良
(c)速度(运动的速度是与健侧进行比较):0—重复5次,至少比健侧慢6秒;1—重复5次,比健侧慢2~5秒;2—重复5次,与健侧相差不到5秒
上肢和下肢总的运动功能的最高分为100分

续表

二、下肢（最高分为 34 分）

G. 平衡（最高分为 14 分）

评测 7 种情况，3 种是在坐位下进行，4 种是在站立位下进行

（a）无支撑坐位

评分：0—没有大的支撑，患者无法保持坐位，即患者往后靠在椅子背上，周围放置靠垫，或用腰带支撑坐位；1—只能在凳子上或床做一会儿，腿悬空；2—至少在无支撑下做 5 分钟，这样就会调整姿势以适应重力的影响

（b）健侧的降落伞反应

患者坐位，闭眼或蒙上眼睛，在健侧给予有力的一推

评分：0—没有外展肩关节和伸直肘关节来避免跌倒；1—受损的降落伞反应；2—正常的降落伞反应

（c）患侧的降落伞反应

患者坐位，闭眼或蒙上眼睛，在患侧给予有力的一推

评分：0—没有外展肩关节和伸直肘关节来避免跌倒；1—受损的降落伞反应；2—正常的降落伞反应

（d）支撑站立

评分：0—根本不能站立；1—需要在他人大力帮助下，才能站立；2—在他人少量帮助或象征性的帮助下可以站立至少 1 分钟

（e）无支撑站立

评分：0—在没有支撑下不能站立；1—能站立但不到 1 分钟或超过 1 分钟但有点摇摇晃晃；2—立位平衡良好，能保持平衡 1 分钟以上且无安全顾虑

（f）健侧单肢站立位

评分：0—至多维持该位置几秒钟，且摇摇晃晃；1—能保持立位平衡 4 ~ 9 秒钟；2—能保持立位平衡 10 秒以上。

（g）患侧单肢站立位

评分：0—至多维持该位置几秒钟，且摇摇晃晃；1—能保持立位平衡 4 ~ 9 秒钟；2—能保持立位平衡 10 秒以上

H. 感觉（最高分为 14 分）

（a）轻触觉（总分为 8 分）

轻触觉只是粗略地评测，评测两侧的上肢、手掌、下肢与脚底

评分：0—感觉缺失；1—感觉减/感觉异常；2—正常感觉

（b）位置觉（总分为 16 分）

评测拇指的指间关节、腕关节、肘关节与肩关节。检查者用手关节位置轻微改变，注意检查的手法，不要让别的感觉而不是位置觉使患者得出位置改变的结论。也注意避免兴奋初级末端（primary ending），因为患者也许可以通过Ⅰa 类 γ 纤维来判断关节的位置。患者应当闭上眼睛或蒙上眼睛，用语言回答或用健侧肢体的相应部位的相应动作来表示。下肢主要评测大趾、踝关节、膝关节与髋关节的位置觉

评分：0—感觉缺失；1—与健侧关节比较，感觉有明显差异，但至少有 3/4 的回答是正确的；2—所有回答都正确，健侧与患侧没有差异或差异很小

J. 关节活动度与疼痛（关节活动度的总分为 44 分，关节疼痛的总分为 44 分）

评测被动的关节运动与在被动的关节运动过程中或终末时的关节疼痛的情况。关节活动度与健侧进行比较。在评测运动功能之前，评测关节的活动度是有益的，因为在评测运动功能时，关节本身的功能障碍是应当去除的

（a）被动的关节运动

评分：0—关节活动度只有几度；1—被动的关节活动度下降；2—正常的被动关节活动度

（b）关节疼痛

评分：0—在整个运动过程中均有明显的疼痛或在运动终末时有非常明显的疼痛；1—有点疼痛；2—没有疼痛

由于要评测卧床患者，肩关节外展只到 90°，髋关节伸直只到 0°位

表 6-14　MAS 评定法

Ⅰ. 仰卧位至健侧卧位

1. 将自己拉至侧卧位（起始位置必须是仰卧位，膝关节不能屈曲患者用健侧上肢将自己拉至侧卧位，用健侧下肢移动患侧下肢）
2. 主动移动患侧下肢，下半身跟着翻过去（起始位置同上，患侧上肢被留在背后）
3. 用健侧上肢将患侧上肢拉至健侧，主动移动下肢，身体像木头一样跟着翻过去（起始位置同上）
4. 主动移动上肢至健侧，身体的剩余部分像木头一样跟着翻过去（起始位置同上）
5. 主动移动上下肢，翻身至侧卧位，但失去平衡（起始位置同上，肩前伸，上肢屈曲向前）
6. 3 秒内翻身至侧卧位（起始位置同上，不需用手）

Ⅱ. 仰卧位至床边坐位

1. 侧卧位，将头侧向抬起，但不能坐起（协助患者至侧卧位）
2. 侧卧位至床边坐位（协助患者运动，患者自始至终控制头部位置）
3. 侧卧位至床边坐位（旁观，协助患者将下肢移至床边）
4. 侧卧位至床边坐位（无需旁观）
5. 仰卧位至床边坐位（无需旁观）
6. 在 10 秒内由仰卧位至床边坐位（无需旁观）

Ⅲ. 坐位平衡

1. 只有在支撑下保持坐位（协助患者至坐位）
2. 在无支撑下保持坐位 10 秒（不用手抓，两侧膝关节与脚并在一起，脚可着地）
3. 在无支撑下保持坐位，体重充分向前且均匀分布（体重相对于髋关节充分向前，挺胸抬头，体重均匀地分布在两侧）
4. 无支撑坐位，转动头和颈部向后看（脚着地，并在一起；不允许下肢外展或脚移动，手放在大腿上，不允许手放在床上）
5. 无支撑坐位，向前伸手触地，返回起始位（脚着地，不允许患者用手抓，不允许下肢与脚移动，如有必要可支撑患侧上肢，手必须触摸在足前至少 10 厘米的地板）
6. 无支撑下坐于凳子上，侧方触摸地板，返回起始位（脚着地，不允许患者用手抓，不允许下肢与脚移动，如有必要可支撑患侧上肢，患者必须向侧方而不是向前方触摸地板）

Ⅳ. 由坐位到站立位

1. 在治疗师的帮助下站起（任何方式）
2. 在旁观下站起（体重不均匀分布，用手支撑）
3. 站起（不允许体重不均匀分布及用手帮助）
4. 站起，并且保持站立位 5 秒，髋关节与膝关节需处伸直位（不允许体重不均匀分布）
5. 站起，然后坐下，无需帮观帮助（不允许体重不均匀分布，髋关节与膝关节充分伸直）
6. 在 10 秒内，站起坐下连续 3 次，无需旁观帮助（不允许体重不均匀分布）

Ⅴ. 步行

1. 以患侧下肢站立，以健侧下肢向前迈步（负重的髋关节必须伸直，治疗师可在旁边帮助）
2. 需要在一个人在旁边帮助下才能行走
3. 使用或不使用辅助器械步行 3 米，无需他人在旁边帮助
4. 在 15 秒内，步行 5 米，无需任何器械与帮助
5. 步行 10 米，转身，拣起地上的一小沙袋，返回，无需任何器械与帮助，在 25 秒内完成
6. 使用或不使用辅助器械上下 4 阶台阶 3 次，不允许用手扶扶栏，在 35 秒内完成

续表

Ⅵ. 上肢功能

1. 卧位,肩胛带前伸,上肢举起(治疗师将患者的上肢放在该位置上,并且使肘伸直)
2. 卧位,保持上肢举起2秒(治疗师将患者的上肢放在该位置上;患者自己保持上肢处于该位置,并有一定程度的外旋;肘关节必须保持在充分伸直的20°范围内)
3. 屈伸肘关节,以手掌触摸前额,上肢的情况同2(治疗师可以协助患者前臂旋后)
4. 坐位,上肢前屈90°,保持2秒(治疗事将患者上肢放在该位置上,患者自己保持上肢处于该位置,并有一定程度的外旋及肘关节伸直,不允许肩关节过度抬高)
5. 坐位,患者抬起上肢至上述位置,保持10秒,然后放下(患者必须保持上肢有一定的外旋,不允许前臂旋前)
6. 站立位,手扶墙壁,当朝墙方向转身时,上肢保持在该位置(上肢外展90°,以手掌平贴在墙上)

Ⅶ. 手部运动

1. 坐位,伸腕(治疗师让患者坐于桌子旁边,前臂放在桌子上,将一圆柱体放在患者手掌中,让患者伸腕使圆柱体离开桌面,肘关节不允许屈曲)
2. 坐位,腕挠侧外展(治疗师将患者的前臂放在旋前与旋后的中间位,即以尺侧接触桌面,拇指与前臂平行,腕伸位,手指握住一圆柱体,让患者将手抬离桌面,不允许肘关节屈曲与或旋前)
3. 坐位,肘关节放在身旁,旋前旋后(肘关节无需支撑,屈曲90°,3/4的范围是可接受的)
4. 向前够物,用双手将一直径为14厘米的球拣起,然后放下(球必须放在患者前面足够远的地方,以至于患者不得不充分伸直上肢去够物;肩关节必须向前,肘关节必须伸直,腕中立或腕伸位;手掌必须与球面接触)
5. 从桌上端起一聚苯乙烯(塑料)茶杯,放在身体另一侧的桌面上(不允许茶杯的形状发生改变)
6. 拇指每一个手指连续对指,在10秒内达14次以上(每一手指依次与拇指接触,从食指开始;不允许拇指从一手指滑向另一手指或回碰)

Ⅷ. 高级手部活动

1. 拣起钢笔帽,然后放下(患者向前伸直上肢,拣起钢笔帽,然后放在靠近自己身体处的桌面上)
2. 从一个杯子中拣起一粒豆形软糖,然后放到另一个杯子中(茶杯中放8粒豆形软糖,两个茶杯离患者均等同患者上肢的长度,左手从右侧的杯子中拿豆形软糖,然后放在左侧的杯子中)
3. 画水平线至一垂直线10次,20秒内完成(至少有5条线与垂直线接触且在垂直线处停止)
4. 拿铅笔在一页纸上快速点连续的点(患者5秒内每一秒至少点2个点,患者自己独立地拿起笔,握笔,像写字一样地拿笔,患者必须是点点,而不是笔画)
5. 拿调羹将水送到嘴里(不允许低头去够调羹,也不允许将水洒了)
6. 拿起梳子梳头后部的头发

Ⅸ. 全身肌张力

1. 肢体是软的,被动活动身体各部位没有阻力
2. 被动活动身体各部位有一点阻力
3. 不定,有时是软的,有时正常,有时肌张力高
4. 持续性的正常反应
5. 有一半的时间是肌张力高
6. 肌张力始终高

比较困难。但肌张力的改变是偏瘫评价中的一个重要成分，正确的评价与获得足够的信息对临床康复和科研具有重要意义。

对于肌张力的评定方法有定性的方法和定量的方法。定性的方法主要是通过观察被动运动患者的关节和患者的随意的运动进行估计的。一般地，通过这三个方面的检查，可以得出患者的肌张力究竟有无异常，而这也是临床上检查肌张力是否异常的常用方法。但有时，在需要交流或科研时，需要将肌张力定量化。正如前面所提到的因素的影响，肌张力的定量化比较困难。

目前临床上常用的方法是修改的 Ashworth 量表（表6-15）。

表6-15　肌张力评定量表(TAS)

评分	标准
0	肌张力没有增高
1	肌张力轻度增高,表现为在被动运动中有一卡住和放松的感觉,或在关节活动度的终末出现轻微的阻力
1^+	肌张力轻度增高,表现为在被运动动中有一卡住的感觉,而且在其后的关节活动度(小于50%的全关节活动度)内均有轻微的阻力
2	在大部分的关节活动度内均有比较明显的阻力感,但被动活动肢体还是比较轻松
3	肌张力增高很明显,被动活动肢体比较困难
4	受累部分的伸肌或屈肌僵直

该量表简单易用，具有较好的信度和效度，因此受到临床工作者的欢迎，使用广泛。但是，该量表评测肌张力时没有考虑肌张力与联合反应的影响，另一方面该评测方法的评测间的信度只是在肘关节的方面得到了验证。因此，最近有人设计了另一个量化的评测肌张力的方法——肌张力评定量表（Tone Assessment Scale，TAS）。该量表是从三个方面考虑肌张力的：休息时的姿势，对被动运动的反应和联合反应。而对于被动运动的反应的评分，该评测方法的评分标准是采用修改的 Ashworth 量表。新近有几个研究对其信度和效度进行了研究，认为其具有较好的信度与效度，具有一定的使用价值。

五、平衡功能的评定

（一）平衡概念

平衡对于日常活动非常重要，但平衡的定义却很难确定。人类在站立位时躯体平衡大致分为两类，即静态平衡和动态平衡。而动态平衡由于包括的范围太广而受到批评，Berg 等认为平衡功能的描述更有用处：位置的维持，随意运动时的姿势调节和姿势受到外来干扰的反应。当区别在步行中躯体的平衡与在体重移动而躯体支撑面没有移动的平衡时，按照这个描述，体重的移动与步行之间的平衡没有区别。所以 Ragnarsdóttir 和 Kristinsdóttir 认为平衡现象的几个不同方面实际上是几种不同的运动技巧，平衡的概念实际上是一种伞形的概念，包括四个方面：非随意运动时的姿势控制；支撑面不动时的姿势控制；随意运动时的姿势控制；受到外来干扰时的反应。

按照这个概念平衡是指以下四个方面的能力：

（1）将躯体的重心保持在不同位置的支撑面。

（2）在支撑面中心的不同方向，在支持面内轻快、准确地移动体重。

（3）以正常、迅速、协调的方式安全地移动（爬行、步行、慢跑和跑等）。

（4）在外来干扰下，调整躯体重心的位置。

这个平衡的概念比较全面准确。而 Carr 等认为从临床上看，平衡可以归于三类广泛的活动中，即随意运动时的活动；支撑面意外地发生移动时的活动；受到外来干扰时维持姿势的活动。其中在临床中最重要的是评测患者随意运动时的平衡。

（二）影响及调节平衡的因素

影响和/或调节平衡的因素有以下几个方面：

（1）物理因素：支撑面、稳定范围（limit of stability）、重心与支撑面的关系，其中稳定范围是指一个人由垂直位向任何方向倾斜而原来的支撑面不发生改变（即不迈步、不伸手支撑或不跌倒）所能达到的最大范围。

（2）生理因素或调节：①感觉，包括：本体感觉、视觉和前庭觉；②肌肉的活动；③姿势反射，包括：局部的姿势反射，牵张反射和支撑反应；体节性的姿势反射，如交叉伸反射；全身性的姿势反射；随意运动时的姿势调节；外来干扰时的姿势调节，如在受到外来干扰时采用的最常见的三种运动策略是踝部策略、髋部策略和迈步策略，还有保护性反应等。

（三）评定方法

由上述可以看出，要准确地评价平衡功能不是一件容易的事，由此也产生了多种评定平衡功能的方法，有的很简单，如 Romberg 试验、功能够物试验（the functional reach test）、在我国康复临床中经常使用的三级平衡的概念；有的很复杂，如 Berg 平衡评价量表；有的是作为其他量表的组成部分，如 Fugl-Meyer 评测法及 MAS 评测法中均有平衡这一项目；有的是评测静态平衡，如 Romberg 试验；有的是检查动态平衡，如功能够物试验；有的是评测平衡的多个方面和多种姿势下的平衡，如 Berg 平衡评价量表。

在此我们不想一一陈述，只想介绍几种在康复医学中应用较为广泛的评测方法：三级平衡、Tinet 平衡量表（Tinet test）、Berg 平衡评价量表（Berg balance scale test）。

（四）三级平衡

三级平衡的概念与其说是一种评测，还不如说是一种平衡概念。其Ⅰ级平衡是指静态下患者可以保持平衡；Ⅱ级平衡是指自身运动（支撑面不动）时可以保持平衡；Ⅲ级平衡是指患者在外来干扰的情况下可以保持平衡。这与前面所述的平衡的伞形概念比较相似。这种方法比较粗糙，但由于简单易用，所以在临床康复中经常使用。

（五）Tinet 平衡量表和 Berg 平衡评价量表

Tinet 平衡量表（Tinet test）和 Berg 平衡评价量表（Berg balance scale test）是两个比较复杂一点的平衡评价方法。其信度和效度都是经过检测的，被认为是信度和效度都比较好的。Tinet 平衡量表主要用在老年人平衡功能的评定中（表 6－16），在脑卒中使用的频度不是太高。而 Berg 平衡评价量表（表 6－17）是脑卒中康复临床实践指南中推荐用来评价平衡功能的唯一量表，是所有平衡评价方法中信度与效度最好的方法。在研究新的平衡评价方法时经常选用它作为比较的对象。但这个平衡方法的使用起来花费的时间较多，为 10 分钟左右，但有的书上认为要 30 分钟左右，这可能与个人的熟练程度有关。

六、关节活动度的评定

关节活动度（Range of motion，ROM）是检查运动系统功能的基本内容之一。关节活动度有两种，一是被动性关节活动度，指被动运动关节时，关节的活动范围；另一种是主动性的关节活动度，指关节主动活动时的关节活动范围。关节活动度的评价常常与功能性评价结合在一起进行，但相互间没有必然的联系。在偏瘫患者中，最常常影响患者关节活动度的因素是痉挛与挛缩。评测偏瘫患者的关节活动度，有助于发现痉挛与挛缩，但单纯的关节活动度的评价并不能反映患肌痉挛的程度以及整个肌体的功能状态，需要将它与其他的检查结合在一起，才能表示机体的病损情况及恢复的情况。

总之，以肌力评测为主的评定法及脑卒中评价表均不大适合脑卒中偏瘫的残损评测。如一定要使用肌力评测，则最好使用 MI；脑卒中评价表用在研究中作为基线资料的收集还是可取的。量化的运动模式的评定方法是最适合于脑卒中偏瘫的残损评测，其中最具代表性的有两个，即 FMA 及 MAS，但 FMA 更应当优先使用，因为它使用广泛，提供的信息量多，比 MAS 的敏感度高，尤其在脑卒中的早期及对重症患者而言。当然，FMA 比 MAS 的评测所需的时间要多，但是当偏瘫是我们康复评测及治疗的主要目标时，获得足够的信息更重要，而不是评测所需的时间长短。

第四节　活动水平的评定

一、总括性残疾评定表

总括性残疾评定表（Global Disability Scale）是一类比较简单的评定方法，可以粗略地用来评定脑卒中的严重性和记录功能恢复。但它们的共同缺点就是不敏感，比较粗略；共同的优点就是简单、省时。此类评价方法中最有名气的两个评定方法是 Rankin 评定（Rankin Scale）和格拉斯哥后果评定方法（Glasgow Outcome Scale）。

（一）Rankin 评定方法

Rankin 评定法（Rankin Scale）或改良 Rankin 评定方法是在脑卒中后果评定中使用非常广泛的评定方法。已有研究显示 Rankin 评定法是一种可信有效的方法。原始的 Rankin 评测法只有 5 个等级：

（1）没有明显的残疾：能够完成平常的责任与活动。

（2）轻度残疾：不能执行某些以前能够做的活动，但是可以生活自理。

（3）中度残疾：生活自理需要一些帮助，但是可以独立步行。

（4）重度残疾：不能独立步行，并且生活不能自理。

（5）极重度残疾：卧床不起，尿失禁，并且需要持续的看护。

Warlow 等将其修改，增加了一个等级 0，成为 6 个等级的评定方法（表 6－18），称为 MRS（改良 Rankin）评定法，但仍有人把改良或修改后的 Rankin 评定法称之为 Rankin 评定法。另外有一种称为牛津残障评定法（Oxford Handicap Scale），其实是一种修改后的 Rankin 评定法（表 6－19），在有的文献中更是直接称之为 Rankin 评定法。所以 Rankin 评定法其实是原始的和修改的或改良的 Rankin 评定法的总称。

Haan 等对 Rankin 评定法评测脑卒中患者的临床意义的研究显示，Rankin 评分与移动、日常生活活动能力、生活安排的相关性强于与认知和社会功能的相关性；日常生活活动能力是解释 Rankin 评分最重要的因子。从而认为 Rankin 评定法应当被看成是一种总括性的功能健康指数，着重点在于躯体功能的残疾；Rankin 评定法在大型多中心的研究中很有用处，是一种简单省时的后果评定。但同时，它也是一种敏感性较差、比较粗略的评定方法。

（二）格拉斯哥后果评定方法

在脑外伤的研究中，格拉斯哥后果评定方法（表 6－20）是使用非常广泛的后果评定方法。在脑卒中的研究中，有时有人也使用该评定方法。已有研究证实，该

表 6－16 Tinet 平衡量表

1. 从坐位到站位 指令:请站起来,尽量不要用手支撑 4＝能够站起,不用手支撑,并且独立保持稳定 3＝用手帮助能够独立站起 2＝用手帮助下且尝试几次后才能够独立站起 1＝需要小量帮助站起或帮助保持稳定 0＝需要中量或大量帮助下站起来	2. 无支撑站立 指令:站立两分钟,不要扶持任何物体 4＝能够安全地站立 2 分钟 3＝在监视下能够站立 2 分钟 2＝能够无支撑站立 30 秒钟 1＝需要几次尝试才能无支撑站立 30 秒钟 0＝在无帮助下不能站立 30 秒钟 如果能够安全地站立 2 分钟,3 项(无支撑坐位)给满分,转到评测第 4 项(从站到坐)
3. 足着地,无支撑坐位 指令:双手合抱坐 2 分钟 4＝能够安全地坐 2 分钟 3＝在监督下可以安全地坐 2 分钟 2＝能够坐 30 秒钟 1＝能够坐 10 秒钟 0＝在无支撑的情况下,不能坐 10 秒钟	4. 从站到坐 请坐下 4＝稍微用手帮助,即可以安全地坐下 3＝用手控制身体下降 2＝用下肢背面抵住椅子控制身体下降 1＝独立坐下,但不能控制身体下降 0＝在帮助下才能坐下
5. 转移 指令:从床上下来坐到椅子上,然后返回坐到床上 4＝只需稍微用手帮助就能够安全转移 3＝在用手帮助的情况下,能够安全转移 2＝在口语提示和/或监督下,能够转移 1＝需要一个人帮助 0＝需要两个人帮助或监督以保证安全	6. 无支撑的闭眼站立 闭上你的眼睛,站着不动,保持 10 秒钟 4＝能够安全地站 10 秒钟 3＝在监督下可以安全地站 10 秒钟 2＝能够站 3 秒钟 1＝不能保持闭眼 3 秒钟,但可以稳稳地站着 0＝需要帮助以防止跌倒
7. 双脚并拢,无支撑站立 请你将双脚并拢,不要扶任何东西站着 4＝能够独立地将脚并拢,并且安全地站 1 分钟 3＝能够独立地将脚并拢,并且在监督下站 1 分钟 2＝能够独立地将脚并拢,但站不到 30 秒钟 1＝需要帮助才能达到所需的姿势,但双脚并拢可以站立 15 秒钟 0＝需要帮助才能达到所需的姿势,且双脚并拢站立不到 15 秒钟 可以无支撑站立时,检查下列项目	8. 伸直上肢向前够物 将上肢抬至 90°,伸开你的手指,尽可能地向前够。测量最大向前倾斜时的指尖移动的距离 4＝能够安全地向前够 >10 英寸① 3＝能够安全地向前够 >5 英寸 2＝能够安全地向前够 >2 英寸 1＝向前够需要监督 0＝需要帮助防止跌倒

① 英寸＝2.54cm

续表

9. 从地板上拣东西 请将放在你的脚前的鞋子(拖鞋)拣起来 4 = 能够安全地、轻松地将拖鞋拣起来 3 = 能够将拖鞋拣起来,但需要监督 2 = 不能将鞋拣起来,但够到离鞋 1 ~ 2 英寸的地方,并且保持平衡 1 = 不能将鞋拣起来,并且在尝试的过程中也需要监督 0 = 不能够尝试,或需要帮助以防止跌倒	10. 转身向后看 转身向后看,向左,然后向右。 4 = 可以从两侧向后看,并且重心转移良好 3 = 只能从一侧向后看,另一侧表现为重心转移不好 2 = 只能转向侧方,但可以保持平衡 1 = 转身时需要监督 0 = 需要帮助防止跌倒
11. 转身 360° 转身 360°,然后朝相反方向转身 360° 4 = 每一侧转身 360° 都可以在 < 4 秒的时间内完成 3 = 只有一侧转身可以在 < 4 秒的时间内完成 2 = 能够安全地但缓慢地转身 360° 1 = 需要监督或语言提示 0 = 在转身时需要帮助 在无支撑站立时,动态地体重转移	12. 踩凳子 交替地用脚踩凳子,直到每一只脚踩凳子 4 次 4 = 能够安全地独立地站立,并且在 20 秒内踩凳子 8 次 3 = 能够独立地站立,并且完成踩凳子 8 次,20 秒以上 2 = 在监督下没有其他帮助下可以踩凳子 4 次 1 = 在小量帮助下,可以完成踩凳子 8 次 0 = 需要帮助防止跌倒/不能尝试
13. 双足前后位,无支撑站立 将一只脚直接放在另一只脚的前面;如果你感觉不能将一只脚直接放在另一只脚的前面,可以试着向前迈步,将前脚的足跟部搁在后脚的脚趾前 4 = 能够独立地将脚一前一后地放置,并且保持 30 秒钟 3 = 能够独立地将脚放在另一只脚的前面,并且保持 30 秒钟 2 = 能够独立地将脚向前挪一小步,并且保持 30 秒钟 1 = 需要帮助向前迈步,但可以保持 15 秒钟 0 = 在迈步或站立时失去平衡	14. 单肢站立 单肢站立,在不扶持的情况下,能够站多久就站多久 4 = 能够独立地将脚抬起,并且保持 10 秒以上 3 = 能够独立地将脚抬起,并且保持 5 ~ 10 秒 2 = 能够独立地将脚抬起,并且保持 3 秒或 3 秒以上 1 = 努力将脚抬起;不能保持 3 秒钟,但仍旧独立站立 0 = 不能尝试,或需要帮助防止跌倒

表 6－17　Berg 平衡量表

1. 坐位起立 患者起始位:坐位,高度 45 厘米 指示语:请起立,尽量不用手帮助 评分:(4)能站起,不用手,不用任何帮助 (3)起立时用手帮助,不用他人帮助 (2)用手帮助且试几次后才能站起 (1)起立或站稳时需要很小的帮助 (0)起立时需要很多帮助	2. 独立站立 患者体位:站立 指示语:请站 2 分钟,不要扶持任何物体 评分:(4)能安全站立 2 分钟 (3)能站立 2 分钟,但需要监督 (2)能独立站立 30 秒 (1)需要试几次后才能独立站立 30 秒 (0)不能独立站立 30 秒 如果患者能安全站立 2 分钟,独立坐位评满分,直接过渡到站位坐下的评定
3. 独立坐位 患者体位:无支撑坐位,双足放在地面上 指示语:双上肢交叉,保持坐位 2 分钟 评分:(4)能安全地保持坐位 2 分钟 (3)能坐 2 分钟,需要监督 (2)能坐 30 秒 (1)能坐 10 秒 (0)不能保持独立坐位 10 秒	4. 站位坐下 患者体位:站立 指示语:请坐下 评分:(4)能安全坐下,仅用手稍微帮助 (3)坐下过程用手控制身体下降 (2)用下肢后面抵住椅子控制身体下降 (1)能独立完成坐下动作,但身体下降过程失控 (0)坐下动作需要帮助
5. 移动 患者体位:坐在椅子上 指示语:请坐到床上,再坐回到椅子上 评分:(4)可安全地移动,仅需要手稍微帮助 (3)可安全地移动,但一定需要手帮助 (2)可完成移动,需要语言提示和/或监督 (1)需要一个人帮助完成 (0)需要两个人帮助完成	6. 闭眼独立站立 患者体位:站立 指示语:闭眼,尽量站稳保持 10 秒 评分:(4)能安全地站立 10 秒 (3)在监督下能安全站立 10 秒 (2)能站立 3 秒 (1)不能闭眼站立 3 秒,但能站稳 (0)需要帮助防止摔倒
7. 并足独立站立 患者体位:站立 指示语:请双足并拢站稳,不要扶持任何物体 评分:(4)能独立将双足并拢,安全站立 1 分钟 (3)能独立将双足并拢,在监督下站立 1 分钟 (2)能独立将双足并拢,但不能保持 30 秒 (1)需要帮助才能达到双足并拢体位,但此体位可维持 15 秒 (0)需要帮助才能达到双足并拢体位,此体位不能维持 15 秒 能够独立站立的患者继续下述评定	8. 上肢前伸 患者体位:靠墙站立,一侧上肢屈曲 90°,手指伸直 指示语:手指尽量前伸(用尺子测量距离) 评分:(4)能安全地前伸大于 10 英尺(25.4 厘米) (3)能安全地前伸大于 5 英尺(12.7 厘米) (2)能安全地前伸大于 2 英尺(5.1 厘米) (1)能前伸,但需要监督 (0)前伸时需要帮助以防摔倒

续表

9. 从地面拾物 患者体位：站立 指示语：请将你脚前的物体拣起 评分：（4）容易且安全地将物体拾起 （3）能将物体拾起，但需要监督 （2）不能将物体拾起，手距离物体 1～2 英尺（2～5 厘米），能独立保持平衡 （1）不能将物体拾起，试图做拾物动作时需要监督 （0）在尝试做拾物动作时需要帮助以防摔倒	10. 转体从肩上向后看 患者体位：站立 指示语：请转头从肩上向后看，先向左，再向右 评分：（4）双侧均可向后看，且重心转移良好 （3）仅一侧可向后看，另一侧重心转移不好 （2）仅转向侧方，能保持平衡 （1）转体时需要监督 （0）需要帮助以防摔倒
11. 转体 360° 患者体位：站立 指示语：请原地转一圈，停一会儿，再向相反方向转一圈 评分：（4）能安全地转体 360°，每方向转圈时间在 4 秒以内 （3）单方向转圈时间在 4 秒以内 （2）能转体 360°，速度较慢 （1）需要监督或语言提示 （0）转体时需要帮助	12. 踏台阶 患者体位：站立在台阶前 指示语：请将一脚放在台阶上后放回地面，再换另一侧，双足交替中间不停顿，直至每侧都放上台阶 4 次 评分：（4）能独立安全地站立，并在 20 秒内完成 8 次踏台阶 （3）能独立安全地站立，能完成 8 次踏台阶，但时间超过 20 秒 （2）无帮助下能完成 4 次踏台阶，需要监督 （1）稍微帮助可完成 2 次以上踏台阶 （0）需要帮助以防摔倒/不能尝试此动作
13. 双足前后位站立 患者体位：站立 指示语：为患者演示，将双足置于踵趾位，如果患者感觉不能达到该体位，指导患者尝试将前足前移，使得前足脚跟在后足脚尖之前 评分：（4）能独立放置踵趾位，并保持 30 秒 （3）能独立将一足置于另一足之前，并保持 30 秒 （2）能迈一小步，并保持 30 秒 （1）迈步需要帮助，但能保持前后位站立 15 秒 （0）迈步或站立时失去平衡	14. 单腿站立 患者体位：站立 指示语：请尽可能长地保持单腿站立，不要扶持任何物体 评分：（4）能独立抬起一侧下肢，并保持 10 秒以上 （3）能独立抬起一侧下肢，保持 5～10 秒 （2）能独立抬起一侧下肢，保持 3 秒及以上 （1）能尝试抬起一侧下肢，不能保持 3 秒，但能独立保持站立 （0）不能尝试此动作，需要帮助以上摔倒

一共 14 个项目，每项评分 0～4 分，满分 56 分，评测结果介于两项评分标准之间时，取低分

表 6－18　MRS（改良的 Rankin）量表

0	一点症状也没有
1	除症状外：没有明显的残疾；能够完成平常的责任与活动
2	轻度残疾：不能够完成以前的所有活动，但可以生活自理
3	中度残疾：生活自理需要一些帮助，但是可以独立步行
4	重度残疾：不能独立步行，并且生活不能自理
5	极重度残疾：卧床不起，尿失禁，并且需要持续的看护

表 6－19　牛津残障评价法（Oxford Handicap Scale）

0	一点症状也没有
1	症状轻微：生活方式不受影响
2	轻度残障：生活方式受到一定程度的影响，但生活自理能力未受影响
3	中度残障：生活方式明显受限，不能完全地生活自理
4	重度残障：虽然不需要持续的看护，但明显地不能生活自理
5	极重度残疾：完全地依赖，24 小时需要持续地看护

说明：该评价法虽然评价的是残障，但并没有单独地评测残障。

表 6－20　Glasgow 后果量表

原始分度	扩展分度	
1	1	死亡
2	2	植物状态：不能与环境发生相互影响；没有反应
3		重度残疾：可以理解命令，但不能生活自理
	3	可以交流，但日常生活完全或近乎完全不能自理
	4	日常生活部分自理，只有一项活动需要帮助；许多明显的损伤后的症状和体征；不能重新开始以前的生活和工作
4		中度残疾：可以生活自理，但不能重返工作岗位或上学
	5	日常生活自理：不能重新开始以前的工作和社会活动；虽然有明显的损伤后的体征，但常常可以重新开始较低水平的活动
	6	虽然有损伤后的体征，但是可以重新开始以前的绝大部分的活动
5		恢复良好：能够重返工作岗位或上学
	7	可以重新开始正常的职业与社会活动；有轻度的躯体或精神缺损或不适
	8	完全恢复，没有任何的症状和体征

评定方法具有较高的信度。从康复的角度来看，该评定方法具有以下几个缺点：敏感性差，比较粗略；不能真正反映出患者的功能能力；认知和行为障碍的内容涉及较少。

二、日常生活能力的评定

目前，有关脑卒中的活动水平的测量表主要是评测日常生活活动能力（Activity of Daily Living，ADL），因为患者的 ADL 的能力对患者本人、家庭和社会都有重大影响。ADL 的能力提示患者适应社会的能力，ADL 的独立程度对患者的自尊有着直接的影响。ADL 不能自理及依赖他人来完成将对患者的精神生活、社会地位和经济状况造成毁灭性的打击，引起抑郁，缺乏自信，没有生活的目的及热情。而 ADL 的独立则增加患者的自尊。对家庭来说，患者 ADL 不能自理，将扰乱家庭的平衡状态，改变家庭日常生活规律，在家庭成员之间造成感情的不和谐，增加家庭的负担。对社会来说，则是一种经济和社会负担。因此 ADL 成为残疾的主要的评测内容。在工作中，使用 ADL 评测方法主要作用是：监测功能变化；评估笼统的依赖程度；作为观察或随访等的简单列表使用；有助于同行间和不同部门之间的交流。同时我们也应当清楚地认识到 ADL 评测方法的缺点：使用 ADL 评测方法进行评测，不能确定造成患者功能依赖的原因；不能指导我们采用何种具体的治疗方法，但在采用某种治疗方法后，可以用来评价该种方法是否有效。

在众多的 ADL 评定工具中，所选用的 ADL 主要包括三个方面的内容：①移动（Functional Mobility）：床上的运动（如移动位置、翻身、坐起等）、转移、坐、站立、步行、与劳动有关的运动（如弯腰、跪、蹲、推拉、够物等）；②生活自理（Personal Care）：进食、修饰、洗澡、穿衣、上厕所、交流等；③家务（Home Mangement）：做饭、家庭卫生、理财、购物、使用电话、药品使用、洗衣服、时间安排和交通等。

1990 年 STROKE 杂志发表了 WHO 脑卒中康复的专家组按照 WHO 关于疾病后果的概念提出的有关脑卒中残疾评测的内容。该内容由三部分组成：①基本的日常生活活动（Basic Activity of Daily Living，BADL）：包括生活自理、运动、括约肌的控制、交流、认知和行为。②复杂的日常生活活动（Instrumental Activity of Daily Living，IADL）：包括做饭、家务、打电话、管理钱财、使用交通工具、自己管理药物和买东西等。③附加的残疾评测：除前两部分以外的而又不属于残障的内容。

ADL 量表按内容可分为 BADL 和 IADL 两类：

表 6－21 Barthel 指数

项 目	评分1	评分2	
排 便	0	0	失禁或需要灌肠
	5	1	偶尔失禁或需要灌肠（每周一次）
	10	2	可以自己控制
排 尿	0	0	失禁，或需要导尿并且不能自己完成导尿
	5	1	偶尔失禁或需要导尿（最多24小时不超过1次）
	10	2	自己控制
修 饰	0	0	需要帮助
	5	1	在提供器具的情况下，可以独立完成面/头发/牙齿/刮脸的修饰
用厕所	0	0	依赖他人
	5	1	需要一定程度的帮助，但可以独立做一些事情
	10	2	独立
进 食	0	0	不能
	5	1	需要帮助切食物、涂黄油等等
	10	2	独立
转移（床—椅子）	0	0	不能，不能保持坐位平衡
	5	1	大量帮助（一个或两个人，躯体上的帮助），能坐
	10	2	小量帮助（语言或躯体上的）
	15	3	独立完成
运 动	0	0	不能移动
	5	1	独立轮椅移动，包括独立拐角
	10	2	在一个人的帮助下步行（语言或躯体上的帮助）
	15	3	独立（但可以使用任何辅助器械，如拐杖）
穿 衣	0	0	独立
	5	1	需要帮助，但在没有帮助的情况下，大约可以完成一半
	10	2	独立（包括扣扣子、拉拉链、系靴带，等等）
登 梯	0	0	不能
	5	1	需要帮助（语言、躯体、辅助器械）
	10	2	独立
洗 澡	0	0	依赖
	5	1	独立（或淋浴独立）
总 分	0～100	0～20	

注：评分1为原始 Barthel 指数的评分标准，评分2是英国标准化后的标准。

（1）BADL：如 Barthel 指数和 FIM。其信度和效度已经多种检测。

（2）IADL：IADL 的定义是以其包含的内容而定的，其同义语还有 EADL、社会 ADL 和高级 ADL 等，如 Frenchay 活动指数和 Notingham EADL 等。Norstrŏm 等用因子分析的方法证明了按内容分为 BADL 和 IADL 两类的合理性。ADL 量表按评价的形式可分为：①列表：将患者所有活动都列出来，不忽略任何主要的残疾。但这种形式的评测只定性而不定量，不是真正的评测。②总和指数：一个量表由 X 项组成，每一项都单独评分，然后将 X 项的得分加起来进行评价。在解释这种量表时应当小心，尤其在比较个体或群体间的功能的提高时，更应谨慎。属于这一类量表的有 Barthel 指数、Frenchay 活动指数和 FIM 等。③等级量表：将量表的所有组成项目按连续的等级进行排列，并确定权重，这种量表必须是一维结构而且排列必须按逐渐增加的能力排列，如 Katz 量表即属此类。

目前有关 ADL 的量表非常多，Wade 指出："在全世界有成百上千的 ADL 指数，正式发表的 ADL 指数至少有几十种。"鉴于 ADL 量表的这种混乱局面，一些专家指出："走出这种困境的出路是提炼出几个最好的量表，并在使用中将其逐步完善。"下面按 BADL 和 IADL 的分类就常用的 ADL 量表进行阐述。

（一）BADL

在 BADL 的量表中，常用的量表有 Barthel 指数、FIM、KATZ 指数和 PULSE 等，其中 Barthel 指数和 FIM 是目前世界上使用最广泛的 ADL 量表。

1. Barthel 指数

Barthel 指数自 1965 年报告以来，已经被广泛用于临床及研究，有人做过统计，约有 200 多篇文章声称 Barthel 指数是一种可以用来预测和评定干预结果的量表，有 85 种期刊载有其评测功能优越性的文章。但是 Barthel 指数并非指的一个量表，实际上它已成为许多从 Barthel 指数原表演变而来的一个家族的统称。例如，Collin 等修改过的 Barthel 指数与 Barthel 指数原表不同，但仍用同样的名称。在这种情况下，容易引起混乱和困惑，在阅读文献时，不容易知道作者用的是谁的 Barthel 指数，即使知道作者指的是哪一种 Barthel 指数，如果不是自己熟悉的那个 Barthel 指数，就不容易知道该指数的性能如何。这样，在比较两篇文献时就显得很困难了。

在诸多的 Barthel 指数中，英国的标准化的 Barthel 指数（表6－21）被大多数研究者认为是较好的 Barthel 指数。该指数已被英国老年病学会采纳，广泛应用于临床及研究。

表 6－22　功能独立性评定(Functional Independence Measure, FIM)

水平	分值	内容	类别
水平	7	完全独立（适时，安全）	无需帮助者
	6	有条件的独立（器械）	
	有条件的依赖		需要帮助者
	5	监督	
	4	小量的帮助（患者的努力＝75%＋）	
	3	中等量的帮助（患者的努力＝50%＋）	
	完全依赖		
	2	大量的帮助（患者的努力＝25%＋）	
	1	完全性的帮助（患者的努力＝0%＋）	

编号	项目	细项	入院	出院
Ⅰ	自理能力		入院	出院
A	进食			
B	修饰			
C	洗澡			
D	穿上衣			
E	穿下裤			
F	上厕所			
Ⅱ	括约肌控制力			
G	排尿控制			
H	排便控制			
Ⅲ	转移			
I	床、椅、轮椅间			
J	厕所			
K	浴盆或淋浴间			
Ⅳ	行走			
L	步行/轮椅	步行 轮椅 两者		
M	上下楼梯			
Ⅳ	运动类总分			
Ⅴ	交流			
N	理解	视 听 两者		
O	表达	言语 非言语 两者		
Ⅵ	社会认知			
P	社会交往			
Q	解决问题			
R	记忆			
认知类总分				
FIM 总分				

该 Barthel 指数包含了 10 个项目：排便、排尿、修饰、用厕所、进食、转移、运动、穿衣、洗澡及上下楼梯。洗澡及修饰的评分为 0 和 1 分，排便、排尿、用厕所、进食、穿衣及上下楼梯为 0、1、2 分三个级别，转移和运动为 0、1、2、3 分四个级别。该评测法的信度和效度经过检测，证明是有效的、可信的。该评定法使用简单方便，对绝大多数的患者的评测仅需 2～3分钟，但是它的灵敏度受到限制，有绝对的“天花板效应”和“地板效应”，即对重度或轻度受损的情况的识别能力差。

2. FIM

1984 年在美国教育部所属的残疾与康复研究所（NIDDR）及美国康复医学会和美国物理医学与康复学会的支持及资助下，由美国纽约州立大学 Buffalo 医学院康复医学部及美国全国康复团体的代表组成的攻关小组进行研究制定了医学康复的统一数据库系统（UDSMR）。该小组的目的是建立一个恰当而又为临床工作者、行政管理人员及研究工作者接受的微型数据库。功能独立评测（FIM）即是作为 UDSMR 的一个组成部分设计的。该小组查阅了 36 篇有关文献来选择项目及评分标准，进行了预试验、试验及应用研究，并进行了提高数据库尤其是 FIM 的临床及技术特征的研究，历时数年，于 1987 年制定了第一版的 FIM 指导，至今（1998）已发展为第五版。所有版本的项目组成及评分标准基本相同。自 FIM 产生之后，得到迅速推广和应用，已在美国、日本、法国、葡萄牙、意大利、瑞典、德国、西班牙、澳大利亚、加拿大、斯堪的那维亚半岛诸国、比利时及英国等得到广泛应用。

FIM 是一个标准化的评定方法（表 6－22），有两种形式：一种是在住院期间应用，采用直接观察的形式进行评测；另一种是用于随访，采用的是电话谈话的形式进行评定。两种方式的内容及评分标准是相同的，只是评测方式不同而已。FIM 是由 6 个领域的 18 个项目组成：

①生活自理包含 7 项：进食、修饰、洗澡、穿衣－上身、穿衣－下身及用厕所；

②括约肌控制：排便控制和排尿控制；

③转移：步行/轮椅转移、浴制/淋浴转移和厕所转移；

④运动：步行/轮椅和上下楼梯；

⑤交流：理解和表达；

⑥社会认知：社会交往、解决问题及记忆力。

其评分标准的核心是患者需不需要帮助及帮助的程度如何，即患者的自立度如何。该评分分为七个等级，1 分最低，7 分最高，总分为 18 ~ 126 分。在其使用指导中对每一项目的评分标准都作了具体的说明。

FIM 的信度和效度如何呢？该评测法的面效度，即某评测的项目是否适用于某领域和内容的有效性是采用 DELPHI 方法确定的，对 FIM 的各个项目是否纳入及适当地在康复医学专家们中进行民意测验，结果证明这两个效度是良好的。

FIM 的结构效度：

（1）FIM 的年龄辨别及区分效度：一般来说，年龄辨别及区分效度都较好。患者无论出院还是入院，FIM 的得分随年龄增加而降低；随着合并症的严重程度增加，FIM 的得分降低；出院后回家的 FIM 得分比其他的地方（如护理院）的得分高；随着残损的严重程度的增加，FIM 的得分降低；右侧大脑半球的病变比左侧半球病变在认知方面的 FIM 得分高。FIM 的绝大多数项目及对绝大多数患者的评测表明 FIM 的“天花板效应”和“地板效应”都极小。

（2）FIM 的因子分析：研究表明 FIM 既是一维的，同时又是多维多层的（图 6－4）。从总的护理负担来说，FIM 是一维的，即它只有一个因子；如要区分运动和认知，则是二维的；如果尽可能细分，则 FIM 是三维或四维的，即 FIM 有三或四个因子。对于脑卒中而言，FIM 最多有三个因子，生活自理和括约肌控制；转移和运动；交流和认知，即各有一个共同因子。所以评测脑卒中时，FIM 是一个三维四层的结构。只对有共同因子的项目才能相加，根据不同目的，总和的项目也不同，在分析时考虑的是护理的时间及程度时，则将 18 个项目相加；但如果区分的是身体残疾的差异，如对于脑卒中而言，FIM 是二维的，即有两个总分：一个是运动总分，另一个是认知总分。

（3）内部一致性：对于评测脑卒中，作为一级结构时，Cronbach's α为 0.94；作为二维结构时，运动部分和认知部分的 Cronbach's α 均为 0.93；作为三维结构时，生活自理和括约肌控制、转移和运动、交流和认知的 Cronbach's α 分别为 0.92、0.88、0.93。对于其他疾病，FIM 的 Cronbach's α 为 0.88 ~ 0.95。当 α ≥ 0.90 时，可用于个体间的比较；α ≥ 0.50 时，可用于组群间的比较。所以 FIM 既可用于个体间的比较，也可用于组群间的比较。

（4）预测效度：入院时 FIM 的得分可以预测出院时的情况。Mauthe 等研究地是急性期的脑卒中，入院时评测的时间为平均发病后的 5.9 天，接受康复的时间平均为发病后的 2.9 天，平均住院时间为 17.8 天，用入院时的得分预测出院后的去向（回家、康复医院、护理之家），结果表明根据洗澡、排便管理、用厕所、社会交往、穿上、下衣及进食这六项的得分可以预测出院的去向，其正确率为70%。也有人认为 FIM 的总分是最好的预测指标，他们研究时评测脑卒中的时间分别为发病后的 16 ± 30天，当 FIM 的总分 ≥ 60 分时在康复期间功能改善较大；FIM 的总分 ≥ 80 分时，出院后基本可以回家；FIM 的总分 ≤ 40 分时，其康复效果不好。Oczkowski 等评测入院时的 FIM 得分的平均时间为发病后的 56 天，住院的平均时间为 64 天，他们的研究结果显示：入院时的 FIM 的总分 ≥ 96 分及 FIM 的总分 ≤ 36 分的患者在康复期间 FIM 得分改变不大，FIM 得分在36 ~ 96 分的患者很难预测。

此外，FIM 还可以预测护理负担及对生活的满意度，当 FIM 的总分在 61 ~ 126 的范围内，发生 1 分变化，相当于从他人那里获得 2.19 分的帮助。例如 FIM 的总分 80 分时比 60 分时减少 41.61 分钟的帮助。从上面可以看出 FIM 有较好的预测效度，但还不够精确。

（5）FIM 的信度很好：Ottenbacher 等综述了 1993 ~ 1995 年的 11 篇有关文献，其中 8 篇是有关评测者间的信度，3 篇是有关评测间的信度，有 4 篇是有关等价信度，共有 221 个相关系数，结果显示 FIM 在不同的职业背景及受训水平的评测者间有良好的评测者间的信度，评测间的信度和等价信度也很好，这三者的相关系数的中位数分别为 0.95、0.95、0.92；平均数分别为 0.92、0.92、0.89；95% 的可信限为 0.915 ~ 0.925、0.910 ~ 0.930、0.890 ~ 0.910。在 FIM 的所有项目中可信度最高的是有关运动的项目，最低的是有关理解和社会交往的项目，这也提示这种较低的相关系数可能与接受训练的水平不同有关，因此培训康复技术人员还是必要的。Smith 等也对等价效度进行了检测，得出的结论与上述者相同，即电话谈话和直接观察的方式评测间的一致性很好，但这仅限于有较好交流技能的患者。

可见，FIM 是一个标准化的、有效的和可信的残疾评定方法。

总之，FIM 和 Barthel 指数均是目前常用的评定残疾的量表，它们的信度和效度都是不错的。FIM 与 Barthel 指数相比有以下几个特点：

①使用 FIM 的机构逐年增多，而 Barthel 指数的应用仍有争议，且争论较激烈。

②FIM 的内容包含了 Barthel 指数的内容，比 Barthel 指数的内容更为丰富。

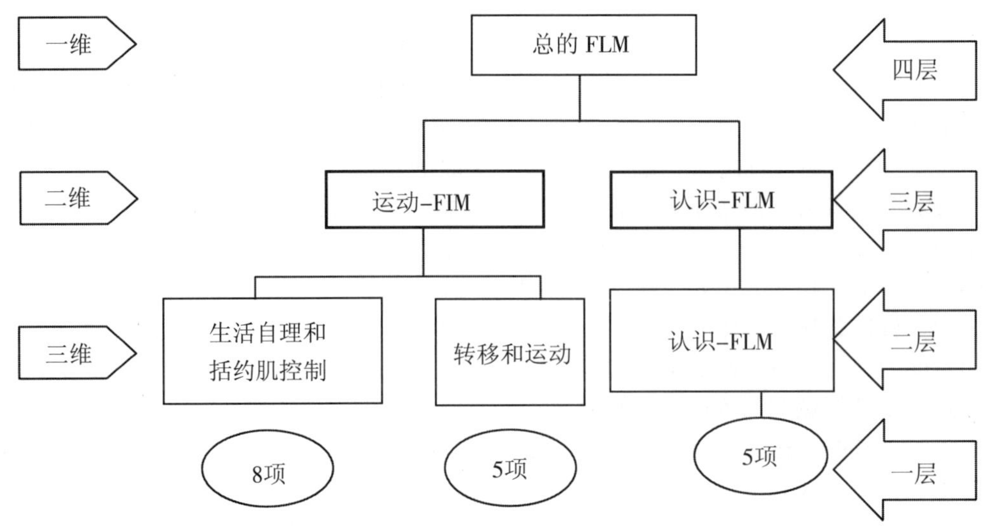

图6－4　FIM 的结构

表 6－23　Katz 指数

项　目	自　理	依　赖
1. 洗澡（海绵浴、盆浴或淋浴）	只有身体的一个部位需要他人帮助，如背部或残疾的肢体；或完全自己洗澡	多于一个部位需要他人帮助；或出入澡盆需要帮助或完全不能自己洗澡
2. 穿衣	从衣柜和抽屉中取出衣服；穿上衣服，带上支具；扣扣子或拉拉链；不包括穿靴	不能自己穿衣服或身体部分未穿上衣服
3. 用厕	去卫生间；坐上和离开坐便池；整理衣服；清洁肛门（只有夜间可以使用便盆，可以使用机械性的支持）	使用便盆或便桶或需要帮助去厕所和用厕所
4. 转移	独立地上床和下床，独立地坐椅子和从椅子上站起来（可以借助机械性的支持）	起床、上床、坐椅子或从椅子上站起来需要帮助；或不能执行一项或多项转移
5. 二便控制	二便完全自控	部分或完全尿或便失禁；或排便或排尿时需要使用通便药物、导尿，或常常使用尿壶或便盆
6. 进食	从盛食物的器具中取食物，放进口中（不包括准备食物和切食物）	进食需要帮助；或根本不能进食或胃管进食

Katz 指数就是根据以上几项功能的独立性进行评定的
A——进食、二便控制、转移、用厕所、穿衣和洗澡均独立
B——一项依赖，其余各项均独立
C——洗澡依赖，其余各项中有一项依赖，剩余各项独立
D——洗澡和穿衣依赖，其余各项中有一项依赖，剩余各项独立
E——洗澡、穿衣和用厕所依赖，其余各项中有一项依赖，剩余各项独立
F——洗澡、穿衣、用厕所和转移依赖，余各项一项依赖，一项独立
G——六项功能均依赖

③FIM 是标准化的、统一的量表，而 Barthel 指数则是各种各样的 Barthel 指数的统称，因此使用 FIM 有助于学术交流。

④FIM 采用的是 7 个等级的评分，而 Barthel 指数则是采用 3～5 等级的评分。经证明，FIM 的区分效度好，灵敏度高，“天花板效应”和“地板效应”都极低，采用三等级评分的 Barthel 指数有绝对的“天花板效应”和“地板效应”，采用五等级评分的 Barthel 指数则可相应地降低“天花板效应”和“地板效应”。

⑤FIM 既是一维的，同时又是多维多层的结构（图 6－4），而 Barthel 指数仅是一维的。因此 FIM 比 Barthel 指数用途更为广泛。

⑥FIM 已建立自己的数据库系统，而 Barthel 指数则没有。

⑦FIM 评测所需的时间要比 Barthel 指数需所的时间长。

3. Katz 指数

Katz 指数评价（表 6－23）六项活动的功能独立性：洗澡、穿衣、用厕、转移、二便控制和进食。每一项活动均按独立到依赖分为三个等级。根据这些评价结果，分为 7 级，即 A、B、C、D、E、F、G。A 表示六项活动均独立，而 G 表示六

表 6－24 PULSE 简表

P（Physical condition），躯体状况：包括内脏疾病（心血管、胃肠道、泌尿系统和内分泌系统）与神经系统疾病 1. 医学情况很稳定，最多 3 个月检查一次 2. 医学情况比较稳定，间隔 1 周～3 个月（不包括 3 个月在内）检查一次 3. 医学情况比较不稳定，至少每周需要强化的医疗或护理 4. 医学情况很不稳定，至少每天需要强化的医疗或护理
U（Upper limb function），上肢功能：生活自理活动（自己进食与饮水；上身与下身的穿衣；安装支具或假体；修饰自己；洗涤；会阴卫生）主要依赖上肢功能 1. 生活自理，上肢无残损 2. 生活自理，上肢有某些残损 3. 生活自理活动需要帮助或监督，有或无上肢残损 4. 生活自理活动完全依赖他人，有明显的上肢残损
L（Lower limb function）：移动（椅子、厕所、浴盆或淋浴间的转移；步行；登梯；使用轮椅）主要依赖下肢功能 1. 移动独立，下肢没有残损 2. 移动独立，下肢有某种程度的残损，如需要步行器具、支具或假肢；或完全轮椅独立，没有明显的建筑或环境障碍 3. 移动需要帮助或监督，有或没有下肢残损；部分轮椅独立（或有明显的建筑或环境障碍） 4. 移动完全依赖，有明显的下肢残损
S（Sensory components），感觉：指交流（言语与听力）与视物 1. 交流与视物独立，没有残损 2. 交流与视物独立，有某种程度的残损，如轻度的构音障碍、轻度的失语或需要眼镜、助听器或常常使用眼药 3. 交流或视物需要帮助、解释员或监督 4. 交流或视物完全依赖
E（Excretory），排泄（膀胱与直肠功能） 1. 膀胱与直肠括约肌完全随意控制 2. 尽管有二便急或需要导尿或器械或栓剂等，但括约肌的控制功能允许参与正常的社会活动；能够照顾自己的需要，无需帮助 3. 括约肌的控制需要帮助，或偶有意外 4. 常常为尿失禁或便失禁弄湿或弄污
S（Situational factor 或 Support factor），支持因素：智力和情感的适应能力，家庭的支持，财力，与社会的相互影响 1. 能够达到平常的作用与完成平常的任务 2. 达到平常的作用与执行平常的任务时，必须做某种程度的修改 3. 需要帮助、监督或公众（或私人）机构的鼓励 4. 需要长期的机构照顾（如慢性病医院或护理之家），不包括有时间限制地做具体评价、治疗或主动性的康复的医疗机构

个均依赖。值得指出的是 Katz 指数是基于发育学等级的 ADL 指数，其包含的六项活动是由难到易排列的。这种理论结构已经受到了大家的质疑。此外，有关该指数的信度和效度的研究比较少，因此其信度和效度还需进一步证实。

4. PULSE 简表

PULSE 简表（表 6－24）是由 6 个方面的英文单词词头合成的：P（Physical condition）指躯体状况；U（Upper limb function）指上肢功能；L（Lower limb function）指下肢功能；S（Sensory components）指感觉；E（Excretory functions）指二便功能；S（Support factors）指支持因素。这 6 个方面的评分均为 1～4 分，1 分表示的是最好的功能，而 4 分表示最差的功能。6 个方面的总分为 6～24 分。PULSE 的优点就是简单方便，容易使用。但其提供的信息不够丰富。Marshall 等的研究证实该评测方法应用在脑卒中患者中是有效的方法。

（二）IADL

Chong 对脑卒中研究中应用的 IADL 进行了专门综述，发现共有 4 个量表，即 Rivermead ADL 评定法（Rivermead ADL Assessment）、Hamrin 活动指数（Hamrin Activity Index）、Frenchay 活动指数（Frenchay Activities Index）和 Notingham 扩展 ADL 指数。各 IADL 量表所包含的内容很不一致，信度和效度基本未经过检测或证据很少。下面仅介绍 Notingham 扩展 ADL 指数和 Frenchay 活动指数。

1. Notingham 扩展 ADL 指数

Notingham 扩展 ADL 指数（表 6－25）由 4 个部分和 22 项组成：移动、橱房活动、家务和休闲活动，其各部分包含的项目数分别为 6、5、4 和 6。在休闲活动中有一项就是自己开车的问题，似乎不太适合我国的国情，因为我国绝大部分人都是无车族。每一项的评分均是 0 分（不能或需要帮助）或 1 分（独立或勉强独立）。

2. Frenchay 活动指数

Frenchay 活动指数（表 6－26）共有 15 个项目，但没有对所包含的项目进行归类。有人曾对其进行过因子分析，认为它有 3 个因子（家务、休闲、户外活动）或 2 个因子（残疾、残障）。每一项活动均给予 0～3 分，0 分表示的是最差的程度，3 分表示的是最好的程度。

三、局部活动的评定

在康复中，尤其在科研中，或

表 6－25 Notingham 扩展 ADL 指数

移动	家务
• 你在屋外走动吗？ • 你爬楼梯吗？ • 你上下汽车吗？ • 你在平坦的地面上步行吗？ • 你过马路吗？ • 你乘公共交通系统旅行吗？	• 在你外出时，你可以自己管理钱财吗？ • 你自己洗小件衣服吗？ • 你自己购物吗？ • 你洗全部的衣服吗？
厨房活动	休闲活动
• 你自己进食吗？ • 你给自己做热饮料？ • 你将热饮料从一个房间拿到另一个房间吗？ • 你洗餐具吗？ • 你给自己做热的快餐吗？	• 你读书看报吗？ • 你使用电话吗？ • 你写信吗？ • 你出外社交吗？ • 你管理自己的花园吗？ • 你驾驶汽车吗？

注：回答：一点也不会、需要帮助、能够独立完成但比较费力、轻松地独立完成
评分：0＝一点也不会、需要帮助；1＝艰难地独立完成、轻松地独立完成

评价某一治疗措施是否具有一定的疗效时，常常需要单独评价上肢或下肢，尤其是瘫痪的上肢或下肢的功能，这样可以提供更加详实的资料，不仅仅可以使他人更加信服，也更加有利于我们提高自己的康复医疗水平。

（一）上肢

1. 评定方法分类

评测脑卒中偏瘫患者上肢功能的评测方法很多，可以分为以下几类：

（1）评测肌力为主的评定方法：如前面已经介绍过的 MI 中的上肢部分，握力和大多数脑卒中评定表中有关上肢运动功能的项目。

（2）以脑卒中偏瘫恢复特有的过程为基础的评定方法：如，Brunnstrom 评价法中的上肢和手部分，上田敏评定方法中的上肢和手的部分，Fugl－Meyer 评测方法中的上肢部分等。

（3）直接评定偏瘫侧上肢的功能的方法：如，ARAT、Frenchay 上肢功能评测、上肢功能检查（MFT）、MAS 中有关上肢和手的部分、九孔木钉检查等。

（4）ADL 的方法：如 FIM、Barthel 指数等评定方法中与上肢功能有关的项目。这些方法中大部分在上面已介绍过，在这里着重介绍几个直接评定偏瘫侧上肢和手的部分的方法：ARAT、Frenchay 上肢功能评定和 MFT。

2. 主要的评定方法

（1）ARAT：ARAT 是由 4 个亚表共 19 个项目组成（表 6－27），其中 3 个亚表（握、紧握和捏）是检查握、运送和松开形状、大小和重量不同的物体。首先应该抓住物体，然后在垂直或水平方向移动，将其放在一个标准的位置，其中有的动作包括前臂的旋前和旋后。在捏的项目中主要检查让患者捏起不同大小的滚珠和弹珠。另外一个项目是检查上肢的粗大运动。该量表在脑卒中的研究中应用比较广泛。Hsieh 等研究显示，ARAT 与 MAS 和 MI 上肢部分密切相关（r 分别为 0.96 和 0.94）。他们的研究还显示其评测者间的信度非常好（ICC＝0.98），Van der Lee 等的研究也显示其评测者间信度和评测者内信度都非常好（ICC＞0.98）。因此，该量表是一个可信有效的量表。该量表受到批评最多的地方是没有限制完成项目的时间。Wagenaar 等评定 20 例健康老年人完成项目的时间，将其平均值加 2 个标准差作为时间限定值。

（2）Frenchay 上肢功能评定：Frenchay 上肢功能评测最初是由 25 个项目组成（表 6－28），结果发现很多项目相互之间有较大的相关性，显得很多项目是多余的。经过删改后，最后只留下 5 个项目（表 6－28）：固定直尺；握住、拿起然后放下圆柱体；拿起杯子喝口水，然后放下；取下然后重新夹上衣夹；梳头。该评测方法的信度和效度都是较好的。该评定方法每一项只给 1 分，总分最多只有 5 分。所以该评定方法有明显的“地板效应”和“天花板效应”，即患者上肢功能低到某种程度和超过 5 分后就无法评测患者的上肢功能的变化了。

（3）上肢功能检查（MFT）：MFT 是日本制定的一个评测偏瘫上肢功能的量表（表 6－29）。共有 8 个项目，其中 4 个项目评测上肢（前屈、外展、手摸后头部、手摸背部），2 个评测握持（握、捏），手指操作 2 项。每项 4 分，总分为 32 分。

（二）下肢

1. 评定方法分类

下肢的功能恢复被认为是脑卒中偏瘫患者最最重要的功能，因此评测下肢的功能是很重要的。下肢功能评定方法可以分为以下几类：

（1）损伤水平的评定：包括以肌力评测为主的方法，如 MI 的下肢部、大多数脑卒中评价表中的下肢运动部分；以脑卒中偏瘫恢复的特有过程为基础的评定方法，如 Brunnstrom 评定法、上田敏评定法、Fugl－Meyer 评定法的下肢部分。

（2）以移动功能为出发点的评定方法：评定患者的移动功能，可以直接评定患者的移动功能，也可以评定与移动功能相关联的活动。主要可以分为以下几类：①移动功能分类：如 FIM 和 Bathel 指数中的步行功能的评分、移动功能分类（Functional Ambulation Category，FAC）和步行功能分类（Functional

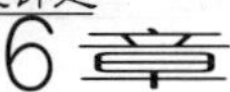

表 6-26　Frenchay 活动指数

项　目	说　明	评分标准
准备主餐	需要参与组织、准备与烹调主餐的大部分活动,不仅仅是做快餐	近3个月来:0 = 从来不;1 = 每周少于1次;2 = 每周1~2次;3 = 绝大多数时间
洗餐具	必须做全部的工作,或每样都做,如洗、擦和放置,而不是偶尔冲洗一件	
洗衣服	组织洗衣服和风干衣服(用洗衣机、用手洗或拿去洗衣店洗)	近3个月来:0 = 从来不;1 = 3个月内1~2次;2 = 3个月内3~12次;3 = 至少每周一次
轻家务活	打扫、擦拭与整理小物件	
重家务活	所有家务活,包括整理床铺、擦地板和收拾炉子、搬椅子等	
当地购物	无论购物的多少,应在组织与购买中起实质性的作用,必须到商店去,而且不仅仅是推推手推车而已	
社交场合	去俱乐部、上教堂、上电影院、上戏院、喝酒、与朋友聚餐等。如果他或她在到达目的地后主动参与活动的话,也可以让人将其送至那儿	
室外步行	持续步行至少15分钟(允许为缓口气而短暂地停顿),约1英里(1609米)。如可以步行足够长的距离,包括步行去购物	
业余嗜好	需要有一定程度的主动参与和思考的嗜好,如在家栽花种草、针织、画画、游戏、运动等,不仅仅是看电视中的运动节目	
驾车/乘坐公共汽车	需要驾车(不仅仅是坐在车里)或登上公共汽车/长途汽车并且乘车外出	
外出旅游/驾车兜风	乘长途汽车或火车,或驾车,去某地方游玩,不是常规的社会性的外出(即购物或会一会本地的朋友)。患者必须参与组织及决策。有机构组织的被动性的旅游除外,除非患者试图决定去与不去。常见的因素是旅游是为了享受	近6个月来:0 = 从来不;1 = 6个月内1~2次;2 = 6个月内3~12次;3 = 至少每周2次
园艺	屋外的园丁活:轻度 - 偶尔除草;中度 - 经常除草、修剪等;重度 - 所有必需的活动,包括重体力的挖掘	近6个月来:0 = 从来不;1 = 轻度;2 = 中度;3 = 所有必需的活
操持/汽车维护	轻度 - 修理小物件;中度 - 某些装饰活、常规的汽车养护	
读书	必须是完整较厚的书籍,不是杂志、期刊和报纸	近6个月来:0 = 没有;1 = 6个月1次;2 = 两星期不到1次;3 = 两星期1次以上

续表

项　目	说　明	评分标准
工作	指有报酬的工作,而不是志愿性的工作	近6个月来:0=没有;1=每周不到10小时;2=每周10~30小时;3=每周30小时以上

注:目的是记录患者需要有一定主动性的活动。注意患者在较近一段时间内实际的活动频次,而不是他很长时间以前的活动或潜在的能力。一种活动只能在一个项目中评测。

表6-27　动作研究上肢评测法(Action Research Arm Test,ARA)

亚表——握(Grasp subscale): 将放置在桌子或一个架子上的东西(木块、板球、磨光的石头)拿起放到另一个架子上(拿起的高度至少37厘米)		亚表——捏(Pinch subscale): 将放置在桌子的一个架子上的滚珠弹珠捏起放到另一个架子上(拿起的高度至少37厘米)	
1. 木块,10厘米(如果得3分,则该亚表的总分为18分,直接转到另一个亚表——紧握的评定)	4.2秒	11. 6毫米滚珠,拇指与无名指捏(如果得3分,则该亚表的总分为18分,直接转到另一个亚表——粗大运动的评定)	4.4秒
2. 木块,2.5厘米(如果得0分,则该亚表的总分为0,直接转到另一个亚表——紧握的评定)	3.6秒	12. 弹珠,拇指与食指捏(如果得0分,则该亚表的总分为0分,直接转到另一个亚表——粗大运动的评定)	3.8秒
3. 木块,5厘米	3.5秒	13. 6毫米滚珠,拇指与中指捏	4.1秒
4. 木块,7.5厘米	3.9秒	14. 6毫米滚珠,拇指与食指	4秒
5. 板球	3.8秒	15. 弹珠,拇指与无名指捏	4.1秒
6. 磨光的小石头	3.6秒	16. 弹珠,拇指与中指捏	3.8秒
亚表——紧握(Grip subscale):		亚表——粗大运动(Gross movement subscale)	
7. 将一个玻璃杯中的水倒入另一个玻璃杯中(如果得3分,则该亚表的总分为12分,直接转到另一个亚表——捏的评定)	7.9秒	17. 将手搁在头后部(如果得3分,该亚表总分为9分;如果得0分,则该亚表总分为0分)	2.7秒
8. 将一根合金管(直径=2.25厘米)从桌子的一侧移到另一侧(如果得0分,则该亚表的总分为0分,直接转到另一个亚表——捏的评定)	4.2秒	18. 将手放到头顶	2.7秒
9. 将一根合金管(直径=1厘米)从桌子的一侧移到另一侧	4.3秒	19. 用手触嘴唇	2.4秒
10. 将垫圈放到螺钉上	4秒		

注:评分标准:0分=该项任务一点也完成不了;1分=部分完成;2分=完成该项任务,但花费时间过长,或比较费劲。
附加参考标准:表中的时间是健康人完成的平均时间加2个标准差得出的时间上限;如果完成某项的时间长于该项任务的时间限制,则只能给2分,而不是3分。

表6-28　Frenchay上肢功能检查

患者坐在桌子旁边,手放在膝盖上,完成每一项任务都是从这个位置开始。让患者用患侧上肢完成以下任务,每成功地完成一项给1分,未完成给0分。
1. 固定直尺:一只手固定直尺,另一只手用铅笔沿着直尺画线。直尺被牢固地固定住,就算完成。 2. 拿圆柱体:将一直径为12毫米、长为5厘米的圆柱体放在患侧,离桌子的边缘15厘米,握住该圆柱体,并将其拿起约高30厘米,然后再将其放回原处。 3. 拿杯子喝水:将倒满半杯水的杯子放在离桌子的边缘15到30厘米的地方,患者拿起杯子喝点水,然后放回原处,不能洒了。 4. 夹上衣夹:在离桌子的边缘10~15厘米处放置一个长15厘米、直径为10毫米的木销,固定在10厘米的基座上,将夹在木销上的带弹簧的衣服夹取下,又重新夹上。衣服夹不能掉落,木销不能碰倒。 5. 梳头(或模仿):必须梳过头顶、枕部和头的两侧。

表 6－29　脑卒中上肢功能检查（Manual Function Test 2，MFT－2）

		时间	
		左　　右	左　　右
上肢向前上举（FE）	1. 小于 45°		
	2. 45°～90°		
	3. 90°～135°		
	4. 135°以上		
上肢侧方上举（LE）	1. 小于 45°		
	2. 45°～90°		
	3. 90°～135°		
	4. 135°以上		
手掌触摸枕部（PO）	1. 有少许活动		
	2. 手可以上抬到胸部		
	3. 手可以达到头部		
	4. 手掌可以触摸到枕部		
手掌触摸背部（PD）	1. 有少许活动		
	2. 能到达同侧臀部		
	3. 手指手背到达脊柱		
	4. 手掌可以触摸到背部		
握（GP）	1. 可以握球		
	2. 可以放开球		
	3. 可以握球上举		
捏（PI）	1. 可以捏起铅笔		
	2. 可以捏起硬币		
	3. 可以捏起针		
移动立方体（CC）	1. 5 秒内 1～2 个		
	2. 5 秒内 3～4 个		
	3. 5 秒内 5～6 个		
	4. 5 秒内 7～8 个		
移动小木棍	1. 30 秒内 1～3 根		
	2. 30 秒内 1～3 根		
	3. 30 秒内 1～3 根		
	4. 30 秒内 1～3 根		
	5. 30 秒内 1～3 根		
	6. 30 秒内 1～3 根		
合计（满分为 32）			
MFS			

注：脑卒中上肢功能检查 MFT－2 中共检查 8 项有关上肢和手功能的运动，其中有 4 项上肢的运动（上肢向前上举、上肢侧方上举、手掌触摸枕部和手掌触摸背部）、2 项握持动作（握和捏）和 2 项手指操作（移动立方体和移动小木棍）。其满分为 32 分。

表6-30　三种步行功能独立性分类比较

项目	FAC	FIM 的步行功能	Barhel 指数的步行功能
没有功能	0 = 没有功能：患者不能步行，或需要2个或2个以上人的协助	1 = 完全性的帮助：患者的努力 < 25% 或需要两个人的协助或不能步行	0 = 不能移动
依赖	1 = 依赖—水平2：患者需要一个人强有力的持续扶持来支撑体重和维持平衡 2 = 依赖—水平1：患者需要一个人持续的或间断性的身体接触性帮助来协助维持平衡或共济运动 3 = 依赖—监督：患者需要语言监督或一个人旁观帮助，但不需要身体接触性帮助	2 = 大量的帮助：患者的努力在 25% ~ 49% 之间，只需要一个的帮助 3 = 中等量的帮助：患者的努力在 50% ~ 74%，步行至少 50 米 4 = 小量身体接触性帮助：患者的努力在 75% 以上，步行至少 50 米 5 = 监督：患者需要帮助监督、提示或诱哄，步行至少 50 米； 患者可短距离步行（至少 17 米），可以使用器械，但速度慢或有安全方面的顾虑	1 = 独立轮椅移动，包括独立拐角 2 = 在一个人的帮助下步行：语言或躯体上的帮助
独立	4 = 独立—水平的地面：患者能够在水平地面上独立步行，但在上下楼梯、斜坡或非水平地面需要帮助 5 = 独立：患者能够在各种地面上步行	6 = 有条件的独立：步行至少 50 米，但需要使用器械；速度慢；有安全方面的顾虑 7 = 完全独立：步行至少 50 米，无需使用器械，没有安全方面的顾虑	3 = 独立：可以使用任何辅助器械
说明	没有考虑是否使用器械	仅限于水平地面上的步行功能；上下楼梯作为 FIM 单独的项目进行评测；步行的距离、速度和安全性都作为评分的标准；轮椅的使用在此不作为评分的标准，而是作为一个项目进行评测，即如果患者是经常使用轮椅，而不是步行，则评测轮椅的移动	仅限于室内步行；轮椅使用作为评分的标准使用；上下楼梯作为单独项目进行评测

Walking Categories，FWC）等；②评测移动及相关活动的量表，如 Rivermead 移动指数、FIM 的部分项目（转移 3 项和行走 2 项）等；③限时的步行功能检查，如 6 分钟步行评测和 10 米步行时间评定等。

（3）步态分析：对偏瘫患者进行步态分析，可以让我们发现患者有无步态异常，是否为功能性异常，确定造成步态异常的原因，帮助我们制定康复治疗方案。损伤水平的评定方法可以参阅前面的内容，步态分析在本书中专门的章节介绍，故在此主要介绍以移动功能为出发点的评定方法中的几种常用方法。

2. 主要的评定方法

（1）FAC 和 FWC：人们在对步行功能进行分类时主要依据以下几个方面：①独立性：是否需要帮助，需要什么帮助，程度如何？②地面状况：如水平地面，非水平地面等；③障碍物：躲避和跨越障碍物的程度；④距离：此方面主要评测耐力。FAC 主要是依据独立性对步行功能进行分类的，与 FIM 中的步行功能项目非常相似（表 6-30），它将步行分为 6 个级别：0 级，没有步行功能；1 级和 2 级，需要身体接触性帮助；3 级，需要监督，非身体接触性帮助；4 级，独立，但仅限于水平地面；5 级，独立，各种地面均可。而 FWC（表 6-31）则主要是依据步行对地面状况的要求、障碍物和距离等三方面对已经有一定独立程度的步行功能进行分类。FWC 将步行功能分为以下几类：生理性步行、限制性室内步行、非限制性室内步行、高度限制性社区步行、轻度限制性社区步行和社区步行。Perry 等对 FWC 的分类标准的效度进行了研究，研究结果显示是有效的。

（2）Rivermead 移动指数：Rivermead 移动指数（表 6-32）包含了从床上的移动到跑步等一系列的移动功能，共有 15 个项目。每一个项目均给予“0 分”或“1 分”，总分为 0 ~ 15 分。

该指数的信度和效度均经过检测，而且已经在脑卒中患者中应用过，是一个较好的用于脑卒中移动功能的评测方法。

（3）限时的步行功能检查：限时的步行功能检查有两种，一种是限定时间，测量最大的步行距离；另一种是限定距离，测量所需的最短时间。这两种方法实质上都测量了步行的速度和耐力。常常采用的是 10 米步行。10 米步行是一个简单的易于交流的方法，其信度和效度均以得到证实。

表 6-31 步行功能分类(Functional Walking Categories,FWC)

1. 生理性步行
   - 练习步行(只在家或在物理治疗期间平行杠内)
   - 使用轮椅进出浴室和卧室

2. 限制性室内步行
   - 在一定程度上可以依靠步行完成室内活动时所需的移动功能
   - 需要帮助才能完成某些步行活动,使用轮椅,或不能完成其他活动
   - 如果需要使用轮椅进出浴室和卧室的情况下,其他活动时的步行只有在监视(supervision)下才能完成

3. 非限制性室内步行
   - 可以依靠步行完成所有室内活动时所需的移动功能,无需使用轮椅
   - 可以进出浴室,无需任何帮助(可能需要监视)
   - 如果进出浴室和卧室需要监视的情况下,那么无需使用轮椅可以进出家门
   - 上下楼梯和在不平坦的地面上行走有困难
   - 在进出家门和经过障碍物时至少需要监视

4. 高度限制性社区步行
   - 可以独立进出家门或经过障碍物,无需监视
   - 进出家门和经过障碍物时均无需帮助
   - 在当地商店和不拥挤的购物中心行走需要一定程度的帮助

5. 轻度限制性社区步行
   - 无需使用轮椅,就可完成所有适中的社区活动时所需的移动功能
   - 至少在拥挤的购物中心行走需要某种程度的帮助
   - 在当地商店或不拥挤的购物中心行走无需帮助(但或许需要监视)

6. 社区步行
   - 完成所有室内和适中的社区活动时,行走无需帮助
   - 可以在不平坦的地面上行走
   - 只需在监视下,就可以在拥挤的购物中心行走

第五节 参与水平与生存质量的评定

一、参与水平的评定

在 ICIDH(1980)中,第三个水平的评定是残障。在新近发布的 ICF 中已经废弃了"残障"一词。第三水平的评测改为"参与"。由于该水平存在许多医务工作者无法控制的诸多因素,使评测很困难。在临床实践中,有些医务工作者做了有益的尝试,原行弘等综述了有关这一方面的研究,已有几个评测脑卒中的"参与"的量表,如:CHART、CIQ、PAIS、SIP 及 LSQ 等。这些量表只能在我们自己制定"参与"评定方法时可作为参考。如果这一类评测表不经修改或制定与实际情况相符合的量表,并未经过信度和效度检测,极有可能引起误导。

二、生存质量的评定

在脑卒中患者中,评定生存质量(Quality of Life ,QOL)正变得越来越普遍。人们越来越推崇生存质量,虽然医学的进步与发展可以延长人的生命,但是更为重要的是所延长的生命的内涵和特点是什么,即生存质量。如果所延长的生命毫无质量可言,则无论延长多少年,其实质如同死亡,甚至连死亡都不如。所以近年来,人们提出了一个全新的理念,即"质量调整生存年(Quality - Adjusted Life - Years,QALYs)。所谓质量调整生存年是指用生存质量作为权重调整后的生存年。例如,一个脑卒中患者在脑卒中后还生存了 10 年,但 QOL 权重只有 0.1,则只有10 × 0.1 = 1 QALYs;另一个脑卒中患者在脑卒中后生存了 5 年,但 QOL 权重为 0.9,则为 5 ×0.9 =4.5 QALYs。

什么是生存质量?目前生存质量还没有一个为大家普遍接受的概念。但绝大多数研究者认为生存质量是多维的,包含三个广泛的"领域":身体、心理和社会等三个领域。WHO 是这样定义生存质量的:"生存质量是指个体将自己的生存状况与他们生活的文化和价值体系及与个体本身的目标、期望、标准及利害得失相联系时的体念。"在 WHO - QOL100 中评测了这几方面的主观感受:躯体、心理、自立程度、社会关系、环境和宗教信仰及世界观等方面的内容。在医学研究中,把与某种或某些疾病相关联的生存质量称为健康相关生存质量(Health - Related Quality of Life, HRQOL),有时也称为疾病相关生存质量(Disease - related Quality of Life 或 Condition - related Quality of Life)。尽管生存质量也有许多其他非医学因素的影响,评测也比较困难,但是在有的国家已经把它作为评价医疗质量的一个标准。

Buck 等综述了脑卒中的生存质量的评定方法。一类是一般的评定方法,有 SIP、NHP、MOS、SF - 36、EuroQOl、HUI 和 LHS 等;另一类是与健康相关的评定方法,有 FAI、SA - SIP30、Niemi 生存质量评定、Ferrans 和 Powers 的 QOL 指数(脑卒中版)等四个与脑卒中相关的 QOL。虽然这四个与脑卒中相关的 QOL 都有证据显示其信度和效度,但没有一个评定方法在制定过程中是以患者为中心的。Tengs 等在对脑卒中的 HRQOL 进行综述后指出脑卒中后的 QOL 估计差异很大。Buck 等认为需要制定以患者为中心的心理测量学好的脑卒中相关的 QOL。在美国的康复指南中,建议使用 SF - 36,该量表如表 6 - 33 所示。

表 6－32　**Rivermead 移动指数**

问患者下列问题，并且观察患者。如果回答“是”则给 1 分，回答“否”就给 0 分。

1. 床上翻身
   你在没有帮助的情况下可以从仰卧位翻身至侧卧位吗？
   ——
2. 由卧到坐
   当你躺在床上时，你可以起床并且坐到床边吗？
   ——
3. 坐位平衡
   你不扶任何东西的情况下，可以在床边坐 10 秒钟？
   ——
4. 由坐到站
   你可以在少于 15 秒的时间内站起来并且保持站立位 15 秒（如果有必要可以使用手或辅助性器械）吗？
   ——
5. 无支持站立位
   在不使用任何辅助性器械的情况下，保持站立位 10 秒钟。
   ——
6. 转移
   在没有任何帮助的情况下，你可以在床和椅子之间来回移动吗？
   ——
7. 屋内步行，必要时可以使用辅助性器械
   在没有一旁帮助（standby help）的情况下，如有必要可以使用辅助性器械，你可以步行 10 米吗？
   ——
8. 登梯
   你可以独自越过一阶阶梯吗？
   ——
9. 屋外步行（平地）
   你可以在屋外附近的人行道上步行吗？
   ——
10. 屋内步行，不使用辅助性器械
    在不使用弯脚器、夹板或辅助性器械，并且没有保护性帮助的情况下，你可以步行 10 米吗？
    ——
11. 从地板上拣东西
    如果你有东西掉在地上，你可以步行 5 米，将东西拣起来，然后步行回来吗？
    ——
12. 屋外步行（不平坦的地面）
    在没有帮助的情况下，你可以在不平坦的地面，如草地、沙砾地面、泥土、雪地、冰面等上步行吗？
    ——
13. 洗澡
    在没有保护的情况下，你可以进出浴室并且可以自己洗澡吗？
    ——
14. 上下四阶阶梯
    在可以使用辅助器械的情况下，你可以成功上下四阶没有扶手的阶梯吗？
    ——
15. 跑步
    你可以在 4 秒内以没有跛行的步态跑 10 米吗（如果快跑，出现跛行是可以接受的）？
    ——

表 6－33　SF－36 生活质量量表

1. 总的说来,您认为您的健康状况如何?
①极好;②很好;③好;④一般;⑤差
2. 与一年前相比,您如何评价您目前总的健康状况?
①比一年前好很多;②比一年前好一些;③与一年前差不多;④比一年前差一些;⑤比一年前差得多
3. 下面是您可能要从事的日常活动,您的健康是否对这些活动有限制?
(1)一些运动量较大的运动,如跑步、举重物、参加剧烈活动:
①极大限制;②有点限制;③无限制
(2)一些中等量的运动,如移动桌子、打扫房间、做体操:
①极大限制;②有点限制;③无限制
(3)拎起或带走杂务(如买菜、购物):①极大限制;②有点限制;③无限制
(4)爬几层楼:①极大限制;②有点限制;③无限制
(5)爬一层楼:①极大限制;②有点限制;③无限制
(6)弯腰、屈膝、下蹲:①极大限制;②有点限制;③无限制
(7)步行 1000 米以上:①极大限制;②有点限制;③无限制
(8)步行 500 米:①极大限制;②有点限制;③无限制
(9)步行 100 米:①极大限制;②有点限制;③无限制
(10)自己洗澡和穿衣:①极大限制;②有点限制;③无限制

---

4. 您近一个月内的身体健康情况和日常活动的问题:
(1)由于健康方面的原因,您不得不减少工作和日常活动的时间:①是;②否
(2)由于健康方面的原因,您无法完成您所希望完成的工作:①是;②否
(3)您所做的工作或其他活动是否因您身体健康方面的原因而受到限制?①是;②否
(4)在从事工作或日常活动中,您是否必须付出额外的努力?①是;②否
5. 您近一个月内的情绪和日常活动的问题:
(1)由于情绪问题(如沮丧或焦虑),您不得不减少工作或日常活动的时间:①是;②否
(2)由于情绪问题(如沮丧或焦虑),您无法完成您所希望完成的工作:①是;②否
(3)由于情绪问题(如沮丧或焦虑),您不能像往常一样细致地完成工作和日常活动:①是;②否
6. 近一个月内您的健康和情绪在多大程度上影响您的社交活动,如探亲访友?
①一点也不;②有一点;③中等程度;④比较大;⑤极大
7. 近一个月内您的身体疼痛的程度有多严重?
①完全不痛;②很轻微的痛;③轻微疼痛;④中等程度的疼痛;⑤严重疼痛;⑥极严重的疼痛
8. 近一个月内疼痛在多大程度上妨碍您的户外工作和家务劳动?
①一点也;②有一点;③中等程度;④比较大;⑤极大

---

9. 近一个月内您有什么感觉和体验,请给一个最接近的答案:
(1)有多少时间您感到生活充实?①所有时间;②绝大部分时间;③较多时间;④有时;⑤很少;⑥没有
(2)有多少时间您感到神经紧张?①所有时间;②绝大部分时间;③较多时间;④有时;⑤很少;⑥没有
(3)有多少时间您感到情绪极度低落,任何事不能让您高兴?①所有时间;②绝大部分时间;③较多时间;④有时;⑤很少;⑥没有
(4)有多少时间您感到平静、安宁?①所有时间;②绝大部分时间;③较多时间;④有时;⑤很少;⑥没有
(5)有多少时间您感到精力充沛?①所有时间;②绝大部分时间;③较多时间;④有时;⑤很少;⑥没有
(6)有多少时间您感到情绪低落?①所有时间;②绝大部分时间;③较多时间;④有时;⑤很少;⑥没有
(7)有多少时间您感到精疲力竭?①所有时间;②绝大部分时间;③较多时间;④有时;⑤很少;⑥没有
(8)有多少时间您是快乐的?①所有时间;②绝大部分时间;③较多时间;④有时;⑤很少;⑥没有
(9)有多少时间您感到疲倦?①所有时间;②绝大部分时间;③较多时间;④有时;⑤很少;⑥没有

续表

10. 近一个月内您有多少时间因健康和情绪妨碍了您的社交活动? ①所有时间;②绝大部分时间;③较多时间;④有时;⑤很少;⑥没有
11. 请根据您的情况回答(如不知如何回答,可说"不知道"): (1)我似乎比别人容易生病。①完全对;②不知道;③多半错;④完全错 (2)我同我认识的人一样健康。①完全对;②不知道;③多半错;④完全错 (3)我预料我的健康状况会变得更糟糕。①完全对;②不知道;③多半错;④完全错 (4)我的健康情况极好。①完全对;②不知道;③多半错;④完全错

我们认为,关于康复后果的评定,可能主要根据患者的个体活动能力和社会参与水平。因此,ICF 有可能取代 QOL 的评定。

(黄松波　王茂斌)

参考文献

1. WHO. Disability prevention and rehabilitation. WHO technical report series 1981,668:8~9

2. Margeret, et al. Specificity of ICD-9-CM coding practices for stroke rehabilitation. Am J phys Med & Rehabil, 1993, 72(5): 318~324

3. WHO. International classification of impairments, disabilities and handicaps: a manual of classification relation to the consequences of disease. Geneva: Word Health Organization, 1980

4. Erickson RP, Mcphee MC. Clinical evaluation. In: Delisa JA, Bruce MG, ed. Rehabilitation medicine: principles and practice, 2nd edn. Philadelphia: J. B. Lippincott Company, 1993, 96~122

5. Whiteneck GG. Measuring what matters: Key rehabilitation outcomes. Arch Phys Med Rehabil, 1994, 75:1073~1076

6. Johnston MV, Wilkerson DL, Maney M. Evaluation of the Quality and Outcomes of Medical Rehabilitation Programs. In: Delisa JA, Bruce MG, ed. Rehabilitation medicine: principles and practice, 2nd edn. Philadelphia: J. B. Lippincott Company, 1993, 240~268

7. Hinderer SR, Hiderer KA. Quantitative Methods of evaluation. In: Delisa JA, Bruce MG, ed. Rehabilitation medicine: principles and practice, 2nd edn. Philadelphia: J. B. Lippincott Company ,1993

8. Daniels L, Worthingham G. Muscle testing techniques of manual examination, 5th edn. Phildelphia: W. b. Sauders,1986

9. Medical Research Council. Aids to the examination of peripheral nervous system. London: Her Majesty's stationery office, 1976

10. Rondniticky RL. Van Allen's pictorial manual of neurological tests, 3rd edn. Chicargo London Boca Rantun : Year books publishers,1988

11. Demeurisse G, Demol O, Robaye E. Motor evaluation in vascular hemiplegia. European Neurology, 1980,19: 382~89

12. Bobath B. Adult hemiplegia: evaluation and treatment, 3rd edn. London: Heinemann, 1990

13. Brunnstrom S. Movement therapy in hemiplegia, 1st edn. New York: Harper & Row,1970

14. 上田敏. 目でみる脑卒中リハビリテーッョン. 东京: 东京大学出版会

15. Fugl-Meter AR, et al. The post - stroke hemiplegic patients: Ⅰ A method for evaluation of physical performance. Scand J Rehab Med, 1975, 7:13~31

16. Carr JH, et al . Investigation of a new motor assessment scale for stroke patients. In: American physical therapy association, ed. Measurement studies: an anthology. Virginia: American physical therapy association, 1987: 116~121

17. Brott T, Adams HP, Olinger CP, et al. Measurement of acute cerebral infarction: a clinical examination scale. Stroke, 1989, 20: 864~870

18. Hautson L, Weerdt WD, Keyser D, et al. The European stroke scale. Stroke, 1994, 25(11): 2215~19

19. Cǒ té R, et al. The Canadian neurological stroke scale: a preliminary study in acute stroke, 1986, 17(4): 731~37

20. Chino N, Sonnda S, Domen, et al. Stoke impairment set (SIAS) a new evaluation instrument for stroke patients. リハ医学, 1994,31: 119~25

21. Asplund K. Clinimetrics in stroke research. Stroke, 1987; 18:528~30

22. Steiner TJ, Rose FC. Towards a model trial. Neroepidemiology, 1986, 105:413~20

23. Tomassello, et al. Assessment inter-observer difference in the Italian multicnter study on reversible cerebral ischemia. Stroke, 1992,13:32~35

24. Wade D. Assessment of motor functioon impairment and disability. In: Greenwood R, et al, ed. Neurological rehabilitation, 1st edn. Edinburgh: Churchill Livingstone, 1992,147~73

25. Collin C, Wade D. Assessing motor impairment after stroke: a pilot reliability. J Neuro Neurosur Psychiatry, 1990,53:576~579

26. Wade D. T, Hewer RL. Motor loss and swallowing difficulty after stroke: frequency, recovery, and prognosis. Acta Neurol Scand , 1987,76:50~54

27. Franchignoni FP, et al. Trunk control tests as early predictor of stroke rehabilitation. Stroke, 1997,28(7): 1382~85

28. Lennon S. Using standard scales to document outcome in stroke rehabilitation. Physiotherapy, 1995,81(4): 200~2

29. Hinderer SR, Hinderer KA. Quantitative Methods of evaluation. In: Delisa JJAa, Gans BM, ed. Rehabilitation medicine: Principles and practice, 2nd edn. Phildelphia: J. B. Lippincott Company, 1993,96~122

30. Fugel-Meyer AR. Post-stroke hemipegia assessment of physical properties. Scand J Rehab Med, 1980,7(suppl): 85~93

31. Malouin F, et al. Evaluating motor recovery early after stroke: comparison of the Fugel-Meyer assessment and motro assessment scale. Arch Phys Med Rehsbil, 1994,75: 1206~1212

32. Wood-Dauphinee SL, Williams JI, Shipiro SH. Examining outcome measures in a clinical study of stroke. Stroke, 1990, 21 (5):731~37

33. Chea J, et al. Admission motor impairment as a predictor of physical disability after stroke rehabilitation. Am J Phys Med Rehabil, 1995,74(3): 2218~23

34. Duncan PW, et al. Measurement of motor recovery after stroke: outcome assessment and sample size requirements. Stroke, 1992,23(8): 1084~89

35. Arsenault BA, et al. An evaluation of the hemiplegia subject based on the Bobath appproach. Scand J Rehab Med, 1988, 20: 13~6

36. Duncan WB, Propst M, Welso SG. Reliability of the Fugel-Meyer assessment of snsorimotor recovery following cerebrovascular aacident. In: American physical therapy association, ed. Measurement studies: An anthology, 1987,111 ~ 5

37. Wade DT, et al. Stroke: a critical approach to dagnosis, treatment and management, 1st edn. London: Chapman and Hall, 1985

38. 梅津祐一,蜂须贺研二,绪方甫. 中枢性麻痹. 综合リハ,1996,24(10):894 ~ 902

39. Pode JL, Whitney SL. Motor assessment scales for stroke patients: Concurrent validity and interrater reliability. Arch Phys Med Rehabil, 1988,69: 195 ~ 7

40. Loewen SC, Anderson BA. Predicators of stroke outcome using objective measurements scale. Stroke, 1990,21:78 ~ 81

41. Poole JL, Whitney SL. Motor assessment stroke scale for stroke patients: concurrent validity and interrater reliability. Arch Phys Med Rehabil, 1988, 69: 195 ~ 7

42. Olhaberriague LD, et al. A reappraisal of reliability and validity studies in stroke. Stroke, 1996,27(12): 2331 ~ 7

43. Muir Kw, et al. Comparison of neurological scales and scoring system for acute stroke prognosis. Stroke, 1996, 27 (10): 1817 ~ 1821

44. Heinemann AW, et al. Measurement properties of the NIH stroke scale during acute rehabilitation . Stroke, 1997, 18 (6): 1174 ~ 80

45. Feinstein AR, Josephy BR, Wells CK. Scientific and clinical problems in indexes of functional disability. Ann Intern Med, 1986,105: 413 ~ 420

46. Haan RD, et al. Aacomparison oof five stroke scales with measures of disability, handicap and quality of life. Stroke, 1993, 24(8): 1178 ~ 82

47. 道和免久・他. 脑卒中机能障害评价セット. Stroke impairment assessment set(SIAS). (2). 麻痹侧运动机能评价项目の信赖性と妥当性の检讨. リハ医学,1993,30:315 ~ 318

48. 道和免久・他. 脑卒中机能障害评价セット. Stroke impairment assessment set(SIAS). (3)运动麻经时的变化. リハ医学,1993,30:310 ~ 314

49. Christiansen CH, Schwartz RK, Baines KJ. Self – care evaluation and management. In: Delisa JA, Bruce MG, ed. Rehabilitation medicine: principles and practice, 2nd edn. Philadelphia: J. B. Lippincott Company, 1993,178 ~ 200

50. Symposium recommendations for methodology in stroke outcome research. Stroke, 1990,21(Suppl Ⅱ):68 ~ 73

51. Chong DKH. Measurement of instrumental activities of daily living in stroke. Stroke, 1995,(6):1119 ~ 22

52. Norstr ŏ m T, Thorslund M. The structure of IADL and ADL measures: some findings from a Swedish study. Age and Aging, 1991, 20:23 ~ 28

53. Eakin P. Assessments of activities of daily living: a critical review. British Journal of Occupatioonal Therapy, 1989,52(1):11 ~ 5

54. Law M, Letts L. A critical review of scales of activity of daily living. Am J Occup Ther, 1989,43:522 ~ 7

55. Keith RA. Status of measurement in stroke rehabilitation outcomes. Stroke, 1990;21(suppl Ⅱ):30 ~ 31

56. ADL 功能障害. 综合リハ,1996,24(10):939 ~ 488

57. Guide for the Uniform Data Set for Medial Rehabilitation (Adult FIM), Version 4. Buffalo: State University of New York at Buffalo, 1993

58. Collin C, et al. The Barthel ADL Index: a reliability study. J Neuro Neurosur Psychiatry, 1990, 53:576 ~ 79

59. Shah S. In praise of the biometric and psychometric qualities of the Barthel indexes. Physiotherapy, 1994, 80(11): 769 ~ 71

60. Shah S, Vanclay F, Cooper B. Improving the sensitivity of the Barthel index for stroke rehabilitation. Joural of clinical epidemiology, 1989,42:703 ~ 9

61. Rankin A. Functional independence measures. Physiotherapy, 1993, 79(12): 842 ~ 3

62. Fieldler RC, et al. The uniform data system for medical rehabilitation-Report of fist admission for 1994. Am J Phys Med Rehabil, 1996,75(2):125 ~ 9

63. Granger CV, et al. Advances in functional assessment for rehabilitation. In: Topics in geriatric rehabilitation.

64. Dodds TA. A validation of functional independence measurement and its performance among rehabilitation inpatients. Arch Phys Med Rehabil, 1993,74:531 ~ 6

65. Margaret G, et al. The functional independence measuer: Tests of scaling assumptions, structure, and reliability across 20 diverse impair categories. Arch Phys Med Rehabil, 1996,77(11): 1101 ~ 7

66. Linacre JM, et al. The structure and stability of the functional independence measure. Arch Phys Med Rehabil, 1994,75 (2): 127 ~ 32

67. Margaret G, et al. Impairment-specific dimensions within the functional independence measure. Arch Phys Med Rehabil, 1997,78:636 ~ 43

68. Oczkowski WJ, Barren S. The functional independence measure: its use to identify rehabilitation needs in stroke survivors. Arch Phys Med Rehabil, 1993,74:1291 ~ 4

69. Mauthe RW, et al. Predicting discharge destination of stroke patients using a mathematic independence measures. Arch Phys Med Rehabil, 1996, 77:10 ~ 13

70. Ween JE, et al. Factors predictive of stroke outcome in a rehabilitation setting. Neurology, 1996,47:388 ~ 92

71. Granger CV, et all. Functional assessment scales: a study of persons after stroke. Arch Phys Med Rehabil, 1993,74:133 ~ 8

72. Ottenbacher KJ, et al. The reliability of the functional independence measure: a qualitative review. Arch Phys Med Rehabil, 1996,77: 1226 ~ 32

73. Smith, etal. Intermodel agreement of follow – up telephone functional assessment using the function independence measure inpatients with stroke. Arch Phys Med Rehabil, 1996,77(5): 431 ~ 5

74. 原行弘,永田雅章. 社会适应障害. 综合リハ,1996,24(10):951 ~ 57

75. World Health Organization. WHOQOL study protocol-the development of the World Health Organization Quality of life assessment instrument. Geneva: Division of Mental Health World Health Organization, 1993

76. Dorman PJ, et al. Is the EuroQOL a valid measure of health-related Quality of Life after Stroke? Stroke, 1997,28(10): 1876 ~ 80

77. Straten AV, et al. A stroke-adapted 30-itemversion of the sickness impact profile to assess Quality of Life (SA-SIP 30). Stroke, 1997, 28(11): 2155 ~ 61

78. King RB. Quality of Life after stroke. Stroke, 1996,27 (9): 1467 ~ 73

79. Carr HJ, Shepherd RB. Neuological rehabilitation. Optimizing motor performance. Oxford: Butterworth – Heineman, 1998, 47 ~ 67

80. Ragnarsd ó ttir M. The concept of balance. Physiotherapy, 1996,82(6):368 ~ 375

81. Barnes S, Gregson J, Leathley M, et al. Development and inter-rater reliability of an assessment tool for increasing muscle tone in people with hemiplegia after stroke. Physiotherapy, 1999,85(8): 405 ~ 409

82. Gregson J M, Moore AP, Shurman AK, et al. Rehabilita-

tion of the tone assessment scale and Ashworth scale as clinical tools for assessing poststroke spasticity. Arch Phys Med Rehabil, 1999, 80(9):1013~1016

83. D. T. Wade. Stroke. In: Goodwill C J, Chamberlain M A, Evans C, ed. Rehabilitation of the physically disabled adult, second edition. Cheltenham: Stanley Thornes Ltd,1997

84. Langton Hewer R. Assessment of stroke. Scand J Rehab Med 1992,26(suppl):91~96

85. Post-Stroke Rehabilitation. Clinical Guideline Number 16. AHCPR Publication 1995,95(62)

86. Haan R, Limburg M, Bossuyt P, et al. The clinical meaning of Rankin "Handicap" grades after stroke. Stroke, 1995, 26: 2027~2030

87. Marshall SC, Heisel B, Grinnell D. Validity of the PULSES profile compared with the functional independence measuring disability in a stroke rehabilitation setting. Arch Phys Med Rehabil, 1999,80:760~766

88. Wade DT, Wood VA, Maggs J, et al. Walking after stroke-measurement and recovery over the first 3 months. Scand J Rehab Med, 1987,19:25~30

89. Perry J, Garrett M, Gronley JK, et al. Classification of walking handicap in the stroke population. Stroke, 1995,26:982~989

90. 方积乾,万崇华,郝元涛.与健康有关的生存质量的研究概况.中国康复医学杂志,2000,15(1):40~43

91. Andresen EM, Meyers AR. Health-related Quality of Life outcomes measures. Arch Phys Med Rehabil, 2000,81(2S):S30~S45

92. Buck D, Jacoby A, Massey A, et al. Evaluation of measures used to assess Quality of Life after stroke. Stroke ,2000,31: 2004~2010

93. Tengs TO, Yu M, Luistro E. Health-related Quality of Life after stroke. A comprehensive review. Stroke, 2001,32:964~972

94. Duncan PW, Jorgensen HS, Wade DT. Outcome measures in acute stroke trials. A systemic review and some recommendations to improve practice. Stroke, 2000,31:1429~1438

95. Tineti M. Performance-oriented assessment of mobility problems in elderly patients. JAGS,1986,34:119~126

96. Berg K, Maki B, Williams JI, et al. Clinical and laboratory measures of postural balance in an elderly population. Arch Phys Med Rehabil 1992, 73:1073~83

97. Berg K, Wood-Dauphinee S, Williams JI, et al. Measuring balance in the elderly: preliminary development of an instrument. Physiother Can 1989,41:304~11

98. 竹中 晋,椿原 彰夫.评价と训练.综合リハ,2000,28(12):1111~1119

99. Hsieh CL, Hsueh IP, Chiang FM, et al. Inter-rater reliability and validity of the action research arm test in stroke patients. Age Ageing, 1998,27:107~113

100. Wade DT. Evaluation outcome in stroke rehabilitation (quality control and clinical audit). Scad J Rehab Med, 1992,Suppl 26:97~104

第七章

脑卒中偏瘫运动治疗的基本理论

7

运动疗法是运用特定的运动方式恢复患者的运动功能的治疗方法。正常的运动功能的维持不仅需要骨骼肌肉系统、神经系统和心肺血管系统各自执行适当的功能，而且需要三大系统之间相互配合。骨骼肌肉系统保持正常的关节活动度和肌力；神经系统保证对骨骼肌肉的正常的神经支配；心肺血管系统为运动提供所需的能量。对于每一个运动功能障碍的偏瘫患者，在进行运动功能康复训练之前进行全面的评定是制定训练计划、疗效判定不可缺少的。

脑血管意外患者由于受到损伤或破坏，受损的部位、范围不同，所产生的神经功能缺损也不同，其中最常见的是运动功能障碍。偏瘫患者运动功能康复的重点就是改善患者的运动控制能力。本章重点介绍各种促进偏瘫患者运动控制能力恢复的基本治疗理论，有关生物反馈技术、强迫性训练、减重治疗等详见本书第二十三、二十四章关于康复治疗进展部分。

第一节 Bobath 神经发育疗法

一、基本要点

Bobath 神经发育疗法由英国物理治疗师 Berta Bobath 根据长期的临床经验创立，由 Berta Bobath 的丈夫 Karel Bobath 给予理论基础的补充。从 20 世纪 40 年代起，Berta Bobath 将她的方法应用在临床偏瘫患者的运动功能康复训练中，取得了很好的效果。从 70 年代起，Berta Bobath 开始著书教学，在世界各地成立 Bobath 中心，使得 Bobath 技术广为流传，是偏瘫运动功能康复技术中最为普及的治疗技术之一。

Bobath 偏瘫治疗技术的基本观点是：她认为，脑卒中患者常见的运动功能障碍，主要是由于大脑高级中枢对低级中枢失去控制，低级中枢原始的反射失去抑制而所致。表现为异常的张力、姿势控制的减弱或丧失、异常的协调、异常的运动模式和异常的功能行为。如痉挛模式出现，上肢表现为屈曲内收内旋，下肢表现为伸展外展外旋。从动物猿猴的上、下肢的动作行为到胎儿在子宫里的姿势及婴幼儿的发育过程，从脑瘫患儿到成人偏瘫患者，莫不如此。脑卒中患者的主要问题是运动控制障碍，而不是直接的肌力的问题。正常的运动模式是不可能建立在异常的运动模式基础之上，只有抑制异常的运动模式，才有可能诱导正常的运动模式。因此治疗的重点在于改变患者的异常姿势和异常运动模式，提出了治疗中的两个主要目标：①减轻痉挛；②引入更具有分离性的运动模式，可以是自动性的，也可以是随意性，并且将其运用在功能活动中。

（一）Bobath 技术的基本原则

（1）治疗中应当避免会增加患侧肌张力或会导致患侧出现异常运动反应的运动和活动，如过度用力会导致痉挛加重、异常姿势和异常运动模式加强，在治疗中就应避免患者过度用力。利用联合反应和共同运动来增加肌力等。

（2）治疗应当直接产生或形成正常的姿势和运动，选择的运动模式不是以发育序列为基础，而是对功能活动具有重要意义的模式。

（3）患侧治疗应该包含在所有的治疗活动中，重新建立两侧的对称性，增加功能使用；不强调利用健侧肢体的功能取替患侧肢体的功能的训练。

（4）治疗必须导致患侧的运动和功能活动质的改变，强调患者的主动性。

（二）内源性抑制（Autoinhibition）

所谓“内源性抑制”是指治疗师帮助患者控制共同运动或联合反应的一部分，防止出现共同运动和联合反应的模式，这样患者受到鼓舞并且能够有选择地运用共同运动的一部分，并通过这种控制的恢复使得永久地降低痉挛、获得分离运动和功能技巧成为可能。通过学习控制不必要的活动，患者就抑制了联合反应和共同运动模式。

（三）对被动运动的正常反应

对被动运动的正常反应常常提示患者有能力独立地随意地完成该项活动。对被动运动的反应可以显示出患者的潜能，并且可以作为制定治疗计划的指导，也可以指导我们在治疗中确定应该使用何种技术，不应该使用何种技术和如何使用某种技术。在治疗中，我们应当经常地观察这种反应，如有疑问，则和健侧进行比较。

（四）关键控制点（Key point of control）

在具体治疗中，Bobath 强调关键点控制，即治疗师不是逆转整个痉挛模式，而是通过改变异常模式中的几个关键点来达到改变整个异常模式的效果。近端的关键点是躯干，即脊柱和与它相连的头、肩胛带、骨盆。远端关键点是肢体的一部分，如肘关节、膝关节、手和足。比较而言，近端关键点更为重要。

（五）反射性抑制模式

Bobath 建议用反射性抑制模式减轻患者的痉挛状态。上肢反射抑制模式：颈部、脊柱伸展，肩外旋，肘伸展，腕关节伸展，前臂旋后和拇指外展。下肢反射抑制模式：髋关节外展、外旋和伸展，膝关节伸展，踝和足趾背屈。躯干反射抑制模式：肩胛对抗骨盆旋转，更重要的是骨盆对抗肩胛旋转。Bobath 手位：患者双手十指交叉，患侧拇指在健侧拇指外侧。

（六）脑卒中患者软瘫期或真正肌无力的处理

对于软瘫期的患者或真正肌无力的患者，不得不通过刺激技术来提高患者的姿势活动。但是必须小心的是所有的刺激技术都可能导致异常的姿势反射，而不是增加正常的姿势张力和协调性。这些只有通过细致的控制刺激的强度和在使用刺激技术的同时使用反射抑制模式来避免。

（七）训练中常使用的功能活动

（1）床上活动：翻身、从仰卧位到床边坐位、用患侧上肢做支撑和桥式运动。

（2）在坐位或站立位下，有控制性地将重心向患侧转移。

（3）在不用健侧上肢推的情况下，从坐位站起和向患侧转移。

（4）负重和非负重功能模式下的偏瘫侧的上肢控制。

（5）步行训练和平衡活动，增强偏瘫侧下肢控制功能和减少辅助工具的使用程度。

（6）使用患侧上肢进行日常生活活动、职业活动和休闲活动，避免会增加痉挛的模式。

二、运动功能评定方法

建立在"神经生理学"和"神经发育学"基础上的 Bobath 运动功能评定方法分为上肢和肩胛带、腕和指关节、骨盆和下肢三部分，每一部分分别在不同的体位进行评定，按照动作的复杂程度分为三个等级，每一级有 1 ~ 5 个动作进行评定。

（一）上肢和肩胛带的运动功能评定

分别在仰卧位、坐位和站位三个体位进行评定。

1. 第一级

（1）将患者上肢伸直举起后，让其保持原位，观察患者能否于肩内旋位、外旋位分别完成此动作。

（2）能否将伸直的上肢从高位降至水平位，然后再抬回到高位，分别从前方和侧方放下，观察患者能否于肩内旋位、外旋位分别完成此动作。

（3）能否将伸直的上肢从外展水平位放至体侧再回到外展水平位，观察患者能否于肩内旋位、外旋位分别完成此动作。

2. 第二级

（1）能否举起上肢触及对侧肩，观察患者能否分别用手掌侧和手背侧完成此动作。

（2）能否从上肢上举位屈曲肘关节触及额头，观察患者能否分别于前臂旋前位和旋后位完成此动作。

（3）能否双手交叉置于脑后，双肘位于水平位，观察患者能否分别于腕关节屈曲位和伸展位完成此动作。

3. 第三级

（1）能否前臂旋后，观察患者是否伴有躯干向患侧侧屈动作，观察患者能否分别于肘关节指关节屈曲位、肘关节指关节伸展位完成此动作。

（2）观察患者能否在不伴有肩关节内收的前提下完成前臂旋前。

（3）能否上肢伸直时肩外旋，观察患者能否分别在上肢水平外展位、体侧和高举位完成此动作。

（4）能否肘关节屈曲前臂旋后位触及同侧肩，观察患者能否分别从上肢于体侧和上肢水平外展位的起始位完成此动作。

（二）腕和指关节的运动功能评定

分别在仰卧位、坐位和站位三个体位进行评定。

1. 第一级

能否将手平放于前方的桌子上，能否于坐位从侧方完成此动作，观察患者在完成此动作时手指和拇指是并拢还是分开的。

2. 第二级

能否手指展开准备抓握，观察患者在完成此动作时是否伴有腕关节屈曲或伸展，是否能分别在前臂旋前和旋后位完成此动作，观察患者在完成此动作时手指和拇指是并拢还是分开的。

3. 第三级

（1）手抓握后能否再展开，观察患者能否分别于屈肘位、伸肘位、前臂旋前位、前臂旋后位完成此动作。

（2）能否进行单个手指运动：拇指、食指、小指、中指或无名指。

（3）能否进行对指运动：拇指对食指、拇指对中指、拇指对小指。

（三）骨盆、下肢和足的运动功能评定

1. 俯卧位第一级

能否进行屈膝不屈髋，观察患者能否分别在足背屈、跖屈、足内翻、外翻时完成此动作。

2. 俯卧位第二级

能否进行双下肢伸直外旋伴足背屈外翻足跟并拢的动作，被动摆放此体位后患者能否保持，若患侧下肢被动内旋后能回到双足跟并拢位，患者能否在无辅助时进行下肢内旋和外旋动作。

3. 俯卧位第三级

（1）能否保持双足根并拢同时屈曲双膝，观察患者在完成此动作时患足是内翻还是外翻。

（2）能否于患侧膝关节屈曲时，患侧踝关节交替进行背屈和跖屈，观察患者在完成此动作时患足是内翻还是外翻，膝关节是否移动。

4. 仰卧位第一级

（1）能否屈曲患膝，观察患者分别于下述条件是否能完成此动作：健侧下肢屈曲位，足不支撑；健侧下肢伸展位；不屈曲患侧上肢。

（2）能否在屈曲髋和膝时保持足不离开支撑物，从伸展位直至足跟靠近骨盆，能否控制下肢逐渐伸展，同时足不离开支撑物。

5. 仰卧位第二级

双足放在支撑物上，患者能否不伸展患侧下肢时完成抬起骨盆的动作，能否在骨盆抬起的同时健侧下肢抬起，观察患侧骨盆是否下垂，能否在骨盆抬起时内收和外展膝关节。

6. 仰卧位第三级

（1）能否背屈踝关节，能否背屈趾关节，患者是于下肢屈曲，足在支撑物上完成动作，还是在下肢伸展位完成动作，观察患者完成上述动作时足位于内翻还是外翻位。

（2）能否完成下肢于床旁的屈膝动作。

7. 坐位第一级

（1）足放在地上，能否完成内收外展患侧下肢。

（2）足抬起时，能否完成内收外展患侧下肢。

8. 坐位第二级

（1）能否无手辅助下完成抬起患侧下肢，将患足放在健膝上。

（2）能否将患足向后移至椅子下，足跟不离开地。

（3）当健足放在患足前时，能否不用手帮助站起。

9. 站位第一级

能否双足平行靠拢站立。

10. 站位第二级

（1）当健腿抬起时，患腿能否站立。

（2）当患腿单腿站立时，能否屈曲伸展患腿。

（3）双腿前后站立，患侧在前负重，健侧在后，能否抬起足跟。

（4）双腿前后站立，健侧在前负重，患腿在后，能否屈膝并保持足趾不离地。

11. 站位第三级

（1）双腿前后站立，健侧在前负重，患腿在后，能否将患足抬离地面而不屈髋，观察患者完成上述动作时足位于内翻还是外翻位。

（2）重心移向患侧，健侧能否向前和向后迈步。

（3）健侧站立，患侧能否不抬骨盆向前迈步。

（4）健侧站立，患侧能否不抬骨盆向后迈步。

（5）患侧单侧站立时能否抬起足趾。

三、治疗程序

（一）姿势的摆放

1. 仰卧位姿势

将头向健侧侧屈，患侧肩后放一枕头，使患肩尽可能向前，将伸展的上肢沿身体旁边放在另一个枕头上，略高于躯干，将伸开的手放在枕头上，或前臂旋后靠在枕头外侧。

一个枕头或沙袋放在患侧骨盆下，抬起骨盆，防止骨盆后缩，髋关节处于内外旋中立位。当下肢趋向屈曲缺乏伸肌张力时，如果产生过度的踝跖屈内翻，需用一块板放在足底保持踝背屈和外翻。若早期出现伸肌痉挛的患者，需要在膝关节下用一个小的泡沫垫支撑使其轻度屈曲。

2. 侧卧位姿势

（1）健侧卧位：患肩尽量向前，患侧上肢用枕头支撑，肘关节伸展，此时枕头被双手抱住。

（2）患侧卧位：患肩一定要充分前伸，使患侧上肢保持在肩外旋、肘伸展、前臂旋后位。

（二）躯干训练

1. 体位变化

（1）仰卧翻至侧卧：仰卧屈膝位，双手 Bobath 手位，双侧肘关节伸展，双肩屈曲约 90°，健侧上肢带动患侧上肢左右活动带动翻身。

（2）健侧翻身起坐：Bobath 手位，向健侧翻身，健侧前臂支撑身体，双下肢放至床旁，治疗师帮助患者头向患侧屈曲，帮助患侧下肢下床。

（3）患侧翻身起坐：Bobath 手位，向患侧翻身，患侧前臂支撑，双下肢放至床旁，治疗师帮助患者头向健侧屈曲，帮助患者身体向健侧移动。

（4）坐位至卧位：治疗师握住患者的患手，使得患侧上肢处于肩关节屈曲约 90°、外旋、水平外展约 45°，肘关节伸展位，患者慢慢躺下时，用健侧上肢支撑身体，然后患者举起健侧下肢至床上，治疗师帮助患者从膝下抬起患腿。

2. 坐位平衡

（1）重心左右转移：患者无靠背坐位，患足在健足后，双侧平均负重，让患者双手交叉，进行重心的侧方转移和骨盆的旋转。治疗师可从腋下抬起患者的肩胛并保持他的上肢外展外旋位，肘关节伸展，腕关节伸展，如果可能指关节伸展，让患者向患侧移动，再回到中立位。

（2）重心前后转移：患者坐位，治疗师站在患者前面，患者用健侧上肢抱住治疗师的胯部，治疗师将患侧上肢固定于自己的胯部，让患者身体向前倾斜，患者背部必须保持伸展。

（三）下肢训练

1. 床上训练

（1）下肢伸展的控制：患者仰卧屈膝位，治疗师被动屈曲患者的下肢，直到所有的抵抗力消散后让患者慢慢地、有阶段地伸展下肢，一旦治疗师感觉到患者下肢的抵抗力，停下并让患者略屈腿，再重复伸展。

（2）踝关节主动背屈：患者的患侧踝关节被动背屈外翻，当背屈位阻力消散时，让患者轻轻跖屈。治疗师快速抚摸足趾的跖侧可刺激足趾背屈，并进一步可加强踝关节背屈外翻。

（3）膝关节分离运动：患者仰卧位，下肢伸展，治疗师维持患足背屈外翻，让患者进行小范围的膝屈曲伸展交替运动。

（4）患腿从床旁抬至床上：患者仰卧位，患侧下肢屈膝放在床旁，治疗师保持患足背屈和外翻，让患者抬起腿将脚放在床上。

（5）仰卧伸髋位训练伸屈膝：患侧下肢放在床边，患髋伸展，治疗师维持患足于背屈位，让患者进行被动或主动的屈膝伸膝运动。

（6）仰卧屈膝位训练伸髋：健侧下肢伸展位，患膝屈曲，患足平放在床上，患者内收患侧下肢和向前旋转患侧骨盆，达到髋伸展和膝屈曲位。

（7）髋关节内收和外展的控制：患者仰卧屈膝位，进行患膝交替内收和外展，并准确地控制这些运动的范围。当患者能够控制时，再保持患腿在中立位稳定，内收和外展健腿。

髋关节内收外展训练可在双桥位、单桥位进行。注意患者的骨盆保持水平。

2. 坐位训练

（1）下肢内收的训练：患者坐位，双膝并拢向健侧移动，治疗师可以帮助向前旋转骨盆。治疗师也可以帮助患者抬起患腿交叉至健腿之上。

（2）下肢屈曲伸展训练：患者坐位，治疗师屈曲患腿直至完全屈曲没有阻力，让患者缓慢地放下患腿，若此过程中出现明显阻力，可再重复屈曲，直至患足触及地而无明显阻力，这时再让患者能较容易抬起患腿。

（3）坐位向后移动患足：患者坐位，患足向后移动至椅子下，整个过程足不离开地面。

3. 坐位起立

患者坐位，保持头和躯干直立，双手 Bobath 手位，上肢伸展，双膝在中线处并拢，双足平行，教患者尽量向前前倾，双眼平视前方，不要向下看。治疗师可以握住患手向前向上拉，也可用膝顶住患者的膝。坐下用相反的方法。可以练习起立和坐下的中间阶段。

4. 站立训练

患者坐在高床上，将患足放在地上，健侧仍斜坐在床上，健手支撑。患者练习伸膝动作。治疗师帮助患足位于背屈位。其后可以练习交替屈伸膝的分离运动。当患者感到安全，让患者将健侧下肢放下，双足平行，开始双下肢均衡负重，然后练习重心转移，重点是向患侧移动。接下来练习双侧同时屈伸膝关节，随后练习双侧交替屈伸。

（四）步行的训练

1. 站立相

当患者独立站立安全时，向患侧移动重心，练习抬起健侧足跟的平衡。患侧下肢完全负重并感觉安全时，练习健侧向前和向后迈步。前后位站立平衡练习，健足在前，前后移动重心。整个练习过程中患侧膝关节放松避免过伸。

2. 摆动相

（1）膝关节放松训练：练习健侧下肢完全负重时，放松患侧膝关节并内收靠近健膝。练习足趾着地时小范围交替屈伸膝关节。能够完成这一动作后要求患者向前迈步。在迈步之前先让患者放松膝关节轻轻地屈膝，同时骨盆降低，然后将屈曲的膝关节向前迈。

（2）迈步训练：患者双足前后位，健侧尽量向前，髋关节尽量前移至健侧足上，患侧足足跟不离开地面。然后患者放松膝关节，屈膝向前，当足跟离地时，足趾应全幅度背屈。然后逆转整个动作，患者将足跟轻轻地放回地面，多次反复练习后患者可向前迈步。

（3）着地控制训练：当将患足在前方放下时，患者应学习控制患腿慢慢放下。在患者迈步时治疗师要控制患足于背屈位，一旦治疗师感到患足向下压她的手，要求患者再次抬起一会儿，然后再慢慢放下，用以抑制伸肌痉挛。足着地后不负重，练习不负重时向前向后迈小步。患足可放在小滑车上练习前、后、侧方移动。也可用踏踩体重计练习轻轻着地。练习步行时，先让患者足尖轻轻快速点地，立即抬足，然后再正常的着地负重。

（4）骨盆和肩胛的旋转：肩胛旋转使上肢可以摆动。骨盆旋转抑制下肢痉挛。旋转使得肩胛的下沉和骨盆的上抬减轻或消失。当患者足着地时向后旋转肩胛可以避免足内翻。

（5）前进后退交替：向后步行时患者屈曲膝关节而不必抬骨盆，所以向后步行可以促进向前步行。足尖在身后着地后要慢慢地放下足跟，然后再负重。

（五）上肢的训练

1. 肩胛的活动术

（1）患者侧卧位，治疗师一手维持患者的上肢于肘伸展肩外旋位，另一手向上、向前、向下移动患者的肩胛，但不要向后。

（2）患者仰卧位，治疗师保持患者的上肢于最大屈曲外旋位，然后让患者翻身至侧卧和仰卧，即患者用躯干的活动对抗上肢。当侧卧时，治疗师帮助向前移动患者的肩胛。

2. 肩肘的运动与控制

（1）上肢被动运动

①患者仰卧位，双手 Bobath 手位，高举过头，然后放下，保持肘关节完全伸展，注意双手同等程度外旋。

②患者仰卧位，双手 Bobath 手位，双手水平向前，然后屈曲肘关节，将环扣双手放在胸前，患侧肘关节尽量向前使得腕关节伸展。

（2）肩的控制

①患者仰卧位，治疗师将患侧上肢置于屈曲位，患者试着自己保持上肢于此位置，然后小范围移动肩，患者应只在其可控制的范围内移动上肢并反向移动。逐渐

扩大运动范围，最后患者能够从体侧举起伸展的上肢。

②患者在卧位、坐位和站位练习将上肢放下的控制能力，在全过程肘关节伸展，上肢外旋，旋后。侧方抬起的控制比前方容易，因为外旋和旋后更易保持。能够在放下的各个阶段控制，即能抬起上肢。如果患者上肢软瘫比痉挛更严重，三角肌的收缩可以通过下述动作易化：突然松开患侧上肢使其落下一点，然后再抬起。如果屈肌痉挛存在，这个手法无效。

③另一个刺激主动伸展的技术叫做“拉—推”。握住患者的患手保持其腕和手指伸展位，从侧方抬起患侧上肢至水平位或更高，从患手处用力快速地拉，然后推伸展的上肢。

（3）肘的控制

①患者仰卧位，患侧上肢外展外旋位，交替练习肘关节屈伸分离运动。

②患者仰卧位，治疗师将患侧上肢置于屈曲位，鼓励患者主动伸展肘关节，向上推治疗师的手，并进行小范围的肘关节屈曲伸展交替练习。

③患者仰卧位或坐位，肩屈曲肘伸展，上肢高于头，让患者手至脸、至对侧肩，再回到脸，然后举起。也可让患者触对侧耳，然后对侧肩和上肢仿佛洗澡时的动作。

④患者患侧卧位，上肢伸展外旋，肩尽量向前，让患者屈肘，手至嘴然后再伸直。这个动作要慢，而且在任一点可以控制。

（4）训练伸展的上肢于坐位支撑

患者坐位，患手远离身体支撑体重，患者的手应放在侧面或偏后，手要平放，手指要伸展。让患者进行小范围的肘关节的选择性运动，即轻度屈曲与全伸展交替。

3. 上肢功能性活动

（1）坐位，患侧上肢置于桌上，尽量前伸，手指张开，用健侧手摩擦患侧上肢，控制联合反应，自我抑制屈肌痉挛。

（2）患侧上肢抬起，手掌置于头顶。练习交替的肘关节屈曲和伸展。手只是轻轻地放在头顶上，避免向下的压力。肘关节不能向前或向下。患者应像梳头时一样轻轻抚摸头发。

（3）上肢向前向上抬起，肘关节屈曲前臂旋后使得手触及嘴。先练习空手，以后练习用调羹等用具。

（4）自动抑制：将患侧手置于桌上，尽量向前，手张开，手掌向下，健侧手进行功能活动如进餐、写字、画画，控制联合反应。

（5）伸展的上肢负重，肩向前。

（6）患侧擦桌子，内收比外展容易。

（7）从健侧拿起物体放在患侧，旋转肩胛。

（8）做第 7 项动作时用患侧上肢支撑身体。抑制联合反应。

（9）双侧运动：滚筒、滚球。

（10）用患侧手握住固定在桌上的棍子，保持肘关节伸直，是健侧进餐、写字、画画时避免联合反应的很好的方法。

（11）患侧上肢伸展，用健手保持其在一定区域内。

（12）在健侧举重物时，患侧手保持在一定区域内，重物重量逐渐增加。

（13）健侧上肢举重物时，患手握住一个硬纸卷，上肢伸展。

（14）穿衣前先准备衣着，尤其是左侧偏瘫的患者。

（15）练习盖章。

第二节　Brunnstrom 运动疗法

一、基本要点

（一）运动功能恢复特点

第二次世界大战以后，美国各个康复中心的中风患者越来越多，物理治疗师 Signe Brunnstrom 在进行了大量的临床观察后，综合了 Sherrington、Twitchell 等前人的研究结果，总结出偏瘫患者运动功能恢复的 7 个阶段，近年 Brunnstrom 学派的学者又增加了正常运动功能的第 7 个阶段。7 个运动功能恢复阶段分别是：

（1）急性发病期，受累肢体软瘫，无主动运动，反射也不能引起运动。

（2）运动功能开始恢复，肢体基本的协同运动或协同运动的某些成分以联合反应的形式出现，痉挛开始出现。

（3）患者能够主动进行协同运动，但痉挛达到高峰。

（4）出现协同运动模式以外的运动组合，开始很困难，逐渐容易。痉挛开始减轻。

（5）更复杂的运动组合出现，肢体基本的协同运动模式失去对运动的主导地位。痉挛继续减轻。

（6）单关节活动成为可能，协调性接近正常，随着痉挛消失，患者能进行所有的运动模式。

（7）正常的运动功能。

患者的恢复过程可能在任一阶段停止，但不会跨越任一阶段。Brunnstrom 运动疗法的中心就是促使患者尽快沿着运动功能恢复顺序达到正常运动功能。治疗早期通过姿势反射和联合反应诱发协同运动，其后训练患者对协同运动的主动控制，后期以促进分离运动、进行功能性活动为主导。治疗用本体感觉刺激、皮肤刺激诱发肌肉活动，肌肉活动从“放置—保持”开始，到离心收缩直至向心收缩。

Brunnstrom 治疗技术从 20 世纪 70 年代起就作为大

学课程的一部分，培养了大批的康复人才。Brunnstrom运动功能评定方法更是广为使用，并以此为基础，在各地发展为 Fugl - Myer 评定方法、上田敏评定法、Chedoke - McMaster 评定方法。

（二）Brunnstrom 疗法的治疗原则

（1）治疗按运动发育顺序进行，从反射到随意运动控制，最后是功能活动。

（2）当患侧肢体没有运动时，应用反射、联合反应和感觉刺激来影响运动，促进运动的出现。

（3）如果患者的随意控制引起了某种程度的运动反应，则让患者保持（即等长收缩），然后进行离心性收缩，再向心性收缩。

（4）在治疗过程中，只要出现运动，强调运动逆转。

（5）在患者获得随意运动后，促通应当尽可能地减少和尽快地停止；在阶段 3 以上的患者，就不应当使用原始的反射了，包括联合反应。

（6）强调用有目的性的活动来克服共同运动。

（7）强调反复练习所获得的正确运动的重要性。

二、治疗方法

（一）姿势摆放

患者仰卧位时，患膝下放一小枕头维持髋膝轻度屈曲，膝外侧支撑以防止髋关节外展外旋；被子有支架，防止足受压。用枕头支撑患侧上肢。

（二）躯干训练

1. 仰卧位至侧卧位

患者用健侧手握住患侧手腕，治疗师帮助屈曲患侧下肢，然后向一侧摆动四肢。可练习向健侧或向患者翻身。

2. 坐位平衡

治疗师与患者面对面相坐，患者健手托住患侧肘关节，治疗师引导患者向前方、左前方或右前方前倾躯干。让患者练习坐位躯干旋转。

3. 耸肩训练

当患者患侧不能主动耸肩时，对患者侧屈头施加阻力，可以观察到斜方肌上部收缩。其后阻力可以同时施加在头和肩部，患者逐渐主动耸肩。对健侧耸肩抗阻，通过联合反应，也可易化此动作。

（三）上肢训练

1. 保持关节活动度

维持肩的活动度很重要。当患肩活动超过屈曲 90°时，治疗师必须帮助向上旋转肩胛，以适应正常的肩肱比例需要。

出现肩痛的患者，可以在坐位用健手支托患肘，前倾和旋转躯干来达到维持肩关节活动度的目的。

2. 屈曲运动

患者坐位，治疗师支撑患侧上肢，维持肘屈曲、腕轻度伸展位。让患者尽量向上抬起患侧上肢，治疗师可在斜方肌上部拍打或给予皮肤刺激。先练习维持肩的位置，然后再练习上举动作。尽早施加阻力。

3. 伸展运动

（1）双侧胸大肌收缩：患者坐位，治疗师面对患者站立，令患者健侧上肢水平内收，治疗师给予阻力，引起患侧胸大肌反应。随后进行双侧同时收缩，先进行等长收缩，再练习等张收缩。

（2）肘伸展的训练：以下因素易化肘伸展：头向患侧旋转、躯干向健侧旋转、胸大肌训练后、被动前臂旋前后、肱三头肌表面用力摩擦、坐位患侧上肢负重等。

4. 前锯肌早期训练

适用于上肢运动功能第 3 级的患者。治疗师首先被动活动患侧肩胛，然后将患者上肢保持在水平前伸位，让患者向前推的同时治疗师快速向后推，引起前锯肌的牵拉反射。

5. 肩外展与肘屈曲分离训练

训练患手摸至身体下述部位：下巴、患侧耳、健侧耳、健侧肘、健侧肩、前额、头顶、枕部，用患手抚摸前额至枕部，用患手抚摸健侧前臂至颈部。

6. 肩内收与肘伸展分离训练

（1）治疗师在不同的方向训练患者反复地抗阻伸肘，从前下方开始，逐渐至水平位，再进展到侧方，最后是后下方。严格的侧方水平位伸展暂不进行，若患者肩关节无痛，可进行斜上方伸肌训练。

（2）功能性活动：患手伸出衣袖，将桌上物品推远，开关抽屉，磨砂板等。如果患者下肢可以行走，还可以进行擦家具、吸尘等活动。

7. 手至后背（第 4 级）

（1）从屈肌模式开始：患者抬肩，轻度外展，屈肘，使得前臂近垂直位，手背触及髋外侧。从这个位置伸肌模式开始，手背在后背斜向下穿过骶部越过中线，然后上下摩擦，双向活动时，尤其是向下推时，治疗师可给予阻力。反复的治疗师对此动作的引导作用和手与后背的接触，帮助患者最终完成此动作。

（2）从伸肌模式开始：患者向前伸展上肢，逐渐从前至体旁，再至体后，整个动作由治疗师引导或抗阻。当患肢达到背后时，用手背摩擦骶尾部。

（3）从躯干旋转开始：患者站立，双足分开，双臂放松下垂。躯干左右旋转，治疗师站在患者体后，帮助双侧上肢随着躯干旋转摆动。躯干向左旋转时，右手拍打左侧大转子，左手背击打后背。

8. 上肢屈曲至水平位（第 4 级）

如果患者上肢能抬起将近水平，只是肘关节伸展不够，可以在肱三头肌表面进行皮肤抚摸或摩擦，以刺激伸肘。如果基本没有上肢上抬动作，应在被动上抬上肢时，拍打三角肌的前部和中部，随后令患者保持上抬体位。

9. 患侧上肢运动功能4级及以上

此时，训练动作同评定方法。

（四）手训练

1. 联合反应的影响

健手的活动易化患手同样的活动，对于较难的动作可以进行双侧对称训练。

2. 屈曲指关节训练

近端牵拉反应引起远端屈曲，训练中治疗师维持腕伸展位，让患者主动屈曲指关节。反射的作用和主观意念的作用联合起来达到屈指的动作。

3. 伸腕训练

训练从肘关节伸展位开始，进展至肘屈曲位。训练的具体动作是：治疗师将腕关节固定在伸展位；要求患者保持伸腕位，不要下垂，拍打腕伸肌；腕伸位时轻握拳；缓慢下垂腕关节。

4. 手指伸展训练

（1）治疗师与患者面对面而坐，治疗师一手托住患肢前臂，保持患肢于旋后位，另一手从桡侧握住患手大鱼际，活动拇指掌指关节；治疗师缓慢重复地旋转患者前臂，着重于旋后时在拇指上加压力，并在腕与手的背侧进行皮肤刺激，让患者进行手指伸展动作。

（2）上举上肢至水平位引起手指伸肌张力反射：治疗师一手从桡侧握住患手大鱼际，使前臂旋前，并在腕背侧轻加压力，另一手从指尖固定指间关节于伸展位，治疗师站起，站在患者患侧，同时举起患肢至水平位。这个姿势发生Souques现象：患肢上举引起手指伸展反射。

5. 握拳与松拳交替

将患者上肢降下，给患者握拳的口令，一旦手指开始屈曲，立即给出放松的口令，同时将上肢重新抬高，张力性伸肌反应出现，让患者观察手指伸展动作并主观意念到伸展。在逐渐降低的高度练习手指伸展。

（五）下肢训练

1. 双侧髋屈肌共同收缩

患者坐在椅子前半部，慢慢向后倾斜，直至靠在椅背上，通过这个动作可以短暂地激活双侧的髋屈肌。患者后倾时髋屈肌离心收缩，返回时髋屈肌向心收缩，同时腹肌活动。治疗师可给予阻力，使髋屈肌产生等长、等张收缩。

2. 单侧髋屈肌收缩

治疗师帮助患者的足刚刚离开地面，即给予“保持”的口令。随后患者练习主动地屈髋。

3. 激活踝背屈肌肉

足背屈肌肉和髋屈肌密切相关联，通过引起下肢屈肌协同模式，并给予屈髋阻力，多数患者可以产生踝背屈的动作。

当患者不能主动屈曲髋关节时，被动跖屈足趾产生共同屈肌反应，它包括踝背屈。这种反应叫Bechterev反射，或Marie－Foix反射。患者仰卧位，膝和髋屈曲时，治疗师用与患侧同侧的手握住患侧拇趾进行被动跖屈，诱发此反射。

当踝背屈通过反射被引出数次后，让患者将主观努力加入其中，治疗师在足背施加阻力，同时命令患者保持住患足的位置。阻力手逐渐移至足背侧面，以训练踝背屈伴外翻。如果踝关节反应较弱，阻力可施加于髋屈曲。逐渐减少髋和膝的屈曲度练习踝背屈，直至在髋膝近伸展位时进行踝背屈。

4. 下肢外展

（1）Raimiste现象被用于诱发外展肌的反射收缩，患者仰卧位，健侧进行外展抗阻，引起患侧外展肌的反射收缩。为了步行的需要，训练患者在伸髋膝位进行髋外展，在屈髋膝位进行髋内收，并且动作可以交替进行。

（2）患者健侧卧位，髋和膝部分屈曲，治疗师站在患者身后，举起患侧下肢至部分外展位，如果对臀肌进行用力拍打，拍打时手握拳，用腕的动作。刺激后立即让患者保持住患侧下肢的外展位，治疗师允许患肢下落很小的距离，然后重复上述刺激。

（3）站立位双侧髋外展：患者站在平行杠前双手握杠支撑，先将重心转移至健侧，外展患侧下肢，然后重心转移至患侧，外展健侧下肢。

（4）站立位单侧髋外展：患者站立位，上抬健侧骨盆，使得健侧足离地，训练患侧髋外展肌。

5. 膝伸展与屈曲交替运动

（1）仰卧位：让患者在保持足不离开床的情况下进行膝屈伸。开始时治疗师可帮助固定患足在床上水平滑行。

（2）坐位：患者坐在硬椅上，将患足放在前方，足跟着地，足不离地向后滑动至椅下，膝屈曲至锐角。

（3）半站位：逐渐增加髋伸展的角度。

（4）半俯卧位：患者双前臂支撑在桌面上，练习屈膝，治疗师可给阻力，逐渐增加髋伸展的角度过渡到双手支撑，此姿势对于肩关节的稳定性有益。半俯卧位可练习膝关节与踝关节的联合动作，即膝伸展时踝背屈（站立相早期），膝屈曲时踝跖屈（步行离地时）。

（5）站位：半俯卧位的支撑面逐渐抬高，最终患者成为站立位，只用手支撑。在髋关节伸展位时，屈膝不需要超过90°。

6. 站立位膝关节稳定性

（1）训练患者在轻度膝关节屈曲位负重，治疗师站在患者身后，从双侧胸部保护患者，让患者将重心转移至患侧，同样双膝轻度屈曲 10°～20°，然后伸展，但不要过伸。当最初进行站立位屈膝训练时，患者会自动前倾躯干，向前屈头颈。不要鼓励患者这样。如果患者膝关节弯曲，治疗师将自己的腿放在患膝之前以减小膝屈曲范围。如果患膝过伸，治疗师将自己的腿放在患膝之后，轻度屈膝并让患膝负重。

（2）重心侧方移动：患者站立，双膝屈曲，缓慢有节律地向双侧移动重心。进展至轮流抬起双侧下肢。这一训练要求交替性和节律性，为步行准备。

7. 患侧下肢步行摆动相训练

目的是获得股四头肌快速放松和足够的屈膝角度，使得患侧下肢在步行时能够自由地摆动。患者站立，用手支撑，健侧和患侧交替进行足后移，足趾着地。也可练习足后移直至足离地，然后让患足沿健侧小腿内侧向上滑至膝。

第三节　Rood 感觉运动治疗方法

一、基本要点

由物理治疗师 Margaret Rood 创立，是神经发育学治疗方法中最早的方法。Rood 认为感觉刺激可以对运动产生促进或抑制作用，中枢神经损伤后运动功能恢复是按照运动发育的顺序。因此，治疗师可以应用各种感觉刺激促使运动功能康复。起初 Rood 运用各种感觉刺激，如刷擦、拍打等，后期 Rood 更多地强调本体感觉刺激对运动的作用，为 PNF 技术奠定了基础。因此有学者认为，Rood 感觉运动治疗方法是 PNF 技术的雏形。在治疗中 Rood 强调感觉刺激的使用要适当，治疗从患者的实际运动功能水平出发，为诱发患者对运动的主动控制，要让患者明确训练动作的目的。

Rood 治疗方法的基本前提是：运动模式是从出生时所表现出的基本的反射模式发展而来，通过感觉刺激，这些反射活动被使用和逐渐地改变，最后获得了皮质水平有意识的更高级的控制；在正常的发育顺序中，使用正确的感觉刺激，遵循神经生理学原则，可以建立正常的运动记忆痕迹。Rood 治疗方法的四个理论原则是：

（1）正确使用某种感觉刺激，可以使张力正常化和引出可取的肌肉反应；强调控制性感觉输入。

（2）感觉运动控制是以发育为基础的，治疗必须根据患者目前所处的发育水平，逐渐地到更高一级的水平。

（3）运动是有目的性的活动，通过有目的性的活动引出无意识的希望出现的活动。

（4）重复，即练习是运动学习所必需的。Rood 治疗方法由三部分组成，即调控性感觉刺激、应用运动控制的发育顺序和有目的性的活动。

二、运动功能的评定

Rood 治疗方法在评定时强调评定肌张力的水平、运动控制的水平及患者所达到的运动控制的水平。Rood 认为运动功能的恢复从低级至高级，与运动发育的规律一致。因此运动功能的评定也遵从此顺序：①仰卧位屈肌回缩；②翻转；③俯卧挺伸位；④颈部共同收缩；⑤肘撑位；⑥手膝位；⑦站立位；⑧行走。

三、治疗技术

1. 触觉刺激

快速擦刷法是用电动刷子，在肌肉表面皮肤或相应神经节段皮肤刺激 3～5 秒钟，可以兴奋肌肉，若刺激后 30 秒钟无反应，可重复 3～5 次。刺激后 30～40 分钟反应达高峰。在肌肉表面或掌心足底进行轻拍打，可兴奋肌肉。皮肤表面的轻抚摸，背部骶棘肌的轻压法可以放松肌肉。

2. 温度觉刺激

冰刺激 3～5 秒钟可使肌肉兴奋，刺激后 30 秒钟左右反应由兴奋转为抑制。温热刺激可使肌肉放松。

3. 本体感觉刺激

快速肌肉牵伸、叩击肌腱或肌腹、肌肉收缩抗阻、用力挤压关节可兴奋肌肉，轻轻挤压关节、肌腱附着点加压、持续牵拉等可抑制肌肉，在骨突起处施加压力有兴奋和抑制的双向作用。

4. 特殊的感觉刺激

根据对听觉、视觉、嗅觉等的刺激强弱可起到兴奋或抑制肌肉活动的目的。

第四节　神经肌肉本体感觉易化技术

神经肌肉本体感觉易化技术（Proprioceptive Neuromuscular Facilitation，PNF），又称之为 Kabat－Knott－Voss 技术，是由神经生理学家、内科医师 Herman Kabat 提出理论，由物理治疗师 Margaret Knott 和 Dorothy Voss 完善具体治疗方法。PNF 是一种通过治疗性锻炼达到改善运动控制、肌力、协调和耐力，最终改善功能的方法。它是利用通过对角线和螺旋形的方式，运动肢体和/或脊柱，并利用各种技术组合这些运动，来刺激本体感觉器和其他感觉器官以获得最大的运动控制。PNF 可应用在神经系统疾患和骨骼肌肉系统疾患，但是 PNF 在脑卒中或脑外伤的患者中应用，则颇有争议。有人认为 PNF 适合于脑卒中偏瘫患者，而有人则反对，认为 PNF 的最大抗阻的不恰当的应用，可以增强痉挛和异常姿势。关键在于我们是否能够正确掌握和正确运用 PNF 技术。

一、基本原则

曾有人归纳了 PNF 技术的基本原则，共有 11 条：

（1）任何人都有尚未开发的潜能。这条原则要求我们在治疗中，尤其在作业治疗中，不应当仅仅看到患者丧失的能力，更应当强调患者现有的能力，利用患者现有的能力和潜能来改善患者的功能。

（2）正常的运动发育顺序是由头到尾、由近端到远端。在治疗中，应当明确运动发育的方向，首先应当把注意力集中在头部和颈部运动的发展与促进，然后是躯干，最后是肢体。而肢体的运动发展是由近端到远端。

（3）早期的运动行为是受反射活动所控制，成熟的运动行为通过姿势发射机制得到巩固和维持。也就是说，出现在新生儿的发射活动在其长大后，并没有完全消失，而是整合到成熟的神经系统中。因此，识别发射活动的反应需要有一定的观察技巧。

（4）运动行为的成长是具有循环趋势，具有以屈肌为主导和以伸肌为主导的交替过程。屈肌和伸肌运动之间的交互影响是功能性运动所必需的。在治疗中应当仔细观察患者的运动。如果屈肌张力占优势时，就应选择伸肌为主导的活动和刺激伸肌活动的技术，反之亦然。

（5）目的导向活动由来回运动组成。例如，患者吃饭时，不但要能够伸手去夹菜，还要能够把菜放到口中。患者如果不能逆转运动，则患者的功能必然受限。

（6）正常的运动和姿势是取决于主动肌和拮抗肌之间的平衡与协作。这条原则指出了 PNF 技术的主要目的是使主动肌和拮抗肌之间达到平衡。

（7）运动行为的发展表现为运动姿势的总体模式的有次序的发展过程。认为发育顺序对所有人都是相同的。在治疗中有直接的应用，因为功能活动可以在各种姿势下完成。因此，所选用的总体模式应当是姿势反射的利用与整合。例如，穿裤子可以通过翻身、躯干下部的旋转、桥式活动等总体模式完成，而不是采取坐位和站立位。发育次序也包括肢体的组合运动，与头、颈部、躯干在总体模式中相互影响。上肢或下肢运动是有次序的。首先是两侧对称模式（Bilateral symmetrical pattern），然后两侧非对称模式（Bilateral symmetrical pattern）与两侧交互模式（Bilateral reciprocal pattern），然后是单侧模式（Unilateral pattern）。当上下肢一起活动时，首先是同侧模式（Ipsilateral pattern），然后是交替交互模式，即对侧模式（Contralateral pattern），最后是对角交互模式（Diagonal ipsilateral pattern）。运动方向的发展也是有次序的，即爬行、垂直、水平、环行、斜向或对角。在 PNF 中，总体运动模式是以对角方向、前后、侧向、环形方向进行。

（8）正常运动发展是有次序的，但并非按部就班，交叉情况时有存在。

（9）运动能力的提高有待于运动学习。

（10）利用刺激的频率与动作的重复来促进运动学习，增加肌力与耐力。

（11）目的导向活动，结合促进技术，用来促进步行和生活自理活动学习。促进技术或训练的意义不如两者结合在一起的意义大。在治疗性训练中的 ATP 原则体现了这一思想，具有普遍的指导意义。ATP 是人体活动的直接能源，但在此为三个英文单词的缩写，A 即 Activities，中文为“活动”；T 即 Techniques，中文为“技术”；P 即 Parameters，中文为“参数”。意思是在治疗过程中，首先应当选择合适的活动，然后选择合适的技术，确定活动和技术的参数。

二、运动控制能力的评定

运动控制能力的评定主要评定以下几个方面：

（1）活动性（Mobility）：为功能范围内的被动活动度和在此范围内启动和维持主动运动的能力。

（2）静态稳定性（Stability）：维持中立位或功能性体位的能力。

（3）动态稳定性（Controlled Mobility）：安全地进行重心转移和变换体位的能力。

（4）技巧性（Skill）：高效率地、安全地进行功能性活动的能力。

三、对角模式

头、颈部、躯干和四肢都存在两套对角运动模式，每一模式均由三种运动成分组成：屈、伸、收、展和内外旋转，屈或伸常常是主要的，常常与内旋或外旋组合、内收或外展组合。在发育过程中，对角模式出现在翻身和俯卧位运动，而对角模式 1（Diagonal One，D_1）即从翻身演化而来，对角模式 2（Diagonal Two，D_2）从俯卧位的爬行演化而来。为什么要在治疗中使用对角模式呢？有以下几点理由：

（1）正常的功能运动具有螺旋与对角的特点，而且大多数肌肉的附着点及肌纤维的排列也支持这种运动方式。

（2）随意运动是以肌群运动方式构成，而并非单块肌肉的活动。

（3）对角运动是运动方向发育过程中最后形成的，也是最高级的运动，是由相互拮抗的三种运动成分组成，即屈伸、收展和内外旋转。

（4）所有的对角模式均穿越身体中线，促进身体两侧的相互影响，有利于感觉、知觉和运动功能的整合。

（5）对角模式常常有旋转的成分，而旋转是最后形成的运动之一，也是在损伤后或年老后最先丧失的运动。

（一）基本的躯干模式

1. 劈剁模式

上躯干屈曲合并旋转。

2. 提举模式

上躯干伸展合并旋转。

（二）基本的上肢模式

上肢的 D_1、D_2 屈伸模式均以肩关节为中心（图7－1），屈曲或伸展是由运动的方向决定，而非运动的起始位置决定。

1. D_1 屈曲模式

肩胛上抬外展上旋，肩屈曲内收外旋，前臂旋后，腕屈曲桡偏，拇指内收屈曲，手指屈曲。

2. D_2 屈曲模式

肩胛上抬内收上旋，肩屈曲外展外旋，前臂旋后，腕伸展桡偏，指伸展。

3. D_1 伸展模式

肩胛下沉内收下旋，肩伸展外展内旋，前臂旋前，腕伸展尺偏，拇指外展，手指伸展。

4. D_2 伸展模式

肩胛下沉外展下旋，肩伸展内收内旋，前臂旋前，腕屈曲尺偏，拇指内收，手指屈曲。

（三）基本的下肢模式

下肢的屈曲和伸展是以髋关节为中心（图7－2）。在这些基本的 D_1 和 D_2 模式中，膝关节可以是屈曲的，也可以是伸展的。

1. D_1 屈曲模式

骨盆向前，髋屈曲内收外旋，踝背屈内翻，趾伸展。

2. D_2 屈曲模式

骨盆上抬，髋屈曲外展内旋，踝背屈外翻，趾伸展。

3. D_1 伸展模式

骨盆后缩，髋伸展外展内旋，踝跖屈外翻，趾屈曲。

4. D_2 伸展模式

骨盆下降，髋伸展内收外旋，踝跖屈内翻，趾屈曲。

（四）基本的组合运动方式

两侧上肢或下肢组合运动有对称性模式、非对称性模式和交互模式；上肢与下肢的组合运动有同侧模式、对侧模式和对角交互模式。

对称性模式是指两侧上肢或下肢同时做类似的运动；非对称性模式是指两侧上肢或下肢同时向一侧

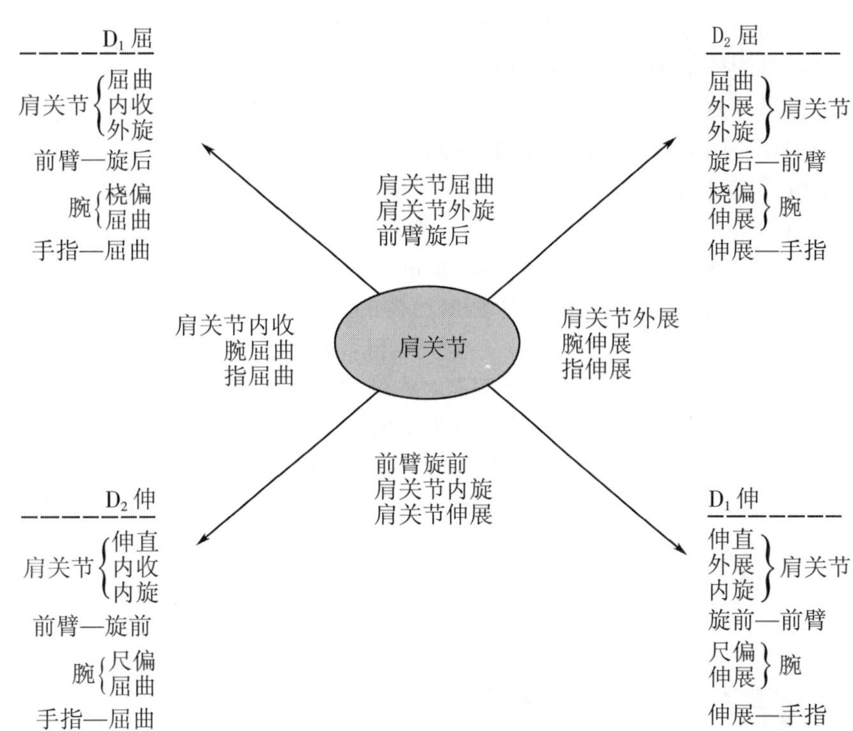

图7－1　以肩关节为中心的上肢双侧模式的运动成分和主要训练及加强的肌肉

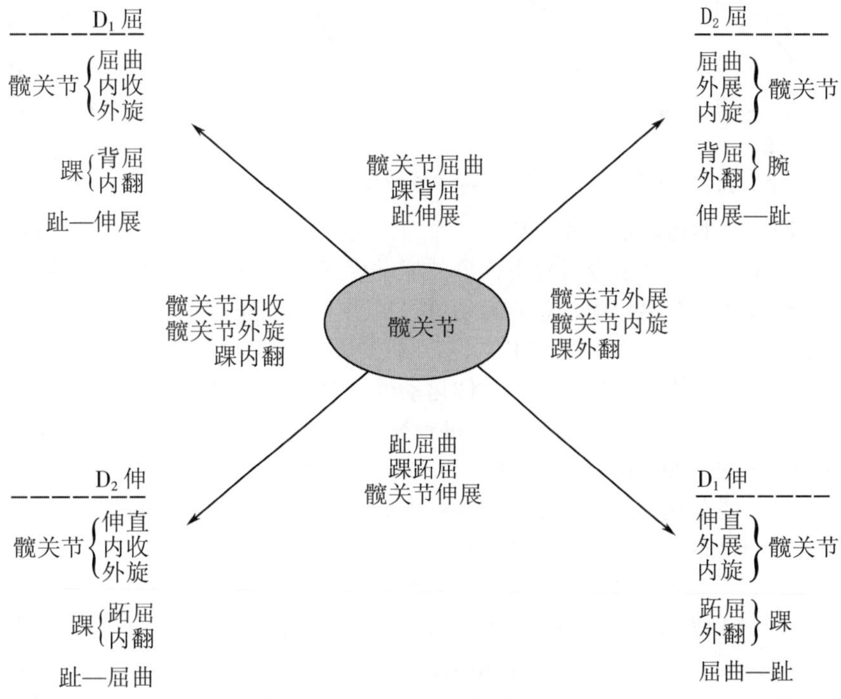

图7－2　以髋关节为中心的下肢双侧模式的运动成分和主要训练及加强的肌肉

运动；交互模式是指两侧上肢或下肢在同一时间内做相反的运动。同侧模式是指同一侧的上肢和下肢做类似的运动；对侧模式是指一侧的上肢与对侧的下肢做类似的运动，另一侧的上肢与这一侧的下肢做与前一对肢体相反的动作，两对肢体的运动交替进行，有时又称交替性交互模式；对角交互模式是指一侧的上肢与对侧的下肢做类似的运动，另一侧的上肢与这一侧的下肢做与前一对肢体相反的动作，两对肢体的运动同时进行，因此与对侧模式极为相似，区别仅在于两对肢体的运动是同时进行，还是交替进行（图7-3）。这些组合运动方式还影响头部、颈部与躯干的活动，如两侧对称性模式影响头、颈和躯干的屈伸；非对称性模式影响头、颈和躯干的屈伸和旋转；而交互模式则影响头、颈和躯干的稳定性。

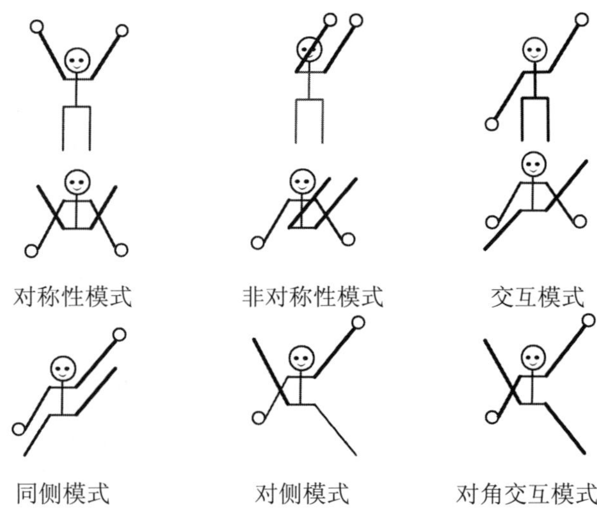

图7-3　上肢和下肢的基本组合运动的示意图

四、总的运动模式和姿势

在正常的运动发育过程中，总的运动模式先于分离的运动模式。在治疗中，总的运动模式被用来训练完成对角运动模式的能力。就PNF来说，易化技术或促通技术是叠加在总体运动模式中，总体运动模式是其他活动的基础。仰卧位的模式，按进展过程分为：仰卧（Supine）、侧卧（Sidelying）、翻身（Rolling）；俯卧位的模式，按进展分为：轴心俯卧（Pivot Prone）、肘位俯卧（Prone On Elbows）、手位俯卧（Prone On Hands）、四肢位（Quadruped）；身体下半部的运动模式，按进展分为：钩状卧位（Hooklying）、桥式运动（Bridging）、跪立（Kneeling）、半跪立（Half Kneeling）；直立位模式，按进展分为：坐（Sitting）、改良跖行（Modified Plantigrade）、站立（Standing）。

五、治疗技术的应用

（一）治疗技术

1. 节律性启动（Rhythmic Initiation）

治疗师被动活动患者，并通过口令设定运动节律，患者随后开始主动地在一定范围内运动，返回的动作由治疗师完成，治疗师给予阻力保持所设定的节律。

2. 主动肌逆转（Combinaton of Isotonics 或 Agonistic Reversals）

某一肌肉先进行抗阻向心收缩，在终点进行等长收缩，然后进行离心收缩。

3. 拮抗肌逆转（Reversal of Antagonists）

（1）动态逆转（Dynamic Reversals 或 Incorporates Slow Reversal）：主动抗阻运动从一个方向变为相反的方向，中间无停顿或放松。

（2）稳定性逆转（Stabilizing Reversals）：交替的相反方向的等张收缩，阻力足以阻止运动。

（3）节律性稳定（Rhythmic Stabilization）：交替的抗阻力的等长收缩，无运动。

4. 反复牵伸（Repeated Stretch 或 Repeated Contractions）

（1）运动起点牵伸（Repeated Stretch from Beginning of Range）：肌肉在拉长的张力状态被牵伸。

（2）运动中反复牵伸（Repeated Stretch through Range）：在肌肉收缩的张力状态中牵伸肌肉。

5. 收缩—放松（Contract - Relax）

等张收缩后放松。

6. 保持—放松（Hold - Relax）

等长收缩后放松。

（二）治疗技术的应用

1. 运动的启动

节律性启动，运动起点牵伸。

2. 运动的学习

节律性启动，主动肌逆转，运动起点牵伸，运动中反复牵伸。

3. 运动速度的改变

节律性启动，动态逆转，运动起点牵伸，运动中反复牵伸。

4. 增强肌力

主动肌逆转，动态逆转，节律性稳定，稳定性逆转，运动起点牵伸，运动中反复牵伸。

5. 增进稳定性

主动肌逆转，稳定性逆转，节律性稳定。

6. 增进协调性和控制能力

节律性启动，主动肌逆转，动态逆转，稳定性逆转，节律性稳定，运动起点牵伸。

7. 增强耐力

动态逆转，稳定性逆转，节律性稳定，运动起点牵伸，运动中反复牵伸。

8. 增加活动度

动态逆转，稳定性逆转，节律性稳定，运动起点牵伸，收缩—放松，保持—放松。

9. 放松

节律性稳定，节律性稳，保持—放松。

10. 止痛

节律性稳定，保持—放松。

第五节　运动再学习方案

一、基本要点

澳大利亚物理治疗师 Janet H. Carr 和 Roberta B. Shepherd 依据最新的神经生理学、运动行为学等理论，于20世纪80年代为中风患者创立了“运动再学习方案”（Motor Relearning Program，MRP）。此方案中中枢神经损伤后运动功能的恢复过程是患者重新学习运动功能的过程。MRP 强调患者的认知能力在治疗中的重要作用，强调训练中应用功能性活动和真实环境。MRP 将基本的日常生活活动归纳为七个部分，它们是：上肢功能、口腔颜面功能、坐位功能、站位功能、起立、坐下和行走。对于上述每一个功能的训练，都经过 4 个步骤：观察患者的功能活动，与正常的功能活动进行比较，分析患者的问题，找出妨碍患者进行该项功能活动的因素；针对妨碍因素进行训练；训练整体功能活动；将训练贯穿于患者的日常生活之中。因此 MRP 的每一项功能的训练都包含了评定和训练的内容，它要求治疗师了解运动学，能够分析患者的运动行为并向患者清楚地解释，以利于患者发挥主动参与意识。

二、治疗方法

（一）上肢功能训练

1. 上肢前伸和指点的训练

（1）患者仰卧，治疗师举起患者上肢，保持在前屈90°位。患者向天花板方向举上肢，然后返回。也可在侧卧位进行。确保肩胛活动，开始时可能需要被动活动肩胛数次。不允许前臂旋前或肩内旋。不允许主动后缩肩，而是肌肉的离心收缩。

（2）患者仰卧，治疗师举起患者上肢，保持在前屈90°位。患者手至头再举起，不允许前臂旋前，手掌摸头。患者手至头上枕头，不允许前臂旋前，不允许肩外展，检查肩胛活动。

（3）患者仰卧位，上肢屈曲 90°，在治疗师的引导下向各个方向移动并保持控制能力。不允许前臂旋前、肘屈曲或肩过度内旋。

（4）患者坐在桌前，练习上肢前伸和抬起。患者要在可控制的范围内活动，并逐渐增加活动度。当患者在肩屈曲大于90°能控制时，练习小于90°，直至各个角度达到控制能力。不允许抬高肩胛以代偿肩外展或屈曲，不允许肘屈曲，除非物体的位置需要肘屈曲，保证患者前伸上肢时肩外旋。

2. 保持肌肉长度

（1）患者坐在床上，患手支撑体重，肘不屈曲。

（2）患者坐起或站位，治疗师帮助患手手掌接触墙面，上肢外展或屈曲 90°，水平方向的压力可以阻止手从墙上滑落。患者练习肘关节的屈伸，获得肩肘控制能力后练习头和躯干的旋转。

3. 训练腕伸展

（1）患者坐位，上肢由桌子支撑，前臂中立位，手指和拇指握一杯子。让患者努力抬起杯子。

（2）患者体位同上，让患者练习抬起杯子，伸腕，放下杯子，屈腕，放下杯子。给患者的口令是指示杯子应放的位置。

（3）患者坐位，上肢由桌子支撑，前臂中立位，让患者用手背触及物体，距离逐渐增加。不鼓励前臂旋前。

（4）患者坐位，手握一圆柱体由桌子支撑，让患者努力前臂旋后至物体的一端触及桌面。不允许前臂离开桌面。

4. 训练拇指外展

（1）治疗师保持前臂中立位，腕伸展位，让患者试图抓握和放开物体。治疗师需要引导动作，直至患者获得肌肉的控制。不允许腕屈曲和前臂旋前。当放开物体时要有拇指外展的动作而非掌腕关节伸展。保证拇指的指腹接触物体，而非拇指的内侧缘。

（2）用拇指将一轻物体推开。不允许用腕屈曲代偿拇指外展。

5. 训练对掌

前臂旋后位，练习对掌，尤其是拇指与第 4、5 指对掌。注意动作发生在掌腕关节和掌指关节，而非单纯掌指关节。指尖需接触。

6. 技巧训练

（1）用拇指和任一指练习拾起各种小物体，同时练习抓握时前臂旋后。注意用拇指的指腹。注意松开物体时不是通过腕屈曲完成。治疗师需要帮助患者保持正确的手的姿势。

（2）患者练习拿起塑料杯子而不将杯子挤压变形。患者拿起杯子，移动上肢，再放下杯子。练习将杯中水倒入另一杯中。

7. 餐具使用的训练

训练患者学会使用餐具。

（二）床边起坐训练

1. 颈部侧屈的训练

患者健侧卧位，治疗师帮助患者头离开枕头，患者缓慢地将头放回枕头，训练侧屈肌的离心运动，然后患者练习无辅助时从侧方抬起头。不允许颈部旋转和前屈。

2. 帮助患者床边起坐

患者侧屈头，同时治疗师一手于患者肩下，另一手向下压患者骨盆，帮助患者坐起，可先将双下肢放至床边，不要让患者重心后移。

3. 帮助患者躺下

患者坐位，从侧方下移，用健侧前臂支撑，治疗师帮助抬起双下肢，提醒患者向对侧侧屈头。

（三）坐位平衡训练

1. 重心转移姿势调整的训练

（1）患者坐位，双手于双膝上，让患者旋转头和躯干，从肩上向后看，回到中立位，再向对侧旋转。不允许移动双下肢，保持双手在膝上，健侧肩放松。

（2）患者坐位，治疗师帮助患者向患侧侧屈，将患侧前臂放在1~2个枕头上，让患者练习从这个体位坐起。不允许患者重心后移，保证患侧肩在其肘之上，头向侧屈。

（3）患者坐位，向前、向下、向两侧够物。

2. 增加坐位平衡难度的训练

（1）患者坐位，从侧方地上拾起物品。患者必须向侧方活动而非向前方活动。

（2）患者坐位，用双手从地上拾起一个轻盒子。坐位，用双手从桌上拿起一个物体。

（3）患者坐位，从后方拾起一个物品。

（四）起立和坐下训练

1. 屈髋前倾躯干伴膝前移的训练

患者坐位，双足平放在地上，练习保持颈和躯干伸展时前倾躯干，前倾程度足以前移膝关节。患者应有意识地双足向下向后用力。避免使用“前倾”的口令而用“将肩移至足之前”的口令。

2. 起立训练

患者肩和膝前移，练习起立，治疗师沿胫骨轴线向下压患侧膝。治疗师也可在肩关节给予手势引导。患者患侧手可放在治疗师的胯部，但不要用力拉。检查患侧是否负重，不要用膝抵住患膝，因会干扰膝的前移。保证患肢尽可能多地负重，保证双肩足够前移。

3. 坐下训练

与起立相反，动作起始时治疗师需帮助患者前移肩和膝。当患者坐下时治疗师帮助保持患侧负重。患者的双手放在治疗师的胯部。治疗师不要太靠近患者以免影响患者肩和膝的前移。

4. 难度增加的训练

患者练习在起立和坐下的过程中的任一点停止，变换运动方向和速度。

（五）站立平衡功能训练

1. 髋关节伸展的训练

患者仰卧位，一侧下肢位于床旁，练习小范围的伸髋。口令：用足跟轻轻向下压地面，然后抬起髋，但不要抬太高。

2. 股四头肌收缩训练

（1）患者直腿坐位，进行股四头肌的静力性收缩，持续越长越好。

（2）患者坐位，治疗师帮助伸展膝关节，让患者慢慢地放下。可用视觉或听觉生物反馈。

3. 重心转移时姿势调整的训练

（1）站立位，双足分开数厘米，让患者抬头看天花板。当患者趋向于向后摔倒时提醒患者前移髋关节纠正。

（2）站立位，双足分开数厘米，患者转身转头看体后，回到中立位，再转向对侧。进一步可练习双足前后位转体动作。

（3）站立位，从前方、侧方和后方的桌上拿起物体，保证所拾物体的距离不需要迈步，鼓励患者放松不要僵硬。

（4）患者站立位，用健侧下肢向前和向后迈步。迈步时不允许患侧髋关节屈曲，保持髋伸展，不允许患者骨盆侧移太多，迈步向前不要太向旁边。保持患者双肩水平。

（5）患者背靠墙站立，双足距离墙数厘米，双上肢前伸，双手相握。治疗师握住患者双手。让患者髋部离开墙面，治疗师给予轻阻力或助力引导此动作，保证重心仍在后方。在患者前后移动中治疗师注意踝关节的背屈出现的位置，并在此位置附近继续训练。

4. 增加难度的训练

（1）患者从侧方、前方和后方接球，甚至需移动接球。

（2）从地上拾起物体。

（3）通过步行训练增加平衡，步行中可让患者停止、转方向、跨越障碍物等。

（六）步行训练

1. 髋伸展的训练

（1）患者仰卧位，一侧下肢位于床旁，练习小范围的伸髋。

（2）患者站立位，用健侧下肢向前迈步，保持患侧髋伸展。迈步不要向侧方，骨盆侧移不要超过2厘米。

2. 膝控制力的训练

（1）坐位，膝伸展，患者进行股四头肌静力性收缩，或0°~15°股四头肌离心向心收缩时，治疗师从足跟向膝方向给予尽可能大的压力。训练中不允许跖屈踝关节。

（2）患者站立位，患侧负重，健侧下肢前后迈步。

（3）患者前后站立位，健侧足在前，练习重心前后移动，双足距离要小，重心前移时膝屈曲，随后再伸展，可以得到较好的控制力。

（4）患者站立位，用健侧足上下 8 厘米高的台阶。

（5）患者患侧足放在台阶上，用健侧足登上台阶，再下台阶，进展至跨越台阶。患膝前移至踝之上后方可伸展。

3. 骨盆侧方移动的训练

（1）站立位，髋位于踝之前，患者练习重心从一足转移至另一足，治疗师用手指指示最远的移动距离（2.5 厘米），保证髋和膝伸展位，不能侧方移动过度。

（2）站立位，髋在双足上，患者练习用健侧下肢向前迈步。

（3）侧方步行。保持双肩水平，不要向对角线方向行走，沿一条先侧行。不要骨盆侧方移动过度。

4. 摆动相起始时膝关节屈曲的训练

（1）患者俯卧于床上，治疗师将患者膝屈曲至略低于应屈曲的角度，患者练习控制屈膝肌小范围的离心和向心收缩，并练习在各个不同的角度维持屈膝。屈膝时不能屈髋。

（2）站立位，治疗师握住患者膝于屈曲位，患者练习控制膝离心向心收缩。口令：慢慢将脚放在地上，再抬起。不要过度屈膝，不要屈髋。

（3）患者患侧下肢向前迈步，治疗师帮助在起始时屈曲膝关节。

（4）患者向后走，治疗师帮助引导屈膝和踝背屈，保证髋伸展位。

5. 足跟着地时膝伸展和踝背屈的训练

患者健侧下肢站立，治疗师握住患足，保持患侧足背屈，膝伸展，患者向前移动足跟着地。不允许健侧膝屈曲，不要给过多的指令。

6. 步行训练

患者健侧足先迈步，治疗师站在患者身后，握住其上肢，患者感觉不稳时，应知道停下调整，而不要在步行中调整。治疗师不要握住患者太紧。治疗师在步行中与患者迈同一侧下肢。

7. 增加难度训练

患者练习跨越各种高度的障碍物；步行中谈话或携带物品；改变步行速度；改变步行的空间限制；在拥挤的走廊行走；上下电梯；跑台等。

（顾新）

参考文献

1. Mathiowetz V, Haugen JB. Motor Behavior Research: Implications for Therapeutic Approaches to Central Nervous System Dysfunction. The American Journal of Occupational Therapy, 1994, 48: 733 ~ 745

2. Shumway-Cook A, Woollacott M. Motor Control: Theory and Practical Applications. Baltimore: Williams & Wilkins, 1995. 3 ~ 117

3. Horak FB. Assumptions underlying motor control for neurological rehabilitation. Contemporary Management of Motor Control Problems: Proceedings of the Ⅱ Step Conference. Alexandria, VA: APTA, 1991, 11 ~ 27

4. Bobath B. Adult Hemiplegia: Evaluation and Treatment. 3rd Ed. London: Heinemann Medical Books, 1990, 1 ~ 190

5. Sawner KA, LaVigne JM. Brunnstrom's Movement Therapy in Hemiplegia. A Neurophysiological Approach. 2nd Ed. Philadelphia: J. B. Lippincott Company, 1992, 1 ~ 278

6. Rood M. The use of sensory receptors to activate, facilitate and inhibit motor response, autonomic and somatic in developmental sequence. In Sattely C ed Approaches to Treatment of Patients with Neuromuscular Dysfuncton. Iowa: William C. Brown Company, 1972, 27 ~ 37

7. Minor MAD. Proprioceptive Neuromuscular Facilitation and The Approach of Rood. Contemporay Management of Motor Control Problems: Proceedings of the Ⅱ Step Conference. Alexandria, VA: APTA, 1991, 137 ~ 139

8. Adler SS, Bechers D, Buch M. PNF in Practice. Berlin: Springer - Verlag, 1993. 1 ~ 31

9. Sullivan PE, Markos PD. Clinical Decision Making in Therapeutic Exercise. Norwalk: Appleton & Lange, 1995, 1 ~ 100

10. Sullivan PE, Markos PD. Clinical Procedures in TherapeuticExercise. Stamford: Applegon & Lange, 1997, 3 ~ 20

11. Carr JH, Shepherd RB. A Motor Relearning Programme for Stroke. 2nd Ed. Rockville: Aspen Publishers, INC., 1987, 3 ~ 150

12. Barbeau H, Rossignol S. Recovery of locomotion after chronic spinalization in the adult cat. Brain Res. 1987, 412. 84 ~ 95

13. Finch L, Barbeau H. Hemiplegic gait: new treatment strategies. Physiother Can 1985, 38: 36 ~ 41

14. Visintin M, Finch L, Barbeau H. Progressive weight bearing and treadmill stimulation during gait retraining of hemiplegics: a case study. Phys Ther. 1987, 68: 807

15. Winstein CJ, Gradner ER, McNeal DR et al. Standing balance training: effects on balance and locomotion in hemiparetic adults. Arch Phys Med Rehabil, 1989, 70: 755 ~ 762

16. Hesse SA, Bertelt C, Jahnke MT et al. Treadmill training with partial body weight support compared with physiotherapy in nonambulatory hemiparetic patients. Stroke. 1995, 26: 976 ~ 981

17. Hesse SA, Konrad M, Uhlenbrock D et al. Treadmill training with partial body weight support versus floor walking in hemiparetic subjects. Arch Phys Med Rehabil. 1999, 80: 421 ~ 426

18. Visintin M, Barbeau H, Bitensky NK. A new approach to retrain gait in stroke patients through body weight support and treadmill stimulation. Stroke. 1998, 29: 1122 ~ 1128

19. Danielsson A, Sunnerhagen KS Oxygen consumption during treadmill walking with and without body weight support in patients with hemiparesis after stroke and in healthy subjects. Arch Phys Med Rehabil, 2000 Jul, 81(7): 953 ~ 957

20. Elbert T, Pantev C, Wienbruch C, Rockstroh B, Taub E. Increased use of the left hand in string players associated with increased cortical representation of the fingers. Science, 1995, 220: 21 ~ 23

21. Sterr A, Mueller MM, Elbert T, Rockstroh B, Pantev C, Taub E. Changed perceptions in Braille readers. Nature, 1998,

391:134 ~ 135

22. Pons TP, Garraghty AK, Ommaya AK, Kaas JH, Taub E, Mishkin M. Massive cortical reorganization after sensory deafferentation in adult macaques. Science,1991,252:1857 ~ 1860

23. Flor H, Elbert T, Knecht S, et al. Phantom limb pain as a perceptual correlate of massive reorganization in upper limb amputees. Nature,1995,375:482 ~ 4

24. Muehlnickel W, Elbert T, Taub E, Flor H. Reorganization of primary auditory cortex in tinnitus. Proc Nat Acad Sci U. S. A. ,1998 ~ 95:10340 ~ 10343

25. Elbert T, Candia B, Altenmueller E, et al. Alteration of digital representations in somatosensory cortex in focal hand dystonia. Neuroreport, 1998,9:3571 ~ 3575

26. Elbert T, Flor H, Birbaumer N, et al. Extensive reorganization of the somatosensory cortex in adult humans after nervous system injury. Neuroreport, 1994,5:2593 ~ 2597

27. Yang TT, Gallen C, Schwartz B, Bloom FE, Ramachandran VS, Cobb S. Sensory maps in the human brain. Nature, 1994, 368:592 ~ 593

28. Nudo RJ, Wise BM, SiFuentes F, Milliken GW. Neural substrates for the effects of rehabilitative training on motor recovery following ischemic infarct. Science, 1996,272:1791 ~ 1794

29. Liepert J, Bauder H, Sommer M, et al. Motor cortex plasticity during Constraint-Induced Movement Therapy in chronic stroke patients. Neurosci Lett, 1998,250:5 ~ 8

30. Kopp B, Kunkel A, Muehlnickel W, Villringer K, Taub E, Flor H. Plasticity in the motor system related to therapy-induced improvement of movement after stroke. Neuroreport, 1999, 10: 807 ~ 810

31. Ince LP. Escape and avoidance conditioning of response in the plegic arm of stroke patients: a preliminary study. Psychonom Sci,1969,16:49 ~ 50

32. Halberstam JL, Zaretsky HH, Brucker BS, Guttman A. Avoidance conditioning of motor responses in elderly brain-damaged patients. Arch Phys Med Rehabil,1971,52:318 ~ 328

33. Ostendorf CG, Wolf SL. Effect of forced use of the upper extremity of a hemiplegic patient on changes in function. Phys Ther,1981,61:1022 ~ 1028

34. Wolf SL, Lecraw DE, Barton LA, Jann BB. Forced use of hemiplegic upper extremities to reverse the effect of learned nonuse among chronic stroke and head-injured patients. Exp Neurol,1989, 104:125 ~ 132

35. McCulloch K, Cook EW, Ⅲ., Fleming WC, Novack TA, Nepomeceno CS, Taub E. A reliable test of upper extremity ADL function [Abstract]. Arch Phys Med Rehabil,1988,69:755

36. Morgan WG. The shaping game: a teaching technique. Behab Ther,1974,5:271 ~ 272

37. Taub E, Uswatte G, Pidikiti RConstraint-Induced Movement Therapy: A New Family of Techniques with Broad Application to Physical Rehabilitation—A Clinical Review J Rehabil Research and Development,1999,36(3)

38. Andrews K, Stewart J. Stroke recovery: he can but does he? Rheumatol Rehabil,1979,18:43 ~ 48

39. Duncan PW. Synthesis of intervention trials to improve motor recovery following stroke. Top Stroke Rehabil,1997,3:1 ~ 20

40. Taub E. Somatosensory deafferentation research with monkeys: implications for rehabilitation medicine. In: Ince LP, editor. Behavioral psychology in rehabilitation medicine: clinical applications. New York: Williams & Wilkins, 1980: 371 ~ 401

41. Taub E, Miller NE, Novack TA, et al. Technique to improve chronic motor deficit after stroke. Arch Phys Med Rehabil, 1993,74:347 ~ 354

42. Taub E. Overcoming learned nonuse: a new behavioral medicine approach to physical medicine. In: Carlson JG, Seifert SR, Birbaumer N, editors. Clinical applied psychophysiology. New York: Plenum, 1994, 185 ~ 220

43. Taub E, Burgio L, Miller NE, et al. An operant approach to overcoming learned nonuse after CNS damage in monkeys and man: the role of shaping. J Exp Anal Beh,1994,61:281 ~ 293

44. Taub E, Crago JE. Behavioral plasticity following central nervous system damage in monkeys and man. In: Julesz B, Kovacs I, editors. Maturational windows and adult cortical plasticity. SFI studies in the sciences of complexity. Redwood City, CA: Addison-Wesley, 1995, 201 ~ 215

45. Taub E, Crago JE. Overcoming learned nonuse: a new behavioral approach to physical medicine. In: Kikuchi T, Sakuma H, Saito I, Tsuboi K, editors. Biobehavioral self-regulation: eastern and western perspectives. Tokyo: Springer Verlag,1995, 2 ~ 9

46. Taub E, Pidikiti RD, Deluca SC, Crago JE. Effects of motor restriction of an unimpaired upper extremity and training on improving functional tasks and altering brain/behaviors. In: Toole J, editor. Imaging and neurologic rehabilitation. New York: Demos; 1996,133 ~ 154

47. Taub E, Wolf SL. Constraint-Induced (CI) Movement techniques to facilitate upper extremity use in stroke patients. Top Stroke Rehabil,1997,3:38 ~ 61

48. Morris D, Crago J, DeLuca S, Pidikiti R, Taub E. Constraint-Induced (CI) Movement Therapy for motor recovery after stroke. Neurorehab,1997,9:29 ~ 43

49. Taub E, Crago JE, Uswatte G. Constraint-Induced Movement Therapy: a new approach to treatment in physical rehabilitation. Rehabil Psychol,1998,43:152 ~ 170

50. Miltner WHR, Bauder H, Sommer M, Dettmers C, Taub E. Effects of Constraint-Induced Movement Therapy on chronic stroke patients: a replication. Stroke,1999,30:586 ~ 592

51. Kunkel A, Kopp B, Muller G, et al. Constraint-Induced Movement Therapy: a powerful new technique to induce motor recovery in chronic stroke patients. Arch Phys Med Rehabil, 1999, 80:624 ~ 8

52. Witchell TE. Sensory factors in purposive movement. J Neurophysiol,1954,17:239 ~ 254

53. Knapp HD, Taub E, Berman AJ. Effects of deafferentation on a conditioned avoidance response. Science, 1958, 128: 842 ~ 843

54. Knapp HD, Taub E, Berman AJ. Movements in monkeys with deafferented limbs. Exp Neurol,1963,7:305 ~ 315

55. Taub E, Berman AJ. Movement and learning in the absence of sensory feedback. In: Freedman SJ, editor. The neuropsychology of spatially oriented behavior. Homewood, IL: Dorsey Press,1968, 173 ~ 192

56. Taub E, Bacon R, Berman AJ. The acquisition of a trace-conditioned avoidance response after deafferentation of the responding limb. J Comp Physiol Psychol,1965,58:275 ~ 279

57. Taub E, Berman AJ. Avoidance conditioning in the absence of relevant proprioceptive and exteroceptive feedback. J Comp Physiol Psychol,1963,56:1012 ~ 1016

58. Taub E, Teodoru D, Ellman SJ, Bloom RF, Berman AJ. Deafferentation in monkeys: extinction of avoidance responses, discrimination, and discrimination reversal. Psychonom Sci 1966,4: 323 ~ 324

59. Taub E, Goldberg IA, Taub PB. Deafferentation in monkeys: pointing at a target without visual feedback. Exp Neurol, 1975,46:178 ~ 186

60. Taub E. Movement in nonhuman primates deprived of somatosensory feedback. In: Exercise and sports science reviews. Santa Barbara: Journal Publishing Affiliates,1977, 335 ~ 374

61. Tower SS. Pyramidal lesions in the monkey. Brain,1940, 63:36 ~ 90

62. Chambers WW, Konorski J, Liu CN, Yu J, Anderson R. The effects of cerebellar lesions upon skilled movements and instrumental conditioned reflexes. Acta Neurbiol Exp, 1972, 32: 721 ~ 732

63. Catania AC. Learning. 4th ed. Upper Saddle River, NJ: Prentice Hall, 1998

64. Azrin NH, Holz WC. Punishment. In: Honig WK, editor. Operant behavior: areas of research and application. New York: Appleton-Century-Crofts, 1966, 380 ~ 447

65. Estes WK. An experimental study of punishment. Psychol Monogr, 1944, 57 (Serial No. 263)

66. Taub E, Perrella PN, Barro G. Behavioral development following forelimb deafferentation on day of birth in monkeys with and without blinding. Science, 1973, 181: 959 ~ 960

67. Taub E, Perrella PN, Miller EA, Barro G. Diminution of early environmental control through perinatal and prenatal somatosensory deafferentation. Biol Psychiat, 1975, 10: 609 ~ 626

68. Taub E, Barro G, Heitman R, Grier HC, Martin DF. Effects of forelimb deafferentation during the mid-prenatal period on motor development in monkeys. In: Biomechanics VI. Baltimore: University Park Press, 1977, 125 ~ 129

第八章

脑卒中偏瘫运动治疗技术

8

第一节　偏瘫患者早期的康复干预

一、康复治疗开始的时间

关于偏瘫后康复治疗开始的时间，虽众家说法不一，但 Pat Davies 的观点——“康复治疗应开始于发病之日，而不是待到康复中心之时”是最有积极意义的。以往认为只要患者清醒就开始进行康复治疗即认为是早期介入，这种观点仍然是有缺陷的。因为脑血管病后的许多患者会有数日不等的昏迷，此阶段足以产生继发性损害，如深部血管栓塞（Deep Vessel Thrombosis，DVT）、肺栓塞、关节活动受限以及褥疮、肺感染等临床问题。而这些问题都是可以通过康复治疗得到预防的。

美国的 J. W. Sharpless 主张只要生命体征平稳，发病第二天就鼓励患者离开床，即使是昏迷的患者也是如此。通过这种尽早离开床位的策略大大缩短了脑血管病患者在医院的滞留天数。20 世纪初，偏瘫患者平均住院约 60 天，到 80 年代末，平均住院日约 30 天。而近年来平均发病后一周离开急性病房。因此有效地减少了医疗开支。日本的康复治疗大多也是在患者未清醒时就已经开始肢体活动，并且有学者认为，早期科学合理的康复治疗能提高中枢神经系统的可塑性，可以较好地挖掘损伤修复的潜力，促进末端突触再生。有研究称早期进行的外周刺激，恢复性突触比反应性突触增生更为明显。所以现在一般认为：早期开始康复训练将缩短整个康复过程，这是很值得的，康复工作者应以积极稳妥的方式尽早接触患者。但是，在有关的动物实验研究报告中发现：对人工制造的偏瘫大鼠，于 5 天内进行较强的运动训练，可使梗塞面积扩大。故有些学者主张卒中后 48 ~ 72 小时后再开始进行主动性运动训练。然而，无论如何，康复性运动训练（即使是被动的活动）不应推迟到发病 2 周后开始。一般经过比较严格的卧床休息 2 周后，废用综合征就会十分明显了，对于患者运动功能的恢复将会出现很大的困难。

二、卧床早期的康复治疗

（一）被动活动

卧床期的被动活动是早期治疗中不可缺少的有机成分。它可以帮助保持患者的运动觉，保持肌肉和软组织的弹性，从而保持关节活动度完整、预防关节粘连和挛缩的产生。做被动活动时，患者应于舒适体位，允许关节做最大的活动。多数情况下被动活动可在仰卧位下完成。一般先从近端关节开始，从近至远各个关节依次进行，操作者一手固定关节的近端，另一手活动同一关节的远端，而不能跨越数个关节握住肢体的末端。那样不容易控制关节的确切活动，并可能引起小的损伤。每一个关节均要全范围、全方位、平滑而有节律地进行。一般每天 2 ~ 3 次即可。有报道称偏瘫患者若做反复大量的被动活动可引起滑囊炎而致关节疼痛。

（二）床上的正确体位

在偏瘫的恢复过程中，患者迟早会出现肌张力增高和肢体痉挛，从而限制患者的主动活动，早期利用或抑制某些基础反射、注意床上的正确体位会预防和减轻这种痉挛模式的发展。

1. 仰卧位

此体位是发病初期不能耐受其他体位时应用的。头部由枕头给予足够的支撑，患者肩胛下、骨盆下要垫高 2 ~ 3 厘米，以使肩胛和骨盆前伸并防止肩胛回缩和髋关节外旋。枕头不应过高，以避免引起胸椎的屈曲，以及迷路反射所致的颈部屈曲时上肢的屈肌下肢的伸肌处于优势的倾向。为对抗可能产生的上肢屈肌共同运动和下肢伸肌共同运动模式，平卧位时应取上肢各关节伸展位和下肢各关节的屈曲位。为了防止屈髋后的过度髋外旋，应在患膝外置于枕头，使髋外旋限制在 60°以内。为避免刺激足底的阳性支撑反射，不应在足底处放置支撑物试图抵抗踝跖屈。仰卧位时紧张性颈反射和迷路反射的影响最强以及骶尾部和外踝等骨突出部位受压过多使发生褥疮的危险性大大增加，所以在可能的情况下，不提倡长时间的仰卧位。

2. 健侧卧位

多数患者容易接受健侧卧，在该体位下头仍由枕头良好支撑以保证舒适。躯干的横轴要基本保持与床的水平面垂直，避免半仰卧或半俯卧，在胸前放枕头支撑患侧上肢于肩屈 80° ~ 100°为宜。患侧下肢也要用枕头支撑，以保持髋、膝关节微屈，踝关节于中间位，患侧上肢应保持肩关节前伸 90°左右的各关节伸展位。健侧肢体放在任何舒适的体位即可（图 8 – 1）。

3. 患侧卧位

患侧卧位是最重要的体位，虽然有些患者不愿意接受该体位，但实际上此体位对患侧是很好的感觉刺激。头于舒适的体位，躯干稍向后仰，腰背部放枕头支撑以确保患侧肩胛前伸，肩关节屈曲 80° ~ 100°，肘伸展、前臂旋后，从背部看肩胛内缘紧贴胸壁，患者无不适感。健侧上肢可放在身体上或后边的枕头上，如果健侧上肢放在前面，患侧不易保持肩胛前伸，患侧下肢可置于屈髋、屈膝和背屈、外翻踝的肢位，健侧下肢放在舒适体位（图 8 – 2）。

注意事项：床应放平，不主张抬高床头及半坐卧位，此体位受迷路反射的影响使下肢伸肌张力增高。患手内不应放任何物体，避免引起抓握反射使指屈肌痉挛。有些患者不能明确自己与周围物体的关系，所以最好使躯干长轴与床边平行，不应斜卧。床上卧位期间应从患侧多给予刺激，特别是有左侧忽略症时，如床头柜摆在患侧，所有的人员都从患侧接触患者（图 8 – 3）。另外要强调变换体位，任何舒适的体位均不应超过两小时，以防发生压疮。

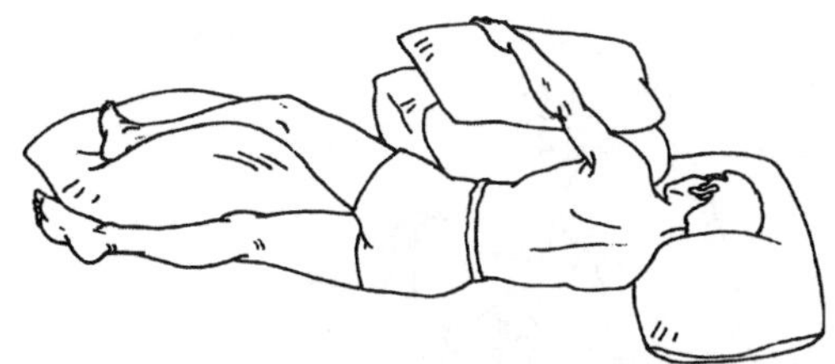
图8-1　健侧卧位

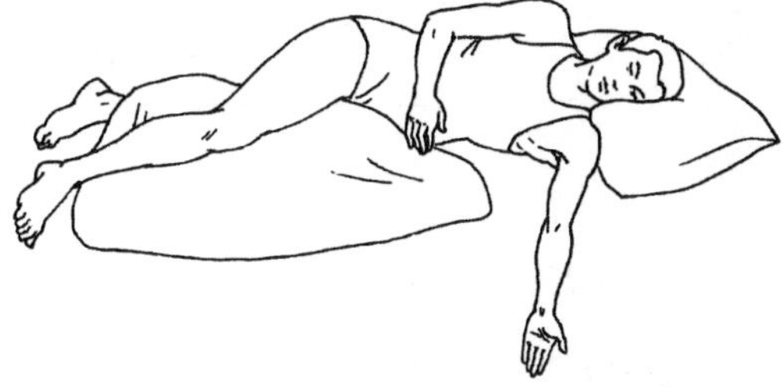
图8-2　患侧卧位

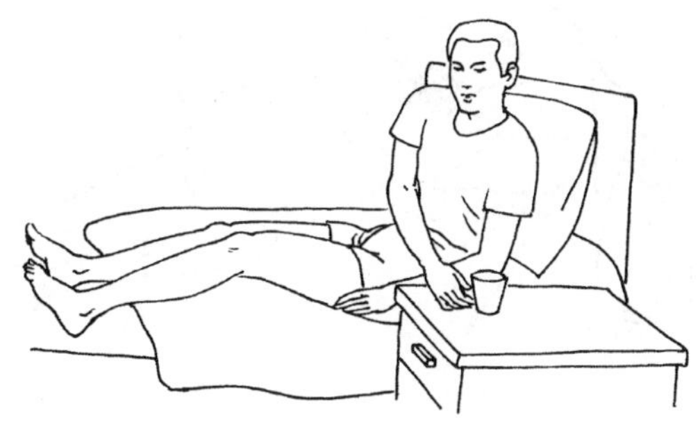
图8-3　从患侧接触患者

值得注意的是床上的正确体位是在早期卧床期强调的问题，当患者能够离开床进行锻炼时，夜间睡眠时则不应强制患者于某一体位，而应以舒适、保证休息为主。

第二节　偏瘫的运动治疗技术

一、躯干肌训练

躯干作为身体的中心，它是任何肢体活动的基础，躯干活动应是偏瘫康复程序的一个重要组成部分。运动时控制躯干的两组肌肉主要是背伸肌和腹肌。由于这些肌肉在皮质脊髓前束的双侧支配下，一般并不完全瘫痪，且其力学排列和多节段支配的特点，所以躯干肌不仅能共同收缩，还能部分地随意主动收缩。因此，躯干的运动和姿势可千变万化，并为头、肩和髋的活动提供一个稳定的固定点。身体中心的固定和调节运动中肢体肌肉间的平衡是相当重要的。没有躯干控制能力，肢体只能以原始的粗大的运动模式进行活动。

（一）上部躯干屈曲和旋转

当上部躯干被动地屈曲和旋转时，可以抑制肢体痉挛；而主动活动时可激活腹斜肌的活动。首先使患者健侧肩胛前伸，逐渐使上部躯干旋转。治疗师站在健侧，

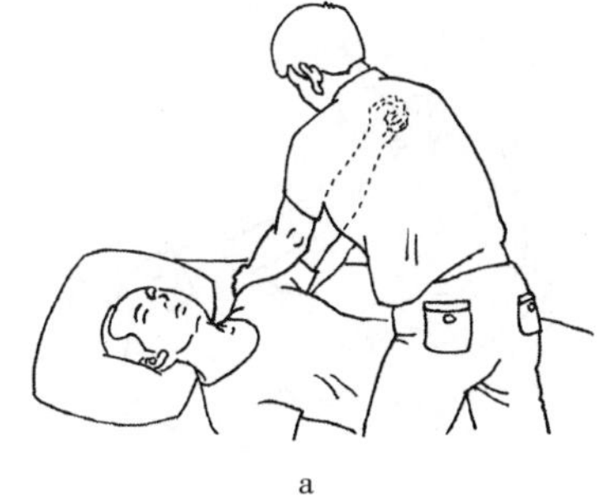
a

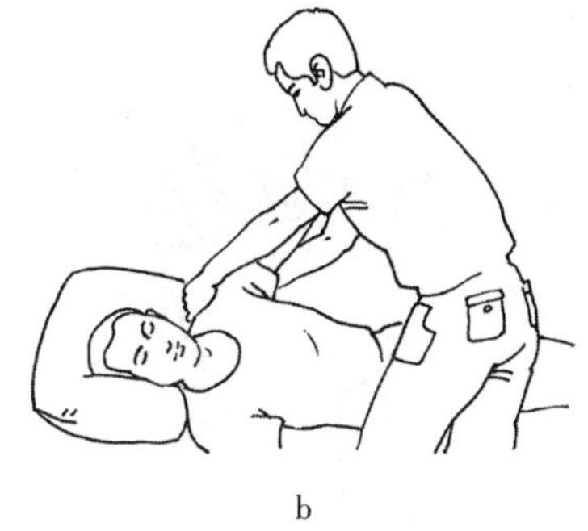
b

图8-4　上部躯干屈曲和旋转

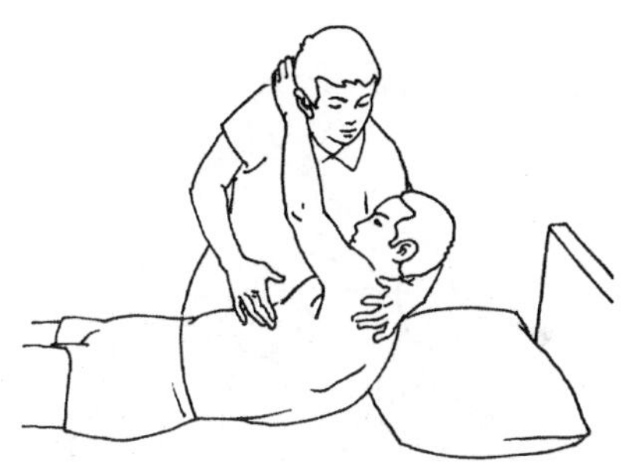
图8-5　辅助患侧腹肌活动

面向躯干将患者前臂放在自己的肩上，然后治疗师双手重叠放在患侧肩胛上（图8-4a）。

当治疗师通过自己体重侧移拉患侧胸廓向前同时向对侧髋关节方向时，患者要完全放松。治疗师要嘱咐患者头在枕头上放松，如果不能放松则做不到上部躯干的屈曲旋转，也就不能做激活腹斜肌的活动（图8-4b）。

被动活动应持续到屈曲旋转时治疗师感到无阻力为止。然后要求患者抬头，用一只手辅助患者头部运动到适当位置，即患者的下颌与胸廓的中线对齐，患者的头部尽力侧屈并主动保持其位置。当治疗师放在患者肩胛骨后的手给予的帮助逐渐减少时，鼓励患者保持头和躯干的位置。如果患者感到困难，治疗师可用另一只手向下压季肋部辅助该侧腹肌活动（图8-5）。

躯干抵抗重力的侧屈是腹肌的重要功能，也是肢体活动和平衡功能的基本条件。治疗师在使患侧向前旋转时，需要防止患手向下滑落。治疗师的手应充分固定或

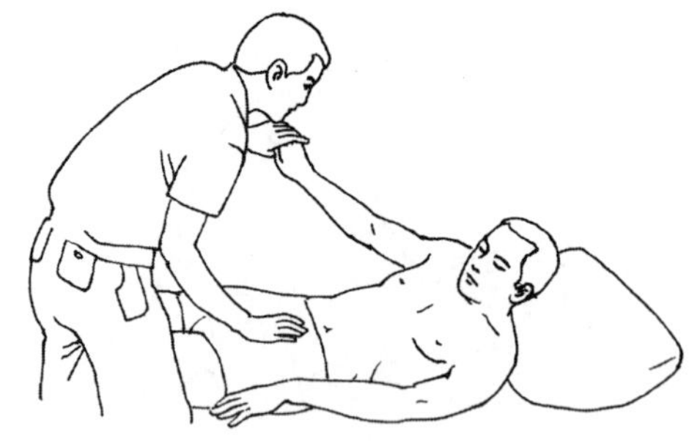

图8-6　患侧向前旋转，防止患手向下滑落

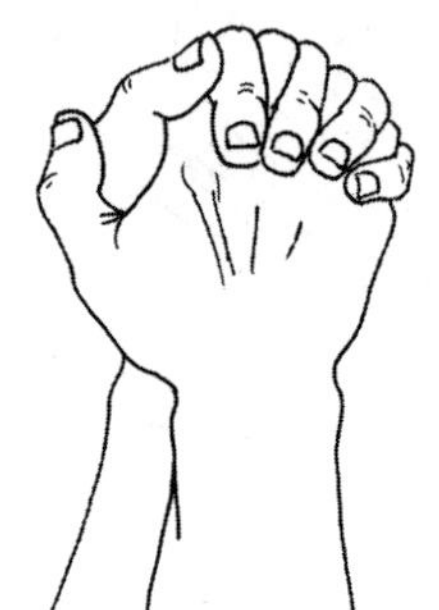

图8-7　双手交叉

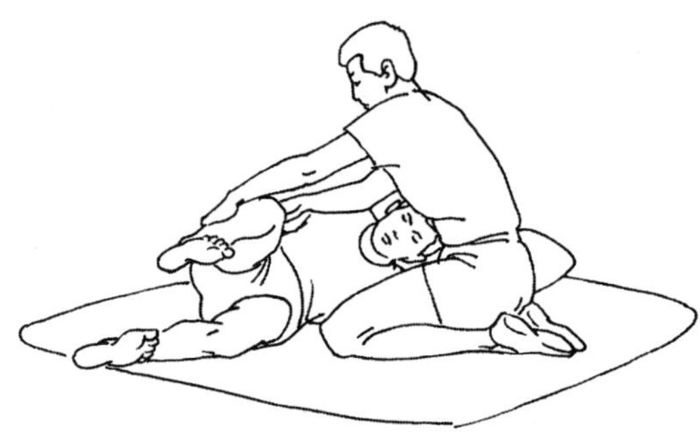

图8-8　促进翻身的训练

侧屈自己的颈部来固定患手。当上部躯干反复旋转时，整个上肢的肌张力将受到抑制。患手应始终停留在治疗师的肩上。向两侧重复进行该运动直到治疗师的帮助减到最小（图8-6）。

（二）向健侧翻身

由于患侧肢体不能向健侧肢体那样主动抬起来，所以向健侧翻身是很难完成的或很容易形成不正确的运动模式或患侧上肢被遗忘在身后而造成患肩的拉伤。向健侧翻身应继上部躯干的屈曲旋转训练之后进行，即应从训练肩带和上肢的正确运动模式开始。仰卧位时双手交叉，患手拇指最好位于健侧拇指之上，以获得最大程度的拇指外展。还应注意两手掌相对，即两侧前臂均位于中间位（图8-7），不应患侧旋前健侧旋后。双手交叉可用健侧带动患侧活动，同时使患者增加双侧活动意识。

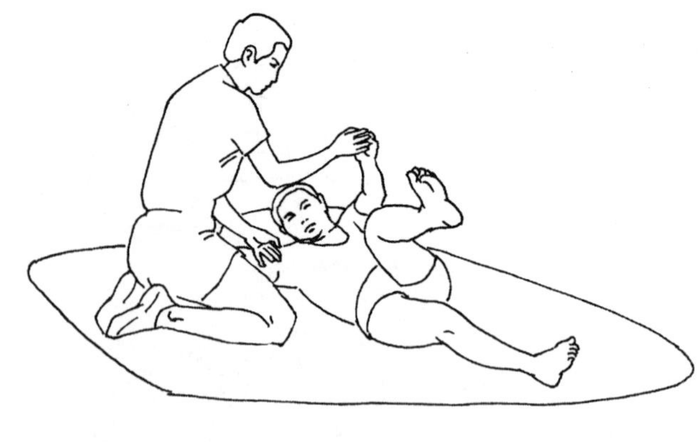

a

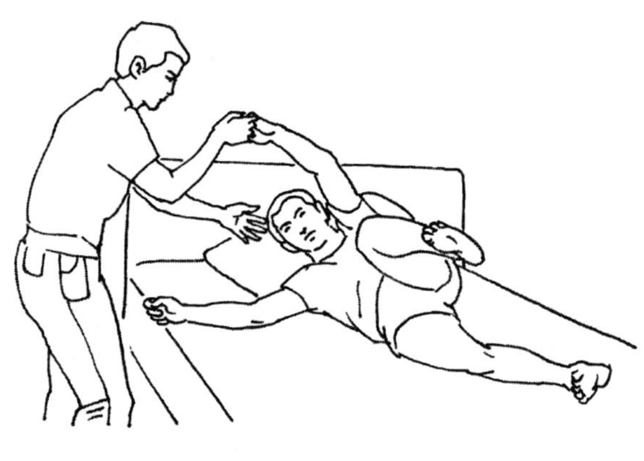

b

图8-9　训练患者向患侧翻身

治疗师位于健侧，由于患者双手交叉可使用健侧带动患侧肩带前伸，此时治疗师的双手可以促进患侧骨盆的旋转，也可以指导患者头的屈曲和旋转来促进翻身的训练（图8-8）。

如前所述，向健侧翻身是早期较难完成的活动。开始时也可以分步骤进行，即先训练头的旋转和侧屈；患侧肩带前伸；骨盆的前伸和旋转。每一部分能够分别完成后再把它们组合起来完成翻身动作。

（三）向患侧翻身

由于躯干屈肌主动控制能力丧失，通常患者以健侧肢体推床的伸肌模式来完成向患侧翻身。那样虽然能够完成翻身的活动，但忽视了躯干肌锻炼的机会，从而使日后的平衡功能和肢体功能受到影响，使康复过程滞后。在翻身过程中应刺激躯干的主动屈曲，从仰卧位主动翻身至侧卧位，然后再回到仰卧位，可以调动躯干肌参与该活动。治疗师跪在患侧，将患臂抱在腋下，用手从下面支撑患肩以保护肩关节，然后要求患者抬头将健侧肢体抬起来向患侧放。随着运动能力的逐渐改善，应使健侧下肢轻松地移向患侧而不伴有健腿蹬床。通过这种方式患者充分利用了腹肌的活动（图8-9a）。

要求患者把头抬起来并保持住直到完全把身体转向

患侧卧位。当患者能够以此顺序翻身至侧卧时，治疗师的帮助就应该减少，可以仅指导头部到正确位置并拉健手向前促进翻身活动即可（图8－9b）。

当回到仰卧位时要注意患侧肢体始终平放在床上，以此来观察患者是否过度用力造成患侧肌张力增高。

（四）下部躯干的屈曲和旋转

下部躯干的屈曲和旋转通常患侧比较容易一些。通过躯干旋转，患侧肌张力得到抑制，可使健侧的活动更容易。患者仰卧，治疗师将患者双下肢屈曲（髋、膝关节均屈曲80°），要求患者放松。治疗师将一只手放在患者骶尾处，用上臂或身体支撑患者屈曲的双下肢，然后侧移体重使患者腰椎屈曲；另一只手保持胸廓向上。当治疗师将患者骨盆向前拉时，应保持患者髋关节屈曲角度不变（图8－10）。

患侧上肢屈曲，手平放在胸前以免妨碍腰椎旋转。当被动运动不感到阻力时治疗师要求患者主动地、轻轻地收缩下腹部肌肉来配合治疗师的活动，这样可减少下

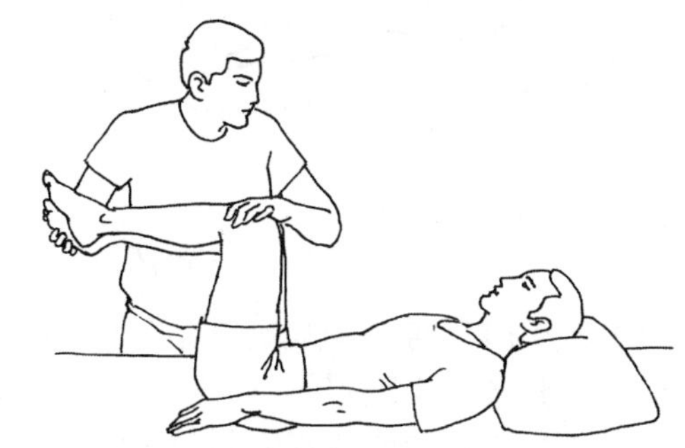

图8－10　保持患者髋关节屈曲角度

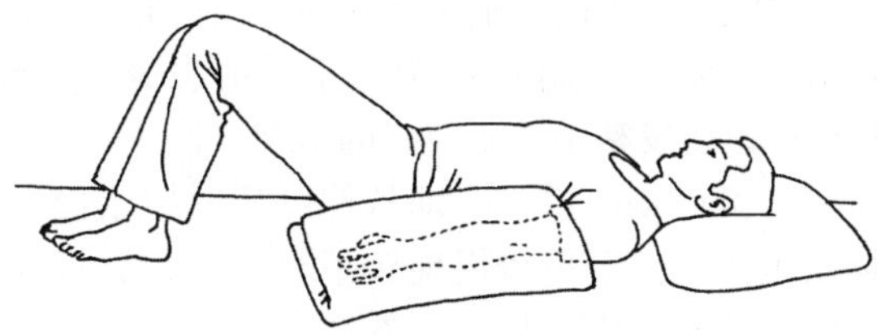

图8－11　借助气压夹板保持患肢伸展位

腰部伸肌的过度活动，腹肌收缩同时抑制整个下肢的痉挛。能力较好的患者，可以双脚平放在治疗床上，髋关节、膝关节保持屈曲位，然后将患腿搭到健腿上，治疗师帮助健腿做有节律的内收外展，要求患者胸椎保持不动。健腿的内收外展完成的比较好时，双腿交换位置，使健腿搭到患腿上，患腿做内收外展的动作。以此种方式进行的主动活动可以刺激腹斜肌的收缩。上肢的位置可以影响躯干的活动。进行躯干活动时若无特殊要求，双上肢应平放在身体两侧。如果上肢痉挛、出现联合反应，治疗师应先抑制过高的肌张力，也可以借助气压夹板使患肢保持在伸展位（图8－11），并指导患者活动时不要过度用力或通过改变语言刺激的方式减少患者用力。

Davies主张仰卧位进行躯干活动时不应要求上肢上举放在头的上方来试图抑制上肢屈肌痉挛，因为当上肢上举时胸廓抬高，腹肌处于不利于收缩的状态（图8－12），此姿势应避免。因为此时患者只能靠躯干伸肌稳定骨盆。

任何联合反应的出现都提示治疗师患者用力过度，患肢放在头的上方可以掩盖屈肌痉挛。在此体位下患者用力时可致肩袖被挤压，最终引起岗上肌腱炎而致肩痛。

（五）利用桥式运动刺激躯干肌活动

桥式运动是一种重新获得选择性髋关节伸展和腹肌活动的有效方法。患者仰卧，双上肢放在身体两侧。治疗师帮助患者将双髋关节、双膝关节屈曲，双足平放在治疗床上。当要求患者从治疗床上抬起双侧臀部时，往往患者是通过伸展髋关节、弓背、头用力顶枕头来完成的（图8－13），此姿势应该避免。

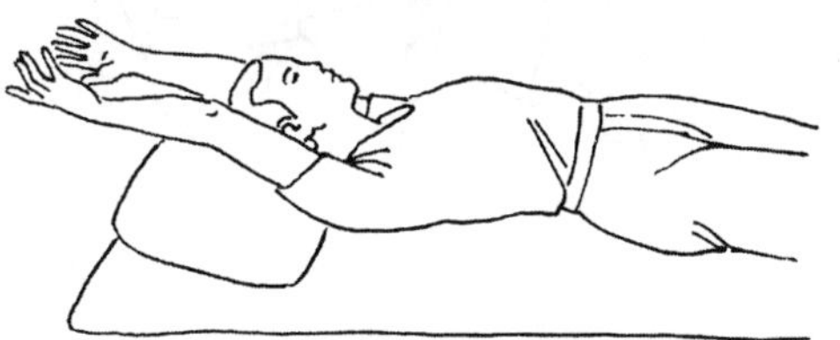

图8－12　避免上肢上举

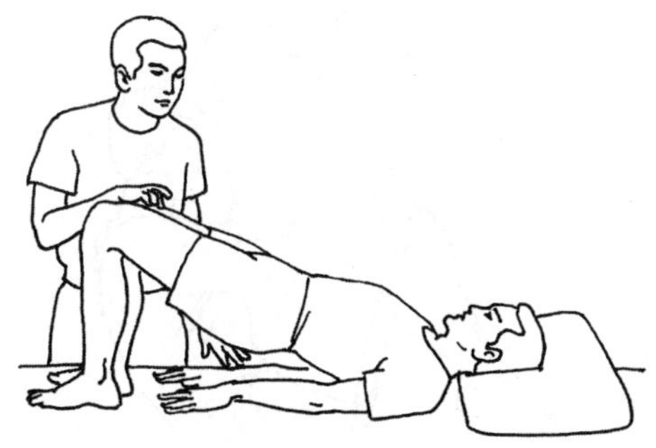

图8－13　避免通过伸展髋关节、弓背、头用力顶枕头完成抬臀

为了使活动靠髋关节伸肌来完成，治疗师应教患者先收腹，骨盆向上向后倾斜，治疗师用另一只手向下压脐周，患者把臀部抬离床面，能力较好的患者可将健腿抬高，然后再放下而臀部始终都保持抬离床面。此活动可以接近步行节律重复进行，当患者能一侧下肢抬高，然后再抬起另一侧，双侧交替进行，而不伴有骨盆倾斜下降时就需要更多的协调运动。应要求患者以接近正常步行节律的速度两足交替离开床面（图8－14）。

许多患者很难使骨盆保持水平，尤其当健足抬离床面时，患侧腹肌肌力不足以保持住此姿势。治疗师可将自己的手半握成杯状，快速、准确地沿腹斜腹的走行拍

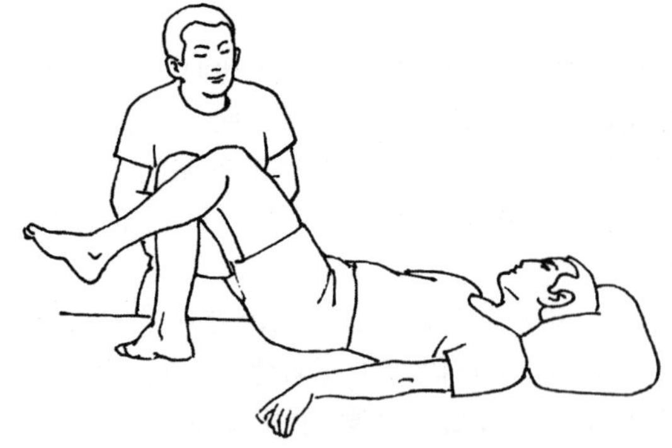

图8－14　两足交替离开床面

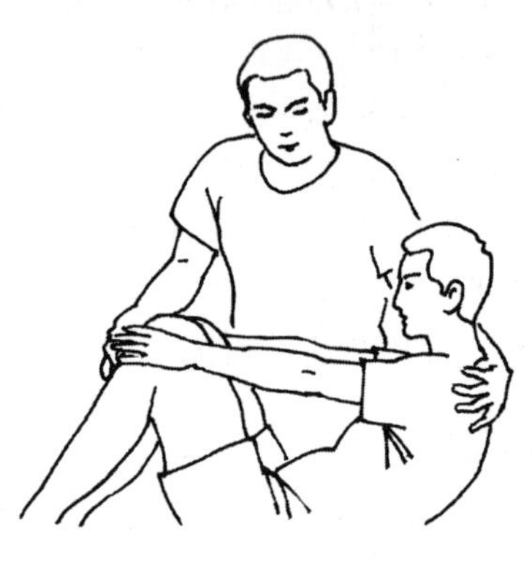

a

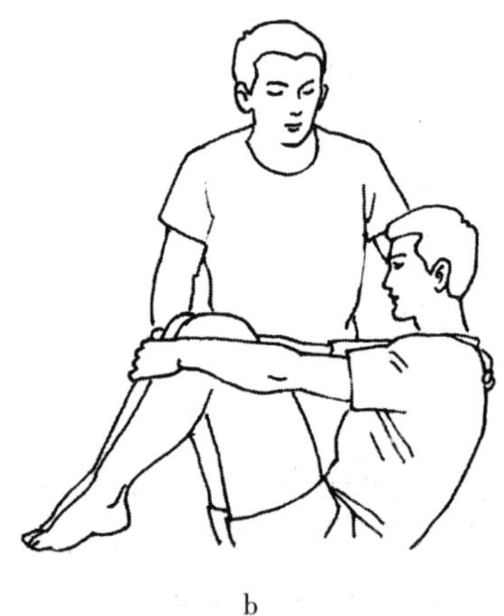

b

图8－15　双手抱膝躯干前后摇摆

打，以增加其收缩力。

（六）双手抱膝躯干前后摇摆

由于腰伸肌过度活动可以导致腰椎的前凸位固定。这样日后患者很难做躯干前倾的活动，最终导致患侧下肢的肌张力升高，骨盆不能自由活动，使以后步行时体重转换等遇到困难。患者床上坐位，双手抱膝。治疗师指导患者用健手协助患手，并用自己的腿支撑患者的躯干。当患者能够稳定此姿势时，治疗师将自己的腿移开，用一只手支撑患者的躯干，患者利用躯干和骨盆的运动使身体前后晃动（图 8－15a）。

当患者主动能力改善时，可加大运动幅度，或治疗

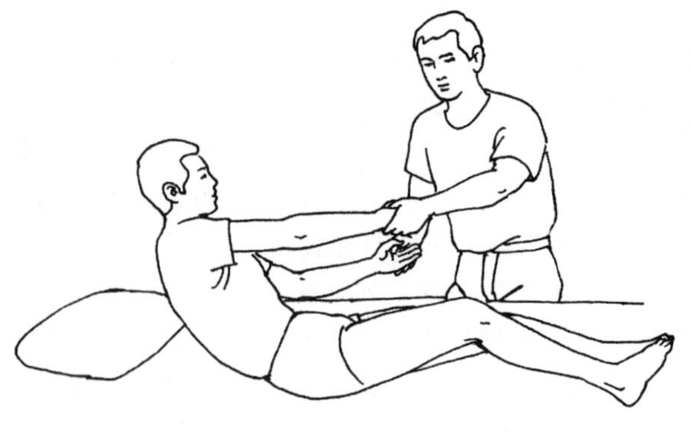

a

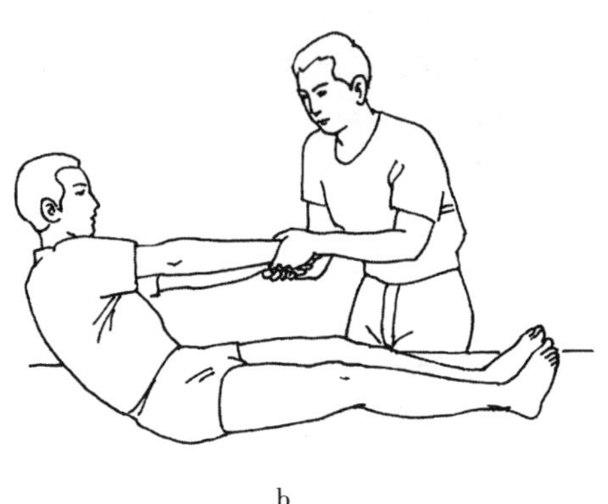

b

图8－16　直腿坐位下躯干旋转

师从侧方给予刺激来增加躯干侧屈肌的活动（图 8－15b）。

（七）直腿坐位下躯干旋转

直腿坐位下躯干旋转能较好的刺激腹肌的活动。它不仅能帮助患者由卧位至坐位的转换、提高患者的独立坐卧能力，也能帮助提高其他活动能力。当向健侧旋转时带动患侧躯干向前，当患侧躯干屈肌收缩时患腿也倾向于屈曲，甚至可以引发整个屈肌模式的出现（图 8－16a）。

此活动可以双向进行，即从仰卧位时躯干向健侧旋转至直腿坐位，然后再缓慢地躺下至仰卧位，以此来增加腹斜肌的控制能力（图 8－16b）。

（八）坐位下部躯干的屈曲和旋转

患者凳子上坐位，治疗师位于其面前，一手放在患肩上以防止其后缩，另一只手放在其腰部帮助腰椎伸展并同时屈髋（图 8－17a），然后一只手在胸前固定胸椎，另一只手刺激腹肌的收缩，并要求患者主动收腹（图8－17b）。

此活动反复交替进行直至独立完成。活动过程中治疗师指导患者头颈保持直立，仅屈伸下部躯干，活动发生在脐下的位置。能够稳定胸椎的同时做腰椎的屈伸活动将是上肢的精细活动和正常行走的前提。

（九）伴随屈曲躯干旋转

患者坐在床边。治疗师先帮助患者双手抱肩。治疗师一手放在患侧肩胛处，另一只手放在脐周以指示该处肌肉收缩。然后引导患者双肘向一侧髋关节运动（图8－18a）。

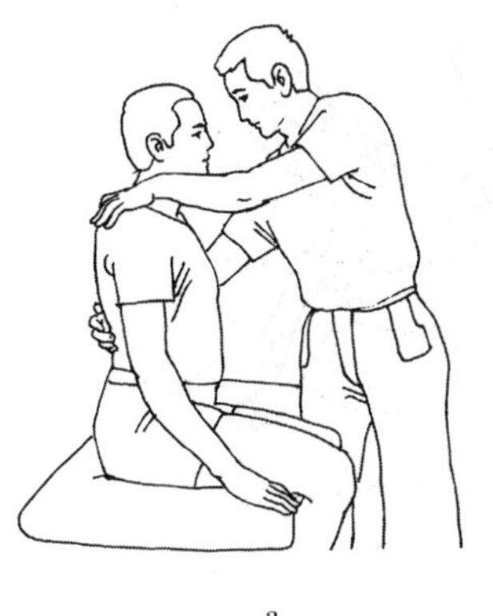
a

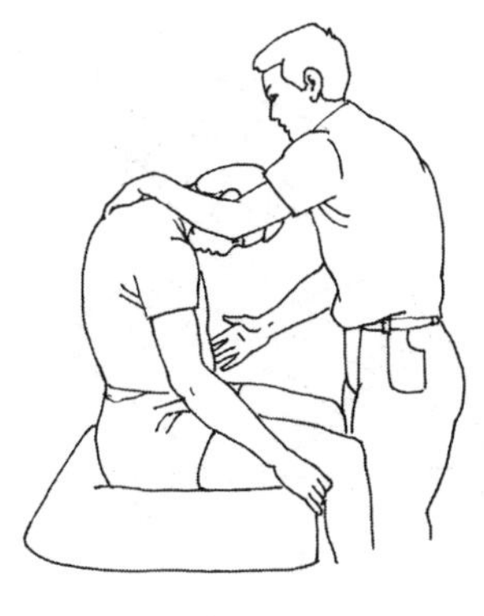
b

图8－17　坐位下部躯干的屈曲和旋转

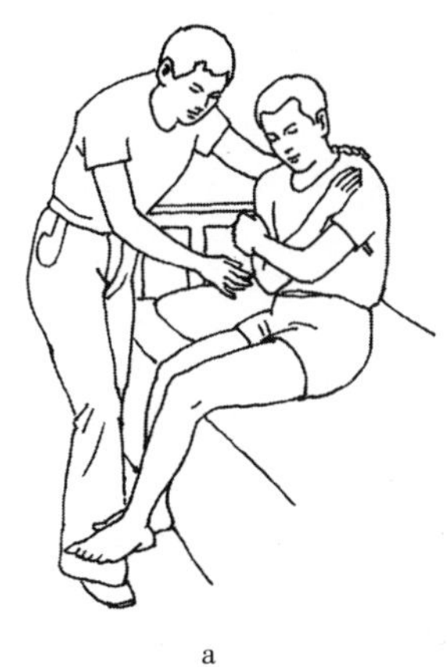
a

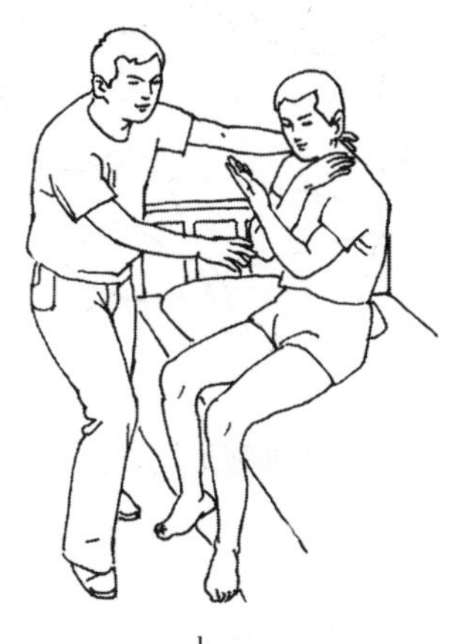
b

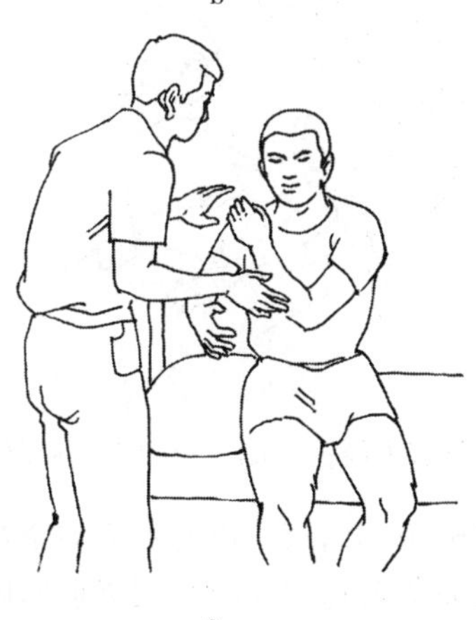
c

图8－18　伴随屈曲躯干旋转

躯干有节律的旋转除能增加躯干控制能力外，还能降低肢体的肌张力。重复这个动作时健侧肩关节应于屈曲、内收、外旋，肘关节屈曲的位置。这样可以避免健侧上肢于身后的支撑代偿腹肌的活动。患者的双脚要注意保持垂在床边，不允许在做此活动过程中屈曲髋关节。治疗师要逐渐减少帮助直至患者患手能独立地放在正确位置为止（图8－18b）。

通过上述活动，肘关节伸肌痉挛往往能得到一定程度的抑制。当肘关节屈曲不再有阻力时，治疗师要求患者主动屈曲肘关节并把患手放在对侧肩上。应该注意肘关节的屈曲应是以分离运动形式出现的。若肘关节屈曲时伴有肩胛回缩则应继续反复练习躯干的活动（图8－18c）。

（十）坐位双上肢在体侧支撑时躯干旋转

转向健侧：治疗师坐在患者的健侧，一只手握住患侧上臂使患肩前伸；另一只手引导患手平放在治疗床上（图8－19a）。

有时需要治疗师的手帮助患者身体的其他部位，此时治疗师可用自己的腿将患手固定在治疗床上。在躯干旋转遇到困难时，患者往往会移动髋关节，此时要予以纠正。可用手将患腿固定在稍外展的位置，同时保持臀部在治疗床上（图8－19b）。

当患肢肘关节屈肌痉挛得到控制后，治疗师站到患者后面，手放在肘关节外侧使肘关节伸展并向掌根处加压（图8－19c）。

引导患者放松，不要过度用力来维持此姿势。将体重缓慢地、从一侧移向另一侧，患者会感到体重经过手掌外侧边；而当移向另一侧时，体重会移向手掌的内侧。通过持重可减低上肢的痉挛程度。注意在做此活动时健侧肘关节屈曲是躯干旋转不足时的代偿动作，治疗时要予以避免。进一步增加其难度可让患者双侧肘关节屈曲身体向下。双侧肘关节屈曲的角度要一致，在臀部不离开治疗床的基础上指导患者尽量把头向下低（图8－19d）。

当躯干能够旋转且上肢痉挛程度减轻后，治疗师将患肢抬起，用自己的手掌与患手掌相对，并保持肘关节伸展。治疗师通过手掌向患手掌轻轻用力并嘱咐患者同时向前推，以此可刺激腹斜肌的收缩（图8－19e）。

转向患侧：治疗师帮助患者双上肢放在患侧，手掌平放在治疗床上靠近臀部的位置。治疗师帮助患侧肘关节伸展。双手长轴平行，两掌根距离与肩同宽（图8－20a）。

治疗师可能需要给予相对多的帮助，因为当患者用力伸肘时会因共同运动的影响而致患肢内收、内

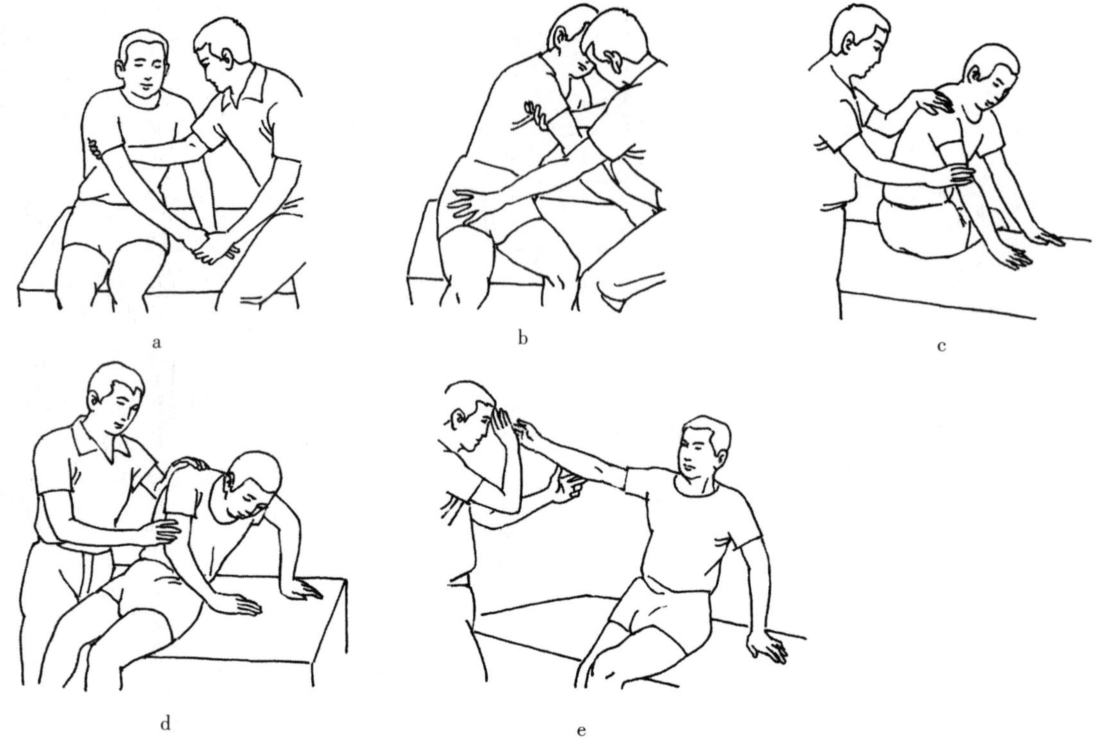

图8－19　坐位双上肢在体侧支撑时躯干旋转至健侧

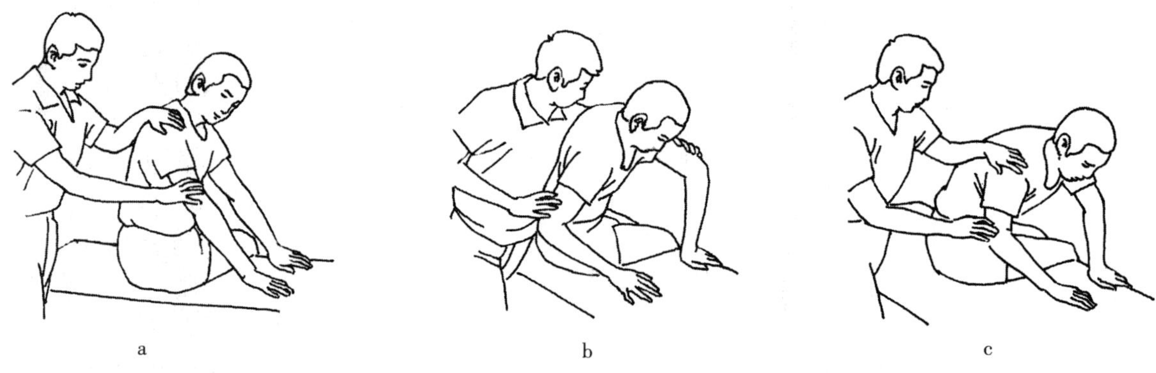

图8－20　坐位双上肢在体侧支撑时躯干旋转至患侧

旋，从而妨碍躯干的旋转，治疗师要求患者把鼻子朝向治疗床位于两上肢中间，同时应注意到患侧肘关节若远离治疗师，则表示移动的方向是对的，即肘关节屈曲时肩关节不要内收（图8－20b）。

治疗师要用自己的手指示动作方向，一旦患者了解了运动方向后，治疗师的手要再一次支撑患侧肩和肘（图8－20c）。

二、坐位平衡训练

平衡能力是当我们身体的重心遭到破坏时，机体作出快速反应重新调整重心的过程。它不仅是身体的保护性反应，也为所有技巧性运动提供了基础。偏瘫后卧床时间越长，平衡反应就越差。因为卧位是人体受支撑面积最大，重心最低，需要的平衡反应最小的体位，它可以对重力完全没有反应。当卧床时间长的患者首次直立时会因恐惧影响机体的灵活性，使平衡反应降低至零。因此最好在发病后的一周内就应帮助患者练习直立位，开始向不同的方向做离开中线的活动，然后再回到直立位。在患者没有自我保护能力时，治疗师要给予最大的帮助，使其不致跌倒，因为跌倒的经历会进一步加重患者的恐惧心理。

（一）重心向患侧倾斜

做向两侧倾斜的活动可先让患者坐在床边进行。治疗师站在患者面前，一手扶托患者颈后部以增加患者的安全感；另一只手帮助患肢向患侧放直至肘关节支撑到治疗床上。治疗师通过自己放在颈后部的前臂向下加压，促进头的直立反应（图8－21）。

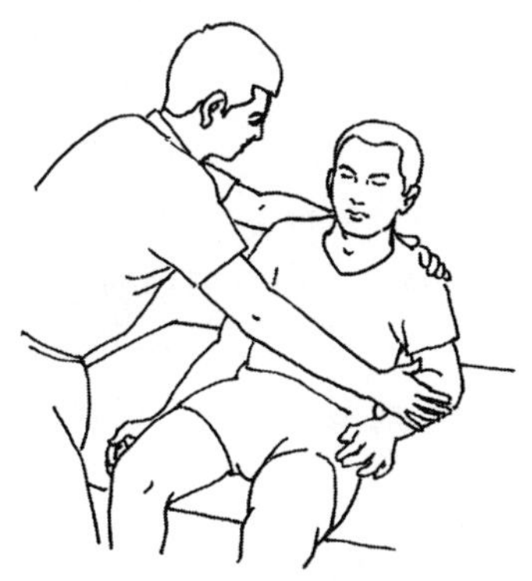

图8－21　重心向患侧倾斜

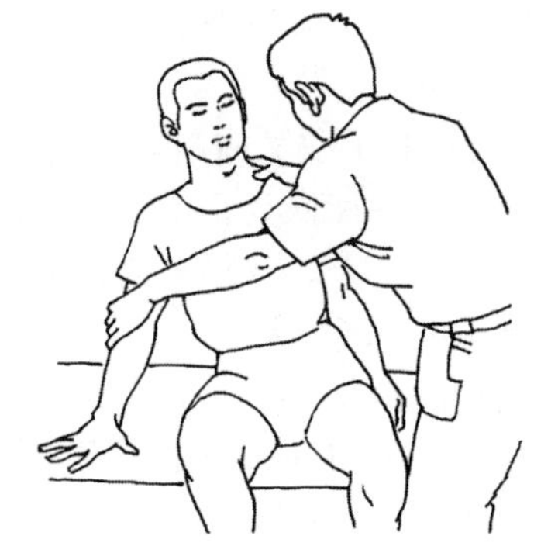

图8－22　重心向健侧倾斜

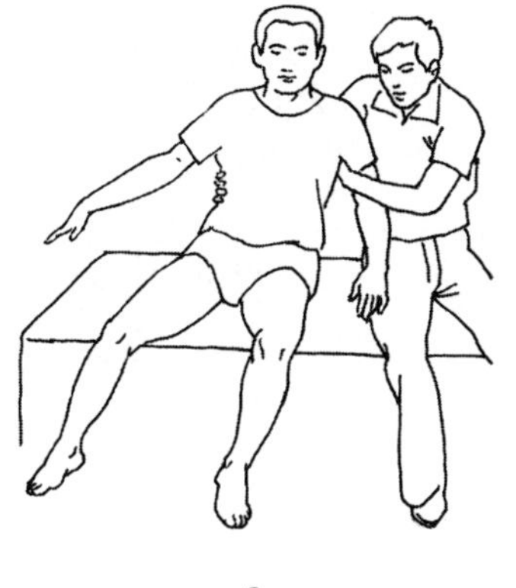

a

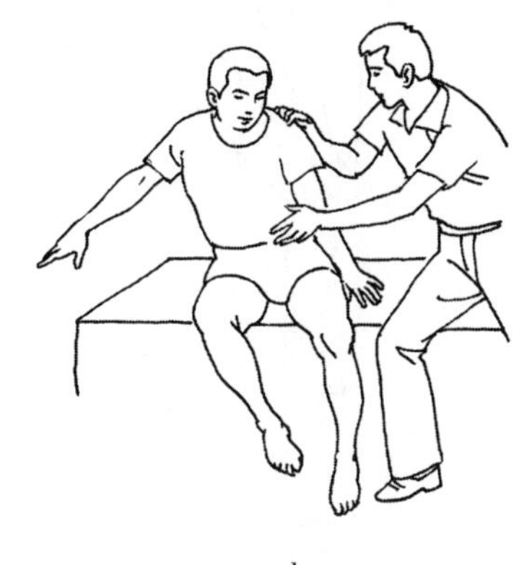

b

图8－23　不伴有上肢支撑的重心转移

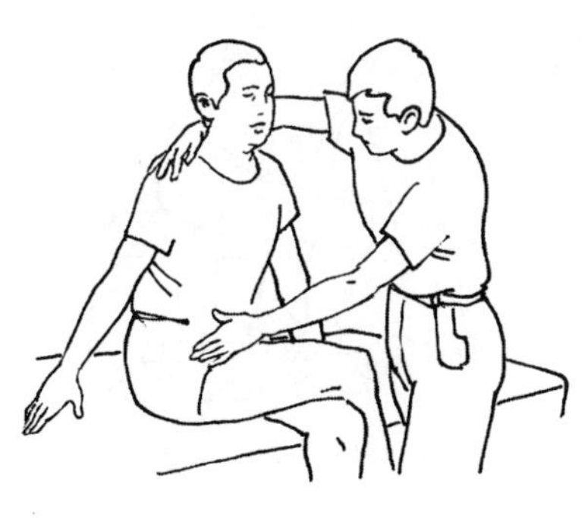

a

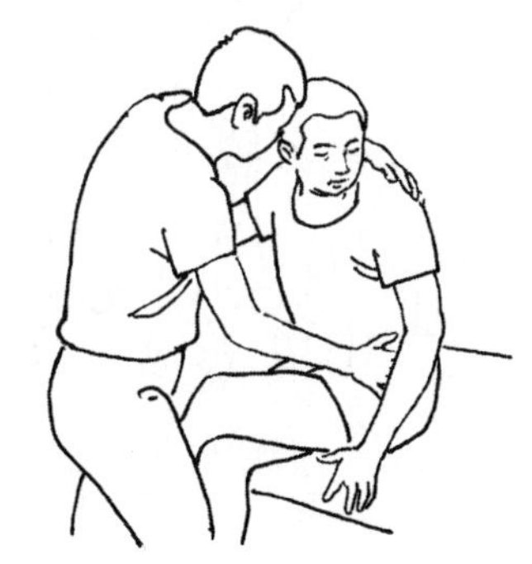

b

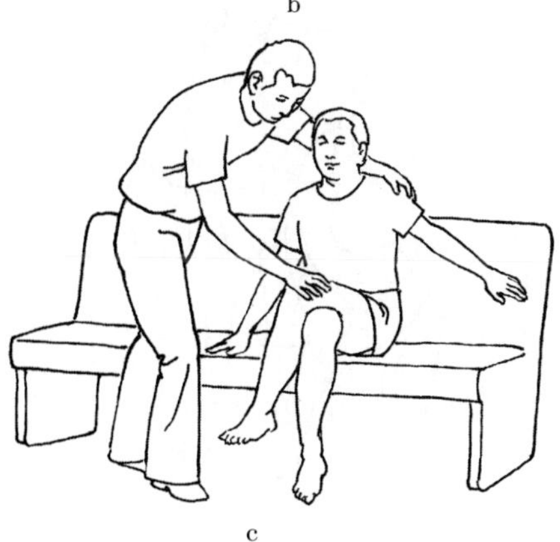

c

图8－24　双腿交叉体重向两侧转移

当体重通过患侧肘部时，嘱患者继续向患侧用力，此时可刺激肩周肌群的共同收缩，从而加强患侧肩关节的稳定性。在此体位下也可让患者练习耸肩以增加岗上肌的力量。岗上肌作为防止肱盂关节半脱位的主要作用肌，在早期就应该加强它的训练，若耸肩时有肩胛回缩，可再回到卧位练习上肢的前伸、上举，然后进行坐位下的体重转换，指导患者体重从肘部逐渐前移至手掌，继而使身体回到直立位。这一锻炼方法对那些由于中线结构障碍，身体总是倒向患侧者尤其重要。学会肘关节持重就比较容易学会重心向健侧转移。

（二）重心向健侧倾斜

用重心向患侧倾斜的方式使健侧肘关节接触床，但当从健侧回到直立位时，要避免健侧肘关节支撑。治疗师应轻轻握住健侧手背慢慢抬起来，避免健手向下推的力量使身体坐直，这样才能调动患侧的主动调节能力（图8－22）。

随着能力的提高可让患者离开床，坐在凳子上做上述活动。

（三）不伴有上肢支撑的重心转移

治疗师坐在患者的患侧，一只手放在患侧腋下使患肩向上并拉长患侧躯干肌；另一只手放在健侧躯干侧屈肌上指示侧屈肌收缩（图8－23a），重复进行这一活动，治疗师逐渐减少帮助并鼓励患者主动保持这一体位。

重心向健侧转移时，避免用健手支撑，治疗师的一只手在患侧躯干侧屈肌上加压以刺激其收缩，另一只手向下压患肩促进患侧躯干缩短（图8－23b），重心向两侧转移时头应始终保持直立。

治疗师应逐渐减少帮助，直到站在患者面前只指导上肢活动来引导运动方向。

（四）双腿交叉体重向两侧转移

坐位时双腿交叉使支撑面积进一步减小，在此体位下体重向两侧转移为以后的功能活动，如为穿、脱鞋袜打下基础。治疗师站在患者面前，用一侧上肢环绕患者肩后，另一只手放在对侧大转子处帮助该侧臀部从床上抬起来（图8－24a）。

重复这一动作时，注意患者的头不要抵抗治疗师的上肢。这种体重转换需要向两侧进行，体重总是转向位于下方的腿比较容易，即患腿在上时体重向健侧移（图8－24b）。

上述能力提高后，可让患者坐到长凳上，通过“臀步”练习体重转换（图8－24c）。

（五）刺激躯干和头的自发性平衡反应

治疗师坐在患者面前的凳子上，患者的双脚放在治疗师的腿上。治疗师用一只手慢慢将患者的双膝向一侧推，当重心完全移向该侧时，引发躯干和头的平衡反应。为了安全起见，治疗师的另一只手握住患者的健侧上肢，如果患者头和躯干不足以维持平衡，可利用此上肢的外展而不致跌倒（图8－25）。在患者能力提高后，可以增加运动速度，并做突然改变方向的活动以引发自发的平衡反应。

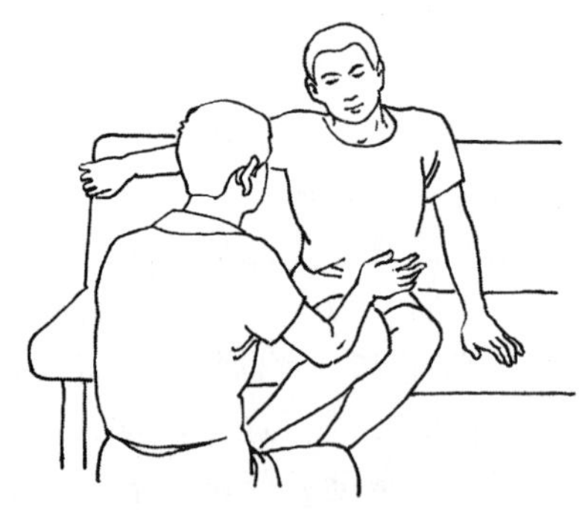

图8－25　刺激躯干和头的自发性平衡反应

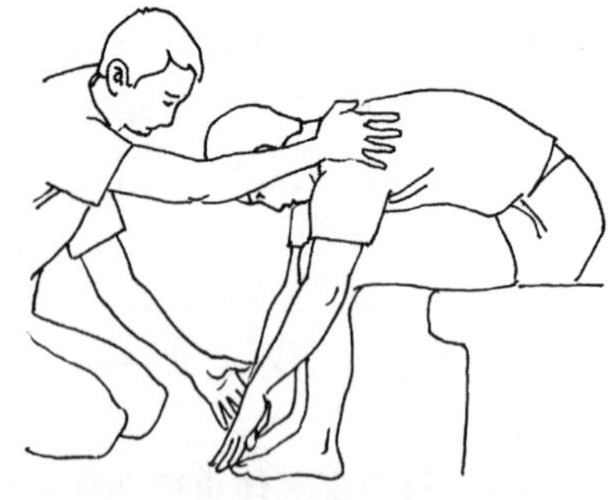

图8－26　双手交叉向前够脚尖

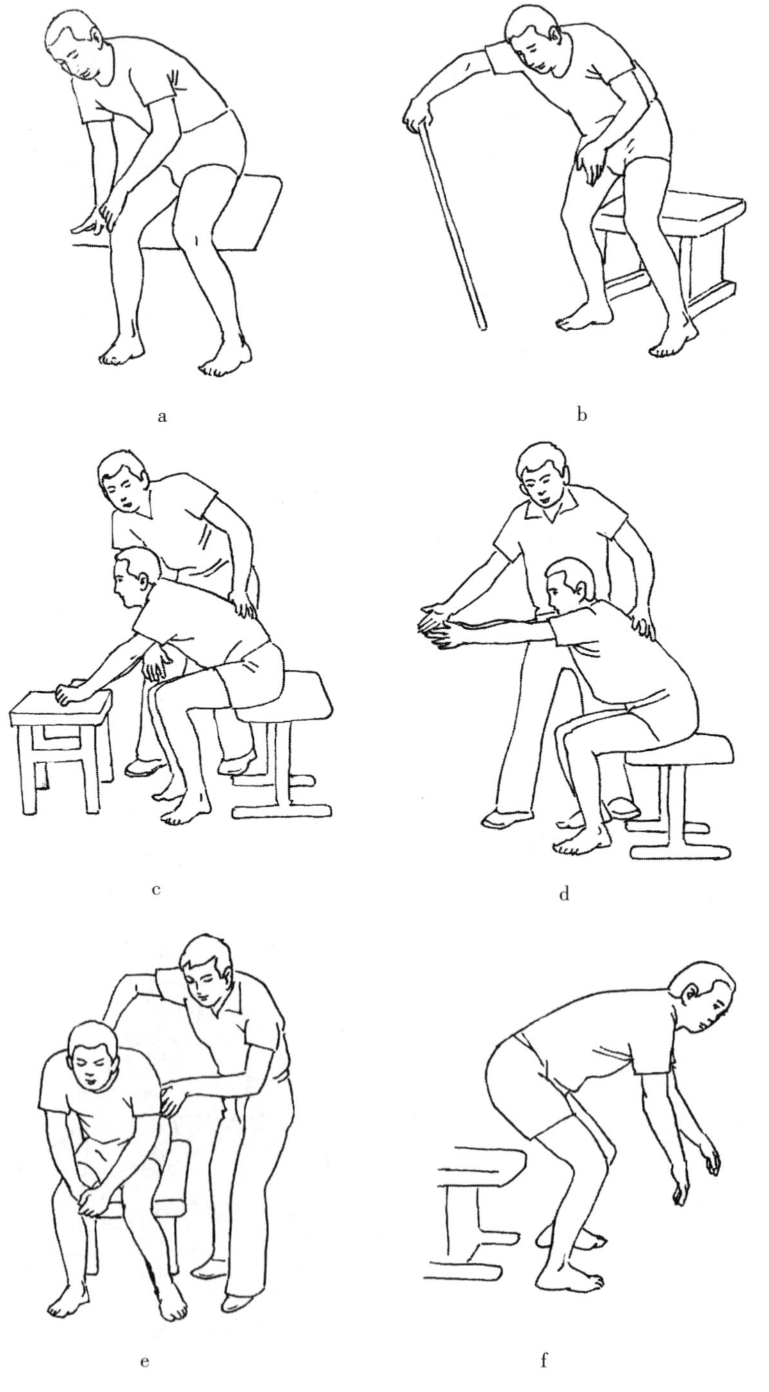

（六）双手交叉向前够脚尖

在坐位平衡恢复到Ⅰ级以后，患者应该练习躯干较大范围的主动活动。患者坐在凳子上，双脚平放在地上，治疗师引导患者躯干向前双手去摸其脚尖（图8－26）。

运动的幅度要先小后大，开始时以患者躯干前倾后能回到直立位为宜，并且注意躯干前倾过程中足跟不能离地。

a　b　c　d　e　f

图8－27　正确完成起坐过程

三、站位平衡训练

站位平衡训练是偏瘫康复治疗中的最重要部分。每个患者都希望恢复行走能力，而站位平衡是正常行走的必要条件。Bobath 曾经指出："行走所需的各种能力都应在站位时做好准备。那些尚未恢复站位平衡即开始行走的患者必将加重痉挛模式，使行走既费力又不安全。"

（一）正确完成起坐过程

首次站立的患者往往是以重心偏向健侧的姿势起坐，并且体重不能充分前移。由于运动时需要费力，在起坐过程中就可加重患侧的痉挛，致使很难完成站立的动作（图 8－27a、b）。

Davies 曾经讲过，从一开始就指导患者以正常的运动模式运动，会使日后的康复来得更容易更迅速。患者在凳子上坐稳，双脚平放在地上，治疗师帮助双手交叉向前伸够到面前的凳子。凳子所放的位置要使患者的手放在上面时肘关节能伸直，头向前超过脚（图 8－27c）。

此活动练习的是重心前移而不是向下，当患者体重前移患足有了持重感后就可逐渐摆脱前面的凳子，把重心提高，向更高、更远的方向够治疗师的手或其他目标（图 8－27d）。

经过反复练习，患足有了足够的持重感后，治疗师可将双手放到骨盆两侧向前向上推骨盆并同时鼓励患者站起来（图 8－27e）。

在起立过程中，髋关节的伸展一定要先于膝关节伸展，这样可以避免膝过伸的产生。一旦产生了膝过伸，患侧持重就很难完成。坐下时上述过程逆转，即先嘱患者屈膝（图 8－27f），然后使体重缓慢下落。

要避免坐下过程中患者用力屈髋而膝关节由于伸肌张力的影响不能屈曲，当重心后移后患者臀部突然"跌落"在坐位上。这是伸肌模式的不良习惯。

（二）骨盆前、后倾的练习

骨盆的灵活性是站位平衡能力的组成部分。患者站位，两脚分开，治疗师坐在患者面前的凳子上，用自己的双膝将患者双膝分开使其双腿略外展位。治疗师一手放在患者骶尾处，另一手放在下腹部（图8－28a）。

在患者伸髋的同时刺激收腹。为了更多地强调患侧持重，能力好的患者可将健腿抬起来做上述运动（图8－28b）。

（三）患腿站立，健腿内收外展

当患者双腿站立时，往往以健腿承受大部分体重的形式站立，即使是治疗师强调体重向患侧移，患者也很难做到，尤其是那些下肢本体感觉障碍的患者，他会很难理解体重的转移。因此当患者站稳后，将健腿抬起来做相应的活动，就能较好地完成患腿持重的练习。治疗师坐在患者面前，稍向患侧的一方，用自己的腿保护患腿，使其持重（图 8－29a），然后治疗师一手协助患侧髋关节伸展，在患腿持重的情况下，将健腿做内收外展的动作（图 8－29b）。

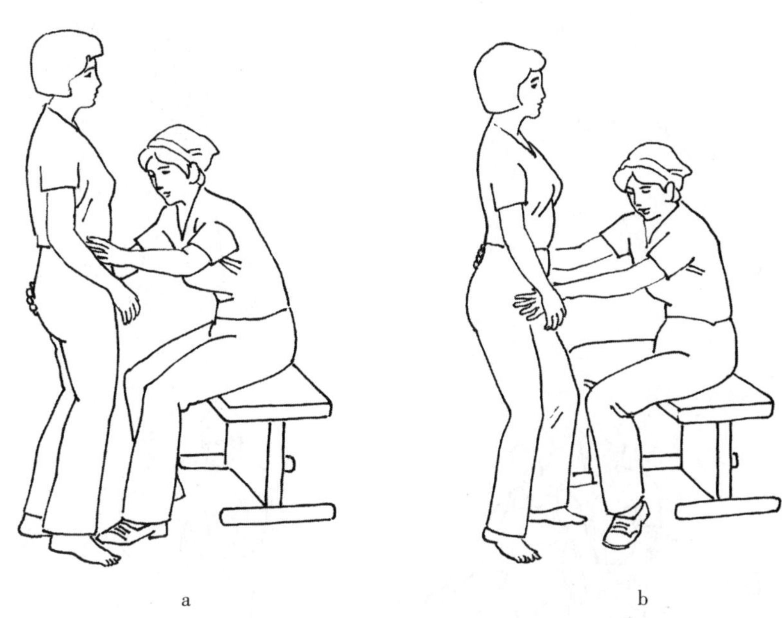

a　　b

图8－28　骨盆前、后倾的练习

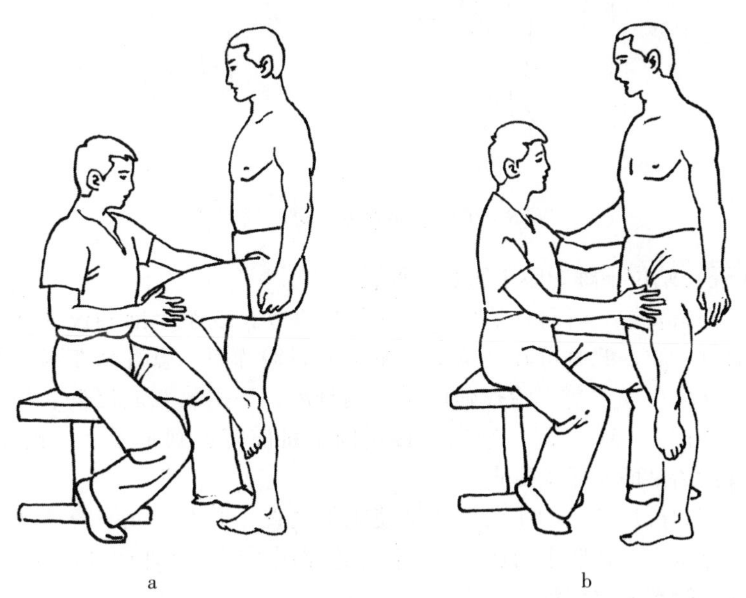

a　　b

图8－29　患腿站立，健腿内收外展

（四）患腿站立，健腿踏台阶

此方法适用于能力稍好的患者，他的膝关节应该没有明显的过伸。治疗师站在患者身后靠患侧边，用一只手拇指用力压臀大肌刺激患侧髋伸展（图 8－30a）。

髋关节的伸展对矫正膝过伸也有帮助，当患侧下肢关节排列正确后治疗师嘱患者将健足迈向面前的台阶。注意在健腿活动过程中患腿要保持稳定，若在此过程中患膝关节过伸或足内翻，应重新回到图8－28的练习。根据患者的能力和逐渐增加患腿持重的程度，台阶可放在前面、侧面、后面，台阶的高度也可从 5～20 厘米高的范围调整（图 8－30b、c、d）。

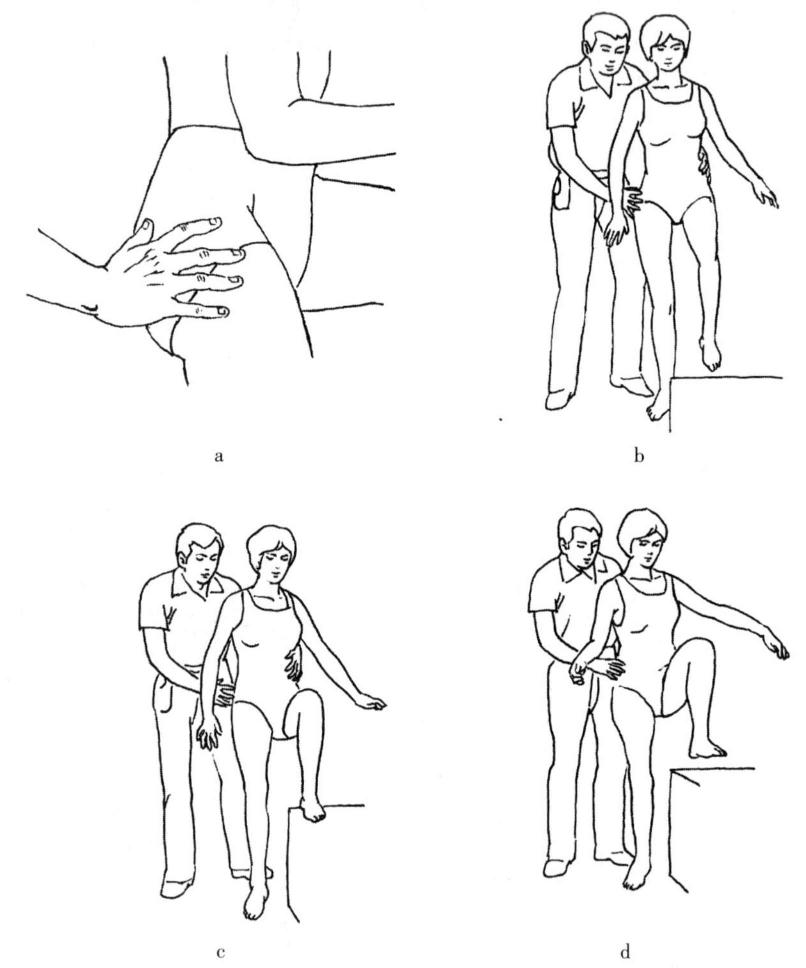

图8－30　患腿站立，健腿踏台阶

（五）站位下练习躯干屈曲和伸展

有些患者站立时身体后仰，不能保持直立，或躯干前倾位使体重不能充分通过下肢，此时可在站位下做躯干的屈伸练习。患者站在与大转子同高的治疗床或桌子前，治疗师位于患侧身后，一手放在骶尾处，另一手放在胸前（图 8－31a、b），嘱患者慢慢向下将前臂放到桌子上，稍停之后，将前臂抬离桌面将躯干挺直。

治疗师可用自己的手给予协助使躯干伸直，但不应允许患者用上肢支撑使自己直立。在躯干前屈过程中注意患足跟不要离开地面（图 8－31c）。

四、行走能力训练

行走是由连续的行走周期构成的。根据双下肢在行走过程中承担的任务不同，一个行走周期分为摆动相、站相和双足支撑相。摆动相是从足跟离地开始至同侧足跟着地结束；站相是对侧摆动过程中承受体重的一侧完成的活动。它从足跟着地开始经体重站前移至足跟离地结束；双足支撑相为一侧摆动相即将结束，对侧摆动相即将开始的那一刻，占一个行走周期极短的时间。由于行走时支撑面积最小，并且重心是不断移动的，所以行走要求有复杂的平衡反应能力；下肢进行分离运动的能力；患腿足够的持重能力和体重于两下肢之间的转换能力。当经过站位平衡训练后，患腿的持重能力会得到改善。一般要求患腿在持重达 1/2 体重时则可进行行走能力训练。行走能力训练就是综合运用卧位、坐位、站位时已获得的能力进一步提高患者运动能力的过程。

（一）促进髋关节伸展和重心转移

由于髋关节伸肌控制能力不够，患腿站相时出现的典型代偿运动就是髋后突。治疗师站在患者身后，两手掌分别放在两侧臀大肌促进髋关节伸展（图 8－32a），用对侧的手向患侧推使体重移向患腿，此时若无膝过伸出现则可让健腿向前迈一小步。

在患腿开始摆动之前将重心移向健腿，患腿髋关节、膝关节放松，在足跟离地后治疗师帮助患足跟向内侧倾斜，即在摆动过程中髋关节要外旋（图 8－32b）。

当下肢屈曲向前摆动时治疗师要沿着股骨长轴方向向前向下压骨盆以防止提髋并帮助体重前移。如果髋关节在充分前伸的情况下完成站相则不会出现膝过伸或下肢的伸肌模式。然后重复上述顺序，以使腿先完成摆动相，每一个行走周期都要缓慢而准确地练习。患者能力提高后，治疗师逐渐减少手法帮助，可用语言指导并可提高节奏。

a

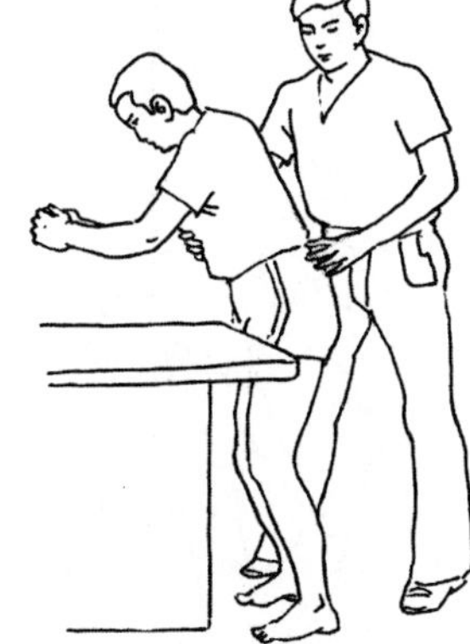

b

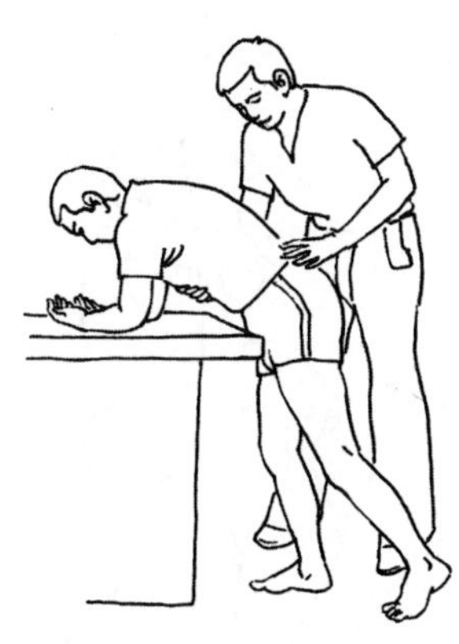

c

图8－31　站位下练习躯干屈曲和伸展

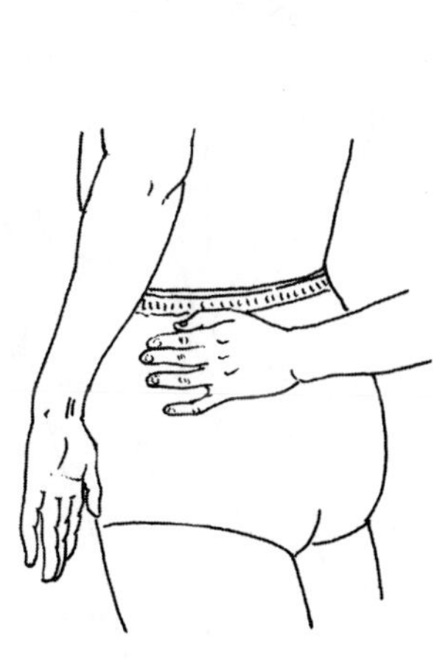

a

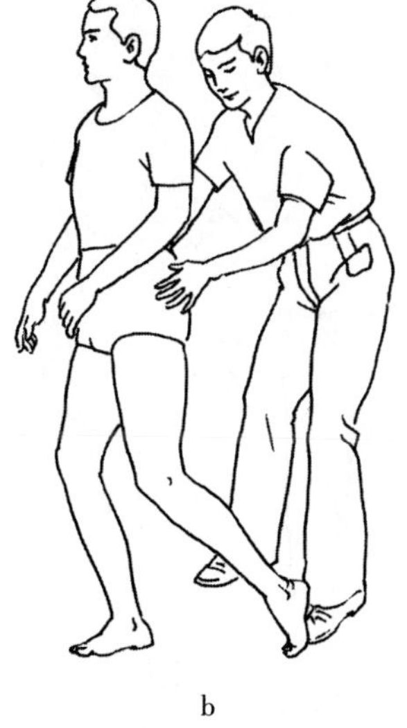

b

图8－32　促进髋关节伸展和重心转移

（二）帮助躯干旋转促进行走

有些患者由于肌张力增高的影响，在行走过程中躯干几乎没有旋转，而是侧弯向患侧，使患侧躯干肌进一步缩短，加重了提髋等下肢伸肌模式使行走既不美观又消耗体力。治疗师位于患者身后，双手放在患者双肩上，四指在肩的前面，拇指在后面。患者行走时，治疗师及时与对侧面腿有节奏地进行肩的前伸，即患腿向前时，治疗师推健侧肩向前，使每一步都有躯干旋转的参与（图8－33）。

通过这种方式行走既能增加协调性和行走的平衡能力，同时通过肩的前伸可促进对侧髋关节的前伸，以此克服伸肌模式。

（三）握住患手和患者一起行走

治疗师握住患手，鼓励患者健腿先向前摆动，同时治疗师帮助患手摆动向前（图8－34）。

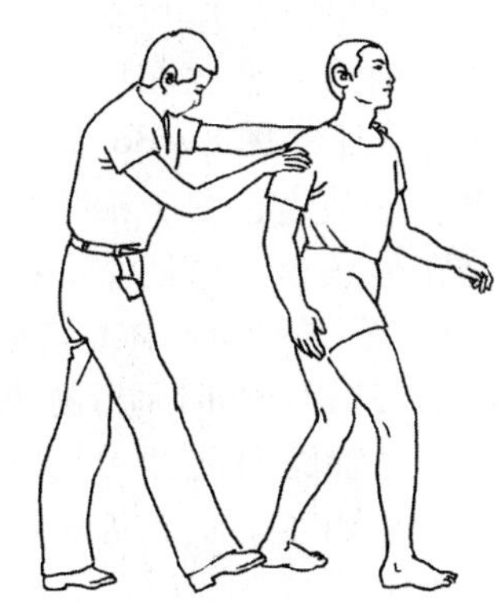

图8－33　帮助躯干旋转促进行走

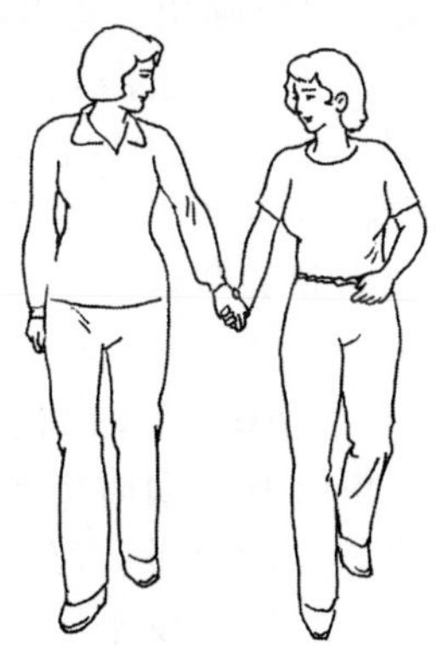

图8－34　握住患手和患者一起行走

根据患者的能力，可在原地先用健腿向前迈一步，同时治疗师帮助患手向前摆动或治疗师把患手向前摆动鼓励健腿同时摆动，然后患手向后，健腿同时向后迈。治疗师握住患手可以避免由于行走用力引起的上肢屈肌痉挛，同时增加行走的协调性。

（四）帮助屈膝促进行走

为克服下肢的伸肌模式，每一行走周期中治疗师协助患腿屈膝，当健腿向前迈出一步后，治疗师将手放在腘窝处，用拇指刺激膝关节屈肌收缩（图 8 –35）。

治疗师的手感觉到屈肌收缩后协助患腿以屈膝的模式向前摆动，这样可以避免伸肌的过度活动，逐渐培养趋向正常的行走模式。

（五）固定胸椎引导躯干向前

许多患者刚开始行走时，重心不敢前移，躯干向后仰，使下膝向前摆动很困难，即使勉强迈出去重心仍不能跟上。治疗师站在患侧先协助其挺胸，一手放在胸骨，另一手放在胸椎处（图 8 –36），然后再鼓励患者向前走，由于治疗师将胸椎固定在伸展位，可使重力线垂直向下，利于下肢持重和体重前移。

（六）站相开始时刺激髋伸肌

有些患者腿向前摆动足跟着地时髋关节就出现后突，为了避免这种下肢伸肌模式的发生，治疗师要不失时机地刺激髋关节伸肌使其克服髋后突。治疗师位于患者的患侧，用一只手先将患侧上肢前伸至肩关节屈曲 80°。另一只手放在患侧髋伸肌处，当患脚着地时用手快速拍打臀大肌直到髋关节伸展后停止拍打（图 8 –37）。

（七）摆动相开始时刺激髋屈肌

当患腿向前摆动时由于髋关节屈肌不能被及时激活，患者试图提髋或髋关节外展以使下肢的直线距离缩短达到向前摆动的目的。这样就形成了划圈步态或典型的偏瘫步态。治疗师站在患侧，一只手握住患侧上肢使其前伸至肩关节屈曲 80°，在患腿启动摆动相的那一刻用另一只手快速拍打髋关节屈肌，直到足跟着地为止（图8 –38）。

（八）直线行走

对于摆动相髋关节内旋的患者他们往往同时伴有膝关节伸展、踝关节

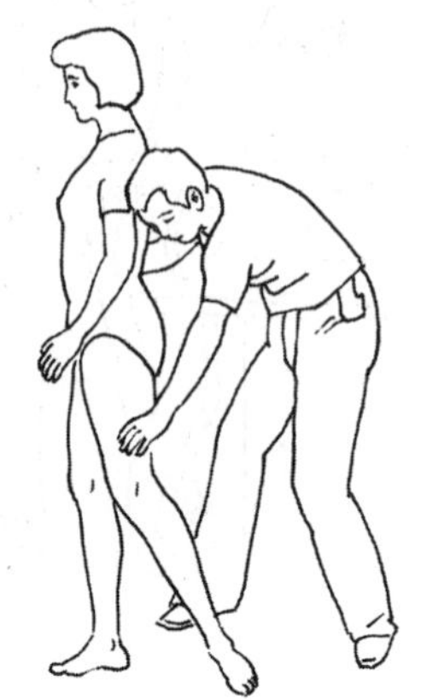

图8 –35　帮助屈膝促进行走

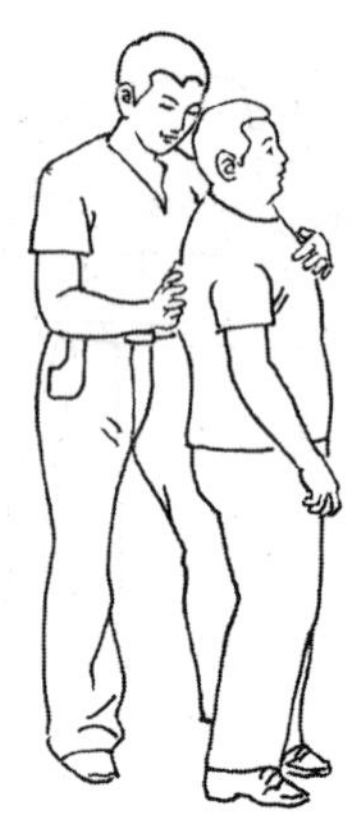

图8 –36　固定胸椎引导躯干向前

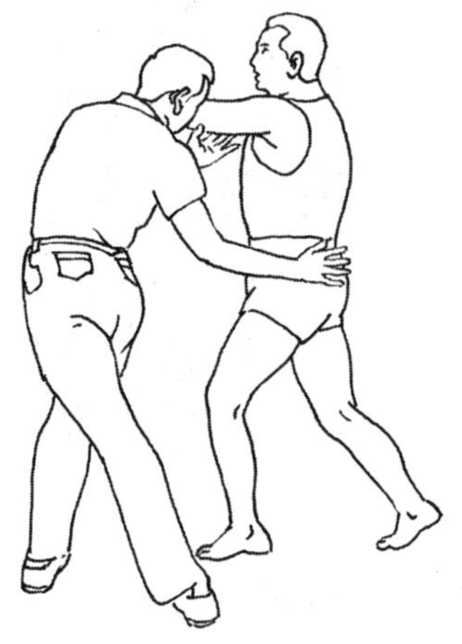

图8 –37　站相开始时刺激髋伸肌

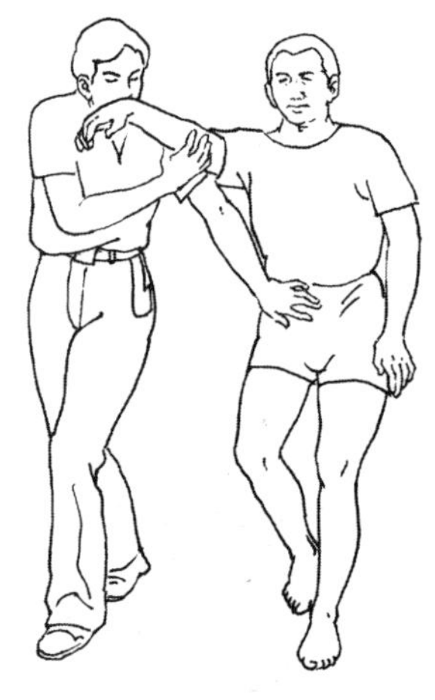

图8 –38　摆动相开始时刺激髋屈肌

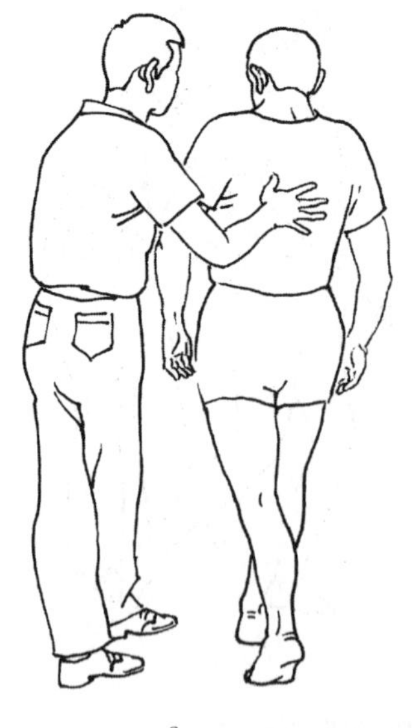

a

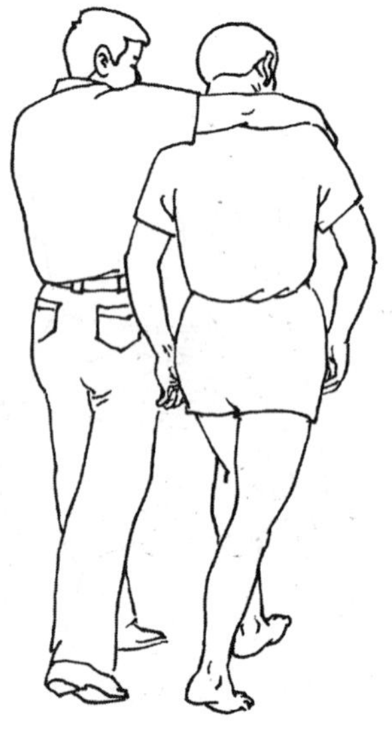

b

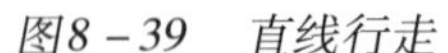

图8 –39　直线行走

跖屈并内翻，分别进行逐一关节的矫正很困难。甚至有些患者在静态下可以控制单关节的活动，但当行走时仍然会进入共同运动模式，在这种情况下用一标示物引导患肢的活动会容易些。在地上贴一条胶带或用油漆画一条直线。患者向前走，每一步都要用脚心横跨在直线上，这样髋关节以外旋的形式向前摆动，打破了共同运动的模式。治疗师可用手固定患者的胸部带动患者一起走，同时给患者一些安全感（图 8 －39a）。

对躯干旋转不好的患者，治疗师可用双手扶在患者双肩上，根据下肢摆动，协助做相应的躯干旋转（图8 －39b）。

（九）抱球走

为了解决患者在行走过程中头总是屈曲，眼睛不能直视前方的问题，当下肢控制能力比较好，且无本体感觉障碍的患者，可让他双手抱着一个大球向前走（图8 －40）。

治疗师站在患侧后方，用手帮助患手扶在球上，在患足着地时注意观察患腿的控制能力，抱球行走还可以促进患侧肩胛的前伸。

（十）侧行

侧行需要的肌肉活动有助于改善步态模式，同时为了行走时的安全，不失去平衡，患者也必须获得向侧方迈步的能力，向健侧行时，治疗师站在患侧，一手扶住患侧骨盆，另一只手放在健侧肩部，患者向健侧迈一步患腿从健腿的前面跨过去，在动作过程中试着保持双脚平行。然后健侧脚再向侧面跨一步，如此持续侧行（图 8 －41a、b）。

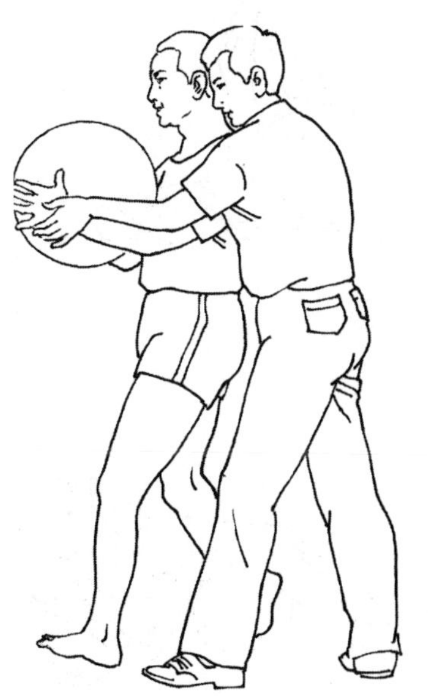

图8 －40　抱球走

治疗师也可以一手放在健侧髋部，用上肢抵住患者的胸部，当患侧脚横跨于健侧脚前面时，可使过度活动的健侧躯干放松（图 8 －41c）。

向患侧行时治疗师紧贴患侧，一手放在髂嵴上使患侧躯干延长，另一手放在对侧骨盆使体重侧移至患腿，健腿从患腿前面向患侧跨，仍要注意双脚相互平行，并持续走一条直线（图 8 －41d）。

为了防止膝过伸出现，在活动过程中治疗师要始终帮助髋关节充分前伸。随着患者能力的提高可逐渐减少帮助。

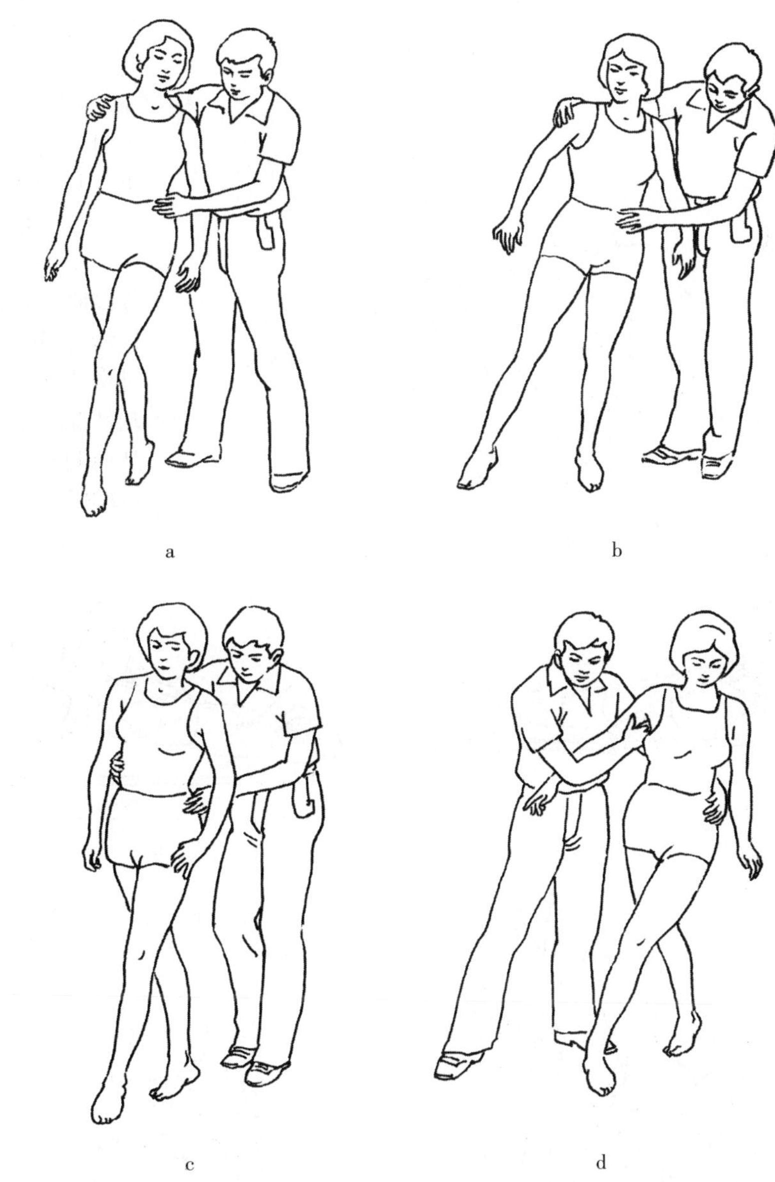

图8 －41　侧行

（十一）倒行

倒行可作为膝关节屈肌训练的一个方法，它的运动顺序是屈膝—伸髋—足尖着地—足跟着地—患腿持重。对于没有经过训练的患者往往是先提髋，然后再以伸肌共同运动模式带动患腿向后退，那样膝关节屈肌没有参与此项活动是达不到训练目的的。治疗师坐在患侧能移动的矮凳上，一手握住患脚于背屈位，另一只手向下压骨盆，然后使膝关节屈曲患腿向后移一小步（图8-42）。

患者用健手支撑，体会该动作，当治疗师感觉此动作没有阻力时，要求患者在治疗师引导下向后迈一小步，注意动作过程中不能提髋。在连续向后走时为利于患腿在伸髋的情况下持重，用健手支撑时应使健手向后移足够的位置躯干伸直后再向后迈患腿。对于踝背屈能力较好者，不能忽视踝关节跖屈的训练，即在倒行的过程中不强调踝关节于背屈位，而是要跖屈位脚尖先着地，以此来增加踝关节的稳定性。

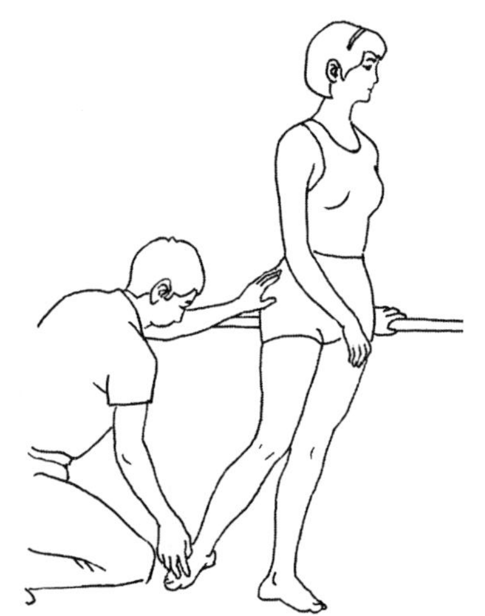

图8-42　倒行

总之，行走能力训练要根据患者的情况从不同角度入手，对肌张力不太高者，先从摆动相开始可使关节活动度和肌力都有改善而不致引起膝过伸。

（十二）助行器的使用

助行器根据支撑面积的不同可分为行走架、肘杖、三脚拐、四脚拐和手杖。其主要功能是代替患肢承受部分体重。它们对于平衡功能的帮助并不大，因此作为偏瘫患者使用助行器就应该相当慎重，因为用健手扶住助行器都将引起重心过多地偏向健侧，并加重患侧的回缩。有些患者甚至是身体斜着走，始终位于后边的患侧几乎不持重，导致身体对称性的进一步丧失。所以Davies使用助行器的原则是：只有患者在不使用手杖能行走时才给他手杖。这样助行器就不会过多地影响患侧持重，只是从心理上给患者提供一些安全感。

五、用球活动训练

由于球的移动性，当患者使它固定或随它移动时，可提高肌肉的共同收缩能力，使身体稳定和提高肌群间的协调能力，同时还可以丰富练习内容。根据患者的能力采取卧位、坐位和站位均可借助治疗球进行活动。根据球的活动情况治疗师就比较容易地观察到患者的反应是否正确，从而调整活动内容，使治疗更具针对性。卧位用球活动（图8-43a、b、c、d、e、f），坐位用球活动（图8-44a、b、c、d、e、f、g），站立位用球活动（图8-45a、b、c、d）。

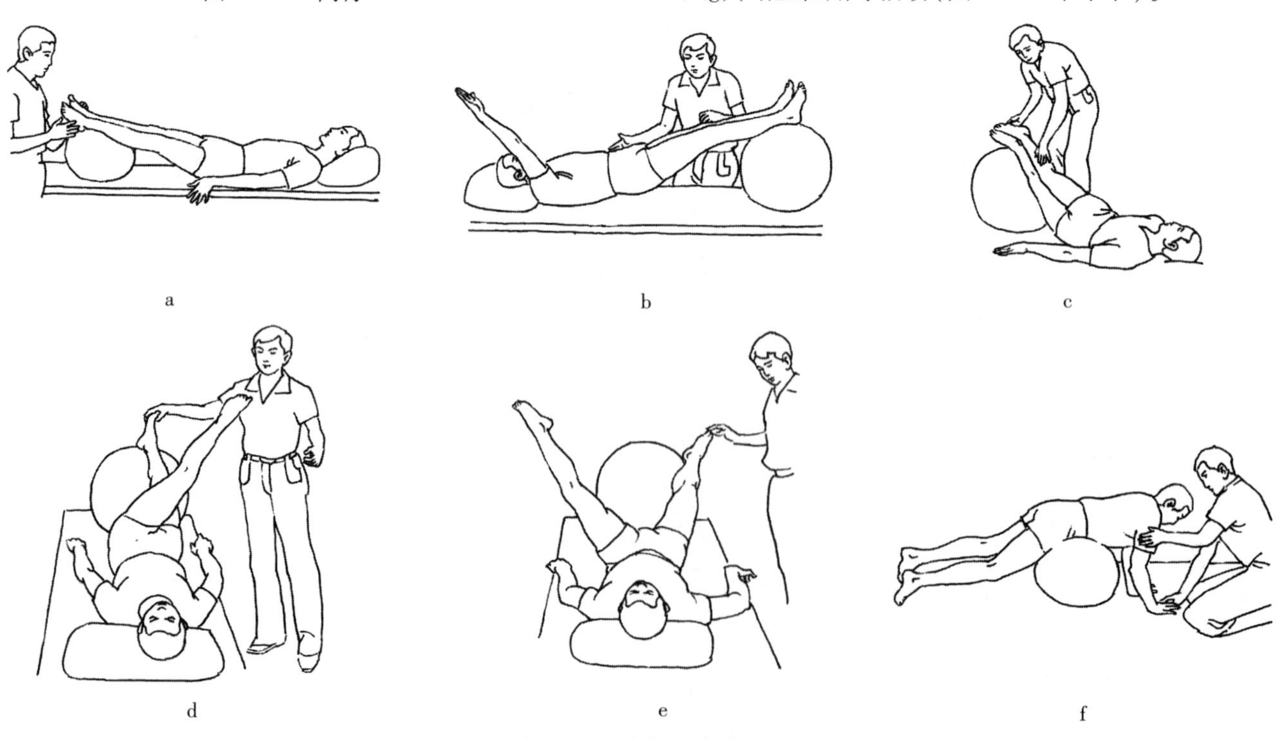

图8-43　卧位用球活动

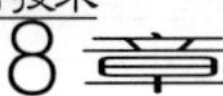

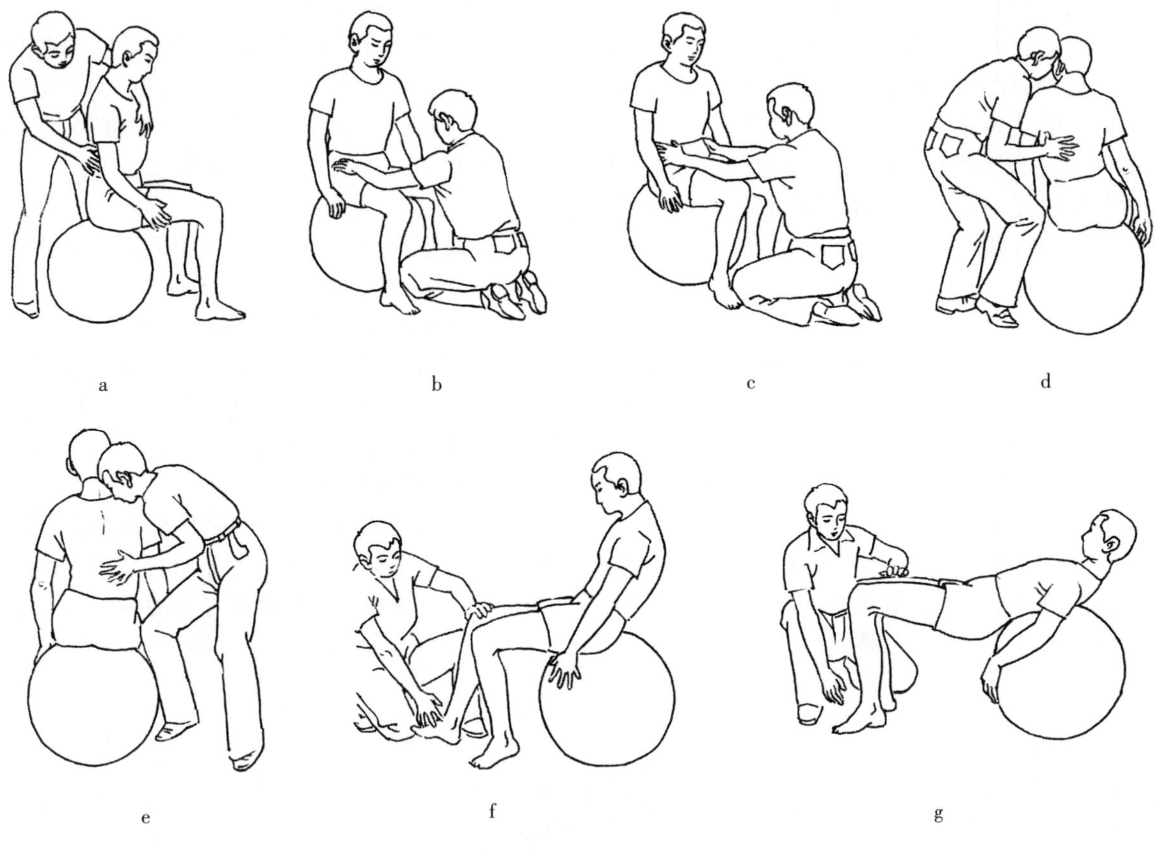

a b c d

e f g

图8－44　坐位用球活动

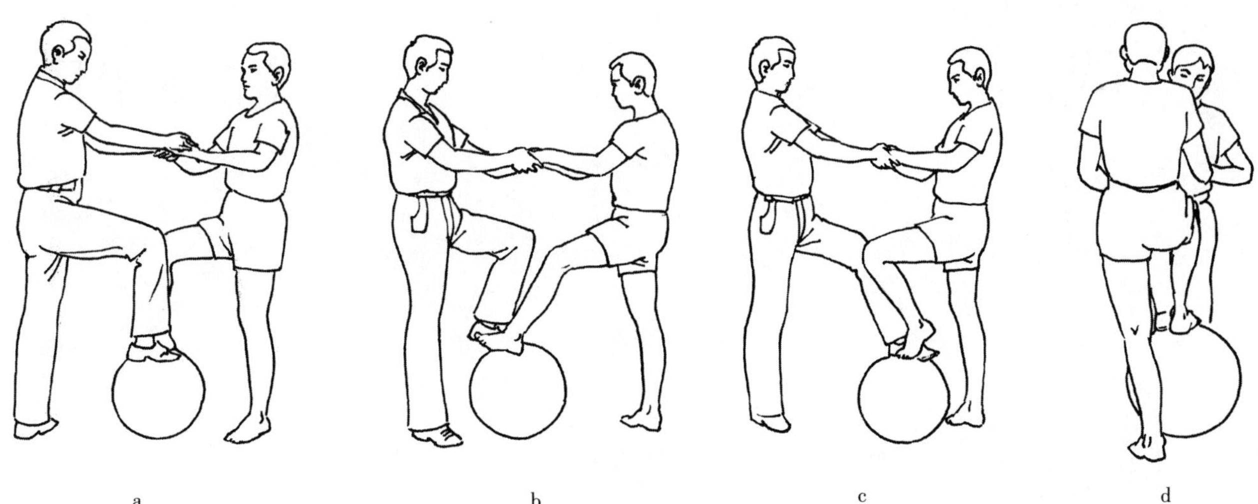

a b c d

图8－45　站立位用球活动

六、日常生活活动（ADL）训练

偏瘫患者康复的最终目的是提高他们的生活自理能力，虽然这里把ADL训练单列出来，只是为了叙述方便，实际上这些活动是必须贯穿在治疗始终的，特别是当功能活动训练后要及时利用所获得的功能。比如，站立平衡功能改善后可让患者练习自己穿脱裤子、入厕等日常活动，这样功能活动与ADL二者才能相得益彰，加速康复过程。

（一）穿、脱衣服

穿上衣时先让患者将衣服里面朝上找到患侧袖口，患手放入袖管，用健手拉衣领，从患侧肩后把衣服拉向健侧，然后再穿健侧（图8－46a、b、c）。

通过这种穿衣训练对患肢无活动者也能达到穿衣自理。

穿裤子时，患者可床边坐位，把患腿先搭到健腿上，用健手把患侧裤腰先提到膝关节上方，患腿放到地上，再穿上健腿，健手抓住裤腰按起坐的正确方法站起来，将腰带扣紧（图8－47a、b）。

对下肢屈曲能力好而站位平衡差者也在仰卧位下练习穿裤子，先穿上患侧再穿上健腿，把裤腰提至腰上方，然后双腿屈曲做桥式运动，把裤腰提上来扣紧腰带，按相反的顺序进行脱衣服训练。

（二）穿、脱鞋袜

穿脱鞋袜是一项非常好利用的和巩固坐位平衡能力的方法。患者床边坐位，先帮助患者把鞋袜摆到双脚之间，用健手将患腿搭到健腿上，用健手穿上袜子和鞋，把患腿放到地上，再用同样的方法穿上健侧。在此活动中需反复的前倾，坐位平衡不良者需要有旁人加以保护，同时注意坐位不能太高。

（三）转移能力

患者学会从床向轮椅或从轮椅到厕所等位置的相互转换，将大大提高患者的自理能力，扩大他们的活动空间，所以对偏瘫患者是非常有益的训练。指导患者总是健手朝向移动的目标，从床到轮椅可先把轮椅靠近床

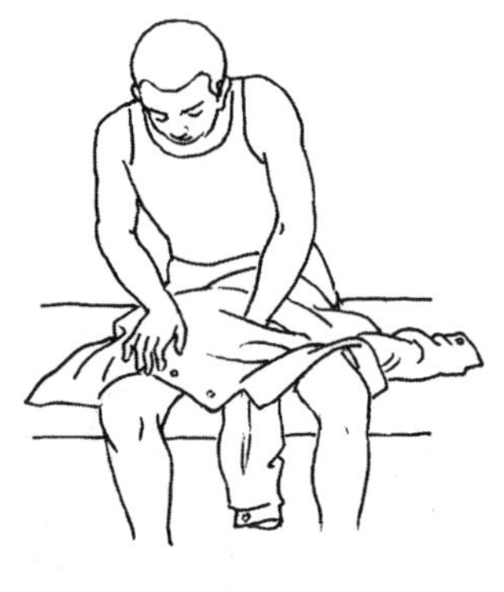
a

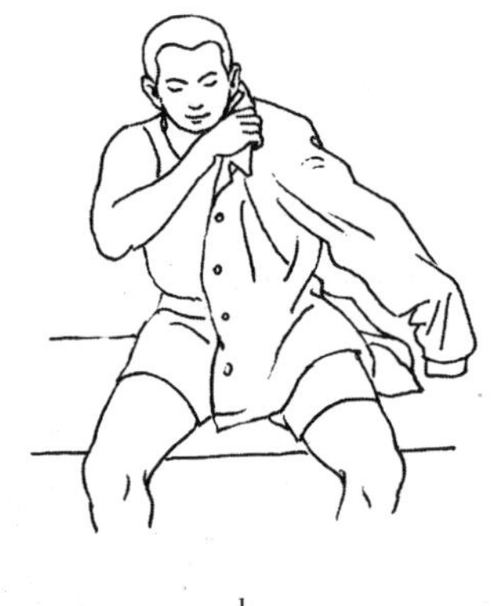
b

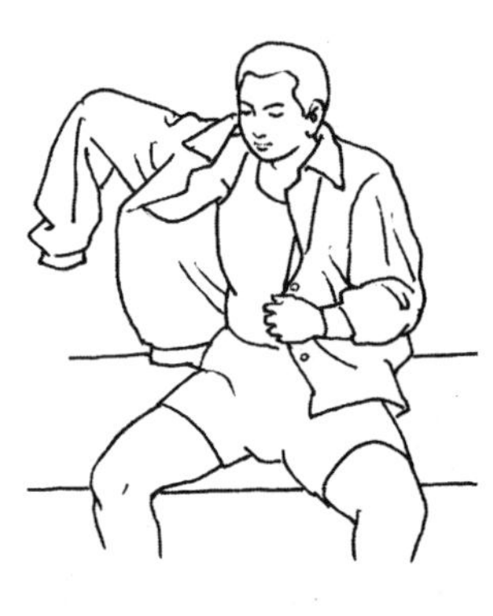
c

图8－46　穿上衣程序

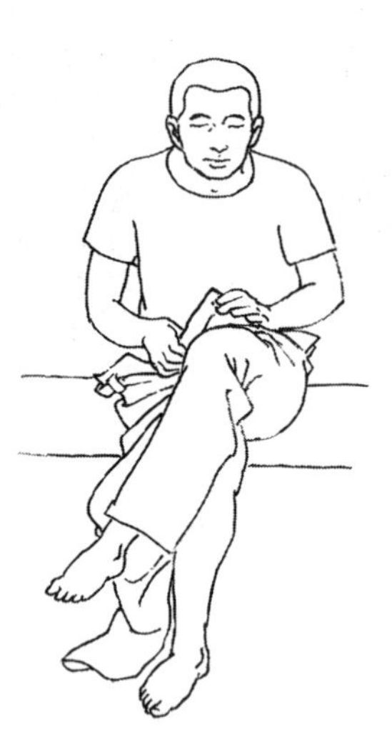
a

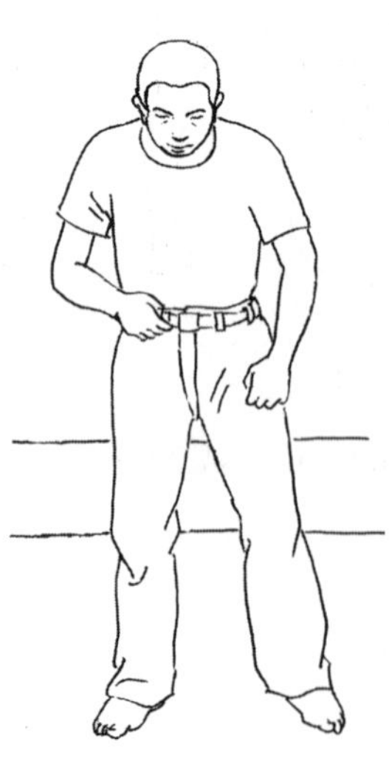
b

图8－47　穿裤子的程序

边，与床形成45°角，使上闸，移开脚踏板，健手扶住轮椅，按起坐训练的顺序检查双脚是否放平，然后重心前移，以健足为轴旋转身体，屈膝坐到轮椅上。具体训练方法可参阅本书第十章作业治疗的有关内容。

按同样的要求完成向其他位置的转移，进行转移能力训练要让患者注意健手扶住的物体要牢靠。对于能移动的物体如轮椅，要先检查是否已上闸。

（四）上下楼梯

上下楼梯可以提高患者的自理能力，同时它是重心转移，单腿持重能力的训练方法。对于不能每脚各踏一个台阶的患者，上下楼梯的原则应该是先上患腿，健腿跟着上同一个台阶；先下健腿，患腿跟着下同一个台阶，这样患腿总是处于利于持重的位置，通过上下楼梯训练可以进一步提高患腿的功能。

（五）进食

患者能独立进食，不仅能减轻帮助者的负担，它还能在很大程度上改善患者的心理状态。为了在日常活动中不忽略患手，ADL训练应按健手帮助患手的原则。比如把食物放到患手中，然后健手握住患手再送到口中，或者患手有部分功能时可用改良的餐具来尽量利用患手的活动。虽然这样做会比单独使用，健手多用一些时间，但从整个康复过程考虑是很值得的。做这些活动时要注意桌椅的位置，确保坐姿正确。

进食活动中有些患者肢体存在主动活动，只是运动模式欠佳。一般是因肱二头肌和三角肌的共同运动所致，即患者屈肘时总要伴有肩关节的外展。为了肱二头肌收缩时抑制三角肌的参与，可让患者患侧肘关节支撑在面前的桌子上，用手取放食物时不允许肘关节离开桌面。用此方式可逐渐使二者分离。还可见到有些患者屈指力量较强但仍不能握住杯子等餐具，此时往往需要检查指深屈肌或拇外展肌。在活动中多注意掌指关节的屈曲和拇指的掌侧外展以及腕关节背屈的能力，则会使手的活动较容易完成。同样的概念可以应用到患者洗漱、清洁等类似的日常活动中。

（六）跌倒训练

跌倒是日常生活中可以遇到的意外。正常人可以快速反应恢复常态，而偏瘫患者跌倒时往往不知所措，常因自救不当或等待他人帮助而长时间躺在地上造成进一步损伤。进行跌倒训练可以增加患者进行日常活动的信心及跌倒后减少损伤的可能性。先让患者躺到垫子上，任何体位均可，然后教患者至健侧卧位。从健侧卧位用肘关节支撑将自己移动至最近的可以扶持的物体，用健手扶持该物体使健侧脚着地将身体支撑至直立位。刚开始进行该项训练时为克服患者的恐惧感，也可先从垫上练习翻身起坐开始，然后再练习健侧支撑将身体至直立。

七、集体训练

偏瘫患者由于身体功能障碍不能从事病前的基本活动，他们往往对自己的现状进行被动的调整和适应，发展下去不仅是身体上的障碍，还会有情感上的混乱、孤独、依赖和自尊心减低，一般对生活抱悲观态度。把功能类似的患者组织起来进行集体训练，通过小组创造一个学习环境往往能提高患者的主动性，改善他们的心理状态。

进行系统的集体训练的经典方法是匈牙利的比度（Peto）教授提出来的引导式教育方法。它综合利用医学、教育学、心理学的原理对患者进行整体康复。每次集体训练的活动都有工作人员精心编制成活动序列。每组6～7人，所有的活动让患者亲自体验而不是由治疗师进行一对一的活动。例如一组上肢屈肌痉挛的患者围坐在一起，双手交叉由一个工作人员引导大家一起说“我肘伸直”，从思想上开始准备这个动作，然后缓慢有节律地数数“1、2、3、4、5”，同时把肘伸直。边说、边做使更多的脑细胞参与运动，每做一个活动使大脑有机会去组织这个活动，所以患者是主动地锻炼而不是被动地接受治疗。比度教授认为人是生活在习惯中的，每个人之所以有每个人的特点，是因为我们习惯不同，而习惯不是一天养成的，所以一组患者只有一名工作人员负责患者的全面问题，因此不会因为不同专业的不同目的干扰患者的习惯，并且节省人力。

实践证明经过此种集体训练的患者自理能力都较高，对于我国康复工作人员少服务对象多的情况，它也不失一种可供选择的方法。

小结

偏瘫患者的康复是长期而艰巨的，即使经过长时间的治疗也不可能克服患者的所有困难，治疗师既要积极热情，又要冷静现实。在整个治疗过程中不断地解决问题，不断地使患者接受现实，即使那些终身需要轮椅的患者经过移动能力训练和合适的家居环境的改造也能独立的生活。在身体功能改善不明显时可结合一些补救措施或借助助具提高患者的能力，所以康复治疗不存在“套路”，治疗师应边治疗、边观察、边修正治疗方案。许多能力好的患者，比如他已经能独立行走，“正常行走”可能是他们追求的目标。此时需要了解“正常行走”的含义是什么？是速度更快？还是模式更好？把患者的要求和治疗师的治疗能做到的有机地吻合。本章所描述的治疗方法也不是唯一的。治疗师在设计治疗计划时要在总的原则不变的情况下采取多种形式使偏瘫患者的康复治疗丰富多彩。

（魏国荣）

参考文献

1. P. M Davies. Steps to Follow. Springer - Verlag 1st ed. New York, 1985

2. P. M Davies Ringht in the Middle. Springer - Verlag lst ed. New York, 1980

3. 于兑生. 偏瘫康复治疗技术图解. 北京: 华夏出版社, 1987

4. P. M Davies. Starting Again Springer - Verlag. lst ed, New York, 1984

5. 陈毓君主编. 引导式教育中文资料蒐集本. 香港: 康复联会, 1985

6. 戴红主编. 康复医学. 北京:人民卫生出版社, 1988

7. Bobath. B Hemiplegia Evaluation and Treatment. William Heinemann Medical Books limited London. 2nd ed. 1985

8. C. Kisner and L. Colloy Theraputic Exercise. F. A Davis Company 3rd ed. Philadel phia. 3rd ed, 1987

9. R. Myers. Manual of Physical Therapy Practice. Saunders Company. London. 1985

10. J. W Sharpless Rehabilitation Management of Stroke Patients in the U. S. A. Journal of Clinical Rehabilitation 1988, 8(1):26 ~ 36

第九章

偏瘫运动治疗的时间和强度

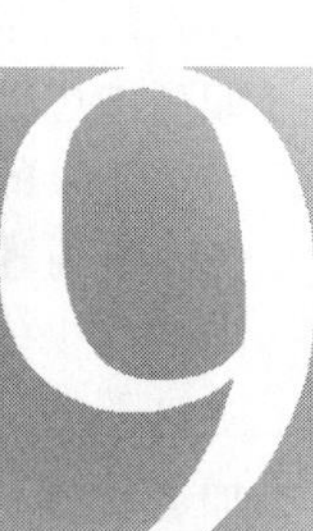

第一节 概 述

一、运动训练

运动训练是卒中患者的康复程序中的重要内容。卒中患者进行的所有运动，无论是促进技术还是传统的运动训练方法，不仅对患者的治疗和预防有一定的作用，而且可以提高患者的生活质量和改善预后。卒中患者有再发卒中的危险。运动训练可以改变与卒中相关的危险因素，如降低血压，增加血糖调节能力，降低血脂水平，减少脂肪。积极控制危险因素，可减少卒中的再发。

卒中后患者处于衰弱状态，最大摄氧量仅达同龄正常人的一半。这种状态给运动训练改善留下很大空间。如卒中患者运动能力恢复到能参加功率自行车训练水平，60%的患者最高摄氧量会增加；进行8周的耐力训练，步行速度由100%增加到150%；患者步行能力提高，很少依赖助行器。我们多年的经验表明，早期使用支具、助行器，及早步行，适当加大动作重复次数，增加运动量，效果较好。

尽管卒中患者的运动训练是以运动控制能力训练为主，但早期康复原则是：运动训练必须保证有效、安全。运动前必须进行运动测验、开出运动处方。即使没有条件进行正规的运动测验，也要考虑到运动训练对患者既存在有效性，又有一定的危险性。

卒中患者大多数伴有心脏病、呼吸系统疾病和糖尿病，运动处方要以限制性运动测验的结果作最主要依据，并进行个体化的考虑，宜从低强度开始，注意防止意外事故的发生。

二、有氧训练的相关问题

（一）最大摄氧量（VO_2max）

一个健康人，当运动负荷达到一定极限后，通常即使再用力，其摄氧量也不会增加太多，即达到所谓摄氧量曲线的平台状态。这时的摄氧量称为最大摄氧量。达到最大摄氧量的运动试验就称为极限运动试验（maximal exercise testing）。最大摄氧量是评估运动训练心肺功能状态的最重要的指标，也是卒中康复中评估康复治疗效果和患者最大耐受能力的可靠参数。

一般采用极限量运动试验的方法测定最大摄氧量。最常使用的是分级活动平板运动试验。通过分级增加活动平板的斜度和速度，同时进行呼吸气体分析。当两个等级之间摄氧量的增加小于两个标准差（通常为两极摄氧量之差2.1毫升/千克·分钟或150毫升/分钟）时，即认为摄氧曲线出现平台状态时，所得到的数值为最大摄氧量。通常把非同一天的几次结果的均值作为该患者的最大摄氧量。

在确定最大摄氧量时，最好能达到比较稳定的状态，但这无疑对患者来说是困难的，多数患者达不到稳定平台状态就不得不停止运动试验，客观上变成了症状限制性运动试验，此时的最大摄氧量称为最高摄氧量（VO_2peak）。

（二）梅脱（metabolic equivalent，MET）

目前大多采用运动心肺功能仪直接测定活动状态耗氧量或间接测定耗氧量。由于耗氧量与体重有关，梅脱是安静坐位代谢水平的倍数，也称代谢当量。1MET＝3.5毫升/（千克·分钟），即1MET等于每千克体重、每分钟3.5毫升的摄氧量。用METs表示运动强度较为简便。当运动强度为10METs时，相当安静坐位时摄氧量的10倍，即为每千克体重、每分钟35毫升的摄氧量〔35毫升/（千克·分钟）〕。

不同活动状态其能量消耗为3.5毫升/千克的倍数。因此MET常规用来表示康复运动方案中运动强度大小，用来评定康复心脏功能水平以及日常生活活动能力。

（三）分级运动试验（graded exercise testing）

分级运动康复试验在脑卒中患者康复医疗期间是安全和可行的。第一次大多在出院前进行，以后根据情况而定。此试验使随后的卒中康复更安全，能更好地指导拟定的脑卒中康复方案的实施。曾以在运动中出现胸痛、心律失常、左心功能不全的症状或体征、ST段发生新的缺血性变化为运动试验终止的指标，现根据病情和病变程度，多用心率 < 130次/分钟或 VO_2 < 5METs（>40岁患者）或心率 < 140次/分钟或 VO_2 < 7METs（>40岁患者）。通过运动试验，可了解患者运动能力或运动容量（exercise capacity），指导患者在一定范围内活动，如果能胜任所规定的运动量，可继续提高活动量；如在运动时不能耐受或出现症状，应进一步检查是否有合并症存在。运动试验还可了解卒中患者心肺功能，判断康复的效果是否恢复到发病前的健康水平。

（四）危险性分层理论

对脑卒中患者进行危险性分层，已做了各种尝试，一般参考心脏病人危险分层。它不仅可作为各种运动训练、内外科治疗的基础，而且为政策制定部门提供了人员配置和资源配给的信息。各机构根据一系列客观指标来区分低、中、高危患者（表9－1）。尽管各家标准略有出入，但一致认为，低危患者无需心电图监测及密切运动监视；中危患者仅需间断性心电图监测；对高危患者，为实施运动康复方案，必须进行连续性的监测与监护。

表9-1 低、中、高危险卒中患者特征

低危患者（无需ECG监测）	单纯冠状动脉再通后 >7.5METs（缺血发作3周后） 无心肌缺血、左心功能不全、严重心律失常
中危患者（间断性ECG监测）	<7.5METs（缺血发作3周后） 心绞痛或运动时ST段压1~2毫米 运动时再灌注或室壁运动障碍 充血性心衰病史 轻度但非严重左心功能不全 心室晚电位阳性 非持续性室性心律失常 不能自我监测或遵守运动处方
高危患者（连续性ECG监测）	严重左心功能不全 <4.5METs（缺血发作3周后） 运动诱发的低血压（>15mmHg）或缺血ST段压>2毫米 低量级运动诱发心肌缺血或运动后持续性缺血

（五）无氧阈值

运动中无氧代谢代替有氧代谢时的摄氧量，称为无氧阈值。急性运动在小于和大于无氧阈值的运动强度运动时，其代谢反应是不同的。

第二节 有氧训练程序

运动训练的程序和方法很多。对于像脑卒中患者这类的残疾者，最常采用的是以问题为导向的训练方法（Problem－Oriented Exercise Management）。这种方法最大的优点是：把卒中运动训练这一复杂问题，分解成许多简单的部分，便于解决。通常总结为五步：

一、主观资料的搜集

询问病史，了解卒中前患者的躯体情况，目前的主诉与症状。主要包括：运动耐力；是否有气短，胸部疼痛，无力，易疲劳，腰背疼等症状；心、肺和糖尿病等伴发疾病的严重程度；各项检查结果，最近的康复训练情况，服用哪些药物等。

二、客观资料的搜集

主要是查体和实验室七类检查。

（一）有氧能力检查

测量患者运动时的耗氧率。常用指标是：最大摄氧量（VO_2max），最高摄氧量（VO_2peak），最大稳态耗氧量（VO_2mss），通气量（呼吸量等），12导心电图，心率，血压，自觉劳累程度，代谢当量（METs），耗竭时间，乳酸水平等。卒中患者无最大耗氧率，通常用高峰耗氧率表示。主要运动方法有：步行、慢跑、划船、骑自行车、上下臂的训练、上楼梯、游泳、舞蹈等。

（二）无氧能力检查

测量患者做短暂高强度运动的能力。如氧债，最高乳酸水平等。常用于运动员，卒中患者很少用。

（三）耐力检查

测量患者做长时间、亚极量有氧运动的能力。试验运动时间（time trial performance），6分钟和12分钟步行，1里步行耗竭时间，持续工作速度下的自觉劳累程度和最大重复动作数。

（四）肌力检查

测量患者做短暂抗阻运动的能力。常用指标是：最大重复动作数，等动和等速肌力测定，最大自主收缩力，峰输出量（peak power output）等。每一个指标各有优缺点，可根据病情和患者状况加以选择。

（五）灵活性检查

主要是关节活动度检查。常用指标是：坐和屈伸距离，关节活动度。

（六）神经肌肉检查

检查患者协调性和灵活性的能力。常用指标是：步态分析，平衡能力，手眼协调能力和反应时间。

（七）功能活动检查

检查日常活动能力。常用指标是：坐、站评分，定时步行。尽管运动检查项目较多，可根据病史和主诉症状，个体化地加以选择。总结这些检查，决定患者的运动能力。卒中患者的运动能力主要取决于神经缺损的严重程度。

三、进行运动试验

卒中患者，大多数有动脉硬化，伴有冠心病或有发展成冠心病的危险。卒中患者的运动试验，要在医师的严密监护下进行。试验方式根据患者的神经缺损情况而定。常用的运动试验方法有以下几种：

（一）平板运动试验（Treadmill Testing）

适用于立位平衡功能较好，能独立步行的患者（不使用拐杖或步行器）。步行速度要慢，一定的功率下，卒中患者能量消耗比正常人多55%～64%。训练计划要逐渐增加运动强度。降低平板速度以降低步行速度。

（二）功率自行车（Leg Cycle Ergometry）

1. 基本方法

适于能在自行车上维持坐位平衡的患者。如患者不能独立保持平衡，患肢必须用搭扣带固定于踏板上。试验计划必须个体化，根据患者的基本肌力而定。踏板率为50次/分，开始输出功率为20瓦，每阶段增加20瓦。

2. 上下肢运动器（Combined arm and leg Ergometry）的使用

在功率自行车试验中，如患者患肢肌力减弱或痉挛，会影响踏板速率，建议使用健侧下肢。但使用一个肢体，很难达到锻炼心脏要求的工作速率。这种情况下，将上肢和下肢结合起来的测量器，特别有用。如患者患肢肌力减弱或痉挛不妨碍踏板速率，可使用健侧上下肢帮助患侧。

因为上肢肌肉易疲劳，要安排适当休息间隔。

3. 注意患者平衡能力

如患者坐位平衡差，在功率自行车后放一固定椅子或轮椅，坐在上面进行运动试验。上肢曲柄安装接长节，使患者在轮椅上屈上肢和腿。坐位平衡差的患者，仰卧位用功率自行车进行运动测验。运动能力差，会影响患者的锻炼效果。有研究发现，20% ~85% 的卒中患者，能达到预计最大心率的 85%。

四、评价与计划

（一）评价

通过以上三步，对卒中患者存在的问题，有一初步印象。如：①有氧能力降低，通气阈降低，75% 的有氧能力下，耐力降低。②下肢的无力或进行性痉挛加重或/和患侧感觉功能残损，使患者不能独立步行。③躯干平衡能力差，患者不能进行坐位屈臂运动（划船运动）和腿的环行运动（骑自行车）。④肢体无力或痉挛，患者不能维持基本的运动速率。

（二）制定计划

首先，要确定长期目标，开出运动处方。选择运动方式，决定运动强度、运动时间、运动频率。如卒中患者急性期，选择卧位助力训练、翻身训练。举臂每日 2 段（上午、下午），15 次/段，桥式运动，运动量同上肢。也要制定短期目标，患者容易达到，有成就感，提高训练兴趣。第二，要考虑卒中患者的特殊情况。如训练器械，支具情况，是否有训练禁忌情况，训练注意事项，修订标准的训练计划。第三，制定训练程序。训练程序要考虑动作不能太难，要采用非竞争性运动，目标要现实。

五、再评价和随访

再评价和随访时间要恰当。时间太短，浪费时间和人力。太迟，旧的问题失去控制，新的问题未加注意。再评价和随访主要看患者是否有改善，运动处方是否恰当。

第三节　运动处方

卒中患者康复运动，必须制定运动处方。运动处方与药物处方一样要谨慎对待。运动处方是任何康复运动训练的指导原则，据此来决定运动训练形式和内容。运动处方包括运动类型、强度、持续时间、频率和进展速度等。

通过运动处方指导卒中患者训练，采用全面的、个体化的运动训练方法，增强体能，促进恢复，减少疾病的复发和发展，达到最佳的生理效应，以确保安全地进行运动训练。

一、运动类型

（一）改善心肺功能的运动

1. 运动形式

改善和维持卒中患者的心肺功能、增进心血管健康的运动，应是等张、有节律的有氧运动，包括在肌肉群运动、持续长时间和有节律的有氧运动。如徒步行走、游泳、划船和骑自行车等。

2. 目的

（1）心肺耐力活动运动处方的目的是维持或提高功能状态。为了达到此目的，每一运动课应包括有氧耐力的内容。有氧运动能够增强心脏储备量和最大摄氧量，提高身体持久的活动能力，调节自主神经的平衡功能和控制对应激的反应，防止脑血管疾病再发。

有氧耐力活动可分为二组。第一组体力活动的特点是：运动强度不大、心率变化不大的运动，如床上运动、步行、游泳、骑自行车等。第二组体力活动的特点是：运动强度中等，持续而不易维持的体力活动，如舞蹈、游戏等。脑卒中康复早期阶段应进行第一组的体力活动。根据个体的健康水平，选择持续的或间歇的运动。第二组体力活动可提高患者的兴趣，避免焦虑和乏味。这类活动的运动强度不要超过 5METs。应当尽量减少比赛，活动组织者应熟悉运动中出现的生理反应。

（2）卒中患者局部肌肉耐力运动。这种运动使局部肌肉耐力增加，协调功能随屈伸肌力增强而提高，肌肉有相应的增长，并使心脏储备量增大。动态和静态运动的强度和时间是不同的，见表 9－2。

表 9－2　动态和静态运动的强度和时间

	动态运动	静态运动
强度	20% ~30% 最大静态用力	<15% 最大静态用力（保证有氧供能）
时间	中等长时间和速度（注意心功能）	3 ~6 分钟
频度	每天，肌力静态和动态重复活动	每天，肌力静态和动态重复活动

（二）减少体成分过多的运动

卒中患者的体成分过多的体脂堆积，伴发高血压、糖尿病、冠心病的非常多。许多运动处方的目标都是以恢复正常体成分为目的的。

体成分是由遗传和行为因素所决定的。热量的平衡与热量摄入和消耗的比值有关，它将引起体重的变化。严格的饮食限制会造成体重和水分的丢失。运动引起热量负平衡，导致体重降低。阻力高的运动如举重可减少体重，有氧运动可保持体重，两种运动结合起来可减少体脂。

美国运动医学会设计了轻度限制热量摄入和有规则的耐力运动并适当减轻体重的方案：

①正常成人每天推荐的热量摄入量不低于 1200kcal（1cal =4. 1865J）。老年人、儿童和运动员例外。

②根据个体的社会文化背景、习惯、口味和价格，提供可接受的饮食。

③提供负热量平衡，低于推荐标准量，每天不超过500～1000kcal，可以逐渐降低体重而不引起代谢紊乱。平均每周体重减轻1千克以下为宜。

④改变行为，纠正不适当营养的饮食习惯。

⑤耐力运动方案的运动强度>65%最大心率，每周3次，每次20～30分钟。

⑥建立新的饮食和体力活动习惯来维持已降低的体重。

推荐耐受的有氧活动来消耗热量。肥胖人易产生骨关节损伤，运动强度应以维持或低于65%的最大心率为准。对卒中患者建议每周消耗1000kcal。健康坐位工作者（运动能力为8～12METs），在运动方案第一周平均每次运动课消耗200kcal，8～10周时每次运动课平均可消耗300kcal。卒中患者，则需两年时间达到以上标准。

（三）维持肌肉骨骼正常功能，保持灵活性的运动

卒中患者所有关节需要保持在适当活动范围内，患侧的肢体尤其要注意。腰部和大腿后部缺乏灵活性易发生慢性下腰痛。因此康复方案应维持关节良好的灵活性，特别是颈、腰部。伸展运动可改善和维持一个关节和一系列关节的活动范围。灵活运动应缓慢进行到较大范围的活动。在进行缓慢的动态运动前，应做10～30分钟的静止伸展运动，伸展的程度以不引起疼痛为限。伸展运动在每次训练时进行，包括准备活动和整理活动。伸展大腿和小腿后部，可避免由扶杖步行引起的肌肉骨骼损伤。中等强度的静态伸展运动可减轻肌肉神经的张力。

卒中患者灵活性训练，有规律的伸展和放松运动疗法，在几周内可改善大关节的灵活性。训练要求主要关节系统的放松运动，如肩、髋、躯干、下肢等；主动的伸展运动，如肩、上肢、躯干；主缩肌的收缩和伸展，从简单的屈、伸活动开始，关节在几个方向和平面上活动。训练强度从低于最大能力开始，逐渐重复加强，达到个人的运动水平。训练时间因人而异，每次重复7～8次。

（四）力量、阻力和等长运动

过去这些运动对卒中患者是禁忌的。近年来不仅对卒中而且对心脏病或高血压患者也应用这些运动。如阻力运动和循环训练，可以编入康复运动训练方案中。等长运动占的比例不宜大，适于临床稳定的卒中患者，是较安全的训练方案。

对要恢复较强工作和体育活动的人，康复运动训练除要改善心血管功能外，增强肌力和局部肌肉耐力也是重要的。大部分卒中患者，需要上肢进行日常职业活动和业余娱乐活动，过去曾错误地认为上肢运动比下肢运动容易增加摄氧量和诱发缺血且功能恢复差，因此曾限制和减少进行上肢运动。近来认为，上肢与下肢的恢复率是相同的。上肢运动训练理想的靶心率（THR），应从上肢功能仪测定结果获得，也可从平板运动或下肢功率自行车得到的靶心率减去10次/分钟得到。卒中患者上肢运动负荷约为下肢运动负荷的50%或以下。

卒中患者抗阻运动产生的最大心率仅为运动试验测得最大心率的56%～64%，不会引起心律失常、血压异常、ST段降低或心脏症状。研究证明，卒中患者肌力训练的长期效果类似正常人。

卒中患者康复运动训练方案中，阻力或力量运动训练应是低水平的阻力训练。急性期至少7～8周后或肌力达3级以上才能进行这种训练，首先通过症状限制的运动试验，排除参加阻力和力量运动训练的禁忌证，另外，还要考虑不增加痉挛程度。靶心率是力量运动训练强度的限制指标，宜用心率、血压乘积（RPP）监测力量训练中的心肌摄氧量。力量训练处方包括三组运动，每种重复12～15次，每种形式间隔以30秒运动和30秒休息。卒中患者应保持正确呼吸节奏，避免用力屏气。

低危卒中患者，在医学监测下进行力量和等长运动方案是安全的。经过训练后，可使卒中患者在一定肌力和静态用力时，能安全地完成日常生活活动。

（五）循环训练上、下肢

进行循环运动训练是改善卒中患者心肺功能和增强肌力的一种训练方式。单次循环持续时间为7～12分钟，时间长短取决于运动中休息间歇时间（约为15～60秒），每次运动重复的次数约为6～15次，根据患者的疲劳程度，可适当增加，最多达30次。循环训练包括等张、等长和力量运动。力量训练包括常规的治疗师提供不同速度、阻力及运动器械进行持续、缓慢、大肌群多次重复的中等负荷训练，还有平板运动和功率自行车等等张运动。近几年研究卒中患者的循环训练方案为以一次最大运动量的30%～40%进行10～30次重复运动为宜。完成重复训练前、中、后，即刻测收缩和舒张血压，应无明显变化。循环训练效果可增加肌力约22%。进行循环训练的禁忌证有：运动试验出现异常血流动力学反应或心电图缺血改变，颈动脉窦反应敏感，左室功能低下，运动能力<6METs，未控制的高血压或心律失常等。

二、运动强度

运动强度需要适当的监测来确定是否适宜，它是设计运动处方中最难的部分。运动强度是以功能的百分数来表示，不同个体的运动能力有差异，需要运动处方个别化，如马拉松运动员80%肾功能运动超过2小时，一般人在80%功能运动只能维持几分钟。为此，运动强度不应超过 80% 和低于 50% 最大功能，无症状成人为 60% ~70%，心脏病患者的运动强度为 40% ~60%，卒中患者应该更低。运动强度可根据心率、最大摄氧量、无氧阈值（AT）、自觉疲劳程度（RPE）和以 METs（梅脱）来表示的代谢指标来确定。

（一）运动效果的指标

有氧运动能力增加是取得运动效果的指标之一。最大摄氧量是测定心脏功能和估计预后有效的客观指标，在卒中患者康复运动评估中，用其规定运动强度和监测运动进程，优于常规的方法。卒中患者的摄氧量，多从健康成人的摄氧量间接推算出来。如从运动持续的时间或达到高峰阶段时的负荷，用公式计算往往估计过高。此外服用洋地黄类药物和抗心率失常药物，其心率和运动强度以及心率和摄氧量不呈线性关系，因此不宜由心率估计运动强度或摄氧量。卒中患者由于偏瘫或伴有冠心病，不能达到最大摄氧量而且有危险。文献报告可以采用患者的最高摄氧量来表示脑卒中患者的最高有氧能力。

采用最大摄氧量的百分数来表示运动强度时，60% ~80% 最大摄氧量是理想的运动强度。低于 70% 最大摄氧量的持续运动，血中乳酸不增高，血中肾上腺素和去甲肾上腺素保持在较低水平。超过 80% 最大摄氧量的运动，不仅运动效果不佳，而且对心脏储备能力差的人是有危险的。低于 50% 最大摄氧量的运动，对脑卒中患者有较好的效果。

（二）用心率规定运动强度

除去环境、心理刺激或疾病等因素，心率和运动强度之间呈线性关系。通过运动试验可以发现心率和运动强度的个体差异，达到最大运动强度时的心率称为最大心率（HRmax）。通常将达到最大功能的 60% ~70% 时的心率称为训练心率又称靶心率（THR）。

计算训练心率常用以下两种方法：

（1）标准的 Karvonen 公式最大心率（HRmax）减去安静心率（HRrest）称为心率储备量，将其乘以 60% ~80%，再加安静心率即为训练心率。

$THR =（HR_{max} - HR_{rest}）（0.6 \sim 0.8）+ HR_{rest}$

（2）训练心率等于最大心率乘以心率范围的百分数

$THR =（0.6 \sim 0.8）HT_{max}$

这种算法比前一种算法所估算的训练心率值，约低 15%。

（三）用 METs 规定运动强度

一般认为最大运动量的 60% ~70% 是适量的运动强度，以 METs 值表示功能则为 3 ~20METs（这是国外的标准，国内应稍偏低一些）。运动处方开始应比其训练心率时的运动强度低 1METs，直到适应运动为止，最高运动强度不应超过 85% 最大功能（表 9 -3）。

表 9 -3　用 METs 规定运动强度

功能（METs）	功能（%）	平均训练强度（METs）
3	60 +3 =63	1.90
5	60 +5 =65	3.25
10	60 +10 =70	7.00
15	60 +15 =75	11.25
20	60 +20 =80	16.00

体力活动如步行、功率自行车和台阶运动强度以 METs 表示时，与运动速度、阻力或物体的重量有关。脑卒中患者伴有冠心病、慢性阻塞性肺气肿、间歇性跛行等慢性病时，运动强度应低于上述规定值。

（四）无氧阈

不同个体在同一最大心率的百分数运动时，其无氧阈值不同。因此只根据最大心率的百分数来估算的运动强度处方，缺乏代谢处方，缺少代谢参数的参考。根据无氧阈值确定运动强度，较为安全、标准化，而且疗效可靠。

1. 安全性

规定运动可减少脑卒中和心血管疾病死亡率，但运动本身可引起心脏猝死和脑出血的危险性一过性增加。与猝死有关的因素有酸中毒、血儿茶酚胺升高和血钾再分布。在强度大于无氧阈值运动时，不仅血乳酸升高，而且血儿茶酚胺正肾上腺素水平上升和血钾水平下降。

2. 改善心肺功能

在强度接近无氧阈值训练时，可明显改善心肺功能，而不至于出现高运动强度的不适感。对强度大于无氧阈值进行体力活动与低强度运动训练比较，近年来经研究没有发现对促进卒中患者有更多的益处，而且脑卒中患者进行强度大于无氧阈值的运动训练是有害的。心脏病患者应从分级运动试验时呼吸气体交换中测得无氧阈值，达无氧阈值运动时不产生症状和体征变化，这时的心率为心脏病患者理想的训练心率。通常的训练强度应略低于此理想的训练心率，可确保训练运动是有氧的。脑卒中伴冠心病患者的无氧阈值大约为 60% 最大摄氧量或 60% ~70% 最大心率。因此无氧阈值是选择理想运动强度的指标之一，可用来客观评价运动疗法的效果。

3. 测定无氧阈值的方法

无创测定无氧阈值的方法可用气体代谢仪检测气体交换变化：

（1）肺通气量与摄氧量的比值（VE/VO_2）增加，而肺通气量与二氧化碳排气量的比值（VE/VCO_2）不同时增加；

（2）二氧化碳排气量（VCO_2）上升与摄氧量

(VCO_2)不成比例，即 V－Slope 法；

(3)每分钟肺通气量(VE)增加与摄氧量(VCO_2)不成比例，呈非线性关系。

出现上述一项或一项以上时的摄氧量即为无氧阈值。临床多以气体代谢仪测定的无氧阈值作为无创和有效的客观指标。

(五)临床判断运动强度的简便方法

1. 自觉劳累分级(Rating of Perceived Exertion，RPE)

运动强度自觉劳累分级可参见由博格(Borg)设计的15级分类表(表9－4)。

表9－4　RPE的15级分类

级	6	7	8	9	10	11	12	13	14	15	16	17	18	19	20
RPE		非常轻		很轻		有点累		稍累		累		很累		非常累	

RPE对分级运动反应与心肺代谢指标如摄氧量、心率、肺通气量和血乳酸浓度相关。RPE是持续运动中用力水平可靠的指标，可用来评定耐力训练的运动强度。

博格的分级表中12～13级相当于最大心率的60%，16级相当于90%，所以大部分卒中患者应在12～16级的范围内运动。开始训练时，参加者在一定的心率和RPE水平的运动强度运动，一旦掌握了心率和RPE之间的关系后，可用RPE来调节运动强度和修订运动处方。

2. 谈话运动水平(Conversational Exercise or Talk Test)

在运动时谈话而不伴有明显气短的运动强度，即为产生训练效果的适宜运动强度。如果运动中能唱歌，说明运动强度不够大。

三、运动持续时间

除准备活动和整理活动外，运动持续时间为15～60分钟，一般为20～30分钟。时间长短与运动强度成反比，运动强度越低，需要的时间越长。运动产生的效应是与运动强度和运动持续时间的乘积有关的。欲得到明显的心血管效应和体能恢复，需在大于90%功能的强度下运动5～10分钟。但这对卒中患者是不现实的。为不引起骨关节损伤和高能量的消耗，对卒中患者应进行低强度长时间的运动。

对卒中患者，在运动的第1周应进行中等强度运动20～30分钟。运动2周后出现正常运动反应且无合并症时，运动时间可从每次20分钟逐渐增加到45分钟。对于全身状况较差的卒中患者，每天被动运动3～5分钟也是有益处的。

运动训练有持续运动或间歇有氧运动。持续运动的优点能较快改善卒中患者的心血管功能。间歇运动为运动和休息交替进行。但其合起来的时间至少不应低于规定的时间。持续运动与休息的时间比例为1:1。

脑卒中患者进行间歇运动的优点：①患者达到较高的运动强度时出现较少的疲劳感，因为与持续运动比较，休息期减少乳酸的堆积；②对心脏训练刺激的次数较多，因为重复增加搏量、静脉回流和心内压力。同时，间歇运动适于多数住院的脑卒中患者。

四、运动频度

运动频度通常每周3～5次。研究发现：运动训练频度对卒中患者提高心血管效率和改善患者功能均是十分重要的。另有研究认为：脑卒中患者每周运动2次和5次，其效果无区别。一周7天不间断地训练并不增加身体的受益，而合并症的危险性反而增加。但对于低功能容量的患者(3～5METs)，可以进行7天的训练。大部分卒中患者训练以运动控制能力为主，强度不大，应当增加重复次数。

脑卒中患者的运动频度，取决于运动强度和每次运动的持续时间。根据需要、兴趣和功能状态，运动频度每周3～5次。功能状态小于3METs，开始每次运动5分钟，每天运动2～3次。功能在3～5METs时，每天运动1～2次。功能在5～8METs时，每周至少运动3次。开始训练时，由于骨关节过分应激，最好隔日运动，一旦适应，每天运动可产生较好的训练效应。

五、运动方案的进度

运动方案的进展取决于卒中患者的最大体能、功能状态、年龄和目标。运动处方的耐力或有氧训练期分三个阶段。

(一)开始阶段的活动

此阶段应包括伸展、体操和低强度的有氧运动。这些活动不易引起损伤和肌肉疼痛。如果开始进展快、没有得到生理性适应而出现不适感，常不易坚持运动训练。建议开始阶段的运动强度为50%～85%最大功能减去1METs。对于体重为70千克的人，踏车运动的功率为600千克・米/分钟。开始的运动强度，也可参考表9－5所列，根据心肺功能水平来规定。

表9－5　心肺健康水平对应的运动强度

健康水平	摄氧量[毫升/(千克・分钟)]	METs
差	3.5～13.9	1.0～3.9
低	14.0～24.9	4.0～6.9
平均	25.0～38.9	7.0～10.0
良	39.0～48.9	11.0～13.9
优	49.0～56.0	14.0～16.0

开始运动的总时间至少10～15分钟，然后逐渐增

表9-6　有症状卒中患者采用间歇有氧运动

耐力	周	在最大功能时的总时间（分钟）	最大功能（%）	在60%~80%最大功能的时间（分钟）	休息时间（分钟）	重复次数
开始阶段	1	12	60	2	1	6
	2	14	60	2	1	7
	3	16	60	2	1	8
	4	18	60~70	2	1	9
	5	20	60~70	2	1	10
改善阶段	6~9	21	70~80	3	1	7
	10~13	24	70~80	3	1	8
	14~16	24	70~80	4	1	6
	17~19	28	70~80	4	1	7
	20~23	30	70~80	5	1	8
	24~27	30	70~80	持续		
维持阶段	28及以上	45~46		持续		

加，由开始的功能状态来决定频率。开始阶段正常人持续4~6周，卒中患者则需6~10周。健康状态良好者不需要如此长时间，或免除这个阶段而直接进入运动方案的改善阶段。

（二）改善阶段运动

有氧期的改善与开始阶段不同，参加者可较快的进展。运动强度在2~3周内逐渐增加到50%~80%最大功能水平，卒中患者需要较长时间适应。对症状限制的患者，建议采用间断有氧运动（表9-6），逐渐发展到持续的有氧运动，运动时间增加到30~60分钟，年长者的适应期应长些。

（三）维持阶段

运动处方的维持阶段常在训练3~8个月开始。在此阶段参加者的心肺功能达到满意水平，而且对继续增加运动负荷不再感兴趣，要求运动负荷不变和维持目前状态。这时需要建立切实可行的运动方案，应类似能量消耗的特殊运动方案。除改善阶段的快速步行外，应增加有兴趣的不同种类的活动。这样可以避免参加者因重复活动乏味而中断运动，以使脑卒中患者终生坚持运动，降低退出率。

第四节　运动训练的实施

一、运动训练课

运动训练课很重要。应当循序渐进，从休息水平的1MET逐渐增加到运动状态，包括伸展运动、体操、步行，目的是做好关节灵活性准备，侧支循环开放，防止骨骼肌最大收缩，引起周围血管阻力骤然增加。对脑卒中伴有高血压、心律失常和心脏储备能力差的患者，应慎重小心地设计运动方案。整理活动包括步行、伸展活动和放松运动。运动强度逐渐降低，以使血液从四肢到其他组织再分配的速度减慢，可阻止静脉回流突然减少而致的运动后低血压或晕厥。此外整理运动可减轻关节肌肉的痉挛和疼痛。

病情稳定的脑卒中患者，功能状态为8METs时可在非监测的条件下运动。对有症状、高危险因素、临床症状不稳定的脑卒中患者，开始参加运动方案时，应在医生或经过训练的治疗师指导和监测下进行运动。

每次运动训练课的持续时间应根据每个患者的运动耐受情况而制定个体化处方。可以从15~60分钟不等。比较理想的处方应当是：热身运动5~15分钟，达到靶心率的中等强度的运动15~20分钟，再进行5~10分钟的冷却运动。在强度较低时，可适当延长靶心率下的运动时间；反之，在强度较高时，可适当缩短靶心率下的运动时间。但必须清楚，过大剂量、过长时间的运动并不能增加身体和心脏的功能，反而增加产生运动损伤和心脏并发症的概率。在必须增加运动量时（如尚达不到靶心率），可先增加持续时间，后增加运动强度。

二、运动方案

不同运动强度的运动训练方案见表9-7和表9-8，训练效应见表9-9。

表 9－7　卒中患者低强度组运动训练方案

	适应期	维持期
时间	1～3 个月	4 个月起
准备	放松运动，呼吸运动	放松运动，呼吸运动
体操	25 分钟	25 分钟
灵活性	伸展运动，放松运动	伸展运动，放松运动
协调能力	简单协调	复杂协调
一般有氧耐力	低强度有氧训练	动态和静态耐力循环训练
结束	放松运动，呼吸运动	放松运动，呼吸运动

表 9－8　卒中患者高强度组运动训练方案

	适应期	改善期	维持期
时间	1～3 个月		
准备活动	放松运动，呼吸运动 25 分钟	放松运动，呼吸运动 25 分钟	放松运动，呼吸运动，体操 25 分钟
局部肌肉耐力	动态用力	动态、静态用力循环训练	动态、静态用力循环训练
一般有氧耐力	走，快走，间歇 10 分钟	走，快走，间歇到持续 15 分钟	15～30 分钟
结束	放松运动，呼吸运动	放松运动，呼吸运动	放松运动，呼吸运动

表 9－9　卒中患者训练效应

	低强度运动组	高强度运动组
训练适应性	心理平衡，局部肌肉耐力、协调和灵活性改善	心理平衡，心脏储备和有氧能力改善
训练的形态学	无改变	改变

三、监测和非监测康复运动训练

（一）监测康复运动训练

有高、中等危险分层的脑卒中患者进行康复运动训练时，应有心电图监测。卒中伴有冠心病患者应在监测下运动训练，运动后恢复期的监测也很重要，因为意外事件常发生在运动后即刻的时间内。监测应备有心肺复苏的仪器设备、药物和训练有素的医务人员，能监测运动中患者出现的症状、有进行适当处理和就地抢救的能力。

（二）非监测康复运动训练

1. 目的

参加者均为低危的卒中患者，体能至少为 5METs。患者在康复医师或治疗师的指导下，在家中或附近单位利用简易的运动器械进行康复训练，应备有抢救设备和招之即来的急救人员。这种运动训练的目的是维持卒中患者身体体能水平，终生进行训练，花费少、方便。

2. 运动强度指标

在上述情况下，可以用代谢当量（METs）作为运动强度的指标。

用 METs 作为指标时，通常以达到最大 METs 的 60%～80% 为处方的运动强度。用一个便携式的小型运动心肺功能测定仪，可以很准确地测定各种类型运动下患者的代谢当量。但前面已经讲过，有一些呼吸系统和血液系统及代谢性的疾病可能会影响 METs 的结果解释。另外，在间断性运动时，也不能用平均 METs 数进行处方。例如，处方 7METs 的上下楼梯训练，可能有一段时间患者的速度较慢，运动强度只有 5METs。如果为了达到 7METs 的平均运动强度，患者必须要有一段时间加速，以使运动强度达到 10METs，那就有相当危险了。还有，患者运动技术的熟练程度、精神紧张程度、自觉用力程度、环境条件（温度、湿度、海拔高度、刮风下雨、地形高低不平、衣着情况等）、运动的竞争性、患者的性格（如 A 型性格）、激动的心情等，也都会在不同程度上影响 METs 的测定及其结果的解释。所以，近年来大多数专家主张对运动强度进行双重处方：既用靶心率，也用代谢当量，并且重视患者自觉用力程度。

（三）监护方式

为了确保运动强度的有效性和安全性，在运动处方中，应对监护的方法做出明确的指示。如，在何时用何种手段进行长时间的监护。一般在低危层患者可不监护或进行自我监护；在中危层患者只在增加强度或改变运动类型时加以监护；而在高危层患者，则应做持续性监护。

（四）运动处方的调整

运动处方可能随时需要根据患者的实际情况进行调整，特别是当患者的身体情况发生变化时，运动处方执行过程中出现不正常反应或患者兴趣、动机有变更时，应及时予以适当的调整，有时甚至不得不暂时减量或停止处方的运动，这包括：

①中间患病，如发热、外伤、跌倒等；

②卒中进展或心脏病进展，如重新出现心绞痛等；

③有其他并发症，如跛行或踝部浮肿、脱水、钠潴留（如浮肿）、体重急增、中枢神经功能障碍加重（如头昏眼花等）；

④情感和情绪不稳；

⑤环境异常，如过冷、过热、过湿、刮风、严重大气污染等；

⑥饮食不当，如暴饮暴食后几小时内，饮咖啡、浓茶、可可、巧克力或其他兴奋性饮料；

表 9－10　药物对正常人心率、血压、心电图及运动能力的影响

药物	心率		血压	心电图		运动能力
	安静	运动	安静(R)和运动(E)	安静	运动	
Ⅰ　β受体阻滞剂	↓	↓	↓	↓HR	↓缺血	↑有心绞痛病人；↓或—无心绞痛病
Ⅱ　硝酸盐类	↑	↑或—	↓R　↓或—E	↑HR	↑或—HR ↓缺血	↑有心绞痛病人;—无心绞痛病人;↑或—有充血性心衰病人
Ⅲ　Ca^{++}通道阻滞剂 尼卡地平 尼莫地平 费乐地平等	↑或—	↑或—	↓	↓或—	↑或—HR ↓缺血	↑有心绞痛病人;—无心绞痛病人
恬尔心 异博定	↓	↓	↓	↓HR	↓HR ↓缺血	↑有心绞痛病人;—无心绞痛病人
Ⅳ　洋地黄类	↓有房颤和充血性心力衰竭的病人。窦性心率的病人无明显改变		—	安静时可产生ST－T波非特异性改变。运动时可产生ST段压低		只在房颤或充血性心力衰竭的病人有改变
Ⅴ　利尿剂	—	—	—或↓	如发生低钾,可引起室性早搏和“假阳性”检查结果。如低镁,可引起室性早搏		—,除充血性心力衰竭的病人
Ⅵ　血管扩张剂 去甲肾上腺素血管扩张剂	↑或—	↑或—	↓	↑或—HR	↑或—HR	—，除↑或—在充血性心力衰竭的病人
ACE抑制剂	—	—	↓	—	—	—，除↑或—在充血性心力衰竭的病人
α肾上腺素受体阻滞剂	—	—	↓	—	—	—
无选择性抗肾上腺素末梢受体阻滞剂	↓或—	↓或—	↓	↓或—HR	↓或—HR	—

⑦药物，如抗心率失常药、支气管扩张剂、利尿剂、阿托品、减肥药等。

用药后的患者，一定要根据用药情况下运动试验的结果来制定运动处方。对运动中可能产生心绞痛的患者，可在运动前使用硝酸甘油，它并不会减弱运动使心脏受益的效果，但可增加运动的安全性，并且可在坚持一段运动训练后逐渐减量或撤除。在执行运动处方期间，增加特殊药物，则不能仍以原来的靶心率做指标进行监护，患者任何心绞痛的可疑表现或心绞痛性质的改变要及时通报医生，因为有可能出现再梗死。这时必须立即停止运动，并做进一步诊断性检查。关于药物对心血管系统和运动能力的影响见表 9－10。

（五）训练记录

脑卒中患者的运动训练记录是医疗文件重要的组成部分，也是运动训练情况的真实记载。记录应做到快速、简易，需遵循以下原则：

①准确，避免使用长句，使用关键词和短语；

②去掉无关资料；

③讨论目前有关问题；

④整理这些问题，对每个问题进行编号；

⑤跟踪未解决问题。

四、有氧运动训练注意事项

（一）综合考虑危险性、花费和获益

卒中患者运动训练最常见的危险是：肌肉骨骼损伤，心脏病发作和猝死。任何运动都会有两种危险：活动造成的危险和疾病造成的危险。卒中多发生于老年人，并发许多老年病（如骨关节病、心血管病等），多存在感觉性失语和精神障碍、平衡能力差，使患者不能配合运动测验和训练，参加各种运动比较困难，运动易造成跌倒等损伤。卒中患者发生这两种危险的可能性都很大。

一般来说，卒中患者运动训练的危险性主要是由于疾病造成的，它可使关节炎炎症加重，糖尿病血糖失去控制，高血压者易再出血或心脏病发作，心衰者有心率失常等。最令人担忧的是心脏病发作和猝死，多发生于心脏病较为严重者，尤其是电紊乱者。活动造成的损伤主要是肌肉骨骼损伤和运动耗竭。准确的预见这些危险较困难，这方面的研究较少。有研究认为，强化训练易造成肌肉损伤，但并未被广泛认可。减少疾病造成的危险，控制和治疗原发病是最主要的预防措施。

卒中患者的运动花费包括：时间，精力和金钱。一对一训练比集体训练花费较多时间与精力，小组综合方法比单个专业方法花费较多。但运动训练与其他现代医学治疗方法相比，费用还是较小的。卒中患者的运动训练，通常不用很多器械。健身器械不适于卒中患者运动训练。有条件的医院，可使用等速肌力训练器或减重训练器。

投入卒中患者的运动训练的各种费用，必须和患者的实际获益相匹配。

（二）卒中患者的运动训练要遵循个体化原则

根据每个人的不同情况，修订标准的训练程序（表9－11）。

（三）要循序渐进、安全第一

开始训练方法要简单，逐渐增加难度。训练时间要延长，运动强度要降低。每段要有间隔休息。括约肌功能差的患者，要提醒按时大小便，必要时准备排泄工具。

（四）严密监护

训练中要严密监护并提醒患者进行自我监护。有条件的，在心电监护下训练；无条件的，最好在训练程序开始前几天，测量运动前后的心率、脉搏、血压，出现异常，停止训练，再做进一步检查。如患

续表

药物	心率		血压		心电图		运动能力
	安静	运动	安静(R)和运动(E)		安静	运动	
Ⅶ 抗心率失常药							
第一级							
奎尼丁	↑或—	↑或—	↓或—R	—E	↑或—HR，可导致“假阳性结果”，可延长QRS或QT间期		—
丙吡胺	↑或—	↑或—	↓或—R	—E			—
普鲁卡因酰胺	—	—	—	—	可延长QRS或QT间期 可导致“假阳性结果”		—
苯妥英钠	—	—	—	—	—	—	—
慢心率	—	—	—	—	—	—	—
莫雷西嗪	—	—	—	—	可延长QRS或QT间期		—
胺碘酮	↓	↓或—	—		↑—HR	↑或—HR	—
Ⅷ 支气管扩张药 抗胆碱药	—		—		—	—	↑支气管痉挛病人的运动能力
Ⅸ 降血脂药物					既往有心肌梗死的病人，可引起心率失常和心绞痛		
安妥明	—	—	↓或—				
烟酸	—	—	—		—		—
其他	—	—			—	—	—
Ⅹ 抗精神失常药物							
弱安定药	控制焦虑，降低心率		控制焦虑降低血压		—	—	
抗抑郁药	↑或—	↑或—	↓或—		可以导致“假阳性”试验结果		—
强安定药	↑或—	↑或—	↓或—		可以导致“假阳性”或“假阴性”试验结果 可导致T波改变和心率失常		—
Ⅺ 烟碱	↑或—	↑或—			↑或—HR 可引起缺血或心率失常	↑或—	—，除心绞痛病人有↓或—
Ⅻ 抗组胺药	—	—	—		—	—	—
XIII 拟交感药物	↑或—	↑或—	↑，—，或↓		↑或—HR	↑或—HR	↑或—

续表

药物		心率		血压	心电图		运动能力
		安静	运动	安静(R)和运动(E)	安静	运动	
XIV	甲状腺药物	↑	↑	↑	↑HR 左旋甲状腺素可引起心肌缺血,心率失常	↑HR	—,除非心绞痛加重
XV	酒精	—	—	长期应用可升高血压	可引起心率失常		—
XVI	胰岛素和口服降糖药	—	—	—	—	—	—
XVII	潘生丁	—	—	—	—	—	—
XVIII	抗凝药	—	—	—	—	—	—
XIX	抗痛风药	—	—	—	—	—	—
XX	抗血小板聚集药	—	—	—	—	—	—
XXI	咖啡因	↑,—,或↓,取决于以前应用情况		↑,—,或↓,取决于以前应用情况	可引起心率失常		↓,—,或↓
XXII	减肥药	↑或—	↑或—	↑或—	↑或—HR	↑或—HR	

注:↑ =增加;— =无作用;↓ =减小;↑或—HR:表示增加心率或对心率无作用;↓缺血:表示防止或延迟心肌缺血。

表 9-11　卒中患者运动训练的标准程序

方法	目标	强度 频率/时间	达标时间
有氧训练 上下肢活动器 功率自行车 减重训练器	提高日常生活活动能力	0~70%最大耗氧量 3日/周 20~60分钟/次	4~6个月
肌力 等长练习 负重机械(Weight machine)	增加患侧和健侧肌力 提高日常生活活动能力	3套,每套重复8~12次 2日/周	4~6个月
柔韧性 牵伸	增加患侧肢体的关节活动度 预防挛缩	在有氧或肌力训练前或后	4~6个月
神经肌肉 协调性和平衡训练	提高日常生活活动能力	肌力训练相同	4~6个月

注:卒中病人的最大耗氧量并不明确。

者出现头晕、眼花、心慌、气短出汗、无力、恶心等症状，要停止训练。注意环境条件的变化。由于卒中患者血容量减少，血液黏稠，加上体温调节能力减退，因此在不适当时（如天气过热、过冷，气压过低和潮湿，通风较差等），运动强度要降低。饭前饭后半小时内不运动。体位转换、排便、洗澡及使用支具、拐杖等辅助器械训练时，要加强监护。另外，随时根据患者训练当时的具体情况调整康复训练方案，这是从事脑卒中康复工作者应遵循的一个原则。这无论是在医院中进行的监护下的训练，还是在社区或家庭中执行由康复医师制订的非监护性康复训练中，都必须牢记的基本原则。

（五）注意药物作用

卒中患者常服用一些药物。短期使用抗凝剂，长期使用血小板聚集抑制剂。怀疑动脉血管痉挛，用血管扩张药。卒中后需要应用抗高血压药物，严格控制患者的血压。这些药物，影响分级训练的急性生理反应。应用血管扩张剂的患者，正规的运动训练后，为防止低血压，需要延长恢复期（COOL DOWN）。服用减慢心率而减少心输出量的药物（如β受体阻滞剂），运动时靶心率也会降低。服用利尿剂，引起电解质紊乱，导致电紊乱。

（六）出院回家实施康复训练时的注意事项

（1）每日的步行：每次步行要包括适当的热身活动和步行后的整理活动，速度要适中，感到舒适。

（2）休息和睡眠：每日上、下午要中间休息0.5~1.0小时、午休1~2小时、睡眠保证6~8小时，在每次活动中，要使运动或活动与适当休息在时间上各占一半。

（3）在餐后至少1个小时再开始运动。

（4）避免气候恶劣时训练：冬季要在中午前或下午训练，夏季要在清晨和傍晚训练。步行时，避免迎风、上下台阶和暴发用力。

（5）避免上肢过度用力，特别是举起重物（因上肢用力较下肢用力能量消耗大）。

（6）避免情绪激动、紧张或愤怒，有上述情况时停止运动，并学会放松的技术。当感到疲劳、胸痛、头晕、气短等时，不论正在做什么，都应立即停止下来休息。

（7）一定不要超过医生规定的靶心率。

（8）坚持按医嘱服药，如需要在运动前或运动中服用硝酸甘油，应及时舌下含化，不要随便增减医生规定的药物。

（9）如有某些急性病，如感冒、腹泻等，要停止训练。

（10）安排好每天的活动，使得每件事都不紧不慢平衡地进行。

（11）把日常生活安排得尽可能的简便，去除不必要的活动或动作，事先安排好自己每天的活动。

（12）了解具有警告性的症状和体征：如胸痛、胸闷在休息后 15 分钟仍不缓解，应通知自己的医生，此外如有气短、头晕、极度疲乏，不寻常的心悸、过快或过慢的心率（特别是短时间休息后仍不恢复正常心率时），都应及时通报医务人员。

（高谦）

参考文献

1. Goldberg. G, and G. G. Berger. Secondary prevention in stroke: A primary rehabilitation concern. Arch . Phys. Med. Rehabil, 1988, 69:32 ~ 40

2. King. M. L, Guarracini. M, Lennihan. L, et al. Adaptive exercise testing for patients with hemiplegia. J. Cardiopulmonary Rehabil, 1989, 9:237 ~ 42

3. Moldover. J. R, Daum. M. C, and Doeney J. A. cardiac stress testing of hemiparetic patients with a supine bicycle ergometer: Preliminary study. Arch. Phys. Med. Rehabil, 1984, 65: 470 ~ 473

4. Monga. T. N, Deforge. D. A, Williams. J, et al. Cardiovascular responses to acute exercise in patients with cerebrovascularaccidents. Arch. Phys. Med. Rehabil. 1988, 69:937 ~ 940

第十章

脑卒中偏瘫的作业治疗

10

作业疗法（occupational therapy，简称 OT）是应用有目的的、经过选择的作业活动，对由于身体上、精神上、发育上有功能障碍或残疾、以致不同程度地丧失生活自理和劳动能力的患者，进行评价、治疗和训练的过程，使其最大限度地恢复或提高生活和劳动能力，并能作为家庭和社会的一员过着有意义的生活。作业疗法的目的包括了以下几个方面：

（1）维持现有功能，最大限度地发挥残存功能。

（2）提高 ADL（日常生活活动）的自理能力。

（3）为患者设计及制作与 ADL 相关的各种自助具。

（4）提供患者职业前技能训练。

（5）强化患者自信心，辅助心理治疗。

作业疗法在偏瘫的康复中有重要价值，可以帮助患者的功能障碍恢复，改变异常的运动模式，提高生活自理能力，缩短其回归家庭和社会的进程。

第一节　作业疗法

一、基本内容

作业疗法主要是根据不同的个体，选择对其躯体、心理和社会功能起到一定帮助的适合患者个人的作业活动，并要求符合患者的兴趣，让患者自觉参加，同时为患者提供必要的帮助和指导，另外，还要考虑到患者的文化背景、生活和工作环境、条件等因素的影响。选择作业活动的内容极为广泛，一般常包括以下一些内容：

1. 个人的日常生活活动

这是作业疗法师的主要工作之一，因为任何患者在遭受意外或患病后，基本的日常生活活动是最迫切需要解决的。例如：个人卫生（洗脸、刷牙、梳头）、吃饭、穿脱衣服、如厕等都要考虑让患者学习独立完成的能力，如不能完全独立，也要尽可能通过参加这些活动，恢复部分的独立性。

2. 功能性作业活动（又称运动性的作业活动）

患者无论进行哪一种作业活动都必须完成相应的动作。例如：砂板磨，通过工作条件的变化，扩大关节的活动范围，增加负荷，改变动作复杂性，使患者的肌力、关节活动度、协调性、体力、耐力及平衡能力等各方面提到提高，因此，作业疗法师可以根据患者的不同情况将种种动作巧妙地贯穿到丰富多彩的活动中，对患者进行治疗。

3. 心理性作业活动

这是通过作业活动改善患者心理状态的一种疗法。例如：偏瘫患者患病后在不同时期表现出否认、不安、急躁、抑郁、悲观等各种复杂的心理状态。这个时期称为障碍不适应时期，作业疗法师应该通过作业活动给患者以精神上的支持，减轻患者的不安与烦恼或给患者提供一个发泄不满情绪的条件。如利用木工、皮革工艺、编织等作业活动。还要设法创造条件，与患者进行交流，这是一种特殊的心理治疗方法。

4. 辅助具配制和使用训练

辅助具是患者在进食、着装、如厕、写字、打电话等日常生活、娱乐和工作中为了充分地利用残存功能，弥补丧失的功能而研制的一种简单实用，帮助障碍者使之自理的器具。辅助具大部分是治疗师根据患者存在的问题予以设计并制作的简单器具，例如防止菜、饭撒落的盘档，改造的碗、筷、协助固定餐具的防滑垫，加粗改型的勺、叉，帮助完成抓握动作的万能袖袋等等。由于偏瘫患者常出现有规律性的功能障碍，治疗师设计比较成功的辅助具有助于患者功能的恢复，提高其生活自理能力。

5. 假肢使用训练

假肢使用训练是为补偿、矫正或增强患者已缺失的、畸形的或功能减弱的身体部分或器官，使患者最大限度地恢复功能和独立生活的能力而制作的。

上肢假肢常供肩离断、上臂、肘、前臂截肢者使用。前臂假肢由机械假手、腕关节机构、接受腔及固定牵引装置构成。上臂假肢比前臂假肢多出一接受腔和一肘关节。

肌电前臂假肢是利用患者残肢的肌电信号，加以放大后控制微型直流电动机以驱动假手各机构的一种新型假肢。装配上肢假肢后需要做利用假肢进行功能活动的训练，这个工作由作业疗法师来完成。患者需要反复训练，以达到熟练掌握假肢的使用。

6. 职业前训练活动

包括职业前评价和职业前训练两个部分。当患者可以回归社会，重返工作岗位之前，必须进行身体和精神方面的能力测定、评价。如果在哪方面仍有困难，就要通过实际工作训练提高患者适应社会的能力，为其复职创造条件。职业前评价不仅仅是工作质量、数量、工作效率的评价，而且要对工作的计划性、出勤、对上级和同志的态度等人际关系方面进行全面的评价和训练。

7. 娱乐活动

各种娱乐活动不仅有助于身体功能的改善，更重要的是可以帮助患者克服消极情绪，增加患者之间的交流。

二、作业治疗程序

1. 处方

作业疗法师接到康复医生的处方后，首先要认真阅读，理解医生处方的内容，尤其对患者的年龄、诊断、障碍名称、合并症、禁忌和注意事项要逐条搞清楚。因为患者往往具有较复杂的合并症，对病情了解不仔细，很容易在训练中造成医源性损伤，所以检查和治疗前认真理解处方是非常必要的（表 10－1，OT 处方）。

表 10－1 OT 处方

姓名 ××× 病案号

姓别:男 年龄:71 岁 病房:5 床号:4

诊断:脑出血恢复期,左侧偏瘫

病历摘要:今年四月突发左侧偏瘫,当时神清,无头痛,头部 CT 报告"脑出血"。

既往史:高血压病史 20 余年。

主要障碍点:左上肢分离运动不充分,左肩关节半脱位、活动受限。ADL 不充分,坐位、立位平衡差。

内 容:

✓ROM	✓功能维持训练
随意性改善	心理的 OT 训练
肌力强化	手术前后疗法
增强全身耐力	✓轮椅训练
增强上肢持久力	✓日常生活动作
感觉训练	职业前 OT 训练
✓提高协调性、精巧性 左手	房屋改造
✓坐位、平衡训练	家属指导
其他	

目的及注意事项:扩大关节活动范围,纠正左肩关节半脱位,提高 ADL 能力,改善平衡功能,训练中防止跌倒。

日期:1995 年 10 月 11 日

康复医生:×××

2. 初期评价

作业疗法领域中的评价大体可分为以下几方面，即：身体功能评价，心理、社会评价，感觉评价，日常生活动作评价，职业前评价。对患者进行准确的评价，将为设定康复目标，制订训练计划打下良好的基础。同时为检验治疗效果留下客观的记录，对康复指导训练和决定患者的转归都是非常重要的资料。此项工作要尽快完成，并且将材料整理清楚，为第一次康复评价会议做准备。

3. 确立治疗目标

根据评价结果，作业疗法师利用自己对疾病及障碍的认识水平、工作经验和预后预测能力，提出治疗的长期和短期目标。所谓长期目标，就是患者出院时回归社会的水平。例如：从社会上看是返回家庭，还是转到其他设施（如康复中心、护理之家等），或是回到工作岗位；从自立程度看是完全自理还是需要部分照顾，或是完全需要别人照顾。短期目标是为了实现长期目标而在治疗训练的不同阶段设定的标准。例如：对某患者用1～3周时间完成进食和更衣动作，条件是使用自助具，标准是独立完成，时间不超过正常人的两倍，等等。此项内容要整理好，在康复评价会议上发表。

4. 出席康复评价会议

根据康复医生的通知，准时出席康复评价会议。会前要将患者有关的评价资料、目标设定和治疗意见整理好，并向小组汇报自己的治疗方案。必要时应让患者当场进行演示，使小组全体成员了解患者的实际状况，加深对治疗方案的理解。同时要认真听取其他专业人员对患者康复治疗的意见，详细记录评价会最后设定的目标和具体要求，以便使作业疗法师与运动疗法师、护士、心理、假肢装具师、社会工作者等按照统一的目标同步进行工作。

5. 制定训练计划

对患者的初期评价和设定的目标是制定训练计划的基础。一个好的计划应把种种作业活动和短期目标紧密结合起来，而且对训练工作中的具体问题，如每周训练的次数、每次训练的时间、场所、使用的器材、作业的种类等也应列入计划之中。训练计划不仅是治疗的程序，而且是作业疗法师知识面、业务能力、组织能力、艺术水平和训练经验的综合体现，与康复效果有密切关系。在制订计划时作业治疗师应注意以下几个问题：

①按照治疗目标选择适应的作业活动；

②充分考虑到患者的兴趣与爱好；

③与其他各专业组的康复思想、理论基础尽量保持一致；

④关注患者全部治疗和训练的内容、时间的长短、体力消耗的程度；

⑤作业活动的难度，要适合患者的功能水平；

⑥患者完成作业活动后应能体会到成功的喜悦；

⑦活动内容丰富多彩，而且目的明确；

⑧清楚大约需要多长时间才能达到预期的目标？如何判断达到了目标，具体标准是什么？

⑨计划要有灵活性，当发现计划与目标不一致或患者身体状况、功能水平有变化时，可以及时调整计划；

⑩选择作业活动时要考虑患者的禁忌和注意事项。

6. 治疗与训练

在计划实施的过程中，要注意患者对安排的作业活动是否有兴趣，治疗计划与患者能力是否适合，治疗过程中是否出现了没有预测到的问题，患者能否按计划训练，合作程度如何，短期目标能否实现。在此过程中一般可以分为三个阶段：

①导入期：将设定的目标，计划和方法向患者详细说明。

②展开期：将制定的计划付诸于实践，使目标和计划的关系明朗化，展开具体的治疗训练活动。

③评价期：对患者训练后功能和能力的提高与初期评价结果进行比较，然后进一步研究计划的可行性和需要调整的部分。

7. 中期评价

对患者进行系统的再评价。按康复医生的要求准时出席康复评价会议，将评价结果和训练中存在的问题向小组汇报。根据各专业组治疗情况和康复医生的指示修改原计划，完成下阶段的治疗，研究讨论出院的时间及出院前的准备工作。

中期评价会议后的工作是：调整设定的目标，修改训练计划，继续治疗的过程。

8. 后期评价

训练结束患者出院前应再次做系统全面的评价。做治疗总结，主要内容应该包括：①治疗结束的理由；②目标实现程度；③有无特殊的效果；④如果效果不明显，原因是什么；⑤今后应注意的事项。

9. 确定出院后的康复策略

策略包括：①患者出院后是返回家庭还是到疗养院，或是回到工作岗位或其他场所；②家属今后应注意的事项；③患者应该进行什么训练以巩固疗效；④通知本人可以预测的问题和禁忌；⑤向有关部门送交病历摘要，以便对患者进行追访和长期管理。

第二节　偏瘫患者常见功能障碍与作业疗法

一、偏瘫患者作业疗法的适应证

凡由伤病造成的功能、能力的欠缺或丧失均称为障碍。偏瘫患者可能同时或单独发生许多障碍，与作业疗法有关的障碍主要有：

1. 运动障碍

患者半身瘫痪，脑卒中初期瘫痪肢体多为弛缓性瘫痪，表现为肌肉松弛、肌张力降低、腱反射减低或消失、不能进行自主性活动。经过数天或数周后，大多数患者瘫痪肢体出现异常的姿势反射、痉挛和腱反射亢进，发展成为痉挛性瘫痪。此时，患者肢体因受到痉挛和原始反射的影响，出现异常运动模式。在此阶段如不能有效地抑制原始反射和痉挛的发展，患者的运动功能将成为不可逆转的障碍。

2. 感觉障碍

偏瘫患者的感觉障碍主要表现为痛觉、温度觉、触觉、压觉、本体觉和视觉障碍，患肢多有沉重、酸、麻木和胀痛感，少数患者有感觉丧失。偏瘫患者若有严重、持久的感觉障碍，将会严重地影响运动功能的恢复。

3. 语言—言语障碍

偏瘫患者伴有言语障碍者占40%～50%，其障碍有失语症和构音障碍等。由于病变部位、性质和程度的差别，失语症的表现可以多种多样，包括有：①运动性失语；②感觉性失语；③完全性失语；④命名性失语；⑤阅读障碍；⑥书写障碍。构音障碍是一种语音形成的障碍，表现为发音不准、吐字不清、语调及速率异常、鼻音过重等。

4. 认知障碍

脑卒中患者常不同程度地伴有认知功能障碍，包括定向、注意、记忆、思维等方面的功能障碍，以及失用症和失认症等知觉障碍。

定向障碍表现为对时间、地点分辨能力的减退。注意障碍常表现为不能集中精力，对周围事物反应淡漠。不能从面对的事物中提取、获得有效的信息。记忆障碍分短期障碍和长期记忆障碍。短期记忆障碍表现为对新近发生的事情刚才还记得，一会儿就忘了，而对往事则记得很清楚。长期记忆障碍表现为对往事回忆过程障碍，一般先有近事记忆障碍，逐渐发生远事记忆障碍。

失用症是指在运动、感觉反射均无异常的情况下，患者由于脑部损伤而不能按命令完成病前所能完成的动作。如手的运动、感觉、反射均正常，但当让他表演刷牙时却不能，而晨起时却能自动地刷牙。

失认症是指由于大脑功能损伤，患者面对来自视觉、听觉和触觉等感觉途径的信息不能正确地分析和识别而出现的症状。如听失认者听到身后的钟表声时，可以判断出声音的存在，但不能分辨出到底是钟表声、门铃声还是电话铃声。在脑卒中等脑损害中，较常见的失认症有半侧空间失认、疾病失认、视觉失认、听觉失认、触觉失认、躯体忽略、体象障碍、手指失认等。

二、作业疗法中的功能训练

（一）患侧上肢康复训练

脑卒中后，患侧肩关节下降、后缩，甚至脱位，肩关节的控制能力降低，患者不能外展、前屈肩关节，因此患者常以过度的上抬肩部或用躯干侧弯加以代偿。早期开始肩部运动训练可防止上述情况的发生和发展，防止发生肩痛和肩关节挛缩，同时诱发患侧上肢分离运动尽早的出现。

1. 被动运动

当患者不能主动完成肩部运动时，需进行被动运动。患者取仰卧位，作业疗法师将一手放在患者腋下，将患肩上托；另一手固定患侧上肢，缓慢地进行肩关节前屈、内收、外展、内旋及外旋等活动。注意不要用力牵拉以避免关节疼痛及损伤。

2. 主动辅助运动

患者可以利用自己的健肢带动患肢活动。由于是健侧肢体主动帮助患侧肢体进行活动，故名主动辅助运动。患者双手十指交叉，患侧手指在上，双手相握，用健侧上肢带动患侧上肢前伸，克服患肢的屈曲，在胸前伸肘上举，然后屈肘，双手返回置于胸前。

3. 上肢分离运动与控制能力训练

仰卧位，支持患侧上肢于前屈 90°，让其上抬肩部使手伸向天花板或让患者的手随作业疗法师的手在一定范围内活动，让患者用手触摸自己的前额、嘴等或患肩外展呈 90°，作业疗法师以最小的辅助完成屈肘动作，嘱患者用手触嘴，然后再缓慢的返回至肘伸展位。

（二）肩胛骨运动训练

1. 肩胛胸廓关节的被动运动训练

患者取坐位，治疗者一手扶持患侧上肢近端，一手托住肩胛骨下角，辅助患者完成肩胛骨上举→外展→下降→内收，完成逆时针方向运动。然后根据患者情况进行相反方向的运动。随着患者主动运动的出现，逐渐由被动运动过渡到辅助主动运动、主动运动。

2. 肩胛骨前伸训练

患者健侧手搭在患肩上，嘱患者完成肩关节向自己鼻子的方向运动，使肩胛骨前伸，矫正肩胛后撤的异常姿势。

3. 上肢抑制痉挛体位

患者取立位，患侧上肢肘关节伸展、腕关节背伸，手指外展、伸展，置于治疗台上。治疗者协助控制肘关节于伸展位，患者身体向患侧倾斜，使其呈患侧躯干伸展、肩胛骨上举的抑制痉挛体位。

（三）肩胛带负重训练

（1）患者面向治疗台，双手支撑于治疗台上。为缓解上肢痉挛，治疗者协助完成患肢肘关节伸展位，腕关节背伸，手指伸展，让患者身体重心前移，用上肢支撑体重，然后完成重心向左、右交替转移，骨盆前倾、后倾，练习肩关节各方向的控制。

（2）患者背向治疗台，双侧上肢伸展、外旋，腕关节背伸，手指伸展，支撑在治疗台上，髋关节、膝关节伸展，使臀部离开治疗台，上肢充分负重。骨盆完成前倾、后倾运动，调整肩关节的负重。

（3）患者取膝手卧位，治疗者协助患肢肘关节伸展，根据患者上肢负重水平，用移动身体重心的方法调整负荷。治疗者可在肩胛骨处施加外力，或垂直向下，或前后、左右轻轻摆动，使上肢远端固定，活动近端，缓解上肢痉挛。

（四）肩胛带抗阻力训练

（1）患者取患侧在上方的侧卧位，双侧下肢屈曲，患侧肩关节屈曲，肘关节伸展，前臂旋后，腕关节背伸。治疗者握患手，沿上肢纵轴，向肩关节处施加压力，患者予以对抗。

（2）患者取立位，患侧上肢在治疗者的协助下完成肩关节外展，肘关节伸展，腕关节背伸。治疗者一手握患者手沿上肢纵轴向肩关节轻轻加压，另一手协助控制肘关节维持伸展位。可有效地改善肩胛骨向外下方旋转和后撤。

（五）抑制痉挛模式的被动运动

（1）在充分活动肩胛骨的基础上，治疗者一手控制患手使四指伸展，另一手拇指抵于患者手背，其余四指压迫患手大鱼际肌，并将拇指伸展、外展。治疗者用前臂固定患者肘关节下方，保持患者呈腕关节背伸、手指伸展、肘关节伸展的体位，轻提下肢，使肩关节向前伸出，同时完成肩关节上举动作。

（2）如患者可以完成上举动作，治疗者在维持患者上肢呈抑制痉挛体位的状态下向水平外展方向运动。当达到 90°外展时，稍停片刻，然后嘱患者屈曲肘关节，但不得过度用力，治疗者协助患手完成触摸自己前额的动作。

（3）维持以上手法，协助完成肩关节屈曲 90°的训练。

（4）当卧位训练完成较好时可以改换体位，如坐位或立位的训练。

以上运动模式以被动运动为主，当患者能够配合时，可以转换为以辅助为主的辅助主动运动。

（六）滚筒训练

（1）患者在治疗台前取坐位，台面上放置滚筒，患者双手交叉，患侧拇指在健侧拇指上方，双侧腕关节置于滚筒上。

（2）治疗者站在患侧，嘱患者利用健侧上肢完成以下动作：肩关节屈曲→肘关节伸展→前臂旋后→腕关节背伸。将滚筒推向前方（图 10－1a）。

（3）然后，在健侧上肢协助下，完成以下动作：肩关节伸展→肘关节屈曲→前臂旋前→腕关节背伸。将滚筒退回原位（图 10－1b）。

（七）上肢近端控制训练

（1）患者取坐位，双手握体操棒，两手间距离与肩同宽，双肩屈曲，肘伸展，肘关节支撑在治疗者的腿上，治疗者协助患者握棒，同时维持腕关节背伸。

（2）治疗者用手置于患者下腹部，诱导患者脊柱屈曲。

（3）在保持上肢及患手正确姿势下，治疗者的手置于脊柱诱导躯干伸展。

（4）痉挛被抑制后，前臂旋后，单手持棒，保持体操棒呈水平状态。然后在治疗者的指示下完成前臂旋前、

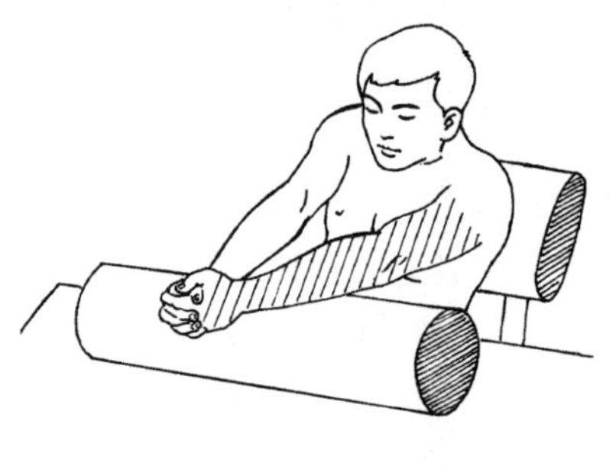
a

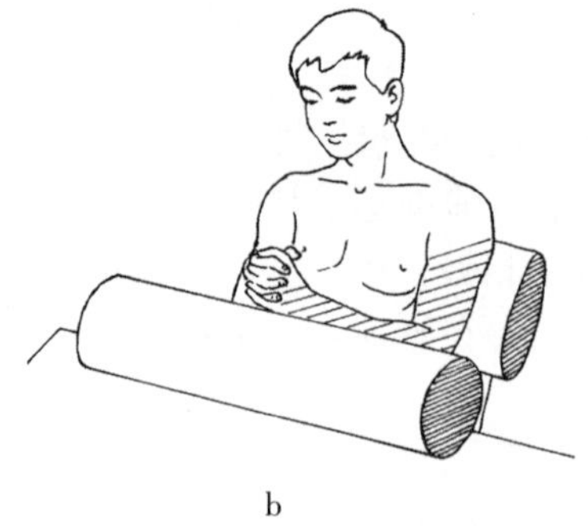
b

图10－1　滚筒训练

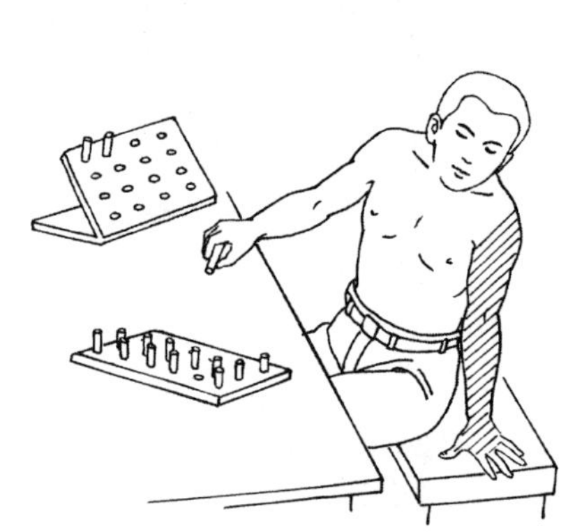
图10－2　木钉板训练

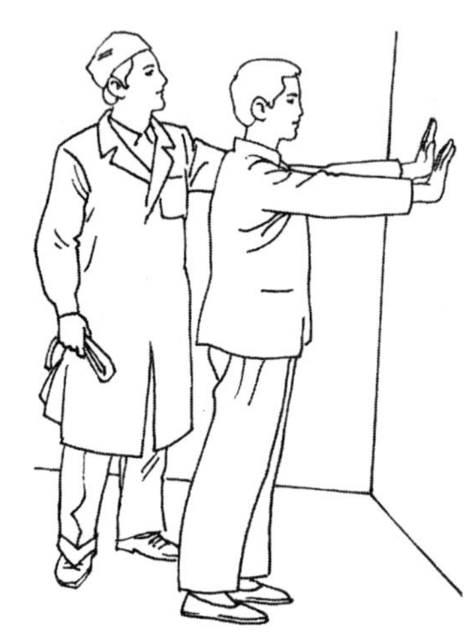
图10－3　上肢分离运动强化训练

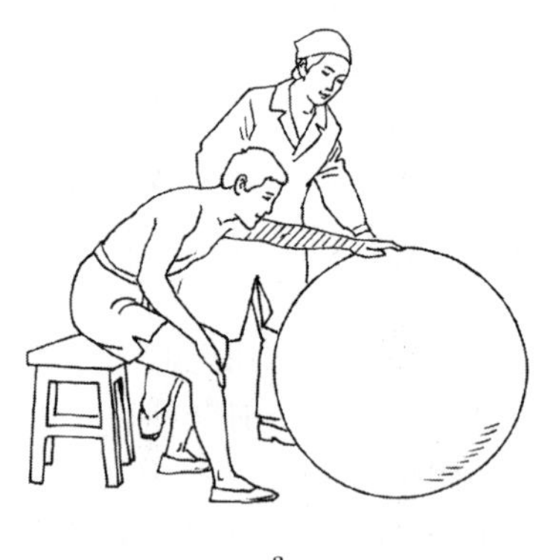
a

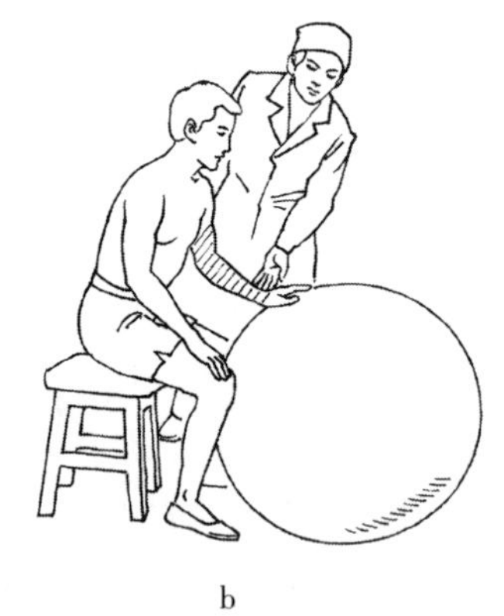
b

图10－4　上肢操球训练

旋后控制运动。

（八）木钉板训练

（1）患者坐在治疗台前，双足平放于地面，患侧上肢肘关节伸展、腕关节背伸、手指伸展、外展，支撑在凳子上。

（2）在患侧放一块木钉插板，嘱患者躯干旋转，利用健侧手取木钉放在健侧身旁的木钉板上，然后再将木钉放回原处（图10－2）。

（九）肘关节屈曲触头训练

（1）患者取坐位，患手置于健侧肩关节，肘关节上举触头，然后，放下肘关节触胸部，如此反复训练，可强化肩关节内收、内旋状态下的肩关节屈伸动作。

（2）在肩关节内收、内旋状态下，患手拍健侧肩关节，反复进行，可有效的缓解上肢痉挛，如完成有困难，治疗者可给予辅助。

（十）肩关节半脱位训练

（1）患者在治疗台前取坐位，患手放在球上控制不动。治疗者协助调整姿势，使肩胛骨尽量外展，上肢前伸，两侧肩呈水平状态。

（2）治疗者对患者进行维持训练时可以与其交谈，分散其注意力。对控制有困难的患者可以协助患手保持腕关节背伸及远端的固定。根据患者功能水平的不同可以设计不同的运动模式，加大训练难度。

（3）对近端弛缓的肌群，如三角肌中部及后部纤维、冈上肌、菱形肌等可施用叩打方法，叩打前要调整患侧上肢呈抑制痉挛模式体位。治疗者用大腿压住患手维持远端的固定和稳定，防止叩打手法对痉挛的影响。叩打手法节奏要快，力量均匀，用手指指腹接触患者身体。

（4）上肢操球训练对肩关节半脱位有较好治疗效果。

（十一）上肢分离运动强化训练

患者面对墙壁，双手抵住墙壁使肩关节屈曲90°，肘关节伸展；抑制肩关节屈曲时，肘关节同时出现屈曲的屈肌连带运动。强化肩关节屈曲、肘关节伸展、腕关节背伸的分离运动。然后，健侧手离开墙壁，身体旋转90°，患侧肩关节外展90°，肘关节伸展，从而抑制肘关节伸展时，肩关节内收、内旋的上肢伸肌连带运动。强化肩关节外展、肘关节伸展、腕关节背伸的分离运动（图10－3）。

（十二）上肢操球训练

患者取坐位，治疗者立于患侧，根据患者功能情况予以适当的辅助。

让患者将患手置于球上，尽最大可能将球滚向前方（图10－4a）。治疗者双手扶持肩关节，矫正姿势。

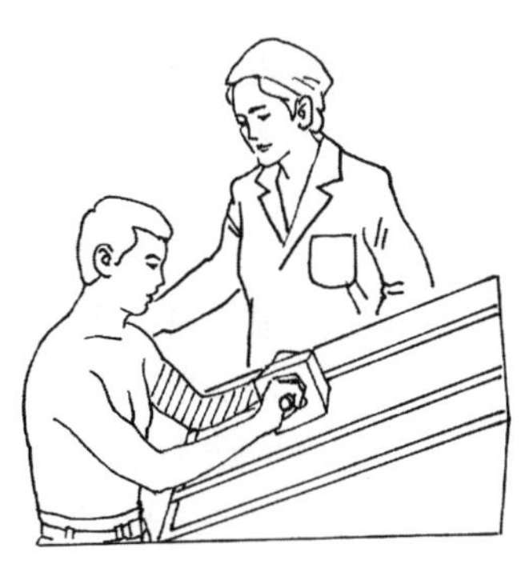

a

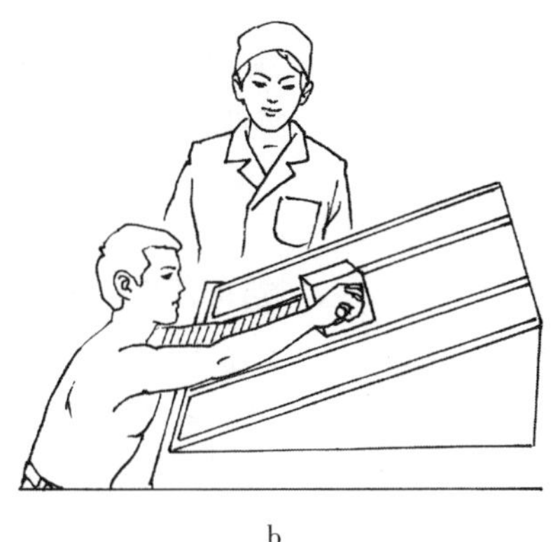

b

图10－5　磨砂板训练

同时还可以健侧手放在膝关节上方，患手置于球上，利用肘关节的屈曲、伸展、完成球的向前滚动（图10－4b）。

（十三）磨砂板训练

患者坐在磨板前方，根据患者上肢功能水平调节好磨板的角度。对上肢功能较差的患者，可选用双把手磨具，利用健侧上肢带动患肢完成肩关节屈曲、肘关节伸展、腕关节背伸的运动，治疗者协助患手固定磨具手把，另一手促进肘关节的伸展（图10－5）。

（十四）抑制手指痉挛屈曲手法

（1）上肢屈肌痉挛的典型模式为肩关节内收、内旋，肘关节屈曲、前臂旋前，腕关节掌屈，拇指内收、四指屈曲。缓解痉挛的手法，首先用治疗者的四指紧握患者的大鱼际肌，将拇指外展。治疗者另一手固定肘关节，将患肢前臂旋后，停留数秒，痉挛的手指即可自动伸展。

（2）将痉挛缓解的上肢放在抗痉挛体位。

（十五）缓解肩关节疼痛手法

（1）患者取仰卧位，在保持肘关节伸展的姿势下，做肩关节伸展→内收→内旋的动作。在疼痛较轻的关节活动范围内，对胸大肌、拇指、手指屈肌群进行伸张刺激并指示患者做等长性收缩。治疗者一手握患者四指向上方牵引，另一手握患者前臂向外展方向施加外力，使患者完成等长运动。

（2）肩部常见痛点为：肩胛骨的脊柱缘内上角、中点、内下角、大圆肌肌腹、肩峰下痛点及喙突处痛点等六个。医生用拇指按压以上部位寻找明显的痛点，然后一手固定上肢近端，另一手拇指以肌腱纵轴相垂直的方向左右弹拨，再按压肌内的抵止端取镇定手法约10秒钟，最后顺肌纤维方向将其舒平理顺，可达止痛效果。

（十六）认知与知觉障碍的训练

1. 注意障碍的训练

在治疗性训练中，要对注意力的各个成分进行从易到难的分级训练。许多治疗方法是在一个基本的训练方法基础上发展和提高的。

（1）反应时训练：对患者的训练项目应记录时间，令其在限定时间内完成，以增强患者对事物的注意能力。通常首先采用简单的反应——时间作业以改善警醒状态低下。可用反应时间显示记录仪，亦可采用记录反应时间的计算机软件。此外，有些粗大的运动活动也可用于增强警醒状态和加快反应时间，如投球等。

（2）转移注意训练：对于交替转换，即转移注意障碍的患者，仍然可以采用数字划消作业。治疗师发出指令“改变”，患者便交替划消奇数或偶数；或来回进行加减法计算。

（3）分离注意训练：①视觉分离：让患者翻词卡。要求患者同时根据两种标准，如颜色和指定内容将词卡进行分类。②听觉分离：患者从录音带上听及指定数字或字母并做出反应，同时做划消作业。

2. 躯体失认的训练

躯体失认者不能识别自身或他人身体的各个部位，患者甚至可能认为身体的某一肢体不是自己的；或将身体的某一部位看得比实际大或小。躯体失认常与空间关系障碍合并存在，病灶位于优势半球顶叶。躯体失认的训练治疗目的在于增强对于身体各部分或部位的认识。

（1）感觉整合疗法：将特殊的感觉输入与特定的运动反应联系在一起，如用患者的手或粗糙的毛巾摩擦身体的某一部位并同时说出部位名称；患者模仿治疗师的动作，如用右手触摸左耳，将左手放在右膝上。

（2）强化训练：为了加强患者对于身体各部分及其相互间关系的认识，可给予指令如“指出（或触摸）你的大腿”，或者治疗师触摸身体的某一部分，让患者说出部位名称；也可以练习人体拼图。

3. 穿衣失用的训练

患者不能自己穿衣服并不是因为肢体功能障碍，而是由于结构性失用、单侧忽略或体像障碍等原因所致。因此，治疗前要先对穿衣失用的原因进行分析。如果穿衣失用与上述其中的原因有关，应首先针对此障碍进行治疗。

另一方面，要根据患者的具体情况，教给患者一套固定的穿衣方法。患者要按照同样的方法每天反复实践直至掌握要领。患者不能分辨衣服的左、右或前、后，教患者在每次穿衣服之前一定要先将衣服放在固定的准备位置。如将衬衣放在床上，有扣子的一面朝向床面，领口向上；或将裤子放在腿上，拉链朝上等。可在衣服的前、后或左、右部位贴上标签或作出特殊标记以示区别。如果患者不能将扣子扣到相应的扣眼中，则要求患者每次都从最下面的一对扣子和扣眼开始，逐一向上，或者将每对扣子和扣眼做不同标记，便于匹配。治疗师或用录音机教给患者穿衣服的先后顺序；患者练习操作，一边穿一边复述要进行或正在进行的步骤。

4. 意念性失用训练

（1）基本技能训练：在进行系列动作训练之前，首先进行故事图片排序训练。在患者面前摆放 5 张或 6 张组成一个情节或短故事的卡片，要求患者按正确的顺序将这些卡片排列起来。根据患者的进步可逐渐增加故事情节的复杂性。

对于意念性失用的患者，治疗的重点在于帮助患者理解如何使用一个物品或如何做一个手势。采用连环技术，即将活动分解成一系列动作，让患者分步学习。待前一步动作掌握后，再学习下一步动作，逐渐将每个动作以锁链的形式连接起来，使患者最终完成具有一整套系列动作的活动。例如，训练患者点蜡烛，将点蜡烛的过程分解为拿起火柴盒、取出火柴棒、划着火柴、拿起蜡烛点燃等 4 个步骤。

（2）提示训练：可根据患者具体情况采用视觉的、触觉的或口头的方法进行自我提示。

在进行某一项作业活动训练时，首先要求患者闭眼并想象活动中每一个动作的顺序。患者也可以观看治疗师演示一套完整的动作。

口头提示指让患者大声重复活动步骤，逐渐变为低声重复，直至默念。当患者不能通过描述活动的顺序来促进运动的改善时，应回避使用口头提示而采用视觉或触觉提示。

第三节　应用于偏瘫患者的作业活动

一、常见的作业活动种类

（一）木工作业

木工作业是患者熟悉、感兴趣，并且具有实用性的工作。木工用具包括锯、刨、打锤、打砂纸等，木工训练技术可以利用工具、材料、辅助装置等的变化设计出从简单到复杂的各种不同水平的作业活动。作业治疗师可以根据患者病种、障碍程度的不同灵活设计。这是一种利用率高，行之有效的治疗方法。

1. 工具

木工使用的工具在作业活动中均需重新研制。例如：锯，锯的种类很多，无论锯的外形如何，在训练计划的记录中以锯的长度和锯齿的数量作为考虑运动量的主要标准，锯身越长齿越多，抵抗力越大，活动范围越大。因此，要根据患者的肌力，关节活动度的训练要求选择锯的大小。锯柄的形状也是研究的对象。如偏瘫患者可以使用双手把持的锯柄，手指屈曲受限的可以将锯柄加粗，锯柄可以设计成水平位和垂直位。

2. 材料

木材因质量不同，硬度的差别很大。大小、形状不同，其抵抗值也不同，因此可以根据患者的需要，用选择不同材料的方法调节抵抗值。另外也可应用辅助装置，当患者的肌力、关节活动度、协调性不充分时，可以设计一些辅助装置，协助患者克服一部分障碍，对残存能力进行训练，也可以在人体或工具上增设一些装置，来增加作业的难度。

3. 方法

（1）刨的动作：是通过刀刃的宽度和切削角度的调节来改变抵抗值，切削角度越小抵抗亦随着减少。宽木料适用于耐久力的训练，硬大料适用于肌力的增强。根据患者关节活动受限程度和部位设计木料摆放位置和决定具体要求。

（2）打锤动作：锤的种类很多，要根据患者情况变化锤头的重量、锤柄的长短、粗细。另外还要考虑患者肢位，姿势的变化与训练的关系。

（3）打砂纸：是将木料刨平之后再用不同型号的砂纸固定在磨器上摩擦表面的工作。研磨器要根据患者的功能情况进行设计，如：双手用、单手用、带柄的（水平柄，垂直柄）、带负荷装置的研磨器、矫正手指挛缩的手套式磨具等。水平柄研磨器用于恢复偏瘫初期前臂旋内的患者。双手垂直柄可用于前臂中立位的患者。还要从调节砂纸粗细，木材的光滑度、长度、宽度，作业台的高度，倾斜的角度等条件的改变，设计不同的训练内容和强度。

4. 禁忌和注意事项

（1）防止工作中受伤。

（2）避免训练强度过大。

（3）锯、锉或用砂纸磨细的工作灰尘较大，不适于呼吸系统病症的患者。

（4）使用油漆等易燃物品时要注意安全。

（二）制陶工艺

制陶工艺在我国历史悠久，深受人民喜爱。从儿童时代起孩子们就喜欢用黏土合成软硬适度的泥团，以反复揉捏便可以随心所欲地制成小壶、小碗、小猫、小狗之类的“工艺品”。陶瓷工艺中工序繁多，直到最后制出成品是相当繁杂的工作。作业治疗师利用这一作业活动，根据患者的文化程度，兴趣爱好以及在功能上、心理上存在的问题设计出丰富多彩的活动，使患者的个性和创造力得到充分地发挥。

1. 工具

工具有操作台、和泥板、各种磨具、模子、窑等。

操作台的台面高低，倾斜角度可以调节。

2. 方法

（1）糅合黏土动作：将黏土糅合成适合造型需要的硬度。常用的有橡胶黏土，硅酮树脂黏土等。糅合泥团的动作是双侧的粗大协调动作，并且可以强化上肢肌肉的伸展，部分患者由于上肢伸肌无力，可能会发生肘弯曲不能控制的情况，此时可以用弹性绷带，或是杂志等在肘关节伸面固定。训练可以由易到难，开始时利用肘关节的固定和躯干屈伸协助上肢用力，然后逐渐去除固定，减少躯干运动，逐渐过渡到上肢用力揉按。

（2）捏压造型动作：不使用工具，仅用手指的力量，完成黏土的造型工作。在完成作业的同时拇指屈曲、伸展、对指、四指的屈曲伸展等各种精细动作均得到训练，不仅增强了肌力，动作的协调性也可以得到改善。

3. 作用

（1）黏土的抵抗力很小却有很强的可塑性，适合改善患者的心理状态。

（2）和泥的过程可以改善上肢、腕关节、手指关节的活动范围，并且有止痛作用。

（3）提高上肢肌力。

（4）改善手功能的精细动作。

（5）促进认知功能的改善。

（6）提高身体的耐力。

（三）马赛克工艺

1. 工具

锤子、马赛克钳、瓷砖刀具、圆规、尺子、海绵刷。

2. 材料

三合板、铁板、塑料底板、马赛克、快干胶、石膏。

3. 方法

底板上画出图案或是将患者喜爱的图案用复写纸印在底板上。然后涂上颜色，再选择各种马赛克等材料，用钳子、锤子打碎备用，用快干胶将打碎的马赛克贴在图案内，制成美丽的工艺品。

4. 作用

（1）身体功能方面：手指的把持力、上肢肌力增强；改善手指的灵巧性；改善眼睛和手的协调性；维持和改善关节活动范围。

（2）心理方面：可以消散攻击性；提高集中力；提高耐心和耐力；通过集体作业可以改善患者的自信心和人际关系的协调性。

5. 禁忌和注意事项

注意刀、钳、锤子等工具的使用和管理，防止意外受伤；呼吸疾病、眼科疾病的患者，要杜绝破片和粉尘飞扬；手指有外伤和皮肤疾病的患者禁忌；注意防止马赛克破片和刃器造成手的外伤。

（四）手工艺

手工艺品的生产在我国具有悠久历史，深受国内外人民所喜爱，例如：刺绣、补花、编织、雕刻、皮革工艺等等。这些作业活动的最大特点是工具简单、安全，材料便宜容易采购。方法简单，易被患者接受。作品完成后患者有一种特殊的欣喜感，尤其在女患者中是一种非常受欢迎而又疗效显著的项目。

1. 工具

根据工种的不同可以准备一些钩针、刺绣架、刺绣针、刀、剪、熨斗，皮革工艺用的各种图案模子、锤子等。

2. 材料

各种颜色的布料、毛线、刺绣用的丝线、塑料绳、石膏等等。

3. 方法

刺绣、编织、雕刻、补花，都是在民间广泛流传的手工艺，在此不加赘述。但是，作业治疗师必须在此基础上再研究出新的、有吸引力的内容。例如：缝制丑娃、大熊猫、小熊，都是目前市场上高价而又畅销的产品，完成后可以将制品送给患者，这样无论从身体上还是心理上都会有良好效果。

（五）皮革工艺

用皮革作为材料，制成钱包、烟袋、钥匙坠物等各种工艺品。可以用各种图案的模具在皮革上敲打出患者喜爱的图案，然后制成自己设计的制品，方法简单，制品新颖，美观大方，有实用价值，患者乐于接受。

1. 作用

（1）身体功能方面：增加手指把持能力和上肢肌力；改善手指的精细动作；改善手、眼的协调性；改善和维持关节活动范围；增强坐位耐力。

（2）心理方面：提高集中力；培养创造性；可以缓解精神上的紧张。

2. 禁忌和注意事项

视力低下的患者不要使用过细的针线；运动失调和不随意运动严重的患者不得采用此疗法；注意工具的使用和管理；感觉迟缓或丧失的患者对熨斗、刀、剪等刃器的使用要特别注意。

（六）治疗用游戏

作业疗法科还可以在可能的情况下尽量开展一些有趣的游戏。患者由于长期疾病，在心理上多蒙受了较大打击，许多患者不仅在身体功能上，而且心理上、社会活动方面都出现了不同程度的障碍。治疗游戏可以使以上三个方面都得到较好的改善。因此就室内游戏的方法和研究要点举例加以说明。

1. 以训练上肢精细动作为主的治疗游戏

此类训练多采用棋类游戏，如象棋、跳棋等。由于患者具有不同程度的功能障碍，故应在评价的基础上，将下棋动作分为若干级别，如棋盘格子大小，棋子的大小轻重，外形等都可以由易到难地加以设计。随着功能的恢复，棋盘格子逐渐变小，棋子由大变小，以至于接近正常。通过下棋游戏必须完成的把持棋子、运送和放置到规定的位置三个过程，可以训练患者手的精细动作，改善眼、手的协调能力，提高患者的耐力，同时在心理上、人际关系上收到较好的效果。作业治疗师还可以根据患者的具体情况进行研究设计，创造出内容丰富的棋类治疗游戏。例如，患者动作协调能力差，或是为了训练手指的力量，可以设计磁性棋盘和铁棋子。为了训练上肢粗大运动和下肢的协调性，平衡能力，可以制成立式棋盘。

2. 以训练上肢粗大动作为主的治疗游戏

例如：投包、套圈、皮球投篮等游戏都是以上肢粗大运动为中心的训练，同时还可以使下肢与躯干进行协调的收缩，改善身体平衡功能。主要方法是做一个靶，如一块贴有尼龙搭扣阴面的木板，上面画有各种大小不等的小动物图案，作为投包的靶目标，然后做若干个大小不等的布包，表面缝上尼龙搭扣的阳面，让患者投向靶子，以击中动物大小和多少为记分标准。此游戏可以根据患者功能情况分级进行，难易程度可以通过靶子的距离、包的重量做调整。如果加上拣包动作，还可以通过取下靶子上贴着的布包和拣地下散落的布包对上肢关节活动度，下肢肌力，和躯干的旋转、屈曲、身体的平衡等能力进行全面的改善。

3. 以训练上下肢和躯干为主的治疗游戏

例：地滚球，是用木制的球撞击站立的木瓶，类似简易的保龄球。推盘游戏，是用带有横板的木棒推撞类似冰球的橡胶盘状球，将球打入不同分数段的区域内。让功能近似的患者编成小组进行竞赛。此项游戏研究的要点在于如何根据患者上肢的功能，包括诸关节的活动度；肌力；动作的协调能力；设计弹子棒的长度、重量；把手的粗细和形状。根据下肢肌力、步态、身体的平衡能力等设计场地大小、击球线到死线的距离等。至于竞赛规则不必过于拘泥，可以根据患者的身体功能和心理状态等因素灵活掌握。

游戏治疗目前开展活跃，但必须考虑到在作业疗法中的游戏活动是治疗手段之一。因此开展活动以前必须对患者进行认真的评价。根据评价的结果设计游戏方案，工具、场地、规则等都应分成若干级别，以适应不同患者或是治疗的不同阶段的需要。

二、作业活动选择原则及注意事项

（一）选择作业活动时的基本原则

选择作业活动必须将患者存在的问题和活动的特性相吻合，不仅要考虑功能方面的问题，而且要注意患者的心理，要使患者产生强烈的训练欲望，使患者从心理、身体功能等方面全面地向适应社会生活方向发展。

（二）注意事项

1. 从姿势到活动种类进行全面分析

活动是肌肉收缩和弛缓交替进行的，要以运动学的观点进行分析，患者在什么体位、姿势的情况下完成活动所需要的运动范围、运动量、需要的肌力以及强化的程度。

2. 能够做到反复运动

作业活动要选择运动方式是一种可以多次反复的有规律的运动。这样可以使某一部分肌肉、关节的功能和患者所存在的问题得到有针对性的训练。

3. 运动可以随着患者症状的改善及不同阶段进行调整

如：为了扩大关节活动范围，要求患者的关节运动必须超过原活动角度，为了增强肌力，必须随着患者肌力的提高，调整阻力大小，涉及到协调性时活动可以分成不同的阶段。做到可以通过姿势活动方法的改变，使作业活动发生各种变化。

4. 对特殊患者选择作业活动时还应考虑到一些特殊的问题

如：对有精神症状的患者应考虑以下几点：

（1）作业材料的选择：要考虑是否易变形，有无抵抗感，能否调整等。

（2）活动的复杂性：活动可以分成多少阶段进行，反复的次数。

（3）必要的准备：工具、材料及环境都应该事先进行认真考虑，安排妥当。

（4）指导的方法：是用口头指导，还是用图、写字、实际示范动作等。

（5）对结果要有预测。

（6）注意力集中的时间：要根据患者情况进行设计，要求患者注意力集中几分钟。

（7）相互交流：独立完成，还是与朋友共同协作，是以小组形式还是大组的流水作业。

（8）时间：完成作业所需要的时间或次数，是当时能成功，还是不让其立刻得到满足。

5. 与社会、心理、身体发育等方面相谐调

应该考虑到与社会、心理、身体发育等不同特点相一致；作业活动的难度、精巧程度，力量消耗等要与年龄相当；对促进身体功能和心理上的满足等方面也应有特殊的分析。

（三）对作业治疗师的要求

训练过程中在选择一项活动以前，作业治疗师要能回答以下几个问题。

（1）该项活动的具体做法是什么：包括活动的基本要点，全部过程所需要的工具、设备、材料以及如何指导才能使患者理解活动的目的意义和操作方法等。

（2）是否有更合适的活动：要在选择一项活动时认真思考，患者存在的问题、兴趣、爱好、评价的结果。根据客观条件是否有更适合的活动。

（3）为什么选择这项活动：作为作业治疗师选择一项活动必须有理论根据，为了使治疗的全过程与理论根据一致，在活动选择以前要认真思考。

（4）在什么地方进行活动：当选择好项目后要决定训练的场所，考虑场地的状况和是否存在影响训练的因素。如：训练必须在床上进行，要考虑周围有无脏乱杂物，床是否经常使用和消毒，训练中所需器械搬动是否方便等问题。

（5）什么时候进行训练：训练时间安排与训练效果有密切关系。作业治疗师要清楚患者来到作业疗法科以前进行了哪些训练，患者的体力消耗如何，如有影响训练的问题要与有关人员协调训练时间。另外哪些活动在一天中什么时间最合适也要认真考虑，如：ADL 训练中的梳洗整容、脱穿衣服等训练在早饭前最合适等。

第四节　日常生活活动能力训练

日常生活活动（Activities of Daily Living，ADL）训练在脑卒中康复中是非常重要的内容之一。具有运动功能障碍的人重新建立生活信心，积极投入康复治疗，往往就是从获得最简单的生活能力开始的。而且日常生活活动能力的水平也是决定患者康复程度及回归社会目标的重要因素。因此，日常生活活动训练绝不是可有可无的生活琐事，康复医务工作者必须予以足够的重视。

提高日常生活活动能力是作业疗法一个主要的工作内容。基本的日常生活活动（Basic Activities of Daily Living，BADL），即自理活动包括各种移动（翻身、坐起、转移）、进食、梳洗修饰、穿衣、洗澡以及上厕所等是每一个人保持健康所必需的基本活动。BADL 的恢复以发育顺序而排列，即进食首先恢复，而上厕所则是最后恢复的项目。

一个人仅仅保持 BADL 独立是不够的，他还需要同自然与社会环境接触并且产生互动的关系。应用性日常生活活动（Instrumental Activities of Daily Living，IADL）本身正是体现了这种关系。IADL 并不局限于照顾自己，而是在各种环境中利用各种可以利用的工具进行活动，包括做家务劳动；从橱柜或抽屉中拿东西；打电话；写信和寄信；使用钱（纸票、支票、硬币）和自动售货机；阅读书报及使用娱乐设施；乘公共汽车或开车；从商店、公司或政府部门获得必要的用品和服务；保养维护轮椅、矫形器或行走辅助具以及应付各种意外情况如发生火灾、汽车在途中抛锚、突然发病等。休闲活动亦属于 IADL 范畴。

一、日常生活活动

1. 定义

日常生活活动是指人为了独立生活而必须掌握的基本的、共同的、每天反复进行的一系列动作群，如起床、刷牙、洗脸、梳头、进食、如厕、上下楼梯、家务劳动、利用交通工具等（表 10－2）。

表 10－2　脑血管病日常生活动作评价表

姓　名　　　　　　　　　　　　病案号

性别		年龄		科别	
诊断					

动　作		得　分		
		月　日	月　日	月　日
一、卫生动作	1. 洗脸、洗手			
	2. 刷牙			
	3. 梳头			
	4. 刮胡子			
二、进食动作	1. 用吸管吸引			
	2. 用勺叉进食			
	3. 端碗			
	4. 用茶杯饮水			
	5. 用筷子进食			
三、更衣动作	1. 穿脱上衣			
	2. 穿脱裤子			
	3. 穿脱袜子			
	4. 穿脱鞋			
	5. 穿脱支具			
四、排泄动作	1. 能自我控制小便			
	2. 能自我控制大便			
	3. 便器使用			
	4. 便后自我处理			
	5. 卫生纸的使用			
	6. 便后冲水			
	7. 坐药的使用			
五、入浴动作	1. 入浴			
	2. 洗身			
	3. 出浴			

续表

性别		年龄		科别			
诊断							
动作		得分					
		月 日		月 日		月 日	
六、器具使用	1. 剪刀的使用						
	2. 钱包的使用						
	3. 电源插销、电器开关使用						
	4. 指甲刀的使用						
	5. 锁、钥匙的使用						
	6. 开瓶盖						
	7. 开关水龙头						
七、床上运动	1. 翻身						
	2. 卧位移动						
	3. 卧位→坐位						
	4. 坐位→立位						
	5. 独立坐位						
八、移动动作	1. 床⇌轮椅						
	2. 床⇌椅子						
	3. 轮椅⇌便器						
	4. 前进后退轮椅						
	5. 操纵手闸						
	6. 乘轮椅开门、关门						
九、步行动作(包括辅助具)	1. 前进5公尺,拐弯						
	2. 登阶梯						
	3. 步作50公尺						
十、认识交流动作	1. 记忆力						
	2. 书写(姓名、地址)						
	3. 打电话						
	4. 与人交谈						
	5. 信封信纸的使用						

评分标准：满分100分　　　　总分：

1. 能独立完成，每项2分
2. 能独立完成但时间长，每项1分
3. 能完成但需辅助，每项1分
4. 两项中能完成一项，每项1分
5. 不能完成，每项0分

2. 分类

人们因年龄、性别、职业、环境、地位、民族、国别等不同，日常生活方式千差万别，生活内容也不尽相同。再者患者的病情轻重、性质不一，训练的要求、起点也各有差异。因此，进行日常生活活动训练应根据患者的个体差异，确定训练内容，制订训练计划。一般日常生活活动可分为以下三大类。

（1）身边活动：包括进食、如厕、整容、更衣、洗澡等。

（2）移动活动：包括起居动作、爬行、轮椅、步行、交通工具的使用等。

（3）家务劳动：包括做饭、整理房间、洗衣服等。

二、训练程序

日常生活动作训练一般要经过动作分析、资料整理、评价和训练四个阶段。

1. 动作分析

（1）对患者要具体情况具体分析，防止训练方法上的公式化。

（2）选出可能完成的动作，根据功能的重要性和难易程度决定训练的顺序，首先训练最常用的、较易掌握的动作。

（3）分析日常生活动作群是由什么动作组成的，再将这些动作分解成一个个阶段动作和基本动作，最后将基本功能结合起来。如：移动动作的阶段动作包括：翻身；从卧位变成坐位；从坐位变成立位；为完成某种家务在室内的移动；上下台阶；拿着东西移动；迈门槛；上下公交车；在车内站立等。也就是说，一个动作往往是若干不同动作的连续和综合，可以分成若干阶段动作。某一阶段动作又可以分解成几个基本动作。例如：患者要开窗户这个动作可以分成：走到合适的位置停住；抬手到窗户的高度；开、关窗户的动作；身体准确地移动等四项基本动作。为完成以上基本动作必须具备如下的基本功能，即：肌力、关节活动度、平衡、运动的速度、协调性、判断力等等。因此作为作业治疗师要认真分析某一个阶段动作伴随着的基本动作以及必要的基本功能。

（4）把有共同性的动作组合起来，集中训练，不要把日常生活动作看成是相互毫无关联的独立动作。

（5）认真分析患者的动作，找出妨碍动作完成的主要原因，防止训练工作的盲目性和简单化。

2. 资料整理

日常生活动作训练开始前要将患者的基本情况按以下四项分别整理。

（1）身体因素：年龄、性别、障碍的原因，原发疾病的现状、一般身体状态，关节活动度、肌力、感觉运动的随意性、协调性、速度、持续性、姿势反射等等。

（2）心理因素：欲望、依赖性、不安情绪等。

（3）精神因素：感觉——认识的综合功能、理解力、判断力、适应力等。

（4）社会和环境因素：生活环境、住房的状况、家属的组成及关系，经济状况等。

以上问题不仅要在训练前了解清楚，训练过程中也要注意观察。

3. 评定

评定中要注意以下几项原则：

（1）评定的标准包括动作模式，完成动作需要的时间，别人协助的程度，动作完成的实用性等。

（2）结合患者的生活环境进行评定。如果脱离客观环境，评价和训练是没有康复意义的。

（3）评定内容的选择要考虑能为设计训练的目标提供初步的预测资料。如患者必须掌握的动作内容通过训练后能达到的水平。

（4）为制订训练计划、制作自助具、辅装具以及房屋改造提供依据。

4. 训练

在训练阶段，一般应注意以下各项：

（1）上肢的一侧障碍，其中尤其是因手指把持能力障碍，使患侧可能成为废用手、辅助手者，要作单手动作训练，如该手是利手，还要作利手交换训练（表10－3）。

表10－3(1)　偏瘫上肢能力评价表

试验No.	试验种类、试验动作（用有无实用性进行判定）		判定	检查日（月/日） 1/	2/	3/
1	在用剪子剪信封时能够固定 场面设定：信封放在桌子上，剪时把信封从桌沿突出，但不要向患者下指示，让患者按自己的想法做，用健手把患手放到信封上，用健手使用剪子，用什么样的剪子都可以	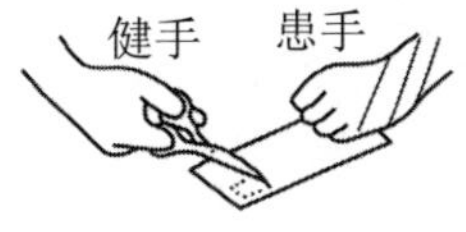 健手　患手	不能			
			可能			
2	从钱包里拿出硬币 场面设定：在空中用患手拿着钱包（不是将患手放于桌面），用健手拿出硬币。包括拉开合上拉锁	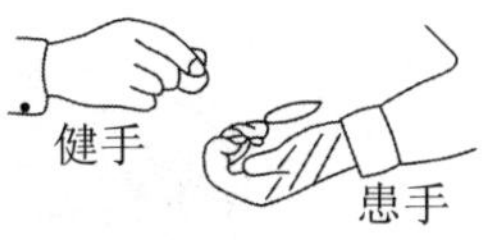 健手　患手	不能			
			可能			
3	打伞 场面设定：把伞支在空中，不要杠在肩上要连续10秒钟以上垂直支撑，不是立位，坐位即可	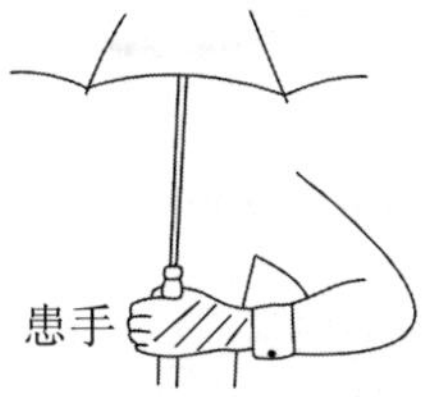 患手	不能			
			可能			
4	剪健侧指甲 场面设定：把没有进行特别加工的大的指甲力（约10厘米）用患手拿着进行	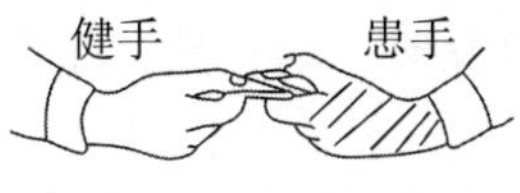 健手　患手	不能			
			可能			
5	系健侧袖口的扣子 场面设定：把没有涂糨糊的衬衣的一只袖子穿在健肢上，用患手系上袖口的扣子。女患者也用男衬衣	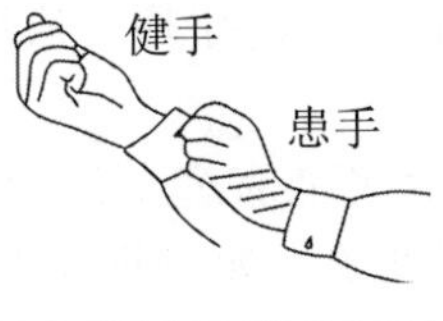 健手　患手	不能			
			可能			

表 10－3(2) 偏瘫上肢能力综合评价表

上肢能力水平		规定的内容	检查日（月/日）		
0	废用手	5 个动作均不能完成			
1	辅助手 C	5 个动作只能完成 1 个			
2	辅助手 B	5 个动作只能完成 2 个			
3	辅助手 A	5 个动作只能完成 3 个			
4	实用手 B	5 个动作只能完成 4 个			
5	实用手 A	5 个动作均能够完成			

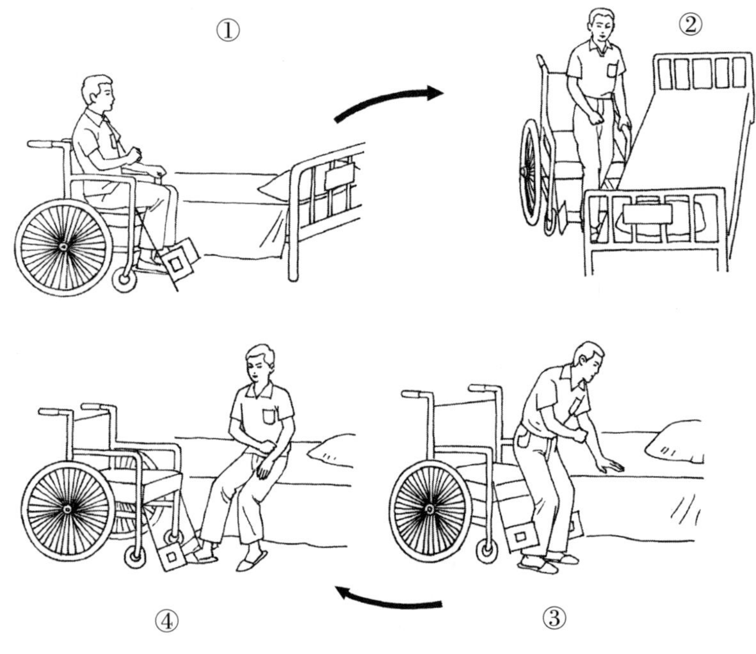

图10－6 从轮椅移动到床

（2）对轻症偏瘫，特别是手的障碍，当利手尚未训练前，不得进行利手交换训练。对青壮年患者，是训练患手还是作利手交换训练的方案，要尽早决定，尽快开始。对高龄患者，以双侧同时训练为好。

（3）上肢 ADL 训练，要从卧床期开始，除作功能训练外，对完成动作有困难的和重症障碍者，要想方设法制作自助具，使患者能尽快地生活自理。

（4）训练与病房、家庭生活要密切结合。在作业疗法科练习的动作必须应用到日常生活中去。因此作业治疗师与病房护士、家属间的密切联系和协作是成功的重要保证。

（5）作业治疗师对每个患者的家庭生活和工作环境必须做实际调查，要根据患者的具体情况进行训练，如果训练与实际生活脱节，则会失去 ADL 训练的意义。必要时可采取短期出院办法，在实际生活中观察，寻找日常生活中存在的困难动作，带着问题住院进行训练。

三、ADL 训练方法

（一）从床到轮椅及返回动作训练

1. 从轮椅到床的移动

从轮椅移动到床时，首先将轮椅放在患者健侧，靠近床边，在约与床边成 30°～45°角的斜前方，刹车，竖起脚踏板。双足全脚掌着地，双侧膝关节屈曲不得超过 90°，患者身体重心前移，健手扶轮椅扶手起立。然后，健腿向前方迈出一步，以健侧腿为轴，身体旋转，用健手支撑床面，重心前移，弯腰慢慢坐下（图 10－6）。

2. 从床上到轮椅的移动

从床上到轮椅的移动，首先将轮椅放在患者健侧斜前方，刹车，脚踏板竖起，患者从床上起立后，用健手扶远端轮椅扶手，以健侧下肢为轴，身体旋转，坐在轮椅坐垫深处（图 10－7）。

（二）进食训练

单手用勺进食，碟子可以使用特制的碟挡，以防止食物推出碟外。为了防止进食过程中碟子移动可在下面加垫一条湿手巾或一块胶皮或利用带负压吸盘的碗，即可起到防滑作用。为了便于抓握餐具，还可用毛巾缠绕餐具手柄起到加粗作用。

（三）梳洗训练

偏瘫病人可用健手进行梳洗，如：拧手巾或将毛巾绕在水龙头上拧干。利用市售带长柄的海绵刷擦后背，用背面带有吸盘的刷子固定于洗手池旁，将手在刷子上来回刷洗，将健手洗净。

（四）更衣训练

1. 开身上衣的穿脱

穿开身上衣时，先将患手插入衣袖内，用健手将衣领向上拉至患侧肩，健手由颈后抓住衣领并向健侧肩拉，再将健手插入衣袖内，系好纽扣并整理妥当（图 10－8）。

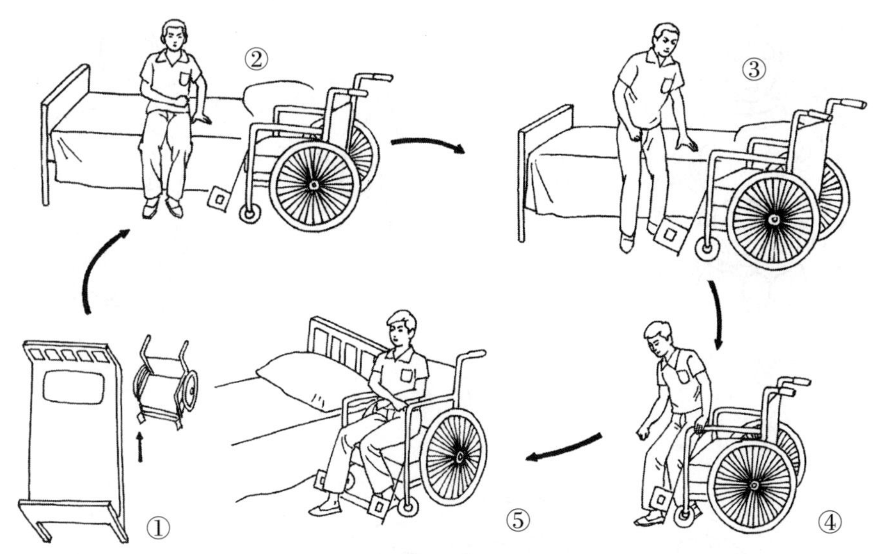

图10－7　从床移动到轮椅

脱开身上衣时，先将健手抓住衣领先脱患侧衣袖一半，使患侧肩部脱出，然后健手脱掉整个健侧衣袖，健手再将患侧衣袖脱出，完成脱衣动作（图10－9）。

2. 套头上衣的穿脱

穿套头服装时，先将患手穿袖子到肘部以上；再穿健手侧袖子；最后套头（图10－10）。

脱套头服装时，先将衣身拉向胸部以上；再用健手将衣服拉住，在背部从头脱出，脱出健手；最后脱患手（图10－11）。

3. 穿脱裤子训练

（1）卧床患者穿裤子时，患者坐起将患腿屈膝屈髋，放在健腿上；患腿穿上裤腿后尽量上提，健腿穿上裤腿；躺下，做桥式动作把裤子拉到腰部；臀部放下，整理腰带。脱的顺序与穿的顺序相反，只需躺着就可用健脚将患侧裤腿脱下（图10－12）。

（2）坐位穿裤子的顺序：患腿放在健腿上，套上裤腿拉至膝以上，放下患腿；健腿穿上裤腿，拉到膝以上后，站起来向上拉到腰部；整理。坐位脱裤子的顺序与穿的顺序相反进行（图10－13）。

4. 穿袜、穿鞋的训练

（1）患脚穿袜子的顺序：先找好袜子上下面，用健手指将袜口张

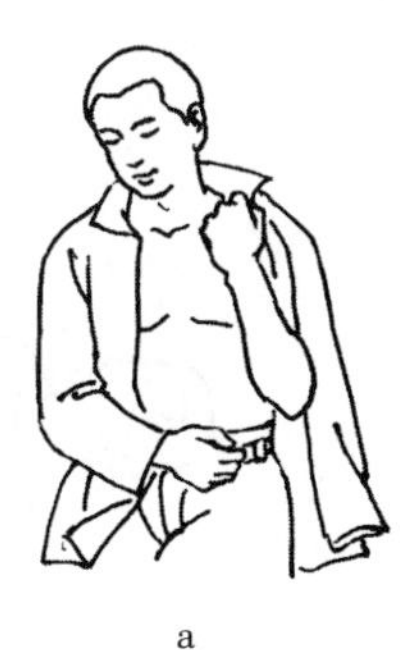
a

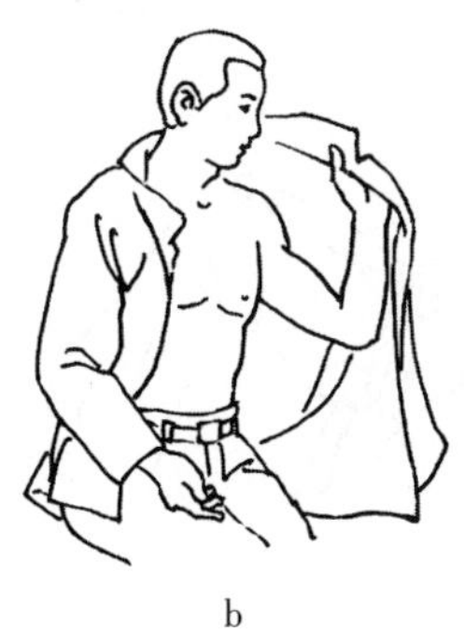
b

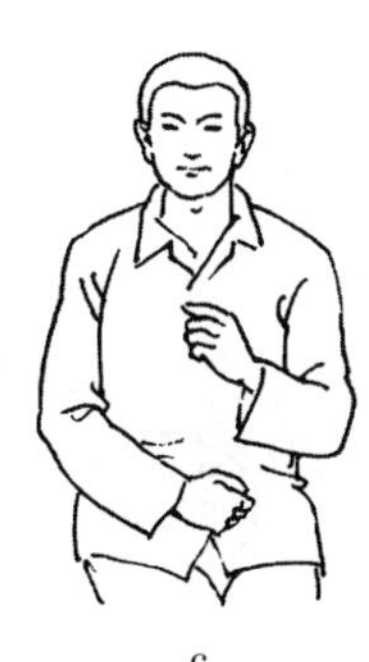
c

图10－8　穿开身上衣

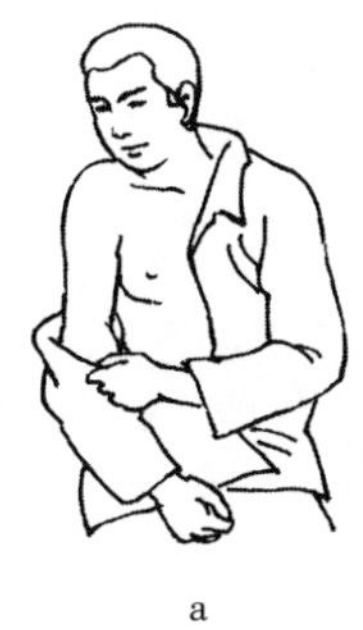
a

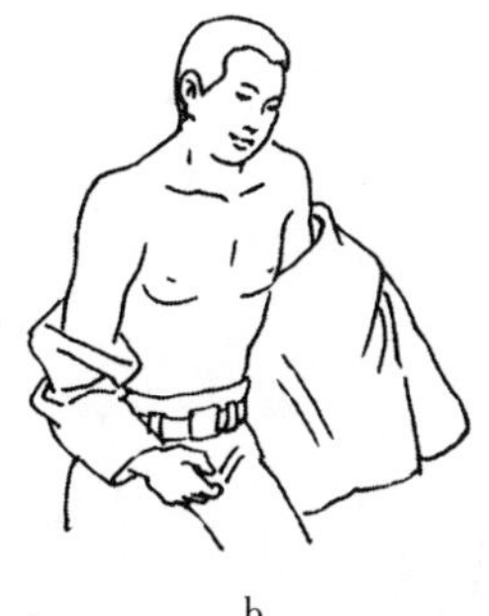
b

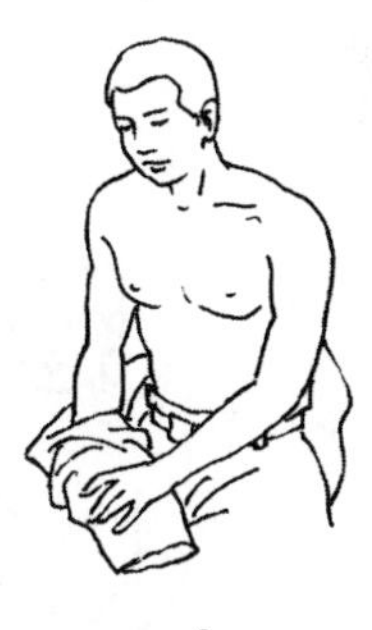
c

图10－9　脱开身上衣

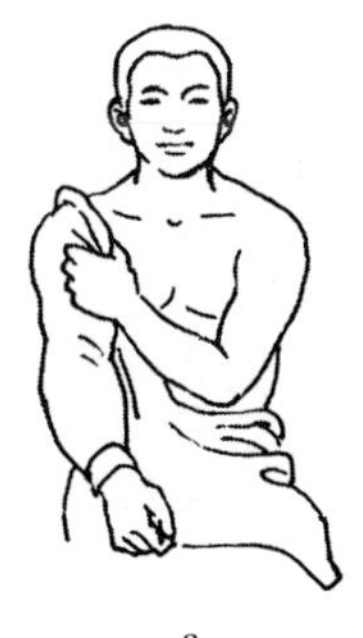
a

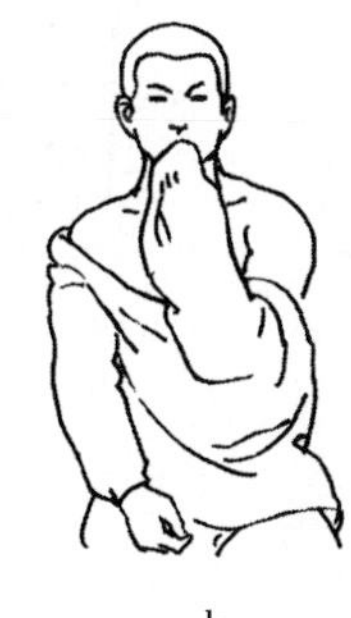
b

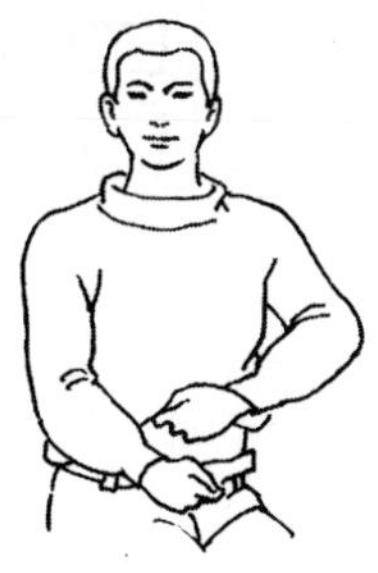
c

图10－10　穿套头上衣

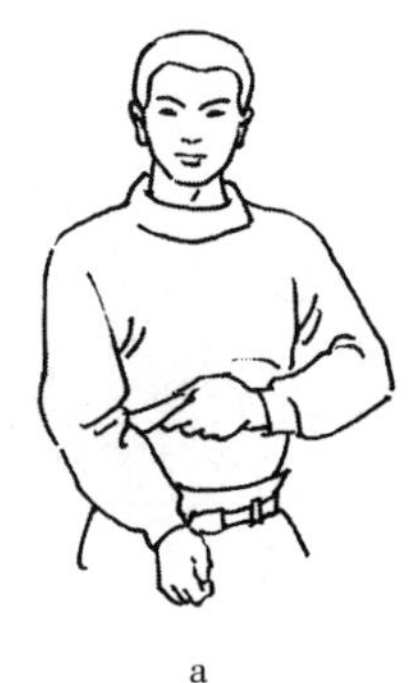
a

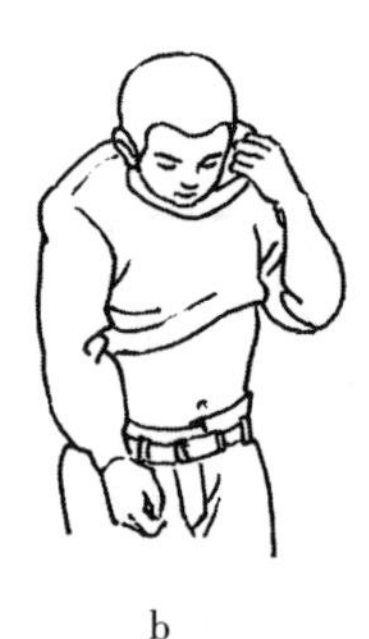
b

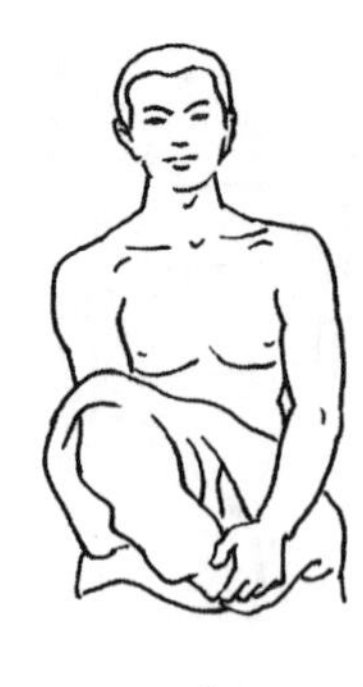
c

图10－11　脱套头上衣

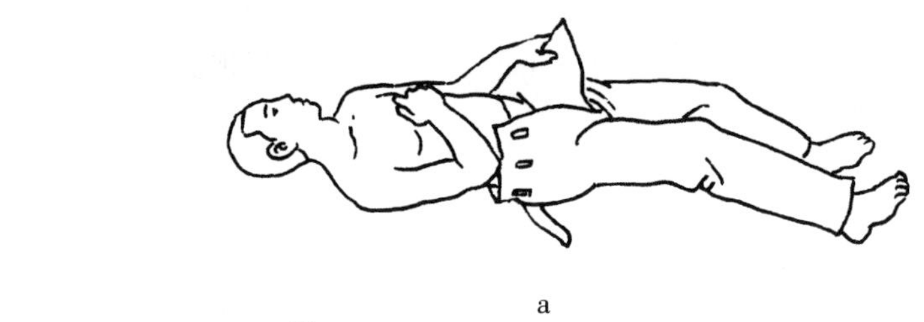
a

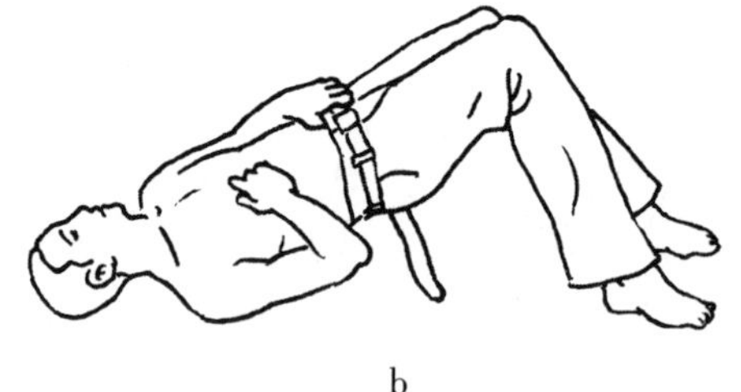
b

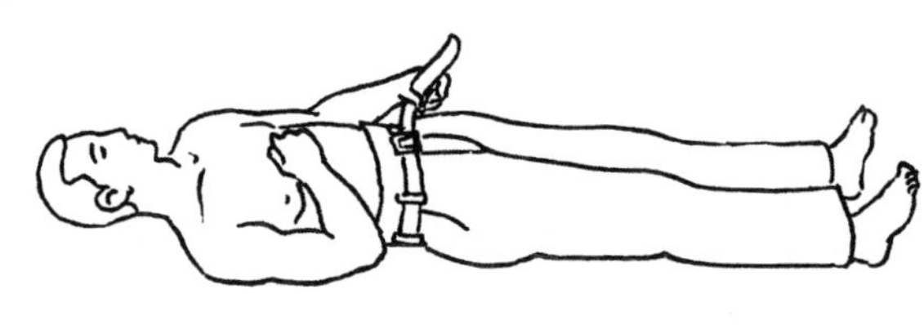
c

图10－12　床上穿脱裤子

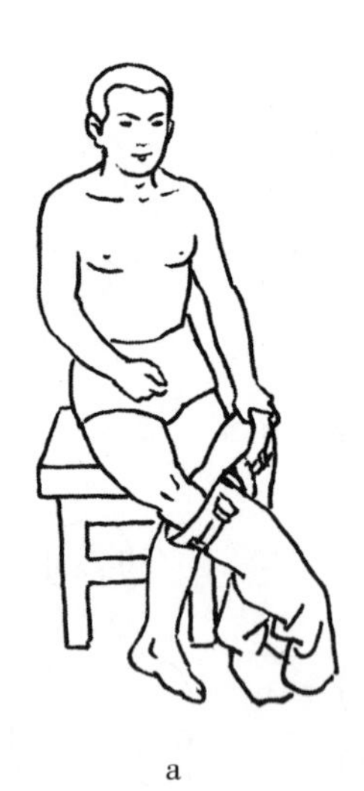
a

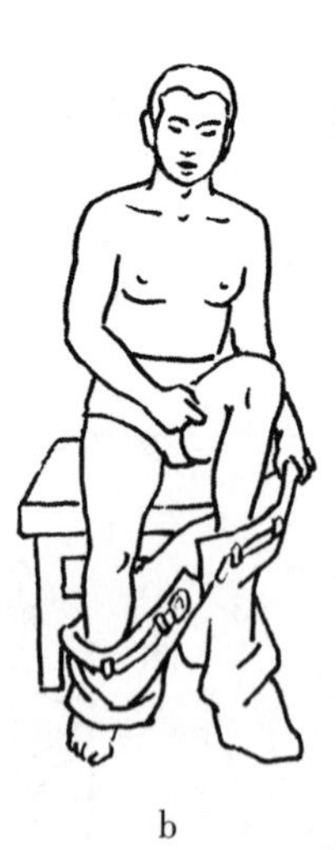
b

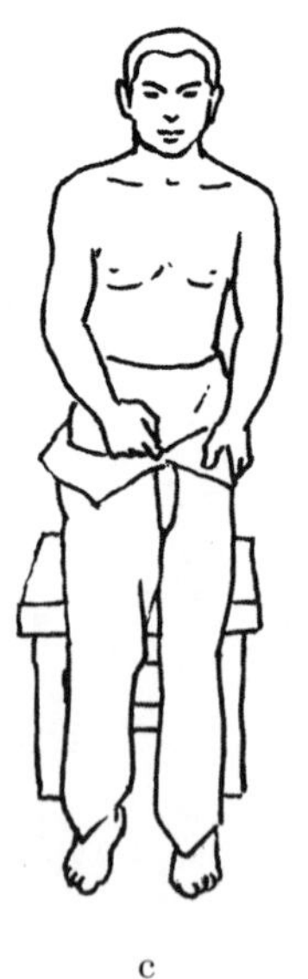
c

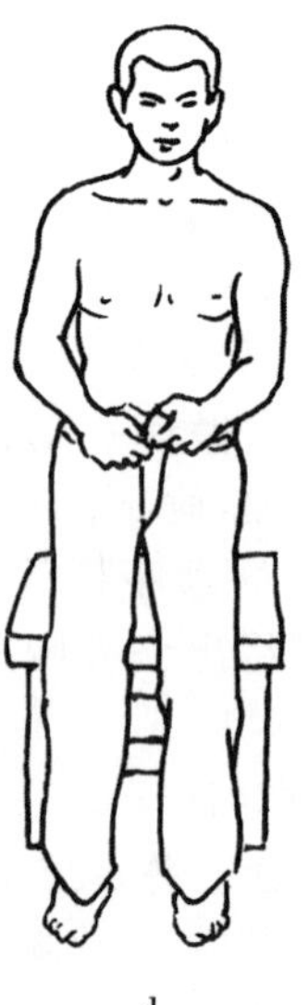
d

图10－13　坐位穿脱裤子

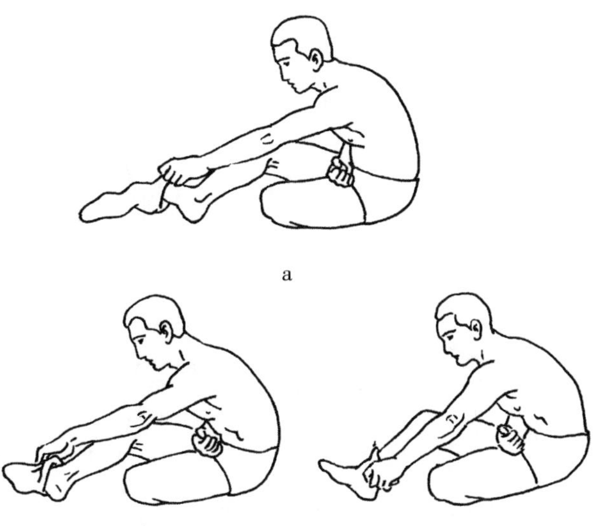

a　b　c

图10－14　患脚穿袜子

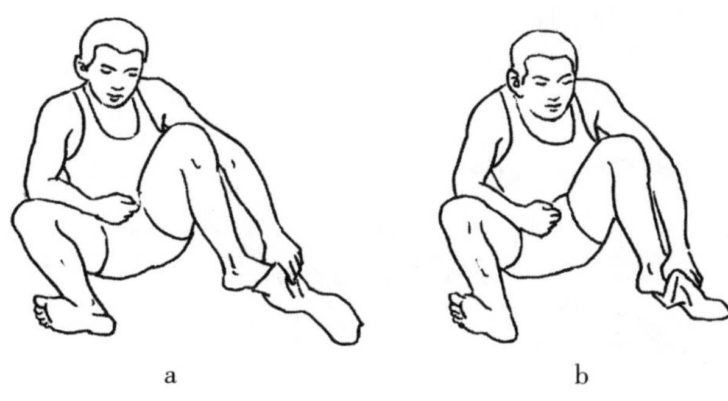

a　b

图10－15　健脚穿袜子

开，手掌对脚掌将脚伸入袜口；再抽出手指整理袜底、袜面，将袜腰拉到踝关节处；最后从脚跟处向上拉平整理（图10－14）。

（2）健脚穿袜子的顺序：健腿立膝，脚平放在床上，用拇趾压住袜口一端，向上拉袜子；将袜尖整理合适后，拉袜腰至踝关节处；整理。也可将健脚放在患腿上，与患脚穿法相同（图10－15）。

（3）穿鞋和脱鞋：应选择穿脱方便的鞋。对弯腰有困难的患者，可用简易穿鞋器协助穿脱。家人到市场上买一普通鞋拔子，用一圆棍将鞋拔子固定在上面即可。

5. 更衣训练注意事项

（1）患者学习自己穿脱衣服时，健侧肢体应具备基本活动功能，有一定的协调性、准确性和肌力。

（2）穿脱裤子时，患者应具备有坐位和控制平衡的能力，掌握桥式运动方法，以便能将裤子拉到腰上。

（3）如健侧肢体有关节活动受限疾病时，应将所穿衣服改制成宽松式，以适合患者穿脱方便，以免硬行穿脱引起疼痛或穿脱困难，使患者失去信心。

（4）内衣以质软、平滑，穿着舒适，脱下方便，前开身的为宜。

（5）外衣以宽松式为宜。纽扣应改为按扣或尼龙搭扣为宜。

（6）裤子可选用背带挂钩式或松紧带裤腰。

（7）西服应选择光滑衬里，领带为方便易结的“一拉得”或其他饰物。

（8）鞋应选择软底、不系带的，鞋后帮最好稍硬些，有利于穿脱。

四、自助具的应用

（一）定义

自助具是指为提高患者的自身能力，弥补其丧失的功能，针对日常生活活动困难的患者，帮助其能够或容易独立完成生活活动所研究和设计的一些器具。自助具的使用也是一种积极的治疗手段，同时还有助于树立患者的自信心。

（二）应用自助具目的

（1）代偿因瘫痪或肌肉无力所致的部分身体功能障碍（如丧失握力）。

（2）代偿受限关节活动。

（3）保持物体或器具的稳定以便于单手使用。

（4）代偿不自主运动所致的功能障碍。

（5）代偿感觉功能（视、听等）障碍。

（6）在各种不同的体位对患者的身体给予支持。

（7）帮助患者进行信息交流等。

（三）自助具的种类和功能

1. 进食类

（1）加粗手柄弯成角的匙、叉：适用于手功能受限或匙、叉与碗碟无法达到正常角度时（图10－16）。

（2）碟挡：可防止食物被推出碟外（图10－17）。

2. 更衣类

（1）系扣器：是钢丝做成的套环，可单手用于系衣服扣子（图10－18）。

（2）穿衣棒：在棒的末端有一“L”形钩，可用于拉上或推下衣服，也可用于拾取高处或低处的衣服（图10－19）。

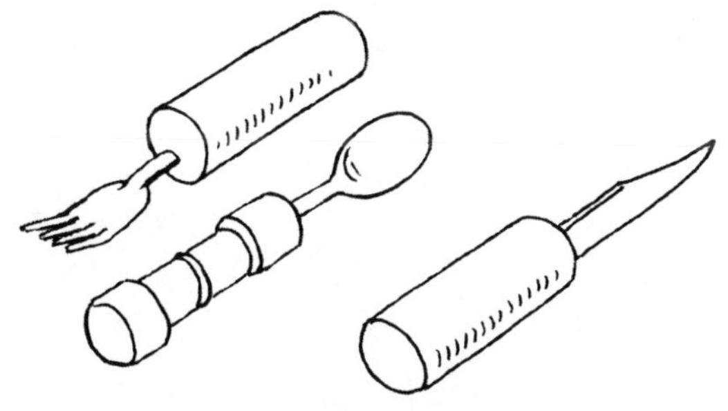

图10－16　有利于抓握的勺、叉

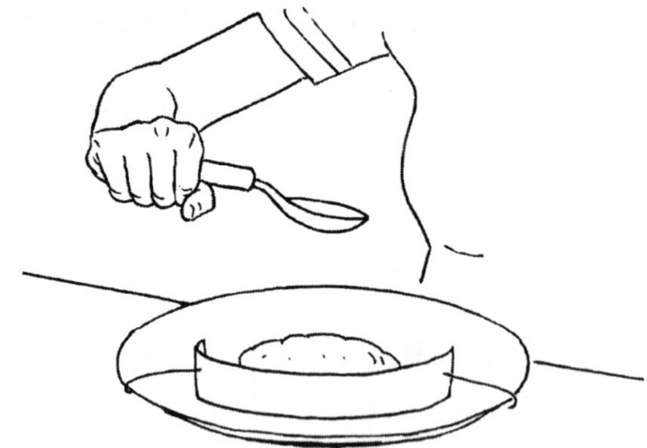

图10－17　带盘挡的盘子

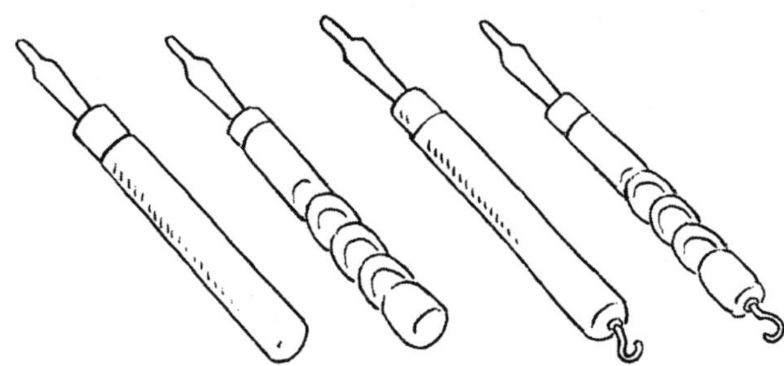

图10－18　系扣器

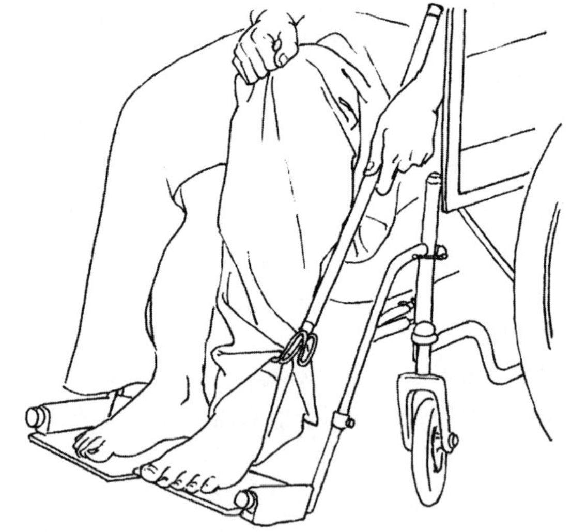

图10－19　穿衣棒

（3）拉锁环：穿入拉锁舌孔内的圆环，以便手指抓捏功能不佳的病人使用（图 10－20）。

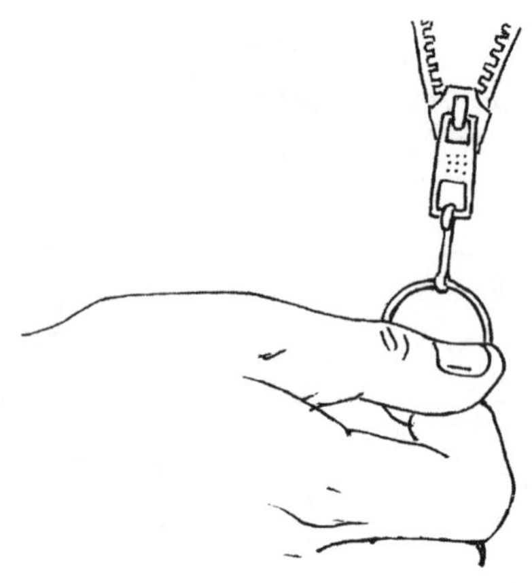

图10－20　拉锁环

（4）穿袜自助具：是半圆的长套筒器具带有长的系带，可用于单手穿袜子（图 10－21）。

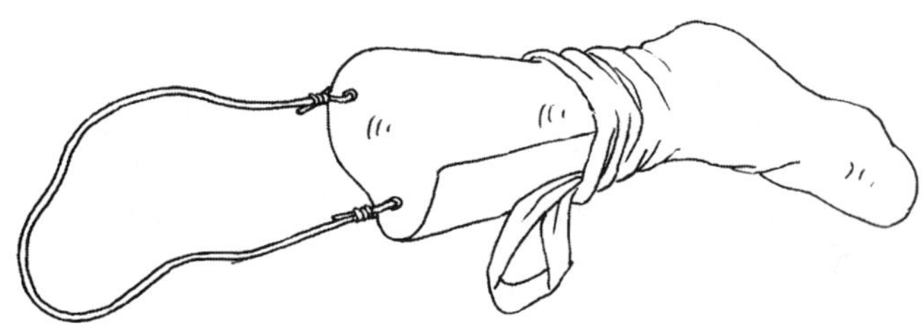

图10－21　穿袜自助具

3. 梳洗修饰类

（1）带吸盘的刷子：刷子背面固定两个橡皮吸盘，可固定于洗手池旁，手指可在刷上来回刷洗（图 10－22）。

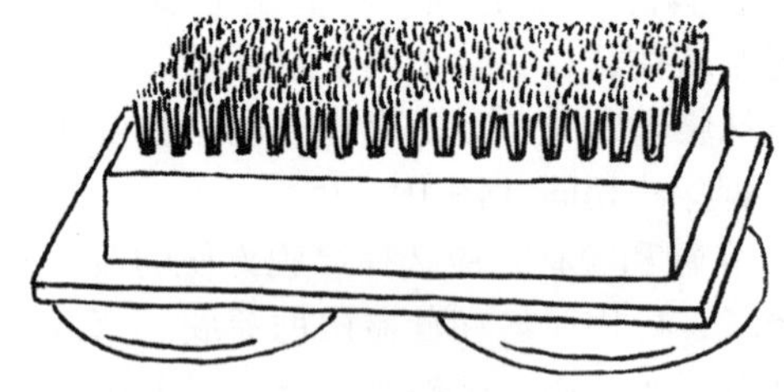

图10－22　带吸盘的刷子

（2）固定式的指甲刀：它下面带有吸盘可固定与桌面，适用于一手有障碍的病人（图10－23）。

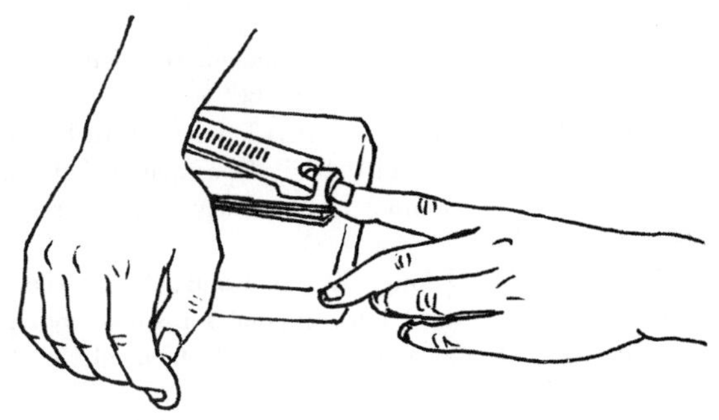

图10－23　固定式的指甲刀

（3）带蛇形软管把柄的镜子：手柄由金属的蛇形管制成，根据使用情况可调节角度（图10－24）。

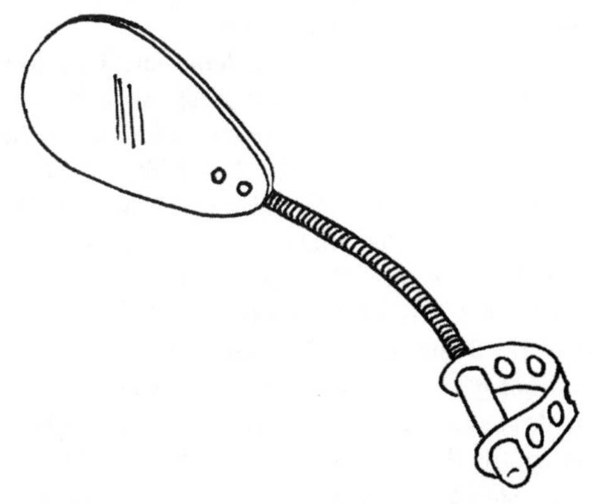

图10－24　带蛇形软管把柄的镜子

4. 阅读书写类

（1）打字自助具：手指无力时利用C形夹插入橡皮头棒，改用腕力叩键打字（图10－25）。

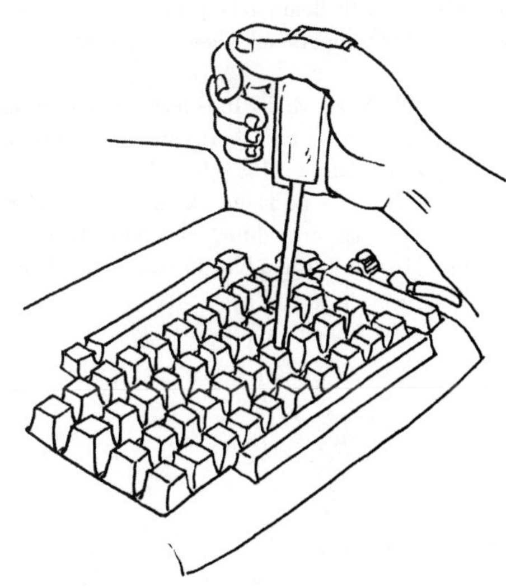

图10－25　打字自助具

5. 炊事类

（1）特制切菜板：带有竖直向上的钉子用于固定蔬菜，边缘装有直角挡板，防止蔬菜滑出（图10－26）。

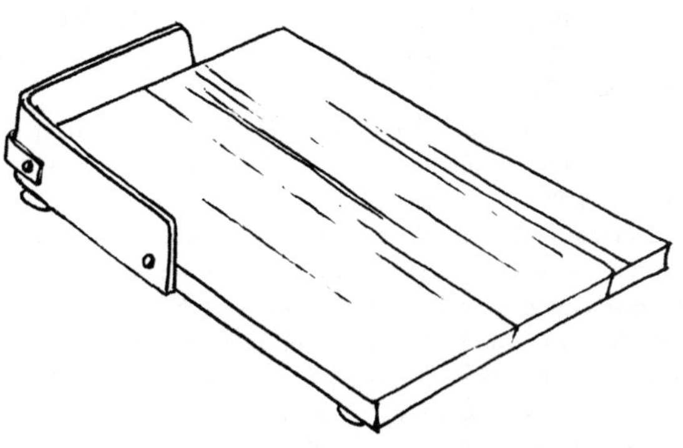

图10－26　特制的切菜板

（2）刀具"L"形刀或叉：呈手锯状易于割切（图10－27）。

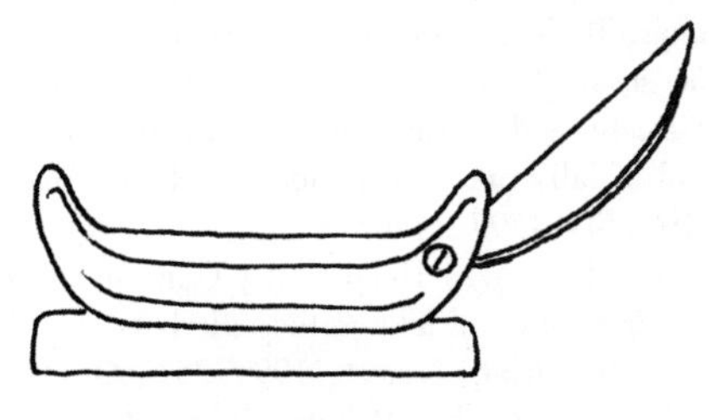

图10－27　刀具

（3）开瓶盖器：将一"V"形条固定于板上，再将板固定于悬吊柜的底部，单手将瓶子或罐头的盖子卡入"V"形口内并加以旋转，即可打开瓶盖（图10－28）。

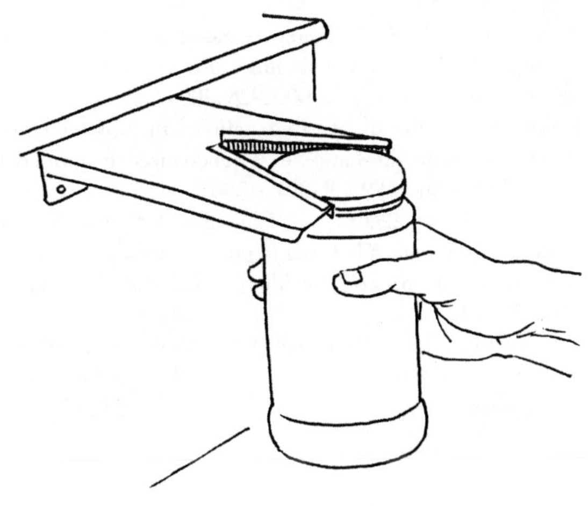

图10－28　开瓶盖器

（刘璇　纪树荣）

参考文献

1. Law, M. , Steinwender, S. , & Leclair, L. . Occupation, health and wellbeing. Canadian Journal of Occupational Therapy, 1998,65: 81 ~91

2. Rockwood, K. . Medical management of frailty: Confessions of a gnostic. Canadian Medical Association Journal , 1997, 157: 1081 ~1084

3. Covinsky, K. E. , Palmer, R. M. , Fortinsky, R. H. , Counsell, S. R. , Stewart A. L. , & Kresevic, D. et al. Loss of independence in activities of daily living in older adults hospitalized with medical illnesses: Increased vulnerability with age. Journal of the American Geriatrics Society,2003, 51:451 ~458

4. Gitlin, L. N. , Miller, K. S. , & Boyce, A. Bathroom modifications for elderly renters: Outcomes of a community – based program. Technology & Disability,1999,10: 141 ~149

5. Brandis, S. Use of contract occupational therapy services to facilitate early discharge from hospital [corrected] [published erratum appears in Australian Occupational Therapy Journal, 1999,46: 76. Australian Occupational Therapy Journal, 1998, 45:131 ~138

6. Cumming, R. G. , Thomas, M. , Szonyi, G. , Salkeld, G. , O'Neill E. , Westbury C. et al. Home visits by an occupational therapist for assessment and modification of environmental hazards: A randomized trial of falls prevention. Journal of the American Geriatrics Society, 1999,47:1397 ~1402

7. Close, J. , Ellis M. , Hooper R. , Glucksman, E. , Jackson S. , & Swift C. Prevention of falls in the elderly trial (PROFET): A randomized controlled trial. Lancet, 1999,353:93 ~96

8. Mayo, N. E. , Wood – Dauphinee, S. , Cote, R. , Gayton, D. , Carlton, J. , Buttery, J. et al. There's no place like home. An evaluation of early supported discharge for stroke. Stroke, 2000, 31: 1016 ~1023

9. Banford, M. , Kratz, M. , Brown, R. , Emick, K. , Ranck, J. , Wilkins, R. et al. Stroke survivor caregiver education: methods and effectiveness. Physical and Occupational Therapy in Geriatrics, 2001,19:37 ~51

10. Outindividual, S. E. Therapy – based rehabilitation services for stroke individuals at home (Cochrane Review). Cochrane Database of Systematic Reviews,1, CD002925,2003

11. Corr, S. , & Bayer, A. Occupational therapy for stroke individuals after hospital discharge – a randomized controlled trial. Clinical Rehabilitation, 1995,9:291 ~296

12. Logan, P. A. , Ahern, J. , Gladman, J. R. F. , & Lincoln, N. B. A randomized controlled trial of enhanced social service occupational therapy for stroke individuals. Clinical Rehabilitation, 1997,11:107 ~113

13. Gilbertson, L. , Langhorne, P. , Walker, A. , Allen, A. , & Murray, G. D. Domiciliary occupational therapy for individuals with stroke discharged from hospital: Randomised controlled trial. British Medical Journal, 2000,320:603 ~606

14. Walker, M. F. , Hawkins, K. , Gladman, J. R. F. , & Lincoln, N. B. Randomized controlled trial of occupational therapy at home: Results at 1 year. Journal of Neurology, Neurosurgery and Psychiatry, 2001,70:267

15. Wolfe, C. D. A. , Tilling, K. , & Rudd, A. G. The effectiveness of community – based rehabilitation for stroke individuals who remain at home: A pilot randomized trial. Clinical Rehabilitation, 2000,14: 563 ~569

16. Beech, R. , Rudd, A. G. , Tilling, K. , & Wolfe, C. D. A. Economic consequences of early individual discharge to community – based rehabilitation for stroke in an inner – London teaching hospital. Stroke, 1999,30:729 ~735

17. Drummond, A. & Walker, M. Generalization of the effects of leisure rehabilitation for stroke individuals. British Journal of Occupational Therapy, 1996,59:330 ~334

18. Shepperd, S. Harwood, D. , Jenkison, C. , & Gray, A. Randomized controlled trial comparing hospital at home care with inindividual medical care 1: Three month follow up of health outcomes. British Medical Journal,1998,316:1786 ~1791

19. Shepperd, S. , Harwood, D. , Gray, A. , Vessey, M. , & Morgan, P. Randomized controlled trial comparing hospital at home care with individual hospital care. II: Cost minimization analysis. British Medical Journal,1999,316:1791 ~1796

20. Coast, J. , Richards, S. H. , Peters, T. J. , Gunnell, D. J, et al. Hospital at home or acute hospital care? A cost minimization analysis. British Medical Journal, 1998,316:1802 ~1806

21. Darragh, A. R. , Sample, P. L. , & Krieger, S. R. "Tears in my eyes 'cause somebody finally understood": Client perceptions of practitioners following brain injury. American Journal of Occupational Therapy,2001,55:191 ~199

22. Vrkljan, B. & Miller – Polgar, J. Meaning of occupational engagement in life – threatening illness: A qualitative pilot project. Canadian Journal of Occupational Therapy, 2001, 68: 237 ~246

23. Corcoran, M. & Gitlin L. N. Environmental influences on behavior of the elderly with dementia: principles for intervention in the home. Physical & Occupational Therapy in Geriatrics, 1991,9: 5 ~22

24. Pynoos, J. & Ohta, R. J. In – home interventions for persons with Alzheimer's disease and their caregivers. Physical & Occupational Therapy in Geriatrics, 1991,9: 83 ~92

25. McKee, E. There's no place like home. In: Canadian Occupational Therapy Foundation, editor. Outcomes that matter in occupational therapy. Toronto: Canadian Occupational Therapy Foundation, 1997,51

第十一章

矫形器在偏瘫康复中的应用

11

第一节 概　　述

一、矫形器的分类与名称

矫形器（Orthosis/Orthoses），过去也称为夹板、支架或支具。概括地讲，它是一种以减轻四肢和脊柱骨骼肌肉系统的功能障碍为目的的体外支撑装置。国际标准化组织将矫形器定义为用于改变神经肌肉和骨骼系统的机能特性或结构的体外装置。

矫形器种类繁多。按照不同的分类方法，有不同的名称。按其医疗目的分为医疗用矫形器、医疗用临时矫形器和康复用矫形器。医疗矫形器作为治疗手段之一在医学治疗完成之前使用；为了达到治疗的目的，有时需要在短时间内用简单的材料制成医疗用临时矫形器；治疗结束以后，病人的变形和功能障碍已经相对稳定。为了提高日常生活能力和生活质量，需要使用康复用矫形器。

根据矫形器的作用和生物力学功能不同，矫形器分为固定性矫形器、矫正性矫形器、免荷性矫形器和长度补偿性矫形器。按照使用的材料不同，矫形器可分为塑料矫形器、金属矫形器、金属框架式矫形器、碳纤矫形器等等。此外，矫形器名称中，还有大量以发明者人名或地名命名的矫形器。

为了消除矫形器名称上的混乱，1970 年左右，美国推广了一种矫形器命名原则，即将矫形器按照其应用的身体部位（关节）来进行分类和命名。如今，这种分类命名方法已经得到世界范围的普遍接受。按照此种分类原则，矫形器可分为下肢矫形器、上肢矫形器和脊柱矫形器。它们又分别可以更进一步的细分（表 11－1）。

二、矫形器的作用

矫形器的作用建立在生物力学和神经生理学的基础之上。矫形器与身体接触，对接触部位施加力的作用，改变疾病状态下身体内部力量和外部力量之间形成的异常平衡，使之趋于正常。

1. 矫形器的综合作用

总的来看，矫形器有七个方面的作用。

（1）稳定与支持：矫形器通过限制关节、肢体的异常活动来稳定关节，恢复肢体承重功能。

（2）固定：矫形器对病变肢体或关节进行静置（完全限制活动），加以保护，促进恢复和痊愈。

（3）预防、矫正畸形：矫形器可用于预防和矫正由肌力不平衡或非生理状态的静力作用引起的骨与关节畸形。矫形器主要矫正没有发生骨性结构变化的畸形，多用于生长发育阶段的儿童。对偏瘫患者的轻度关节挛缩畸形也能发挥矫正的作用。矫形器预防畸形的作用则主要体现在防止出现畸形或防止畸形严重发展。

形态上看，矫正畸形就是将患者的“畸形形态”矫正到“生理形态”；从生物力学观点来看，它将非正常的力学对线关系转变为生理的力学对线关系，是肢体成生理对线排列。

矫正的力学原理是三点压力矫正原理（图 11－1）。在实践应用中，常用到一组或多组三点力系。

三点压力是通过杠杆原理发挥作用的。作用力的大小、位置、方向都对杠杆的作用效果至关重要。为了充分发挥力的杠杆效率，实现矫正目标，应选择合适的施压位置与方向，尽量增大杠杆臂长度，以减小对皮肤的

表 11－1　矫形器的分类和名称

分类	中文名称	英文缩写
下肢矫形器	足矫形器	FO
	踝足矫形器	AFO
	膝踝足矫形器	KAFO
	髋膝踝足矫形器	HKAFO
	膝矫形器	KO
	髋矫形器	HO
	髋膝矫形器	HKO
上肢矫形器	手矫形器	HO
	前臂矫形器	WHO
	上臂矫形器	EWHO
	肘矫形器	EO
	肩矫形器	SO
脊柱矫形器	骶髂矫形器	SO
	腰骶矫形器	LSO
	胸腰骶矫形器	TLSO
	颈胸腰骶矫形器	CTLSO
	颈胸矫形器	CTO
	颈矫形器	CO

注：O：矫形器
下肢矫形器中，F：足；A：踝关节；K：膝关节；H：髋关节
上肢矫形器中，H：手；W：腕关节；E：肘关节；S：肩关节
脊柱矫形器中，S：骶椎；L：腰椎；T：胸椎；C：颈椎

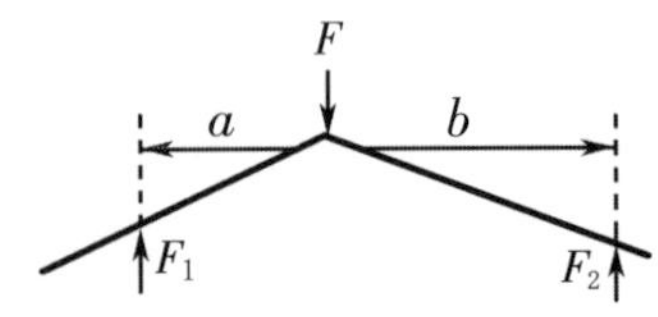

图11－1　三点压力矫正原理示意图

a，b 为杠杆臂长度

压力。人体皮肤对外力耐受力及舒适感取决于皮肤单位面积上受到的作用力的大小。单位面积上受到的压力越大，患者感觉越不舒适，也越容易对组织产生伤害。因此施加作用力时应尽量增大压力面积，减小局部压力。

（4）免荷：矫形器通过支撑在病变肢体的上部以达到减轻肢体轴向负荷的作用。

（5）抑制站立、步行中的肌肉反射性痉挛：主要是通过控制关节的运动来减缓和抑制肌肉发生反射性痉挛。

（6）长度补偿：主要针对双下肢长度不一的情况。通过对短侧下肢的长度进行补偿，达到双下肢等长。

（7）促进身体机能：这是矫形器对人体功能的综合作用。矫形器通过改善人体运动系统功能，来改善患者日常生活质量与工作能力，促进心血管系统等人体机能。

在脑卒中偏瘫患者康复中，矫形器可以用来预防、矫正畸形或改善肢体功能，促进神经肌肉系统功能康复，是一种重要的康复技术和手段。在偏瘫患者康复中，常用下肢矫形器和上肢矫形器。下肢矫形器的主要作用是预防和矫正下肢畸形，帮助患者进行步行训练和改善步行能力。上肢矫形器则主要用来保护上肢，预防或矫正屈指屈腕屈肘畸形。

2. 脑卒中患者康复中矫形器的基本作用

（1）预防或纠正软组织（如，肌肉，肌腱和韧带）的缩短来保持或增加它们的长度；也能够预防软组织的过度牵拉。

（2）纠正骨骼肌肉系统偏斜的生物力学对线，恢复肌肉到正常的静息长度并保持关节的稳定性。保持正常的生物力学对线可以降低骨骼肌的过度活动。

（3）帮助患者实现手的功能活动。

（4）通过外部支撑的力量，来弥补瘫痪无力造成的主动肌肉与拮抗肌肉的失衡，避免肌群的牵拉，使关节维持功能位。

脑卒中的后遗症是多层面的，包括多种多样的症状和多部位的问题。脑卒中后出现的运动功能障碍问题也是多种多样的。对脑卒中患者应用矫形器不能采取一成不变的原则，要在不同的康复阶段根据不同的目的要求来使用。

三、矫形器使用的历史回顾

脑卒中后应用矫形器的历史甚至可以追溯到 1911 年。从那时起，是否应用矫形器和如何合理应用矫形器的争论就一直持续不断。主要有两种观点：生物力学观点和神经生理学观点。

生物力学所关注的问题是：软组织的拉长、挛缩和畸形的预防、生物力学对线的保持和对痉挛的非神经成分的作用。相反，神经生理学从神经生理基础的角度注重于反射的抑制、感觉输入易化和位置觉和感觉输入对抑制痉挛的作用。

早期的文献主要是生物力学的方法，但第二次世界大战后，文献的重点转向神经生理学方法。在这个时期，许多治疗师（如 Rood，Bobath，Knott，Voss）基于神经生理学观点发展了很多理论。一些神经生理学家明确反对使用矫形器，另一些神经生理学家也不把矫形器作为治疗手段的一部分。如，Rood 认为，“触摸、压力和牵拉这类主动的感觉刺激将导致肌肉不自主的收缩”，痉挛有可能加重。

现代康复医学认为神经生理学的观点也存在疑问。对偏瘫康复治疗的观点转而倾向于对运动行为更加全面的理解。许多矫形器的形式和原理结合了生物力学和神经生理学的观点。

到目前为止，所进行的研究尚不能明确支持哪一种观点更好，哪一种治疗方法更佳，或哪一类型的矫形器更优。在进行矫形器治疗之前，对这些观点需要进行仔细的分析和研究。

第二节　偏瘫康复常用矫形器

一、上肢矫形器

（一）背侧与掌侧的夹板

背侧夹板和掌侧夹板常用来保持偏瘫患者手和腕的功能位置（腕关节中立位，手指外展和伸展位及拇指自由位）。Zislis 用同步肌电图记录前臂屈肌和伸肌的电活动，对痉挛性偏瘫患者不使用和分别使用这两种不同夹板进行了比较。结果显示，在三种情况下，尽管屈肌的活动不相同，伸肌的活动没有改变。没有夹板，屈肌的活动比伸肌要强；背侧夹板增加了屈肌的活动；掌侧夹板消除了屈肌的活动，达到了一种“屈肌群和伸肌群的生理平衡状态”。Zislis 认为：①尽管出现了屈肌的背侧易化，伸肌的背侧易化并不明显；②从掌侧的皮肤感受器而来的屈肌的抑制有可能发生；③外展和伸展手指有可能产生屈肌抑制。因此，Zislis 推荐使用带有手指伸展和外展功能的掌侧夹板。

Charait 对使用背侧与掌侧“功能位夹板”的患者进行了观察和研究，得出了不同的结论。她认为：①掌侧压力易化屈肌；②掌侧接触减少时背侧压力易化伸肌；③伸长的力量加强了抑制。故而，Charait 推荐使用背侧夹板。

Mcpherson 等比较了背侧和掌侧休息位夹板对张力过高的降低作用。结果显示，背侧夹板和掌侧夹板在降低张力过高方面没有明显差异。另一方面，作者发现年龄与降低张力过高具有相关性。年轻患者 6 周后张力过高明显下降。

另一些研究并没有特别地比较背侧夹板或掌侧夹

板，但是对它们的治疗效果进行了评估。Kaplan 评估了10 名使用背侧夹板的患者。夹板将手腕和手指固定在伸展位，并支撑拇指外展。大多数患者每天穿戴夹板至少8 小时。应用几个系列的夹板来逐渐增加对屈肌的牵伸。在应用夹板治疗前后对患者进行肌电图、肌力和手功能评估。结果发现，当背侧夹板适当的用于治疗有上肢功能障碍的偏瘫患者时，随着牵张反射和痉挛的降低，肌肉的力量和功能增加了。

Brennan 研究了掌侧夹板的治疗效果。研究结果显示，穿戴掌侧夹板的患者在没有抗力的情况下被动活动范围增加。

对正常手与痉挛手佩戴固定支具的比较研究结果显示：当患者对侧出现抓握活动时，佩戴掌侧休息位夹板增加了肌电活动。当偏瘫患者需要以相当于最大主动收缩50%的努力进行抓握活动时，掌侧夹板是最起码的必要定位器具。

掌侧夹板和背侧夹板研究结果的差异性，使决定使用背侧夹板还是掌侧夹板治疗成为一个困难的问题。并且，本章所讨论的研究中使用了不同的测量结果、不同的方法学、不同的定义和不同类型的夹板。治疗师必须单独分别评估夹板在治疗中的作用。

（二）常用的上肢矫形器

1. 分指板（finger spreader）

分指板通常由塑料制成。它将手指和拇指固定在外展位。主要用来训练手指分开和伸展，保持手指于正确位置。分指板用于矫正偏瘫手痉挛患者的手指姿势、防止畸形。经常坚持训练，可以防止指间关节挛缩变形，可以防止手的屈肌挛缩，防止偏瘫患者出现“钩形手”畸形。

Bobath 认为，手指的外展位不仅仅易化手指的伸肌，而且通过整个手臂的作用降低了屈肌的痉挛。分指板能实现腕部和手指的伸展。

Doubilet 和 Polkow 对手腕和手指中等痉挛的患者应用分指板一周后，发现这些患者痉挛明显好转。他们对分指板的应用效果较为满意，并推荐在白天使用这种夹板。

Mathiowetz、Bolding 和 Trombly 通过研究正常人与偏瘫患者在使用不同夹板情况下的背侧肌肉的活动，对分指板进行了客观的评估。受试者穿戴分指板时，对侧手表现出抵抗活动。结果显示，正常人对侧手抓握时，使用分指板将手指外展与不用分指板相比，挠侧屈腕肌出现明显强烈的肌电活动。对于偏瘫患者，使用分指板比不使用分指板能够诱发出更多的肌电活动。

分指板对保持指屈肌的长度有一定作用，但却没有考虑腕关节，因此治疗师必须清楚腕关节的位置。使用时，患者对矫形器力量调整是相对敏感的。考虑到患者较低的耐受性、夹板的形状及患者较低的痛阈，使用这种矫形器需要对患者进行详细解释说明。

2. 锥形筒（Firm Cone）

锥形筒是由低温热塑材料制成，它以 Rood 理论为基础。Rood 理论认为，在手掌和手指屈肌表面坚硬和长久的压力可以导致屈肌的抑制。锥形筒窄的一端位于手虎口的挠侧空间，特别在手较紧时正是这种姿势。当手开始放松时，理想的生物力学姿势的锥形筒为与上面相反姿势，即锥形筒宽的一端在挠侧的虎口，窄的一端在尺侧。扣带可以使锥形筒保持合适的位置。

从神经生理学原则来说，对于指长屈肌长期挛缩患者，锥形筒可能是较有效的保持位置的器具。锥形筒与标准腕部伸展夹板的结合使用是可行的，可以分别控制腕部和手指的伸展。当患者的功能进步时，锥形筒的尺寸和伸腕的角度可以调节。

锥形筒另一个实际用途是防止患者手指出现中等或严重的组织松弛（maceration）。保持手指屈肌的长度是卫生和美观的需要。单独使用锥形筒不能提供腕部支撑，因此应事先把腕部放在放松的姿势。穿戴与去除锥形筒的过程很简单。开始，锥形筒窄的一端位于手的挠侧虎口，当手开始放松时，锥形筒宽的一端在挠侧的虎口，窄的一端在尺侧。

3. 同向移动器械矫形器（Orthokinetic Orthotics）

Neeman 将“同向移动器械矫形器”定义为“不含有坚硬聚合物或金属成分的袖带型动力矫形器，与其他典型的矫形器相比，它不使用任何外部的调节力量或限制”。Blashy 和 Neeman 为肌肉无力和肌肉瘫痪和主动肌与拮抗肌不平衡的患者所设计的动力型袖带已经应用了近 40 年。此类矫形器的作用是通过对特殊的皮肤靶区域的中等的刺激，在主动肌与拮抗肌神经肌肉之间重建内在的平衡。设计者阐述的神经生理学机制包括瘫痪的主动肌活动和对拮抗肌的交互抑制。

动力型袖带是由肋形的弹性绷带材料制成的，环绕在患者上肢的不同区域。用搭扣固定在上肢。袖带的一半设计成弹性的（主动区域），另一半设计成拉紧（被动区域）。主动区域穿戴在主动肌肉的肌腹，被动区域用于拮抗肌。

研究者证明，应用袖带可以导致主动肌与拮抗肌之间平衡的显著重建，增加整个上肢主动活动的范围和在功能性活动中参与的能力。

对同向移动型袖带已经进行了大量有效的研究，所有的结果都很有效。在所引用的研究中，制造的准则简单明了，袖带使用简单，穿戴舒适。

同向移动型袖带的神经生理学原理并没有完全被证明。主动区域有可能产生皮肤刺激，激活皮肤外的感受器和肌梭的Ⅰa 类传入纤维；被动的区域似乎提供持续的深部压力，有可能产生一种抑制反应。

4. 同向移动型腕部夹板（Orthokinetic Wrist Splint）

同向移动型腕部夹板是一种动力型夹板，是根据Rood理论设计的。夹板包括手掌中的一个坚硬的锥形筒、前臂掌侧支撑、弹性带子。弹性带子固定前臂起到同向移动型袖带的作用。这种夹板主要用于伸肌至少有一点主动活动而前臂屈肌高张力的患者，然而并没有证据证明其有效性。

5. 痉挛降低型夹板（Spastic Reduction Splint）

痉挛降低型夹板有降低张力和张力正常化的作用。当处理手痉挛时，它可作为一种治疗工具。这种夹板用低温热塑材料制成。前臂的支撑以背侧为基础，并继续延伸到手指掌侧。腕关节的位置为伸腕30°，掌指关节屈曲45°，指间关节完全伸展，手指有分指器分开，拇指位于外展和伸展的位置。如果存在屈肌挛缩，夹板的位置有可能在中立位或小于中立位，因而不能产生明显的效果。

由于张力降低常常出现在使用夹板初期，而使用一段时间后，张力趋向逐渐增加，因此推荐间歇穿戴。

尽管这种夹板根据Bobath的姿势反射抑制原理设计，但在Bobath第三版教科书中提到："我们已经放弃了所有静态的治疗方法，像'反射抑制性姿势'，而注重于运动与功能活动。"然而，这种夹板可以保持脑卒中后缩短肌肉的伸展，对于保持软组织的长度它也许是一种有效的辅助工具。在脑血管意外患者使用这种夹板的有效性需要进一步研究。

6. 充气压力型夹板（空气夹板）（Inflatable Pressure Splints）

充气压力型夹板作为一种调节的治疗方法首先是由Johnstone提倡的。这些夹板可以对它们所使用的区域提供持续和间隙的压力。夹板的压力不应该超过40mmHg（5.33kPa）。根据Poole的研究，充气夹板用于脑卒中后的患者，可降低张力、易化关节周围肌肉的活动、易化感觉的输入、控制水肿和减轻疼痛，其研究中包括神经生理学原理在充气夹板的应用。

对于脑卒中后应用充气夹板的有效性问题有如下一些文章：Bloch和Evans最先报道了病例研究，结果显示可降低痉挛并增加手的活动范围。Nicholson使用充气夹板与承重方式结合治疗患者一周，治疗结果显示，在感觉、力量和运动范围没有进步。同样，Poole对18个患者分成使用夹板和不用夹板二组进行治疗，使用夹板组每周使用5天，每天使用30分钟，共使用3周，结果显示两组的上肢感觉、疼痛、运动功能在统计学差异无显著性。

尽管充气夹板似乎并没有出现原来预想的效果，但在承重活动时一些治疗师认可使用这种夹板以加强功能性活动。

7. 休息位凹型夹板（Resting Pan Splints）

休息位凹型夹板可以用于背侧和掌侧。推荐的位置是腕部伸展20°~30°，掌指关节屈曲40°~45°，指间关节屈曲10°~20°，拇指在其余4指的对侧。

休息位凹型夹板在临床上经常使用，尽管对脑血管意外的患者可能在很长时间仍有效，治疗师必须仔细的分析对急性期和亚急性期患者的疗效。这种夹板能阻断任何主动运动的努力，完全覆盖手的表面（这样可以防止感觉的输入），并给予腕和手指完全的支撑，这有可能与治疗患者时训练患者手指安放的位置和伸展手指相矛盾，因此，需要考虑替代这种夹板的方法。

Mathiowetz等的研究结果显示，偏瘫患者使用掌侧休息位夹板后，当对侧肢体执行抓握任务时，肌电活动增加。他们得出结论：这种类型的掌侧夹板，在偏瘫患者做任何需要50%最大主动收缩的抓握动作的努力时，至少是一种理想的选择。

夜间使用休息位夹板有可能防止软组织挛缩，但它可以完全阻断自发的功能、感觉的输入和手的自我控制。

8. 张力位置型夹板（Tone and Positioning Splint，TPS）

张力位置型夹板是一种自然的半动力夹板，它使用氯丁橡胶手套支撑拇指外展和伸展。张力位置型夹板包括螺旋缠绕在前臂的弹性带片，可提供动力性帮助旋前和旋后。

Casey和Kratz提供了一种拇指外展旋后夹板（TASS），这种夹板与目前使用的张力位置夹板相似。他们推荐穿戴3~4小时，0.5~1小时拿下夹板以使皮肤暴露在空气中。他们推荐给有轻度到中度痉挛而没有严重挛缩的病人使用这种夹板。这些病人有前臂旋前模式，伴有手部握拳和拇指内收掌内。

TPS夹板和TASS夹板给患者使用不同的带片。这些夹板设计成用于保持位置并在功能活动时使用，如果在活动时穿戴手臂可以出现固定的姿势，会有特殊的效果，因为手指可以自由活动，在上肢活动时也有效。

9. 拇指环状和拇指外展夹板（Thumb Loop and Thumb Abduction Splint）

拇指外展夹板是一种半动力型夹板，重点是腕与拇指的排列。夹板制造的位置是使拇指位于外展位，腕关节轻度向挠侧伸展。手处于此位置有利于操作、抓握和释放物体并提供双向运动的自由度。

Stern指出夹板的另一个用途是抑制其他任何的联合动作，特别是在健侧肢体表现出很好的动作时引起患侧肢体拇指外展动作的增加。因此，这种夹板同时具有固定位置和加强功能活动的功能。

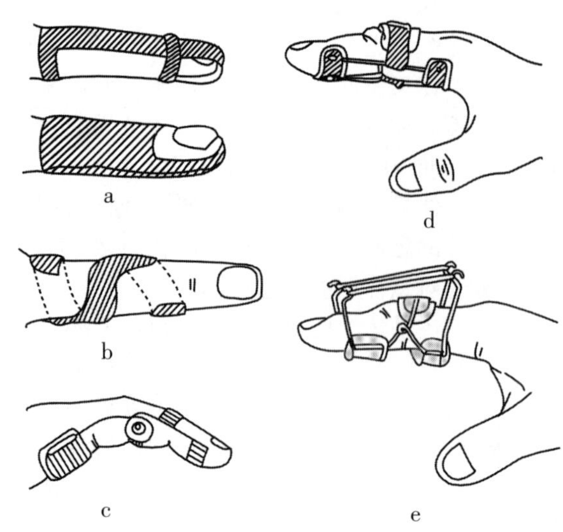

图11－2　指间关节助伸矫形器（夹板）

a. 低温热塑板指夹板　b. 低温热塑板螺旋夹板　c. 圈簧型　d. 钢丝架型　e. 伸指器

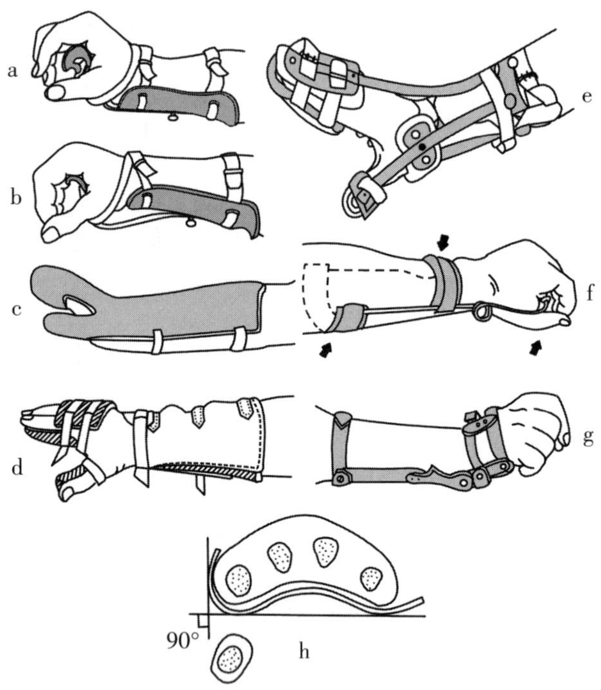

图11－3　静态腕矫形器（a，b，c，d）和动态腕矫形器（e，f，g）

a. 前翘式（静止时）　b. 前翘式（屈掌时）　c. 背侧夹板　d. 夹人式　e. 片簧式　f. Opperheimer 型　g. Bloomberg 型　h. 矫形器掌部支撑形状与掌弓吻合

Stern 还认为“由于这种夹板所用的任何患者必须能够使用患手进行抓握与释放，他们主要的问题在于拇指的外展，预防手指过分的张开有利于手掌的抓握”。对于有固定外展肌挛缩的病人其功能常常较差。

认真研究和评估这种夹板对成年人的有效性的研究很少。Currie 和 Mendiola 评估了这种夹板在5名轻度到中度脑瘫患儿的有效性。这些儿童在休息时表现出皮层拇指（cortical thumb）（外展拇指），他们的手功能限制在尺侧抓握的模式。

使用这些夹板后，所有5名患儿的拇指外展模式得到抑制，他们的抓握模式改进到了挠侧抓握。依据所抓握的物体的体积大小不同，通常使用三指钳夹或圆柱形抓握的模式。

10. 以手为依托的拇指外展夹板（Hand－based Thumb Abduction Splint）

如果患者能够控制手腕屈伸运动（不需要腕关节全范围的运动，只需要一些单方向的控制），但持续的屈肌活动有可能影响到手指的功能，在功能活动时，应该使用用以手为依托的拇指外展C型分隔夹板。这种夹板一般用热塑材料制成。这种夹板把拇指定位在当进行抓握和释放动作时，能够增强对物体的控制的抓握模式。

11. MacKinnon 夹板（MacKinnon Splint）

尽管 MacKinnon 夹板是在儿童中使用发展起来的，在一些情况下也同样适用于成人。这种夹板包括一个基于背侧的前臂支撑，其带扣的3/4位于前臂的前一半，销钉位于手掌内对掌骨头产生压力，橡皮筋与销钉和前臂的支撑相连；手指处于功能位的自由状态。

使用这种夹板的目的是降低手指屈肌和拇指内收肌的过分活动以取得与腕部肌肉的平衡。MacKinnon 等观察了大约30名儿童使用这种夹板，当夹板去除后，手使用情况有改进，痉挛降低。但没有进行对其有效性科学的研究，对脑血管意外的成人的使用还没有文献报道。

12. 亚极限范围夹板（Submaximal Range Splint）

临床中观察到肌肉在夹板的作用下完全伸展或达到最大范围的运动导致紧张度的增加，亚极限范围夹板设计是根据这种现象所设计的。

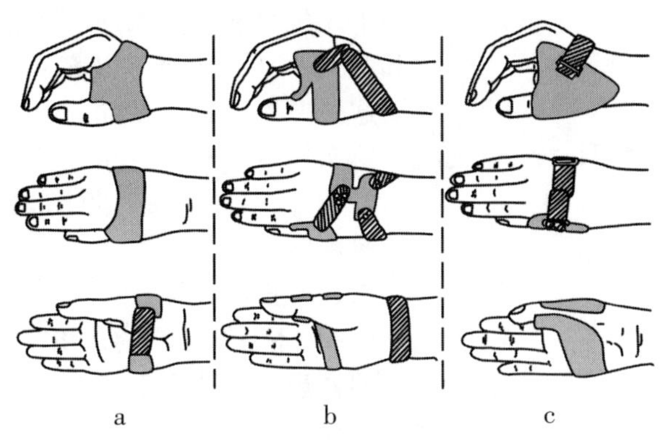

图11－4 对掌矫形器

a. C形 b. 兰乔型（Rancho） c. 恩庚型（Engen）

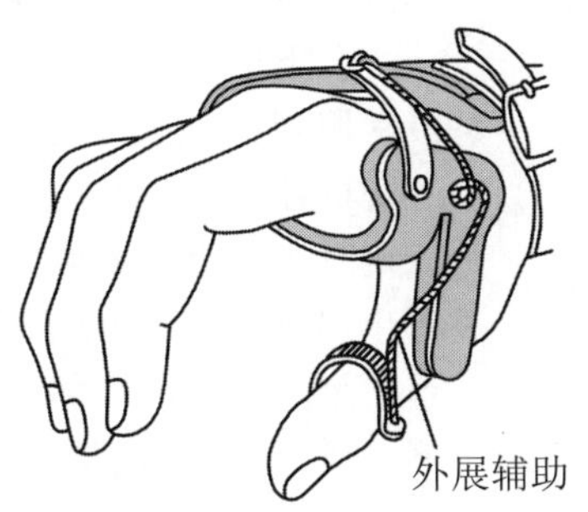

图11－5 拇指外展矫形器

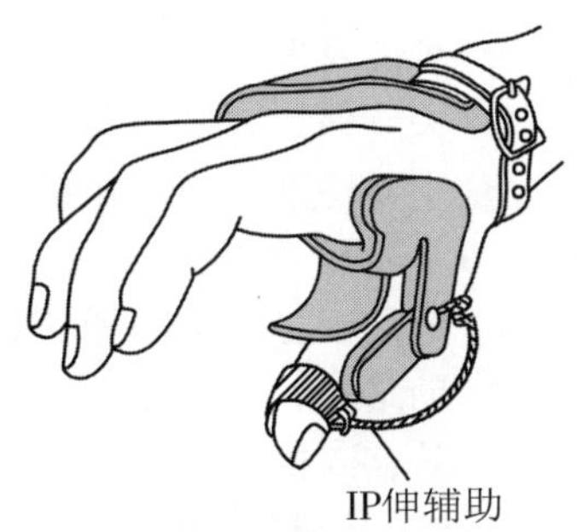

图11－6 拇指指间关节助伸矫形器

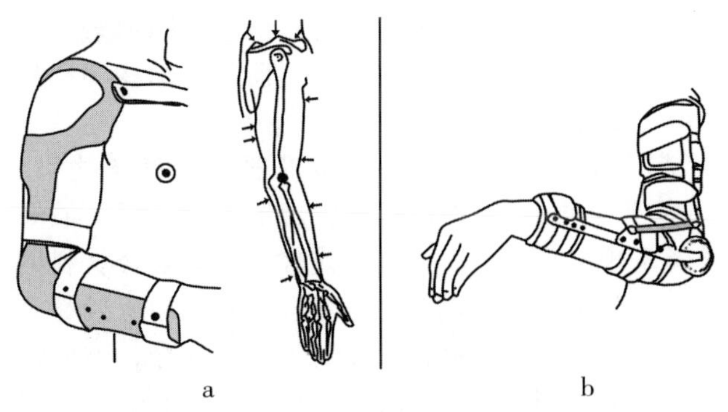

图11－7 肘矫形器

a. 静态肘矫形器，用于保持功能位 b. 带定位盘锁定式铰链的动态肘矫形器，用于矫正挛缩畸形

这种夹板是一种手休息位的夹板。拇指与其余手指相对，掌指关节和近端指间关节呈45°屈曲，远端的指间关节呈伸展状态，腕部位于10°～20°的伸展位；这种夹板应该给掌弓提供压力，如果患者不能达到这种理想的范围，每个关节可以向下调整5°～10°。其制造的过程与那些休息位夹板相同。

没有研究评估这种夹板的有效性，但在预防损害方面其与休息位夹板相类似。

13. 螺旋形夹板（Serpentine Splint）

螺旋形夹板常规由热塑材料所制成。最初是为抓握物体困难的脑瘫患儿设计的，在神经损伤的成人患者中也经常使用。螺旋形夹板给拇指外展提供了足够的支持，使手和腕处于更佳的功能位，可增强中等强度紧张的儿童腕关节的功能。夹板的设计者认为螺旋形夹板可以通过拇指外展位抑制拇指对掌反射（thumb－in palm reflex）。

有些学者已经给脑血管意外后的患者使用了螺旋形夹板，得到了肯定的结果。螺旋形夹板适用于轻度到中等的骨骼肌活动增强的患者，不推荐给扁平手的患者使用，也不适用于抑制重度骨骼肌活动增强的患者。

夹板的位置为腕关节位于20°～30°伸展位，拇指位于30°～40°外展位，夹板材料的长度大约可以绕前臂2～3圈。夹板使手位于抓握练习和活动更有利的功能位，在白天活动时使用，手腕须有支撑。晚上去除夹板。使用螺旋形夹板需要的最大帮助是穿戴，其次是去除夹板。对传统的静力性夹板来说，这是一种实用的替代。由于它是一种开放式夹板，无封闭而且重量轻可以使空气流通，减少了出汗、减轻了皮肤浸软，因此降低了皮肤破损的潜在可能性。制作这种夹板时，治疗师把低温热塑材料卷放在患者手掌内，然后从手的尺侧向下缠绕，绕过手的背侧穿过虎口，绕过大鱼际肌的隆起处到达拇指近端的下方，然后，再向下绕前臂2～3圈。夹板材料的边缘应避开皮肤以防止皮肤的刺激和破损。

14. 下垂式开放夹板（Drop－Out Splint）

下垂式开放夹板是一种为脑卒中患者降低肘部痉挛所制造的常规夹板。夹板使用热塑材料制成，放置在患者肱骨的掌侧面，从腋窝一直延伸到远侧的掌横纹。这种夹板制成肩部和肱骨外部可以旋转的式样，前臂尽可能处于旋后位置。运用本章提到的低强度长时伸展的治疗原则，夹板定制成使用低强度的力量来对抗肘关节的痉挛，夹板在休息时应用，以最大限度用低负荷来伸展肘部。应用夹板前，肘部的挛缩程度用量角器测量，并每周根据所需要伸展程度进行合适的调节。对于脑卒中患者使用的所有类型的夹板，特别是使用低强度长时伸展的治疗原则的夹板，治疗师必须频繁的监测上肢皮肤的浸软和破损。

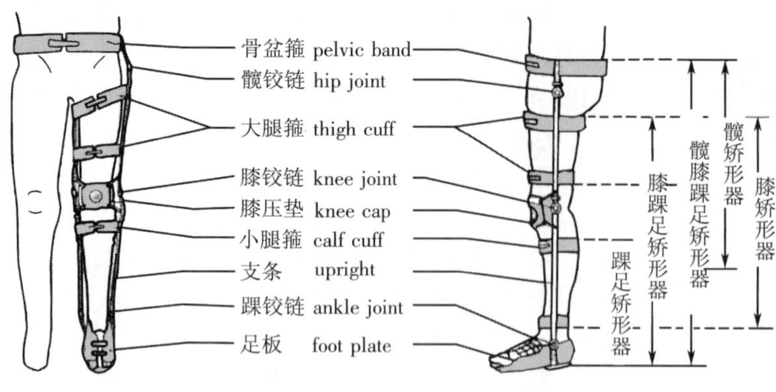

图11－8　下肢矫形器名称与构件

表11－2　塑料下肢矫形器、金属下肢矫形器、碳纤下肢矫形器的比较

	塑料下肢矫形器	金属下肢矫形器	碳纤下肢矫形器
优点	◆ 重量轻 ◆ 外观好 ◆ 清洁 ◆ 使用时无杂音 ◆ 容易加工成正确的形状 ◆ 有挠性 ◆ 加热后可以适当修改形状 ◆ 穿脱鞋方便	◆ 强度高，不易损坏 ◆ 关节种类多，适用不同的动态力学特性要求 ◆ 易调整、易修理、易更换部件 ◆ 通气性好	主要优点：重量轻、强度高。 此外，它既可以做成塑料矫形器的形式，又可以做成金属矫形器的形式，集合了两者的优点
缺点	◆ 对应关节部位易损坏 ◆ 破损后不易修理 ◆ 制作完成后，角度和对线调整困难 ◆ 要求有专用热塑成型设备 ◆ 通气性能差，不透汗 ◆ 可能会擦伤皮肤或患褥疮	◆ 重 ◆ 外观不好 ◆ 金属部件易锈蚀 ◆ 关节磨损 ◆ 使用时有杂音 ◆ 关节调整技术要求较高	◆ 加工后不易修改和调整 ◆ 制造技术复杂，设备要求高 ◆ 材料本身不透气，但可以通过结构设计来解决（如同金属矫形器）

15. 近端掌指关节屈曲挛缩凸形夹板（Belly Gutter Splint for PIP Joint Flexion Contratures）

近端掌指关节屈曲挛缩凸形夹板是一种由热塑材料制成的用静力伸展近端掌指关节的夹板。目前使用的许多种近端掌指关节伸展夹板，大多用掌侧两点压力对受累关节产生一个竖直的拉力，但在屈曲挛缩大于35°时，这些夹板是无效的。动力伸展型夹板和凸形夹板可以对指骨提供90°的牵引力，凸形夹板所提供的90°牵引力通过在夹板沟槽中部凸出的隆起来实现。当制造和使用这种夹板时，治疗师必须将Velcro绑带对准掌指关节下方，夹板的突起也必须对准掌指关节间隙下方以使夹板有效。研究者发现，这种夹板对屈曲挛缩大约15°～30°的近端掌指关节有效。近端掌指关节挛缩超过35°时需要使用动力型夹板。凸形夹板开始使用时以1小时为间隔，当挛缩逐步的下降后，治疗时间可延长至4小时，但必须密切观察夹板的使用情况。

16. 助手型夹板（Hand Assist Splint）

助手型夹板广泛的应用于脑卒中病人康复的慢性期。此夹板有基于掌侧的可调节腕部支撑，可以很容易的调节所要求的伸展范围。夹板的掌侧是一个充气气囊，依据所要求的张力和挛缩水平，气囊可以充满或放瘪。这种夹板很容易使用并且很舒适。

图11－2～图11－7是上肢常用的一些矫形器。

二、下肢矫形器

（一）下肢矫形器的作用

偏瘫患者应用下肢矫形器的最终目标是增进患者直立和步行的能力。下肢矫形器对偏瘫患者主要发挥了稳定关节、预防和矫正畸形、保持下肢生物力学对线的作用。

在下肢矫形器中，脑卒中患者最常用到的是具有稳定和助动功能的矫形器。当他们进行步行训练和行走时，需要用矫形器来稳定下肢，防止出现不需要的运动，如，足下垂、足内翻、足外翻或膝打软腿等。下肢矫形器以外部支撑的形式，通过改善病人站立和步行时的生物力学，来辅助病人直立和行走。

给脑卒中患者使用下肢矫形器，可以发挥这样一些作用。①它能使关节保持在功能体位，预防畸形发生，特别是对踝足的控制能发挥非常明显效果；②矫正畸形，使骨关节处于正常的负重力线位置；③辅助站立，改善步行；④支持体疗疗效；⑤控制病理运动模式，改善身体的控制能力、平衡能力和姿势的不对称；⑥促进平衡感、协调感及反应能力；⑦最终增强病人自信心，改善心理状态，促进全面康复。

下肢矫形器基本结构和构件名称如图11－8所示。

下肢矫形器有两种结构类别，即塑料下肢矫形器和金属下肢矫形器。随着碳素纤维等复合材料的出现，它越来越多地被用来代替金属材料制作矫形器。如今，下肢矫形器又出现了碳纤矫形器这一新的类别。由于材料不同，矫形器的加工工艺和设计结构也不同。不同类别的矫形器，它们的力学性能和使用性能也各有特点（表11－2）。

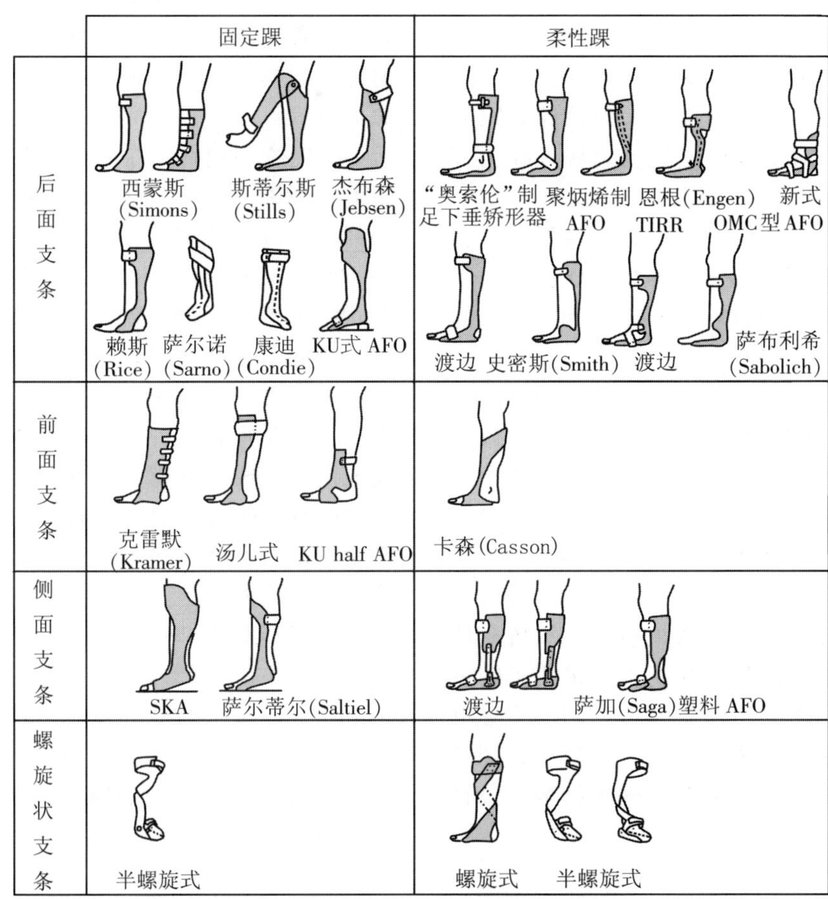

图11－9　塑料踝足矫形器的设计与形式

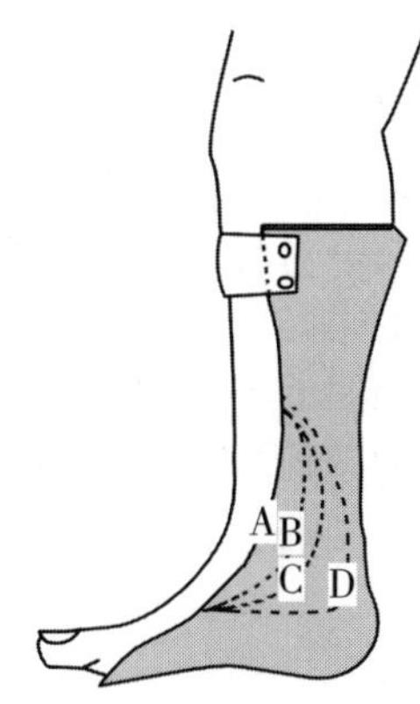

图11－10　塑料后片式AFO

从A到D，踝部宽度依次减小。A－踝部宽度最大，刚性最大，硬踝；D－踝部宽度最小，柔性最好

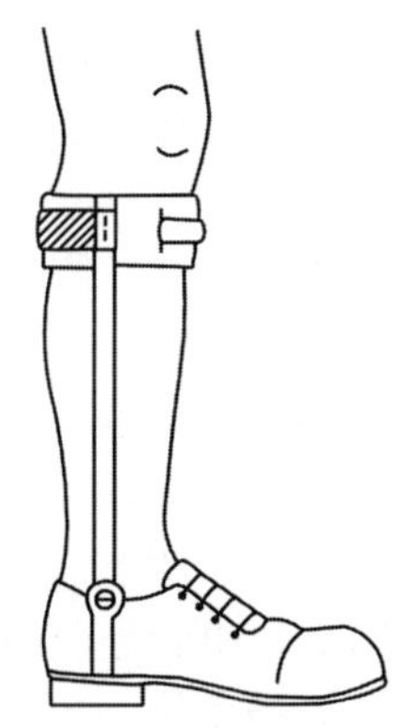

图11－11　金属AFO结构

（二）常用的下肢矫形器

1. 踝足矫形器

踝足矫形器（AFO）是脑卒中患者康复中最常用的下肢矫形器。AFO直接作用于踝足部。它不仅直接影响和控制踝关节的运动，而且通过对踝足的控制，还可以影响膝关节运动。使用控制阻止踝关节背屈运动的AFO时，患者在站立踝关节不能背屈，从而防止膝关节屈曲或打弯。如果使用阻止踝关节跖屈的AFO，患者站立时可有效防止膝过伸（膝反张）。

踝的动态力学特性是踝足矫形器最重要的特性，也是踝足矫形器最重要的功能。当病人踝关节进行跖屈运动或有跖屈运动趋势时，矫形器产生阻碍病人跖屈的背屈辅助力矩；而当病人踝关节进行背屈运动或有背屈运动趋势时，矫形器产生阻碍病人背屈的跖屈辅助力矩。矫形器控制踝关节的这种辅助力矩特性就是踝的动态力学特性，它取决于踝关节的结构和材料。研究表明，在偏瘫康复中，背屈辅助力矩对步行具有重要的意义，而跖屈辅助力矩甚至是不利的。

（1）塑料踝足矫形器：偏瘫康复训练中的AFO常用聚丙烯或聚乙烯等高温热塑材料制成，也称塑料矫形器。同用于上肢矫形器的低温热塑材料相比，聚丙烯和聚乙烯有更好的强度和刚性，更适合应用于下肢。它们的热塑变形温度在160～180℃之间，需用专用的加热设备进行热塑变形。塑料AFO的设计和形式有多种形式（图11－9）。

常用的塑料AFO为后片式整体结构（图11－10）。在这种结构中，矫形器踝的动态力学特性是由矫形器踝部的宽度尺寸决定的。踝部尺寸越小，矫形器的柔性越好，而刚性越差，对病人踝部的控制越弱。据此特点，在偏瘫康复应用中，将塑料AFO分为柔性（动态）AFO、硬踝（静态）AFO以及介于两者之间的刚性AFO。它们在形式上的区别主要是踝部的尺寸大小，生物力学上的区别就在于与踝部尺寸相关的动态力学特性。

对于单纯的软性的"足下垂"患者，常使用柔性AFO（图11－10中D）。该矫形器的小腿部分与足底垂直，踝部尺寸较小，在外力作用下可以背屈，阻力较小。也可以适度跖屈，跖屈阻力比背屈阻力稍大。病人穿着柔性AFO步行时，矫形器对病人支撑期踝关节活动影响较小，不妨碍病人支撑期的正常活动。而摆动期，矫形器的柔性又可以托起足部，避免了“足下垂”和“足尖拖曳”。

中等强度的刚性 AFO 的踝部比柔性 AFO 的宽（图 11－10 中 B，C）。通常足托部分对脚的外侧和内侧包容也更多。这样可以更有效地控制跟部和前脚掌的内翻和外翻，加宽的踝部宽度具有更高的刚性。对病人踝关节的背屈和跖屈的约束和限制更大。

坚固的硬踝 AFO 的踝部尺寸更大（图 11－10 中 A）。其外侧的边甚至超过踝关节的前方。硬踝 AFO 的踝部几乎不能变形，踝和脚在任何平面内均不能运动。它不仅最大限度地限制了踝关节的背屈、跖屈运动，还限制了内翻和外翻活动。

（2）金属踝足矫形器：金属矫形器是 20 世纪 70 年代以前矫形器的主要类型。如今，对那些因某些原因不能适应塑料 AFO 的患者，或者对矫形器的强度和动态力学特性有严格的要求，才用金属矫形器。金属 AFO 通常由一对置于小腿内外两侧的金属支条、内外侧踝关节（踝铰链）和足蹬板构成（图 11－11）。内外侧支条之间通过箍板联结成整体，形成矫形器的小腿部分，支撑小腿。金属足蹬板通常与鞋底连接在一起，或做成足托形状置于鞋内。踝铰链将小腿部分与足托部分连接在一起形成矫形器。矫形器踝关节位置依据人体踝关节而定。金属矫形器的足蹬板基本上采用不锈钢材料，而支条、箍板和踝铰链主要采用铝合金和不锈钢两种材料。高强度铝合金材料重量较轻，不锈钢材料强度较高。在金属踝足矫形器中，踝铰链发挥着重要作用。矫形器的动态力学特性，是通过踝铰链的结构和设计体现出来的。

从功能上看，矫形器踝关节有 5 种类型：

①无阻力自由背屈与跖屈的踝关节：将图 11－12a 所示结构中限制背屈和跖屈的前后挡角修去掉即可得到该关节。该踝关节可以自由背屈与跖屈，没有运动阻力，对人体踝关节的背屈跖屈运动没有任何影响，只限制了踝的内外翻运动。关节的背屈跖屈运动角度根据需要可分别进行调整。该铰链关节一般用于踝关节内外翻不稳定的患者。当需要限定人体踝关节的背屈跖屈运动范围时，也可选用此关节。

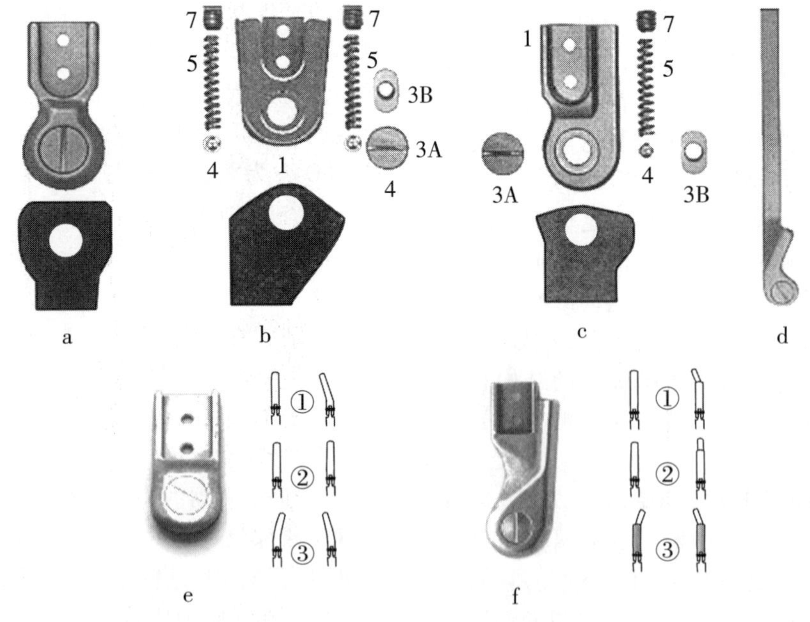

图11－12　踝铰链种类与形式

a，e. 没有背屈和跖屈助动功能　b. 有背屈和跖屈助动功能　c，f. 有跖屈助动功能　d. 有背屈助动功能

②完全固定踝关节：AFO 上实际上并没有可以活动的关节结构。踝部不能进行任何运动，既不能背屈跖屈，又不能内翻外翻。主要用于对踝关节进行静置，全方位限制踝关节的活动。如对踝足部进行免荷的矫形器、将踝关节固定保持在中立位的矫形器。如果患者踝关节完全僵硬，矫形器踝关节相应作同样的处理。踝部非常宽的静踝塑料踝足矫形器实际上也可以看作是完全固定的踝关节。

③背锁踝关节：踝关节能自由跖屈，但不能背屈，用来限制踝关节背屈。适于下肢膝伸肌部分麻痹的患者。将图 11－12a 所示结构中限制跖屈的后挡角修去掉即可得到该关节。

④跖锁踝关节：踝关节能自由背屈，不能跖屈，用来限制踝关节跖屈。常用于足下垂矫形器，也适于偏瘫、脑瘫患者。将图 11－12a 所示结构中限制背屈的前挡角修去掉即可得到该关节。

⑤有阻力的背屈与跖屈的踝关节（图 11－12b，c，d）：该关节既具有运动学功能，又具有动力学功能。踝关节根据需要能进行一定范围的背屈和跖屈运动，并在运动时产生相应的辅助力矩，具有可调的动态力学特征。

该关节通常有两种。一种是在关节前后都有辅助弹簧（图 11－12b），一种是只在关节的一侧（前或后）有辅助弹簧结构（图 11－12c，d，f）。辅助力矩就是通过关节前后辅助弹簧产生的。前弹簧产生跖屈辅助力矩，后侧弹簧产生背屈辅助力矩。调解弹簧的松紧和刚性，可以调节关节的辅助力矩特性。

这种机械式辅助力矩，就像人的生理踝关节在背屈跖屈运动中踝关节前后韧带或肌肉产生的辅助力矩一样，能控制踝关节有阻力地背屈与跖屈，从而使步态更和谐。从动力学来看，这种关节更接近生理关节。但关节的结构复杂，重量增加。

当踝关节背屈时，位于关节前侧的弹簧被压缩，产生阻碍背屈的力矩。该力矩的作用是使踝关节跖屈，因此称之为跖屈辅助力矩。对小腿三头肌起支持作用。当踝关节跖屈时，后侧弹簧被压缩，产生阻碍跖屈的背屈辅助力矩，支持了背屈肌的功能。

对于整体式的塑料踝足矫形器，支持背屈肌和跖屈肌功能的背屈辅助力矩和跖屈辅助力矩是通过踝部塑料的变形产生的。踝部的形状、宽度和弹性决定了辅助力矩的大小。由于材料与矫形器踝颈部形状的不确定性，塑料矫形器辅助力矩的大小很难精确控制与调节。由于辅助力矩的产生依靠的是材料的变形，背屈和跖屈刚性互相影响，不能分别单独调解。金属 AFO 的前后弹簧互不干涉，辅助力矩可以分别独立准确地进行调节。

事实上，当我们将前后弹簧调节到阻力为零时，就得到了无阻力的踝关节，它对背屈肌和跖屈肌的支持作用也相应为零。当把前侧弹簧阻力调节到非常大，而后侧弹簧的阻力为零时，得到背锁踝关节，其对三头肌的支持作用也达到最大。相反，前侧弹簧阻力为零，后侧弹簧阻力无限大时，便得到跖锁踝关节，背屈肌的功能得到最大支持。可以看到，通过调节弹簧阻力，可以得到前述的各种踝关节。

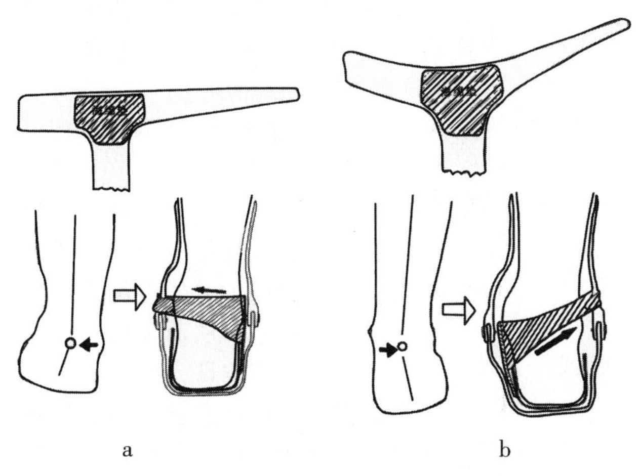

图11－13　附加的矫正带

a. T 形带矫正踝内翻　b. Y 形带矫正踝外翻

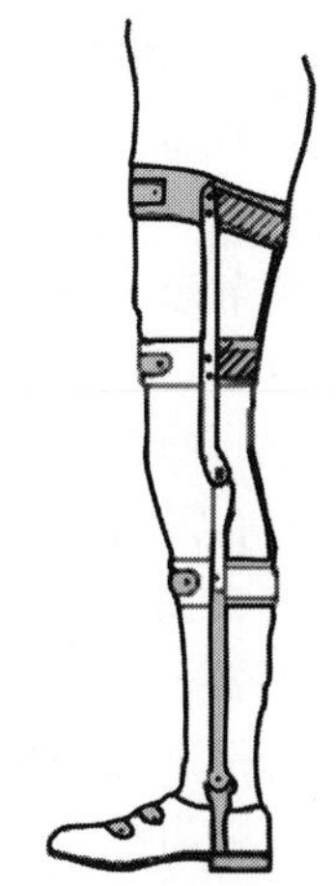

图11－14　金属KAFO 的结构

矫正踝足部畸形是踝足矫形的另一项重要功能。无论塑料 AFO 还是金属 AFO，都能够对足部畸形进行矫正。塑料 AFO 对足部畸形的矫正是通过足套的功能形状来实现的。用金属 AFO 矫正踝内外翻畸形时，需要安装附加的矫正带（图 11－13）。这项任务由矫形器师根据矫正的生物力学原则来完成。

2. 膝踝足矫形器

（1）膝踝足矫形器的作用

结构上，膝踝足矫形器（KAFO）可以简单地看作是由踝足矫形器加上大腿部分构成。把踝足矫形器的内外侧支条向上延长，在膝部加上膝关节铰链，在大腿部加上箍板，就是膝踝足矫形器。去掉膝铰链以上的部分，就是踝足矫形器。

与踝足矫形器相比，膝踝足矫形器增加了膝关节以上的部分，增加了对膝关节的控制和稳定作用。它常用于中枢性或周围性瘫痪时的运动麻痹或功能障碍，主要适用于由于膝关节不稳定而不能承重、或膝关节有较为严重畸形的患者，如承重时出现膝反张或膝屈曲等畸形或其他膝关节不稳定的情况。

KAFO 对患者膝关节有较强的支持和稳定作用，能有效地辅助患者的直立与行走。但是，也应注意到，它对步行的不利影响。这主要表现在两个方面。一是大腿部分的结构增加了 KAFO 的重量，增加了患者步行的负担。更为重要的是，它对患者膝关节活动的限制不仅增大了患者步行时的能量消耗，而且限制了患者功能性移动的潜力。对于能用 AFO 就能解决问题的患者（AFO 能对膝关节产生部分的控制作用），尽量不使用 KAFO。在偏瘫康复中，KAFO 只适用于膝关节变形严重、缺乏稳定性的重症患者。

正如上文所提，KAFO 很少应用在偏瘫患者。但是，一些患者由于没有有力肌肉的支持，偶尔出现行走时原发膝关节变形和韧带松弛加重。在这种情况下，为了赢得最小的室内移动能力，应用 KAFO 别无选择。KAFO 有时也用在训练的初始阶段以增强稳定性。KAFO 只应该作为一种临时的措施而不是长期的矫形器。

1997 年，日本学者宽原美等提出早期使用下肢矫形器有利于运动疗法的实施。他的主要观点是使用下肢矫形器实现早期站立活动，能预防快速肌萎缩。国内高怀民等将 KAFO 用于重度偏瘫的早期治疗亦获得了较好的

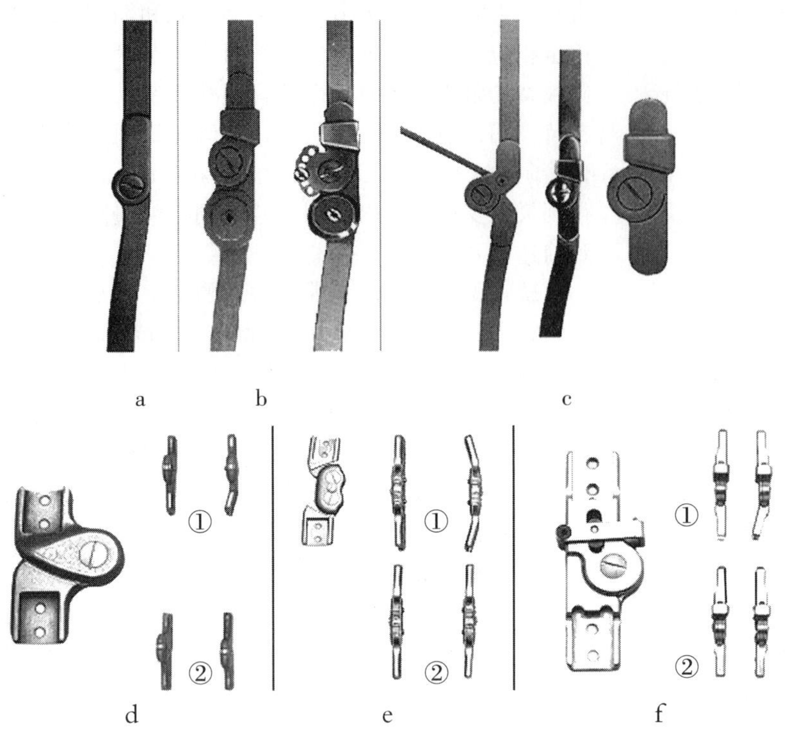

图11－15　矫形器膝关节种类与形式

治疗效果。根据笔者使用KAFO的经验，其适应证主要为重症偏瘫患者，患者下肢肌力在2级以下，下肢Brunnstrom分级在2级以下。在患者运动能力有所提高后，应该及时变更矫形器处方，换成AFO或其他矫形器。部分重症患者则需要长期佩戴KAFO。

特别是在患者出院或在家庭治疗时，物理治疗师有责任重新评估所应用的矫形器的状态。如今患者住院天数在缩短。患者可能还在应用康复早期的矫形器。当运动控制能力增强后，矫形器应该及时进行调整或停止使用，以使患者能够进行更多的主动运动。

（2）膝踝足矫形器的结构：根据材料，膝踝足矫形器也分为塑料矫形器和金属矫形器两个基本类型。塑料KAFO是在塑料AFO之上加上一个塑料大腿套，两者之间用金属支条和膝铰链连接在一起。金属KAFO（图11－14）是在金属AFO之上加上一个金属支条和箍板构成的大腿部分，与小腿部分用膝铰链连在一起。无论是塑料矫形器还是金属矫形器，虽然它们大腿部分的材质不同，但作用却是一样的，就是将矫形器与患者大腿固定在一起，并对患者大腿部分施加支持力量。膝踝足矫形器的结构决定了它除了具备踝足矫形器的功能之外，还增加了对患者膝关节进行控制的功能。对患者膝关节的控制作用取决于矫形器膝铰链的功能，而它又是与膝关节的结构密不可分的。

1）矫形器膝铰链关节类型：从运动学的功能作用来看，常用膝铰链可以分为4种类型（图11－15）。

第一，单轴自由活动膝铰链（图11－15a，d）：它可以在0～140°范围内自由屈曲活动，不能过伸和内外翻。主要用于膝关节侧副韧带松弛、侧向不稳定的患者。结构上，膝铰链轴心相对支条纵轴偏后5～15毫米。若安装时将矫形器膝轴置于生理膝轴后方（膝铰链后置），矫形器便具有在支撑期提高患者膝关节直立稳定的作用。后置膝铰链适用于膝关节稳定性不高而又有部分伸膝肌力的患者。

第二，单轴带锁膝铰链：锁闭后膝关节始终保持伸直状态，开锁后可以自由屈曲。主要用于膝关节伸肌无力的患者或大腿免荷的患者。关节锁的形式主要由落环锁和瑞士锁两种（图11－15c，f）。

第三，角度可调的单轴膝铰链（图11－15b）：膝关节可以调节到不同的屈曲角度，并在此位置锁定。关节锁定后不能运动，解锁后可以屈伸。主要用于膝关节屈曲挛缩患者。使用过程中通过逐步调节减小矫形器膝关节屈的角度，可以帮助患者的膝关节助伸，矫正屈曲挛缩。

第四，双轴膝铰链（图11－15e）：能自由屈伸，屈伸运动更符合人体膝关节的生理运动。它完全限制了膝关节的内外翻活动。适用于允许膝关节屈伸活动而又需限制膝关节侧向不稳定活动的情况。

2）矫形器膝关节后置的作用：膝关节后置，即将矫形器膝关节置于生理膝关节的后方。关节后置后，支撑期重力线（地面反作用力线）通过矫形器膝关节的前方，外力的作用使矫形器膝关节伸直，从而阻碍人体膝关节的屈曲，起到维持人体膝关节直立稳定的作用。矫形器膝关节的后置量越大，支撑期人体膝关节的稳定性越高。

膝关节后置后，在支撑末期，地面反力对矫形器关节产生的伸膝力矩增大，从而阻碍了人体膝关节的屈曲。从支撑期向摆动期过渡的正常屈膝变得困难。

关节后置使矫形器膝轴与生理膝轴位置不一致。在屈膝过程中，由于不同轴，肢体的运动与矫形器的运动不一致，两者的运动相互干涉，增大铰链的磨损。尤其要注意的是，这引起矫形器和肢体之间相互产生附加的压力。特别是当病人屈膝坐下时，矫形器小腿后箍将压迫患者小腿。

3. 膝矫形器

将膝踝足矫形器中的踝足部分去

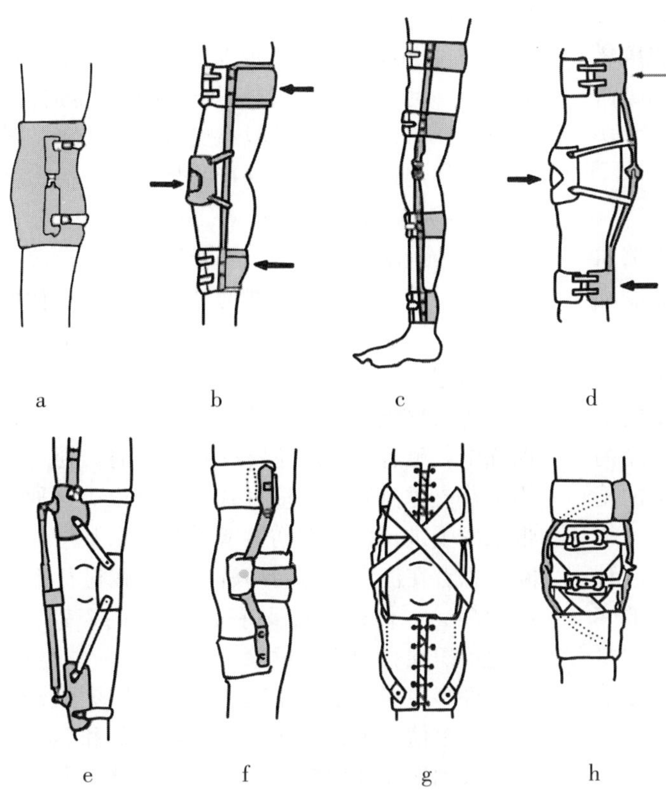

图11－16　金属膝矫形器形式

a. 带支条的护膝　b. 膝伸展支架　c. 普通型　d. 膝内/外翻矫形器　e. ECARS－VBC 型膝内/外翻矫形器　f. 瑞典膝矫形器　g. 十字绑带性　h. 抗扭型

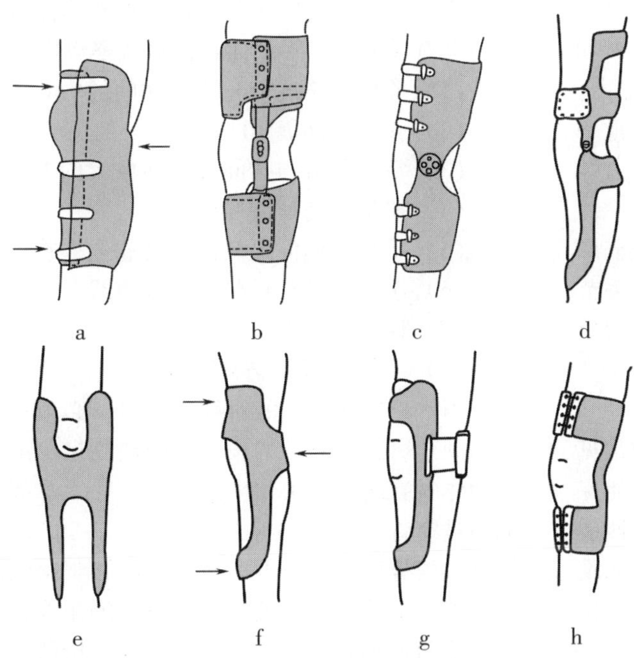

图11－17　塑料膝矫形器

a. PTS 膝矫形器　b. lowa 膝矫形器　c. 用于膝反张的膝矫形器　d. 用于膝侧向不稳的膝矫形器　e. H 型膝矫形器　f. SK 型膝矫形器　g. HRC 型膝矫形器　h. 动态膝矫形器

掉，就得到了膝矫形器的基本结构。膝矫形器（HO）的构造只涉及小腿部分、大腿部分和膝关节，它能够控制膝关节的活动而直接对膝关节发生作用。对偏瘫后膝关节无力、不稳定、韧带松弛、挛缩等症状，可选用膝矫形器。

膝矫形器的种类和设计多种多样，主要品种如图11－16、图 11－17 所示。对于关节挛缩和不稳定等症状，主要应用了三点压力原理。

使用膝矫形器常发生的问题是在患者穿着矫形器行走时矫形器容易滑脱和转动，使矫形器对膝关节的作用削弱甚至消失。在给患者设计、使用膝矫形器时应特别注意解决这个问题。

制作膝矫形器的主要材料通常有高温热塑板材、金属和碳素纤维。塑料矫形器主要是由聚丙烯和聚乙烯高温热塑板材整体成型制成；金属矫形器和碳纤矫形器则是分别用金属或碳纤来做矫形器的支撑框架，再辅以布料、皮革等材料构成。

第三节　矫形器应用中的问题

一、矫形器应用中的常见问题

（一）痉挛

痉挛影响偏瘫患者的运动功能，对矫形器的应用和作用也有重要影响。通常使用矫形器的目的是希望抑制痉挛以增进功能。

痉挛和挛缩有联系也有区别。对有远端痉挛而使用矫形器的病人应进行指导以预防痛性挛缩和组织缩短。如果治疗师客观地分析矫形器所起的作用，这种区别是很重要的。

持续伸展肌肉可以使张力感受器疲劳或适应新的伸展位置。持续伸展肌肉以后，肌电图的动作电位出现降低或消失。伸展手部肌肉可以明显降低肘、腕、手指屈肌的痉挛张力过高。伸展技术不仅适于手法治疗，同样也适用于矫形器治疗。矫形器可以作为一种辅助的手段来放松远端的肢体。

矫形器治疗适于轻度痉挛的病人，而且治疗应该在痉挛加重之前实施。

在关节受到痉挛影响的时间越长，出现挛缩或其他并发症的可能性越大。对有严重痉挛的病人则不适合使用矫形器的治疗。这些病人存在皮肤破损、水肿和循环障碍的危险。对这些病人应用抗痉挛药物或神经阻滞的方法来缓解、消除痉挛。

（二）软组织缩短

由于无力、长期应用静力型矫形器、过度的骨骼肌活动或挛缩，许多患者的手不能活动。这种危害在制动的起始阶段就开始发生了。

长期固定的制动引起组织结构的解剖、生物力学和生理变化，包括肌原纤维数量的变化、蛋白质含量的变化、肌肉重量的丧失、被动和主动的软组织张力强度的变化、有氧代谢功能的降低和Ⅰ型纤维及Ⅱ型纤维的萎缩。

实验研究和临床观察的结论明确表明，肌肉是一种非常易变的组织。肌肉缩短时的变化比肌肉延长时的变化更加显著。这种变化是有害的，但也是可逆的。回复的条件是矫正功能障碍的运动。这使用矫形器预防或治疗挛缩成为可能。

如果形成了中等程度的挛缩，30分钟的伸展治疗是有效的。严重的挛缩需要使用矫形器进行更长时间的持续伸展治疗。

手挛缩在偏瘫患者中经常出现。它严重影响手的功能。对此矫形器可以发挥积极的作用。对于近端指间关节两侧韧带缩短，应该用近端指间关节矫形器。如果挛缩大于35°，则用动力性近端指间关节伸展矫形器；如果挛缩小于35°，则用静力性近端指间关节伸展矫形器。有时两种矫形器也联合使用，动力性矫形器用于严重挛缩，在挛缩的角度降低到35°以下时，开始使用静力性矫形器。

对于伴有远端指间关节屈曲障碍的远端指间关节挛缩，应采用使掌指关节、近端指间关节和远端指间关节尽可能屈曲的屈曲带箍。白天这种带箍可以1小时为单位间隔使用。

（三）低强度长时伸展

神经肌肉功能障碍是生理性关节受限和挛缩的常见原因。使用矫形器既能保持或延长软组织的长度也能保持关节的完整性。目前研究的结果支持低强度长时伸展（LLPS）是延展缩短组织的较好手段这一结论。低强度长时伸展将组织在相当长的时间内保持在合适的延长位置，组织不是延展而是生长到延长位置。

矫形器所提供的LLPS治疗是一种非侵入性的、无应力的、理想的无痛治疗。对应用矫形器进行LLPS治疗来说，时间是最重要的因素。一般从1~2小时开始，逐步达到5~7小时的最佳时间。当关节挛缩的程度下降之后，矫形器必须重新调整（通常是几周）以增加延展的长度。LLPS技术可以用在本章提到的几种矫形器，包括肘（drop－out）矫形器、凸形矫形器（belly gutter）和任何一种动力型矫形器。应用矫形器进行LLPS技术治疗时，特别对有感觉减退或丧失的患者，治疗师必须对患者使用这些矫形器进行监督以避免损伤患者皮肤。

（四）末端肢体损害

因为运动控制能力的下降和感觉功能障碍，当患者多次长时间处于对线偏斜的肢体模式时，他们的末端肢体已经处在受损的危险之中。使用矫形器时应特别注意这些问题。

所观察到的最常见的例子发生在患者进行床上移动训练中。患者从侧卧位转移到坐位时，通过手腕的屈曲用手背支撑身体的重量直到动作结束。这种姿势给患者带来发生进行性的创伤性滑膜炎、水肿增加和疼痛的危险。患者在注意到这些问题之前，在进行下一个动作时（如穿衣），仍有可能保持这种错误的姿势。这一切都是引起组织损害的潜在危险。

许多患者坐在轮椅上时，用矫形器支架来支撑上肢。很多情况下，支架位于患者膝盖和躯干之间。患者的上肢则屈曲地固定在托架上。如果患者或陪护者没有觉察，这种位置有可能保持很长时间，由此带来损伤。损伤可能导致疼痛和水肿，这正是激发肩手综合征的起始症状。

（五）生物力学对线

应用矫形器的目的之一就是将肢体保持在有利的生物力学对线姿势。手的休息位对线姿势推荐如下：

（1）前臂位于旋前与旋后之间的中立位。

（2）腕关节伸展10°~15°。

（3）掌指关节与指间关节屈曲大约15°~20°。

（4）拇指轻度伸展和外展。

（5）手指呈偏向尺侧的复合屈曲姿势。

（6）第二掌骨与桡骨排列成直线。

（7）保持掌弓存在。

（8）手的“双重交叉”姿势。

当治疗师评估手的对线情况时，必须考虑到双重交叉的观念。因为掌骨的长度从挠侧到尺侧减小，手部握持物体时有两个交叉角度。例如，让手掌握住铅笔，两端超过掌骨（铅笔的橡皮头在尺侧一边），前臂以旋前休息位姿势放在桌子上。检查者能够观察到两个交叉角度。第一个角度是铅笔与腕关节轴的角度，第二个角度是铅笔两端不同高度所形成的角度，挠侧高于尺侧，即铅笔与桌面不平行。

设计矫形器时必须注意到与休息姿势相背离的模式。因为遗传、习惯和职业特点的关系，治疗师必须考虑到患者姿势与正常休息位有微小的差别。对每个患者来说，检查对侧的手有助于决定“正常”的休息姿势。

（六）掌弓丧失

脑卒中常见的对线排列问题是掌弓的丧失，或者说成为一个“扁平手”。保持掌弓对手的功能有重要的意义。

患者卒中后掌弓丧失的原因很多，包括手背水肿使掌骨向下（生物力学的原因）、腕和手的制动、长时间和过度的腕屈曲（导致掌弓变平）以及在承重活动中手和腕不适当的支撑。

在对矫形器的使用进行评估时，治疗师必须检查手的掌弓并与健手进行对照。在休息时正常手背表面掌指关节所形成的掌弓最高点在第三掌骨（即第三掌骨小头高于其他掌骨）。许多患者表现出扁平的掌弓（即掌指关节处失去了掌弓），继而出现近端的指骨过伸。这种姿势使患者处在一种向永久的爪形手畸形发展的危险之中，并能够有效地阻断拇指的对指功能。

对这些病例，可以通过使用矫形器对手掌表面施加压力来给予掌弓以外部支撑。为了给予掌骨有效的支撑，矫形器必须根据每个患手成型，矫形器支撑掌弓部位的形状必须与掌弓相一致。如果不考虑掌弓的差异性，对这种类型患者使用矫形器常常是无效的。

（七）习得性废用

近期的研究表明，上肢功能障碍的存在是由于用手完成功能性任务时不能整合已经习得的技能。这种过程类似于脑卒中后人和功能尚未开始恢复的早期。患者学习用他们的健侧来代偿，而抑制任何偏瘫侧的功能恢复。

许多脑血管意外的治疗方案提倡在脑卒中早期立即使用矫形器。在急性期，有些矫形器已经成为标准的常规措施。但是，应注意到，在脑卒中的早期较早地使用矫形器可能也会带来负面影响。矫形器给了患者这样一个信息，外部的器械可以承担保持和增进功能的任务。因为用矫形器支持和矫正患侧手后，患者不愿意使用患手伸展腕和手，或完成其他功能性任务。换句话说，早期使用矫形器有可能使患者倾向于出现习得性废用现象，患者在治疗期间能够整合功能活动，但在治疗期间之外不能够整合新的功能。治疗师在应用矫形器时，必须在预防挛缩和鼓励患侧手功能活动之间达到一种平衡，以去除习得性废用的影响。治疗挛缩的矫形器可以在晚上使用，而在白天进行防止习得性废用的治疗模式。

二、矫形器应用原则

当决定是否使用矫形器和选择矫形器的类型时，治疗师必须考虑周全。临床上选择使用矫形器应遵循以下原则：

（1）评估患者的认知和知觉状态：患者倾向在白天使用肢体吗（包括自我伸展、摩擦、放置和保护）？患者在白天大部分时间是有警觉性的吗？

如果回答是肯定的，患者不使用矫形器而能够保持肢体活动范围和生物力学对线，则治疗师不考虑使用矫形器。

如果回答是否定的，患者有感觉忽略、注意力降低、肢体失认、警觉性与清醒程度下降的症状，有肢体挛缩和对线偏斜，这些都有可能让患者处于危险之中，那么就应该提倡使用矫形器。

（2）评估软组织的松紧度：患者是否具有完全的、复合的屈曲与伸展？患者的活动范围是否能完全达到原来的程度？患者是否有完全的、无痛的腕关节活动范围？特别是腕关节的伸展和挠侧的偏移？

如果回答是肯定的，治疗师应该不考虑使用矫形器。治疗的重点应该放在教导患者家庭生活技能上，以保持肢体的活动范围、预防疼痛和挛缩。

如果回答是否定的，则应该使用矫形器以增加或至少保持软组织的长度。矫形器应该将软组织放置在适当的位置来伸展其长度。

（3）评估骨与关节的挛缩：矫形器可以改善关节挛缩并预防其进一步变形。

（4）评估习得性废用：患者是否能将临床上的肢体功能性任务活动转移到非治疗时间？

如果回答是肯定的，治疗师应该不考虑使用矫形器。在这种情况下，患者具有远端的功能，不要因为使用矫形器而妨碍这种功能。事实上，使用矫形器有可能使患者陷入习得性废用的怪圈。

（5）评估功能：患者是否具备日常生活活动能力（ADL）及日常生活器具活动能力（IADL）的远端运动控制（包括粗大的运动模式）？

如果回答是肯定的，治疗师应该不考虑使用矫形器或选择一种可以加强功能恢复的矫形器。例如，能够稳定腕部以利于手指工作的腕部伸展矫形器或可以提高运动控制能力的简单拮抗肌矫形器。

如果回答是否定的，则应该考虑使用矫形器。尽管治疗师肯定认为戴矫形器有可能妨碍无功能手最初的运动恢复（自发反应和保护反应）。

（6）评估软组织损伤的潜在可能：是否在手掌和拇指侧方屈曲末端表面的皮肤有浸软或裂伤？

如果回答是肯定的，使用矫形器必须认真考虑预防进一步损伤并加强愈合的过程。

如果回答是否定的，则应该不考虑使用矫形器。

（7）评估生物力学对线：手的对线是否明显偏离标准休息位？重新对线是否会使手放松？下肢对线是否偏离功能位？

如果回答是肯定的，治疗师应该考虑使用矫形器以将肢体对线于休息位或功能位，防止软组织的缩短或过度伸长。

如果回答是否定的，则应该不考虑使用矫形器。

（8）评估感觉：患者是否有感觉损害？

如果回答是肯定的，治疗师应该考虑矫形器接触皮肤表面的面积大小。有感觉损害的患者，可能觉察不到任何皮肤的浸软和裂伤。治疗师和患者家属一开始就应注意皮肤的状况，必须进行仔细勤勉的外部预防。对于有知觉障碍的患者，这一点尤其重要。

（9）评估水肿：患者是否存在远端水肿？

如果回答是肯定的，治疗师应该考虑矫形器是否能够减轻或预防进一步水肿；矫形器的制动作用是否会增加水肿；矫形器是否会挤压神经肌肉结构并进一步限制血液动力学的功能。

（10）评估姿势：患者的姿势是否处于持续的屈曲状态？

如果回答是肯定的，治疗师应该考虑使用矫形器以保持软组织的长度，必须重新检查生物力学对线。

如果回答是否定的，治疗师则应该不考虑使用矫形器。

当治疗师为脑卒中患者设计制造和应用矫形器时，必须考虑每个患者的具体情况，而不是把这些规则运用在所有脑血管意外的患者身上。矫形器的应用没有固定的答案或方案。治疗时有如此多的因素需要考虑，读者应该根据本章提出的一些原则来考虑这些问题。肢体的任何对线偏离或畸形都要导致关节一边的软组织（肌肉、韧带）过分延长而另一边缩短。所有的治疗，包括矫形器治疗，要在考虑到这个情况以后来制定治疗措施，其目标是保持关节两侧软组织的长度和平衡。治疗应该为将来可能的功能活动的整合做准备并能防止永久的畸形。

对所有应用矫形器治疗的脑血管意外的患者，特别是有肌肉活动增强和感觉功能下降的患者，在使用LLPS治疗的同时，治疗师、护士和家庭成员必须持续关注患者皮肤的完整性，注意皮肤变色、浸软、水肿和破溃等情况。对于有认知和感觉障碍的患者，这一点尤其重要。

用矫形器治疗脑血管意外的患者时，只有结合了生物力学原理和神经生理学的易化和抑制观点的矫形器可以达到最优的功能状态。

设计制造和使用矫形器必须遵循一定的程序。实际效果只有在有效的指导下才能得到。将矫形器作为一种辅助治疗的工作者，应该掌握扎实的解剖、生物力学和运动控制理论。

治疗师不能仅满足、停留于矫形器治疗的现状，而要有责任进行进一步的研究，从单个病例定性的研究到大样本病例的研究，直到有更确定和更好的研究成果应用于这个领域。对于脑卒中患者使用矫形器的矛盾始终存在，治疗师可能永远不能给予患者最佳的治疗。

（方新　毕胜）

参考文献

1. [日]加仓井周一著. 孙国风译. 矫形器学. 北京：华夏出版社，1996

2. Ofir R, Sell H. Orthoses and ambulation in hemiplegia: a 10－year retrospective study. Arch Phys Med Rehab, 1980, 61: 216～20

3. Yamamoto S, Ebina M, Iwasaki M, Kubo S, Kawai H, Hayashi T. Comparative study of mechanical characteristics of plastic AFOs. JPO, 1993, (5)2:59～64

4. Sumiya T, Suzuki Y, Kasahara T. Stiffness control in posterior－type plastic ankle－foot orthoses: effect of ankle trimline. Part 1: a device for measuring ankle moment. Pros Orth Intl, 1996, 20:129～31

5. Yamamoto S, Miyazaki M, Kubota T. Quantification of the effect of the mechanical properties of ankle－foot orthoses on hemiplegic gait. Gait & Posture, 1993, 1:27～34

6. Yamamoto S, Ebina M, Kubo S, Kawai H, Hayashi T, Iwasaki M, Kubota T, Miyazaki S. Quantification of the effect of dorsi－/plantar flexibility of ankle－foot orthoses on hemiplegic gait: a preliminary report. JPO, 1993, (5)3:88～94

7. Lehmann JF, Ko MJ, Delateur BJ. Double－stopped ankle－foot orthosis in flaccid peroneal and tibial paralysis: evaluation of function. Arch Phys Med Rehab, 1980, 61:536～41

8. Lehmann JF, Condon SM, Price R, Delateur BJ. Gait abnormalities hemiplegia: their correction by ankle－foot orthoses. Arch Phys Med Rehab, 1987, 68:763～71

9. Lee K, Johnston R. Biomechanical comparison of 90－degree plantarflexion stop and dorsiflexion assist ankle braces. Arch Phys Med Rehab, 1973, 54:302～6

10. Sumiya T, Suzuki Y, Kasahara T. Stiffness control in posterior－type plastic ankle－foot orthoses: effect of ankle trimline. Part 2: orthosis characteristics and orthosis/patient matching. Pros Orth Intl, 1996, 20:132～7

11. Raschke, S. U.: The influence of AFO design on walking speed, gait symmetry, comfort and stability of hemiplegic subjects, PhD Thesis, University of Strathclyde, National Centre for Prosthetics and Orthotics, 1997

12. Wall, J. C., A. Ashbum: Assessment of gait disability in hemiplegics, Scand J Rehabil Med, 1979(11):95～103

13. Brunner, R., G. Meier, T. Ruepp: Comparison of a stiff and a spring－type ankle－foot orthosis to improve gait in spastic hemiplegic children. J Pediatr Orthop, 1998, 18:719～726

14. Crenshaw, S., R. Herzog, P. Castagno, J. Richards, F. Miller, G. Michaloski, E. Moran E: The efficacy of tone－reducing features in orthotics on the gait of children with spastic diplegic cerebral palsy, J Pediatr Orthop, 2000, 20:210～216

15. Hylton, N.: Dynamic orthotic concepts: background and experiences, Dortmund, Verlag Orthopaedie－Technik, 2000

16. Knutson, L. M., D. E. Clark: Orthotic devices for ambulation in children with cerebral palsy and myelomeningocele, Phys Ther, 1991, 71:947～960

17. Engen T. The TIRR polypropylene orthoses. Orth Pros December, 1972, 1 ~ 15

18. Rubin G, Dixon M. The modern ankle – foot orthoses (AFOs). Bull Pros Res, 1973, 20 ~ 41

19. Bobath B. Treatment of adult hemiplegia. Physiother October, 1977, 63(10): 310 ~ 4

20. Bertoti DB. Effect of short – leg casting on ambulation in children with cerebral palsy. Phys Ther October, 1986, 66(10): 1522 ~ 9

21. Ricks N, Eilert R. Effects of inhibitory casts and orthoses on bony alignment of foot and ankle during weightbearing in children with spasticity. Devel Med and Child Neur, 1993, 35: 11 ~ 6

22. Zachazewski JE, Eberle ED, Jefferies M. Effect of tone – inhibiting casts and orthoses on gait. Phys Ther April 1982, 62(4): 453 ~ 5

23. Ford C, Grotz RC, Shamp JK. The neurophysiological ankle – foot orthosis. Clin Pros and Orth, 1986, 10(1): 15 ~ 23

24. Harris S, Riffle K. Effects of inhibitive ankle – foot orthoses on standing balance in a child with cerebral palsy. Phys Ther May, 1986, 66(5): 663 ~ 7

25. Hylton NM. Postural and functional impact of dynamic AFOs and FOs in a pediatric population. JPO, 1989, 2(1): 40 ~ 53

26. Lohman M, Goldstein H. Alternative strategies in tone – reducing AFO design. JPO, 1993, 5(1): 21 ~ 4

27. Taylor C, Harris SR. Effects of ankle – foot orthoses on functional motor performance in a child with spastic diplegia. Amer J of Occup Ther July, 1986, 40(7): 492 ~ 4

28. Lima D. Overview of the causes, treatment and orthotic management of lower – limb spasticity. JPO, 1990, 2(1): 33 ~ 9

29. Mueller K, Cornwall M, McPoil T, et al. Effect of a tone – inhibiting dynamic ankle – foot orthosis on the foot – loading pattern of a hemiplegic adult: a preliminary study. JPO, 1992, 4(2): 86 ~ 92

30. Diamond M, Ottenbacher K. Effect of a tone – inhibiting dynamic ankle – foot orthosis on stride characteristics of an adult with hemiparesis. Phys Ther July, 1990, 70(7): 423 ~ 30

31. Lehmann JF, Condon SM, Price R, et al. Gait abnormalities in hemiplegia: their correction by ankle – foot orthoses. Arch Phys Med Rehab November, 1987, 68: 763 ~ 71

32. Woolley SM, Horn LJ, Commager JA. The effect of orthotic intervention in patients with hemiparesis. Gait and Posture, 1996, 4(2): 185 ~ 6

33. Haberman LJ. Thera – step and the hypertonic lower leg. JPO, 1989, 2(1): 59 ~ 67

34. Shamp JK. Neurophysiologic orthotic designs in the treatment of central nervous system disorders. JPO, 1989, 2(1): 14 ~ 32

35. Waters RL, Garland DE, Montgomery J. Atlas of orthotics, 2nd ed. St. Louis: C. V. Mosby Co., 1985: 270 ~ 86

36. Colson JM, Berglund G. An effective orthotic design for controlling the unstable subtalar joint. Orth Pros March, 1979, 55(1): 39 ~ 49

第十二章

脑卒中患者言语障碍的康复

12

语言是人类社会中客观存在的现象，是一种约定俗成的符号系统，是以语音字形为物质外壳、以词汇为建筑材料、以语法为结构规律而构成的体系。语言以其物质化的语音或字形而被人所感知，即接收；被人所运用，即表达。它的词汇标志着一定的事物，它的语法规则反映着人类思维的逻辑规律，因此它是人类最重要的交际工具而产生和存在的。

脑卒中患者可以出现两种不同的言语障碍，一个是失语症，另一个是构音障碍。失语症是指因与语言功能有关的脑组织的病变，造成患者对人类进行交际符号系统的理解和表达能力的损害，尤其是语音、词汇、语法等语言符号的理解和表达障碍。由于失语症是对符号系统的理解和表达障碍，因此也包括与符号系统有关的其他交际障碍，如解释和应用手势进行交际的能力。而且失语症患者也会出现智能改变，如记忆、逻辑思维、计算、注意力的改变。失语症不包括因视觉或听觉缺陷、广泛的精神错乱等所引起的言语障碍。

失语症患者的听力是正常的，他们能够听到他人的话语，但不能理解；他们能够看到文字，但不能看懂文字所表达的意思；他们想表达自己的思想，但找不到恰当的词；他们的文字表达能力也同样受到损害，出现构字困难、笔画凌乱等。

构音障碍是指支配言语运动的神经系统的损害和肌肉病变造成的发音器官的肌肉无力、瘫痪、肌张力异常和运动不协调等而出现的发声、发音、共鸣、韵律等异常，表现为发声困难、发音不准、咬字不清、音量、音调及速度、节律等异常和鼻音过重等言语听觉特征的改变。构音障碍的患者保留着进行交际所必需的语言符号系统，但他们不能清楚地说话，常伴有咀嚼、吞咽和控制流涎的困难。

构音障碍言语损害的程度与神经肌肉受损的程度是一致的。言语肌运动的速度、力量、范围、方向和协调性是患者言语是否清晰的关键。如果言语肌群严重受损，不能产生任何可被理解的语音，这种障碍称作呐吃。呐吃的患者由于严重的神经肌肉损害，言语运动僵硬或不协调，不能应用言语进行日常功能性交际。

第一节　语言处理模式

语言是如何在脑内进行处理的这一问题，一直是人们关心和感兴趣的问题，与神经解剖关系较密切的语言模式仍然是由19世纪Broca和Wernicke开始的研究中得来的经典模式。近15年来，语言学家、心理学家从信息加工的角度对语言的处理进行了研究，建立了许多语言加工模型，有些模型对失语症的解释和评价具有一定的意义。

一、语言的神经学模式

语言的神经学模式是以语言和言语的神经解剖基础为依据，提出的假设。它包括布罗卡氏区、韦尼克氏区、弓状束（布罗卡氏区与韦尼克氏区的联系纤维）、中央前后回口面区、角回、听觉和视觉皮层。布罗卡氏区位于左额下回后部，是言语肌群复杂的协调运动程序的存储区，韦尼克氏区位于颞上回后部，具有将听觉输入转换成有意义的单位或词的机能；弓状束将前、后言语区相连接；口面区指导口面、舌等的运动；角回位于左顶叶，综合感觉输入储存字母、词等的“视觉图式”(visual patterns)，并将视觉刺激转换成恰当的听觉形式。Geschwind对这些皮层区域如何执行语言功能作了总结：“当听到一个词，皮层初级听觉区发出的输出由韦尼克氏区接收。如果要说出词，这个模式由韦尼克氏区传递到布罗卡氏区，在这里激发发音形式，并被传递到控制言语肌群运动的运动区。如果要书写词，听觉模式被传递到角回，在角回激起视觉模式。当读词时，初级视区的输出传递到角回，在韦尼克氏区激起相应的词的听觉形式。大多数人对书面语的理解与韦尼克氏区激起听觉形式有关。这是由于大多数人学习书面语的方式造成的结果。而先天性聋的人，学习阅读是不涉及韦尼克氏区的。”

按照这一模式，如果韦尼克氏区损伤，人们将有听理解和阅读障碍。他们应不能正确表达、复述、阅读。若言语流畅、发音好，说明布罗卡氏区是完整的，但接收的信息不恰当。如果是布罗卡氏区的损害，将破坏发音。言语缓慢、费力，但理解应保持完整。弓状束的损害既不会影响言语的产生，也不会影响理解，但会造成复述困难，因为听觉辨认和言语产生区域的联系中断。阅读和书写能力需要视觉、听觉之间中继站角回的整合作用。在角回视觉输入必须转换为听觉形式（语音形式）。同样，在书写一个词之前，听觉输入必须被转换为视觉形式。因此，角回的损害可造成阅读或书写障碍。尽管这类患者能说、能理解语言，但不能辨认大声拼读的词，他们自己也不能拼读词。

Geschwind提出的模式对失语症的复杂障碍来说过于简单，在某些情况下可能是一种有效的说明，但没有能够解释失语症的某些复杂现象。Selnes和Whitaker根据Geschwind的模式以图的形式说明这一模式（图12-1）。他们认为中枢语言系统有两个主要的解剖组织，一个有助于语言的语音成分，而另一个有助于语言的句法或语义成分。语言的语音方面的脑基础是黑索氏回、部分韦尼克氏区、弓状束、布罗卡氏区，或许还有运动皮质的声束区。句法或语义成分的脑基础是部分韦尼克氏区、听觉联系皮层、缘上回和部分角回。这些区域与额叶语言区连接，接受来自视觉和触觉联合区的输入。但

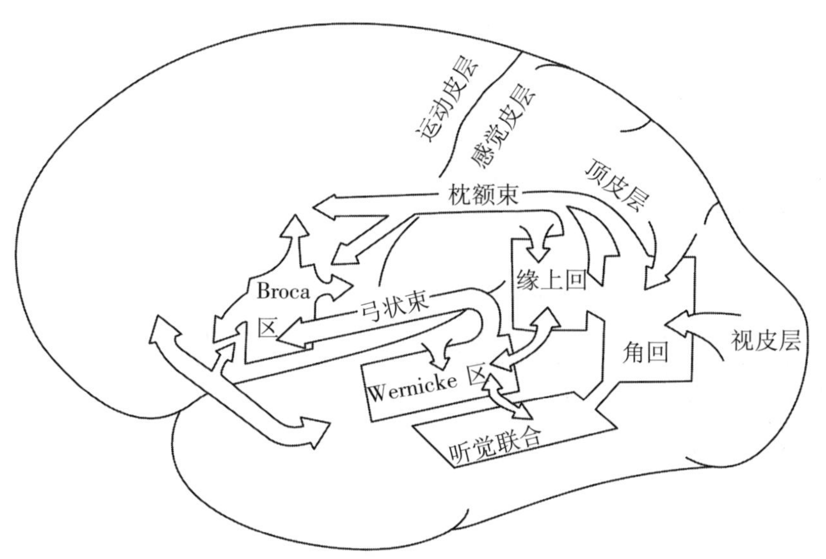

图12－1　脑内语言代表区的模式图

摘自：Selnes，O.，and Whitaker，H. A.，1977

在临床上似乎没有描述过语言的句法或语义方面分裂而语音完整的病例。这种模式现在仍然不能解释失语症的一些人们所熟知的事实。

二、语言的认知神经心理学模型

（一）语言的认知神经心理学模型简介

在过去的十五年中，出现了用于了解语言障碍的认知心理学的理论模型和方法——认知神经心理学（Cognitive Neuropsychology，CNP）。通过使用CNP方法发展起来的语言处理模型，为我们提供了语言处理过程是否受损以及损害的水平和损害原因的逻辑思维方法，同时这种方法可以帮助我们分析失语症各种临床表现所产生的根源。CNP是在三个假说下建立起来的：第一个假说是认知系统的功能结构在正常个体之间是相同的，即普遍性的假说；第二个假说是人类的智力活动是由多重模块的协调活动产生的，每个模块执行自己的认知处理功能，独立于其他模块的活动，而不存在交互作用。脑损伤可以影响某些模块的运行，同时，其他模块的运行可以是正常的；第三个假说是脑损伤病人的认知系统除了修改（正常模块的功能减去受损模块的功能）外，在功能上与正常人是一样的。图12－2表述了语言神经过程的近代模式。

CNP评价方法是在认知神经心理学假说的基础上建立起来的，它认为人的语言系统是以模块处理的方式组织的，脑损伤可以选择性地破坏一些模块，而其他模块不受影响。一旦确定哪些模块功能正常，哪些模块功能受损，语言治疗师就可以制定治疗计划，对受损的处理过程进行恰当的再储存、重建或补偿。该方法为失语症学提供了一个基本的答案，而更重要的是它能够使治疗师作出预言，患者的问题到底在什么地方，并为治疗提供基本原理，反过来这种干预的结果又可以进一步完善模型本身。在具体介绍CNP模型之前，有两点需要强调：第一，心理语言学模型是揭示和解释失语症的工具，不能把它看作是神圣的，没有错误的。但是，一个模型提供了对损害类型进行有条理的、逻辑的思维方式。第二，CNP只是失语症评价的一个方面，有必要分析对话交际功能以及社会和情感因素等。当失语症患者的语言功能处于停滞期，可以用功能性交际评价法。当然，以CNP评价为基础的补偿，只是治疗师干预的一个方面。CNP有许多模型，这里只介绍单字处理模型（logogen model）。

（二）CNP单字处理模型

单字处理模型是由多个模块组成，每个模块有各自的功能，不同的言语信息通过不同的通路进行加工处理。该模型中有四个心理词典（lexicon），心理词典是指存在于人脑内部的抽象信息的联系网络，包括读者已经获得的有关某一语言的全部信息，就像人们日常学习所用的词典一样，有许多条目表征着单词的具体意义、读音和拼写。

1. 听理解通路

听理解的过程首先是听觉分析，对语音进行鉴别，该模块出现问题时，对音素、字的异同的辨别出现困难，产生音素、字声聋。随后语音到达语音输入缓冲模块，对语音进行暂时的储存，该模块对储存字汇的长度有一定的限度。语音到达语音输入心理词典，查询是否为字音，对字音和非字音进行鉴别，如果不能鉴别，表现为词形聋（word form deafness）。当字音不能到达语义认知系统，即语音输入与语义认知的联系中断，患者不能理解字义，出现听输入的词—图匹配困难，表现为词义聋（word meaning deafness）。当语义认知系统受到损害，患者不但表现出听输入、文字输入的词—图匹配困难，而且表现出口语、文字输出方式的找词或命名困难，即普遍的语义缺陷。

2. 视图命名通路

视图命名的过程首先是视物辨认，这是视知觉的过程，随后到达语义认知系统，在这里提取事物的意义，再到达语音输出心理词典模块，在此提取恰当的音位形式，将音位信息再传送到语音输出缓冲模块，对语音进行排序和言语动作排序，最后说出事物名称。当语义认知系统出现问题，表现为语义性错语。语音输出心理词典模块有问题时，不能搜索到恰当的语音，靶词

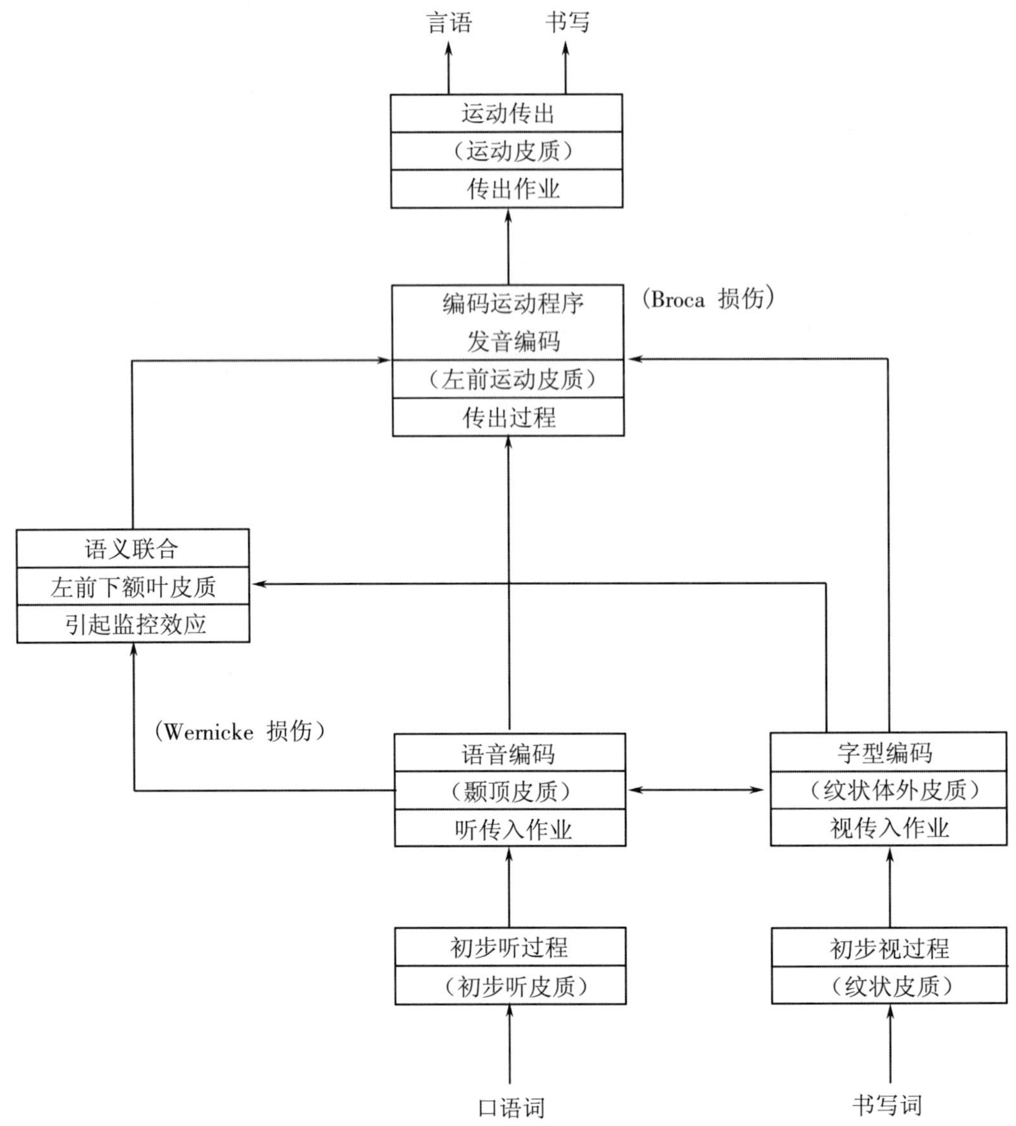

图12－2　语言神经过程的近代模式

摘自：万选才. 现代神经生物学. 北京：北京医科大学/协和医科大学联合出版社，1999

的语音表征不存在，表现为“舌尖现象”，话到嘴边就是说不出来，或者表现为迂回语，围绕着词义进行描述。患者往往可以立即选择出靶词，对靶词的复述好。如果从语义认知系统到语音输出心理词典的信息流（information flow）被中断，说出的词与靶词无语义性联系，可产生无关语词错语。

3. 复述通路

复述通路是：听觉分析—语音输入缓冲—语音输入心理词典—语义认知系统—语音输出心理词典—语音输出缓冲—言语复述。该通路中的任何一个环节出现问题都可以产生复述困难。当语音输入缓冲模块有问题，患者的言语复述就会出现遗漏。当语义认知系统出现问题，复述可以经另一条通路实现，即听觉分析—语音输入缓冲—语音输入心理词典—语音输出心理词典—语音输出缓冲—言语复述，但不理解复述的字义。

复述的另一条通路是：听觉分析—声音—语音转换—语音输出缓冲—言语复述。经由该通路复述的患者能复述非字词和不规则字词，同样不能理解复述字的意义。如果在复述时出现字序排列错误、复述字颠倒，提示语音输出缓冲模块有问题。

4. 单字阅读通路

第一个模块是字形识别（character identification），通过视觉接收文字，并在知觉系统中分辨字形特征。字的大小、各种书写体、字的颜色被赋予相同的抽象性。如果该模块受损，患者不能执行字—字匹配，表明视知觉受损。

第二个模块是字形输入心理词典（orthographic input lexicon）或称正字性输入心理词典，此处储存个体拥有的词汇量中所有字词的正字性（视觉性）、音韵性和语义性特征的记忆。被识别的字首先与一种“正字性字词形式（orthographic word form）”相匹配，这种字词形式是字词的正字性组成的一种抽象表象，即组成字词的字母或部件及字母或部件出现的顺序。一旦正字性字词形式被唤起，字词的意义就能从语义词汇中被提取出来。

第三个模块是语义认知系统，此时字形到达字义，完成了阅读字的过程。该模块受损时，患者能够辨认字，但不理解字义，字—图匹配出现错误。

5. 单字朗读通路

单字朗读的正常通路的第一个模块是字形识别，第二个是字形输入心理词典，第三个是语义认知系统，随后是语音输出心理词典，当字形到达该模块时，在内部词典中进行形—音译码，提取它们的音位形式。随后进入语音输出缓冲模块。在该模块提取音位性细节，处理语音的排序和言语动作的排序，最后是言语运动输出。它是从文字到意义的直接通路，无需形—音转换，可用以解释同音异义字。深层失读症患者能够朗读规则和不规则字词，但不能读无意义字词，朗读时产生语义性错语，因此认为深层失读症患者使用了语义的直接通路。

当语音输出缓冲模块进行语音的排序出现问题时，就会出现语音的位置置换、省略、赘加、替代，言语动作的序列编码出现问题，患者就会探索言语动作，不知如何发音，表现为言语失用症。

单字朗读的另一条通路是：字形识别—字形—声音转换—语音输出缓冲—言语运动输出。它是以规则为基础的字形—声音转换的非词汇通路，用以解释说出无意义字词的能力。表层失读症患者读出规则词和无意义字词无困难，但读拼写不规则的字词有困难，如把“island”读作“izland”，而且不能正确解释词义，是表层失读症的表现。

6. 书写通路

视图书写的通路是：视物辨认系统—语义认知系统—字形输出心理词典—字形输出缓冲—书写文字。在字形输出心理词典从整个字词的意义中直接获得其正字性模式。字形输出缓冲模块是字形暂时储存库，它受字数的影响，其损害可能会造成字词替代、遗漏、添加和换位。

书写的另一条通路是声音—字形转换的语音通路，是把整个字词音位映射为整个字词正字法，也可把音素性节段转化为字母单位，字形的信息到达字形缓冲模块，随后写出文字。该通路与上一通路不同的是经过音—形转换，它是书写的语音通路。

根据 CNP 的原理产生的治疗方法主要有两类：一是刺激法（stimulation），对受损的模块进行刺激；二是旁路法（bypass），当某一模块受损，不能通过直接刺激得到恢复，则绕过该模块，经其他通路替代。

第二节　失语症

一、失语症的分类及临床表现

多年来，人们根据口语表达与接收功能障碍，将失语症分为两种主要类型。词语产生困难称作“表达性”或“运动性”失语症，一般多因优势半球额叶布罗卡氏区的损伤造成。当出现语言的理解困难，称作“接收性”或“感觉性”失语症，多因优势半球颞叶韦尼克氏区或该区附近的脑损伤造成。

有人认为，这种简单形式的表达性、接收性的二分法是不恰当的。大脑后部损伤可以造成表达障碍，前部损伤可以造成理解障碍，而且皮层下结构也可造成失语症。

在 20 世纪 60 ~ 70 年代，Geschwind 提出了对表达、接收二分法的修改意见，他把失语症描述为“流利型”和“非流利型”。流利型失语症是指发音流畅，不费力，语句较长，语法正常，韵律正常。非流利型失语症是指发音费力、缓慢、不清楚或笨拙。一般来讲，皮质运动前区的损伤可以产生非流利型失语症，因此称作前部失语症，脑裂后部的损伤可产生流利型失语症，因此称作后部失语症。前部和后部失语症的概念是基于皮层定位特点的临床解剖学概念，通常为右利手患者左半球损害。随着影像技术的发展，近 20 年来关于脑与行为的研究表明，皮层下甚至右侧大脑皮层结构也与语言功能有关。因此，失语症的分类根据解剖部位分为皮层失语症和皮层下失语症两大类。常见的皮层失语症有运动性失语症、感觉性失语症、传导性失语症、经皮质运动性失语症、经皮质感觉性失语症、命名性失语症和完全性失语症。

（一）运动性失语症

运动性失语症也称作布罗卡氏失语症。患者的言语输出是非流利型的，复述差，但听理解相对较好，能够理解一般对话，但理解复杂句法结构的句子有困难。言语表现为缓慢的、费力的，音韵很差，字词的始发和音素选择的损害，以及音素替代、重复或延长。语法结构简单，常常表现为电报式言语，即只限于实义词，没有连接词和虚词等语法方面的词，而且表示抽象概念的词很少。书写一般与言语输出差异不大，书写缓慢而费力，缺乏语法功能词、形容词，句法简单，甚至不能写出完整的语句。阅读理解类似听理解，有困难，但比口语表达要好。患者对长的材料、抽象的无图片的项目、复杂句法结构的材料阅读困难。严重的患者说话能力基本丧失。长期存在运动性失语症的患者常伴有右侧偏瘫，右上肢瘫痪严重。这类患者通常在大脑前部有较大的病灶，影响到布罗卡氏区，也可向下影响到邻近的皮层下结构。

（二）感觉性失语症

感觉性失语症也称韦尼克氏失语症，其特点是言语流利，但听不懂他人的话语。患者的听觉是正常的，完全能够听到声音，但不理解词语的意思。严重的患者只能理解简单的少量日常用语，轻者对复杂的句子理解困难。自发言语中实义词较少，有些患者滔滔不绝地说，但始终不能清楚地表达自己的意思。说话中夹有数量不等的自造词即新词，语义性错语、无关语词错语、音素性错语等。患者的发音是好的，语句保持正常长度和韵律，说话不费力。不能正确说出物体的名称，复述中错语较多。书写与言语输出类似，是错语性的，并显示对名词和动词的找词困难，内容空洞，可使用利手书写，保留原笔体。阅读理解有时可优于听理解。感觉性失语症患者较少有偏瘫。一般这类患者的病变位于颞上回后部。

（三）传导性失语症

传导性失语症的突出特点是复述与自发言语、书写、听理解相比更为困难。这些患者的自发言语是偏流利的，有时有词语和音素替代以及找词困难。听理解相对较好，但复述明显困难，尤其是词组和语句复述困难更大，重者甚至出现复述单个辅音也十分困难，但在自发言语中可说出由这些辅音组成的词语。这类患者极少出现明显偏瘫，但可存在偏身感觉缺失。病变部位多见于左半球角回、缘上回及该区皮层下白质。有人认为韦尼克氏区到布罗卡氏区的联系纤维受到损伤，而韦尼克氏区和布罗卡氏区本身是正常的，所以他们能够听懂他人的话语，也能较流利地说出话语，但由于联系纤维的中断，不能将由韦尼克氏区接收到的语言信息传递到布罗卡氏区进行复述，因此表现出明显的复述困难。

（四）经皮质运动性失语症

经皮质运动性失语症的特点是复述语句、朗读与命名的能力较好，但自发言语的量减少，言语简单。对话和叙述性言语明显地限制在一两个词内。听理解和阅读理解相对较好。复述能力与发音相对较好，这些不同于运动性失语症。经皮质运动性失语症的书写缺陷与说话能力相似。一些短的应答性书写是可能的，但自发的记叙性书写则有困难。因皮层损害造成这类综合征，常由布罗卡氏区前部和上部或辅助运动区皮质邻近的中、上额叶运动前区损伤引起。但是，皮层下损害也可产生类似症状。

（五）经皮质感觉性失语症

经皮质感觉性失语症的特点是，复述相对较好，言语流利，但听、理解有困难。尽管言语流利，但在自发言语中常因找词困难而言语中断。有时出现音素和词语替代。这类患者具有感觉性失语症的特点，但有明显的复述能力。模仿性言语也是其主要特征，当问患者问题时，他们往往不回答问题，而是重复检查者的问话。患者可有部分朗读能力，阅读理解能力相对较差。书写方面往往比自发言语更差，为错语性流畅类型，在听写时可有改善。偏瘫或明显的感觉异常并不常见。病变部位常位于韦尼克氏区后部，但常不侵犯角回和缘上回。

（六）命名性失语症

命名性失语症的突出特征是在自发言语中和视物命名时，有明显的找词困难。这类患者在传递信息时常有累赘语，过多地描述一件物品而说不出物品的名称。他们常能够意识到自己需要的词，意思是知道的，但是不知怎么说。听理解、阅读理解、朗读和复述相对较好。

尽管在自发言语中有严重的找词困难，但言语是相对流利的。在皮质言语区或言语区附近的损害，均可造成命名性失语症。常见的病变位于颞中回和角回。感觉性失语症的患者在恢复期也可表现为这类失语症的特征。

（七）完全性失语症

完全性失语症也称作球性失语症，语言功能的各个方面受到严重损害。在自然环境中，患者可理解一些关于个人情况的语言信息，但没有交际性言语。在治疗师的帮助下，可数 1 ~ 10。可保留一些序列言语和刻板言语或咒骂言语。一般患者常伴有失用症、偏瘫、偏身感觉障碍。虽然患者的面部表情和声调常可传递情感信息，但应用示意动作如手势、点头、摇头等进行交际的能力丧失。通常皮层大面积损伤侵及前、后言语区以及深部白质的损害均可造成完全性失语症。国外学者报道 3 例无偏瘫完全性失语症，患者在左半球存在两个分离的病变，一个位于皮层前部言语区，或与语言有关的皮层下区域，另一个位于皮层后部言语区。这类患者的语言功能恢复得较好。

（八）皮层下失语症

近 20 年来，由于 CT 扫描技术的问世，使人们大大提高了对皮层下结构损伤造成失语的认识，并对失语的神经机制有了进一步的了解。人们早就认识到皮层下结构，尤其是丘脑对语言机能具有重要作用，它具有整合语言活动成分的功能。关于皮层和皮层下结构的电刺激的研究表明，皮层下结构对语言的组织起着重要作用。

一般来说，目前尚未有令人满意的皮层下失语症的分类系统。概括地说，皮层下失语主要分为两类，一类是丘脑性失语症，另一类是由苍白球与尾状核和内囊，尤其是内囊前肢的损害引起的失语症。

丘脑性失语症是流利的，有时有非流利的频繁的词替代和新词。理解能力损害较轻，找词有轻至中度的困难，复述正常，持续言语，类似经皮质感觉性失语症。

内囊、底节区病变引起的失语症，常见主要特征类似经皮质运动性失语症，即自发言语受阻，复述相对完整，轻度命名困难，听理解相对较好。根据损伤的范围和部位，症状可不同：靠前部的损伤，发音差，听理解障碍轻，或出现口吃，甚至可见短暂的缄默；后部的损伤，发音较好，听理解障碍重；较大面积的损伤，可出现类似完全性失语症的症状。

二、失语症的语言障碍

（一）听理解障碍

一般认为，言语听理解的过程是：声学言语信号的接收；有语言学意义的声音单位即音素的感知；有特定意义的音素序列的标记即词汇和语义的理解；产生多层次意义的语义性单位的复合相互作用（句法的理解）。

失语症的听理解障碍可以表现在上述某一阶段，或多个阶段出现障碍，从而表现不同的听理解障碍。

1. 纯词聋

Wernicke 认为，韦尼克氏区是听觉词汇形象的储存仓库，它的损伤往往引起听性语言的知觉困难，即完全或部分词聋。纯词聋的患者不能理解或复述以听觉方式呈现的言语刺激，而朗读、阅读、书写及自发言语相对正常。他们能够听到并理解非言语性刺激，如环境声音、汽车喇叭声、下雨声、狗叫声等。真正的纯词聋极少见，大部分患者表现出轻度失语症的其他特点，如偶尔的音素性错语、轻度命名困难和持续言语。

许多学者对构成纯词聋的原因进行了探讨。Auerbach 等人提出了纯词聋的两种形式。第一种由双侧颞叶损害引起，其损害处于“音素前”水平，在加工处理快速听觉刺激易受损，此种损害可能是听觉性声学障碍的一种类型。因其是音素前水平的损害，因此可以不把它看作是失语症的一个类型。另一种是音素水平及语义水平的损害，由左半球病变引起，患者的表现提示语义水平障碍的多种特征。此外，文献报告，双侧皮质—下膝状体—皮质听觉上行通路的损害，患者表现为颞叶听觉辨认和音素性辨认的明显困难。

2. 语义范畴的选择性损害

临床上我们通过失语症的评价，可以观察到有些患者表现出对某些语义范畴词汇的听理解较好，而对另一些范畴的词汇听理解较差，如字母、数字、颜色、躯体部位名称可有选择性的损害。感觉性失语症患者理解身体部位名称较其他类型的失语症表现出更大的困难。有的个别患者对食品名称、花卉和动物名称的理解比对常见物品的理解更准确。也有的患者对室内物品名称比对户外物品名称的听理解更差。甚至有的患者对识别由检查者命名的他自己的身体部位有困难，但在动物模型或图片上指出身体部位或指出无生命事物的构成成分均无困难。

一些学者认为，局限于一小组语义范畴的选择性损害，通常只损害听理解，因此听理解与字词产生出现分离现象，而更广泛的语义范畴受损时，听理解和命名都可能受累。语义范畴的选择性损害通常是左半球外侧裂周围言语区的局限性损害。

3. 语义联系与语义知识的保留

在临床上，我们可以观察到当实施波士顿诊断性失语症检查中的听词辨认时，失语症患者虽然不能正确地选择个别项目，但往往能够指出正确的语义范畴（颜色、数字、字母、物品、动作、形状），这说明对言语等的语义成分的听理解并非以一种单纯的是与否二分法形式出现，即使是严重的失语症患者，仍保留着部分理解。这种现象表明虽然患者不能准确地理解词义，但能够把该词归于某一范畴，存在语义性联系。

严重的失语症患者虽然对词汇的准确意义不能把握，但仍保留着某些语义性知识。在研究中事先给予患者视觉或词语刺激，作为前刺激，在词汇选择作业中要求患者分辨听刺激呈现的字母是否为真词或非词。当真词以有语义联系的前刺激为先导时，感觉性失语症患者和完全性失语症患者对它们的应答比无语义联系的或非词为先导的反应快，即存在启动效应（priming effect）。研究者认为，即使感觉性失语症患者存在严重的语言障碍，但他们至少保留了某些过去储存的语义信息，这种信息可能被自动地激活。

4. 短时记忆的损害

对词汇、语句的理解需要在记忆中对接收到的语音序列进行短暂的储存。左半球颞叶中部或深部受损时，可出现语言材料的记忆困难如词汇、短文、小故事等的记忆，不论是通过听觉输入或视觉输入均有障碍。

Luria 等人的研究认为，记忆的破坏主要不是痕迹的衰退，而是无关的干扰作用对痕迹的抑制。因此，患者对于只有一个意义环节的简单句子的理解没有太大的困难，但在理解由几个意义环节组成的信息或复杂的语法结构时就遇到了困难。因为复杂信息包含几个意义中心，如果要理解复杂信息，起码要把相继获得的这几个意义中心储存在记忆中。但由于短时记忆的破坏，在信息的几个意义中心间产生相互干扰的抑制，患者能很好地记住一个意义中心（信息块），但不能再现其他意义中心，因此被第一次记住的意义中心抑制住了。也可能记住第二个意义中心而忘了第一个，这样患者无法理解复杂信息。

5. 句法理解的损害

左半球顶枕部损伤的患者不能把连续地作用于主体的刺激转换成同时感知的综合的过程。这不仅使患者不能清楚地辨别空间，而且使患者的含有内部的、类似空间综合的一切操作受到破坏。在语言上，表现为他们不能理解、产生那些具有逻辑联系的复杂的语法结构。然而在临床上，我们看到不仅是后部言语区损伤的患者，即使是前部言语区损伤的患者也表现出对复杂语法结构的句子的理解困难，只是不那么突出罢了。

一些失语症患者可以理解词的意义，尤其是名词，了解单个词的相近意义也没有困难。他们也能够理解简单的句子，特别是构成事件传递的和不含有复杂的主从句法关系的句子。但是他们不能理解复杂的语法结构，特别是要求对双重关系句子的结构理解更为困难。他们不能理解一切远离结构的意思。他们最不能理解的是表达两个对象之间的结构，如逆向的结构“父亲的兄弟”和“兄弟的父亲”；表示空间关系或时间关系的结构，如“正方形中的圆圈”和“圆圈中的正方形”；要求倒装的结构，有双重否定的结构，比较的结构。国内的研究者曾对失语症患者的主动句与可逆被动句的听理解进行了研究。结果表明失语组的主动句听理解成绩与可逆被动句的听理解成绩间有差异，理解可逆被动句有更大的困难。并对6例感觉性失语症、7例运动性失语症、5例完全性失语症的可逆被动句听理解成绩进行比较，无显著差异。

国外学者的研究表明，失语症患者倾向于应用主语—谓语—宾语结构理解语句，主动句较其他结构易理解。一般，这种语句的语序反映了施事者—动作—受事者的关系，主动句较那些不反映这种关系的语句要容易理解。由于可逆被动句中两个名词均可作施事者，根据常识难以对两者加以辨别，在这种情况下，理解句子的意义需要句法结构的线索，而失语症患者缺乏对被动句句法结构的认识，而且还要有相应的思维转换，因此理解起来更困难。

Law 和 Leung 对汉语失语症的研究结果显示，当完全被动句，如“大狗被小猫追”，与缩短的被动句，如“有个男孩被追”之间的理解出现分离时，完全被动句比缩短的被动句更难理解。这可能是语法缺失的患者不能对输入的语句构造层次结构，以及不能运用解释策略，即在句中按照名词出现的规则顺序分配角色，如在主动句中施事者位于第一个名词，受事者位于第二个名词；被动句时则相反，受事者位于第一个名词，施事者位于第二个名词。理解时间词句，要按照时间词的线索排列事件的顺序。有些句子是按事件发生的顺序排列的，也有的是逆事件发生时间顺序的语句，如“关灯前先锁门”。对于这种句子，不但需要理解时间词，而且需要进行恰当的思维转换。失语症患者对理解逆事件时间顺序排列的语句较顺时间顺序排列的语句产生更大的困难。同时他们对含有空间方位词“上、下、前、后”的句子的理解错误较多。这不是因为他们不理解句子中具体物体的名称或事件，而是混淆了两种物体或事件在时间或空间上的关系。

（二）言语表达障碍

1. 言语失用症

1861 年，法国的 Broca 医生发现 1 例右利手的患者左大脑半球额叶第三额回后部受到损伤，丧失了说话能力。从此人们开始注意到语言的口语表达与布罗卡氏区有关。布罗卡氏区位于主要运动皮层的前方，第三额回后部，即 Brodmann 皮质分区的第 44 区。Mohr 认为运动性失语由较大的损伤引起，包括布罗卡氏区、岛盖、脑岛以邻近区域。这些区域由大脑中动脉的分支供应血液。他认为局限于布罗卡氏区的损伤只产生短暂的缄默，并迅速恢复，可遗留言语失用症。布罗卡氏区的功能之一是负责言语运动的计划，较大的区域负责言语表达的综合能力。Kertesz 的研究支持 Mohr 的观点。单纯布罗卡氏区的损伤只造成缄默和言语失用症，较大的损伤可产生运动性失语的症状。

Itoh 等人认为，言语失用症是因脑损伤引起的发音障碍，它与失用症和构音障碍是不同的，它可以作为一个分离的运动损害出现，反映了言语肌群的运动计划错误。最低水平的运动计划负责对单个发音器官产生的声音进行协调，此水平的损害会造成产生单个音素的各发音动作之间的同步运动丧失。运动计划错误可以是发音活动的缺失、换位或协调障碍。这种换位可以影响单个特征的产生，时间选择的偏离造成呼吸与喉肌间的协调性丧失。它们还可造成用于某种发音单位特征实现的运动成分间协同活动的破坏，如鼻辅音时舌和腭运动的相关计划。Itoh 等人对腭运动的放射学研究，观察到在舌尖上抬时腭下降的时间选择与舌运动并不总是一致的。这一发现表明不同的发音器官暂时组织的运动时间选择是言语失用症的困难所在。可以认为言语失用症的根本问题是动作的选择时间或是运动间的相互关系异常（图 12－3）。

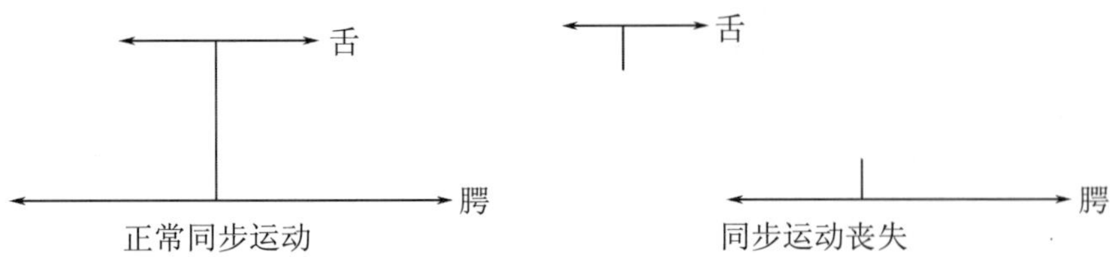

图12－3　发音动作间的同步运动

摘自：Wilson，W. R. et al，1990

2. 语法缺失

在非流利型失语症患者的自发言语中，常可以看到他们的言语表达多为实义词，而缺乏语法功能词，动词相对较少，言语不能扩展，只能说出几个孤零零的词，表现为典型的“电报式”言语。有的语法缺失患者表现为构成完整句子的词序困难。由于内部言语和深层句法结构的形成受到破坏，而不能主动建立线性句子的图式，但如果把句子的句法结构的外部图式给患者提供出来，患者就可能独立地表述必要的话语。如给不能主动形成完整语句的患者排列 3 张空白卡片，帮助患者依次指着每一张卡片，给患者提供句子模式：我想喝水。要求患者复述这个句子。然后要求患者把这个方法迁移到其他内容的句子上去，他们很快就能独立地表达话语，不必依赖外部视觉标志。

言语编码依据两种主要的联系：一为连贯性话语的组合性组织，一为语言的音位、词汇、句法、语义等单位的聚合性组织。这两种关系相互间有一定的独立性。Luria 的研究证明，言语编码句素器官位于大脑皮层前部，大脑皮层前部言语区损伤会导致连贯性话语障碍及其组合性组织破坏，那么大脑后部言语区损伤，则仍保留话语的相对连贯和扩展句子的能力，而相应地破坏语言代码的各个系统，破坏语言的聚合性组织。

3. 复述困难

表达性言语的最简单的形式是复述性言语。音、音节、词的简单复述要求精确的听觉，并从音位方面加以分析，最后形成复述材料的记忆合成表象，必要时合成表象能一直被保留在记忆中（可能通过一种以发音为基础的复述系统），这与左脑颞叶皮质有关。完成复述的另一个条件是要具有相当精确的发音系统，首先进行靶音程序所需的发音部位的选择和排列，这涉及到左脑中央后回下部。完成复述的第三个条件是从一个发音单位到另一个发音单位或一个词到另一个词的转换。左脑皮质运动前区在这方面起重要作用，该区损伤能导致病理惰性和言语运动的刻板重复。复述性言语的最后一个条件是：复述任何声音结构必须要撇开在过去经验中巩固下来的词或句子，使发音服从于规定的程序并抑制其他的选择，这种选择性动作的程序编制和对其他选择的抑制是在大脑额叶的密切参与下才能得到保证。对正常被试进行高频字词、低频字词的复述研究，高频字词始终优于低频字词的复述，这表明正常被试复述字词时，至少部分依赖词汇信息。对失语症患者的复述进行研究，发现音位结构、词汇成分、字词长度、句法形式、可预测性及语法种类对失语症患者的复述能力有影响。

一些学者认为在复述时工作记忆中拥有的音位性表象被转换为一种音位方面特殊化的序列，后者在下一个水平上能被转变为发音位置。由于接近靶音的复述企图并不典型地偏离靶音，故可以认为患者的工作记忆是完好的，问题出在音位加工过程。

短时记忆障碍是造成复述困难的原因之一。这类患者对听觉形式呈现的信息的复述广度比视觉呈现的信息要短，正常者结果相反。患者复述成绩表明，他们缺乏新近效应，即在回忆复述中最后听到的条目无优势。

认知神经心理学语言加工模型中复述有两条通路：一条是语义通路，输入的词汇在语义认知系统激活语义信息。当某些病理过程使到达语义系统的过程受阻或语义系统本身受到损害时，复述经语音输入心理词典可能相当正常，但缺乏语义支持。患者尽管可以复述但不理解自己复述的词汇的意思，这类患者对复述材料的词汇成分敏感，而且对各种真词的复述优于对无意义字词的复述。正常人或某些患者复述非字词毫不费力，这意味着存在一条听觉输入直接转码为语音输出，不需词汇信息的咨询，即通过听觉分析—声音—语音转换—语音输出缓冲这条通路实现的，没有激活语音输入心理词典中的信息。一例特殊病例的资料支持这一加工模式。该患者完全不能复述无意义字词，但能复述某些真词，有严重的听理解和口语表达困难。他对书面语的理解和表达却完好无损。复述时常出现语义性错语，如把“乞丐”复述为“流浪”，这说明患者不能使用声音—语音转换通路，而是通过语义认知系统来完成复述。

4. 命名困难

各种类型的失语症患者在命名时均可见命名错误。常见的命名错误有迂回语、语义性错语、音素性错语、无关语词错语、中文一字相关错语、新词错语、否定反应、持续言语和调位错语。这些错误类型提示命名过程有不同层次的损害。

（1）语义性错语：是指患者命名的词即替代词，在意义上与靶词（target word）有联系。替代词既可以是上位词，如用“植物”代替“花”，也可以是同范畴词，如把“丈夫”说成“妻子”；也可以是替代词与靶词在语境上有联系，如把“骆驼”说成“沙漠”；或命名事物的材料，如把“标签”说成“纸”。无关语词错语是指患者说出的词是词典中的词，但在意义上、知觉上、语音上与靶词无关。它与靶词不属于同一范畴，也无上下位关系，如患者看着一把“叉子”，却把它说成“门钥匙”。中文一字相关错语是命名时所产生的错误，表现为中文双字词或三字词的首字或尾字与靶词一致的现象。如把“手套”说成“手尺”，把“四方形”说成“四风扇”。

（2）音素性错语：是指命名错误表现在语音的替代、添加、重新排列和遗漏方面。但在中文音素性错语主要的表现形式是音素的替代。它包括辅音和元音的替代。Goodglass 和 Kaplan 对音素性错语规定的标准是靶词一半以上的音素保留。因此音素性错语还保留词的大部分语音，听起来与靶词很相似。

（3）迂回语：是指不能提取一个词时，患者围绕着靶词描述它的功能、特征，甚至定义。迂回语有下列几种语法形式：①形容词或副词替代靶词，如把“标枪”说成“危险”；②动词替代，如把“摇篮”说成“睡觉”；③名词短语或其他多词反应，如靶词是“鸭脚板”，说成“游泳用的”，“你在水里穿的”。

（4）新词错语：是指流畅地说出的、在语音上有缺陷的词，不能清楚地辨别出是一个汉语词，也不属于患者本民族语言。有时被认为是患者自造的词，属于无意识说出的。

（5）全部—部分反应：是指命名的词只是靶事物的一部分，如把带有橡皮的“铅笔”说成“橡皮”，或命名的是包括靶事物的整体，如把“钟摆”说成“闹钟”。

（6）否定反应：是指患者对自己说出的词进行否定。如，“钉书器，不”，“它不是钉书器”，“曲别针，不是”。

（7）持续言语：是脑病变的一个常见症状。Sandson 和 Albert 将持续言语分为三种类型：一种是同类性持续言语，是指语言范畴的不恰当保留，有额叶功能障碍；第二种是连续性持续言语，指言语行为的不恰当延长，不中断，常与右半球功能障碍有关；第三种是重复性持续言语，是指不恰当地重复前面的言语，与左侧大脑半球后部功能障碍有关。根据重复性持续言语的重复内容不同，分为三个亚型：语义性持续言语、言语动作程序性持续言语和音素携带性持续言语。

语义选择性持续言语是指在语义上重复前面的言语，如前面说“苹果”，随后说“梨”。言语动作程序性持续言语是指起始音素与前面的言语相同，如前面说“杯子”，后面说“包袱”。音素携带性持续言语是指部分音素结构被携带到下一个言语反应，产生一种混合的持续言语，如前面说“apple”，随后说“lapple”；前面说“pen”，后面说“lem”；前面说“money”，随后说“lumpi”；前面说“egg”，随后说“leg”。

（8）调位错语：是汉语错语的另一种类型，患者说出的词与靶词声母和韵母都没有错，但调位错了。如把“鼠”说成“树”。

Kohn 和 Goodglass 对 8 例运动性失语症、9 例感觉性失语症、9 例传导性失语症、7 例前部命名性失语、9 例后部命名性失语用波士顿命名测验（85 张线条图）进行了命名检查。结果显示，语义性错语在所有的失语症亚型中最为显著，占全部错误的 36%。各组之间语义性错语的出现量无统计学差异。国内报告的 14 例感觉性失语症命名测验中出现的语义性错语占 38.7%，与国外学者调查的结果相接近。多词迂回语也很显著，占全部错误的 17%。多词迂回语在各组之间存在差异，前部（33%）和后部（27%）命名性失语比运动性失语（6%）和传导性（5%）失语产生更多的多词迂回语，有统计学差异；命名性失语组也超过了感觉性失语组（13%），但无统计学差异。音素性错语也很显著，占全部错误的 33%。前部和后部命名性失语组较其他 3 组的音素性错误少，但只有传导性失语（50%）与前部命名性失语组（15%）比较有统计学差异。国内报道的感觉性失语症命名检查中音素性错语占全部错语的 1.3%，由于两个研究使用的命名测验不同，不能进行准确的比较，因此汉语患者的音素性错语是否比英语患者的音素性错误少，还有待进一步验证。运动性失语组较其他任何一组产生更多的否定反应。前部命名性失语产生的全部—部分反应（9%）最多，与传导性失语（3%）、感觉性失语（4%）、后部命名性失语（3%）比较有统计学意义。前部命名性失语组与后部命名性失语组只在全部—部分这一错误间有统计学差异。持续言语在各组中出现率不足 5%；无关语词错语的出现率以感觉性失语最高，约 16%；新词以传导性失语和感觉性失语组最高约 16% ~17% 之间。Kohn 和 Goodglass 对上述 5 组失语症在命名检查的同时，调查了他们对语言暗示的反应。感觉性失语组最差，他们只对 22% 的语音暗示有反应，而后部命名性失语组对语音暗示的正确反应率为 44%，传导性失语组 45%，运动性失语组 49%，前部命名性失语组 51%。国外学者的研究结果表明，语义性错语在失语症各亚型中多见，实际上各组之间无统计学差异。可能是图片刺激激发出一系列语义相关的词汇。同时也说明，在命名障碍中，语义层次的损害为主，而且命名困难并不限于单一病灶。

Dell 在 1986 年提出了词产生的相互作用激活变式的二阶段模型（interactive - activation variant of the two - stage model）。在该模型中，语义、词汇（由句法结构控制的单位）、音素这些节点的层次网络的信息，在各水平间是双向连接的。语义节点激活词汇节点，它依次激活音素节点。在词汇提取时，选择激活水平最高的词汇节点；在音素提取时，选择激活水平最高的音素节点。该模型的关键特点是在网络中不同水平的节点是双向连接的。因此，在词汇水平的竞争性选择是具有靶词的语义特征的节点以及具有靶词的音素成分的节点。语义竞争者的激活产生由语义特征到具有那些特征的所有非靶词汇节点的由顶向下的激活扩散。语音竞争者的激活产生由靶音素到所有与它们连接的非靶词汇节点由底向上的反馈。当选择了语义相关的词汇竞争者，产生语义性错误；当选择了语音相关的词汇竞争者，出现了近音词误用，类似于失语症患者的音素性错语。

Schwartz 等人 1994 年报告了 1 例杂乱语失语症。他的普遍言语错误是语音与靶词相关的新词（如，

octopus—ktapuf)。根据 Dell 的相互作用激活模型，Schwartz 等人用词汇网络连接强度的病理性下降来解释患者的言语类型。连接强度减退导致激活扩散的速度下降，因此在词汇选择前由音素到词汇节点的反馈性激活的时间更少。这样造成了两个相关的结果。首先，它妨碍了加强正确音素和减退供选择音素的由顶向下和由底向上反馈环路的形成；第二，它降低了语音竞争者到靶词汇激活的可能性。这种联合作用促进了靶相关新词的高发生率。有的学者认为音素性错语提示在计划语词产生的认知水平、语音的选择和结合的音位规则的错误表现，是神经肌肉运动处理过程之前的语音计划过程的障碍。

迂回语是有意识地产生的。它是对命名事物的功能、特征或用途等的描述性言语，力图把要寻找的词纳入需要的语境。迂回语表明在找词时，通过语义记忆搜寻是准确的，但靶词的语音表征完全不存在。持续言语是在改变刺激时，对言语反应的重复或继续，刻板言语的病理惰性占优势。

中文双字词是由两个词素组成的。Zhang 和 Peng 用词汇决定的方法考察了中文字词的分解储存。结果发现，当词频被控制的时候，联合式双字词中两个字频都对词汇决定时间有影响。但偏正式双字词中仅仅第二个字的字频对词汇决定时间有作用。而当字频被控制的时候，词频决定着词汇决定时间。根据这种实验结果，作者认为，中文双字词是以字的形式在心理词典中进行储存的，但词汇结构和词频在储存中也起一定的作用。Peng、Zhang 和 Liu 用语义启动的方法也发现了中文双字词在心理词典中的分解储存现象。一字相关错语提示，在词提取中，患者只能正确提取出一个字，这可能与中文双字词以字的形式分解储存的方式有关。

（三）阅读障碍

脑损伤后造成的阅读障碍称作失读症，而从来未学会过正常阅读的儿童所特有的阅读困难成为发育性失读症或诵读困难。阅读和书写涉及到不同的运动系统、视知觉系统以及前后言语中枢，其中任何一个环节的受损，就能产生书面言语的缺陷。各种类型的失语症均可伴有阅读障碍，只是表现各异，这里只介绍以阅读为主要障碍的失读症。

1. 纯失读症

纯失读症又称作失认性失读症、失读不伴失写症或枕部失读症。1892 年 Dejerine 报告了 1 例严重失读而无失写、伴有右侧同向偏盲的病人，尸检证实左枕内侧及胼胝体压部梗塞。他推测，左枕叶病变破坏了左膝状体—距状回通路，从而产生偏盲，由于胼胝体病变使进入右半球的视觉信息不能到左半球言语区而产生失读。纯失读症患者有严重的对字词的失读而阅读字母或数字相对良好。阅读障碍的严重程度不一，丧失读字母和数字能力的病例也有报道。主动书写和听写正常，但几分钟后就不能读出他刚刚写的字。一些患者可以通过手指触摸字母，从体感方面阅读。纯失读症大多伴有右侧同向偏盲或视野缺损，但也有不伴偏盲的报告。颜色命名困难也是常见的伴随症状，患者不能完成命名颜色或听名指色的视觉 - 言语联系的作业。但无颜色知觉障碍。一般认为视觉 - 言语的颜色命名能力是由距状皮层背侧传出通路提供的。

2. 失读伴失写症

失读伴失写症也称作顶颞叶失读症。其主要症状包括阅读和书写两方面，常伴有不同程度的后部失语症及失算、左右失定向等，但以失读和书写的症状更为突出。1891 年 Dejerine 描述了 1 例严重的失读伴失写症，仅有轻微的失语。病变累及左侧角回皮质。大多数临床报告的病变部位于顶颞叶交界区。失读伴失写症的特征是不能认识书面语，包括字母和词，甚至在检查者大声拼出后也不能认识。手指触摸字母也不能阅读，即通过视觉、听觉、触觉都不能阅读。阅读障碍可以是完全的，也可以是部分的。Kertesz 认为该症患者词的阅读比字母阅读要好，且常伴有语义性错读。

书写障碍轻重不一，主要影响自发书写和听写，抄写能力常常保留，常具有临摹性质。

患者的失语症状最常见的是轻度命名困难。除命名困难外，有的患者可伴有左右失定向、手指失认症、失算症、结构失用症以及右侧轻偏瘫、偏身感觉障碍，右侧同向偏盲或右上象限盲。

3. 表层失读症与深层失读症

20 世纪 70 年代以来，语言学和心理语言学的观点渗入失读症的研究领域，信息加工理论被引进失读症，用以解释失读症的各种症状。信息加工理论认为，正常人存在着两个不同的阅读过程，即双通路模型。一条是以规则为基础的字母—音素转换的非词语通路，用以解释读者说出无意义字词的能力；另一条是从印刷符号到意义的“直接”通路，无需音素转换，此通路为读者提供弄清同音异义字词的能力，以及在音素转换不可能的实验条件下获得存取意义的能力。失语症患者按双通路之一的选择性受损来分型。国外的研究发现，表层失读症患者读出规则词和无意义字词的声音无困难，但理解他们不能发音的拼写不规则的字词有困难。深层失读症患者能够阅读规则和不规则字词，但不能读出无意义字词，朗读时产生语义性错读。因此认为深层失读症患者使用了语义的直接通路。

表层失读症患者阅读不规则字词有特别的困难，有可能是因为正字性字词形式迟迟不被适当地激活，便出现表层失读症。那些不被充分激活和字词将按被激活的邻近词的正字性形式而被发音，如同假字词被发音那样。由于正字性字词形式（阅读时的词汇进入点）未被适当地激活，致使进入语义系统的词汇通路受损。深层失读症患者常意识到他们的语义性错读，这表明他们除音位性缺陷外，患者可能还存在语义性缺陷，其表现形式可能是一种接近恰当的语义性项目存在缺陷，另一种是从已被正确激活的语义性表象中激活音位性表象的缺陷。

（四）书写障碍

书写是最复杂的语言功能，不同类型失语症患者都伴有不同程度的书写障碍。书写除与其他语言功能有密切关系外，视觉、听觉、视空间功能和运动功能都参与书写过程，因此，大脑不同部位的病变都可使书写能力受损。

1. 书写障碍的特点

高素荣总结了后部失语症患者的书写障碍的特点，她认为字词层次失语性书写主要表现为构字障碍和字词替代或字词错写。构字障碍根据字形分为部分完成、部分替代、笔画添加或遗漏以及新字四个类型。部分完成是指只写出正确字的一部分，如写“睡”、“钥”只写出其偏旁，“摔”字则少写了提手旁，“椅”少了木字旁。部分替代是只写出字的一部分，另一部分被替代，而替代的部分是其他字的一部分，如“吹”字写成“口”字旁加一个“中”,“喝”字则是“口”加“句”。笔画添加或遗漏是指写出的字多加或减少了1～2笔画。新字是指写出的字像汉字，却是患者新创造的字。字词替代又称字词错写，患者写出正确汉字，但不是要求写的字，而是以另一字代替要求写的字，它包括近形字替代、近义字反义字替代、近音字替代、无关字替代。近形字替代是指写出的字与要求的字在形态上相似，如“火”写成“头”。近音字替代是指写成的字与要求的字发音相同或相似，如“火柴”的“火”写成“伙”、“烟”写成“咽”。近义字替代是指写出的字与要求的字意义相近，如“发麻”写成“发病”，反义字替代，如把“圆”写成“扁”。无关字替代表现为写出正确汉字，但在形、音、义上与要求的字无关。对构字障碍和字词替代尚缺乏深入研究。王新德等人认为构字障碍与汉字为镶嵌字形有关，且与字的视觉形象记忆障碍有关，回忆字形上发生笔画错误。高素荣认为字词替代主要是回忆字形时在形、音、义上发生了偏离，如同近形、近义、近音错读一样。汉字的阅读经历形、音、义三方面在一定的聚合系统中进行选择，以区别众多的相似词汇的过程，大脑损伤致失读时，这种正常的聚合选择功能减弱，导致一个字词在某一形态场、语音场、语义场偏移。书写是在阅读的基础上习得的，而在字形回忆中，从形、音、义三方面选择需要的字形符号，抑制同时浮现的不需要的字形，无关字替代仍属于字词回忆缺陷，只是与要求的字形在形、音、义上无关。书写障碍的另一种现象是镜像书写，是指当左手写字时出现左右逆转的字体。完全性或部分性镜像书写是我国文字的失写症的特征之一。镜像书写多见于左大脑半球病变，右半身瘫痪，用左手写字者，也见于右大脑半球病变，左半身瘫痪，但程度较轻，仍能用左手写字者。

正常情况下，人们学会用右手写字，但也可学会左手、右手或牙齿咬笔写字。这是由于书写运动—图式能使大脑皮层的其他部位诱发相应的书写动作，例如用左手写字时是通过胼胝体将左大脑半球额叶第二回与右大脑半球的运动皮质联系起来。在正常右手书写练习时可能在右大脑无意识地形成镜像书写运动—图式。这样健康右利手者左大脑半球的书写运动—图式比右大脑镜像书写运动—图式占优势，所以书写是正常的，但当大脑半球的顶叶或右大脑半球病变时，左大脑半球的书写运动—图式发生障碍而出现镜像书写。王新德报道1例左侧丘脑出血，并累及内囊后肢，出现镜像书写，有丘脑失语症状。他认为丘脑病变本身或丘脑—顶叶通路病变使左侧大脑半球的书写运动—图式发生障碍，也就是视觉形象发生障碍。这样，右侧大脑半球的镜像书写运动—图式占优势而出现镜像书写现象。

2. 表层失写症与深层失写症

在阅读过程的双通路学说提出后，有些学者提出了书写过程或失写的双通路学说。失写的一条通路是直接的语义通路，是从整个字词的意义中直接获得其正字性（视觉性）模式，另一条是音—形转换的语音通路，是把整个字词音位映射为整个字词正字法（假如词目是熟悉的），也可把音素性节段转化为字母单位，即从靶词的语音表征中获得拼写模式。脑损伤可单独地影响上述任何一条通路。表层失写症也称作词汇性失写症，表现为对不规则词的拼写困难，但能够正确地听写无意义的字词，这表明患者在声音和文字之间存在有足够的一致性知识。但要求书写不规则的字词时，患者经常出错。不规则字词是指不符合读音规则的词，也就是形—音不规则的词，不能进行形—音转换，因此主要走语义通路。当患者对不规则字词书写困难时，表明患者不能利用语义通路进行加工。深层失写症也称作音位性失写症，患者拼读或书写无意义音节，以及书写无意义字词的能力严重受损，但患者能够较好地拼读和书写真词，即使是低频词也能够写出，这种分离程度是很明显的。这表明此类患者只能走语义通路，但不能利用形—音转换进行加工。

第三节　失语症的检查

失语症检查大体可以分为四类：综合性失语症检查，如波士顿诊断性失语症检查（Boston Diagnostic Aphasia Examination）、西方失语症成套测验（Western Aphasia Battery），用以评价听、说、读、写的语言功能和进行失语症的分类诊断；专项语言功能的检查，这类检查以检查某一特定语言功能为目的，如表征测验（Token Test），主要用来检查听理解力；实际交往能力检查，这类检查主要用来了解患者在日常生活中实际的交往能力和可利用的非言语功能；最后一类是语言认知神经心理学检查，它以语言认知信息加工的理论模型为依据，检查语言处理过程中的哪一环节出现问题，用来解释失语症的某些现象，并可指导语言治疗。国内常用的失语症检查有北京医科大学第一临床医院神经内科编制的汉语失语症检查、中国康复研究中心失语症检查（下面简称中康失语症检查）以及河北省人民医院康复中心改编的波士顿诊断性失语症检查汉语版（下面简称BDAE汉语版）。汉语失语症检查于1988年初最后拟定，主要参考波士顿诊断性失语症检查、西方失语症成套测验和汉语失语症检查法草案，结合临床经验修改后拟定。中康失语症检查主要是在参考日本标准失语症检查的基础上编制而成。BDAE汉语版是河北省人民医院康复中心于1987年对原版进行改编，于1996年初步完成了汉语版常模与量表的制定。

下面对失语症检查的基本要求和国内常用失语症检查的基本内容与特点作一介绍。

一、失语症检查的基本要求

任何失语症检查都有它的目的，根据目的对测验材料进行选择，确定评分标准，并建立可将测验分数（原始分数）转化为具有一定单位、参照点的测验量表，以解释测验分数的意义。

（一）测验目的

失语症测验的目的是：要作出是否有失语症的诊断，这需要由测验常模提供正常值；要对失语症进行分类，确定受损的语言功能以及损害的水平；测验结果可指导治疗；测验结果可前后比较。观察语言功能的变化，这可由测验量表来解决。

（二）测验材料的选择

测验材料要丰富。语言是一个复杂的结构，不能仅凭一两种简单的测验材料去推断一个人的语言水平。因此，要从不同的层次（纵向），如音位水平、词水平、句水平、语段，不同的方面（横向），如听、说、读、写，来评价语言功能，揭示语言障碍的各个方面。此外，要有足够的测题，测题太少，则使测验的准确性降低。语言测验是为了测量一般的语言能力，而不是测量被试的知识或技能。所以，应尽量不与先期的经验和知识有联系。在材料选择时必须考虑到对每个被检查者来说，都在他（正常人）的能力范围内，避免文化、知识水平的影响。对于语言测验来说，有时要排除文化水平的影响是非常困难的。测验材料要有普遍性，而不是属于某一团体或地区。测验材料不应对某一团体或阶层有利，应当对于不同文化背景的人都是公平的。测验材料应当是各地通用的，不是属于某一地区的。但要做到这一点非常困难。由于不同地区的文化水平、语言上的差异，失语症检查应建立地区常模。

（三）测验量表与常模

失语症检查或称失语症测验属心理测验的范畴。心理测量跟物理测量一样，都需要数量化。在心理测量上，用心理测验作为心理测量工具，它用一定的量表作为标准化记分制度，来实现测验结果的数量化。所以，测验编制者为了说明和解释测验的结果，就得根据测验的性质、用途，按照统计学的原理，把某一标准化样组原始分数或测验分数转化为具有一定单位、参照点和连续体的导出分数，这就是测验量表。一些失语症测验常在测验后面提供一量表或侧面图，使测验结果数量化，成为等距或等级数据。常模是指按照标准化样组算出测验的平均数，作为解释测验分数的参照点。在失语症测验中，常用平均数与标准差作为失语的临界值。

二、国内常用失语症检查内容

失语症检查的内容包括语言的四个方面：听理解、言语表达、阅读理解和书写。下面分别介绍这些测验的目的和内容。

（一）听理解测验

1. 听词辨认

听词辨认的测验内容为不同语义范畴的词，如物品、图形、动作、数字、颜色、拼音、躯体部位等。检查者说出词，患者指出相应图片或实物。这一测验可以分辨出患者是否存在语义范畴的选择性损害。有些失语症患者可以理解物品名称，但不理解躯体部位名称，这说明词理解具有多层性质。有时让患者“摸眼睛”，他会把手举到脸上，不确定地在面部探寻。如果这时让他闭上眼睛，他会立即执行。这种现象提示对“眼睛”的一般体位反应是保留的，但对真正的词汇理解有损害。

2. 句子的理解

测验的句子包括简单的主语—谓语结构、主语—谓语—宾语结构，以及有一定难度的被动句、比较句等。运动性失语的患者听理解相对较好，他们主要是依赖于对接收的信息的实义词进行译码的能力，应用词序策略，来理解主语—谓语—宾语的关系，依赖上下文和知识理解语句的意思。当两个类似的语句的辨别取决于准确地应用语法规则时，运动性失语症患者的理解障碍与他们的表达障碍是平行的。后部流利型失语症患者也有类似的困难。

3. 语段的理解

对语段的理解不但需要有一定的语法知识的保留，

还需有短时记忆的能力。由于语段有上下文的联系和连贯性，即语境的提示，有时比被动句、比较句更容易理解。

4. 执行指令

执行指令测验是由长度不等的语句指令组成。句中包括一些方位词，如“旁边”、“前面”、“里面”、“之间”，目的是观察患者对方位词的理解能力以及听语保持广度。如果患者只能执行含有一个成分的指令，如“指天花板”，说明他的听语保持广度明显受损。有的患者对指令“把钢笔放在盘子旁边”的反应是摸一下钢笔，又摸盘子，但不知如何摆放。这说明他可理解语句中的实义词，但不理解两者的关系。

（二）言语表达测验

1. 对话与图画描述

采取自由对话和看图描述的方式，可以了解患者的言语流利性、语调、语句长度、发音的灵活性、语法结构，是否有找词困难、错语，是否有言语失用或构音障碍。这对初步判断患者的言语水平是非常必要的。它可以为检查者提供关于患者言语状况的一个概括性的画面。

2. 系列言语与自动语序

系列言语与自动语序是指人们非常熟悉的言语，以致可以倒背如流。其内容包括数 1～21，说 12 个属相，背诵熟悉的诗词等。一般失语症患者记忆语序比有意义的言语保留得好。可观察重度失语症患者是否保留简单的自动语序。

3. 词复述

词复述测验的词汇多由 1～3 个字组成。词复述是一个简单作业，失败的原因应从两方面分析：一是听输入，二是言语输出。听知觉障碍或词聋的患者可出现复述失败。当听理解能力尚存，运动性言语输出降低到少数高度习得的言语表达也可出现词复述失败。复述困难到底是何种原因造成的，采用单字处理模型进行评价和分析将更为准确。

4. 句复述

句复述测验中的语句由短至长排列。短句 3 个字，长句 20 个字左右。BDAE 汉语版中的 16 个句子，根据词汇的使用频率的不同，分为常用句与罕用句。严重命名性失语症的患者过多地依赖内容的预测性。字词使用频率造成两类句子复述测验的分数有差异。汉语失语症检查中，有一个句子由相互无联系的 6 个字“所机全微他合”组成，目的是观察复述无意义字词的能力。

5. 视图命名

BDAE 的测验材料由 6 类图片组成，它们是物品、拼音、动作、数字、颜色、躯体部位，观察是否存在词类选择性命名障碍。同时分析 6 类词汇中的难易程度，为语言治疗提供依据。汉语失语症检查中采用实物命名和躯体部位命名。当实物、躯体部位命名不成功，可以触摸实物和躯体部位后再命名，以排除视觉失认造成的命名失败。

6. 反应命名

检查者口头提问，患者回答。答案包括名词、动词、颜色、数字，如“铅笔是干什么用的?”该测验为找词测验，所提的问题中含有一个关键词，这个词与答案有密切联系。具有较强的语言联系技巧的患者，该测验的分数要超过视图命名。但该测验不是纯粹的找词测验，它依赖于一定的听理解能力。

7. 列名

列名测验要求患者在 1 分钟内尽量多说动物的名称或水果、青菜名称以及尽量多说以“大”起头的词。在 BDAE 汉语版检查的是动物列名。观察词联想的流畅性和灵活性。正常人常按类别说出动物名称，如家禽类、猛兽类、飞禽类、海洋动物类等，而失语症患者往往只说一类动物名称就结束列名，表现出思维的灵活性较差。

8. 图画说明

出示动作图片，要求患者用语句描述。中康失语症检查中包括 10 个动作图片，如“孩子们堆了一个大雪人”。有些失语症患者虽选择性地产生句法结构单位的能力受到损害，而找词能力相对完善，这种障碍是语言的表层成分的遗漏。如虚词、代词、关系代词和连词在言语中往往丢失，而保留着实义词，即名词、动词。语法缺失的患者对语句的句法关系的规则缺乏认识。这些支离破碎的言语使听者只有通过猜测来理解本来应由语法词表达的关系。图画说明可以观察患者找词和构成句法结构的能力。在上述言语表达测验中，都应详细记录患者的言语反应，尤其是错语，通过分析错语的类别，判断患者找词或命名的损害层级，有利于指导治疗。

（三）阅读与朗读测验

1. 朗读字词

朗读测验的内容根据检查者的目的不同而有所不同，传统上的朗读测验目的是了解视与读的两个过程，即汉字的形与音的联系。各种文字只有表音方式的不同，没有表音不表音的区别。汉字是以其字形整体来表音的，汉字以语音和形体为载体，所记录的是一个在书面交际中具有独立价值的最基本的语义单位。在 BDAE 中朗读的 10 个词包括物品、动作、形式、颜色、数字，与听词辨认、命名测验的部分词汇相同，以便将听、说、读、写的功能联系起来分析。朗读失败的原因可以是：视知觉障碍，不能对文字符号进行辨认；捕捉到或部分捕捉到词义，但没有足够激起音位成分以指导最后的言语输出。在这种情况下，患者朗读的词在语义上与靶词有联系，如把“黑”说成“绿”或把“圆”说成“方”；言语运动性输出障碍，如言语失用症。

从字词加工的认知神经心理学角度进行朗读测验，测验内容包括：真词和假词，真词是音形义结合的符号，既能走语义过程又能走语音过程。假词则不然，假词无义，只能通过形—音转换（读音规则）朗读出来，可用来检查语音过程。此外还可以用数字代替词，无意义数字的朗读成绩比有意义数字明显地差，也表示语音过程受损；不规则词是指不符合读音规则的词，不能通过形—音转换。由于不规则词是有意义的真词，所以能走语义通路，可用来检查语义过程，与规则词或假词进行对照则更能说明问题；词汇的长度，由于假词无义，只能采用系列加工，故受记忆广度的限制。假词越长，含字母或音节越多，则读得越差。语音性失读即深层失读时，假词朗读成绩明显地受长度影响，真词几乎不受影响。如果是语义性失读即表层失读，真词也受长度影响，而与假词无异；词性，实义词与语义过程关系密切，虚词或功能词与语音过程关系密切。利用两种词的对比可以发现阅读通路的相对情况；词频，语音性失读时，朗读成绩明显地受词频影响，词频越低则成绩越差。语义性失读不太受词频的影响。

2. 朗读语句

朗读的语句一般与复述等测验内容相同，便于在视—说与听—说功能之间进行比较。

3. 字辨认

不论是朗读还是阅读，前提是辨认熟悉的符号，它不涉及语义的理解，是单纯的视知觉匹配作业。它由感觉接收—特征分析—比较—决策反应等环节组成。该测验的方法是字—字匹配。出示一个示范字，患者从5个近形字中选出与示范字相同的字。也可以用潦草字迹匹配，由于不易细辨，只能整体地去把握。

4. 听字辨认

在BDAE中，听字辨认由检查者念1个字，患者从5个答案中选出正确的1个。在多项选择中4个不正确的答案由3个近义字、1个近音字组成，或3个近音字、1个近义字组成。检查目的是了解听—视语音联系的完整性。了解患者能否在近音字、近义字之间进行鉴别。有的患者用近义字作出应答，而没有意识到它的语音。

5. 词—图匹配

检查者出示字卡，患者指相应的图片。目的是了解形—义间的联系。如果视觉辨认是完好的，但词—图匹配出现错误，提示字形输入与语义认知之间出现问题，如果伴有听词辨认、命名困难、视图书写障碍等，提示语义认知有损害。

6. 阅读语句

由患者阅读不完整的句子，根据句子的意思从4个词中选出正确的1个词填空。提供选择的4个词有的是近义词，有的与语句中的某些词汇有联系。在作出选择时，患者要检查在上下文中这种选择在句法方面以及语义方面可接受性，对提供的选择逐一排除。因此仅注意显著的词而不理解全句，则不可能正确完成语句。

7. 执行文字指令

在中康失语症检查中，该测验要求患者按语句要求移动物品。它与听理解测验中的执行口头指令内容相同，涉及到一些方位词的理解，但呈现刺激的方式不一样。一种是以听刺激作为输入方式，另一种是以文字刺激作为输入方式。将两个测验结果进行比较，判断听接收与视接收两种功能哪个保留得更好。从作业的难度来看，听觉刺激呈现的速度快，不能多次重复，必须记住完整的语句才能执行。而阅读作业可以反复多看几遍，或将句子分割成几个部分，一步一步地执行。因此，一般来讲它比听理解作业容易。由于句子含有方位词，通过对听指令和阅读指令的反应情况，判断患者是否存在方位词的语义认知损害。

（四）书写测验

1. 书写姓名、住址及抄写

目的是初步了解患者的书写能力，是否存在构字障碍、镜像书写等。

2. 初级水平听写

书写数字、听写偏旁、部首。这代表最简单的文字符号回忆，不涉及任何言语交流意义的水平。

3. 看图书写命名

这是要求患者用文字表达信息的测验。使用的图片由物品、动作、数字、颜色、形状组成。多与听理解、视图命名、阅读、复述测验的内容相同，以便在多个语言功能之间进行对照，分析产生语言障碍的环节。

4. 描述书写

给患者看1张图画，要求患者尽可能多地写出看到的事情。这一测验涉及到找词、组成语句的复杂操作。许多能够书写字词的患者在构句中遇到困难。偶尔有患者书写较流畅，但大部分是无关书写，常见的是错语较多的患者。

5. 听写语句

听写语句的内容与书写的内容相同，目的是在这两种测验的反应之间进行比较。描述书写差，但听写语句较好的患者，可能存在的问题是找词困难，组成词汇构成语句困难。描述书写时能写出一些实义词，但不能构成完整的语句，听写较好，表明患者可能存在语法缺失，语言的组合机制受损。在书写测验完成后，要对书写的情况进行错误分析。书写错误可以分为四类：错字，即构字障碍；别字，又分为两种，同义词替代的形态性错误和非同义词替代的结构性错误；混合性错误和无反应或遗漏。语音性失写以错字为主，语义性失写以别字为主。

第四节　失语症语言治疗的相关问题

一、失语症的恢复及影响因素

失语症治疗学是一门较新的学科，在第二次世界大战前对失语症的语言治疗仅偶有报道。第二次世界大战后，美国的一些军队医院开展了对脑外伤患者的康复工作。患者对语言障碍的治疗提出了前所未有的要求，使许多心理学家和言语病理学家进入了失语症研究的领域。随着战伤患者的减少，人们逐步注重于脑血管意外患者语言障碍的研究和治疗。经过半个世纪的研究，人们对失语症的恢复、预后和治疗方法已经积累了大量资料，尤其是脑卒中后失语症。了解失语症的恢复过程可以对失语症的治疗效果有一个正确的判断。

（一）失语症的恢复

1. 恢复的时间进程

失语症的症状最初是不稳定的，也就是说在发病后，失语症症状会出现较明显的改变。有的学者认为最显著的改善发生在卒中后的第一个月。一些研究提示，自然恢复的进展更多出现在卒中后最初两周。这可能与脑组织的神经机能联系有关。随着脑细胞肿胀和脑积液的消退，以及一些生理、生化指标恢复正常，则脑组织的永久性损害所造成的症状才变得比较稳定。失语症自发恢复研究的结果是不一致的。Vignolo 提出未经治疗的患者在发病后头 3 个月内有自发恢复的倾向，多数研究持此观点。而某些作者认为自发恢复包括脑卒中后的头 6 个月。McCabe 等人发现在未恢复正常的失语症患者中，有时其症状的改善可以持续将近一年时间。不论自发恢复的持续时间如何，但有一点是公认的，即自发恢复的症状改善程度是以递减速度进行的，最大的改善在脑卒中后不久即可见到，继而是相对小的改善，全部时间过程中其效果逐渐减弱。根据大多数的调查显示，6 个月后言语几乎没有什么改善。

2. 恢复的情况

失语症各种语言方式的恢复程度是否相同？最常见的看法是听理解比言语表达容易得到改善。但也有人认为，复述或命名比听理解恢复得更好。在各种语言方式的恢复程度上，不应把各类失语症总合在一起观察，不同类型的失语症功能恢复的特点是不同的。如，完全性失语，听理解比口语表达恢复得好。而某些重度感觉性失语症的患者其听理解的恢复就很差。

失语症的类型在时间上保持相对的稳定性。但不是一成不变的，随着时间的流逝有些失语症的类型会发生改变。如，有些完全性失语症可以转变为混合性失语症，混合性失语症可以转变为运动性失语症。这是由于这三类失语症均是非流利型失语症，它们的主要区别反映在听理解的损害水平和言语表达损害水平的不同。随着症状的好转，失语症类型也就发生了改变。此外，感觉性失语症由于听理解功能的改善，而主要残留命名困难时，则转变为命名性失语症。对于命名性失语症，一些研究者认为它是失语综合征演变的较常见的终点，同时也可作为一个原发性的症状存在。Holland 等人发现在脑卒中最初两周以后，某些由发病时的完全性失语症转变为轻度命名性失语症。大体上，开始表现为流利型失语症的患者发展成为更轻微的流利型失语症；非流利型失语症发展为更轻微的非流利型失语症类型。

（二）失语症的恢复机制

大多数失语症患者不论是否接受语言治疗都有不同程度的恢复。大脑病理、生理的恢复以急性期最为显著，功能性恢复是在急性期后出现的变化，是指原来损伤的功能恢复到某种水平。对于语言功能恢复的机制有以下几种观点。

1. 功能替代

功能替代是对语言功能恢复的最常见的解释。它是指某一功能是由多个亚系统控制的。当一个亚系统的功能受到损害，另一个正常时不参与调节该功能的亚系统承担起受损亚系统的功能。这一理论与脑区域有关，即右半球或左半球未受损伤的区域分别或共同担负起功能恢复的责任。Laurence 和 Stein 认为替代的亚系统并不是以同样的方式执行受损亚系统的功能，它只需完成同样的目的。如，由于左半球丧失主要的语言连续的处理过程，而右半球逐步发展起来的空间组织的认知策略作为左半球的功能替代，使语言的听理解得到改善。Osgood 和 Miron 根据 A、B 脑区域之间替代性功能的假说，认为在正常情况下，B 区不参与 A 区的功能，但当 A 区受到损伤，B 区有能力承担受损的功能。他们应用这一理论作为功能再训练的基础。这就是说，他们预示 A 区的损害不会出现自发恢复，只要 B 区完整，就可以进行功能再训练。Quadfasel 描述了右半球替代左半球的一个实验。首先对左半球损伤的失语症患者进行再训练，然后经右颈动脉注射戊巴比妥钠导致再次失语。或患者经再训练后，第二次脑卒中发生在右半球，产生的损害表现出再训练的语言功能上，可证明这一替代理论。Kinsbourne 检查了 2 例失语症患者接受过右半球戊巴比妥钠注射。注射后所有残存的语言功能受到阻断。但在其他失语症患者中这种情况并没有出现。这表明右半球替代功能可能出现在某些人，而不出现在另一些人。语言功能转移到右半球的可能性可通过双耳分听技术来研究。方法是给被试两耳同时分别呈现一对数字或语言信号，要求被试报告听到的内容。在正常情况下，与左耳相比，右耳能够重复更多的数字或言语刺激，表现出右耳优势。这种对言语材料的右耳优势被认为是左半球语言功能的证据。这是因为人的每一只耳朵都把听到的言语信号传送到双侧大脑半球的听觉区。右耳联系左半球，左耳联系右半球，这种交叉的联系称为对侧联系，而每只耳朵与同侧半球的联系称为同侧联系。当一个信号沿着对侧通路传送时，它倾向于抑制此信号沿着同侧通路到达同侧半球。因此，如果用分听技术呈现刺激的话，右耳的信号将沿着对侧的通路进入左半球，而由于同侧通路被抑制，来自左耳的信息不能传到左半球，只能经由其对侧通路到达右半球（图 12－4）。如果语言的加工机制只定位于左半球，那么右耳的言语信号将直接到达左半球，而左耳的言语信号只传送到右半球。后者必须经过胼胝体才能到达左半球的语言加工装置。左耳的信号必须长途传送，信号到达语言装置前可能失去一部分。因此确认左耳的信号要比确认右耳的信息少一些。国外一些学者的研究表明，一些失语症患者表现出正常的右耳优势，而另一些患者表现出左耳优势。

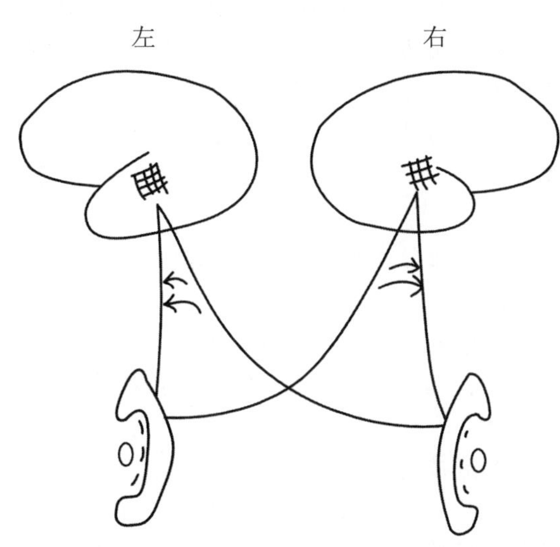

图12－4　听觉通路

（箭头表示当两耳同时接受信号时，对侧通路的信号抑制同侧通路的信号．引自 Cohen，1983）

Johnson 等人对 20 例左半球后部病变的流利型失语症患者进行了双耳分听技术的研究。他们的结果是，重度失语症患者表现出更大的左耳优势，提示对右半球更大的依赖；发病 6 个月内和 6 个月后进行双耳分听测试，左耳优势量相同，20 例患者中只有 10 例患者在发病后 6 个月内左耳优势量与恢复的程度有关。他们的结论是，言语接收功能向右半球转移与发病后 6 个月内的自发恢复有关。语言功能可以出现转移，但在什么情况下出现，有不同的看法。Milner 等人认为，除非左半球有大面积的损伤，否则语言功能是不能转移的。而 Rasmussen 等人却认为，在损伤不太严重的情况下，语言优势也可能发生部分的转移。在严重的患者中，右半球在语言恢复中可能起相对重要的作用，而在不太严重的患者中，由于优势的部分转移，两半球都可能在恢复中担负着重要的责任。

2. 脑的可塑性

脑的可塑性是指未损伤的脑组织有能力承担新的功能。这一理论可解释儿童早期语言恢复的现象。4 岁以下的儿童表现出显著的语言恢复的能力，甚至在左半球完全切除后仍可以学习语言。在有类似损伤的年龄稍大的儿童和成年人未出现这种恢复。这种与年龄相关的恢复程度上的区别，说明低龄儿童脑组织有更大的可塑性。

3. 功能重组

语言功能重组是指对语言成分处理的再组织。语言功能重组的两个基本类型是系统间重组，即当一个功能系统平时不参与受损的功能时，被用来协助受损功能的实现。如，让言语失用症患者应用手指拍打节奏，促进言语的产生。另一种重组的类型是系统内重组，是指受损功能系统转换到一个新的组织水平。如，要求回答“你有几个孩子?”，患者需要从1 数到3，而不是直接回答问题。系统内重组类似于治疗作业中由易到难逐步推进的基本观念。如，当患者不能作出恰当的反应，可引导他们先以更自动的方式激发一个反应，然后再逐步减少刺激中的促进成分，激发出更随意的反应。

4. 简单再学习与促进机制

失语症恢复的简单再学习机制，是指通过具体语言材料的选择性练习，促进语言的恢复。这种恢复不只是局限在所练习过的语言材料范围内，还可以推广到相似内容或相似结构的语言材料上。在失语症的治疗中，许多作业都是应用了再学习的原则。恢复的促进机制是指失语症患者患病后会产生心理障碍和挫折，这种心理障碍和挫折会使并未完全丧失的语言能力受到抑制。如果周围的人们能用正确的态度对待患者，并采取适当的心理疗法，就能排除患者的心理障碍，使抑制得到解除，语言能力有所恢复。Luria 曾发现这样一种现象，在语言恢复的最初几周内，有时强烈的情绪刺激可以使患者出现言语的迅速改善。Luria 用抑制解除解释了这种现象。简单再学习和促进机制强调了学习和社会、心理环境的作用，对失语症的治疗有一定的意义。不同的语言功能在恢复上可能有着不同的机制，但它们之间可能有某些类似之处，几种恢复机制可能同时起作用，只是在不同的语言功能之间其重要性不同。

（三）影响失语症预后的因素

失语症的预后是指对持续存在语言障碍的失语症患者预测其语言状况改善的程度。失语症的预后受多方面因素的影响，包括患病前的自身因素以及疾病因素。

1. 病因与病灶部位

失语症产生的常见原因有脑外伤、脑肿瘤、脑炎、脑梗塞、脑出血。研究发现，由脑外伤引起的失语症患者预后最好。这是由于脑水肿的消退速度、周围正常部位的动脉硬化程度、血液循环状态的差别等因素造成的。脑出血患者恢复过程的开始要比缺血性梗塞患者的恢复稍晚一些，但自然恢复的程度要比脑梗塞患者好。这可能与缺血性梗塞时脑组织的破坏更大有关。

一般来说，病灶范围越大，语言中枢损害的越大，失语障碍越严重，预后也越差。单一原发病灶的预后一般优于复发、多发病灶者。

2. 发病年龄

发病年龄对失语症的预后影响很大。许多研究结果表明，失语症恢复的前景在很大程度上取决于患者的发病年龄。失语症发生在4岁以前，很可能不会留下严重的、持久的语言障碍。损伤发生得越早，完全恢复的可能性越大。失语症发生在4岁以后、青春期以前，对恢复有较大的影响，但患者仍可有较大的恢复，而不是完全的恢复。

青春期以后发病，失语症的恢复倾向是最初半年到一年恢复速率呈递减速率，以后语言功能很少得到进一步改善。Holland 等人对自发恢复与增龄之间关系的研究表明，脑卒中后 3 个月，年龄对恢复有明显的影响。这可能与越年轻可供调动的大脑功能潜力越大，以及老年人脑动脉硬化、脑功能衰退有关。

3. 利手

利手也称惯用手，可作为语言优势侧的外部标志。90% 的右利手者大脑优势半球在左侧；64% 的左利手者大脑优势半球在左侧，20% 在右侧，16% 为左右半球均势。一些研究发现，不论是脑卒中还是脑外伤左利手的失语症患者其自然恢复较右利者好。

4. 病后开始治疗的时间

病后开始治疗的时间是影响预后的一个重要因素。许多学者认为发病6个月内接受治疗的改善程度优于6个月以上者。语言治疗越早，效果越好，最好能在发病后1～2个月内开始治疗。

5. 智力、文化程度

一般认为智力、文化程度很少影响失语症的自发恢复，但影响失语症的治疗。智商越高、文化程度越高，其治疗效果越佳。文盲者可用于语言治疗的功能只有听、说，而没有读、写，进行刺激的通道减少，不能利用读、写促进听、说功能，其预后较差。

6. 失语症的严重程度

失语症的严重程度与预后有着密切的关系。尤其是脑卒中急性期过后，症状相对稳定，失语症越严重，预后越差。首次失语症语言障碍评价对预测预后有一定价值。经研究发现，如果患者第一次评价时没有指出物品图片的能力，则各种语言功能的恢复极为有限。Olsen 认为大约 1/4 的脑卒中患者伴有失语症性言语缺陷。在脑卒中后最初 3 个月恢复得最明显，在随后 3 个月的恢复有限。根据大多数的调查表明，6 个月后言语几乎没有什么改善。失语症的严重程度与脑卒中的严重程度密切相关。严重脑卒中和严重失语症的患者比轻度脑卒中和轻度失语症的患者的预后更差。严重失语症患者比轻度失语症患者的恢复更缓慢。

7. 合并障碍

失语症患者同时合并构音障碍、言语失用症、其他高级神经功能障碍以及内科疾病时，其预后相对比单纯情况要差。

8. 错误自识力

流利型失语症患者对自己语言错误的意识能力及其自我纠正的能力影响其预后。缺乏错误自识力及自我纠正能力者预后差。

9. 治疗的持续时间

治疗的持续时间是影响预后的一个重要因素。在许多随机对照研究中，短期治疗者未发现有明显效果，而在长期治疗者中发现治疗与未治疗者相比有显著差异。有的研究发现长期治疗对表达的改善有明显效果。因此失语症的治疗应持续数月，甚至数年以便给患者提供更多的机会。

10. 家庭支持

在失语症康复过程中强调家庭成员的重要性。任何治疗的先决条件是患者的主观能动性，即患者积极参与治疗。部分患者可能因疾病感缺失或其他原因而不愿意配合，治疗就无法进行，此时家庭成员的作用显得更为重要。此外，家庭成员可以帮助患者在日常生活活动中练习言语交流技能，为他们提供更多的在真实环境中进行语言练习的机会。家庭成员可以像治疗师一样在必要的情况下为患者提供适当的帮助。因此，家庭成员是否参与治疗可影响失语症的预后。

二、失语症治疗的策略

失语症的治疗是一个长期过程，一般在医院需要对患者进行数周至数月的治疗，但对有些可进行指导性训练的患者，则可坚持数年。在治疗前首先要确定治疗目的，并要注意与治疗有关的一些问题，使治疗活动更有效地进行。

（一）治疗目的

失语症治疗的主要目的是提高患者的语言理解和表达能力，即提高听理解力、阅读理解力、文字表达力、言语表达力和手势表达力以及其他交往方式，最大限度地提高他们的交往能力。

在确定治疗目的时，首先要明确需要恢复患者的哪种语言能力。对患者和家庭来说，最重要的是恢复患者的语言交往能力。语言在其他方面的应用，包括广播和电视语言的理解、文字的理解，如商品说明、报纸、信件、便条、日记等的书写，所有这些形式都是传递信息的言语交流形式。但是人与人之间的直接交流对患者来说是最重要的，也是治疗师设计治疗方案的主要目的。

语言是传递信息的工具，提高语言能力是为了提高言语交流能力。改善症状的重要性是与症状对言语交流的影响分不开的。例如，轻度语法缺失对信息传递的影响很小。失语症患者与正常人之间进行最大限度的言语交流，有赖于正常人言语方式的改进和失语症患者的语言功能的改善。双方承担着言语交流的责任，因此正常人掌握言语交流的某些技巧，有助于失语症患者的理解。治疗是为了提高患者日常生活交往能力，治疗内容和形式应反应患者所处的生活环境的语言运用内容和形式。治疗的另一个目的是维持在连续治疗中获得的疗效。维持疗法是在患者达到最大恢复后进行，使改善的交往能力得以维持。治疗的最后一个目的是促进患者对言语交流障碍的心理和情感的调整，使患者对言语功能的恢复和语言治疗的效果有正确的认识。

（二）治疗时间

当患者病情稳定、意识清楚、病情允许时，在患者配合下，就可以开始治疗。治疗师到床边诊视患者，使他认识到有人帮助他处理语言障碍，使患者从心理上得到安慰。在治疗师简单的自我介绍后，可用5分钟的时间评价患者的语言功能。评价可以是一组简单的对话，问患者一些简单的问题，只需要患者用是否来回答，以了解患者的理解力。这时，过多地谈话可使患者感到为难。因为在脑血管病后两三周内可存在暂时的、严重的交往障碍。神经机能联系不能一般持续2～3周，大多数患者在一个月内其永久性损害会变得明显。因此，在神经机能联系不能恢复后对患者残留的、永久性的障碍进行治疗是适宜的。如果在自发恢复后，也就是6个月后，开始治疗是不妥的。因为患者可能会存在持久的抑郁，并形成不良的、难以改变的交往习惯。因此，只要当患者的病情稳定，愿意接受定期训练，就应该对患者进行治疗。每次治疗时间，根据患者的情况可为每次30～60分钟，每周3～5次。

（三）治疗的正确反应率

治疗师给患者的治疗项目正确完成的百分率，在治疗开始时为60%～70%。随着治疗的进展，患者的正确率达到90%以上时，则可增加治疗项目的难度。错误反应可以降低随后执行项目的成绩，增加患者的受挫感，并且降低对治疗的注意力。因此治疗项目的难度应为中等水平，其主要原因是，准确的反应保证了需要训练的语言处理过程得到锻炼。当过多的错误出现时，患者所进行的是一种无益的处理过程。

（四）治疗的输入—反应方式

制订治疗活动之前，首先要明确需要训练哪一语言功能。如果要训练的是听理解力，治疗刺激必须是言语输入、非言语输出，即给予听觉言语刺激，指图、手势、绘画、动作等可作为反应方式。输入的过程是训练受损功能的过程，反应方式是治疗师以明确患者对刺激的反应正确与否的手段。当把言语作为理解训练的反应时，言语应在患者的能力范围内，使它不成为正确完成治疗活动的影响因素。如果要训练的是言语表达能力，刺激方式可以是非言语输入，也可以是言语输入，但必须是言语输出。当用言语激发言语表达时，刺激应在患者的能力范围内，才能使训练集中在表达过程。

（五）治疗活动的认知过程

制订治疗活动，要考虑需要训练的语言功能的认知过程。例如，要训练的是听理解，治疗活动要求患者对语言刺激的意义作出决定。如，将听到的词与相应的文字匹配，这一过程涉及到语音—字形的联系，而没有涉及到语义的理解，因此不是恰当的听理解治疗活动。如果需要匹配的文字是同义词，这就涉及到语义确定，但患者的阅读理解能力必须高于这一水平。在制订听理解记忆的短时保持广度训练或听理解的治疗活动时，要考虑所制订的刺激与处理过程的联系。如果治疗目的是训练听理解能力，刺激难度应选择在60%～70%成功的水平。根据患者的能力水平，刺激可以是词、短语或语句。当治疗目的是扩大听理解记忆的保持广度时，语言刺激水平的选择应是100%的准确理解，才能使理解的内部作用过程这一因素减少到最小。刺激可以是一系列的词、词组组成，每个语言单位都在患者的听理解范围内，但刺激长度需要患者80%的准确记忆，这样患者在他的能力范围内训练了他的听理解保持广度。

制订表达性治疗活动的目的是激发词提取或句法构成。在对话时，这两者具有相互作用，但在治疗时重点是不同的。当刺激反应是词语或词组时，重点是词提取。当患者表现为语法缺失时，正确的词提取是必要的前提，它可以促进句子构成。如要求患者说出有结构的多词语句，那么每个词都应在患者词提取的能力范围内。治疗活动的内容一般以患者熟悉的、经常接触到的语言内容为基础，并要注意兴趣、爱好、职业等。要以解决患者日常生活中的交往能力为主，选择适当的，能引起兴趣的治疗内容和材料。

（六）治疗师与患者的相互作用

在进行特定语言处理过程的直接治疗时，治疗师与患者有着相互作用。这种相互作用是由治疗师的刺激、患者的反应以及治疗师对患者反应的反馈组成。治疗师的反馈根据患者的反应是否为期待反应（可接受性反应）而有所改变。训练某一语言处理过程的关键在于治疗师应用的刺激是否引起了至少80%的可接受性反应和偶尔出现不可接受性反应时治疗师谨慎使用的反馈。治疗师的作用不是教，而是选择恰当的刺激，以及对不恰当的反应给予什么样的反馈，也就是说给予患者什么样的提示，激发患者作出恰当的反应。

（七）治疗起点与目标

治疗师第一次诊视患者时，患者所能够进行言语交流的水平是治疗的起点。患者的起点与正常语言功能之间的某一语言功能水平，即经过一定阶段治疗所要达到的语言功能某一水平，是治疗的短期目标。短期目标达到时，该目标又是新的治疗起点。例如，短期目标可以是包括动作执行者、动作、承受人的语句叙述，起点是患者仅能说出执行者名称。当治疗后，患者能够叙述语句后，该短期目标又成为下一步治疗的起点，再建立新的目标。治疗的最终目标与患者的日常生活环境的语言运用有关，即经过治疗使患者能够应用他们的残存功能进行交往，使他们能够回归社会。

（八）治疗的逐步推进

当治疗起点找到了，短期目标确定了，治疗程序就要承担把患者的起始反应向目标推进的任务。治疗的推进是由与目标有关的、向目标逐次接近的反应体现的。这种逐次接近是一系列小的、逐级增加的步骤。它的特点是：从对治疗师最大的依赖取得治疗的成功到独自取得成功；从临床组织好的刺激到日常生活言语；从言语的非随意控制到言语的随意控制。取得进展的基础是治疗师对患者进行刺激的掌握。逐步减少提示是指治疗师发出的刺激，从给予最多的提示逐渐减少到最少的提示的过程。这一方法常用来调整刺激和反应。当听刺激不能激发恰当的反应时，往往要给予补充信息，即提示，直到作出恰当反应。在言语表达时，患者的言语产生不恰当，治疗师可提供一系列的提示，激发患者产生可接受性言语反应。当患者对上一步骤的活动已经非常熟练了，才能开始下一步骤的治疗。改变治疗活动的基本原则是每个活动每次只改变一个因素。例如，治疗活动是理解，下一步的任务是刺激长度增加、反应选择数量增加、反应速度增加、反应成功的比率增加等，但只能改变一个因素。表达性治疗活动的下一步骤可以是反应长度增加、言语内容的熟练程度下降、反应速度加快等。在治疗中，下一步骤常类似上一步骤，掌握了上一步骤，可促进下一步骤的成功。这一原则用于失语症患者的刺激，使他们能够锻炼语言处理过程，并且提高完成这些过程的能力。

第五节　失语症的语言治疗方法

一、Schuell 氏刺激法

在20世纪50年代，Wepman等人首先详细阐述了语言刺激的治疗方法。然而影响最大的是Hildred Schuell，她在第二次世界大战后负责一项美国退伍军人言语障碍康复计划，主持编制了在当时最有影响的“明尼苏达失语症鉴别诊断测验”（Minnesota Test for the Differential Diagnosis of Aphasia），推动了对失语症语言障碍进行综合评价的研究。60年代，她提出不应把语言看作是简单的感觉运动活动，也不应只把它看作是与大脑皮层有关的信息接收、传递与执行。语言机制包含一个存储的、学习过的语言成分和规则的体系，这些规则的应用和保持需要辨别、组织、储存、比较、提取、传递和反馈控制。她把语言看作是与感觉和运动有联系的整合活动，即储存的语言成分和规则对所有的语言输入和输出方式（言语表达、听理解、阅读、书写）是共用的。成年人即使不存在感觉或运动损害时，可有语言机制的损害，这种损害可以反映在全部语言功能上——听、说、读、写。因为同一语言机制用于全部输入和输出方式。因此，失语症在其性质上是单方面的，但表现为多方面的障碍，而且损害的方式和程度也相近。Schuell认为大多数失语症患者语言成分和规则并没有丧失或破坏，而是因言语分析器的失灵、处理过程混乱、不能恰当地协调完整的动作所造成的语言系统工作效率减退。失语症患者的语言成分和规则没有丧失或破坏，这是确定刺激法不是语言的“再教学”的一个重要因素。

（一）定义与基本原理

刺激法是指应用强有力的、控制的、集中的听觉刺激作为基本工具，最大限度地促进患者的语言再组织和恢复。由于一些对正常的语言系统能够引起反应的刺激，对激发受损的系统并不恰当，因此通过对刺激的操作和控制进行调整，帮助患者作出最大的反应。许多研究表明感觉刺激可以改变脑的电活动，增加刺激强度可以增加神经元的放电频率和神经纤维激活的数量，反复刺激可以改变反应阈值。反复的感觉刺激是脑内模式的组织、储存和提取的基础。语言的熟练大部分是由于语言刺激和学习的结果，适宜的提取需要适宜的刺激。在语言的获得和应用中听觉系统的重要性在于它对信息的处理和通过反馈对语言的控制。大量的研究表明，所有的失语症患者早期表现出听理解的障碍。对许多患者来说，听理解功能的恢复是其他语言功能恢复的前提。采取集中的、控制的听觉刺激所引起的多种语言方式的改善较单一语言方式分别治疗的效果要显著。失语症是一种由潜在的语言障碍引起的多种语言方式的损害。如果患者的每一种语言方式的障碍是一共同潜在的语言障碍的反应，那么对听觉的输入治疗是有意义的。因为听觉信息的处理是语言处理中的重要一环。通过对听理解的治疗所获得的疗效将扩展到其他语言输入输出通路。在临床实践中，并不是所有的患者都适合听刺激治疗。如听觉通路严重损害的患者，对文字或手势表达的信息反应较好，此时治疗的主要刺激通路应该是视觉而不是听觉。

（二）治疗原则

应用刺激法对治疗活动进行设计要遵循刺激法的一般原则。Schuell 和 Brookshire 根据刺激法的原理和临床实践经验提出了刺激法的原则。

（1）应用集中的听觉刺激。听理解是失语症的关键一环，听觉刺激要广泛应用。一种语言方式的应用可加强另一种语言方式，将听觉刺激与视觉刺激结合起来将使刺激更为有效。

（2）刺激必须恰当，必须进入大脑。也就是说，给予的刺激可以被患者接收，并在大脑中经过处理，作出反应。设计作业的难度应在患者稍欠缺的水平上，这就需要在语言评价的基础上了解为什么患者操作失败，了解患者的各种语言障碍的程度，充分掌握语言资料，才能知道要解决什么问题，从何处着手，给予什么样的刺激。

（3）应用反复的感觉刺激。当单一听觉刺激无效时，多次重复刺激后可变得有效。

（4）每个刺激应激起一个反应。这是判定刺激是否恰当的唯一途径，它为治疗师提供了重要的反馈，以决定是否需要改进刺激程度。

（5）反应是被激起的，而不是被纠正的或被迫产生的。如果刺激合适就应有反应。如果反应不恰当，表明患者需要更多的刺激而不是纠正。

（6）激发最大量的反应。大量的、恰当的反应说明呈现了大量的恰当刺激。大量的反应提供了大量的反馈，并使语言活动得到加强，有利于增强患者进行语言尝试的信心。

（7）采取系统、集中的治疗。治疗要求一系列的活动计划，使它适合患者的需要，并要考虑患者个人的情况和预后。

（8）每次治疗开始时的作业要相对容易、熟悉，使患者有自我调整和预习的时间，在经历成功后完成更困难的作业。

（9）使用简单的、与患者语言损害有关的、广泛的各种材料作为治疗内容。治疗不涉及词汇的学习和语言规则的学习。因此治疗不必局限于要学的项目上。由治疗引导出的反应比特定的治疗内容更为重要。材料的多样化减少了因少量材料练习引起的挫折。

（10）新的训练材料和新的治疗步骤应是患者已熟悉的材料和步骤的扩展。它使患者能够集中在语言处理过程，并可把新材料和对反应的要求造成的影响减少到最小。

（三）治疗的起始点

在语言治疗前，要对患者进行系统的语言功能评价。详细了解患者听、说、读、写各方面的语言损害水平。经过标准化的语言功能评价后，使我们对患者的语言损害水平有了一个初步的、概括的了解。但对有些患者来讲，仍不能确定治疗的起始点。如，通过评价确定了患者的起始点为名词命名训练，那么治疗师应给予多少提示才能激起患者的恰当反应呢？这就需要进行治疗前的探查性训练，如在探查中发现 10 个物品的命名中 70% ~80% 的反应需在治疗师说出物品功能的完形作业后可作出恰当反应，这可使我们确定恰当的训练命名能力的起始点，随着治疗的进展，逐步减少治疗师提示的程度。再如，听理解功能测验显示从 6 个选择中辨认物品名称非常恰当，90% 的反应是准确的，但是物品功能辨认低于这一水平，此水平作为治疗的起始点是恰当的。探查性治疗不仅使我们找到精确的刺激条件和治疗中应给予的提示，而且使我们知道下一步的治疗结构。

（四）治疗活动示例

Schuell 提出的刺激法已有 50 年左右的历史，以后又有许多学者对语言治疗方法进行了补充，使语言治疗的活动更为丰富。通过改变刺激方式，可使几乎所有的听理解作业用于阅读作业，言语作业可以用于书写作业。

1. 听理解活动

（1）执行指令：听理解活动涉及到听觉刺激的呈现和简单的反应。由于运动反应容易，患者能够集中于信息的接收、处理和保持。活动的难度可通过刺激因素的改变，如速度、停顿、反应选择的数量、刺激长度、句法的复杂性等而改变。

示例：

——指出听到名称的物品（实物或图片）；

——指出被描述功能的事物（“指出用来写字的是哪个东西”）；

——指出用来回答问题的项目（“在厨房里你能找到什么？”——炉子）；

——执行两个或更多成分的指令（“指书，再指铅笔”）；

——执行两个动词的指令（“指茶杯，拿起橡皮”）；

——执行伴有时间关系的两个动词的指令（“在摸硬币之前，拿起勺子”）。

（2）是否问句：是否问句是由治疗师提出问题，患者只需作出是或不是的回答，或点头、摇头的反应。这类活动能够减少操作时视觉障碍的可能影响。

示例：

——处理一般信息的问题（“中华人民共和国是

1949 年成立的吗?”);

——需要语义辨别的问题(“能用轮胎发动汽车吗?”);

——有关图画材料的问题(“男孩在散步吗?”——男孩在跑);

——语言保持的问题(“牛、马、狗、树和狮子都是动物吗?”)。

2. 言语表达活动

(1)复述:复述需要听觉信息的接收、保持和言语重复信息的能力,不需要理解。

示例:

——词复述;

——短语复述(“在屋子里”、“到商店”、“鞋和袜子”);

——系列词复述(“书—桌子”、“钥匙—小刀”、“小孩—牛奶”);

——功能性短语复述(“上哪儿去?”,“几点了”,“你好!”,“我去厕所。”);

——语句复述,呈现相应图片。

(2)语句完形:语句完形需要更多的听理解和词提取处理,对听信息保持较复述要求得少。对大多数患者来说,它比词复述要困难,但比视图呼名容易。

示例:

——用名词完成语句,这些名词有不同程度的预测性(“我穿上袜子和____”;“给我拿一下碗和____”;“外面下雨了,给我带上一把____”);

——用动词完成语句(“我用牙刷____”;“我用肥皂____”);

——完成配对词(“黑和____”;“冷和____”;“咸和____”)。

(3)词联想:词联想需要词提取和听理解能力。

示例:

——反义词联想(热—凉;白天—黑夜;早—晚);

——同义词联想(美—漂亮;高兴—快乐;黑暗—漆黑);

——自由联想(治疗师说一个词,患者用有关的词作出反应,如:球——篮球、足球、乒乓球、羽毛球、网球、排球、高尔夫球、棒球、曲棍球、橄榄球)。

(4)回答问题:回答问题需要听理解、词提取和语句构成,是难度较大的言语表达活动。

示例:

——在模仿动作和提问后,回答问题(治疗师做“接电话”的动作,患者模仿,治疗师问:“我在作什么?”患者答:“接电话。”);

——回答熟悉的问题(“你多大了?”);

——回答一般性问题(“你饿的时候干什么?”;“你今天怎么到这儿来的?”),要求高水平的患者作出较长的反应(“你怎么换自行车轮胎?”;“你如何从这儿到北京?”)。

(5)叙述:叙述需要较高水平的听理解、保持和词提取及语句构成。

示例:

——听短文材料后叙述;

——看录像、电视后叙述;

——讲一个熟悉的故事。

(6)自我始发言语活动:自我始发言语活动不需要听觉输入,需要词提取、造句的能力。

示例:

——看图命名;

——描述物品的功能;

——描述图画中的活动(描述有关的情景、人物、活动等);

——选择一个话题,与一人或多人对话;

——与一人或多人对话,话题不限。

3. 阅读理解活动

上述有关听理解的活动大部分都可采用到阅读理解活动中,只要将听觉输入改为文字输入即可。下面是一些附加的阅读理解活动。

示例:

——将词、短语或语句与图片匹配(逐渐缩短文字刺激暴露的时间,加快阅读速度);

——从一组词中选出恰当的词填入语句中;

——默读语句或短文,然后回答问题;

——大声朗读短文或故事,然后叙述。

4. 书写活动

大部分言语表达活动和听理解活动可用作书写活动,只需采用书写作为反应方式,而不是手势或言语反应。下面是附加的活动。

示例:

——抄写简单字;

——听写简单字;

——书写熟悉的文字,如姓名、住址、数字 1 ~ 10 等;

——在语句中补写丢失的字或词(“他在读一本____”;“昨晚他去电影院看____”)。

——治疗师朗读短文材料,患者写下基本事实,根据记录写出短文。

二、认知刺激法

认知心理学将心理过程看作信息加工过程。人的言语活动一方面包括了复杂的心理过程,另一方面,它也参与知觉、记忆和思维等许多不同的心理活动。认知心理学认为各种心理现象和过程不是处于同一个水平或层次，而是处于不同的水平或层次之上的。认知心理学的研究对一些邻近学科和有关领域的实践产生影响。认知刺激法是应用心理学的知识，设计一系列的语言治疗活动，以训练语言信息在脑内的处理过程，即信息的认知、记忆与思维过程。

（一）信息处理模型

1. Guilford 智力结构模型

在 20 世纪 60 年代，美国学者 Guilford 等人设计了大量的测验，每个测验用来检查一个特定的能力。通过对测验的反应和大量因素的分析研究，确定了人类有 120 种智力因素。这 120 个因素被分为三个维度，即智力操作、材料内容和产品。五个智力操作是认知、记忆、辐合思维、发散思维和评价或判断；四个材料内容是图形、符号、语义、行为；六种产品即智力活动的结果是单元、门类、关系、系统、转换、含蓄；一个能力是一种操作、一个内容、一个产品的结合，即 5 ×4 ×6 =120 种智力因素（图 12 –5）。如给被试一系列四字母组合 ANPL. CEIV. EMOC，要求被试把它们重新组合为熟悉的单词，如 PLAN. VICE. COME 等。这一智力活动的内容为符号，操作为认知，产品为单元，即按重新组合的字词数量来计算成绩。根据产品的数量可度量一个人对符号的认知能力。

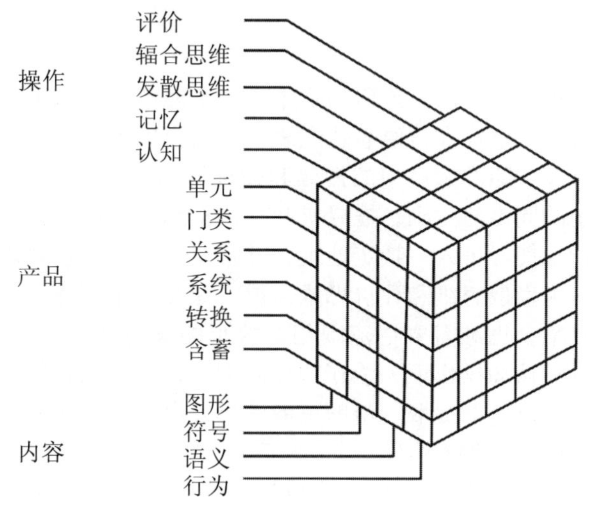

图12 –5　Guilford 智力结构模型

2. 信息处理模型

Chapey 认为 Guilford 的智力结构模型也可看作是信息处理模型（图 12 –6）。在这一信息处理模型中，输入的感觉信息是图形、符号、语义和行为，这些信息首先由注意机制选择一小部分信息保持数秒钟，然后由中枢神经系统进行处理，其过程是认知、记忆、辐合思维、发散思维和评价。

认知是指对信息的了解、注意、瞬时发现和识别。识别涉及到对以前见到的或知觉到的事物的辨认。认知测验确定被试知道多少和对已知的事物能立即发现多少。如语义材料的认知，可通过同义词的多项选择测验来检查，同样也可根据同义词的多项选择作业训练语义认知能力。

记忆是指新获得的信息存储在记忆库，并能在以后再现过程。它包括识记、保持、再现或再认三方面。全部智力运行需要长时记忆的参与，以便回忆已储存的信息。辐合思维是从众多已知信息中得出的逻辑结论。根据所给的信息，被试必须集中到一个正确的答案。辐合思维是逻辑的演绎或推理。辐合思维语义测验可以是语词的类推作业，被试要对每组五个物品的图片写出它的类别名称。如呈现汽车、火车、飞机、轮船、自行车的图片，它的类别名称是交通工具。

发散思维是指从已知信息中产生大量的、合乎逻辑的、有关的结果，是一种不依常规、寻求变异，从多方面寻求答案，探索新颖或独特的见解的思维形式。它的三个重要组成成分是思维的流畅性、变通性也叫灵活性和独特性。这一智力操作需要应用记忆库的广泛搜寻和对一个问题的多种可能的解决，是一种扩展以前的经验和知识的能力。发散思维着重于从同一根源里产生大量的可能的答案。如要求被试列出大量柔软的、绒毛似的物品名称；人们不想睡觉会发生什么。根据产生的思想观念的数量，了解思维的流畅性；根据产生的思想观念的类别或多样化，了解思维的灵活性。如要求被试列出能够滚动的物品名称，作出的回答是：篮球、足球、乒乓球、羽毛球、排球、硬币、轮胎、玻璃瓶等。其流畅性是 8 分，灵活性是 4 分。评价思维或判断是指人们应用知识根据已知的规定或标准作出评价或比较，如正确、完整、一致、有关、恰当、可用等。评价是以个人以前的经历和知识为基础。如这样一个测题，“三明治是由面包、奶油、蔬菜和肉做成的，哪一种食物是三明治必不可少的?”它要求人们在头脑中保持一定的标准，从若干选择中挑选出最合适的答案。Guilford 智力结构模型中输入的信息是图形、语义、符号和行为。

图形内容与信息的具体形式有关，即以形象的形式感知或回忆。语义是指语言的意义和观念。符号与符号本身所代表的形象意义有关，如电码、字母、数字和其他符号。行为包括本人和他人的行为。人的行为与心理活动有关，它涉及到他人和自己的态度、需要、愿望、情绪、打算、知觉和思想。人们可以间接地通过非言语的方式获得注意、知觉、思维、情感。例如，观察两张表情相似的面孔，表情传递了与他们的情绪状态相关的信息。这种能力使我们能够注意到正在发生什么行为，并能够解释它。这对处理人际关系、发现和分析问题、产生需要解决的信息是重要的。这种类型的内容被称为社会智力。

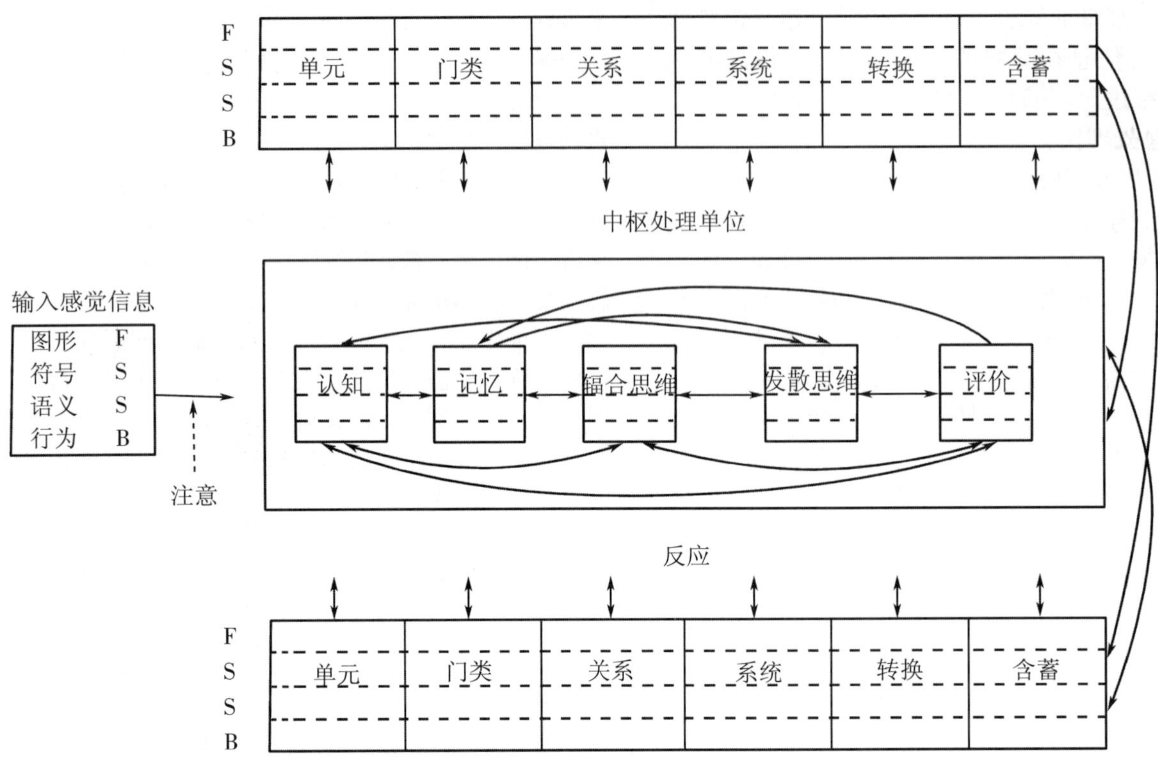

图12－6 人类信息处理模型

以 Guilford 智力结构模型为基础（引自 Chapey，1983）

当信息立即被认识、理解，即出现了认知的智力运行。当情况要求人们从已知信息中得出逻辑性的结论，即得出一般最好的结果，就出现辐合思维。当要求新的、广泛的反应，则产生发散思维。将新获得的信息存储在记忆库中需要记忆操作。判断信息的恰当性、可接受性、正确性需要评价。正常语言功能要求全部五个认知结构的有效运行和相互作用。

（二）认知刺激法的基本原理

正常的语言活动是通过生物机体支持语言行为的认知过程的有效活动和相互作用实现的。失语症是语言认知过程：认知、记忆、辐合思维、发散思维、评价思维的有效活动和相互作用的减退。治疗是操作和锻炼这些过程的活动和相互作用，最大限度地增加认知过程的有效应用。应用强有力的、控制的和集中的图形、符号、语义和行为刺激（最常用的是语义刺激），激发认知活动、记忆、辐合思维、发散思维和评价思维。这是发生在刺激—反应之间个人应用一个或全部智力操作的过程，是语言的理解和产生的心理认知过程。

失语症患者不能产生最高水平的中枢神经系统的整合，而最高水平的认知整合是思维、解决问题（全部五个认知运行是解决问题的基本组成部分）和创造（发散思维的独特性即创造）。应用全部五个智力操作的作业，就是集中治疗语言障碍的根本——不能产生高水平认知整合。失语症在言语表达上表现为语言的提取障碍，或在许多可能的选择中的搜寻和筛选机制的障碍。Schuell 和她的同事注意到，搜寻机制是由指示控制的，这些指示指导搜寻进入一特定地址，并带出信息。信息处理模式认为发散思维和评价思维需要广泛搜寻记忆库，而认知和辐合思维需要在范围相对狭小的长时记忆中搜寻。在各种认知操作下，治疗师控制刺激，促进患者的记忆搜寻和语言的提取，帮助患者作出最大限度的反应。

（三）治疗原则

认知刺激法的治疗原则与传统的治疗原则是相似的，治疗时应遵循下列原则：

（1）由有形的事物开始，逐步移向代表性的事物。

（2）由具体的事物开始，逐步移向抽象的事物。

（3）由简单的事物开始，逐步移向复杂的事物。

（4）由真实的事物开始，逐步移向复杂的事物。

（5）由使用物品的动作开始，逐步移向与动作有关的语词。

（6）由简单分类开始，移向再分类和多种分类。

（7）由简短的刺激或反应开始，移向较长的刺激或反应。

（8）由治疗师强化开始，移向自我强化。

在诊断和治疗期间，治疗师要确定在什么条件下可最大限度地进行语言提取，即与什么人，在什么条件下可增加语言行为？治疗师可控制下列因素，观察它们对患者行为的影响：听者、话题、意图、情景、暗示、重复、语调、抽象水平、认知复杂性、语言复杂性、刺激长度、刺激词使用频度。

（四）治疗目的

认知、记忆、思维刺激法的目的是刺激认知（注意、立即发现、认识、理解）、记忆、辐合思维、发散思维、评价思维的五个认知过程，提高交往能力。只要可能应集中在对话中对这些能力进行刺激。承担角色、提示、作样板、强化是治疗的主要组成部分。

1. 一般治疗目的

在语言治疗前，治疗师要明确根据患者的语言功能状况，通过治疗要达到什么目的，改善患者的哪一功能。治疗的一般目的包括：

（1）刺激认知和理解语言的能力。

（2）刺激记忆新信息的能力，以提高交往能力。

（3）刺激在交往中产生逻辑结论的能力。

（4）刺激在交往中产生对已知信息的逻辑选择，产生大量的各种反应，并能够在交往中详细描述意见、主张和计划。

（5）刺激评价或判断能力。根据标准，如正确、完全、一致、相关、恰当、可行等形成评价，以便更有效地交往。

（6）通过对应用问题的解决、作决定、订计划等活动，以对话的形式刺激全部五个认知操作的整合。

在治疗的开始阶段应集中于与语言有关的认知：注意、立即发现、认识、理解、懂得。失语症患者应有机会反复听到、掌握他人的语言行为。因为听刺激是失语症患者语言提取的基本组成部分。例如，治疗师把一组正常人对发散思维作业的反应录在录像带上，所要回答的问题是“你们想想在吃午饭时可能会出现哪些问题?”患者观看录像。虽然此时无需言语反应，但与发散思维作业有关的全部言语反应都得到强化。录像中的人物尽量与患者的年龄相仿，选择患者感兴趣和有关的作业，有助于患者效仿正常人的言语行为。松弛的、接受性的、非批评的环境有益于患者发散思维的产生。以竞争性游戏、表演的方式拍摄正常人发散语义行为的录像，可作为治疗过程的一个组成部分。

2. 基础水平的治疗目的

根据患者语言功能的水平不同，确立不同水平的治疗目的。治疗师可以根据这些治疗目的设计一些治疗活动，激发患者的语言认知能力。

（1）激发认知能力

①注意时间、空间、言语、情感；

②认识同类刺激，如字—字匹配、物品匹配、实物—图画匹配、词—图匹配、词—实物匹配；

③认识听到的具体物品名称、事件、关系；

④认识自己的姓名、家庭成员的姓名；

⑤执行一个成分的简单指令；

⑥理解简单问候、要求、问题。

（2）激发记忆能力

①记忆1~2个字、词、图画；

②记忆1~2个听到的具体物品名称、事件。

（3）激发辐合思维能力

①复述一个音节、物品名称、事件、关系；

②产生自动言语；

③完成常用词完形作业。

3. 初级水平的治疗目的

（1）激发认知能力

①认识具体的、常用的、熟悉的物品，事件，关系；

②认识躯体部分，陪伴者的职业；

③认识已知功能的常用物品；

④认识被描述的常见事件；

⑤理解简短、具体的思想，意见，主张；

⑥理解一对一的简单对话；

⑦理解有关物品的具体陈述，如存在、不存在、拒绝、否定、所属、食物、衣物、个人卫生用品；

⑧理解有关事件的具体的陈述，如玩耍、进食、日常生活活动；

⑨理解具体的施事者—动作、动作—受事者的句法结构；

⑩理解具体的是否问题；

⑪理解具体的主动否定短语或语句；

⑫理解名词、动词短语；

⑬认识图形、图画、简单字、常用字；

⑭将听到的词与文字匹配。

（2）激发记忆能力

①按顺序记忆1~3个具体常用物品、事件；

②按顺序执行1~2个成分的指令；

③按顺序记忆1~4幅图画；

④将项目分组，促进回忆能力；

（3）激发辐合思维能力

①产生自动言语；

②完成常用句完形作业；

③常用物品、事件、关系的命名；

④谈论物品，注意它们的存在、不存在、出现、位置、所属等；

⑤谈论常见物品，如食物、衣物、家具、运输工具；

⑥谈论事件，如烹调、饮食、日常生活活动；

⑦表达施事者—动作、动作—受事者句法结构的语句；

⑧表达具体言语活动，如要求、通知（告诉）、问候、询问。

（4）激发发散思维能力

①列出一系列由某个字开头的词；

②说出或写出大量各种同类物品的名称；

③列出一系列可能交谈的主题。

4. 中级水平的治疗目的

（1）激发认知能力

①认识常用和不常用的物品、常发生和不常发生的事件、关系；

②认识字词、颜色、图形、数字；

③辨认音素相似的字；

④辨认类别；

⑤理解具体语句；

⑥理解有关物品、事件的陈述，如存在、不存在、出现、拒绝、否认、所属、属性、食物、家具、其他人物、地点、位置；

⑦理解有关事件的陈述，如玩耍、娱乐、进食、日常活动、烹调、感觉、体育活动、学校、工作、旅行、时间、新闻；

⑧理解具体言语活动，如要求、命令、劝告、警告、询问、描述、问候、抗议；

⑨在头脑中保持讨论的线索，发现主要思想；

⑩对有关的和无关的信息进行鉴别；

⑪理解逻辑结论；

⑫理解短文；

⑬认识存在的问题；

⑭认识自己和他人的错误；

⑮理解简单、具体的推论；

⑯理解代词，如人称代词、反身代词、疑问代词等；

⑰理解形容词，如颜色、大小、形状、长、高、宽、年纪、温度、速度、距离；

⑱阅读理解短文，并找出主要思想、获得事实、找到答案、掌握关系、得出结论；

⑲理解公共标志；

⑳理解报纸题目、故事、广告。

（2）激发记忆能力

①连续识记1～5个名称；

②执行1～5个成分的指令；

③记忆刚呈现的1～5个观念或事实；

④记忆语句、短文、故事的意思。

（3）激发辐合思维能力

①回答有关自己、家庭、日常生活的问题；

②范畴内物品、事件、关系的命名；

③描述物品、事件、关系；

④说出物品的功能、事件的目的；

⑤给词下定义；

⑥判断类别内包含事物的恰当性；

⑦判断关系的相似性；

⑧发现谬论；

⑨复述故事——谁、时间、地点、发生什么事，并进行推理；

⑩描述某些活动的步骤；

⑪说出物品或活动的关系，如相似性、差别；

⑫预料可能的结果；

⑬作出推论并作出结论；

⑭回答真假、是否、为什么的问题；

⑮书写自己的姓名、住址、数字；

⑯用常用词书写语句。

（4）激发发散思维能力

①提出各种恰当的思想、意见、主张；

②预料某些情景的多种不同的可能结果；

③提出对问题的多种不同的解决意见；

④列出某些情况下，多种不同的问题；

⑤列出计划的详细步骤；

⑥详细叙述一个主题。

（5）激发评价思维能力

①判断事实的正确性、完全性、一致性、相关性、恰当性、应用性、安全性、逻辑可行性；

②判断语词对主题的恰当性。

5. 高级水平的治疗目的

（1）激发认知能力

①认识具体的、抽象的类别、概念；

②理解物品间、活动间、思想间的关系；

③理解类比；

④认识自己和他人的错误；

⑤理解会话中主题的改变；

⑥掌握讨论线索，发现主要思想；

⑦看懂电视、电影；

⑧理解复杂的谈话；

⑨理解更复杂的或抽象的关系，如比较、所属、空间、时间、推理、因果、顺序、程度、被动；

⑩阅读理解较长的、更抽象的语句或短文；

⑪理解报纸故事、广告、电视节目表；

⑫理解各种表格，如银行存取款单、邮局包裹单；

⑬使用字典、电话簿。

（2）激发记忆能力

①记忆增加长度和复杂性的活动和指令；

②记忆语句和语段的意义；

③将信息分组，促进回忆。

（3）激发辐合思维能力

①描述各类物品、活动；

②说出物品的属性、特征；

③清楚地表达思想；

④作出类比；

⑤根据一个目的的顺序排列思想；

⑥用语言表达要求、通知、解释、询问、问候、建议、感谢、命令、商议；

⑦在对话中保持思想的延续；

⑧对一组词、图画说出类别名称；

⑨逻辑地推论一组事实的最可能的结果；

⑩详细说出故事的本意（人物、时间、地点、事件），作出结论；

⑪书写语句、段落。

（4）激发发散思维能力

①提出大量逻辑的、可能的、恰当的看法；

②刺激产生对常用和不常用物品的多种不同应用的能力；

③预料某一情景的多种可能的结果；

④列出常见情景中存在的许多不同问题；

⑤详细列出或叙述某一活动所需要的步骤。

（5）激发评价思维能力

①作出评价、比较：正确性、完全性、相关性、恰当性、应用性、安全性、一致性、逻辑可行性、社会接受性；

②判断信息的意图；

③判断会话的一致性；

④判断在不同情景或对不同对象，能说什么，不能说什么；

⑤应用情景对象解释说的是什么，指的是什么意思；

⑥判断可应用格言的情景；

⑦确定格言的意思；

⑧选择最适合一个标准的词；

⑨选择一个说明计划是错误的原因。

（五）治疗活动示例

1. 语义认知活动

（1）词理解：选择一个词，与呈现的词意思相同。

（2）阅读理解：回答短文中的问题。

（3）反义词理解：选择一个与已知词意思相反的词。

（4）语句综合：重新排列混乱的词，组成一个有意义的语句。

（5）词汇替代：选择一个有相同意义的替代词，完成语句。

2. 语义记忆活动

（1）图画记忆：回忆常见物品图画。

（2）回忆词：回忆呈现的词。

（3）词辨认：辨认已知的词是否为前面学习过的词。

（4）事实记忆：回答前面两个语句中的问题。

3. 辐合思维语义活动

（1）图画类别命名：对每组5个图画物品写出类别名称。

（2）联系：写出与已给的两个词有联系的词。

（3）最大类别：从已给的词汇表中组成一个可能的最大类别，而剩余的词也可组成一个类别。

4. 发散思维语义活动

（1）情景问题：列出在常见情景中可能存在或出现的问题。如外出郊游，可能出现的问题是饮水、吃饭、交通等。

（2）物品用途：列出常用物品的多种不同用途。如砖的用途、铅笔的用途。

（3）产品的改造：提出改造某一物品的建议。如茶杯的造型、自行车的改造等。

（4）物品列名：列出属于一个大范畴的物品。

（5）差异性：列出两个物品的不同方面。

（6）相似性：列出两个物品的相同方面。

（7）词流畅性：列出包括一个字、一个音素的词汇表，越多越好。

（8）详述计划：列出一个计划的详细步骤。

5. 语义评价活动

（1）词核对：从四个词中选出一个适合某一标准的词。

（2）双描述：从四个物品中选出一个符合两个描述或形容词的物品。

（3）类别名称选择：一组四个词，选出一个恰当的类别名称。

（4）常识判断：从五个原因中选出两个原因说明为什么某一计划是错误的。

三、PACE疗法

20世纪80年代初，由Davis和Wilcox发展起来的促进失语症患者的交际效果（Promoting Aphasic’s Communicative Effectivement）的方法，简称PACE疗法是目前广为重视的语用疗法。其目的不但是获得语言技能，而且是将这些语言技能推广到日常交际环境中去。

在传统的语言治疗中，一般是由治疗师提供刺激材料，患者作出恰当的反应。治疗师往往是信息的传递者，患者是接收者，或者是治疗师已知患者要传递的信息。而在自然交际环境中，每个人即是信息的传递者，也是接收者，承担着不同的角色。在PACE活动中，患者有机会传递信息，锻炼交际行为，如决定、修补、修改信息，在这种相互作用的结构中，治疗师能够更容易地观察和影响患者的行为。

（一）PACE的治疗原则

（1）治疗师和患者平等地作为信息的传递者和接收者参加治疗活动。他们轮流在图片中选择，轮流作为信息的传递者。治疗师不担任教师或指导者的角色。

（2）在治疗师和患者之间进行新信息的交流。所需传递的信息是接收者不知道的，使信息传递者更为真实地进行交际。

（3）在传递信息时，患者可自由选择交际方式。允许患者运用任何方式，言语或非言语的方式，如手势、绘画等，把信息传递出去。决不告诉患者做什么，而是应该发现他们极少使用的方式的意义。当患者忽略了能用的方式，治疗师在作为信息传递者时应模仿应用这种方式。允许患者在观察治疗师的基础上，在选择交际方式上，作出自己的决定。

（4）当治疗师从患者那里接收到信息时，治疗师根据信息是否传递出来给予反馈。当治疗师不知道患者传递的是什么信息，应对患者的交际效果成功与否给予诚实的反馈。失语症患者在语言学方面可以是不恰当的，但在交际方面是良好的。PACE为患者解除了来自语言操作的某些压力。治疗师根据信息是否被理解作为反应，可以猜测。因此，患者有机会练习作决定（当猜测是正确的）、修补和改正传递的信息或传递方式。当一轮的决定作出后，治疗师和患者可以一起以传统的方式提高语言操作，尤其是患者愿意这样做时。这种活动不应占据太多的时间，因为PACE提供的是一种与传统的刺激—反应活动不同的体验。

（二）PACE的评分标准

PACE的评分标准如下：

5分：首次尝试即将信息传递成功；

4分：首次传递信息未能让接收者理解，再次传递信息成功；

3分：经治疗师的多次询问，或患者借助手势、书写、绘画等方式将信息传递成功；

2分：通过治疗师的多次询问等方式，可传递不完整的信息；

1分：虽经多次努力，但信息传递仍完全错误；

0分：不能传递信息。

（三）PACE疗法示例

Pulve－muler和Ruth为轻、重度失语症患者设计了两种PACE活动。第一个活动与日常生活中的“要求”有关，第二个活动与“争论”相似。“要求”活动适用于重度失语症的治疗。“争论”活动适用于轻度失语症的治疗。

（1）“要求”活动的内容：治疗师与患者面前各放数张图片，在两者之间有一黑幕，两者不能看到对方的图片。两者轮流拿出图片，向对方要一张与自己一致的图片。在活动中，患者有机会练习言语行为—要求、反应（对要求递图片的反应）、拒绝（治疗师要的图片，可能患者没有）。此外，患者可以练习理解要求。

活动具有三种水平：①日常生活图片，治疗师可以说出一个词或一个事物的特征作为要求；②要求两件物品；③要求相同物品，但颜色或形状不同，在向对方提要求时，需描述物品的颜色或形状。

（2）“争论”活动的内容：在治疗师与患者之间放置5张图片，这些图片代表参加者可能做的活动。第二轮活动是参加者争论谁应该做，或做什么游戏。游戏包括下列言语行为：提议或拒绝一个建议，引证一个论点反对这个提议。在提议时，语言形式的练习包括动词句型（如，“我愿意去游泳”）。在争论时，复合句的练习包括“如果”、“因为”、“由于”、“为了”等连词的应用与练习。“争论”活动有两个水平：①在活动中始终使用图片，参加者在提及不同游戏时指点图片；②只在活动的开始使用图片，在争论时，参加者需使用连词、动词表示自己的意见。

在传统刺激—反应疗法中，当患者传递信息不成功时，可以期待治疗师的提示和帮助。而在PACE中治疗师不知道图片的内容，只能依靠患者发挥自己的交际能力，对重度失语症的某些患者可能不适合，或对该法拒绝时，不应强行施行。

四、功能性交际治疗

功能性交际治疗（Functional Communication Therapy）一般是在最大限度地提高患者语言功能的基础上，将传统的刺激—反应活动转向日常的交际活动和信息的交流。它是对传统语言治疗的补充，重点放在恢复重要的日常交际技能。

（一）消除不恰当的交际行为

为了使患者能够从功能性交际治疗中获得最大的效果，首先需要对交际中的不恰当行为进行控制，如对匆忙、急迫作出反应的倾向。最初，可简单地让患者“等一下”，然后再作出言语或手势反应。延迟反应可使患者有时间组织反应，选择最有效的方式作出反应，还可使患者有时间更全面地思考或处理信息，考虑他的回答。

（二）改善听理解的策略

（1）指导患者在没有听懂对方的话语时，用“什么?”、“再说一遍!”、“我没听清”等，要求对方再说一遍。

（2）当别人说话速度较快，自己难以理解时，向别人提出请求，“请慢点说”。

（3）当某句话未听懂时，重复他人的话语，使自己有更多的时间理解这句话，并使信息传递者意识到，接收者未理解，从而会修改、补充信息。

（4）当没有听懂他人话语时，接收者可以摇头表示自己没有听懂。

（三）改善表达能力的策略

（1）在语言表达的同时，充分利用手势、表情、文字、图画等代偿方式。

（2）出现找词困难时，可指身边的物品或做动作表示。

（3）不能直接命名的事物，可用描述性言语或采用迂回语等表达。

（4）利用序列语来辅助表达。如说“50 岁”时，可说：“1、2、3、4、5，50 岁。”

（5）给自己充足的时间表达。如用“等一下”、“让我想一想”、“嗯”等，让接收者耐心等待。

（四）对话

通报姓名和相互问好是社交必要的行为。由于功能性交际治疗的早期目标是社会交往，因此自我介绍和问候是不可缺少的训练内容。根据患者的生活条件和交际水平，训练内容还可以包括：①在餐厅订饭；②提供住址、电话号码；③家庭成员姓名；④叙述职业与爱好；⑤叙述工作单位；⑥讲述出生地；⑦讨论喜爱的食物；⑧讲述最喜爱的电影；⑨讲述最喜爱的电视节目；⑩最有意思的假日。在对话中，治疗师对患者的恰当反应给予鼓励。患者回答治疗师可使用地图、图画、物品、书写或手势协助交际。

（五）交际技能的转移

尽管有些患者可与治疗师成功地进行交流，但不能保证他们在诊室外能有效地交流。突然面对外面的世界，可能会部分地或完全地丧失信心，并丧失在封闭式的诊室所掌握的交际策略。小组治疗环境可以使患者有机会应用和加强在个体治疗时学到的交际技能，可在更自然的环境下操练交际技能，如听、说者的角色转换，注意力分散的处理，倾听各种各样的说者的话语等。观察患者在家里、去商店购物等各种其他生活环境中是否能正常交际，从观察中获得的信心可使治疗师修改或补充功能性交际治疗计划。如有可能，应带领患者到汽车站、银行、剧院、商店、饭馆等公共场所，进行实际交际活动训练。逐渐减少治疗师的帮助，使患者独立返回社会。

（六）训练有关人员

每周数小时的功能性交际治疗，不能充分建立最好的功能性交际技巧。应对家庭成员介绍治疗目的、方法，并观察治疗师与患者间的成功交流，充分利用家属的协助作用，使患者获得更多的训练机会。

五、小组治疗

第二次世界大战时，大量的脑外伤军人需要语言治疗。但是，经过专门培训的语言治疗师极少，于是失语症的小组治疗在美国和其他国家便应运而生。直到今天，小组治疗仍然是语言治疗的一个组成部分，有着其他疗法所不能替代的作用。普遍认为，小组治疗可以改变患者的语言技能，并有助于患者的心理调整。一般来说小组治疗的目的有四个，即心理社会调整、语言治疗、咨询和促进泛化。

（一）以心理社会调整为目的的小组治疗

患了失语症，患者的语言交流能力受到很大的损害，如何使他们接受现实，如何克服悲观情绪，如何调整心态，这些问题可以通过小组治疗来解决。小组治疗提供了一种积极的、对患者有利的气氛。每个患者都可以自由畅谈自己的情绪变化，并学会处理因失语症造成的心理影响，加强了人际关系，提供了与其他患者的接触机会，并使患者学会应付因失语症所带来的后果以及生活方式的改变。在小组治疗这种环境中，患者可产生归属感、被接受感和安全感。小组治疗可以改善患者的观察能力，帮助他们适应医院外的社会环境。小组治疗活动包括讨论、患者扮演真实环境下的角色以及手工艺品展览等。参加这类活动，患者的孤独感减轻，自信心增强，并增强了自识力。小组治疗使治疗师与患者的关系变得和谐、自然，有利于减轻患者的焦虑和畏缩情绪。Aroson 等人提出了一个详细的小组社会心理疗法。治疗作业是按层次分级的，由非言语作业（如，音乐旋律）到言语（如，小组讨论）作业，包括乐器的使用、小组唱歌、听小组长朗读小故事、参加各种言语游戏、格言的讨论、重放言语材料的录音、小组集中讨论。

在小组治疗中，对只残留极少的言语交流能力的患者，指导他们使用手势和哑剧动作进行表达，提高他们的交流能力。用手势传递形象化的信息，用哑剧动作表达日常生活活动，如寄信、洗澡等。在手势和哑剧动作训练后，患者在轻松的和紧张的情景中扮演角色。轻松的情景如购物、野餐；紧张的情景如患者与上级领导或老板交谈。这样，患者需要在自然情景下解决问题并交往。通过这样的训练，患者在紧张的情景中的交往能力有所改善，与交往障碍有关的焦虑情绪减轻，重新获得成就感，能够更好地认识自己的问题和情感。

（二）以家庭咨询与支持为目的的小组治疗

失语症患者需要进行心理社会调整，而且家庭成员也会产生情感、心理和生活方式的改变。因此有必要对患者的配偶和家庭成员介绍失语的知识，并进行情感调整。家庭咨询的作用是：给配偶提供有关失语症的性质、恢复过程、预后等知识；从配偶那里了解患者患病前和患病后的工作、生活、疾病症状、情绪等的变化，这些信息在康复治疗中可能有用；促进配偶接受患者的情感变化，进行心理调整，帮助他们接受并理解患者；有效地改变配偶的交流行为和对待患者的态度。

小组成员可以经历几个不同的阶段：最初是焦虑期，家庭成员与患者经历了相互交流困难期；第二阶段，小组成员对患者以前的情况，包括工作、生活状况表示懊悔，抱怨与康复有关的各种影响因素；最后阶段，小组成员成为一个友好的、相互理解、相互支持的团体。随着小组成员渡过这几个阶段，他们可以变得更加适应家庭和社会环境，而且能更实际地面对家庭问题。家庭咨询每周一次，持续数月。每个小组由4～10名患者的配偶和言语治疗师、心理治疗师或社会工作者组成。治疗师提供知识和必要的指导。配偶倾诉他们的心理变化，如孤独感，因交流困难带来的焦虑、情绪不稳定、负罪感，生活方式的改变、家庭角色的转变，并讨论经济问题、在家庭中承担的责任、家庭成员对康复的态度以及对患者重返工作岗位的期待等。

言语治疗师讨论失语症的性质、语言功能的预后、与失语症患者交流的策略、言语治疗师在康复中的作用。鼓励患者的配偶不要要求患者用言语反应，应接受他们的非言语的交流方式，并改变他们对患者的输出方式。

（三）以语言治疗为目的的小组治疗

以小组的形式对失语症患者进行语言治疗已有半个世纪的历史了。这种形式的治疗是对个体治疗的补充。治疗小组由5～6个患者组成，学习的内容包括问候、告别、交流个人情况、购物、使用日历、左右方位和躯体部位辨认等与日常生活有关的内容。听、读、写的训练加到激发言语产生的作业中去。

Wepman早年为失语症患者设计了一个小组治疗计划。这个计划由言语治疗师、作业治疗师、物理治疗师、社会工作者和特殊教育教师执行。该计划包括个体治疗和小组治疗。言语治疗师指导与言语有关的治疗，特殊教育教师在小组活动中教患者书写、阅读和算术。每天6～8小时的治疗，每周5天。Wepman认为如果失语症患者想在治疗中获得最大的收益，这种集中的、多学科参与的治疗计划是十分必要的。Corbin对一组运动性失语患者进行小组治疗，每周5次，每次30～40分钟。运动性失语的患者表现为言语失用症，不能产生恰当的言语，并有阅读、书写、听理解障碍。几名完全性失语症患者也参加了小组治疗。在治疗开始时进行发音训练，然后是5分钟的放松。训练作业包括发辅音的舌位训练和促进发出准确元音的训练。当能够发出单音后，将辅音与元音一起发，进行发音节的训练，甚至练习说词和简单的句子。所有患者的语言功能得到改善，许多患者将训练过的语言技能运用到生活中去。

促进功能性交际能力是小组治疗的目的之一。Bloom安排失语症患者每天参加一次个体治疗，一次听刺激训练和1小时的小组治疗。所有的治疗活动都是为了改善日常生活的交往能力。这一方法不同于上述根据不同的语言功能进行课堂式的活动，它强调在有意义的情景中提供语言刺激。每天出现的生活情景在自然的小组环境中产生出来，练习问候、在餐馆点菜、购物。此外，在小组治疗中提供听觉刺激。最近20年来，以语言治疗为目的的小组治疗的方法可分为五类：直接语言治疗、间接语言治疗、社会交往治疗、过渡治疗和维持治疗。

1. 直接语言治疗小组

直接语言疗法是由治疗师与患者进行的特定的语言训练，即刺激—反应训练。治疗师激发患者特定的反应，从而训练患者的听理解能力或词提取能力。在小组治疗中使用的直接疗法作业与个体治疗的作业相似。要确定治疗目标，如改善词汇分类、命名、语句形成等能力。语言作业根据难度分层次排列，使各种程度的失语症患者能够在一个组中接受治疗。

2. 间接语言治疗小组

间接语言疗法没有具体的结构，通常由对话、扮演角色、社会活动、郊游等活动组成。

间接语言治疗一般每周8小时，每天1.5小时左右，可以进行娱乐活动、讨论时事和有兴趣的话题。Wertz等人对两组患者分别进行间接小组治疗和个体语言治疗。两组患者均接受每周8小时连续44周的语言治疗。小组治疗者每周参加4小时的娱乐活动和4小时的讨论活动，没有具体的听、说、读、写的语言方式的操作。个体治疗者接受4小时的刺激—反应治疗，并接受4小时的机器辅助治疗。该研究结果显示，个体治疗组较小组治疗组的Porch交往能力指数（PICA）的成绩好，在其他语言测验中两组成绩未见显著差异。作者认为，两组患者语言恢复的程度或类型上差别很小，因此他们认为个体治疗和小组治疗对语言的改善均是有效的。

3. 社会交往治疗小组

在直接疗法中，治疗师和患者之间发生的交流方式是非常局限的，主要是由治疗师提出问题或要求，患者作出反应。Davis提倡在小组治疗和个体治疗中扩大言语交流的活动类型，如建议、争论、祝贺等。在小组治疗中强调患者间的交流，治疗师尽可能少地指导。例如，在小组治疗中应用PACE疗法，患者可依次交流新信息，练习使用各种交流方式，相互提供反馈，克服障碍。

可选择日常生活交往活动作为训练活动，如购物、提供或询问方向、问候、提供个人资料、阅读公共标记、扮演角色、使用菜单以及与患者生活环境有关的其他材料，从而改善患者的功能性交流能力。Elman 和 Bernstein 对小组治疗的效果进行了研究。他们将慢性（病程6个月以上）失语症患者随机分为治疗组和推迟治疗组。治疗组的患者每周接受 5 小时的小组交流治疗，主要内容是加强对话、交流信息，使用任何可能的交际方式均可。推迟治疗组从事操作或运动训练，从而与社会接触相对照。所有参加者在治疗前和治疗的 2 个月、4 个月以及停止治疗后的 4 ~6 周分别接受语言和交往能力评价。结果显示，接受小组治疗的患者在语言和交往能力的测验得分显著高于不接受该治疗的患者。在治疗的第 2 个月、4 个月仍有显著提高，随访中语言功能无明显衰退。

4. 过渡治疗小组

过渡治疗是为了使接受常规语言治疗的患者顺利地退出常规治疗。在过渡治疗小组中，选择的作业通常是帮助患者适应他们的生活环境的交际活动。过渡治疗的目的是：帮助患者接受躯体和认知能力的改变；帮助患者正确认识功能的改善；帮助患者在家庭中和社会内找到一种适宜的生活方式；巩固在个体治疗中所取得的效果；帮助患者适应社区的环境。

除此以外，每个小组有具体的目标，如出院计划小组的主要目标是为患者出院作准备，如生活方式的改变、在家中可能遇到的问题。一旦患者出院，他们可以参加社区的有关小组活动，促进情感和心理调整，使他们适应新的环境。重点是帮助他们接受新的生活方式，并讨论在家庭中发生的情感问题，为小组成员提供宣泄的机会。社区活动小组要帮助患者面对现实，但不要打破他们的希望，帮助患者保持语言治疗中所达到的交往能力，从而减少患者对医务人员的依赖，并使患者融入到家庭和社区中。

5. 维持治疗小组

维持治疗小组的目的是使患者从个体治疗退出后仍能保持他在个体治疗中所获得的语言技能，使之不衰退。维持治疗小组的活动是在自然的社会环境中进行的，由一般的社会交往环境的语言组成。每周举行一次活动，每次 2 小时，可由 5 ~10 人组成。

小组活动的重点是社会场景下的语言刺激。围绕患者感兴趣的活动制订计划，如看电影、看幻灯、座谈会和娱乐活动。这些活动为患者提供应用残存的语言技能的机会，使他们的交往能力得到巩固。

（四）以泛化为目的的小组治疗

失语症治疗的最终目的是在非治疗场景最大限度地应用交往能力。泛化作用是指通过语言治疗掌握的技能能够在其他情景、环境、时间、人物中最大限度地应用。但是，泛化不是自发产生的，而是通过小组治疗，来获得泛化。主要的技术是自然维持、训练足够的样本、间歇的强化、相同的刺激环境、间接的泛化和泛化训练。

1. 自然维持

实现泛化首先要注意的是治疗师应该利用患者的生活环境来维持目标行为。在临床训练中学会的交往技能和策略要用于生活环境中去。如果在家中，这些技能应用得较多，并得到足够的强化，这些技能才能得以维持。因此，小组治疗应该训练功能性的、频繁出现的交往策略。治疗师在选择个体的目标行为时，以及在他的生活环境中交往的需要时，要征求家属的意见。家属应观察患者在小组治疗中训练的特定的目标行为，这样家属才能在家中激励和加强患者的行为。此外，任何交往方式，如言语、手势、书写、绘画，如能成功地传递信息，也应被家庭和在小组治疗中接受并加强。而治疗师往往以其他交往方式为代价，过分强调言语的产生，而患者在家中交往的成功较少依赖于言语。

2. 训练足够的样本

失语症的小组治疗应该是有计划的，以满足每个患者的需要，保证每个人都有机会练习目标行为。在各种情景下、不同的人物、条件下训练大量的、各种各样的样本，有助于泛化。在小组治疗的环境下，患者同各种各样的人进行交往，话题也在不断地改变，使患者能够练习交往技能。治疗师应积极地应用促进患者间相互交往的治疗作业，为患者提供练习交往策略的机会。

3. 间歇的强化

小组治疗可以看作是个体治疗的扩展。在个体治疗中，患者在特定的环境中学习，连续的强化使他们往往能预料到强化何时出现，或不出现，结果是恰当的反应仅限于治疗环境，而泛化受到限制。患者在治疗环境中的反应很好，但在其他环境中则反应很差。间歇的强化使患者间歇地接受后果，预料性差，可能会更好地维持训练过的行为。在小组治疗环境下，强化来自不同的个体，而不是治疗师，强化往往是滞后的，而且不常出现。在失语症小组治疗中出现的这种自然的、间歇的、不能预料的强化，可能有助于维持患者的目标行为。

4. 相同的刺激环境

如果在治疗环境中的刺激与在努力获得泛化的情景中的刺激相似，那么获得泛化的可能性就会增加。因此，当治疗环境与自然的交往环境相似的话就可促进泛化。小组治疗环境应该更接近社会或家庭环境。可放置一些合适的家具、用品等。小组治疗环境应与自然环境尽量相似，以促进泛化。

5. 间接的泛化

系统的自我暗示可以看作是间接泛化的一种形式。

如国外治疗师训练言语失用者使用美国印第安人手势语促进言语反应。训练命名性失语患者在遇到找词困难时，使用迂回语，使交谈得以继续。自我暗示技术和补偿策略使患者在非训练环境中遇到交往困难时得到帮助。有的失语症患者在个体治疗中能够使用暗示技术，但在自然的交往中不能运用暗示技术，交往失败。小组治疗可以在个体治疗与真实情景之间架起桥梁。在小组环境中，患者可以练习暗示技术，治疗师可发现运用自我暗示技术的不当之处，从而采取弥补步骤，在小组治疗的情景中纠正应用不恰当的暗示策略。自我暗示提供了一个重要的泛化手段，小组治疗应该是训练暗示策略的一个组成部分。

6. 泛化训练

Stokes 和 Baer 认为泛化几乎是不可能自发地产生。治疗师应该注意个体治疗的目标，这样在小组治疗时才能产生恰当的反应。应该制订适合患者的作业层级，激发患者在逐步接近自然环境下的反应。

目前，关于泛化的治疗程序还很少，Cochrane 和 Milton 提出了一个对话激励技术，可作为泛化训练。他们的语句构造技术主要是用来促进对话中的言语反应。根据患者的兴趣选择对话主题，治疗师运用示范和扩展，指导患者输出和维持对话。实际上，治疗师安排的是一个双向对话，与一个主题有关，同时提供恰当的暗示和反馈。重要的是，它使治疗师激发并加强新的恰当的言语，实际上是泛化。Kearns 报告了一个治疗方法可在选择治疗中采用，并可用于泛化训练。这一方法的要点是用一链锁技术延长患者起始言语。患者发出的任何反应只要与刺激有关都能被接受，不论反应的内容和形式如何。因此，新的、恰当的言语得到鼓励和加强。这一方法的独特点是由患者指导治疗内容。一旦选择了治疗刺激，患者的自发言语被用作建筑材料，以进一步产生更精确的反应。治疗师将患者的反应联系起来，作示范，由患者复述，然后激励他们提供附加信息。每一个新的反应都加到链中，直到患者的自发反应长到一定的水平。多基线研究的结果表明，这一治疗方法对增加运动性失语者自发产生“内容单位”的数量有效。这一反应技术也能够作为小组治疗促进产生更多反应的方法。

六、重度失语症的训练

在失语症中，最严重的是完全性失语，它严重地影响着人们的日常生活。在历史上，它被称作“不可逆”性失语症，提示接收和传递信息的能力的损害是极严重的，是不可恢复的。这提示语言治疗对恢复的影响是极其微小的。虽然在某些病例其前景是暗淡的，但实际上许多患者是可以恢复一定的语言交流能力。

完全性失语可以分为三种不同的情况：急性完全性失语、慢性完全性失语和进展性完全性失语。急性完全性失语见于发病的初期，常常是短期存在的。进展性完全性失语是指在发病早期为完全性失语，在几个月后，甚至若干年后，变为布罗卡氏失语或混合性失语。慢性完全性失语是指所有的交际方式受到严重损害，这种交际障碍持续存在。对这三种不同的完全性失语进行早期鉴别是有必要的，也是可能的，尤其是对慢性完全性失语的早期发现是有意义的。慢性完全性失语具有下列三个条件：

①所有的交际方式，如听、说、读、写能力均有严重损害，没有一种交际方式较其他方式明显地保留。

②视觉的、非言语的解决问题能力常常存在严重阻碍，与语言操作一致。

③语言恢复极其缓慢，大部分传统的语言刺激疗法并不适合，其疗效往往也微不足道。即使是最简单的作业，其学习曲线的上升也是短暂的。

下面介绍的训练方法主要是用于慢性完全性失语的患者，即无自发言语的患者。

（一）示意动作的建立

1. 是否反应的建立

完全性失语患者的理解能力要比表达能力好。但是他们不能用点头或摇头表示“是”或“不是”，这是一个很明显的交际障碍。我们的目的首先是要建立一个明确的、言语的或非言语的是否反应。建立与巩固是否反应的方法如下：

（1）建立是否反应

①帮助患者完成连续 5 个“是”的点头动作，然后做 5 个“否”的摇头动作，治疗师在帮助患者做动作的同时，说：“是”、“不是”；

②治疗师说“是”、“不是”时，患者做相应的动作。每个反应间隔 5 秒；

③要求患者对简单问题作出示意反应，同时治疗师帮助患者做动作，并说词。

（2）巩固是否反应

①要求做连续 5 个点头反应，然后 5 个摇头反应。必要时可给予帮助或言语暗示；

②要求点头反应与摇头反应，交替进行，每个反应间隔 5 秒，必要时可给予帮助；

③对简单问题作出示意反应，必要时给予帮助。

当患者的是否反应巩固后，根据患者的生活经历与家庭情况，组织 20 个简单问题。在进行训练前，用这 20 个问题对患者做一下测验，了解一下他应用示意动作能对这些问题作出多少反应，确定基线水平。选择 10 个问题作为治疗，10 个问题作为评价泛化的作用，即不经过训练，患者是否能将这种示意反应能力应用到未经训练的问题上去。

2. 手势反应的建立

许多重度失语症患者很少注意到手势是一种重要的

交际方式。我们可以问患者一些问题，"你怎么告诉我，你累了?"，"你怎么告诉我，你渴了？你饿了?"，"你怎么告诉我，你腿痛？牙痛？头痛?"尽可能让患者自发地作出示意动作，与患者一起讨论动作的恰当性与有效性，使患者认识到手势是交际的重要方式之一。

我们可以在对话时观察患者应用手势的能力。对手势应用障碍的患者，可以进行手势反应训练。选择 10 个手势动作，如吃饭、喝水、抽烟、刷牙、梳头等。应用实物进行训练。先训练一个手势，呈现言语和手势刺激，即说出动作名称，同时治疗师做动作，直到这一手势正确完成，再训练第二个手势。然后两个手势交替执行，尽量少重复，直到患者能够成功地交替做手势到最后一步。然后再训练第三个手势，重复上述步骤，这样逐步增加手势动作，直到患者表现出手势表达能力。

加强手势反应训练步骤：

①治疗师说名称，同时做动作；

②治疗师说名称，治疗师与患者同时做动作；

③患者模仿动作；

④在停顿后，患者模仿动作；

⑤患者听语后，做动作；

⑥患者听语后，停顿片刻，做动作；

⑦患者看字后，做动作；

⑧患者看字后，停顿片刻，做动作；

⑨治疗师做动作，说语词，患者写出词；

⑩治疗师提问题，患者作出相应动作，作为反应。

对于手势训练也可以采取小组活动的方式，3～5 个患者坐在一起，由治疗师组织下列活动：

①治疗师将 4 张图片放在桌上。这 4 张图片的图画以日常生活用品为好，如茶杯、食物、梳子等。选择的示意动作应容易辨认，如喝水动作。治疗师做图片中的一个动作，患者尽快指出这个动作与哪张图片有关。治疗师可重复几次动作，直到所有的患者均正确地辨认动作。

②患者依次拿着相同的一张图片，鼓励他们自己做动作。如果患者回忆不起来动作，开始时治疗师可示范动作。将①、②的活动交替进行可使学习更有效。

③如果小组成员理解书面语，即识字，可用文字代替图片或实物。治疗师做手势，患者指字。

④患者根据文字做手势，治疗师辨认手势，指出相应的文字。

⑤随着对手势的理解增多，可以在桌子上放置更多的实物。如梳子、钢笔、剪子、香烟、茶杯、勺子。治疗师做使用物品的一个手势，这个手势是小组成员能够辨认的，有助于保持兴趣。然后，角色转换，每个小组成员依次做一个不同的手势。如果他的手势成功，被小组成员辨认，则对他的尝试加以强化，给予鼓励，并给其他成员作示范。

⑥呈现一张拍有一个人作某一特定活动的照片，如：一个人在打电话；一个妇女在梳头。要求患者用两个或更多的恰当动作解释这张照片。这种活动每个小组成员都可参加。

⑦每个成员都各有一张照片，正面向下，其他人不能相互看到别人的照片，然后每个人依次表示出他拿到的照片的动作。

⑧在更高阶段，可用手势表示简单语句，如：一个男人在喝水；一个女人在睡觉；一个小孩在吃饭。

治疗师向患者说明有很多动作和活动可以用手势或示意动作表示，比如游戏或体育运动（乒乓球、足球)、乐器（小提琴、钢琴、鼓)、动物（大象、猫、鸡、鸭）等，不同范畴的事物都可以采用动作、声响等表示出来。

治疗师可以进一步指导患者自发地做下列动作：穿袜子、点蜡烛、浇花、照相、削铅笔、缝衣服、服药、拉窗帘、刮胡子、看电视、洗澡、看书、灌暖瓶、写信、擦地、吃香蕉、洗头、出门。

3. 视觉动作疗法

Helm－Estabrooks 为重度失语症患者编制了一套视觉动作疗法训练程序。该程序的治疗步骤是非言语的。在每一步骤的作业达到近 100% 的成功时，才能进入下一步的训练。训练内容为 8 个物品，对每个物品的正确操作记 1 分；自我纠正记 0.5 分；出现其他行为记 0 分。在标有"训练"字样的步骤不记分。在开始进行训练时，最好先复习前面学习过的、比较容易的步骤。训练的 8 个物品是常用物品，但对于极重度语言障碍的患者可以训练 4 个物品的手势动作。

第一阶段

步骤 1：勾画训练

训练目的是帮助患者懂得线条图可以代表实物。首先，治疗师握着患者的手，勾画线条图。然后，患者握着治疗师的手，在另一张纸上勾画线条图。接着，患者勾画两个物品的线条图，如改锥和锤子。在桌子上放置数张线条图片，患者手持锤子，把它放在相应的图片上，再把改锥放在相应的图片上。治疗师把手放在正确的图片上。如果患者不能完成上述活动，可以尝试其他的勾画训练。如果患者仍然表现出困惑，这种训练可能对他不适合。

步骤 2：大图片匹配

物品—图片匹配：8 张大的实物图片置于患者面前，每次给患者 1 个物品，让他放在相应的图片上。

图片—物品匹配：8 个物品置于患者面前，每次给患者 1 张图片，让他放在相应的物品上。

图片—物品指点：8 个物品置于患者面前，治疗师举起物品图片，给予非言语暗示，患者指出相应的物品。

物品—图片指点：8 张图片置于患者面前，治疗师举起物品，患者指出相应的图片。

步骤 3：小图片匹配

与步骤 2 的方法相同，使用小图片。

步骤 4：物品使用训练

治疗师示范物品的使用方法，如用锤子钉钉子，然后把物品放在患者面前，鼓励患者拿起物品，做使用物品的动作。如果患者开始表现出使用某个物品有困难，可选择一个替代物品。

步骤 5：动作图片“指示”训练

每个物品与相应的动作图片放在患者面前，治疗师指点动作图片，然后拿起物品，示范物品的使用方法。治疗师再把物品放在患者面前，指着动作图片，鼓励患者拿起物品作出使用物品的动作。

步骤 6：遵循动作图片“指示”

将 8 个物品放在患者面前，治疗师每次拿起 1 个动作图片，鼓励患者找到相应的物品，并示范物品的使用方法。

步骤 7：手势示范

一个个地把物品放在患者面前，治疗师作出相应的手势示范。

步骤 8：手势辨认

将 8 个物品放在患者面前，治疗师做手势，患者指出相应的物品。

步骤 9：手势训练

每次将一个物品放在患者面前，鼓励患者作出相应的手势。如果患者失败了或有困难，治疗师提供帮助，直到患者能够作出手势。开始时可能需要直接把物品放在患者手中，当他的恰当动作得以维持，再把手中的物品拿开。

步骤 10：做手势

治疗师每次举起一个物品，鼓励患者作出相应的手势。

步骤 11：表示被遮盖物品的手势训练

每次在患者的面前放置两个物品，治疗师做相应的手势。把这两个物品盖在一块布下，拿出一个物品，治疗师作出一个询问的手势，如，“布下面盖的是什么东西？”然后，治疗师作出与布下面的物品相应的手势。

步骤 12：作出被遮盖物品的手势

每次呈现两个物品，然后用布盖上，拿出一个物品，让患者作出被遮盖物品的手势。

第二阶段

重复步骤 7 ~ 步骤 12 的活动，用动作图片代替物品。

第三阶段

重复第一阶段步骤 7 ~ 步骤 12 的活动，用小的物品图片代替物品。

4. 指点动作的建立

指点动作是人类正常交际的方式之一，它可以传递一个初步的信息或概念。有些重度失语症患者在疾病早期丧失指点动作的能力。训练的方法是，让患者指实物或图片。如果患者的反应不恰当，患者可以模仿治疗师的动作。随着患者的正确反应的增多，可以让患者指点室内的物品，必要时可模仿治疗师的手势。最后要求患者在数张图中，指出治疗师要求的一张图，然后指出相应的室内实物。对有些患者，甚至是最严重的患者，可采用图—图匹配的方式，建立指点动作反应。要求患者在三四张图片中，指出与治疗师手中的图片相同的一张。指点动作训练也可以与交流板的使用结合起来训练。

（二）书写与绘画

1. 书写训练

书写是交际的方式之一，在每次治疗时，可抽出一部分时间，进行书写训练。书写训练步骤如下：

（1）字、词描红。

（2）字、词抄写。

（3）听词与看词后书写。

（4）听词与看词后停顿 5 ~ 15 秒，书写。

（5）听写。

（6）看图后书写。

（7）治疗师提问题，如，“如果你渴了，你该说什么？”患者写出回答。书写刺激应简单，有实用意义，患者在日常生活中能够应用。

2. 绘画训练

绘画也是交际的一种方式，当完全性失语的患者丧失了书写与手势交际的能力时，我们可以考虑患者是否存在潜在的绘画能力。神经心理学家发现有些失语症患者对图形的临摹与自主绘画有困难，有的患者存在半侧视觉空间忽略、空间关系认知障碍、视觉失认。这些功能障碍影响到绘画作为交际方式的应用。这种现象在完全性失语的患者可以见到。通过视空间、视知觉障碍的评价，可以确定患者的视空间、视知觉功能。通过恰当的反馈、鼓励与练习，绘画能力可以达到可辨认的程度。训练方法如下：

（1）几个患者围坐在一起，画一个同样的物品，如酒杯、大象、房子，也可以临摹相同的简单图画。临摹比鼓励自发绘画要好，可以减轻患者的绘画困难。然后大家讨论谁画的画有错误，错在哪儿。反馈应是积极的，每个人都能从成功或失败中得到促进。

（2）每个患者拿到一张不同的图画，如茶杯、剪刀、椅子。每人尽量画好自己的画，画好后，由其他人来辨认他画的是什么。

(3) 每个患者拿到一张不同的字卡，患者画出图。如果患者不认识这个字，治疗师可朗读给他听，或告诉他相应的图画或物品。

(4) 每个患者拿到一张有趣的图画，如一条裤子、老鼠、长颈鹿、稻草人，患者临摹，其他患者辨认图画。

(5) 患者画出更为复杂的图画，如带有花园的小房子，小鸟在天上飞。患者自发地讨论图画。

(6) 治疗师问患者问题，患者画画作为反应。如，“你早晨吃什么了?”，“你是坐出租车来的，还是坐公共汽车来的?”

(7) 如果患者的听理解能力较好，可以让患者听指令绘画，“画一所房子，在房顶上画一个烟囱，画两个窗户，在房子左边画两棵树，在房子上画一只鸟，在树下画一个女孩。”如果可能的话，大家可以讨论这幅画描绘的是什么。治疗师可以指导患者画一些与日常生活有关的用品、食物，如饼干、电话、刮脸刀、鸡蛋、雨伞、香烟、苹果、手杖、车辆、梨、鞋、梳子、桃、眼镜、毛巾、葡萄、牛、鸡、香蕉、鱼。

(三) 交流板的应用

当重度失语症患者存在严重的言语表达、书写、手势障碍，可以采用交流板。一个简单的交流板可以包括日常生活用品与动作的图画。也可以由一些照片或从刊物上剪裁的照片组成。这些照片或图画应能使患者指出他要作什么，如喝水、上厕所、看电视等；他要去的地方，如商店、朋友家。另外也应包括标志一些概念的图画，如上、下、大、小、热、冷、白天、黑夜、有病、饥饿。根据患者的需要与不同的交际环境，设计交流板。在设计交流板之前，应考虑：①患者能否辨认常见物品图画；②患者能否辨认常用词；③患者能否阅读简单语句；④患者潜在的语言技能是什么。对有阅读能力的患者，可以在交流板上补充一些文字。根据患者的能力，可以先训练一张图画，然后逐步扩大到整个交流板。开始时，听理解刺激可增加一些补充信息，如，“哪一个是床? 你睡觉时用的。”逐步再减少为“你睡觉时用什么?”。然后是“哪一个是床?”在每个问题之间停顿5秒钟。在全部图画训练完后，治疗师要求患者应用交流板作为表达方式，如，“如果你累了，你会指哪个图画?”如果患者的阅读理解能力相对完整，可以在交流板上补充一些文字，如亲属的姓名、与患者的兴趣和需要有关的一些文字，使交流板的使用更加广泛。

(四) 多种交流方式的应用

将文字、手势、听语刺激结合起来作为输入刺激是比较有效的。对完全性失语症患者来说，示意动作，包括指点动作、手势、面部表情以及书写是比较有效的输出反应。对这类患者，在训练各单一技能以后，应鼓励他们把这些技能应用到自然交际活动中去。训练方法如下：

(1) 给患者准备好铅笔、纸、交流板以及彩色图片，每个图片只描绘一个动作。要求患者使用可能的或全部的交际方式，描述这个动作。对动作的描述是可接受的，可被他人理解就是成功，不要求“准确”的反应，只要沟通即可。在沟通后，治疗师的反应是患者的反应的样板。随着患者能力的改善，可以扩大词汇量。当患者能够对10个动作进行交流时，可以让患者进行自然的交际活动。将10张图片顺序打乱，患者拿5张，治疗师拿5张。每人依次拿1张图片，给对方传递图片上的信息。治疗师传递信息后，患者可采用任何方式表示他是否理解了信息。

(2) 患者的配偶、朋友、亲属应积极参加治疗活动。如果可能，也应学习患者的多种积极交流方式。这样可以与患者进行更有效的交流。

(3) 患者选择与自己有关的主题或事物进行讨论，如自己的家庭、假日、节日、旅行、爱好等。讨论尽可能以自然交谈的方式进行。例如，讨论钓鱼，询问患者他钓到的最大的鱼是什么鱼，在哪儿钓到的等有关问题。所有的反应都应得到加强或由治疗师作出样板。

(4) 如果患者的家属有时间陪伴患者，可以训练家属上述技术，由家属对患者提供每日至少一次的训练。如果患者拒绝家属的指导，可以让患者抄写名词、家属成员姓名、地名、与日常生活有关的动词等。对患者的抄写作业进行检查与修改。

七、听理解的训练

(一) 影响听理解的因素

影响听理解的因素有很多，如语言学因素，包括信息长度、句法结构的复杂性、多余信息、词汇的使用频度、语义相关性等；二是语言外因素，包括言语速度、停顿、重音等；三是语境因素，如关于世界的知识、交际环境的现实性、语言及语言外环境以及其他一些因素。治疗师将语言的、语言外的以及其他影响因素结合起来，应用于听理解以及言语表达的治疗。

1. 语言因素

(1) 信息长度：信息长度是影响听理解的语言因素之一。由于失语症患者的听语保持广度减退，语句的长度、语句内关键词汇的数量影响患者对材料的保持。一般情况下，随着长度增加，失语症患者的听理解操作逐渐减退。听语保持广度受损的失语症患者常常要求说者重复，或自己重复说者的话，而且当治疗师尚未完全呈现听语刺激时，他们就急于作出反应。有些失语症测验可以检查失语症患者的听语广度。如，波士顿诊断性失语症检查、西方失语症成套测验等，均在听理解的测验中包括听语广度检查。它可以使治疗师了解患者保持信息的长度，并确定用于治疗活动中的恰当的信息长度。在治疗听语保持障碍时，治疗师应认真控制信息长度，逐步将输入的短信息过渡到长信息。治疗师也可以鼓励患者，当他出现保持障碍时，可以要求治疗师重复信息，或告诉说者他的话太长。

（2）词汇的使用频度：失语症患者在语言的各方面，包括听、说、读、写，表现出词汇的减少。词汇也是影响听理解的因素之一。一般来说，失语症患者对高频度词，即生活中使用频繁的词，如“杯子、鞋”较“改锥、宝石”更易辨识。如果患者是木匠，“改锥”一词对他来说是常用的，更有意义。除了注意词的使用频度外，治疗师应考虑与患者职业、兴趣有关的词汇。失语症患者对具体词汇的选择，较抽象词汇的选择好。例如，将“游行”、“火车”两个词用作听词选择，“火车”一词更易辨识。这种现象可能与词是否在头脑中呈现视觉形象有关。例如，听到“蛋糕”一词，我们的头脑中会出现蛋糕的内部视觉图案。“可食用”一词是用来描述“蛋糕”的，但很难想象出“可食用”一词的形象。在治疗活动中，应先说出要选择的名称，如“桌子”、“蛋糕”、“钢琴”，然后才能用抽象词语作为刺激。如，“哪个是木材制成的?”“哪个是可以吃的?”“哪个是用来演奏音乐的?”

（3）语义相关性：在呈现的刺激中，各项目间的语义相关性影响着听理解。例如，在一幅画中，有女孩、帽子、树、皮球，患者可能没有什么困难就能辨识出皮球。但是，当皮球与手套、球棒、棒球垒一同呈现时，要求患者辨识皮球，则有很大困难。许多研究表明，失语症患者对语义有联系的刺激，易出现混淆。这与刺激中各项目间语义相关的程度有关。在治疗时，可先应用与语义无关的项目作为刺激陪衬，以后再逐步过渡到与语义相关的项目。

（4）句法结构：句子的理解过程是多种相互联系的心理活动的复杂结合。首先，句子理解要以语言识别为基础，通过对字词的物质外壳（语音或字形）进行译码，达到对字义的确切把握。听者在语音识别的基础上，还必须进行句法分析和语义分析。对失语症患者来说，对不同的句法结构的语句理解，具有不同的难度。失语症患者理解可逆被动句较主动句有更大的困难，而且失语症患者理解可逆被动句较语段更困难。失语症患者倾向于应用主语—谓语—宾语结构理解语句，主动句较其他结构易理解。这种语句的语序反映了执行者—动作—承受者的关系。由于在可逆被动句中，两个名词均可作施动者（如，“男孩被女孩打了一拳”），在这种情况下，理解句子的意义需要句法结构的线索，并需根据语法知识完成相应的思维转换，由被动句变为主动句，因此理解可逆被动句就更为困难。在语段中，由于上下文的联系为患者提供了一些补充信息，对理解起了帮助作用，而不像可逆被动句那样，需要复杂的思维转换，因此理解起来要比可逆被动句容易。

国内有人对72例失语症患者是非句的听理解情况进行了调查，大部分失语症患者（83%）对一般简单疑问句，如“能用锤子钉钉子吗?”能作出正确判断。对比较句“1000克面粉比500克面粉重吗?”，50%的失语症患者能作出正确回答。而对“500克面粉比1000克面粉重吗?”，只有38%的人作出正确判断。对上面的比较句的理解需要对两种不同重量的物质进行比较，确定两者的关系进行判断。

虽然两个比较句在实质上是属于相同的问题，但是在信息加工过程中，并不完全相同。在语义上由肯定句到否定句是一次逆转，需要进行相应的思维转换。在听理解过程中，要把句子分解为各个成分，这种分解工作是逐步进行的，而不是把听到的各个词完全储存起来，到句子结束后一次进行。人们在听句子的过程中就开始对句子的结构进行分解，并根据这种分解对句子后面部分的结构形成假设。如果以后的信息证实了他的假设，就比较容易和迅速的理解。在比较句中，在“比”字后面，人们从语句的结构上可判断出将出现一个形容词或副词。当预测的形容词与句中出现的形容词相同时，则易于理解，由于预测的结果是“500克面粉比1000克面粉轻”，与实际问句不同时，需要重新加以判断，这种智力操作导致理解困难，患者更易出现错误。

（5）多余信息：对正常人来说，一个有多余信息的话语是指信息中不必要的成分。失语症患者对多余信息语句（猫有毛皮）的理解较理解核心语句（这只猫挺可爱）更易理解，并且比有贬义的语句（猫是酸臭的）易于理解。应用复述与修正言语是提供多余信息的另一种方式。在医院里，医护人员、体疗师、作业治疗师、言语治疗师常应用复述和修正言语与失语症患者进行交流。在真实的交际环境中，也存在着多余信息。例如，当医生在患者床边询问病情，患者的反应比在治疗室中进行语言测验的反应更恰当。这可能是由于患者从多余环境信息中得到帮助。医生询问有关健康、病房等情况，为患者提供了线索，促进了理解，但在标准的语言测验中，没有这些线索或暗示。

（6）关键词的位置：在语言信息中，关键词的位置也影响听理解。将载有信息的成分置于明显的位置，即在语句的末尾，有助于理解。例如，当你对失语症患者说：“我需要你的住址”，他可能比较容易理解。如果你对他说：“请告诉我你的住址，我好填写病历记录”，患者理解这句话要比上句困难，这是由于关键词的位置不同。因此，与患者交谈时，注意将信息的关键成分置于句尾。

2. 语言外因素

语言外因素是指那些与作为交际活动的语言无关，或与研究这种交际活动的语言学无关的那些方面，如手势、声调、言语环境等。失语症患者比较喜欢听一些人的讲话，而不喜欢听另外一些人的讲话。同样，正常人喜欢听播音员的讲话。这表明，有些说者具有传递信息的技巧。这些技巧包括言语速度、停顿、重音等语言特征。这些技巧可以直接用于失语症患者听理解障碍的处理。

（1）言语速度：言语速度直接影响着患者的听理解，失语症患者常抱怨有些人说话太快，他们听不懂。国外实验和临床资料证实失语症患者对稍缓慢的言语速度的反应较正常言语速度的反应要好。对语段听理解的研究也显示出类似的结果。因此，根据患者的失语严重程度，说者可以减慢言语速度。但是，如果言语信号受到歪曲，则不利于听理解。例如，录音带虽可用来减慢言语速度，但由于声音失真，对患者的听理解没有帮助。

（2）停顿：语句内停顿是指在一个句子内意群之间的停顿。失语症患者对有停顿的语句理解比无停顿的语句理解要好。在意群、短语或信息间停顿，可以提高患者的听理解力。治疗师在应用语句停顿时，是为了帮助患者储存和处理信息，但停顿的时间不能太长，否则会使患者忘却刺激信息。

刺激间停顿是指在每个刺激之间有一个停顿。这种停顿有助于患者对信息的处理，并防止持续反应。具有“噪音累积”特征的患者，对一系列的听理解作业的操作，越来越差。例如，给患者 10 个项目的听理解作业，在开始 3 个项目没有错误，对下面 3 个项目的反应延迟或自我纠正，对后面 4 个项目的反应明显出现错误。这种操作的减退提示，患者的听觉系统出现“噪音累积”。“噪音累积”出现的时间可能与信息的复杂程度成正比，信息越复杂，激起噪音出现的时间越早。对于这样的患者，治疗师应在刺激之间给予短暂、安静的停顿，或给予不太难的作业。在呈现刺激后与反应前之间停顿，对某些患者的听理解操作有帮助。

3. 语境因素

（1）交往的真实性：很多失语症患者在正式测验环境下不能理解测验项目，而在自然语境中却对类似项目的反应较好。例如，在测验中不能对“指一下香烟”的指令作出正确反应，却能对问题“你带香烟了吗?”作出正确反应。正式测验的语言环境不是自然的交往环境，而是为了解某种语言功能的损伤情况设计的测题，由于特有的环境和谈话者之间的关系，它缺乏真实、自然的交往环境（如在医院问病情、在商店问物价）。因此，语言训练应尽可能使交往环境真实。

（2）非言语补充信息：说者的面部表情、声调、手势、画图等都能提供补充信息，促进患者对信息的理解。例如，当治疗师问患者，“天气怎么样?”并用手指着窗户，或问患者，“现在几点了?”指一指手腕。在听理解训练中，刺激患者的损伤系统是很重要的，但在某些情况下，只使用听刺激是不恰当的，尤其是患者需要一些其他方式的帮助时应给予一些补充信息。

人们在不同的地点环境使用的词汇不同，在工厂劳动时使用一套词汇，在餐桌上与家人使用一套词汇。谈话者之间的关系，如患者与医生、患者与配偶、患者与同事，也影响说者所使用的词汇，以及患者听语时猜测说者的意图。由于背景的存在，有些话是不必说出的，因为这些被认为是已知的信息，没必要重复。失语症患者对时间和地点的定向力较好。他们可以辨认周围的人和一般声音。他们能够辨认面部表情和由画面表现的情绪。但是完全性和感觉性失语症患者，有时对背景辨认有混淆现象。

4. 其他影响听理解的因素

（1）听刺激呈现的方式：失语症患者的听理解可以受到其他因素的影响，如听刺激呈现的方式。听刺激可以由治疗师面对面的提供，也可以由录音带、录像带、计算机提供。一些研究表明，患者对真实声音的反应较由录音机、录像机传递的信息更恰当。在治疗时，治疗师要考虑到刺激方式的选择，最好的听刺激方式是真实声音。但是，当患者居住较远，不能常来医院治疗，可以考虑使用录音带、录像带。

（2）反应方式：在听理解治疗时，治疗师往往要求患者在听语后作出一些反应。这些反应包括点头、摇头、指点、口语回答、书写等。当治疗师的治疗目的是改善或评价患者的听理解能力时，应用的反应方式应是能反映出患者听理解能力的方式。因此，当患者的口语表达、书写能力同时存在障碍时，采用这些方式作为反应方式是不恰当的。因为，有可能是患者听懂了，而不能正确的表达，结果被治疗师误解为患者没有听懂。

（3）听知觉的清晰度：对失语症患者单纯增加音量不能提高他们的听理解力。在安静的环境下一般可促进语言操作，而在有噪音的环境中，可明显降低患者语言操作的效果。

（4）视知觉清晰度：视觉材料常用来作为患者反应的材料，用得最多的是各种图片。临床观察发现，视觉材料可以影响患者的反应，因此在治疗时要正确选择视觉材料。Benton 等人检查了 18 例患者实物、大线条图画、小线条图画的命名操作。命名准确性最高的是实物命名，其次是大线条图，最后是小线条图。三维物体可能提高了词提取的概念联系。因此在为患者提供视觉材料时，视觉刺激的知觉特征应该尽可能清晰，以排除因视知觉模糊所带来的命名困难。

（5）刺激激发感觉通路的数量：在治疗时选择视觉材料作为刺激时，要考虑该刺激激发了感觉通路的数量。视觉材料可分为：可操作性物品图画，如“锤子”，可握起使用；非操作性事物图画，如“云彩”。在命名作业时，大部分患者对可操作性项目的反应更准确，可操作性项目对言语始发困难的患者的影响尤为显著。失语症患者对可操作性项目的反应之所以较好，是因为它们激起了若干感觉通路的相互联系。如“苹果”可激发听觉（名称）、触觉（可触摸）、运动觉（可吃）和嗅觉（香味）通路的联系，在帮助词提取时具有潜在的、更有效的作用。最有效的视觉刺激是三维性、真实颜色、可操作性以及知觉特征清楚。

（6）刺激材料的区别性：失语症患者可存在听觉辨别困难，对语音近似的词的辨别存在混淆。少数患者对字形相似的字可混淆。增加呈现材料的听觉、视觉相似性可增加作业的难度。在命名作业中，呈现的画面作为刺激，画面的不确定性影响着命名操作的结果。例如，呈现一张“手表”的图片，这里存在的可选择的正确反应只有一个。而一张“地上有落叶的树”的图片，可产生相当多的不确定性，“树”、“落叶”、“秋天”等词都是可能的反应，因此需要对大量的词作提取的决定。失语患者对高度不确定图画较确定性图画的命名错误更多。

（7）多种感觉刺激的结合：提供多种感觉刺激可以提高失语症患者的反应。听觉刺激与视觉刺激相结合是最实际的方式。在单一感觉刺激前，应用听、视觉刺激结合可刺激患者的反应，尤其是对单一感觉刺激的反应不足时，可增加多种感觉刺激，如触觉、嗅觉刺激也对反应有帮助。多种感觉刺激使反应变得有效，可能是由于多种信息提供了更多的联系，这种联系有助于激发语言概念。

（8）提示和前刺激：在听理解和命名能力训练时，当患者的反应不恰当，治疗师常应用各种提示和前刺激以促进患者的恰当反应。但更为重要的是观察患者自己是否能自发地运用某些提示策略，如延迟反应、物品描述、手势等作为词提取的辅助方式。如果患者能够自发地运用某些提示，治疗师在治疗时可帮助他们多运用这些提示，有助于患者成功地运用这些提示。

不同的提示对不同的患者有它的特异性。某一种提示对一些患者有帮助，而对另一些患者可能没有效果，不能促进恰当的反应。治疗师在治疗时要善于发现哪一类提示对患者有效，在治疗时更多地运用它，并尽可能教会患者使用它。给患者提供的提示分为不同的等级，在命名时，可给予不同的提示，直到激发恰当的反应。下列提示的顺序是先给少量的提示，如果患者仍不能作出恰当反应，再给下一个更多的提示。如，治疗师说出物品的功能；说出物品功能的同时示范使用物品的动作；语句完形（“这是喝水用的……”）；语句完形＋反应词的第一个音素的发音动作；语句完形＋说出反应词的第一个音；语句完形＋说出反应词的第一个字；词复述。根据患者个人的情况给予不同的提示。

在图片命名作业中，图片与文字可一同呈现，如反应恰当，可逐步增加词各部分的遮盖，使给患者的文字提示逐渐减少，直到最后完全消除提示。在短文听理解作业中，在听刺激前，给予视觉前刺激，让患者先看与短文内容有关的图画，包括短文材料的主要事件、场所，或给予言语前刺激，告诉患者事件发生的时间地点，或事件发生的原因，对患者听觉理解有帮助。言语前刺激的效果较图画刺激好，言语前刺激与图画前刺激结合使用比单独使用一种前刺激听理解的效果好。给患者提供前刺激，使他们预料到以后的言语信息的内容，因此提高了他们理解短文材料的能力。

（9）作业难度的顺序：在语言训练时，应把容易的命名作业放在前面完成，把难的命名作业放在后面完成。研究发现，当把容易的命名作业放在难的命名作业前面完成，失语症患者的命名成绩较根据基线水平预料的成绩好。当把容易的命名作业放在难的命名作业后面完成，患者对容易命名的作业表现出比预料的成绩要差。这一结果表明患者经历了失败以后，产生的情绪反应影响了随后的作业反应。

在治疗中应保持低的错误出现率，刺激呈现的顺序由易到难，治疗开始时先做熟悉的、容易的作业，然后再进行不太熟悉稍难的作业，最后做可取得较大成功的作业。

（10）刺激与反应的间隔时间：刺激与反应的间隔时间影响患者语言操作的恰当性。在命名作业时，刺激—反应的间隔时间为30秒比间隔时间5秒、10秒的词提取更恰当，这是因为有些患者因脑损伤后，语言操作的速度减慢所致。

在听理解作业时，在听刺激后、反应前延迟可训练听语短时记忆能力。在命名作业时，在反应后与下一个刺激之前间隔延迟可减少某些患者的持续言语。

（11）治疗时间：许多患者在体疗活动后，听理解力减退。一些学者的研究表明，患者在躯体运动锻炼后较休息后的听理解力明显下降。患者还可以在治疗中表现出疲劳。在实施治疗前，治疗师应了解患者是否刚结束体疗，或其他使患者疲劳的活动，调整治疗时间。

失语症患者与正常人一样，在一天的某个时间精力可能更充沛些。一般情况下，治疗师喜欢将治疗安排在上午进行，因为患者上午的活动少，不很疲劳。研究证明，失语症患者接受语言功能检查上午较下午的成绩好。只有在精力充沛时进行治疗才能保证思维活动的有效进行。

（12）警觉性言语：有些患者因注意力减退，不能对信息的开始部分进行有效的处理，或对很短的信息完全丢失。在听刺激之前，告诉患者“准备好”、“听好”、“下一个句子是……”这些警觉性言语，可能激发患者的听觉系统，以防缺乏准备，可使患者的听理解操作有所改善。

（13）听语机制的启动：有些患者表现出丢失信息的开始部分，而对信息的后半部分反应较好。国外学者把这种现象称作“缓慢上升时”（slow rise time）。

这类患者将被动的听处理状态转变为主动的听理解状态有困难。这就像是一台机器或汽车发动机，在启动时运转较慢，但一旦启动起来，则运转得很好。具有缓慢上升特点的患者，与注意力减退的患者虽然表现近似，但原因不同。这类患者只要启动运转，他的听理解通常较好，只有当他的听觉系统“关闭”，他才开始表现出困难。对这类患者在听刺激前给予提示性言语，多无帮助。治疗师应考虑在传递信息时尽可能避免患者的听觉系统又回到被动状态。

（14）心理因素：患者的心理因素是不可忽视的。治疗师应注意患者的心理社会问题，如抑郁、经济问题、家庭问题、婚姻问题。这些问题均影响着患者语言训练的结果。患者与正常人一样，关心着他的家庭、朋友、健康状态、未来与经济问题等。由于他们没有语言技能表达他们的关心，所以他们依赖治疗师协助他们应用贫乏的手势、绘画、话语来解决某些问题，并将这些信息传递给他人，也就常常打乱了一天的治疗计划。把时间花在处理心理问题上是值得的，如果患者的意愿被忽视，他的语言操作肯定会受到影响。

（二）听理解训练活动

一些严重的脑损伤患者表现出明显的听理解障碍，大多数患者伴有其他严重的语言障碍。完全性失语和感觉性失语患者表现出较重的听理解障碍。对这两类不同的失语症患者的治疗将分别讨论。

1. 重度或完全性失语症的听理解训练

完全性失语症是指语言的各个方面，如听说读写均有严重障碍，不表现出某一语言方式明显好于其他语言方式。在临床上，听理解方面的障碍表现为听语找物、遵循指令的困难。大多数患者表现注意力障碍，当作业转换时，他们仍停留在原有作业上，不能作出相应的转换，而且保持信息有困难，数秒钟后出现遗忘。患者易出现疲劳，易出现“噪音累积”，以及间断的听知觉障碍（在几个相关的听累积反应后，突然出现听理解不能）。有些患者对需要进行语言结构处理的听理解错误较多，但对有语境的话语可表现出较好的理解。因此，患者往往对失语症测验中的简单作业不理解。对重度听理解障碍的治疗分为下面几个阶段，每个阶段所需时间应根据患者的情况、恢复的速度来确定。

（1）激发反应：在脑损伤早期，患者对听刺激可能无反应或反应不恒定。这是由多种原因造成的，如抑郁、恐惧、精神混乱、对生活基本需要的关注等，如妻子的照顾、大小便的护理。脑血管意外的急性期，患者对辨认图片、实物不感兴趣。但在急性期有必要建立医患关系。重要的是让患者知道治疗师将对他的语言障碍给予处理。治疗师引导患者对一些简单的、有关的刺激作出指点、应答反应，或点头、摇头、微笑、皱眉来表达自己的意愿（见是非问题示例）。不能对言语信息作出反应的患者，可做视觉匹配作业，如视图指物匹配，或将言语信息与手势结合起来作为听觉刺激，患者作出反应。在这段时期，尤其重要的是治疗材料与患者的需要有关。同时向家属了解患者的兴趣、爱好、职业、朋友、背景。有关患者情况的问题是激发患者反应的最好方法。

由于患者易疲劳、注意广度减退，治疗在床边执行，时间可以相对较短。即使患者没有言语反应，应告诉陪伴人员，与患者交谈是很重要的。在自发恢复期，患者的反应变化较快，家属和患者期望这种变化继续下去，当这种期望得不到满足时，对患者残留的永久障碍进行治疗时，患者对语言治疗的反应往往较差。为了避免这种情况发生，治疗师需要向家属解释自己的作用和职责以及恢复早期患者出现的情况。

（2）激发不同的反应：不同的反应是指患者对周围的事物变得更为注意，或注意不同的刺激。当患者能够坐位30～60分钟时开始作出不同的反应。他们会四处张望，自己进食，对来访者、图画表示出兴趣，对听语指物、执行简单指令作出反应。在自然交际环境中，对信息的反应包括面部表情、点头、手势、指点等。有时患者的反应是正确的。常见的情况是当询问是非问题时，患者会偶尔点头或摇头作出恰当反应。有些患者想作正确的事，可能会对所有的刺激作出相同的反应，不能作出不同的反应。治疗师要防止这种持续行为的发展，鼓励患者作出不同的反应。激发不同反应的材料和治疗技术与前次的治疗不应有明显的改变，治疗师在治疗中仍处于辅助地位。主要的改变是治疗师强化并接受任何不同的反应。要了解患者是否存在持续行为，简便的方法是列出一系列每天可询问的问题，记录患者的反应方式。

（3）激发恰当的反应：当患者能够产生恰当的、准确的反应时，他可能会按时到言语治疗室进行训练。这时的治疗目的是使患者理解口语信息。治疗师通过控制刺激呈现的速度和各种影响因素，来提高患者的听理解力。作业可以包括听语指物、图片辨别、执行不同难度的指令。对是非问题，如谁、什么地方、什么时间等作出反应。重度失语症患者不必作出言语反应。是非问题可由点头、指字词或手势作为反应。为患者准备各种数字卡片，如1～10，一个时针、分针可以拨动的表盘，一张数字较大的日历，一张交通图，一张写有患者家庭成员、亲戚、朋友姓名的卡片、照片和杂志。当问及患者，谁、什么地方、什么时间、多少等问题时，患者可指出上述材料作为回答。给患者准备一个小笔记本，上面写有家庭成员、朋友的姓名、爱好、工作情况等。当患者不能作出言语反应时，他可翻开笔记本，找到恰当的一页，作出回答。随着患者的恢复，可在笔记本上加入更复杂的材料。

许多失语症患者只能说出一两个字，并表现出较好的补偿行为帮助他们理解他人的话语。但有些患者不理解他人的话语时，他们没有能力要求他人重复。患者有必要知道，他们可以做些事情帮助他们理解得更好，最好是使用补偿行为，如无口语表达能力者可出示笔记本中的一页写有“我没听懂，请再说一遍”，或摇头表示没有听懂，这样比假装听懂或干脆不听要好得多。

2. 感觉性失语症的听理解训练

感觉性失语症患者表现出明显的听理解困难。与完全性失语不同的是，感觉性失语症的患者发音流利，有时重复，有错语。完全性失语症是稳定的，相对无改变的语言状态，感觉性失语症可发展为较轻的失语类型，如命名性失语和传导性失语。感觉性失语的病变部位为优势半球（通常为左侧）第一颞横回的后部，或颞顶部。对这类患者进行听理解治疗并不容易，他们对谈话更感兴趣，而不容易注意听他人言语。

（1）提供语境：感觉性失语的患者需要有意义的语言环境帮助理解。例如，治疗师在吃饭的时间走进患者的房间，询问有关食物的质量、个人对食品的口味、饮食习惯等问题，评价患者的听理解力。与患者交谈有关家庭经济收入、出院计划、家庭的照顾、解释脑卒中的基本症状都可以更多的了解患者的听理解情况。这种非正式的交谈使患者知道有人能理他、关心他。更重要的是，从这种真实生活环境对话中得到的患者的反应，提供了患者在语言处理过程中哪一部分受到损害的线索。

（2）促进听理解的因素：听理解刺激的长度与感觉性失语的听理解治疗尤其相关。保留刺激的完整极其重要，因为这类患者对暗示、夸大发音、大音量讲话无明显促进效果。治疗师应注意讲话不能太快，因患者说话较快，治疗师易受患者的影响。在听理解治疗时，可使用提醒信号，如说：“注意听”，并与患者目光接触。在每个听刺激之前，保证患者不在讲话，或没有从事其他活动，否则患者会感到同时做两件事，如又听说，会很困难。应用词卡、手势、语言外暗示（如语调、面部表情）等补充输入信息，也可提高患者的理解力。虽然患者的阅读能力常受到损害，但理解文字较语词听理解好。在询问患者某些问题前，写出关键词或主题，为患者提供语境，可以促进信息交流。

（3）作业示范：严重听理解障碍的患者常常不能操作简单作业，因为他们不能正确理解作业要求。有些患者在操作作业不理想，但临床资料表明患者能够完成这类作业，这时治疗师可直接进行作业示范，使患者了解作业要求。只有当治疗师确定患者确实明白让他做什么时，才能开始训练。

（4）改变治疗场所：重度听理解障碍的患者主要在言语治疗室接受语言训练。在某些情况下，这种安排并不妥当。因为患者在住院期间与言语治疗师有很少的时间在一起，他需要更多的其他的听觉语言刺激。护理人员、医生、患者家属可以观察治疗师是如何与患者进行交流的。在病房、床边或进餐时，让医务人员观察患者是否能够在具体环境中理解并对信息作出反应。

（5）旁路刺激：对重度感觉性失语症经观察或治疗无明显改善者，可采用旁路刺激，即通过未受损或受损较轻的其他语言通路进行刺激，达到改善语言功能的目的。如Hough对1例感觉性失语症伴有新词杂乱语和重度听理解缺陷的患者进行治疗性干预，目的是控制患者杂乱无章的交际方式和改善听理解能力。治疗包括阅读理解词和语句的层级作业。不使用任何听、说刺激呈现。两个月后，患者的命名能力、对话交际能力得到改善。新词杂乱语减少，语义性杂乱语增多，但听理解没有改善。重度感觉性失语症的训练方法可参照Schuell氏刺激法进行选择。

3. 中度听理解障碍的训练

在进行听理解训练时，治疗师要考虑到两个问题，首先是失语严重程度的连续性问题。失语的严重程度不是一成不变的，多数是向好的方向发展的，所以对治疗的内容要进行调节。有些患者在开始治疗时，是重度失语症，逐步提高到中度。有的患者在开始治疗时，是中度失语，逐步改善为中—轻度。第二要考虑中—重度失语症患者对听理解的反应应用口语的问题。这类患者可能可以复述，对暗示有反应，或产生短小的回答。在听理解训练的后期，要求患者对作业刺激作出言语反应。一般情况，对重度失语症患者极少要求言语反应，这点不同于中度失语症患者。

（1）扩大记忆保持广度：对中度听理解障碍的训练内容，一般超出词或短语水平，患者的听理解词汇量已扩大。要改善患者语言处理能力，通过增加句法的复杂

表 12－1　听语保持广度训练作业示例

作业类型	长度		
	1	2	3
标志测验	指红勺子	指小红勺子	指小红勺和绿茶杯
是非问题	下雨了吗	你喜欢吃清炖鸡吗	你的脚上穿着鞋和袜子
指出	指出茶杯	指出茶杯和房子	指出房子、树和汽车
执行指令	指一下屋顶	站起来，转个圈	关上门，坐下，给我一枝笔

性来达到这一目的。具体方法包括语言内因素、语言外因素、语境的控制与选择，逐步增加听理解作业的难度。早期听理解训练的一个重要内容是扩大患者的听语保持广度。表 12－1 列出的 3 种长度的听理解作业，不需要言语反应。它包括类似标志测验（Token Test）的指令、是非问题和一系列指出作业，可用于增加听语保持广度的训练。这一类作业系统地增加信息长度而不需要言语反应。

增加患者对语句意义的保持，同样是非常重要的。在临床语言训练中，训练语义的保持较训练一系列无关项目的保持更重要。如呈现一张本市地图，先让患者熟悉地图，听刺激材料中的地名应是患者熟悉的。治疗师朗读语句，“你到科技大厦，先在省医院乘 5 路车，在火车站换乘 6 路车，在省军区下车。”患者寻找地图上的路线。

在早期听理解训练中，一般不要求中度失语症患者作出言语反应，但患者有时会重复言语指令或部分指令，这种行为提示患者可能已具有言语反应的潜能，也是一种帮助听理解的补偿方式。

（2）复述促进听语保持：当患者的言语反应变得较为熟练时，治疗师可将指出作业换为要求更多的言语反应的听理解作业。患者可能会认为这种训练是为了改善他的言语能力。值得注意的是，主要的治疗目的是改善听理解能力，在纠正患者的言语反应时，不应花太多的时间。中度失语症患者的听理解训练所要求的言语反应通常是复述、提示性的短小回答。

复述作业对训练患者的注意力、增加保持广度是有帮助的。听语刺激与复述之间可以停顿一段时间，直到治疗师给患者发出信号，患者才可复述。治疗师逐渐增加停顿时间，也就增加了患者必须保持信息的时间。另一种复述作业是复述首尾连接的句子，如，“我哥哥叫王涛，他住在北京，北京有很多高大的建筑。”复述也可用来发现语言外因素的影响。在复述中应用言语速度、停顿时间和关键词的位置，来了解这些因素对患者复述的影响。同样，治疗师也可通过复述一些语句来了解患者处理句法的能力，如，“小红吃了苹果，苹果被小红吃了。”这些资料为治疗师选择作业提供了信息。复述作业提供了一个简便、快速的听理解方式，尤其是保持广度。但它的缺点是比较乏味，可能使患者更注意自己是如何说的，而不是准确地保持刺激。

（3）语句完形：较为广泛应用的言语暗示方法是语句完形，它也可用于听理解训练。例如，治疗师可以要求患者完成这样的句子，“请递给我筷子和____”。治疗师在应用语句完形作业时，可利用言语速度、停顿、提示等语言外因素帮助患者处理信息。

不同难度语句完形作业示例：

简单作业：

①请递给我筷子和____。

②我喜欢吃国光____。

③在牛奶里加上一点儿____。

中等难度作业：

①芝麻酱闻起来很香，臭豆腐闻起来很____。

②他去药房买了一些____。

③去年放暑假，我们去了____。

高难度作业：

①5 大于 3，8 小于____。

②我坐在椅子上，我睡在____。

③要想开门，把钥匙插进____。

（4）作简短回答：对于中度听理解障碍的患者，治疗师要注意选择恰当的刺激，要求患者作出的反应尽可能短，有意义。较为常用的作业是要求患者回答各种难度不同的是非问题。这类反应可以帮助患者适应社会活动。

对于个别患者可以询问什么地方、什么时间、干什么、谁等问题，作出言语回答，从中选出某类问题作为训练内容，逐步扩展到其他类型的问题。在听理解训练中还可以利用生活环境的真实图片（商店、饭馆、娱乐场所），由治疗师描述环境、询问或进行对话，患者作出短小的言语反应或指出图片作为回答。

（5）语音辨别：有些患者听辨别力有损害，表现为近似音之间、言语声音和背景噪音之间的辨别，或有意义音响，如电铃声的识别困难。语音的发音部位和方法决定了语音的不同。受阻部位和发音方法越相似，听觉辨别这些语音越困难。在训练语音分辨力时，可呈现一对实物或图片，其名称的声母发音应相似。如，拔、爬，很热、很饿，鸡、漆。有的听觉辨别作业不完全涉及两个词之间的最小差异。

语音辨别作业示例：

①从下列词汇中选出声母不同的词：被子、杯子、本子、拍子。

②在桌子上放两张声母卡片：p、b，治疗师说：“杯子”，患者指出该词第一个字的声母是哪个。

③要求患者找出短句中声母为

"b"的字。如，"倒一杯水"，"白色的粉笔"。

4. 轻度听理解障碍的训练

轻度听理解障碍的患者能够表达自己的思想，能够听懂大部分言语。但当数人一起交谈时，会出现理解困难。如果患者的工作与语言交流关系不大，则可重新工作。如果患者的工作取决于语言技能，则不能胜任工作。

治疗师的作用之一是帮助患者充分利用残存的听理解技能。首先，要使患者知道他有时对理解某些言语信息有困难。他们在社会环境中，对不甚理解的信息，往往点点头，或对谈话、复杂的信息表示出兴趣，仿佛理解了这些信息。然而诚实是最好的良药。

（1）修改错误信息：记忆是影响听理解的重要因素之一。当多个信息传出后，患者往往有部分信息丢失或不准确。训练的方法是治疗师朗读一段短文后，由患者修改不正确的信息。这种活动与日常生活有关，根据不同的工作环境，改变活动内容。

（2）介词、代词的理解：轻度听理解障碍的患者对理解某些词类，如介词、代词比理解实意词如名词、动词困难。这可能是由于前者在语句中对实意词起到连接作用，其本身单独存在时无意义或不形象。介词的训练可呈现实物，患者按照指令移动实物。方位词的训练包括上、下、左、右、里、外、前、后。如，"把勺子放在茶杯里"，"把钢笔放在书的下面"等。

也可让患者听语后绘画，如画"一个人坐在树下"，"一个女孩站在篱笆后面"。时间词的训练包括前、后。如，呈现一个日历，询问患者："星期二的前一天是星期几?""4月份的后面是几月?"有些轻度失语症患者，对代词的理解和应用出现混淆，训练的方法是呈现写有代词基本概念的字卡，如：

我——患者

你——听自己讲话的人

他——另外一个男人

她——另外一个女人

它——一个东西或动物

我们——患者和另外一个人或更多的人

他们——两个或更多的其他人

治疗师说出室内人员的姓名或动物名称，患者指出相应的字卡。也可由治疗师说出代词，患者指出相应的照片或图片。

（3）被动句的听理解：不论是大脑前部或后部言语区的损害都可造成语句的听理解损害，尤其是被动句的理解更加困难。

训练时可采取加强词序策略的方法。先训练主动句，将第一个名词作为施事者，第二个名词作为受事者。当主动句听理解能力较好时再进行被动句训练。由于在汉语中，谓语动词在词法上没有明显的标记，因此在早期的治疗程序，被动句应用的谓语动词和"被"、"叫"、"让"等要有明显的标记，可在这类词上贴上一个标志，这样可以促进患者对动词和被动句的辨认。进行听句指图的训练或要求回答语句中的主语或宾语在句中的作用，谁是施事者，谁是受事者。有的失语症患者可以较好地理解语义，但理解某些简单陈述句有困难，尤其是当句中的两个名词均可作为动作的施事者时感到明显的困难。Haediges 等人对 1 例慢性失语症患者进行训练，采用句子—图匹配的方式，对错误进行反馈，结果无效。当采用主动句和被动句与图联系起来进行比较，患者对两种句子结构的理解有改善。患者学会了应用表层结构的有限提示确定施事者。

（4）促进交往能力：由于轻度听理解障碍的患者可以作出较为复杂的言语反应，在听理解训练中可与言语反应结合在一起训练。可能的话，治疗活动应与患者的社会、职业活动有关。陪同患者到他的工作单位或社交场所，观察分析他的日常听语环境，这可能对制订训练活动有帮助。具体的训练作业可以是前面讨论过的作业的扩展和补充，或让患者听一段故事或新闻，数秒钟后，说出他听到的内容。可以由治疗师说出一系列与患者职业有关的指令，患者执行。做收听电话等活动，为患者恢复工作做准备。

八、阅读理解的训练

阅读是指从文字系统中提取信息的过程。也就是说，通过视觉器官接收文字符号的信息，再经大脑编码加工，从而理解文本的意义。阅读是积极主动接受信息的过程，阅读过程一般分为五个层次：

（1）物理学层次：阅读开始于含有信息的文字符号。

（2）生理学层次：文字符号变为读者视觉的神经冲动。

（3）心理学初级层次：文字符号产生的神经冲动可能以语音形式存在。

（4）语言学层次：对语音形式进行文字、句法和语义方面的分析，进行言语译码加工。

（5）心理学高级层次：理解文本的意义。

（一）影响阅读理解的因素

在许多方面，书面语的理解类似于听理解。治疗师在设计训练活动时应考虑影响患者操作的因素，这些因素与影响听理解的因素类似。

1. 词汇的使用频度与形象化

罕用词较常用词更难阅读与理解。但也有例外，连词、代词等虚词虽然使用频繁，但比较难理解，尤其是语法缺失的患者。常用词与词的抽象性和熟悉程度有关。

尽管有些词在语言中不常使用，但对某些患者来说，可能更容易理解这些词汇，因为职业或业余爱好，会对某些罕用词汇更为熟悉。一个词如果能够激发出读者的思维形象（mental image），我们说这个词具有形象化的特征。词汇的形象化水平越高，患者阅读理解的成功可能性越大。

2. 词序与语义

词序是表达词的语法意义的手段。汉语的基本词序为主语—谓语—宾语。在一般情况下，其顺序为“施动者”、“行动”、“对象”。这种比较固定的词序提供了理解言语的线索。

当词序颠倒时，人们常常借用某些句法手段来帮助理解言语。例如，把语句“我揍了他”，改成“他被我揍了”。尽管原来的词序变了，但特定的句法手段提供了理解言语的线索。对失读症患者来讲，词序的改变会加大阅读的难度。在言语理解中，语义知识起着更大的作用。在理解“猫追老鼠”，“人吃饭”这类句子时，人们不仅应用了词序的知识，而且也应用了语义的知识，即人们对“猫”和“老鼠”、“人”和“饭”这些词义的了解。人们根据知识知道只能是“人吃饭”，而不能“饭吃人”。

在这里，语义知识起了很大的作用，有助于帮助人们理解。当词序颠倒时，语义知识可以帮助人们理解的句子，如“鱼被我吃了”，人们仍会理解成“我吃了鱼”。但是当语义知识不能帮助人们理解句子时，句法知识则起主要作用，如句子“狗被狼咬了”，主语和宾语都可做动作的执行者时，词序颠倒，患者容易发生混淆，理解产生困难。

3. 语境

语境指言语交际的环境。从广义说，它指言语活动出现的具体情景，包括说话的场合、社会环境、时代背景等；从狭义讲，语境指书面语言的上下文和口语的前言后语等。在言语交际时，语境提供了各种背景知识，因而能帮助人们迅速、准确地理解语言。对于阅读理解障碍的患者，在阅读文章前看与文章内容有关的图画，有助于理解。

4. 句子的结构

句子结构对言语理解有一定的影响。研究发现，对否定句的理解一般难于对肯定句的理解，理解否定句比理解肯定句需要较长的加工时间。例如，对肯定句“他认为有接受治疗的权利”，理解起来容易，而对否定句“他不认为有不接受治疗的权利”，理解起来难一些。

（二）阅读理解的训练

治疗师在选择训练活动前必须分析测验结果，以此决定患者的功能水平。其功能水平是处在视觉匹配水平？单词水平？词组水平？语句水平？还是段落水平？在该水平的刺激长度、词汇使用频度、抽象水平以及语境提示等是否促进阅读理解？是否某一字号的字体或注视文字的方式（如通过词窗阅读）可改善阅读？回答这些问题，有助于我们选择治疗作业。

1. 促进词辨认和理解

对于严重阅读理解障碍的患者，应从词辨认开始训练。词辨认要求患者从一系列词中选出与字卡上相同的词。患者操作这种作业并不需要理解词义，只是需要辨认相似图案的能力。如果进行词—图匹配作业，这就需要阅读理解能力。

（1）匹配作业：辨认训练可从匹配练习开始。要求患者将手写体字与印刷体字匹配、文字与听刺激（听词）匹配、词与图画匹配。如果患者有视觉辨认障碍，字与字匹配是十分重要的。一般要求达到100%正确率，才能进行其他匹配作业。

匹配作业中使用的词应尽可能与应用有关。社会环境中用语，如厕所标志、出口、拉、推等在词与词匹配中应用是有意义的。在多项选择中，供选择的词数由两个开始，逐步增加到8个或10个。

词水平理解训练开始可使用图画，呈现数张图画，患者选出与看到的词意义相同的图画。选择动词比较好，因为手势可用来帮助理解。词理解的早期训练应包括“放”、“给”、“摸”、“翻”等词汇，这些词汇要用于阅读文字指令。在物品名词与图匹配时，开始供选择的物品应是非同类物品，随着能力的改善，再使用同类物品进行词图匹配。

（2）贴标签：贴标签可用于词汇训练。家庭成员在物品上和家具上贴上写有物品名称的标签。患者每天可多次看到这些词汇，可增强词与物的联系。

（3）分类作业：阅读理解也有赖于患者对名词语义的相似性进行辨别的能力。分类作业有助于训练患者这种辨别力。如要求患者对家具、饮料、食品的词汇表进行归纳分类，也可对抽象词汇进行分类，如对表示情感、颜色、疾病的词汇进行分类。

分类作业示例：

①找出食物的名称：苹果、桌子、土豆、收音机、排骨、羊肉、冰激凌、肉汤。

②找出打扫卫生时用的物品：肥皂、电视、抹布、拖把、吸尘器、收音机、电话。

③将下列词汇分成三类：茶杯、红、碟子、棉花、绿、羊毛、盘子、黄、丝绸、美国、福特、狗、日本、猫、夏利、奔驰、英国、熊。

（4）语义联系：同义词、反义词以及语义相关词的联系也可用于阅读理解作业中。

语义联系作业示例：

①将反义词连线：

上	热	到达	偶尔
冷	紧	经常	答案
松	下	年轻	年老
早	晚	问题	离开

②将语义有联系的词连线：

高尔夫	车轮	摩托车	经常
汽车	球场	猫头鹰	汽车
炉子	叶子	频繁	女性
书桌	茶壶	妇女	淘气
茶杯	抽屉	顽皮	堕落
树	烤箱	腐败	鸟

2. 促进词与语句的辨认和理解

（1）词—短语匹配：当患者能够理解常用词后，就可进行词—短语匹配。这类作业是由词到句的过渡阶段的训练。要求患者读完短语后，找出一个合适的词，使它符合短语的意义。

词—短语匹配作业示例：

①野生动物____

②金属制作的____

③河北东边的省份____

④许多人参加的社会活动____

⑤在家里招待客人的女性____

狮子　女主人　聚会　山东　硬币

（2）执行文字指令：执行文字指令从简单的作业开始，如躯体运动、操作桌上的实物。系统地应用词汇、长度、句法复杂性等影响因素，增加作业的难度水平。真正理解运动指令中的介词是完成指令的关键。如果患者错误理解了介词所表示的各种空间关系，执行指令作业将会使这些错误暴露出来。

执行文字指令作业示例：

①把杯子盖儿盖上。

②把床上的报纸放在书架上。

③把碗放在桌上，把勺子放在碗的左边。

④用你的左手把书翻到30页，再拿出一张纸放在书的下面。

⑤在纸上画一座小房子，房子的前面有池塘，房子的后面有一棵树。

（3）找错：一个非常有用的治疗作业，它是根据Gardner等人关于失语症患者阅读语义、句法错误的语句的研究得出的。在他们的研究中，要求患者找出语句中的语义错误和句法错误。他们发现失语症患者更易发现语义错误。这类作业是比较有价值的治疗作业，因为它使患者在寻找错误时要认真阅读和分析语句。

找错作业示例：

①我喜欢喝牛肉。

②他到商店寄信。

③中国是一个多民族的西方国家。

④我给朋友发了一个长途电话。

⑤椅子在床里边。

（4）问句的理解：对失语症患者来说，对问句的理解也是比较难的阅读作业。关于个人情况的是非问题比较容易理解。如你结婚了吗？你是住在中山路吗？需要回答时间、地点、人物的问题比较难理解。如果患者不能回答或写出答案，可让他指出图画的相关部分，表示他是否理解了问句。

（5）双重否定句的理解：对双重否定句的理解，是比被动句更为复杂的转换练习。在语义上由肯定句到否定句是一次逆转，而从否定到双重否定句是再次逆转的反演过程。对双重否定句的理解训练，可以使我们首先确定一下患者是否存在对双重否定句的理解困难。如果患者在下面的作业中作出错误选择，说明他们不能辨别否定句和双重否定句，只能根据句子中个别词语作出反应，把双重否定句当作否定句处理。如果患者在肯定句和否定句之间摇摆不定，不知如何作出反应，表明他们已模糊意识到双重否定句不同于否定句，此时可看作是从不理解到理解的过渡阶段。

双重否定句的理解作业示例：

在第一个句子的下面有两个句子，患者根据第一个句子的意思作出选择。

1）他不是不能去。①他能去。②他不能去。

2）他不作不感兴趣的事。①他不作感兴趣的事。②他作感兴趣的事。

3）她不会不整洁。①她很整洁。②她不整洁。

4）他不参加会议是不可能的。①他会去参加会议。②他不会参加会议。

5）把钱放在书包里，不可能不安全。①把钱放在书包里是安全的。②把钱放在书包里不安全。

（6）给语句加标点符号：给患者一个需要标点符号才能完整表达意思的比较复杂的语句，由患者阅读后加上标点符号。这类作业有助于提高患者分析句子的能力。

语句加标点符号作业示例：

①我在菜园里种了豆角胡萝卜黄瓜和葱头

②香蕉是水果胡萝卜是蔬菜

③老王说明天要下雨

④天气真好哇

⑤年轻人喜欢摇滚乐老年人喜欢古典音乐

⑥我可以坐在这儿吗他很礼貌地问道

⑦我没能帮助你是不是

⑧姐姐耐心地说你不要着急嘛

（7）语句构成：语句构成的练习是将一个完整的句子以词为单位分割开，顺序打乱。患者根据这些词，重新组成一个句子。这种训练对语法结构有困难的患者有帮助，可提高他们的语句构成和词序排列的能力，同时也改善了阅读理解力。

语句构成作业示例：

将下列词重新排列顺序，组成语句。

①去　小李　今年　海边　夏天

②正在　汽车　老王　房前　修理

③音乐会　听　我们　去　今晚

④衣服　自己　做　她喜欢

⑤游泳　学　他的弟弟　大明　教

⑥希望　被　班长　选为　能　他

3. 语段的理解

当患者对一般的语句理解较为准确，不感到困难，则可进行语段阅读训练。有些患者阅读语段较阅读语句更容易，因为语段中有更多的语境提示，有助于理解。

（1）语句的连接：理解语段的训练方法之一是要求患者将语句连接成一个语段或一个小故事。如果患者失败，可将语段拆开，对每个语句进行分析。在阅读语段或短文前，可先提出几个有关的问题，如人物、时间、地点、情节、结果等，患者会对语段中有关的信息加以注意，有助于理解和记忆。

（2）增加信息的复杂性：信息的复杂性包括两个方面，材料中细节的数量和材料的语义、句法水平。一般讲，难理解的句子有被动句、复合句、事件顺序相反的句子（句子中的词的顺序不同于事件发生的自然顺序）和语义结构复杂的句子（如双重否定句）。当需要增加信息的复杂性时，每次试用其中一种因素。如果一种因素好于另一种因素，在阅读材料中可增加该因素，也就增加了材料的复杂性。如果两种因素平行，治疗师可试用稍长的文字材料，它既增加了细节的数量，又扩大了语义、句法的复杂性。

4. 篇章的理解

当患者对单一语段的理解达到80%的水平，就可将阅读材料增至两、三个语段，逐步增至篇章的理解。方法是让患者逐段分析阅读材料。如果患者有口语表达或书写能力，在阅读每个语段之后，用自己的话总结语段，然后再阅读下一个语段。

有的患者从头到尾阅读长的材料较分段阅读容易。如果患者不能分析语段，可让他试读篇章。当患者能够阅读篇章，要求他们用自己的话总结阅读材料。Beeson和Insalaco报道两例命名性失语伴有失读症的患者阅读单词比较准确，但对篇章的阅读缓慢而且费力，包括功能词替代和语义错误。治疗前对单词的阅读进行测定，结构显示语法类别和词长度对反应时有影响。治疗分为两个阶段，一是篇章的多次朗读，二是阅读的篇章在短语从句上增大空间。在保持理解的基础上，患者阅读篇章的速度加快。治疗后对单词的阅读反应时显示语法类别和词汇长度的影响消失。

5. 轻度阅读障碍的训练

有些患者经过训练或自发恢复，阅读能力达到轻度障碍的水平。他们如果慢慢地阅读，可以接近患病前的水平，可理解较短的材料。这类患者常伴有短时记忆障碍，高水平的书写困难和注意力不集中。训练时应教会患者找到主要思想，开始时用某些方法使段落的主要思想突出，如在表示主要思想的句子下划线。患者尽可能将自己阅读的文字变成自己的话口述出来。

当患者已能找到主要思想，可将训练重点放在加快阅读速度上。

患者快速阅读并确定结构或词。训练患者注意力集中，忽略不重要的字词或细节。浏览式阅读也应训练，材料包括电话簿、目录、百科全书。目的是找到具体的姓名、题目和答案，尽可能快速翻阅。

加快阅读速度的另一种方法是让患者每天反复阅读较短的一份材料，一周更换材料一次。当阅读速度加快后，逐步增加材料的长度、复杂性，并密切注意患者的理解能力。患者每天应保证2～3小时的阅读时间，材料应有趣。

减少注意力分散的方法是在患者阅读时在旁边放一台收音机，把音量放小。随着耐受性的增加，音量逐渐增大。也可采取同样的方式，使用电视。患者也应训练在公共场所阅读，如候诊室或饭馆。在每次阅读后，患者应自我判断理解能力。

对有记忆障碍的患者，训练他们在阅读时记下每个段落的要点，将段落压缩成一句话。训练着重于有效地、迅速地记下要点。如果要点记得恰当，患者可以速扫一下记录，使记忆恢复。

有些患者喜欢阅读故事材料。故事有四大要素：人物、情节、主题和背景。在一定的背景（时间和空间）下，故事主角为达到某种目的而进行某种活动，遇到了某些阻碍，然后克服了困难或产生了某种结果，这个过程就构成了情节。而主题则是隐含（有时也明确表达）在故事中的主旨或教诲。提高患者理解故事的方法是：

①让患者找出时间的线索；

②找到地点的线索；

③找到主要人物；

④鼓励或帮助患者找出主角的活动目的；

⑤鼓励或帮助患者找出阻碍主角达到目标的障碍；

⑥鼓励患者把故事中的事件按时间排序；

⑦让患者回答有关故事的关键问题。

6. 补偿方法

许多患者由于各种不同的原因，不能恢复到患病前的阅读水平。在生活中、工作中有些人不需要阅读，有了阅读障碍对他们的日常生活影响不大。但对确实以阅读作为消闲的人，有些方法对他们有所帮助。一种方法是听广播，另一种方法是请朋友、亲属给自己朗读报纸、小说，或自己阅读时有不理解的地方，向身旁的人请教。

九、口语表达的训练

非流利型失语症的患者都有不同程度的口语表达障碍。由于病变的部位、范围和程度不同，可以有不同的表现。最严重的是完全性失语，说话的能力完全丧失，连单个的字和音节都说不出来。但这类患者并不哑，发音器官是正常、完整的，他们可以发出声音，就是不会说话。轻者可以发出个别语音，或者说出一两个最熟悉、最常用的字词。

那么，正常人的言语是如何产生的呢？一般来说，言语的产生分为两大阶段：计划阶段和执行阶段。计划阶段决定说什么和如何说，即根据交流的目的确定话语的内容和形式。计划阶段又包括两个过程：构造和转化。构造是建立要表达的思想、观念，确定要交流的意义、内容。转化是把思想、意义转变为语言，组织成有语言结构的信息。这时，人们要运用句法规则和音位规则并选择适当的词汇确定句子、短语等形式以表达思想内容。执行阶段是把计划好的语言信息以物质的形式实现出来，表现为语音。它又分为发出动作指令和言语发音器官执行动作指令两个部分。

失语症患者可以在言语产生的某个阶段出现障碍。下面对不同的言语障碍及其训练方法作一介绍。

（一）口面失用症的训练

口面失用症是指舌、唇、喉、咽、面颊在执行非言语的随意运动时出现困难，但这些肌群的自发运动保留。这些运动困难并非因肌肉无力造成。临床发现口面失用症常伴有言语失用症，但有些言语失用症者并不一定伴有口面失用症。

口面失用症在发音时表现为：①无发音动作或无喉音；②发音产生的是无语音的气流，如耳语声；③发音时不伴有呼气活动，尽管患者存在反射性呼吸，但不能听指令吸气或呼气。

口面失用症在口面动作的模仿或听指令执行时出现困难或动作笨拙、不准确。如撅嘴、伸舌、舔嘴角、舔上齿等。训练方法可包括下述几个方面：喉的训练、舌运动的训练、言语活动训练。

1. 喉的训练

喉的训练是发声训练。治疗师对着镜子发/a/音，患者注视治疗师的发音动作，注意听，然后模仿。如果患者不能模仿发声，治疗师可把患者的手置于治疗师的甲状软骨上，让患者感觉声带的振动，然后再把手放在自己的喉部，模仿发声。有时治疗师需帮助患者张开嘴，摆正口形。这一步骤常需反复多次练习。练习时要加强听刺激，患者自己的听觉反馈以及触觉刺激，有助于控制发声。反射性发声，如咳嗽、清嗓子、呻吟、咕哝、大笑、叹气或哼调子可以促进随意发/a/音。患者也可以自己用手指调整口形发/a/。当患者能自发地发/a/后，练习不同的音高、音量和持续时间。以后可练习发/i/、/u/、/o/、/ei/等音。

2. 舌运动的训练

为了获得舌运动的控制，治疗师只用一个音/a/唱一首流行歌曲来示范舌的运动。然后要求患者照着镜子模仿，观察舌的运动。应用压舌板、模仿、照镜子，教患者舌的伸出、缩回、侧伸、上下伸运动。

3. 言语活动的训练

当患者能够随意发声并控制唇运动后，可以开始训练患者说话。由于口面失用症和言语失用症患者的随意言语较自动言语更困难，通过应用自动言语可以改善自发言语。唱熟悉的歌曲、数数 1～10，都是利用自动言语促进自发言语的活动。在练习时，治疗师与患者一起说，但声音要比患者更大，以后逐渐减小音量，直到不给予帮助。

治疗师应选择一些有节律的材料以及生活中最常说的话语作为训练内容，激发全部言语活动。

（二）言语失用症的训练

1. 言语失用症

言语失用症是指因脑病变，对言语肌群（发音器官）的运动下达指令的能力、随意产生语音所需的肌肉运动的顺序受到损害。但在反射活动和自动活动时，不伴有明显的肌肉无力、运动缓慢或运动不协调。病变多位于左半球第三额回。国外学者对言语失用症的症状进行了大量的研究，他们发现：

（1）发音错误随着发音器官的运动调节的复杂性的增加而增加。元音较单辅音错误少。在单辅音中，塞擦音较摩擦音的错误更多。就发音部位来说，腭音和齿音较其他语音更易出现错误。复述单音节/pa/、/ta/、/ka/较连续复述/pa－ta－ka/要容易，连续复述时，患者不能保持正确的发音顺序。

（2）起始辅音较位于其他位置的辅音错误更多。

（3）在反复朗读相同的材料时，患者倾向于在相同的地方出现错误；在连续朗读时试图犯较少的错误。但实际上错误减少的并不多，个体存在着差异。

（4）在语言中常用语音较罕用语音发音更为准确。

（5）大量语音错误，包括替代、遗漏、赘加、重复和歪曲，最多见的是替代。许多患者往往用清音代替浊音。

（6）言语失用症患者的自动言语、应答言语相对比较好，而有目的的随意言语比较差。词汇和短语近乎正常。对话时言语尚流利，发音好，但间或有费力和摸索发音动作的情况。

（7）模仿性言语较自发言语的发音错误更多。在单音节、较长和复杂的材料可以看到这种现象。有些患者在刺激词呈现与复述之间的停顿延长。但有的学者发现模仿较自发言语好。

（8）随着词的长度增加，发音错误增多。

（9）对于交际更为重要的词汇更多地出现语音错误。一般来讲，要求的反应复杂性增加，错误也就增多。

（10）发音的纠正受到刺激呈现的方式的影响。当言语刺激由面对面的检查者呈现（听—视方式）比刺激由录音机（听）或文字（视）呈现时患者的发音更为准确。有的学者注意到刺激方式的影响在个体之间存在差异。

（11）保持正确的发音是通过反复的练习得到促进，而不是增加刺激呈现的次数。

（12）发音的正确性不受听、视、心理变量的影响。当要求患者在两种不同条件下执行作业，一种是患者照镜子观察自己，另一种是没有视觉监视，他们的错误率无统计学意义。应用掩蔽式噪音使患者不能听到自己的声音，并不能改变发音错误的数量。给患者延迟模仿反应的机会，不能改善发音错误。告诉患者朗读材料的难易，均不影响发音的准确性。在患者说话时配有听节律（节拍器）不影响错误的发生率。

Wertz 等人回顾了言语失用症预后的有关文献，结论是无明显因素可影响言语失用症的预后。但根据他们的临床经验，认为确有一些患者的预后较好，如发病在1个月内的患者、布罗卡区较小的病变、合并的失语症较轻、无明显的口面失用症、身体状况良好、有较好的体力坚持训练。他们注意到未经训练的言语失用症患者不如接受过训练的患者的预后好。未经过治疗者功能恢复较差，严重患者经治疗功能恢复尚可，轻中度患者经治疗预后好。

2. 治疗原则

治疗运动性言语障碍的基本原则是：

（1）补偿：患者学会最大限度地利用保留下来的潜在功能，治疗言语障碍。

（2）有目的的活动：患者有目的的学习患病前自动做的活动。患者必须注意发音器官在什么位置，它们在做什么，词如何成为词组，呼吸是如何与言语协调工作的，音量是如何改变的。

（3）监督：患者听自己的话语，听自己的录音，注意自己言语的缺点、清晰度、重音等。

（4）早期开始治疗：在患者的语言能力衰退前开始进行补偿、有目的的活动和监督。

（5）动力：告诉患者他的努力是有价值的。治疗师制定一个敏感的活动步骤，逐步增加难度，鼓励患者努力去做。

言语失用症的治疗与失语症或构音障碍的训练不同，应集中在发音障碍上。语音的条件影响言语失用症患者发音的准确性。如发音方式、摩擦音、塞擦音较元音、鼻音、爆破音更易出现错误；语音位置，起始音较尾音易出现错误。如果起始音是摩擦音、塞擦音则发音更困难。词的长度增加，错误增多；罕用词较常用词错误多。在治疗时应考虑上述因素。

言语失用症患者的发音正确性受刺激方式的影响。视听刺激较单一的视或听要好，视是指注视治疗师的发音动作。临床观察视觉输入有助于指导发音，但未得到证实。建立和加强“视觉记忆”对成人言语失用症的治疗是非常重要的。描述正确的发音位置、清音浊音的发音方法是有益的。

3. 语音的训练

基于上述的治疗原则，Rosenbek 等人提出一个 8 步综合刺激法作为言语失用症的治疗方法。现介绍如下：

第一步：视听综合刺激，即“看着我”，“听我说”，并同声发音（患者与治疗师同声发音）。治疗师督促患者在他们一起发音时认真听，尤其注意视觉暗示。

第二步：视听综合刺激和推迟发音（治疗师发音后，停顿一下，患者再模仿）。治疗师提供发音方式，患者模仿。然后治疗师做发音动作不发音，患者大声发音。也就是说，视觉暗示保留，同步听觉暗示削减。

第三步：视听综合刺激和推迟发音无视觉暗示，即传统的“我先说，你跟着我说。”治疗师不给予同步暗示。

第四步：视听综合刺激后连续发音无干预刺激，即无听觉或视觉暗示。在治疗师发音后，患者反复发音无任何暗示。

第五步：文字刺激和同步发音。

第六步：文字刺激和推迟发音。

第七步：由提问激发恰当的发音，无模仿。治疗师提问，靶发音作为对问题的恰当反应。

第八步：角色扮演情景中的恰当反应。治疗师、工作人员、朋友承担与靶发音有关的角色，患者作出恰当的反应。

Dabul 与 Bollier 观察到言语失用症患者突出的特点是语音的排列顺序障碍。为了改善这一能力，他们提出下列治疗步骤：

（1）掌握单个辅音，标准是作出 20 次发音尝试，18 个发音位置正确。只有当特定的语音已掌握，才能进行下一步的训练；

（2）将掌握的辅音与元音/a/一起发，连续重复 60

次，15秒内完成，可进行下一步训练。作者提倡使用无意义的音节结合，以便使患者将注意力集中在语音顺序上，而不是注意确定运动是随意的或自动的。他们发现掌握无意义音节的随意控制可以改善有意义词的发音。然而，Rosenbek 和 Wertz 等人喜欢应用有意义的刺激，因为发音的成功可增加患者的信心。

（3）一旦患者获得了基本“词汇”的牢固的发音位置，就可尝试说困难词的单音，然后把这些分离的语音合成音节和词。

由于传统的听刺激一般无效，因此有些学者推荐视觉技术（阅读治疗师的言语口形）和位置技术（口腔发音器官的运动方向和位置）作为供选择的训练方法。可将词（文字）分隔为音节呈现。患者只能看到需要发音的一部分，不需立即发音的另一部分被遮盖住。这一方法可提高患者的监督能力，使他们将注意力集中在必要的发音动作上。由于发音方式影响发音的准确性，那么语音治疗技术就涉及到单个元音的训练，如口面失用症喉的训练方法。当患者能够根据自己的意愿发元音（e，o，i等），辅音训练就成为集中训练的重点。例如，/m/音易于看到它的发音动作位置，可用它作为治疗的开始。治疗师发/m/，患者闭双唇。如果患者不能作出动作，要求患者模仿治疗师闭唇，用手指按住双唇。唇闭合后，要求患者发嗡嗡声。有时当治疗师发这个音时，患者可触摸治疗师的喉部。鼓励患者哼熟悉的曲调，从治疗师获得反馈，确定发音是否正确。然后患者再发/m/音，接着张嘴，改变口腔位置。这是用来克服患者的惧怕心理不能再次作出特定语音的口形。治疗师指导患者从/m/音张口，或从/m/音到元音，这个元音是已保留的音素。当/m/音能够单独发出时，可作为起始音与元音一起发，如/ma/，/mo/，/mi/。如果其他元音自发产生，也可被采用。下一步发双音节词/mama/。

4. 其他训练方法

国外学者应用旋律语调疗法（Melodic Intonation Therapy）治疗非流利型言语障碍患者。这类患者保留较好的听理解能力，有较多的语音错误，复述能力差。通过“唱”语句的训练程序，指导患者过渡到正常的语句表达。此外，可以采用照镜子纠正口形发音，借助口形动作发音，如吹火柴，试发/p/、/b/、/w/；咳嗽，试发/k/、/g/；咬下唇，试发/f/、/v/。还可用拍打节律、给予听觉重音暗示等方法，训练言语失用症患者。

Katz 等人对1例运动性失语/伴有言语失语症的患者进行发音训练，采用两种不同治疗方法进行对照，一个是与舌位置有关的视觉指导的生物反馈装置，另一个方法是应用计算机程序对复述传递声音对比刺激。患者的运动、知觉资料显示，视觉指导的生物反馈治疗对非言语口唇以及言语运动作业有改善。而使用计算机语音对照治疗在治疗期间改善不显著，处于临界水平，治疗后10周，又回到基线水平。该研究结果表明，与舌尖位置有关的视觉生物反馈可以用于治疗运动性失语症和言语失用症患者的非言语唇舌运动以及小范围的言语运动。

（三）口语表达的训练

1. 单字的产生

口语表达是人类进行交际的重要手段，在语言的发展中，即儿童在语言的获得时，元音早于辅音，汉语中对韵母的发音正确率要比声母高。因此，在口语训练中，先训练一些无实际意义的韵母字，如啊/a/、哦/o/、爱/ai/等。当患者能够说出单个韵母时，再将声母与韵母连在一起发，如妈/ma/、八/ba/、挖/wa/等。也可以用数数的方法，诱导出单字的产生，如请患者跟着治疗师数1～10，然后治疗师告诉患者“数字1，就是衣服的衣”，并呈现一张画有衣服的图片，再反复说“衣”，以巩固效果。

比较容易发的声母是/b/、/p/等音，其次是唇齿音/f/，舌面音/j/、/q/、/x/，舌尖前音/z/、/c/、/s/，比较难发的是舌根音/g/、/k/、/h/，舌尖后音/zh/、/ch/、/sh/、/r/，舌尖音/d/、/t/、/n/、/l/。这些声母发音的难易程度，不同的患者有不同的变化，训练时应根据具体情况，先练习容易发的音，能发哪些音就练哪些音，切不可勉强。

在声母和韵母发音的基础上，由发单音过渡到发音节，即声母与韵母结合起来发，如/ji/（鸡）、/ya/（鸭），并呈现相应的图片，患者看到自己能说出有意义的字，可以增加训练的信心。

2. 词语的产生

（1）唱歌：唱简单、熟悉的歌曲有助于诱导患者说出歌词。开始时治疗师与患者一起唱，逐渐把曲调减弱，让患者唱出歌词，最后说出歌词，必要时给患者提供歌词的文字。

（2）语句完形：出示靶词的图片，由治疗师说出语句的前半部分，稍有停顿，患者说出后半部分。如果患者说出后半部分有困难，治疗师可说出后半部分的第一个字，患者说出最后一个字。

语句完形作业示例：

简单语句：

①苹果长在____（树上）

②你骑自行车____（上班）

③用牙刷____（刷牙）

简单谚语、格言：

①熟能生____（巧）

②近朱者赤，近墨者____（黑）

③仁者见仁，智者____（见智）

歌词：

①东方红____（太阳升）

②海风你轻轻地吹，海浪你轻轻地____（摇）

③团结就是____（力量）

复杂语句：

①参加奥林匹克比赛的人是____（运动员）

②修理汽车的人是____（修理工）

③他拿着肥皂在水池旁____（洗手）

（3）词选择：治疗师说出两个词，如“茶杯和钢笔”，并呈现靶词（要求患者说出的词）的图片，患者说出图片中的物品名称。

一般情况下，靶词应是选择词中的第一个词，以抑制复述。但患者出现困难时，可将靶词置于尾部，以鼓励患者正确表达。这一方法可用于其他言语中，如靶词是“喝茶”，治疗师问：“他在喝茶还是洗脸？”

（4）语音暗示：治疗师要求患者说出某个词时，患者出现困难，不能发出起始音。这可能是因为患者没有找到正确的词汇，或是找到了正确的词汇，没有找到正确的语音，或是言语的始发动作困难。这时，治疗师可以给予起始语音的暗示，并拉长语音，等待患者说出后面的音。如治疗师说：“他在喝____”，患者说：“水”。

（5）范畴、功能、描述暗示：通过评价证实患者存在语义缺陷时，应用语义治疗，可以先训练某个范畴的名词，如给患者提示需要说出该物名称的范畴、功能，并对该物进行描述。如“茶杯”，提示可以是“它是一种茶具”（范畴），“是喝水用的”（功能），“它有一个把儿，掉在地上会打碎”（描述）。根据患者对刺激的反应，提供与靶词有关的字、语音信息。

（6）手势暗示：当要求患者说出动词时，如“喝水、睡觉、洗脸”等，患者出现困难，治疗师在给予其他暗示的同时，也可做相应的动作，给患者提供更多的帮助。

（7）回答问题：回答问题的训练目的是激发患者词提取的能力，但没有视觉提示，作业有一定难度。如果患者存在找词困难，难以完成这类作业，也可提供图片作为提示。

回答问题作业示例：

简单问题：

①你用什么刷牙？

②你用什么写字？

③你躺在什么上面睡觉？

较复杂的问题：

①中国的首都在哪儿？

②春节时家家都吃什么？

③中国最长的河是什么河？

回答“谁”的问题：

①谁是中华人民共和国主席？

②你最喜欢的电影演员是谁？

③你最喜欢的运动员是谁？

回答“在哪儿”的问题：

①你把食品放在哪儿保鲜？

②你去什么地方存钱？

③你到哪儿买菜？

（8）范畴内找词：范畴内找词有三种方法，一种是在规定的时间内，尽可能多地说出某一范畴的名称，如国家名称、蔬菜、交通工具、家具、家用电器、高中课程；第二种方法是词语联系，治疗师说出一刺激词，如“火”，患者说出与这一词相关的词，如热、火焰、红色、暖和；第三种方法是组词，要求患者用一个字组词，如“火”，可以组成火炉、火柴、火锅、焰火、炮火、火车、发火等。

3. 言语的扩展

非流利型失语症，尤其是运动性失语症的患者，可说出词，但词与词之间缺乏语法联系，说出的话多由双词或三词组合起来的话语，如“电视星期一”。使用的词类主要是情景所必需的名词、动词等实词。这种话语在表达一个意思时，虽较一个词明确，但其表现形式是断续的、简略的、结构不完整的，有人把它称作电报式言语。在交往时，多根据词序和语境线索来理解电报式言语的意思。

通过观察发现，把学习过的词语按色彩排列，即名词用红色书写，动词用黄色书写，形容词用绿色书写，各相应的图片也用相应的颜色勾画。这些有色彩的图片组合较无色彩的图片组合容易记忆。指导患者将语句各部分与这些色彩相结合，说出或写出语句。

言语的扩展作业示例：

①呈现 3 张图片，分别代表主语、谓语、宾语，并呈现 3 张词卡。

患者将词卡与图片匹配，然后大声朗读语句，随后移开词卡，患者根据记忆复述语句，回忆正确的句法结构。

②呈现 3 张图片，要求正确摆放图片的顺序，表达语句。

③当上一步成功后，用画有箭头的图片代替动词图片，要求患者说出正确的语句。如“她骑自行车”，“她修理自行车”，“她刷洗自行车”。

④给患者呈现一动作图片，要求说出主语—谓语—宾语句型。必要时可用问话诱发反应。如“他在干什么？”

4. 动词词组的表达

词组也叫短语，是词和词组成的较大的造句单位。也就是说词组是两个以上意义有联系的词按照一定规则组成的句子内部的语法单位。动词词组是以动词为中心语的词组。附加在动词性中心语前面的词语叫状语，如热烈欢迎；附加在动词性中心语后面的词语叫补语，如跑得快、打扫干净；跟在动词后面作为动词涉及对象的词语叫宾语，如穿衣服、批评他们、怕冷。

当患者说出完整的语句有困难，可以训练患者运用带有大量信息的动词词组进行交际。

（1）从情景诱发动词词组：治疗师提供情景问句，诱发患者用短语回答问题。尽量提出一些与患者日常生活有关的问题，使他们有更多的机会进行语言实践，并解决日常生活的交际问题。

诱发动词词组问句示例：

①已经10点了，孩子们还不打算睡觉，母亲会说什么？

②如果房子漏雨了怎么办？

③你想让别人把药递给你，你怎么说？

④外边下雪了，老伴要出去买菜，你会说什么？

（2）简单否定句：在语言中凡是有“不”、“不要”、“没有”、“不能”等成分的句子都称为否定句。训练的方法是给患者提供地点和情景，患者作出反应。根据患者口语表达的水平，提出一些患者可以作出反应、但需要努力回答的问题。

简单否定句示例：

①有人在病房里大声喧哗，我们该怎么制止他？

②有的小孩在马路上踢足球，我们怎么劝阻他们？

③你去过桂林吗？

④你想睡觉吗？

⑤你要喝杯茶吗？

（3）说明：这一活动的目的是让轻度失语症患者产生有逻辑、有次序的言语。如食品食用说明、洗涤说明等。如拌凉菜，先洗干净，用开水烫，切成小块，放在盘里，放点儿盐、醋和香油。也可以讲解一些生活知识，如怎么腌咸菜，如何烹调某种菜，如何照相等。

（4）职业问题：向患者提出一些有关职业的问题，患者作出回答。如“秘书干什么？”“建筑师干什么？”“你爱人干什么工作？”“护士干什么？”还可以询问有关一些名人的职业问题，如“姜昆是干什么的？”“蒋大为是干什么的？”

5. 语义网络

现实中诸事物并非孤立存在，而是处于千丝万缕的联系之中。作为事物指称者的语词的意义也不是孤零零地储存在人们的头脑中，而是处于词义之间的复杂的联系中。人们提出了语义网络的假设，假设每个语词都可以它自己为核心，在其周围一圈一圈地向外扩展，离核心越近，则与核心的意义越接近；反之，离核心越远，则与核心的意义也相距越远，而和其他词的意义可能越近。

有些学者认为，用核心词作为刺激，产生有联系的语言，对患者的词提取有帮助。如，核心词是“农民”，那么与这个核心词有联系的词可以是“农田、农作物、农舍、牛羊、谷仓、气候”等。要求患者说出与核心词有联系的词；用核心词作主语造句，如“农民种庄稼”；用相关词作主语造句，如“谷仓在房子附近”，“气候影响农作物的生长”。

6. 语句复述

复述是传导性失语的典型言语障碍，复述常作为治疗的方法之一。Kohn 等人报道的1例传导性失语症，复述比对话言语更流利。他们为患者设计了一个以复述为基础的治疗程序。每日进行语句复述训练，每周更换一套语句。两个月后进行图画叙述和语句复述评价，结果语句复述和图画叙述均有改善。这可能是复述训练对图画叙述产生迁移作用。

7. 丰富言语表达

在临床上我们常常看到当运动性失语症患者建立起简单语句结构后，言语表达往往缺乏形容词，言语贫乏。下面列出的几个活动就是针对这一问题设计的。

丰富言语表达作业示例：

①对一名词说出有关的形容词。

②对一语句补充适当的形容词。如，“一个妇女走过马路”可以改为“一个漂亮的妇女走过宽阔的马路”或“弯着腰的老年妇女走过拥挤的马路”。

③对于语言表达水平较高的患者，可以让他们充当记者的角色，写出有关春节晚会、婚礼、灯会等的新闻报道。

8. 促进自发言语

对于轻度言语表达障碍的患者，治疗师应为他们提供更多的言语表达机会，使他们的口语表达能力得到锻炼。

促进自发言语作业示例：

①描述环境。如聚餐、火车站、医院、公园的环境。

②回忆自己早年的经历。如学校的建筑、喜欢的老师、假日、故乡、童年时代。

③发表见解。如儿童应不应该早睡觉，为什么；看电视有哪些利弊因素；对精神文明建设、政府的廉政问题、学生的负担、新闻时事等发表见解。

④扮演角色。它可以使患者早日接触外界环境，练习交际能力。如，患者为儿童设计一个在火车上旅行时的娱乐活动；为国外旅游者制定一个旅游计划；申请职业，如厨师、演员、售票员等，与主管人面谈；给每个患者一定数量的钱，举行拍卖活动，由患者充当拍卖者；两个患者分别充当不同的角色，如顾客与店员商讨

物价、经理与雇员讨论工资、医生与患者讨论病情、农民与地产商讨论土地的利用；参加聚餐、在候车室等车、在公园长凳上休息。患者可以互相问候、讨论天气、提问、向他人讲自己的活动等。

⑤逻辑推理。它是遵循严密的逻辑规律，逐步推导，最后得出合乎逻辑的正确答案或作出合理的结论。一些患者因脑损伤造成了思维和推理障碍。下面的一些活动就是针对这一现象进行设计的。

a. 患者说出任何工作或职业以及工作人员的着装，解释这些着装的原因。如矿工头戴安全帽、护目镜，身穿工作服，脚穿雨鞋。询问患者，矿工为什么这样着装。

b. 呈现在词义上有共同点、也有不同点的两个名词，由患者解释其共同点和不同点。如，雪茄和香烟、内科医生与外科医生、客轮与货轮、劳教所与监狱等。

c. 治疗师提出一系列问题，患者作出符合逻辑的解释。如，为什么我们把食物放在冰箱里？为什么人们在夜间锁门？为什么公路有人行横道？为什么把犯罪的人送到监狱？为什么儿童都应接受教育？为什么我们需要加强国防？为什么我们要搞改革开放？

十、文字表达的训练

文字表达即书写，这是一个将思想付诸于文字表述的复杂过程，它包括不同的功能层次。最常见的失写症所包含的基本功能缺陷是字词层级的形、音、义的损害，也有的是句法结构的损害。书写训练的目的，是使失写患者逐渐将他书写的字的字形、语音、语义以及手的书写运动联系起来。要达到有意义的书写和自发书写的目的，需要很长的时间，并要付出很大的努力。由于病变损害的程度不同及其他因素，有些患者始终不能达到自发书写的水平。抄写与自发书写之间的差别与模仿言语和自发言语之间的差别是平行的。由抄写到自发书写是一较大的进步，代表了言语交流能力的跃进。

训练分为三个阶段。第一阶段是临摹与抄写，目的是促进非利手（通常是左手）的书写运动技巧，促进患者字的辨认和理解能力；第二阶段是过渡阶段，引导患者逐步减少单纯抄写活动，逐步增加自发书写水平；第三阶段是自发书写阶段，患者可完成听写或简单问题的书写，最重要的是功能书写，即写便条和信件等。

（一）临摹与抄写

1. 临摹

因脑损伤造成的失语症患者常伴有右侧偏瘫，临摹的目的是改善左手的书写运动技巧。方法是临摹圆形、方形等形状，以及简单笔画的字。为了改善自动语序的书写能力，可让患者临摹系列数字。为了改善患者书写个人基本情况的能力，可抄写患者的姓名、地址、电话号码、家庭成员的姓名等。

2. 分类抄写与短语完形

在训练中逐步削减视觉提示，提高患者理解文字的能力。这一水平的作业要注意增加阅读理解的难度，同时帮助患者积累常用词汇。

分类作业示例：

动物：牛________　植物：树________

羊、草、花、驴、鸟、麦子

房屋：平房_______　交通工具：长途汽车_______

楼房、火车、自行车、茅草房、别墅、飞机

在一些作业中使用配对词和反义词，可以加强词的语义理解，因此该作业的抄写具有一定难度。

作业示例：

男孩和________　袜子和________

老虎和________　骄傲和________

便宜和________　美丽和________

高和________　快和________

粗和________　长和________

（细、矮、女孩、鞋、慢、狮子、昂贵、谦虚、丑恶、短等）

逐渐增加语词的抽象水平，使匹配作业的难度加大。

作业示例：

医院________　学校________　工厂________

公园________　职业________　下雨________

（雨伞、机器、医生、教室、花草、干部等）

与分类作业水平相似的活动有词组和语句完形。

作业示例：

一块________　一条________　一匹________

一碗________　一杯________　一瓶________

（马、饭、牛奶、茶、肥皂、糖等）

学生在________（飞、绘画、卖菜）

鱼儿在________（微笑、爬山、游水）

母亲在________（做饭、挖沟、跳高）

鸟儿在（哭、飞、爬）

邮递员________　会计师________

农民________　秘书________

医生________

（看病、记账、送信、犁地、打字等）

老婆婆________　女青年________

生气的男人________　婴儿________

漂亮的女人________

（大声吼叫、吸吮手指、穿着短裙、用手杖走路、有许多羡慕者）

3. 回答问题

当阅读理解为中度或轻度受损时，抄写和选择书写的作业水平可以更高一些。下列短文可作为回答不同难度问题的练习。

作业示例：

阅读短文："我的邻居李钢买了一辆摩托车，车太大，几乎不能放进小屋。每个星期天，他要花费一两个小时保养、清洗它。下午他带着孩子骑摩托车到郊外去。"

对下列问题写出"是"或"不是"作为回答：

①李钢生活富裕吗？

②他是刚买了一辆自行车吗？

③把车放进小屋容易吗？

④他用很多时间保养、清洗它吗？

⑤星期日下午他们全家郊游去吗？

对下列问题写出简单回答：

①我的邻居叫什么？

②他买了什么车？

③他什么时候清洗车？

④他清洗、维护车用多长时间？

⑤星期日下午他和孩子上哪儿去？

阅读短文："王德修了一辈子钟表，他在中山西路开了一个小钟表店。他住在店后面的两间房里，养了一只鸽子和一只鹦鹉为伴。"

对下列问题写出简单回答：

①这个男同志叫什么名字？

②他住几间房？

③钟表店在什么地方？

④他养了什么鸟？

（二）过渡阶段

由抄写到自发书写是一个很大的进步。当患者抄写作业达到65%～70%正确时，可考虑进行自发书写训练。

1. 随意书写

要求患者按偏旁或部首随意书写。如木字旁，可以随意书写出：树、林、杨、椿、村、权、枉等。在这类练习中，可加强正确字形的构成，使患者建立起信心，逐步达到正确字形的形成阶段。

2. 字形构成

治疗师在图片下提供该图名称的偏旁部首，患者补偿缺失的部分，组合成一个完整的字。

3. 字完形

字完形作业要求患者阅读语句后，写出一个字或一个词作为回答。在回答前，呈现该字词的偏旁部首作为提示。如果有困难，可以给予更多的提示。

作业示例：

①用来开锁的是________。

②用来照明的是________。

③吃饭用________子。

④洗衣服用________。

⑤坏的反义词是________。

4. 视觉记忆书写

视觉记忆书写与其他过渡阶段的活动完全不同，其目的是训练患者字词的视觉记忆能力。将字词呈现数秒，然后移开，患者根据记忆写出字词。开始时，字词的笔画要简单，是常用字，逐渐增加字词和长度，并缩短呈现时间。

另一个与视觉记忆有关的活动是治疗师呈现辅音相似的两个字，如"攀、搬"，治疗师说："搬"，移开两张字卡，患者根据记忆书写"搬"。

（三）自发书写

1. 句法构成

语法缺失的患者词提取的困难不突出，但形成完整的语句出现困难。建立简单句法结构的方法与言语表达训练的方法近似。

作业示例：

给患者呈现3张图片和3张字卡。

①患者根据图片，将字卡排列整齐。

②治疗师移去字卡，患者根据记忆写出语句。

③治疗师呈现3张图片，其中2张与上面呈现的图片不同。患者在无提示的条件下书写短句。

④换掉全部卡片，书写另一语句。

2. 语句完形

在没有任何提示的情况下，将未完成的语句书写完整。

作业示例：

①我把衣服晾在________。

②我把叠好的衣服放在________。

③我一进家门先换________。

④我把食品放在________里保鲜。

⑤晚饭后，我坐在沙发上看________。

3. 动词短语的产生

失语症患者一个主要的书写特点是名词或动词占优势，缺少语句的其他部分。多数简单指示是由动词短语组成的，它可以传递一定的信息。

作业示例：

①书写简单动词，如吃、喂、来、听、喝、看、走、跑、去。

②给患者呈现宾语字卡，如茶、狗、饭、水、电视、歌曲等，患者从动词中选出相应的动词，写出恰当的动宾结构，如喝茶、看电视。

4. 语句构成

患者可以应用简单的句法结构，书写自己、朋友、邻居的情况。也可由治疗师提供一些词汇，患者根据这些词汇构成语句。

作业示例：

治疗师写出：

①地点，如北京、青岛、上海；

②地理方位，如西、南、北、东；

③地区特点，如古城、工业区、海滩；

④人口。

患者根据上述词汇写出语句。如，“北京在北方，北京是古城，有一千多万人口。”

5. 信息的顺序

有些患者可以达到书写短小的正确的语句水平，但对信息量较多的事件则难以书写。这种情况可见于口语表达困难的患者。Luria 提议，鼓励患者将任意想法写在卡片上，然后根据重要性或时间的顺序，把卡片排列好。

作业示例：

列出一天要做的事情的日程表，如：

时间	人物	活动
早 8:00	我	作业治疗
上午 10:00	我	语言治疗
中午 12:00	女儿	送饭

另一种方法是与患者讨论所要书写的主题，然后帮助患者清理好事件的头绪。如讨论旅游，涉及的内容有人物、时间、气候、旅馆、交通、活动、费用等，患者逐一写出。

第六节　构音障碍的康复治疗

一、构音障碍的分类

构音是指自胸腔呼出的气流经过声带的振动，再经唇、舌、腭和咽等构音器官的摩擦或阻断等动作以发出语音的过程。当发音器官的运动力量、运动协调性、运动方向等出现异常就可表现出构音障碍。

许多疾病都可造成构音障碍，根据不同疾病的病变部位不同，而产生不同的一组症状，通常将构音障碍分为以下六种类型。

（一）迟缓型构音障碍

迟缓型构音障碍（flaccid dysarthria）由下运动神经元损伤，如颅神经核、颅神经、周围神经纤维病变，或肌病的构音肌群迟缓无力、软瘫、肌萎缩造成。其特点是说话时鼻音过重，可闻气体自鼻孔溢出声及吸气声。呼气发音时因鼻腔漏气而语句短促，低音调，音量减弱，字音不清，主要由于咽肌软腭瘫痪，呼气压力不足，使辅音发音无力和舌下神经、面神经支配的舌、唇肌肉活动受损而不能正确地发出语音。伴发症状可有舌肌颤动与萎缩呈束状。舌肌与口唇动作缓慢及软腭上抬不全，并可见咽肌软腭瘫痪的代偿性鼻翼收缩和扮怪样面部动作。吞咽困难，进食易呛，食物常从鼻孔流出。唇闭合差，唇外展异常，流涎，舌抬高困难或不能提高，舌在休息状态异常，两侧运动差。

（二）痉挛型构音障碍

痉挛型构音障碍（spastic dysarthria）由上运动神经元损伤后构音肌群的肌张力增高及肌力减退所致。言语特征是说话缓慢费力，字音不清，鼻音较重，缺乏音量控制，音调低、单音调、音质嘶哑，常有用力挤压声，可因声带过分紧张而振动不规则所致。舌交替运动减退，说话时舌、唇运动差，软腭抬高减退。可出现吸吮反射、下颌反射，如双侧内囊血管病变、痉挛性脑瘫、运动神经元性疾病、多发性硬化等，则常伴有吞咽困难和强哭强笑等情绪控制失调。

（三）运动失调型构音障碍

运动失调型构音障碍（ataxic dysarthria）是因小脑或其脑干内传导束病变所致，造成构音肌群运动范围、运动方向的控制能力差。通常在下面的两种言语异常中表现其中的一种，一是间歇性的发音障碍，表现为言语无节奏，音高音量无规律，字音常突然发出；另一种情况是间歇停顿不当，声音延长，音节重音均等，字词之间的间歇延长，言语速度减慢。

（四）运动过少型构音障碍

运动过少型构音障碍（hypokinetic dysarthria）系锥体外系病变所致，如帕金森氏病，因构音肌群的不自主运动和肌张力改变，主要是构音肌群强直造成发音低平、单调，可有颤音及第一字音的重复似口吃。语音语调差，言语速度加快，在有限范围内的快速言语运动，音量控制差，音量小，发声时间缩短，舌抬高差，说话时舌运动不恰当，流涎。

（五）运动过多型构音障碍

运动过多型构音障碍（hyperkinetic dysarthria）也是由于锥体外系病变所致。如舞蹈病、肝豆状核变性、手足徐动症、脑瘫，造成发音高低、长短、快慢不一，可突然开始或中断，类似运动失调型构音障碍，实为构音肌不自主运动造成。嗓音发哑紧张，音量变化过大，元音歪曲。因言语速度减慢，音调、音量变化降低，词之间的停顿延长以及不恰当的沉默造成韵律异常。有的学者将运动过多与运动过少型构音障碍合为一型，称为运动障碍型构音障碍。

（六）混合型构音障碍

混合型构音障碍（mixed dysarthria）由上下运动神经元病变，如肌萎缩性侧索硬化、多发性卒中造成。舌抬高、舌交替运动减弱，低音调，声音嘶哑，用力挤压声，明显的鼻音，唇运动差，发声时间缩短，言语速度缓慢。由于病变部位不同，可出现不同类型的混合型构音障碍。

Darley 等人列出了各种构音障碍的表现、病因，将上述因素综合分析有助于对构音障碍作出正确分类（表

12－2）。

二、构音障碍的评价

一个好的构音障碍评价方法应能揭示言语障碍的原因，并可指导言语治疗。要想确定治疗计划和观察治疗效果，应记录言语行为的变化，评价结果应能反映这些微小的变化，即评价方法要敏感、实用，患者能够接受。此外，标准化的评价方法可以保证重复检查的信度，以及检查者之间对同一患者检查结果的一致性。标准化评价方法可提供正常值，可使治疗师对患者进行诊断、描述以及比较，指导临床工作。同时，评价的执行步骤与评分系统应使应用者易于掌握，这样才能保证记

表 12－2　构音障碍的分类

类型		知觉特征	病变部位	病因	神经肌肉症状
迟缓型		气息声音质、鼻音重、辅音不清	下运动神经元	病毒感染（如脊髓水灰质炎）、肿瘤、脑血管意外、先天性疾病、重症肌无力、外伤	迟缓性瘫痪、无力、张力减退、肌萎缩
痉挛型		用力挤压声、嘶哑、鼻音重、言语缓慢、辅音不清	上运动神经元	脑血管意外、肿瘤、感染（如脑炎）、外伤、先天性疾病（如痉挛性脑瘫）	痉挛性瘫痪、无力、运动范围受限、运动迟缓
运动失调型		辅音不清、重音过度与均等、不规律性发音异常	小脑系统	脑血管意外、肿瘤、先天性疾病（如运动失调性瘫痪、家族性共济失调）、感染、中毒（如酒精中毒）	运动不精确、运动迟缓、张力减退
运动过少型		单音高、单音量、重音减退、辅音不清、不恰当沉默	锥体外系	帕金森氏病、药物诱发（如利血平或吩噻嗪）	运动迟缓、运动范围受限、运动缺乏、僵硬、自动运动丧失、静止性震颤
运动过多型	快速运动为主	辅言不清、间歇延长、言语速度改变、单音高、声音嘶哑、不恰当沉默、元音歪曲、音量变化过度	锥体外系	舞蹈病、感染、图雷特氏病、颤搐	快速非随意运动（如肌阵挛抽搐等）肌张力改变
	缓慢运动为主	辅音不清、用力挤压声、声音嘶哑、不规律性发音异常、单音高、单音量	锥体外系	手足徐动症、感染、脑血管意外、肿瘤、张力障碍、药物诱发（如镇定药）、运动障碍（如斜颈、迟发性运动障碍）	扭转性运动、运动迟缓、不自主运动、张力增高
混合型	痉挛—迟缓型	辅音不清、声音重、声音嘶哑、言语速度缓慢、单音高、语句短、元音歪曲、音高低、单音量、重音过度与均等、间歇延长	上下运动神经元	肌萎缩侧索硬化症、外伤、脑血管意外	无力、运动迟缓、运动范围受限
	痉挛—运动失调—运动过少型	重音减退、单音高、单音量、辅音不清、言语速度减慢、重音过度与均等、音高低、不规律性发音异常	上运动神经元小脑、锥体外系	多发性硬化	肌肉痉挛、无力、运动迟缓、运动范围受限、运动不精确
其他		不定	不定	多发性脑卒中、肿瘤、脑外伤等	

摘自：Darley F L，Aronson A E，Brown J R. Motor Speech Disorders Philadelphia：W B Saunders，1975，76～77

分的可靠性，评价结果也应易于被其他医务人员理解，有助于诊断和制定综合康复措施。

由于科学技术的不断发展，构音障碍的评价方法相继问世，包括简单的功能性评价到复杂的仪器测定，各种检查均有利弊，根据条件和检查目的进行选择，将几种方法结合起来，对诊断和治疗会更有帮助。

（一）小组判定

20世纪60年代国外研究领域最常用的方法是由一组治疗师对构音障碍进行检查或描述，按照言语障碍的严重程度将某些特征进行概括描述和分级，将言语样本记录在磁带上。这种方法的缺点是不能视觉观察患者的言语动作，而视觉观察是听觉不能替代的。例如听录音较难观察到鼻漏音时鼻孔张开、唇的错误运动和其他一些伴随动作，故有一定的局限性，不适合临床，因为往往缺乏一组有技术、有经验的治疗师。随后，一些言语治疗师根据眼看耳听及判断分析来描述言语障碍，但毕竟是主观的，所用术语不一，受临床经验和判断能力的影响，不便于进行复查。

（二）音标法

为了克服描述中出现的某些问题，治疗师用音标注明患者言语的语音，这样使检查更为精确，可复查。但也有它的不足之处，它不能表现语音所不能代表的构音障碍的诸特征，如构音器官的运动状态等。此外治疗师的标音技术不同造成复查不准确。

（三）言语可理解度分级法

构音障碍的任何治疗都是为了改善言语的可理解度，即听者能听懂患者言语的水平，也就是患者言语的清晰程度。国外已有数个标准化语句、语词、对话可理解度测验。通过测验进行分级，了解患者言语的清晰程度。这种方法的主要不足之处是仅根据这类方法进行评价，不宜指导构音障碍的治疗。最好是将这类方法补充到其他构音障碍的评价法中去才能更好地发挥它的作用。

（四）构音器官功能性评价

20世纪80年代，国外许多治疗师开始注意到需要一个能够说明构音障碍的简单评价方法。随后出现一些标准化测验，目的是协助治疗师有条理地描述构音障碍的表现。从临床实际出发，构音障碍的评价需要解决的问题是确定损害的严重程度；概括出损害的与残存的功能；提供帮助制订治疗计划的信息；反映治疗过程中言语的变化；通过评价能对构音障碍进行分类；评价内容清楚实用，患者易于接受；评价方法的执行步骤与评分系统应易于掌握。

Frenchay构音障碍评价法可以基本满足上述要求。它通过解剖、生理和感觉检查达到多方面描述这一合并症的目的，从反射、呼吸、唇、舌、颌、腭、喉、言语可理解度等方面评价构音障碍的严重程度。其他一些影响因素如牙齿、听觉、体位、情绪、感觉等也包括在检查中。在反射检查中包括扩散反射、吞咽反射、流涎；呼吸功能检查以观察静止状态和说话时的呼吸情况为主；唇运动功能检查涉及唇静止状态、唇外展、唇闭合、唇交替运动和说话时唇的运动；颌功能检查以观察静止状态和说话时颌的运动情况为主；软腭功能检查包括询问进食情况，观察发/a/音时软腭上抬运动以及说话时鼻漏音和鼻共鸣；喉功能检查包括观察喉持续发声时间、音高、音量调节以及说话时音质、音量、音高情况；舌功能检查包括观察静止状态舌体的大小、是否有皱缩、震颤、舌伸出速度以及交替运动速度。在言语可理解度的检查中提供50个词和50个语句，评价时各用10个，根据检查者可听懂患者读词和读句的数量，判断可理解度，同时在对话中了解患者言语的总体情况，如患者的言语速度、是否有重复、歪曲。该评价法使用9分制记录患者各类测验的结果，可将得分记入图中，图的纵轴为得分水平，横轴为各测验项目。各垂直线的相应点反映患者该功能的严重程度。评价完成后患者的障碍类型清楚可见，易于发现哪些功能受损及受损的程度，且可对评价结果进行前后比较。

该评价法在正式发表之前已有200多位英国言语治疗师将其应用于临床。为了使该评价法标准化并确定正常参考值，作者曾对148名年龄15～97岁的正常人进行观察，结果老年组（60～97岁）37例，90.8%的人达到9分，8.9%的人达到8分；中青年组94.6%的人达到9分，4.6%的人达到8分，不足1%的人小于7分。

河北省人民医院康复中心在1988年对Frenchy构音障碍评价法进行编译的基础上，于1998年再次对该评价法作了补充。补充内容包括咽反射，最大呼气时间，闭唇力量，颌功能的张闭口检查，舌伸出、上抬、两侧运动范围，朗读短文进行错音的评价。此外，还增加了言语特征评价，根据朗读短文、会话检查，对音高、音量、音质、呼吸、韵律、发音6个方面40个言语特征进行评价，并进行分级。这将有利于分类诊断，并能揭示言语诸特征，为治疗师提供了一个清晰的言语特征画面。同时也避免了症状描述中术语的不统一以及症状描述的遗漏。为了确定该评价法的正常值，作者对84例正常成人实施了呼吸功能检查中的数数速度、最大呼气时间（包括鼻腔开放与封闭状态的最大呼气时间）、唇交替运动时间、喉持续发声时间、舌伸出范围与速度、舌抬高范围与速度、舌两侧运动范围与速度、舌交替运动速度的检查，提出各项检查的正常参考值，为构音障碍的临床诊断、观察疗效提供了较可靠的依据。

（五）仪器检查

应用仪器检查常揭示了观察到的言语症状的基本病

理、生理状态，将仪器检查与功能性评价结合起来，可以使我们对构音障碍有更明确的认识。

频谱分析是对言语的音频进行研究的方法。该方法提供了大量有关音频信号的特征，是客观的检查方法，但对解释信号失真与其他因素的关系没有帮助。此外，仅能对少量言语进行选择，样本的选择取决于研究者。

应用肌电图对构音障碍进行研究已有30年左右的历史，它的应用与频谱分析一样受到同样的限制。它提供构音肌群肌电活动的大量信息，而不能给治疗师提供其他资料。而且喉肌的肌电图操作很难，需要较高的技术确定电极的恰当位置，才能保证所得记录是所需测定的肌肉。

光纤维腭咽喉内窥镜是一非侵入性技术，需要一个小的、可弯曲的光纤维镜经过鼻腔，观察腭、咽、喉结构和它们的功能。它提供了说话时构音肌群和结构的动态画面。内窥镜可与录像机等装置连接在一起，长期保存记录。

气体动力学检查是对口腔、鼻腔气流和压力的详细测定方法。这一系统包括呼吸气流压力转换器，用力确定呼吸系统功能和腭咽、喉功能。可通过视波器观察，也可为保存资料拍摄照片。应用气体动力学装置可评价声门下压。

三、构音障碍的康复训练

在治疗前详细地评价言语障碍是非常重要的。这不仅是为了确定受损的功能，而且是为了了解功能受损的水平。要认真分析这些受损功能之间有什么关系，哪些功能障碍是主要影响因素。例如，发声困难是否受呼吸功能的影响？构音肌群是否痉挛？肌肉是否软瘫？此外，还要分析哪些语音受损，哪些语音保留。在选择训练的语音时，应选择那些能够最大改善言语可理解度的语音和经过训练有可能纠正的语音。同时不能忽视呼吸、语调、嗓音对言语可理解度的影响。对有些患者，把治疗放在呼吸语调等方面，治疗可能更加有效。

（一）松弛训练

痉挛型构音障碍的患者，往往存在咽喉肌紧张性损害，同时表现肢体张力增高的体征。一些研究者发现，当随意肌群完全放松，躯体非随意肌群就可松弛。为了使发音肌群的紧张性降低，应先使全身松弛。

治疗时要求环境安静，治疗师的言语要缓慢，语调平稳，保持一种平静的气氛。渐进性松弛可使患者注意到肌群的紧张和松弛状态，将两种感觉进行对比，体验松弛感。根据患者的肢体功能状态，可采取卧位或坐位，精力集中，闭目。

1. 足、腿、臀的松弛

（1）脚趾向下屈曲3秒钟，然后松弛，反复数次。

（2）踝关节旋转，每次转一只脚，然后松弛。

（3）坐位，双脚平放在地板上，用力向下蹋3秒，然后放松，重复数次。然后告诉患者体验腓肠肌的紧张和松弛。

（4）双腿膝关节伸直3秒，然后放松，患者可感觉到股四头肌的紧张和松弛。

（5）双手置于双膝上，躯干向前探，处于即将站起位3秒，然后坐下放松，反复数次。鼓励患者体验股四头肌、臀大肌的紧张和松弛。

（6）提醒患者现在他应感到下肢的张力都已消失，非常松弛。

（7）在进行下一步的松弛锻炼前，告诉患者，现在要把注意力集中在你的腹部、胸部和背部，但需要双腿、脚和臀部保持松弛。

2. 腹、胸、背部的松弛

（1）要求患者收腹，保持3秒后放松，重复数次。并要求患者在收腹时注意他的背肌、胸肌和横膈的紧张，并体验放松时的松弛感。

（2）在进行下一步的锻炼前，告诉患者要把注意力集中在上肢，要继续感到脚、腿、臀部、腹部、胸部和背部的松弛。

3. 手与上肢的松弛

（1）紧握拳，然后放松，重复数次。

（2）上肢向前举到肩水平，保持3秒，然后放下，重复数次。

（3）将上述两个动作结合起来做，在举上肢的同时紧握拳，保持3秒，然后松弛。

（4）如果手仍感到紧张，要求患者的手腕部平稳地抖动，直到感到松弛。

4. 肩、颈、头的松弛

（1）双肩上耸，保持3秒，然后放松。

（2）头下垂，然后平稳地向后仰，缓慢地将头由一侧转向另一侧。转头时先顺时针，然后逆时针，避免出现眩晕。缓慢平稳地做这个动作，闭目可帮助避免眩晕。

（3）为了避免出现意外，治疗师可站在患者身后，将一只手置于下颌下，另一只手置于头顶部，缓慢向前后推。

（4）将双手置于患者的双耳上，协助头向两侧歪。

（5）眉毛向上挑起，皱眉，然后放松。

（6）咬牙、紧闭双唇，舌用力顶住硬腭，保持3秒，放松。

（7）缓慢移动下颌，由一侧移向另一侧，然后下颌上下左右旋转。

做这些活动的目的是鼓励患者通过身体各部位的紧张与松弛的对比，体验松弛感。这些活动不必严格遵循顺序，可根据患者的情况，把更多的时间花在某一部位的活动上。

如果患者学会了某些放松的技巧，能在家中继续练习，则非常有益。在家中练习时可播放一些缓慢使人放松的音乐。治疗师在小组治疗时也可组织大家一起做松弛活动。

（二）呼吸训练

呼吸气流的量和呼吸气流的控制是正确发声的基础，因此不认真地注意呼吸控制就不可能改善发声。有的学者认为，注意呼吸控制可降低咽喉部的肌紧张，同时把紧张性转移到腹肌和膈肌，因它们更能承受压力和紧张性而不影响发声。

1. 训练呼吸

（1）治疗师站在患者身后，一手置于患者膈部，一手置于第11、12肋部，或将双手置于两侧第11、12肋部。患者平稳地鼻吸气，然后缓慢地嘴呼出。注意膈的向外运动和肋骨的向上、向外运动。

（2）治疗师数1、2、3时，患者吸气，然后数1、2、3时患者呼气。以后逐渐增加呼气时间直至10秒。

（3）呼气时尽可能长时间地做发/s/、/f/等摩擦音的口形，但不出声，经数周的练习，呼气时发音达10秒，并维持这一水平。

（4）继续上述练习，在呼气时摩擦音由弱至强，或由强至弱，加强和减弱摩擦音的发音强度。在一口气内尽量作多次强度改变。指导患者感觉膈部的运动和压力，增加对呼出气流的控制。

（5）一口气呼出一长一短或一长两短、或一长三短等节律的摩擦音，但不出声。

（6）尽可能长时间地呼气发一个元音，然后一口气发两个、三个元音，然后摩擦音与元音一起发。

（7）低声一口气数1、2、3，逐步增至1～10。

（8）对一些欠配合或病情稍重的患者，可让他对着镜子先深吸气，然后哈气。

2. 上臂运动

做上肢举起或划船动作增加肺活量。双臂上举时吸气，放松时呼气，协调呼吸动作。

3. 增加气流

用一标有刻度的透明玻璃杯，装上1/3的水，把吸管放入水中，对着吸管吹气，观察气泡达到的刻度以及吹泡的持续时间，告诉患者吹气泡的结果，将进展情况记录下来。

4. 施加压力

患者仰卧，治疗师的手置于膈肌处，吸气末给予轻度的压力，帮助延长呼气。也可以用弹力带围胸，做呼吸训练，加强肋肌运动。

5. 生物反馈

生物反馈技术可以使患者通过视觉看到呼吸期间胸廓周期性的运动，从而调节呼吸运动，建立恰当水平的声门下气压。

（三）发音训练

痉挛型构音障碍的喉运动异常，主要是内收增强；共济失调型、迟缓型构音障碍的喉运动异常，主要是内收减弱。发音训练应根据评价时发现的障碍类型决定。例如，小脑损伤的患者表现为共济失调型构音障碍，其体征是发音启动困难，控制音量和音高困难。根据患者的障碍，认真选择练习。

1. 发音启动

（1）呼气时嘴张圆，发/a/音，重复练习后，逐渐增加发音时间，然后可练习发其他音。

（2）当沙哑是因喉紧张造成时，可使用按摩活动松弛技术。可在颏舌骨肌、下颌舌骨肌两处进行按摩或振动按摩。按摩后，喉紧张降低，可进行发音练习。另一种方法是让患者打哈欠，在打哈欠的呼气相发音。因打哈欠时可以完全打开声门，停止声带的内收。

（3）迟缓型构音障碍可有不同程度的喉内收肌瘫痪，可进行下列任何一项推举练习。

①双手紧握，举至胸水平，然后双臂突然向下推，排出气体；

②双手举至胸水平，双手掌突然将胸壁向内推，排出气体；

③双手突然用力按压桌面或椅子的扶手；

④双臂举至肩水平，肘部屈曲，双手十指交叉，然后突然用力将手分开。

在所有情况下，患者应大声排出气流，然后继续练习发元音。

（4）进一步促进发音启动的方法是，深吸一口气，在呼气时咳嗽，然后将这一发音动作改变为发元音。一旦发音建立，应鼓励患者大声叹气，促进发音。

（5）爆破音也可用来辅助发音启动，如发/ba/、/bu/。

2. 持续发音

（1）当患者能够正确地启动发音，则可进行持续发音训练。一口气尽可能长时间地发元音，使用秒表记录持续发音时间，最好能达到15～20秒。

（2）由一口气发单元音，逐步过渡到发两、三个元音。

3. 音量控制

（1）指导患者持续发/m/音。

（2）/m/音与元音/a/、/i/、/u/等一起发，逐渐缩短/m/音，延长元音。

（3）如果患者持续发双唇音/m/有困难，可发鼻音/n/。

（4）朗读声母为/m/的字词、词组、语句。目的是改善呼气和音量，通过口唇的位置变化将元音进行对比，促进元音的共鸣。

（5）背诵系列数字1～20，可换气一次，音量尽量大，保持松弛体位，深吸气。

（6）进行音量变化训练，可数1～5、6～10时，音量由小至大，然后由大至小，或音量一大一小交替。

（7）发元音，音量由小至大，由大至小，大小音量交替。

（8）在复述练习时鼓励应用最大音量，治疗师逐步拉长与患者的距离，直到治疗室可容下的最长距离。鼓励患者让声音充满房间。提醒患者尽可能地放松，深呼吸。

4. 音高控制

许多构音障碍患者表现为语音单调，或者音高异常，过高或过低。因此有必要扩大音高范围，帮助患者找到最适音高，在该水平稳固发音。

（1）扩大音高范围，指导患者唱音阶。可唱任何元音或辅音元音连起来唱。如果患者不能唱完整的一个音阶（八音度），可集中训练三个不同的音高，以后再逐渐扩大音高范围。

（2）当患者的音高建立后，可进行“滑移”训练，它是语调训练的前提。

发元音，由低—中—高；高—中—低；中—高；中—低;高—中—高；低—高—中滑动。

（3）患者模仿治疗师做下列练习：

——你好！

——你吃饭了吗?

——你要笔吗?

患者模仿这些不同的音高变化，应清楚这些音高的改变表示不同的意义或语气。如果患者已掌握上述练习，可复述一些惊叹句、疑问句和问候句。

5. 鼻音控制

鼻音过重是指发音时，鼻腔共鸣的量过多，这是某些类型的构音障碍的常见特征，通常由于腭咽肌无力或不协调造成。

（1）深吸气，鼓腮，持续数秒，然后呼气。

（2）使用直径不同的吸管，放在口中吹气，有助于唇闭合和腭咽闭合。

（3）练习发双唇音、舌后音等，如/ba－da－ga/。

（4）练习发摩擦音，如/fa－sa/。

（5）唇、鼻辅音交替练习，如/ba－ma－mi－pa/。

（6）吹乒乓球、吹哨子、吹气球等，用来引导气流通过口腔，减少鼻漏气。

软腭训练请参看发音器官的训练。

（四）口面与发音器官运动训练

肌肉收缩的力量、时间、运动范围、运动速度和运动的正确性与方向对产生正常言语是至关重要的。任何神经肌肉的损害，都可以影响运动性言语的各方面。它包括呼吸、发音、共鸣、发音动作和语调。最常见的损害是发音动作和发音肌群的损害，而且往往是构音障碍治疗的重要方面。

发音动作要求颌、唇、舌、腭的功能正常。这些发音器官的任何功能异常，都可破坏言语信号。例如，面肌无力可影响发/p/、/b/、/m/音，舌肌无力或运动受限可直接影响发/l/、/s/、/t/音。发音动作的练习和发音动作的改善是发音准确的前提，从而提高言语的可理解度。

1. 本体感觉神经肌肉促通法

促通是指通过感觉冲动的传入，增加神经元的兴奋性。可通过刺激和手操作达到这一目的。

（1）感觉刺激：用一小块冰由嘴角向外上沿颧肌肌腹向上划，并可刺激笑肌，由下向嘴角划动，时间3～5秒，反复刺激，其作用立即出现，但持续时间短。其机制是刺激温度感受器，冲动通过纤维到达中枢神经，肌梭的敏感性增加，神经肌肉兴奋，肌肉收缩。另一种方法是用软毛刷沿着上述部位轻轻地快速刷1分钟，效果在刺激后20～30分钟出现。

（2）压力、牵拉与抵抗：面部肌肉的活动是以各肌群的协调运动为基础的。在练习时，应双侧同时进行。

压力由手指或拇指尖实施，如对颏下舌肌外部施行触压，对舌骨施加压力，有助于吞咽。

牵拉是指在运动时，用手指对收缩的肌纤维施行反复的轻击，刺激更大的收缩。如延收缩的笑肌轻轻拍打，可促进微笑动作。

患者在无帮助下尚不能执行某一运动时，可使用压力和牵拉技术，促进运动的实施。一般先实施压力和牵拉技术，随着功能的改善，再实施抵抗技术。

（3）抵抗是指对运动施加一个相反方向的力量，以加强这一运动。只有当患者能够做某种程度的肌肉收缩动作，才能执行。抵抗力量施加于健侧，当患侧力量足够强时，才能施加患侧。

2. 发音器官的训练

分析患者的评价结果，可发现发音器官的运动力量、范围、运动的准确性是否正常。首先集中训练运动力量、范围和运动的准确性，随后再进行速度和交替运动练习，这些运动对产生准确的、清晰的发音是非常重要的。

（1）颌抬高：尽可能大的张嘴，使下颌下降，然后再闭嘴。缓慢重复5次，休息。以后加快速度，但需保持上下颌最大的运动范围。还可以下颌前伸，缓慢地由一侧向另一侧移动，重复5次，休息。

（2）唇闭合、唇角上抬：双唇尽量向前撅起，然后尽量向后收拢，重复5次，休息。逐渐增加交替运动的速度，保持最大的运动范围；双唇紧闭，夹住压舌板，增加唇闭合力量，治疗师可向外拉压舌板，患者闭唇防止压舌板拉出；鼓腮数秒，然后突然排气，有助于发爆破音，患者也可在鼓腮时用手指挤压双颊。

（3）舌伸出、抬高、交替运动与环行运动：舌尽量向外伸出，然后缩回，向上向后卷起，重复5次，休息，逐渐增加运动次数。治疗师可将压舌板置于患者唇前一定距离，由患者尽力伸舌触压舌板。

用压舌板抵抗舌的伸出，以加强舌的伸出力量。保持最大运动范围，增加重复次数，可用秒表记录重复次数和运动速度。舌尖外伸尽量上抬，重复5次，休息。逐渐增加练习次数。练习时可用手扶住下颌，防止下颌抬高。当舌的运动力量增强时，可用压舌板协助和抵抗舌尖的上抬运动，以增加运动力量。舌面抬高至硬腭，舌尖紧贴下齿，舌面抬起。重复5次，休息，逐渐增加运动次数。舌尖伸出，由一侧口角向另一侧口角移动。用压舌板协助和抵抗舌的一侧运动。舌尖沿上下齿龈做环行清扫动作。

（4）软腭抬高：用力叹气促进软腭抬高；重复发/a/,每次发音后休息3～5秒；重复发爆破音与开元音/pa/、/da/；重复发摩擦音与闭元音/si/、/shu/；重复发鼻音与元音/ma//ni/。

如果软腭轻瘫用冰块快速擦软腭，数秒后休息，可增加肌张力。刺激后发元音，同时想象软腭抬高，然后鼻音与唇音交替发，作为对照。发元音时将镜子、手指或纸巾放在鼻孔下，观察是否有漏气。

（5）交替运动：发音器官的运动速度对发音的准确性和言语的可理解度起作用。交替运动主要是唇舌的运动，是早期发音训练的主要部分。在进行交替运动的开始时，不发音，只作发音动作，以后再练习发音。

颌的交替运动做张闭嘴动作；唇的交替运动需唇前撅，然后缩回；舌的交替运动包括舌伸出缩回、舌尖于口腔内抬高降低。舌由一侧嘴角向另一侧移动；发音交替运动，如/u－i/、/da－ta/、/ba－pa/、/ka－la/、/p－t－k/、/b－d－g/。

（五）语音训练

大部分构音障碍患者表现为发音不清，在评价时有些患者能够正确读字、词，但在对话时单辅音不准确，应把重点放在发单音训练上，然后再逐渐过渡到练习字词、词组、语句朗读。朗读和对话时减慢速度，使他们有足够时间完成每个音的发音动作。可让患者朗读诗歌，有助于控制言语速度。

为了控制对话时言语速度，可与患者进行简短问答练习。所问的问题应能使患者作出简短的、可控制速度的回答，同时注意发音的准确。

当患者发音困难时，治疗师首先应明确患者是否已进行足够的发音器官训练和交替运动训练，只有当舌、唇、腭的运动范围、运动力量、运动速度、协调性和准确性的训练已完成，才能进行发音训练。

1. 语音训练

先由易到难，根据患者个人情况进行选择。如练习发音，鼓励患者看治疗师的发音动作，患者在发音时照镜子，以便及时纠正自己的发音动作。

对成年人最好使用真实语言，患者易于接受。

2. 语音补偿

当某些难发的音经过训练，仍无改善时可考虑应用语音补偿技术。如，/l/是舌尖音，舌尖抵住齿龈，补偿方法是舌体抬高，保持舌尖于低位；/s/舌尖前音，舌尖与上齿背接近，补偿方法是舌尖于下齿背，发音；/p/、/b/是唇音，双唇紧闭，气流爆破而出，补偿方法是上齿抵住下唇，发爆破音；/m/是唇音，双唇紧闭，气流出自鼻腔，补偿方法是上齿抵下齿，产生鼻音；/n/是舌尖音，舌尖抵上齿，气流从两边溢出，补偿方法是舌体抬高，保持舌尖于低位。

（六）语速训练

有些严重的构音障碍患者通过减慢元音速度可以提高言语清晰度。在言语训练时采用节拍器、视觉信号作为外部言语控制手段，尤其是节拍器这类视觉同步暗示，对减慢语速和增加言语可理解度有较好的效果。

（七）替代方法

当软腭严重瘫痪，患者说话费力、鼻音重、影响言语交流时，可考虑让患者佩戴腭托，从而减轻鼻音，使说话不费力。

因严重的神经运动性疾病造成的声门闭合不全的患者，发音无力，伴呼气声，可在光纤维鼻咽喉镜的指导下，经皮声带注射胶原，多数患者可改善发音。

重度构音障碍的患者，由于言语运动机能的严重损害，即使经过言语治疗，言语交流也难以进行，为使这部分患者能进行社会交流，语言治疗师可根据每个患者的具体情况和未来交流的实际需要，选择设置替代言语交流的一些方法，并予以训练。目前国内常用且简便易行的有图画板、词板、句子板。图画板画有多幅日常生活活动的画面，对于文化水平较低和失去阅读与书写能力的患者有所帮助。词板和句子板标有常用词和句子，并留有空隙，由患者在需要时补充书写一些信息。

（汪洁）

参考文献

1. 曹日昌. 普通心理学. 下册. 第2版. 北京：人民教育出版社，1980:1～14

2. Kolb B, Whishaw I Q. Fundamentals of HumanNeuropsychology, 2nd Ed. New York: W. H. Freeman and Company, 1985, 524～526

3. 王荪等. 失语症学. 昆明：云南科技出版社，1994:249～270

4. 朱曼殊. 心理语言学. 上海：华东师范大学出版社，1990,81～89

5. 汪洁，张萍，张清丽，等. 脑血管意外后可逆被动句的听理解研究. 中国康复医学杂志，1994,9(1):7～9

6. Law S－P, Leung M－T. Sentence comprehension in Cantonese Chinese aphasic patients. Aphasiologia, 1988, 12(1):49～63

7. 刘觐龙,韩湘文. 大脑与思维. 福州：福建教育出版社，1990:70

8. 彭聃龄主编. 语言心理学. 北京:北京师范大学出版社，1991,49

9. Kertesz A, Harlock W, Coates R. Computertomographic location, lesion size and prognosis in aphasiaand nonverbal impairment. Brain Lang, 1979, 8:34～50

10. Itoh M, Sasanum S, Yoshioka H, et al. Abnormal articulatory dynamics in patients with apraxia of speech. Brain Lang, 1980, 11:66～75

11. Wilson W R, Morton K. Reconsideration of the action－theory perspective on speech motor control. ClinicalLinguistics & Phonetics, 1990, 4(4):341～362

12. Itoh M, Sasanum S, Ushijima T. Velar movementduring speech in a patient with apraxia of speech. BrainLang, 1979, 7: 227～239

13. 汪洁. 感觉性失语症语言治疗后错语的变化. 中国康复医学杂志，2000,15(3):156～159

14. Goodglass H Kaplan E. The Assessment of Aphasia and-Related Disorders. 2 ed. Philadelphia: Len & Febiger, 1983, 36

15. Sandson J, Albert M L. Varieties of perseveration Neuropsychologia, 1984, 22:715～723

16. Santo Pietro M J, Rigrodsky S. Patterns of oral－verbal perseveration in adult aphasics. Brain Lang, 1986, 29:1～17

17. 高素荣. 失语症. 北京：北京医科大学，中国协和医科大学联合出版社,1993,10

18. Kohn S E, Goodglass H. Picture－naming in aphasia. Brain Lang, 1985, 24:266～283

19. Dell G S. A speading activation theory of retrieval in sentence production. Psychological Review, 1986, 93: 281～321

20. Schwartz M F. Disordered speech production in aphasia and normal speakers. Brain Lang, 1994, 47:52～88

21. Davis G A. A Survey of Adult Aphasia. Englewood Cliffs: Prentice－Hall, Inc, 1983, 109～110

22. Zhang Biyin, Peng Danling. Decomposed storage in the Chinese lexicon. in: OJL Tzeng (Eds), Language Processing in Chinese. North Holland: Elsevier Science publisher, 1992, 131～149

23. Peng Danling, Zhang Biyin, Liu Zhizhong. Chinese morphological decomposition at the semantic level. Paper presented at the Second Afro－Asian Psychological Congress, 1992

24. 陈海波综述，王新德校. 失读症. 中华神经精神科杂志,1990,23(1):53～55

25. Kertesz A. Aphasia and Associated Disorders. New York: Grune & Stratton, 1979, 191～210

26. 高素荣. 后部失语症患者的书写障碍. In Chang H－W (ed), Advances in the Study of Chinese Language Processing: Selected Writings from the Six International Symposium onthe Congnitive Aspects of the Chinese Language. Taipei: Department of psychology, National Taiwan University, 1994, 447～457

27. 王新德，蔡晓杰. 我国失语症患者的失写研究. 中华神经精神杂志，1986,19:109～111

28. 王新德. 镜像书写. 中华神经精神科杂志，1985, 18(2):108～110

29. 王荪等. 失语症学. 昆明:云南科技出版社，1994, 386～410

30. 梁东汉. 文字. 上海：上海教育出版社，1984,3

31. 韩宝育. 汉语学习. 1988,6(48):23～25

32. Olsen T S. Aphasia following apoplex. Frequency, remission and effect of treatment. Ugeskr Laeger, 1993, 155(9):612～616

33. Johnson J P, Sommers R K, Zurif E B. Dichotic ear preference on aphasia. J Speech Hear Res, 1977, 20:116～129

34. Duffy J R. Schuell's stimulation approach to rehabilitation. In Chapey R (ed). Language Intervention Strategies in Adult Aphasia, 2nd Ed. Baltimore: Williams &Wilkins, 1986:191

35. Chapey R. Cognitive intervention: Stimulation of cognition, memory, convergent thinking, divergent thinking and evaluative thnking. In Chapey R (ed). Language Intervention Strategies in Adult Aphasia, 2nd Ed. Baltimore: Williams & Wilkins, 1986, 215～236

36. Davis G A. Pragmatics and treatment. In Chapey R (ed), Language Intervention Strategies in Adult Aphasia. Baltimore: Williams & Wilkins, 1986, 261～262

37. Pulver－Muler F, Ruth V M. Communicative aphasia treatment as a futher development of PACE therapy. Aphasiology, 1991, 5:39～50

38. Bloom L M. A rationale for group treatment of aphasia patient. J Speech Hear Disord, 1962, 27:11～16

39. Elman R J, Bernstein E E. The efficacy of group communication treatment in adults. J Speech Lang Hear Res, 1999, 42(2):411～419

40. Stokes T F, Baer D M. An implicit technology of generalization. J Appl Behav Anal, 1977, 10:349～367

41. Cochrane R, Milton S B. Conversational promoting: a sentence building technique for severe aphasia. J Neurol Commu Disord, 1984, 1:4～23

42. Kearns K P. Group therapy for aphasia: Theoratical and practical considerations. In Chapey R (ed), Language Intervention Strategies in Adult Aphasia. 2nd Ed. Baltimore: Williams & Wilkins, 1986, 304～316

43. Helm－Estabrooks N. Treatment of subcortical aphasia. In Perkins W H (ed), Language Handicaps in Adults. New York: Thieme－Stratton, 1983, 98～101

44. Benton A L. Stimulus characteristics and object naming in aphasic patients. J Commun Disord, 1972, 5:19～24

45. Hough M S. Treatment of Wernicke's aphasia with jargon: a case study. J Commun Disord, 1993, 2(2):101～111

46. Law S－P and Leung M－T. Sentence comprehension in Cantornese Chinese aphasic patients. Aphasiologia, 1998, 12(1):

49 ~ 63

47. Haendiges A N, Berndt R S, Mitchum C C. Assessing the elements contributing to a "mapping" deficit: a targeted treatment study. Brain Lang, 1996,52(1):276 ~ 302

48. 彭聃龄主编. 语言心理学. 北京：北京师范大学出版社，1991

49. Gardner H, Denes G, Zurif E B. Critical reading at the sentence level in aphasics. Cortex, 1975,11:60 ~ 72

50. Beeson P M, Insalaco D. Acquired alexia: lessions from successful treatment. J Int Neuropsychol Soc, 1998,4(6):621 ~ 635

51. Rosenbek J, Lemme M, Atern M. A treatment for apraxia of speech in adults. J Speech Hear Disord, 1973,38:462 ~ 472

52. Dabul B, Bollier S. Therapeutic approaches to apraxia. J Speech Hear Disord, 1976,41:268 ~ 276

53. Katz W F, Bharadwaj S V, Garstens B. Electromagnetic articulography treatment for an adult with Broca's aphasia and apraxia of speech. J Speech Lang Hear Res, 1999,4(2):1255 ~ 1266

54. Kohn S E, Smith K L, Arsenault J K. The remediation of conduction aphasia via sentence repetition: a case study. Br J Disord Commun, 1990,25(1):45 ~ 60

55. Darley F L, Aronson A E, Brown J R. Motor Speech Disorders. Philadelphia: W B Saunders, 1975:76 ~ 77

56. Enderby P M. The assessment of dysarthria: a challenge to more than the ears. Clin Rehab, 1988,2:267

57. Rao P R. Adult Communication disorders, In Braddom R L (ed). Physical Medicine & Rehabilitaion, Philadelphia: W B Saunders, 1996:56

58. Enderby P M. Frenchay Dysarthria Assessment. San Diego: College - hill Press, 1983:34 ~ 53

59. 缪鸿石、朱镛连主编. 脑卒中的康复评定和治疗. 北京：华夏出版社，1996,124 ~ 126

60. 汪洁. 构音障碍综合性评价量表的编制. 中国康复医学杂志，1998,12(6):242 ~ 244

61. Murdoch B E, Pitt G, Theodoros D G, et al. Real-time continuous visual biofeedback in the treatment of speech breathing disorders following childhood traumatic brain injury: repot of one case. Pediatr Rehabil, 1999,3(1):5 ~ 20

62. Pilon M A, McIntosh K W, Thout M H. Auditory vs visual speech timing cues as external rate control to enhance verbal intelligibility in mixed spastic - ataxic dysarthric speakers: a pilot study. Brain Inj, 1998,12(9):793 ~ 803

63. Esposito S J, Mitsumoto H, Shanks M. Use of palatal lift and palatal augmentation prostheses to improve dysarthria in patients with amyotrophic lateral sclerosis: a case series. J Prosthet Dent, 2000,83(1):90 ~ 98

64. Berke G S, Gerratt B, Kreiman J, et al. Treatment of parkinson hypophonia with percutaneous collagen augmentation. Laryngoscope, 1999,109(8):1295 ~ 1299

第十三章

脑卒中认知功能障碍的康复医疗

13

脑卒中的认知康复是脑卒中治疗的方法之一，可以使患者保持现有的认知功能和延缓功能衰退，增进患者的生活自理程度，改善患者的生活质量。康复评定是康复治疗的基础，评定结果可以作为制定治疗计划的基础，也可以衡量康复治疗的效果。

认知功能障碍的康复一般要达到两个具体的目标：①修复损害的认知过程；②代偿功能上的缺陷。第一个目标是假定认知损害的过程是可以修补的，认知功能可以重建，认知功能可以部分恢复。第二个目标假定在认知障碍难以修复的情况下，通过其他的代偿方法解决认知缺陷引起的问题。代偿方法曾经是认知康复的主要方法，后来在脑可塑性基础上提出康复的再训练理论。注意力、记忆力、执行能力以及知觉障碍，每一项认知功能都有不同的康复策略和方法，下面分不同章节叙述。

第一节　认知功能康复评定

认知功能的康复医疗过程是建立在正确的康复评定的基础之上。康复评定有其特殊的方面，按照最新的《国际功能、残疾和健康分类》（International Classification of Functioning，Disability and Health，ICF），康复评定要包括两种成分：①身体功能和结构；②活动和参与。另外康复评定还要考虑背景性因素：即个人因素和环境因素，这样才能制定全面的康复计划。具体到认知功能，不仅要评定单项的认知功能，还要评定以综合认知功能为基础的日常活动和社会参与能力，并且要结合环境和个人因素进行评定。

一、认知功能概念

认知功能是人体大脑高级机能之一，是现代医学研究的重要课题。认知从广义上是指人脑反映、分析和认识客观事物的特点与联系，并揭示事物对人的意义与作用的心理活动。具体地说，包括感知觉、注意、表象、学习记忆、思维和语言等心理过程。认知是一种人们了解外界事物的活动，即知识的获得、组织和应用过程，它也是体现机能和行为的智力过程。认知是人们适应周围环境赖以生存的必要条件。另外，也有人指出认知就是人类适应于周围环境的才智。总之，认知是人们为了适应环境的需要而获得和应用信息的个体能力。脑卒中患者具有持续的认知功能障碍，进而导致对外界环境的感知和适应困难，使其发生生活和社会适应性障碍，难以独立生活和工作。

二、意识障碍

意识是指人对周围环境及对身体状态的识别和觉察能力，意识清醒状态的维持是需要大脑皮质及脑干网状结构不断地将各种内外感觉冲动经丘脑广泛地投射到大脑皮质（即上行网状激活系统）。

意识障碍往往是大脑皮质或脑干网状结构的损害或功能抑制造成的。意识障碍可分为以下四种程度：

（1）嗜睡：是意识障碍的早期表现，意识清晰程度降低，精神萎靡不振，主动活动少，呈轻度低睡眠状态，可被唤醒，醒后能进行简单正确的交流并能配合检查，刺激停止后又入睡。

（2）昏睡：意识清晰度较前者降低，用较重的痛觉刺激或较响的语言刺激方能唤醒，醒后可作简单、模糊且不完全的应答，自发语言少，刺激停止后立即进入熟睡状态。

（3）浅昏迷：意识丧失。对强烈刺激（如压迫眶上缘）可有痛苦的表情及躲避反应，无语言应答，不能执行简单的命令，可有较少无意识的自发动作。反射及生命体征均存在。

（4）深昏迷：自发活动完全消失，对外界的任何刺激均无反应，深浅反射消失，病理体征持续阳性，生命体征改变。

表 13－1　Glasgow 昏迷量表（GCS）

项目评分	刺激	患者反应
睁眼(E)		
4	自发	自己睁眼
3	语言	大声提问时患者睁眼
2	疼痛	捏患者时能睁眼
1		捏患者不睁眼
运动反应(M)		
6	口令	能执行简单的命令
5	疼痛	捏痛时患者拨开医生的手
4		捏痛时患者撤出被捏的部位
3		捏痛时患者身体呈去皮质强直(上肢屈曲、内收内旋;下肢伸直,内收内旋,踝跖屈)
2		捏痛时患者身体呈去大脑强直(上肢伸展,内收内旋,腕指屈曲,下肢同去皮质强直)
1		患者对疼痛无反应
语言反应(V)		
5	语言	能正确会话,能回答医生他在哪?他是谁?以及年月日
4		语言错乱,定向障碍
3		说话能被理解,但无意义
2		能发出声音,但不能被理解
1		不发声

注：GCS = E 分 + M 分 + V 分

最高分为 15 分，最低分为 3 分，8 分以下为重度损伤预后差。≤8 示有昏迷，≥9 示无昏迷，9～11 中度损伤，≥12 轻度损伤。

我们在评定脑卒中患者认知功能障碍程度之前，首先要了解患者有无意识障碍，是否能理解我们的旨意，能否按我们的要求去做。目前判断意识障碍程度最为通用的国际量表是 Glasgow 昏迷量表（Glasgow Coma Scale，GCS），此量表可确定急性期脑卒中患者脑损伤的严重程度。GCS 的内容和评分标准见表 13－1。

三、认知功能康复评定

当患者意识清楚时，可以通过 MMSE（Mini Mental Status Examination）及认知功能筛查量表等量表进行认知功能筛查（表 13－2 和表 13－3）。

筛查如果有异常，可以进行更为深入细致的评定，其他具体认知功能评定在相关章节有具体介绍。活动和参与的评定对于评价脑卒中患者总的健康状态具有重要意义，可以采用 ADL 和 FIM 来评定，但是更推荐应用 WHO 最新出版的 ICF 的 Check List 量表来评定。

第二节　注意力障碍的康复

注意力是一项基本的认知功能，是其他多项认知功能的基础。注意力的缺陷还可以细分为不同的机制，如觉醒障碍、集中注意障碍、分散注意障碍、持续注意障碍、加工速度缺陷。它们各有其不同的评定方法和康复治疗策略。注意力的康复主要以内部和外部的补偿策略为主。

表 13－2　MMSE 简明精神状态检查

1. 今年的年份？
2. 现在是什么季节？
3. 今天是几号？
4. 今天是星期几？
5. 现在是几月份？
6. 你现在在哪一省(市)？
7. 你现在在哪一县(区)？
8. 你现在在哪一乡(镇、街道)？
9. 你现在在哪一层楼上？
10. 这里是什么地方？
11. 复述:皮球
12. 复述:国旗
13. 复述:树木
14. 辨认:铅笔
15. 复述:四十四只石狮子
16. 按卡片闭眼睛*
17. 用右手拿纸
18. 将纸对折
19. 放在大腿上
20. 说一句完整句子
21. 100－7
22. 93－7
23. 86－7
24. 79－7
25. 72－7
26. 回忆:皮球
27. 回忆:国旗
28. 回忆:树木
29. 辨认:手表**
30. 按样作图

注:每题 1 分,回答错误给 0 分。
总分标准:文盲≥17 分,小学≥20 分,中学≥24 分。
*按卡片上书写的指令动作(闭眼睛)。
**辨认:出示手表问是不是刚才让他看过的物品。
评分低于上述标准者即可考虑为脑卒中。

表 13－3　认知功能筛查量表

1. 今天是星期几？
2. 现在是哪个月？
3. 今天是几号？
4. 今天是哪一年？
5. 这是什么地方？
6. 请说出 872 这三个数字。
7. 请倒过来说刚才这三个数字。
8. 请说出 6371 这四个数字。
9. 请听清 694 三个数字,然后数 1～10,再重复说出 694。
10. 请听清 8143 四个数字,然后数 1～10,再重复说出 8143。
11. 从星期日倒数至星期一
12. 9 加 3 等于几？
13. 再加 6 等于几？(在 9 加 3 的基础上)
14. 18 减 5 等于几？请记住这几个词,等一会儿我会问你。“帽、汽车、树、26”
15. 快的反义词是慢,上的反义词是什么？
16. 大的反义词是什么？硬的反义词是什么？
17. 橘子和香蕉是水果类,红和蓝属于哪一类？
18. 这是多少钱？①______分、②______分？
19. 我刚才让你记住的第一个词是什么？
20. 第二个词？
21. 第三个词？
22. 第四个词？
23. 110 减 7 等于几？
24. 再减 7 等于几？
25. 再减 7 等于几？
26. 再减 7 等于几？
27. 再减 7 等于几？
28. 再减 7 等于几？
29. 再减 7 等于几？
30. 再减 7 等于几？

注:答对一题给 1 分,共 30 分,≤20 分为异常。

一、注意力障碍的概念

在确定意识清醒的状态下，首先进行的认知功能检查的项目就是注意力的检查。注意力是其他认知功能的基础，注意力涣散的患者在检查中很难正确理解测试中的指令，无法得到正确的评价结果。在评定记忆、语言、抽象思维、定向、空间结构等复杂的功能前，必须要清楚知道患者注意的可持续时间，即注意力的集中情况。

注意力是指不被其他的内部刺激和外部环境刺激所干扰，而对特异性刺激产生注意的能力。注意力必须是在清醒的状态下才能建立。注意力集中是指对某种刺激能保持较长时间的注意，这是非常重要的。我们临床上指的注意障碍有两个方面：一是临床上所讲的注意力不集中，如下面所述的进行注意力筛查时所需的必要的“注意”保持。另一种是对脑病变对侧的刺激出现特异性注意力不集中。

注意力主要是由脑干的上行激活系统和边缘系统及皮质间相互作用而产生的。使人能排除干扰而集中到特定的问题上，而排除干扰的能力是由大脑皮质完成的，注意过程的统合部分是由边缘系统完成的，网状激活系统的功能目前还不是很清楚。脑的很多地方的损伤都会引起注意力障碍。一般认为丘脑、内囊后肢及其他的皮质下结构往往会引起注意障碍，而中脑的网状激活系统的病变引起的注意障碍在临床上比较少见。对注意力的影响右半球病变比左半球病变要大得多。否认、半侧空间忽略及双侧刺激消失均以右半球损伤为明显。为何如此，目前机制还不清楚，可能是右半球网状皮质结构或皮质网状纤维比较密集的缘故，但还没有足够的病理学依据。

二、康复评定

注意力障碍与情绪变化有非常密切的关系。不安可直接产生注意力涣散、集中困难。情绪抑郁也会出现漠不关心、觉醒低下等，这些情绪上的变化都会影响注意力的测试成绩。判断注意力之所以成为认知检查的首位，是因为所有的检查都与注意力密切相关。注意力障碍对再学习、计算、语言的抽象化都是密不可分的。

1. 注意力四大特征

（1）觉醒水平（Vigilance）：评价注意力的持续能力。

（2）选择功能（Selective attention）：即在多个刺激中将注意力集中在特定刺激上的能力。

（3）移动性（Distractibility，alternating attention）：即自然而然地将注意力转移到其他方面的特性。

（4）容量（Tracking，divided attention）：是指在同时进行几个作业时，能将注意力合理分配的能力。

2. 注意力的评定

评定主要以桌面检查为主。

（1）觉醒水平的检查

等速拍击试验：要求被试者在5分钟内以每秒一次的速度进行连续拍击的试验。让患者用健手拿铅笔敲击桌子练习10秒钟，测验时检查者记录每个10秒钟内的敲击数量，5分钟共30个记录量，通过30个时段的平均敲击数和其标准偏差就是该测验的“反应倾向度”、“反应不稳定程度”。

（2）选择功能

1）“A”无意义文字测验：是检查者以每秒一个字的速度，以普通的音调读一系列无序的无意义文字，让患者听到“A”字时拍一下桌子来表示。试验的内容是：

L T P E A O A I C T D A L A A
A N I A B F S A M R Z E O A D
P A K L A R C J T O E A B A A
Z Y F M U S A H E V A A R A T

一般情况下，可出现以下三种情况：①漏掉：没有示出目标字；②失误：把非目标字当作目标字示出；③保持失误：目标字的下一个虽是非目标字，却不能停止拍打桌面。

2）听运动检查法（audio-motor method）：是将5种类似音以不规则形式排列，如“啪、嗒、呀、哈、啦”等五个类似音，并以每秒一个音阶的速度读出，要求每分钟有10个目的音，共测5分钟，算出正答率和命中率（正答率 = 正答数/50；命中率 = 正答数/总反应数）。与正常人对照。

3）划消试验：本试验被广泛应用于方向性注意障碍（半侧空间忽略）。在以选择功能为前提下也能评价注意力的持续能力和视觉搜索能力。具体方法详见半侧空间失认的检查。

（3）删字测验

检查用纸上无规律地排列着36个文字，其中有10个大写文字，其他均是小写，字和字间大多是空一个间隔。只有4个地方是空两个间隔，测试A是将大写文字划掉；测试B是将大写文字和空两个间隔的前面的一个文字划掉。针对其速度、误反应以及正反应的漏掉次数进行评价。

（4）容量性检查

1）数字复述：测试时一定要注意每个数字间隔1秒钟，读音时语调要平淡，不能有阴阳顿挫，更不能像读电话号码那样连读。

测试内容：3－7
7－4－9
8－5－2－7

2-9-6-8-3
5-7-2-9-4-6
8-1-5-9-3-6-2
3-9-8-2-5-1-4-7
7-2-8-5-4-6-7-3-9

9-2
1-7-4
5-2-9-7
6-3-8-5-1
2-9-4-7-3-8
4-1-9-2-7-5-1
8-5-3-9-1-6-2-7
2-1-9-7-3-5-8-4-6

一般正常人顺复述可达到 6 位，逆复述可达到 5 位。在没有失语症和智力低下的情况下，不能顺复述 5 个以上的数字，提示有注意障碍。顺复述包含觉醒水平和近记忆能力，逆复述在此基础上还能反应容量的能力。逆复述比顺复述更敏感。

2）连减或连加 7 的测验：可以用 100 减 7，也可以用 7 连加。在测试中测试语很重要，应该说 7 加 7 等于几，再加 7 呢，再加 7…而不是 14 加 7 呢，21 加 7 呢等等。连减 7 也是一样。本测验受智力、教育程度、计算能力、记忆力等多方面因素的约束，特异性不强。但对情报处理能力的判定却是非常敏感的，它可以为患者的社会回归提供参考。

3）轨迹连线试验（Trail Making Test）：是视觉探索和注意容量的测验，分两部分：A 部分是将框有圆圈的数字无规律地排列在纸上，让患者用线按数字的顺序联起来。B 部分是将框有圆圈的数字和英文字母同时无规律地排列在纸上，让患者用线按 1-A-2-B-3…等的顺序联起来。也可以利用此测验进行注意和反应的训练。

三、注意力的康复训练

1. 改进注意障碍的一般方法

首先，如果病人对自己的困难缺乏足够的自知力，不了解其对日常生活的影响，病人就不能对建议和策略正常使用。脑卒中患者注意障碍治疗的一个困难是“动机和态度”，对这样病人主要的康复措施应该是增加自知力。因此，提供策略时应该考虑到，病人对自知力的缺乏。病人记住一系列的策略可能很困难，或者尽管病人能理解并记住这样的策略，但由于执行或其他加工过程的障碍，他们并不能较好地利用这些方法。因此在提供建议时应考虑到所建议的策略对注意加工的要求。要通过设计使提供的策略对注意功能的要求减少。

制定康复计划时，要认真考虑病人各方面神经心理功能和日常生活需求。计划应该根据下面几个因素进行调整。第一，应该考虑患者工作环境的任务要求，区分轻重主次，需加工信息的性质以及所处社会关系。例如：分配患者做有时间要求的文件分选工作，这对分散注意要求低，表面上看可以，但实际上可能不合适，因为该类型患者信息加工速度慢。第二，应该对病人的注意障碍进行分析，对不同的注意障碍应提出以不同策略为核心的建议。当然，患者其他非注意的障碍（记忆力，自知力）也可能会影响到病人是否能够从这些策略中获益。如果康复措施没有明显效果，需要考虑更换策略。第三，对患者的个性、动机以及自知力加以考虑，这可以预计患者能够多大程度地使用所建议的策略。

根据策略的重点是外部因素（如改变周围环境，改变家属的期望，对重要相关人员的专门培训）还是内部因素（如试图提高或恢复注意能力，传授补救措施）可以对干预措施进行分类。单纯就改进日常注意功能来说，康复措施的效果是有限的。但注意康复措施仍具有重要的作用，它有利于病人认清自己的注意方面的障碍，使他们能够作出适当的日常决定，避免作出错误的选择。这种训练最好是包含在整体的神经心理学康复计划当中。

2. 改进注意障碍的专门方法

（1）改进觉醒的方法

觉醒障碍一般最初用药物治疗，心理治疗可提高药物治疗效果，也有可能改善集中注意。可以降低觉醒的药物需避免。

①对觉醒障碍的行为策略包括根据警觉持续的水平安排活动（如经常休息、小睡），以保证病人得到充足的休息。

②每日记录治疗所能维持的时间长度，并对病人的任何进步予以赞扬。在有信息，特别是新的信息进入时提醒患者。鼓励患者以直立姿势工作。

③房间中（以及治疗者衣着）避免使用单调的颜色。用大量照片装饰病人房间也可能有帮助。

④鼓励病人在觉醒水平最高时安排高觉醒要求的任务。

⑤任务可以经常更换，对于新的刺激给予病人暗示，在觉醒水平最高时安排“最不感兴趣的”工作。

（2）提高集中注意的方法

许多不同的行为方法可用以帮助保持集中注意方面有障碍的患者，或者更简单地说，帮助他们减少注意力的分散。

改善集中注意障碍最有效的方法包括重新安排环境，以减少干扰因素（如噪音，交通拥挤或活动频繁的地方）。这样的策略可以包括在安静的环境中学习，使用耳塞，住小卧室，消除噪音。用双耳式耳机听音乐有助于某些这样的患者将注意力集中于他们的工作（尽管对于另外一些人这可能只是一种干扰因素)。

按照要求集中或重新集中病人的注意力。当干扰即将来临时提醒患者，要求他们尝试忽视这种干扰，这对他们会有帮助。在与病人交谈时客气地要求他们集中注意力，这也有帮助。

基本动作条件方法，如赞扬和奖励集中注意力的行为并尝试减少不集中注意力的行为。

(3) 改善分散注意的方法

显然，改善患者在分散注意方面的障碍最简单的方法是依据患者日常的任务要求安排他们的活动，一次只完成一个任务，从而最大程度地减少改变注意的要求。例如，招待工作很忙，需同时处理大量的信息，在分散注意方面有障碍的患者不适合这种高要求职位。

总的来说，多个活动不应该同时进行。应该给这方面有障碍的患者提供书面的任务菜单和指导，将工作或学术任务打断成各个部分来完成。对这样的病人来说，不受打扰的环境是理想的。如果是在办公室中，可以制定一个特定时间完成特定任务的时间表（如上午九点钟分选邮件，上午十点复印资料，上午十一点将材料归档等等），或使用自动应答机来接听电话，等到一天结束之前来检查有哪些来电。

类似地，在家里应要求病人按照顺序来逐个完成任务。在进入下一个任务之前使用记号来标记要完成的任务。

给患者提供检查菜单，在已完成项目旁做出标记，这也有助于保持注意力的集中。

(4) 改善持续注意的方法

①帮助持续注意障碍患者的建议方法包括鼓励病人经常休息。

②在工作环境中，也应该给有持续注意障碍的人安排足够的中途休息以提高效率。

③可以由其他人（如家庭成员、医护人员）来监督患者的工作效率。如果发现患者的注意力发生漂移，可以暗示其回到相关的任务中来。例如，“刚才我们做到某某地方了，让我们再接着做”。

④将活动的持续时间安排得短一些。

⑤将高和低兴趣的活动交错安排，这样有助于延长患者在工作岗位或在家中的活动中保持注意力的时间。

⑥应对持续活动方面的进步加以赞扬。

最重要的是，有必要让大家理解患者的工作效率已经降低，而不致对其期望值过高。根据不同情况，持续注意障碍的患者有可能充分地完成工作、学习或家庭任务，但是速度要慢一点，效率可能会低一点。给他们增加时间以保证任务的完成，有可能会使其能完成的任务增加，同时也可以增强注意障碍患者的自信心。

(5) 改善加工速度缺陷的方法

很显然，注意力的任务进行时有快和慢的问题，一个患者能否完成的注意行为及成功的数量，受到注意加工速度的限制。加工速度慢会导致接受信息、对信息的思考、作出决定以及应答过程所花费的时间增多。

在这些例子中，很明显的策略是让加工速度慢的患者有更多的时间来完成任务。应给他们提供足够的时间来应答，活动安排应允许他们有自己的节奏。例如，应允许患者在没有时间限制的情况下参加考试，因为在允许他们按照自己的节奏去答题时，他们有可能知道并理解试题，使考分提高。

类似地，如果允许雇员可以按照适合他们自己能力的节奏去工作，他们有可能成功地完成所有的工作职责。显然，那些需要快速加工的工作（如工厂组装工作，电话接线员，快餐现金收款员）可能不适合加工速度缺陷的患者。相反，那些不需要快速的加工，但要求准确完成的任务将最适合加工速度缺陷的患者（如图书馆工作、仓库保管）。

第三节　记忆障碍的康复

记忆障碍往往是脑卒中认知障碍患者最常见的主诉症状之一。记忆过程主要是由编码、储存、提取三个部分组成。根据提取内容的时间长短，又分为瞬时记忆、短期记忆、近期记忆、长期记忆。记忆力的康复评定主要依赖各种记忆力量表，从言语记忆和视觉记忆方面进行评定。一般的记忆力康复方法包括：恢复法、重新组织法、行为补偿法。对记忆的三个过程编码、储存、提取也有相应的康复策略。一些特殊的记忆损伤，如果保存了言语记忆能力或者视觉记忆能力，可以采用特殊的康复策略。

一、记忆障碍的概念

记忆障碍往往是脑卒中患者最常见的主诉症状之一。脑卒中患者中记忆障碍多与注意力障碍有关。记忆障碍除了器质性病变的原因外也与抑郁、焦虑不安、情绪紧张等情绪异常有关。记忆检查是需要患者最大限度地配合和努力，如有情绪障碍的患者其测试成绩往往较差，在很多情况下抑郁症被误诊为记忆障碍，所以鉴别诊断非常重要。在临床中，伴有精神障碍的记忆障碍康复效果较差。

记忆过程的不同侧面与脑的神经解剖学的结构和神经通路有密切关系。一般认为，前额损害会引起短期记忆障碍；颞叶、海马、乳头体等与近期记忆有关，其中海马起着由短期记忆过渡到长期记忆的作用。

记忆过程主要是由编码、储存、提取三个部分组成。根据提取内容的时间长短，又分为瞬时记忆、短期记忆、近期记忆、长期记忆。Atkinson 和 Shiffrin (1968) 提出记忆可以分为三大类：即感觉记忆、短期记忆、长期记忆等。长期记忆和近期记忆的提取与脑边缘系统有关，但确切的部位还不是很清楚。所有的记忆无论是视觉记忆、语言性记忆、触觉性记忆等，几乎都与新皮质有关。下面是记忆的几个相关概念：

（1）瞬时记忆：数秒内提取能力。

（2）短期记忆：复述后有一段干扰刺激时间后提取。

（3）近期记忆：提取今天内发生的事情的能力。严格的近期记忆是学习新的课题内容后，间隔分、小时、日后，对课题内容的提取能力。

（4）长期记忆：提取数年前发生事情的能力。

（5）健忘：多表示一般的记忆功能障碍。

（6）顺行性健忘：不能学习脑损伤后的新知识。

（7）逆行性健忘：不能提取脑损伤前发生的事情。

二、记忆障碍的评定

记忆功能是人脑的基本认知功能之一。记忆是人对过去经历的事物的一种反应，可分为长期记忆、短期记忆和瞬时记忆三种。脑卒中患者的多个记忆环节和系统都会受到累及，最后出现全面记忆力衰退。脑卒中的认知康复要求对患者的记忆状况进行客观的评定。下面介绍两种标准化的记忆测试。

（一）韦氏记忆测验

韦氏记忆测验是应用较广的成套记忆测验，也是神经心理测验之一。中国标准化量表由龚耀先等再次修订后，可用于7岁以上儿童及成人。有甲乙两式，便于进行前后比较。测试工具是韦氏记忆量表（Wechsler Memory Scale，简称 WMS）。测试内容包括有10项分测验，分测验 A～C 测长时记忆，D～I 测短时记忆，J 测瞬时记忆，MQ 表示记忆的总水平。本测验也有助于鉴别器质性和功能性记忆障碍。具体内容见表13－4。

表13－4　韦氏记忆表测试项目、内容和评分方法

测试项目	内　容	评分方法
A. 经历	5个与个人经历有关的问题	每回答正确一题记1分，最高5分
B. 定向	5个有关时间和空间定向的问题	同上
C. 数字顺序关系 （A）顺数从1到100 （B）倒数从100到1 （C）累加从1起每次加3至49为止	 限时记错、记漏或退数次数，扣分 同（A） 同（A）	 分别按记分公式算出原始分 同（A） 同（A）
D. 再认	每套识记卡片有8项内容，呈现给受试者30秒后，让受试者再认	根据受试者再认内容与呈现内容的相关性分别记2、1、0分或－1分，最高分16分
E. 图片回忆	每套图片中有20项内容，呈现1分30秒后，要求受试者说出呈现内容	正确回忆记1分、错误扣1分，最高得分为20分
F. 视觉提取	每套图片中有3张，每张上有1～2个图形，呈现10秒后让受试者画出来	按所画图形的准确度记分，最高分为14分
G. 联想学习	每套卡片上各有10对词，读给受试者听，然后呈现2秒后，停5秒，再读每对词的前一词，要求说出后一词	5秒内正确回答1词记1分，联想中有困难和容易两种，3遍测验的容易联想分相加后除以2，与困难联想分之和即为测验总分，最高分为21分
H. 触觉记忆	使用一副槽板，上有9个图形，让受试者蒙眼用利手、非利手和双手分别将3个木块放入相应的槽中。再睁眼，将各木块的图形及其位置默画出来	记时并计算正确回忆和位置的数目，根据公式推算出测验原始分
I. 逻辑记忆	3个故事包含14个、20个和30个内容。将故事讲给受试者听，同时让其看着卡片上的故事，念完后要求复述	回忆每1内容记0.5分。最高分为25分和17分
J. 背诵数目	要求顺背3～9位数、倒背2～8位数	以能背诵的最高位数为准，最高分分别为9分和11分，共计20分

注：评分将10个分测验的粗分（raw score）分别查粗分等值量表分表转换为量表分（scales score），相加即为全量表分。将全量表分按年龄组查全量表分的等值 MQ 表，可得到受试者的记忆商数（memory quotient，MQ）。

（二）临床记忆测验

由许淑莲等根据国外单项测验编制的成套记忆量表，用于成人（20～90岁）。也有甲乙两套。由于临床所见记忆障碍以近事记忆障碍或学习新事物困难为多见，故该量表各分测验都是检查持续数分钟的一次性记忆或学习能力。

测试工具是临床记忆量表。测试内容包括5个分测验：①指向记忆；②联想学习；③图像自由回忆；④无意义图形再认；⑤人像特点回忆。评分方法是将5个分测验的粗分分别查等值量表分表换算面量表分，相加即为总量表分。根据年龄查总量表分的等值记忆商（MQ）表可得到受试者的MQ。记忆障碍的评定主要从言语记忆和视觉记忆两大方面进行的。记忆商（MQ）的等级和百分数见表13－5。

表13－5　记忆商数(MQ)的等级和百分数

记忆商		130以上	120～129	110～119	90～109	80～89	70～79	69以下
等　级		很优秀	优秀	中上	中等	中下	差	很差
有文化部分	（百分数）	1.9	8.0	18.0	46.4	17.1	5.9	2.6
	（人　数）	26	107	242	619	228	78	34
无文化部分	（百分数）	2.4	8.1	15.1	49.1	17.9	5.7	1.7
	（人　数）	19	65	122	396	145	46	14

三、记忆障碍的康复训练

（一）改善记忆损伤的一般方法

记忆损伤经常妨碍其他的康复训练。记忆缺陷明显地影响病人康复的整个过程，因而限制病人获得独立的能力。多种康复策略在记忆康复中已广泛使用，也获得了不同程度的成功。应用这些康复策略的人员涉及到多个学科，包括：心理学家、语言治疗师、体能治疗师、职业治疗师、护士、内科医生、社会工作者等等，他们共同组成康复小组，一起实施康复治疗。

康复记忆中应用的方法分为以下三种：恢复记忆法、重新组织记忆法和行为补偿策略。

1. 恢复法

假设记忆像肌肉一样，必须进行锻炼才能加强。这种方法包括练习一些实践性的任务，如学习数字串、背诵单词列表、通过分组（例如前三个单词为一组）或者分类（不同的类型）来记忆项目，而不是记忆独立的单词。许多评价恢复记忆法的研究报道，在医院和实验室里使用该方法，的确能提高对特定任务的记忆。但是，对其他的类似任务并不一定能提高记忆。这可能有两个原因，有记忆障碍的人对其他的类似任务不能够记住应用这种方法，或者是这些要记忆的任务和日常的活动明显不相干。

2. 重新组织法

该方法是另外一组用于弥补记忆丢失的策略。这一方法基本上以更完整的技能代替了丢失的技能，从而成为增强记忆和弥补丢失的技能可选择的途径。常用的方法包括固定系统和视觉意象。

（1）固定系统是一种把言语刺激的图像与数字或者可想象的位置相关联的方法。例如，一个人能够想象儿童时家的位置，如厨房、起居室和庭院。当他学习一系列项目时，就指导他把要记忆的项目与家里特定的位置相关联。记住家里的每个位置就促进了与之相关联的项目的记忆。用这些关联增强了记忆，这种方法可以维持30分钟，而不能维持一个星期。

（2）视觉意象是另一种重新组织法，在记忆康复过程中，为了进一步编码和解释信息，视觉意象包括想象一个和言语刺激相对应的视觉刺激。例如，一个人想要记住一对单词，如“手套”和“猫”，通过想象一个戴着手套的猫，就能够促进这一对单词的记忆。尽管它的实际应用还有问题，许多研究已经证明，视觉意象能够提高记忆的提取。

用于记忆康复的其他方法包括逐渐减少提示和无差错的学习，尽管这两种方法中给病人提示的类型不同，但这两种方法可用提示来促进单词的记忆。

（3）无差错学习法通过提示提高记忆，如先给病人看一个单词的前两个字母（如，PO－－），然后在病人猜测之前给出整个的单词（如POTATO）。

（4）逐渐减少提示法就是在学习中逐渐减少提示，例如，如果想要病人通过把名字和图画结合在一起来记住治疗师袁红的名字，应首先把结合在一起的姓名和图画给他看。接下来看袁（圆形）和图画。下一次再看红（红色）和图画，依此类推。

3. 行为补偿法

此方法是用于提高记忆力的第三类康复策略，通常也是最有效的提高记忆的方法。这种方法可分为三类：个人环境提示、邻近的环境提示和远的环境提示。

（1）个人环境提示。涉及到运用病人的穿着或者携带的东西作为提示物，来提示重要的事件或任务。个人环境提示的一个例子是，在手上写一条信息或者是在手指上拴一根线。但是如果一个病人不能够记住提示物是提示什么的，这些提示也就没有价值了。

（2）邻近的环境提示。是指应用外部记忆手段，或者房间或器具的摆放变化促进记忆信息。

①外部记忆辅助：包括采用与病人需要相关的笔记本进行记忆。笔记本的内容可能包括：位置、约会、要做的事和已经发生的事情的记录。有记忆困难的人需要不同的帮助取决于他本身的缺陷。研究表明，这种行为补偿策略在记忆损伤发生后，能够长期的应用和成功地进行教学。外部记忆辅助也被证实，对记忆障碍的各种人群都有效。

②一些简单的提高记忆的行为策略包括使用可携带的记忆辅助具，包括记事本、要做事情的列表、闹钟和时间表。

③给房间里的抽屉和橱柜贴标签对增加病人的定位能力也是有帮助的。

④家庭用具，如烤箱，应该和声音联系在一起，以便提醒可能会忘记关掉用具的记忆损伤的人。

（3）远的环境提示。指的是家乡、城镇设计，使得记忆有问题的人的困难达最小化。这些环境的提示能够提示病人周围环境中各种场所可能在什么地方。医院里指向各部门的彩色的线就是一个例子。

总之，这些策略的使用还有一些争论。但是，有许多研究者认为，行为补偿法是最有可能帮助有记忆损伤的病人的。所有记忆障碍的人并非都是一样的，如果干预是直接针对病人的困难，将会提高干预的有用性。

（二）改善记忆损伤的特定的策略

神经心理评价的结果、家人及其他人员提供的信息，应该被用来指导制定特订的改善记忆的方案。提供建议时，把恢复法和补偿法加以区分是很重要的。如果神经心理评价显示一个患者有几年前损伤引起的严重的言语记忆缺陷，在重复信息之后，没有表现出记忆力的增加。提供详细的关于重复以促进记忆信息的方案，将是没有什么效果的。如果同样的病人的确表现出相对强的视觉信息记忆能力，那么提供特定的关于充分发挥视觉记忆能力的建议对病人是有益的。相反，如果病人听觉和言语记忆力都受损伤，那么，合适的建议应包括听觉和言语这两方面，也包括用视觉想象来记忆言语信息这样的结合形式。因而，除了要鉴定受损伤的记忆过程，康复医生和家人在提供建议的时候，还应该考虑如何利用感觉形式的优点和缺点。

以下的建议是根据上面已确定的记忆过程给出的。记忆是一个连续的统一体，许多建议包括了记忆的编码、巩固和提取。

1. 改善编码和巩固损伤的策略

编码是对周围环境的信息进行最初的加工，而巩固是对信息的更持久的储存。事实上，改善编码和巩固的建议有许多重叠。改善编码和巩固的策略包括：

（1）因为和记忆有关的问题也和注意相关，因此，提供一个外部刺激最小的环境对病人是有帮助的。在某种意义上来说，使得这个环境尽可能的安静是最理想的（如关掉电视和收音机）。然而，有些病人发现，柔和的背景声音有助于使得精力分散最小化，因而，对特定的病人，用理想的声音可能是有用的。

（2）不能够编码反映了不能够注意自己的行为。例如，当读邮件时，放下自己的钥匙，就找不到了，原因可能是同时做了两件事，帮助有编码缺陷的病人集中注意力，要求一次只做一件事是很重要的，在完成一件事以后再开始做下一件事。

（3）最初的编码困难通常表示不能够注意信息，为了增加注意力，当给有缺陷的病人提供信息的时候，用眼睛注视他们是很重要的。

（4）为了保证有记忆缺陷的人充分地注意信息，应该为他重复提供信息。

（5）当病人记录重要的交谈内容和对需要做的事情进行列表时，编码也能够得到进一步加强。这样做能够帮助病人一次集中做一件事，也提供了一个外部标准来证明他的理解力，还能为以后的参考提供线索。

（6）应该鼓励病人提问，保证他们确实理解了对他们所说的话。这也是进一步检查理解力所必需的，同时也提供了进一步重复信息的机会。

（7）当信息是病人感兴趣的尤其是和病人相关的时候，编码也能得到增强。病人用自己的话说出信息也能增强编码。这样也能使病人把以前所学的知识联系起来。

（8）如果评定显示病人能够从重复的信息中获益，就应该鼓励使用重复的信息。例如在交谈过程中，多次显示信息，使得在巩固方面有缺陷的病人在信息呈现时，能够对信息进行重复和解释。

（9）以某种方式提供信息，把信息和其他的任务和环境联系起来，从而很容易地推广到其他情形。

2. 改善提取损伤的方法

难于提取信息的人，大多已经储存了信息，仅仅是自己不能提取。因此，所有的增强提取信息的建议，都和病人运用提示去启动记忆信息有关。这些提示可能是内部提示，如记忆策略，也有外部提示如闹钟、笔记本、每天的计划等等。用来帮助和促进提取信息的策略，包括：

（1）提供简单的言语提示，例如可能会问病人“下一步治疗是什么”，或者“做蛋糕的下一步是什么”，提供这些提示帮助病人控制他们的行动。

（2）外部提示可能采用笔记和列表的方式，这些笔记和列表是由病人自己或者其他人为有提取困难的病人提供的。使用这一列表时，把这些列表放到有记忆缺陷的病人能够找到的地方，或者把这一列表溶入到日常生活中是很重要的。闹钟、呼机或者自动的电话提示也可用作外部提示。闹钟的响声或者呼机的叫声能够提醒病人吃药或者约会。保证给有记忆缺陷的病人提供足够的信息来完成任务是很重要的。例如，单独的手表的响声不足以提醒病人吃药，但是，如果把手表靠近每天吃药的盒子，手表的响声就能够做提示了。

（3）对于特定的日常任务，投资购买一个数字语音录音机是有用的（没必要倒带和搜索），可以帮助使用者对短信息进行即时的录音和回顾。这种设备在办公用品商店和电器商场都可以买到。

（4）对于严重的记忆损伤的病人，在家里的抽屉和橱柜上贴上标签，可以帮助病人找到物品，也帮助病人将物品收拾到合适的位置。

（5）日常计划表和笔记本是进一步的辅助手段。用活页纸记录方便插入，同时也能够随时插入新的材料。如果病人不依赖社区，活页纸尺寸可以小一些，能够装进衣服口袋里或者钱包里，但是不能太小，以至于很难书写和阅读。为了使计划表的特点更突出，计划表的制作考虑到有记忆困难的人是非常重要的。应该提示病人在设计好的记忆本中记录相关的信息。家人在病人开始使用记忆本时起着指导作用，决定记录的重要的名称、日期、事件、电话号码和医疗信息。还需要家人提醒记忆力减退的病人按计划表行事，也鼓励补充新信息，如工作表的改变、家庭作业等。家庭中有一个成员定期地浏览这个计划表进行更新并重新组织，这对于病人是有帮助的。家人应该记住有规律的使用这种补偿性的帮助对于康复是必须的。执行这样的帮助常常是有挑战性的。但是，这些习惯的形成有可能大大地增加病人的独立性。

（6）尽管在使用掌上电脑之前要考虑一些问题，但是掌上电脑已经成功地应用于创伤性脑损伤病人。它已经尝试应用在脑卒中患者之中。

（三）改善特定类型的记忆损伤的策略

提高记忆的特定的策略是根据病人记忆不同类型的感觉信息的特点而制定的。例如，一些人能够更好地记住听到的信息，而不是看到的信息，或者相反。但是，要特别注意，如果能以多种感觉形式来提供信息，就能够更好地提高记忆。例如：

①如果告诉他们如何去做，同时还演示如何去做，病人就能够更好地学习。如，当一个人学习一项任务，除了让他做这项任务之外，在他做事时，还要通过言语解释来增强记忆的编码和巩固。同时若能配以图画可能会更有效。

②类似地，当让病人大声朗读信息时，给病人提供机会使他进行视觉浏览也是有帮助的。

③当病人在社区内（或者新地方）行走时，如果给病人提供关于如何到达目的地的言语指导，同时提供地图和/或书面的指导，病人就能走得很好。

1. 对有言语记忆能力的人提供的策略

给有能力记住听到的信息的人的建议如下：

①给病人提供言语信息，也就是，告诉他们需要记住什么。经常给予言语暗示和提示对于提高总的记忆力将会很有效。

②病人大声朗读要记住的重要信息。

③病人应想到用录音机录下需要记住的言语信息（如，课堂讲稿，商务会议，重要的谈话）。在以后的时间里通过听磁带就能复习信息。

④给视觉损伤的人提供笔记记录器来记笔记，就能使得视觉受影响的人能够集中注意力去听，也给他们提供手写的笔记以便以后复习。

⑤为了专门记住每天都要做的事，应考虑到使用数字的有声提醒物，以便使用者及时地录下和复习短信息。

2. 对有视觉记忆能力的人提供的策略

给有视觉记忆能力的人（或言语记忆能力相对弱的人）提供的建议如下：

①给病人提供视觉信息，如手写的清单、图片、模型的表演等。

②当学习新信息的时候，应该鼓励病人设想单词和想象画面。也就是用想象这些图画或者在纸上画图和想象的方式使看得见的材料具体化。病人越是积极的参与，信息就会越显著，准确的记忆就越有可能。

③病人通过设计对照表格、作业图和增加记忆的图画，把书面的或口头的想法转换成可视的形式。

④病人应把他们听到的信息做成书面的清单，通过参照这样的视觉清单来增强记忆。

⑤病人在课堂上或者参加会议，如果可能的话，应该提供给他们书面的提纲和摘要。

⑥病人应该依靠图画来增强记忆，包括使用动画卡片或者图片。

第四节　知觉障碍

知觉是发现信息的能力，它是认识能力的第一步，是一种脑的高级机能。知觉与人类个体有关，它依赖感知者的经验和知识水平。知觉包括所有的感觉机能，如视觉、空间觉、听觉、触觉等。知觉功能中最重要的是视觉，识别事物的特征以及各特征之间的相互关系。知觉障碍最常见的表现是失认症和失用症。

一、失认症

失认症是后天获得性的综合性知觉障碍的具体表现，是介助某种感觉系统来认知对象物的能力障碍。这种对对象物认知障碍，不是因感觉的异常、智能的低下、意识障碍等原因引起的；并且通过其他感觉通路的介入，便能将对象辨别出来的一种状态。失认症分很多类型（表13－6），其中视觉失认目前研究最为深入，康复评定也有很多方法，但是众说纷纭，尚未统一。重评定轻治疗的现象比较严重。各种失认症的康复治疗一方面是针对失认症本身的治疗，另一方面是针对其所导致的日常生活能力下降的康复治疗。视觉失认和视空间障碍的康复有很多共同之处，它们的康复方法在本节一起做重点介绍。

（一）视觉失认

1. 定义

视觉失认是在没有以失语症为首的语言障碍、智力障碍、视觉障碍等的情况下，却不能认知、肯定眼前的视觉对象为何物的一种状态。换言之可看到眼前的客观实体，却不知是什么以及其特质内容（如形状、性质、功能、用途等）的一种状态。例如：桌子上放着一块香皂，看过后却不知道是什么，但当他用手摸一下，再拿起嗅一嗅时才会知道这是香皂。即通过视觉系统无法认知、肯定客观实体，通过视觉以外的感觉系统（嗅觉、触觉、听觉等）能够理解其特征的一种状态。

表13－6　失认症的分类

失认症的分类
1. 视觉失认 (1)视觉对象失认 (2)相貌失认 (3)色彩失认 (4)单纯失认 (5)同时失认 (6)半侧空间失认 (7)其他：地理性记忆障碍、Balint综合征、大脑性视觉障碍、皮质盲、视觉失语、消去现象等
2. 听觉失认 (1)环境音失认(听觉失认) (2)感觉性失音乐 (3)语聋 (4)听觉空间失认 (5)其他：中枢性听觉障碍(皮质聋、皮质下聋)、消去现象等
3. 触觉失认 其他的消去现象
4. 身体图形障碍 (1)半侧身体失认 (2)身体部分失认(手指失认) (3)左右辨别障碍 5. 相关症状 病态失认(Anton综合征)

2. 视觉性记忆

物体由视觉对象到被视觉、被认知、被肯定、被命名，是要经过几个过程的。第一阶段是知觉阶段，含有对客观实体的大小、长短、明暗、移动等各种各样的要素性视觉功能。先由第一视觉区（Brodmann17区）处理，然后其情报通过联合纤维（弓状束）传到第二视觉区（视觉联合区Brodmann 18区、19区）。在这里再进行情报对象的色彩、形态知觉，然后对知觉对象的各种特征，在语言区和其他的感觉系统的联合区相连，整理统合后作为视觉性记忆被储存在颞叶。

3. 视觉失认

第二视觉区和颞叶（视觉性记忆区）是通过联合纤维（下纵束）联系。对于已知的视觉对象能正确称呼的，首先在第一视觉区进行要素性知觉，然后通过视觉联合区、视觉性记忆区，把形状、性质、机能、输入进去，达到经验记忆和核对客观实体的意义进行肯定。最后将此转入语言区（顶叶下部→颞叶→额叶）进行语言化（命名或标记）。在第一视觉区的障碍，通常产生视野障碍（同侧偏盲、象限盲、皮质盲等）。皮质盲是由双侧第一视觉领域区的障碍产生的，但作为伴随症状也能看到变形视野（大视症、小视症）、视幻觉、视觉保持现象等。颜色知觉是在联合区的一部分（特别是鸟距沟之下）进行的。根据其障碍的大小，可产生左右视野一部分的色觉障碍和全色觉障碍。

4. 视觉失认的分类与评定

（1）视觉对象失认

一般分为统觉型（将感觉性印象进行意识性知觉的行为）和联合型（综合知觉内容和输入的表象结合的行为）两种。

1）统觉性视觉失认：保留一次性视觉（视力、视野、大小、方向、色彩、明暗等），但在视觉对象（物品）的形态的认知辨别水平上有障碍。这类患者往往自己无感知：①当你让其画出眼前的（图形、画像时）物品的形状轮廓或描述时，很困难；②同样形状的物品和图形，让其找出其（对应）配对，有识别异同困难；③双向性障碍，即不能命名物品和图形的同时，也不能把被指名的物品选出来。如被提名的物品或图形，通过想象能够画出的话，要比照着画画得要好。

责任病灶：包括双侧视觉联合区在内的枕叶等的损害，特别是劣势半球的枕叶功能障碍。

评定方法：图形摹写、图形辨别、图形分类、事物的命名及其使用说明、触觉性命名等。常与纯失读、相貌失认、Balint综合征、同时失认等合并出现，视野障碍较轻或几乎没有。

2）联合性视觉失认：通常所说的视觉失认或视觉对象失认多是指这种类型。其特点是：①有命名障碍；②物品的形状、功能、使用方法等，不能用口头、文字及手势说明、有确认障碍；③对物品的性状（如：动物、食品、水果、蔬菜等）和功能（如服装、家具及用品等）分类有困难（意义上的范畴性分类困难等）。

患者不能明白眼前客观实体的意义，也就是不能将现实和过去的记忆及经验结合起来。一般成绩是：实物＞色彩照片＞黑白照片、线条画等，另外还与物品摆放的场所（背景）等有关。与单独的物品相比，认识放在实际场所中的物品所获得的成绩要好。言语的提示可以帮助视觉理解，会影响测试成绩。

评价方法：①可行配对测试；②画物品图形；③描述物品的形状；④借助视觉以外的感觉通路，可以准确的认知和命名（如听觉方面：对其说出不能命名物品的用途或让物品发出声响。如，乐器、钥匙等；触觉方面：让其闭上眼睛用手摸物品；嗅觉方面：让其用鼻子嗅物品的味道。）

大部分的病例至少合并（纯失读、相貌失认、色彩失认等）两种以上的问题，其中相貌失认和色彩失认最多见。偶尔单独出现。

责任病灶：几乎所有的病灶都在双侧枕叶、颞叶。

（2）相貌失认

患者视力虽然保留，但却不能通过其面貌认知自己熟悉的家属、亲戚、朋友及名人的面孔。而通过听其声音可以知道是谁。其病变部位多是在劣势半球的枕叶内侧梭回和舌回。半侧病损多是轻度、一过性的。双侧病变症状往往较重并持续不可逆。

一般神经学检查时有视野障碍（象限盲），多伴有皮层性视觉障碍。双侧枕叶障碍引起的视觉对象失认，多有相貌失认，而且是不可逆的。

评定方法：可以拿其自己、家属、亲戚、名人等的照片，让其辨认等。

康复训练：可以用家人、亲属、名人等的照片，借助语言提示进行训练，或通过人物动作、人物的声音等外部因素进行人物辨别训练。

（3）色彩失认

色彩失认是与颜色或色名相联系紧密的客观实体或概念，不能使其通过颜色联系其状态。它与先天色盲不同的是，本症的色觉障碍不是系统性的，而是不规则的，是后天性皮层病变引起的色彩认知不能。多有视野缺损，但视野缺损不是其原因。因色觉保留，故同种颜色可配对，颜色（同色系和集中）分类可以进行。故利用色盲检查表检查是正常的，但对色彩命名、让其指出某种色卡的颜色或物品的颜色有困难，描述物品的概念（西红柿是什么颜色、天空是什么颜色等）有困难，另外往辨别色彩特征物体的线形图上图色也有困难。

与色彩失认相鉴别的有色彩命名障碍、皮层盲。皮层盲是大脑皮层水平的色觉障碍。诊断上并不难，但有时两者同时存在。颜色命名障碍多合并有象限盲、纯失语。这主要是由于脑梁膨大的联合纤维离断引起，到达右枕叶的色觉情报不能传到言语区而产生的。色彩失认具有双向性障碍的特点，即不能命名也不能在听到色名后指出该颜色（或同颜色的物品）。

还有一种色彩命名障碍是指色彩的言语化的障碍，即色彩失语。现在将以上几种与色彩相关的障碍加以鉴别（表13－7）。

（4）同时失认（Simultanagnosia）

同时失认是一种对于复杂的情景画面的各个部分能够理解，但对整体是什么却不能理解的一种症状。即每部分的视知觉是正常的，但其部分和部分之间的关系却不能把握，其结果是，不知道整体的意义。另一种情况是在两种物体同时刺激时，患者只能认知一侧的刺激物体，这种情况也被称做同时失认。

其发病机制：考虑是整体把握的能力障碍。有人认为是对一系列的视觉刺激，产生的持续维持视空间性的注意障碍引起的。前者病变为在左枕叶前部或颞顶叶部的损害，双侧枕叶外侧的损害。后者多是双侧顶枕叶的损害。

表13－7 色彩失认鉴别表

鉴别 病型	色觉检查			色命名	按指令颜色选出物品或卡片	陈述某物品的色特征	按颜色特征把物品上的线条配上颜色
	色盲检查	色彩分类	配色				
皮层色盲	障碍	障碍	障碍	障碍	障碍	正常	障碍
颜色命名障碍	正常	正常	正常	障碍	障碍（正常时也有）	正常	正常
颜色失认	正常	正常	正常	障碍	障碍	障碍	障碍
颜色失语	正常	正常	正常	障碍	正常	正常	正常

（二）听觉失认

1. 定义

听觉失认为听力保留，但对所能听到的原本知道的声音（言语音、有意义和非言语音）的意义不能辨别和肯定的一种状态。

2. 分类

根据对失认的对象可将听觉失认分为：语聋（言语音的认知障碍和非言语音的认知障碍）、环境音失认、感觉性失音等。但在临床上比较少见，在此只做简单的介绍。

（1）语聋

虽能听到言语音（说话声），但却不能明白说话的内容意思的一种状态，即言语音的选择性辨别的认知障碍。主要表现为言语的听觉性理解为首的复述、听写等的困难，但说话的词汇、自发书写、书写名称、呼名及读（目睹和音读）均没有障碍，所以纯音听力检查要确定患者是否有充分的听力，方能诊断此障碍。大多数患者听力检查正常，但在高音区往往稍落后。

责任区域：左颞上回的后部皮质下和右上中回的后部及顶叶的后部。

（2）环境音失认

听力检查正常，但对听到的非言语音的意义不能明白的一种状态。如对熟悉的狗吠、鸡鸣虽能听到，但却不知是什么声音的一种状态。

（三）视空间认知障碍

1. 分类

Benton 和 Tranal（1993）将视空间认知障碍分为：①空间定位障碍；②方向距离的判断障碍；③地理性定向障碍；④半侧空间忽略；⑤Balint 综合征等。在此只对半侧空间忽略做简单介绍。

2. 半侧空间失认

半侧空间失认又叫偏侧忽略，是对损伤的大脑半球的对侧来的刺激，无反应或对其刺激不能定位的一种状态。大多是右半球损伤引起的，对左半侧的忽视。这种忽视不引起体轴半侧的忽视，而是注视空间的半侧忽视。在日常生活中的表现：身体、面部朝向右侧，双眼向右注视（眼球活动无障碍），进食结束后，总是把碗碟中的左半侧的食物或多或少的剩下，读书或看报时，总是把最初的几个字漏掉。男性刮胡子时，左半侧的胡子刮不干净或漏刮。女性化妆时，左半侧漏化或较右侧简单等。

（1）半侧空间失认和偏盲的鉴别

偏盲是视野缺损造成的，在视线固定的情况下，视野有一部分的缺损，通过客观的视觉感觉检查就能确诊。当其眼球能自主活动时，通过转头转身等动作是可以代偿的。而半侧空间失认，则是在视线可以自由活动的条件下，仍然对一侧的刺激对象无反应，是知觉水平上的异常。它总是对视觉对象的一半无知觉，在接受康复训练之前，不能通过转头转身得到代偿。

（2）病变部位

多为右半球的后方损害，特别是颞叶、顶叶、枕叶的结合部，含顶下回部分；也有报道额叶背外侧（第 8、9、4、6 区）的病变也会引起偏侧空间忽略；最近有些临床研究表明，丘脑、中脑网状体、基底节等的病变，也能引起偏侧空间忽略。其原因可能是皮质和基底节的白质联系纤维的损伤造成的。

（3）半侧空间失认的评定

1）急性期患者多表现为，只看健侧（右侧），即使在其左侧招呼，患者往往在右侧寻找；给患者一根约与肩等宽的线绳让其指出中点时，所指的中点往往偏向右侧。

2）待患者病情平稳后可做桌面的精细检查：

①模仿绘画试验：给其一张标准画样（图 13－1），让其尽量和画样完全一样地画出来，常用的是有茎、有叶、有花瓣的图画进行检查。根据其画图的结果分为轻、中、重等级。重重度，只画右面草的一半；重度，漏掉画中左半侧的全部；中度，左侧花瓣较右侧的少，并且漏掉了左侧的小草；轻度，左侧的花

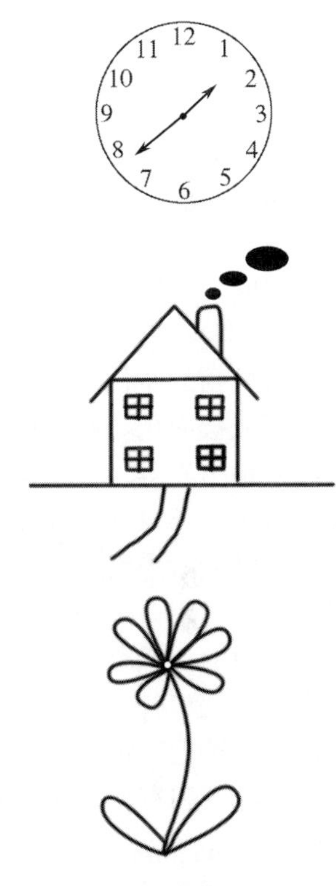

图13－1　模仿绘画试验

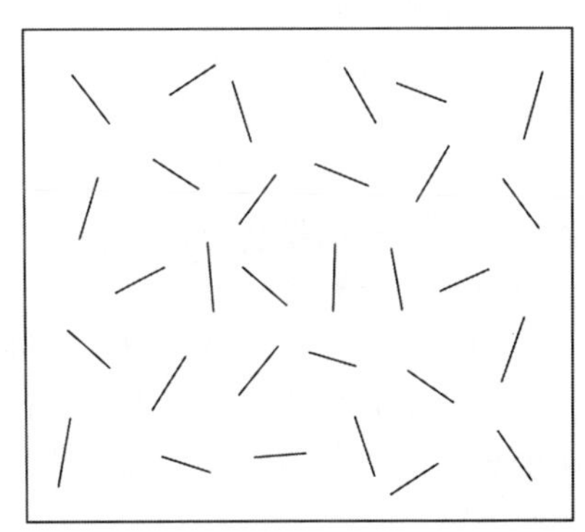

图13－2　短线消抹试验

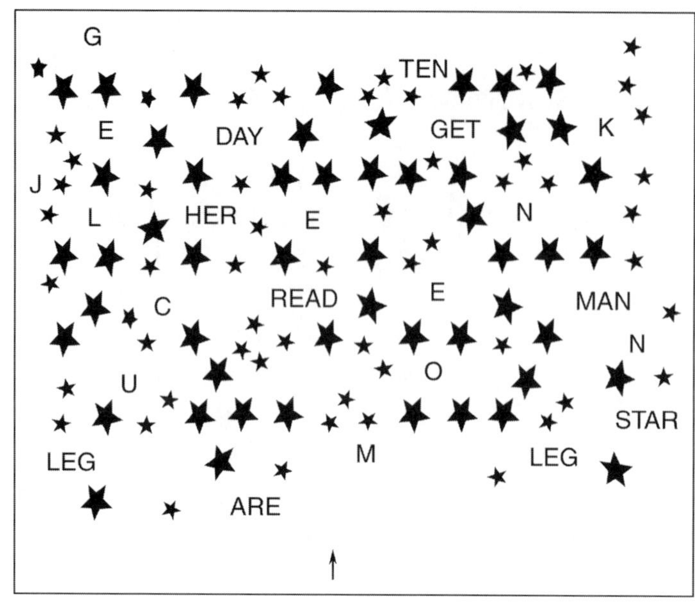

图13－3　划掉★试验

瓣较右侧的少，或中央花大致能画出，只是左侧漏掉了小草。除此之外，还可以画房子、栅栏、树等的组合图来测验。随着画的复杂程度的增加，半侧空间忽略的检出率也随之增加。如通过以上的绘画检查，查出可疑，但不能确诊时，可以用模仿绘画 Rey 的复杂图形，结果往往就比较清楚了。

②画图试验：用口头命令让患者画人脸及身体四肢等图形，左侧空间忽略的患者其画的左侧，即画面人物的右侧上肢、下肢、手、足、眼等器官被省掉了或被简化。或让患者画大的表盘（直径大于 5 厘米以上的表盘绘画，容易检出）等，如果患者将表盘中左侧的 7～11 的时间数字都漏掉，或将所有数字全部写在右侧表盘内，可以诊断为半侧空间忽略。

③划消试验：采用 40 根短线。检查要用红颜色的铅笔，在纸上将所有的线寻扫一遍后，命令被试者将纸上所有的线，用划线的方式标记，以了解掌握其漏掉的空间部分。将 30 根短线，按左 1/3、右 1/3、中 1/3 各 10 根分配在 B_5 纸上（图 13－2）。让患者将所有的短线做上标记，标记完后，请把笔放在桌子上。重度患者只划掉右 1/3 的短线或更少；中度患者会划掉中 1/3 的一部分和右 1/3 的全部；轻度患者只剩下左 1/3 短线中的一部分。图 13－3 是由 Weintraub 和 Mesulam 研制的让患者只划掉★。Behavioural Inattention Test（BIT）让患者划掉图中的★。以上这些试验选出的目标难度较大，故半侧空间忽略的检出率也较高。

④二等分试验：20 厘米长的直线进行二等分时，中点向右偏 1 厘米以上者，可以考虑为半侧空间失认。

在评定有无半侧空间失认时，单凭一个试验往往不能很好地作出判断，因此最好是根据模仿绘画试验、抹消试验、二等分试验等三种以上的试验结果进行综合判定。

（4）半侧空间失认的康复训练

半侧空间失认的康复训练以作业疗法为中心，特别是对向一侧倾斜较重的患者，早期做起立训练、移乘动作、步行训练等粗大的功能训练，以提高 ADL 的自立能力。

认知康复训练可从两个方面入手，一是改善忽略的行动本身，二是因忽略引起的不能执行的应用动作训练。前者主要是通过视觉扫描训练和感觉觉醒训练来进行的，后者是通过 ADL 训练来进行。

1）视觉扫描训练：通过促进对忽略的视觉搜索，来改善忽略。如利用左右两个不固定的光源刺激，移动光源让其注视和追视光源的位置。将数字按顺序粘贴在木钉盘的每一个小孔的边上，让其按数字的顺序将木钉插入进行训练。利用图卡进行注视的强化训练等。

2）感觉觉醒训练：在某种感觉系统有障碍的情况下，给予其他种类的知觉刺激，以提高统合能力，对障碍的功能利用进行再教育。如：治疗师或患者自己刺激患手，治疗师触摸患者的背侧，让患者指出相应的位置，这就是利用触觉刺激，恢复自身体位、改善忽略行为方式。也可以利用声音的听觉反馈刺激进行步行训练等方法。

3）提高 ADL 功能：在认知康复训练方面，作为 ADL 功能的提高是最主要的。在半侧空间忽略的恢复中，病识缺失是最大的阻碍因素，故在提高其主动性的基础上，促进对自己的障碍认知是非常重要的。可以让其头和眼睛向患侧偏看，在 ADL 指导中反复进行，并要在床及餐具的摆放、轮椅等方面下工夫。在外部环境的调整下工夫。

二、失用症

所谓失用是指执行器官在没有异常的情况下，不能执行有目的的动作行为。即在临床所能诊断的限度内，没有麻痹、不随意运动共济失调、肌张力异常及言语听力障碍等的情况下，不能完成有目的的运动。

（一）失用症的特点

（1）被试者能够很好地配合。

（2）被试者能理解试者的意图，即不是因为言语理解（失语、脑卒中、意识障碍等）障碍引起的。

（3）其行为障碍不是因动作器官（口、舌、手、足等）的运动障碍（运动麻痹、共济失调、寡动症等）和感觉障碍（深感觉障碍）、视知觉障碍（视觉障碍、半侧空间失认等）、精神障碍（智力低下、意识障碍等）等的原因引起的。

（二）不同类型失用症的康复评测

一般将失用症分为以下几种类型：

（1）传统失用症：①意念运动性失用；②意念性失用；③肢体运动性失用。

（2）其他类型：①构成失用；②着衣失用；③口颜面失用；④步行失用；⑤发音失用；⑥失用性失写。

失用症大多是双侧同时出现障碍，只有肢体运动性失用、脑梁失用（因脑梁损害引起的，表现为半身失用、半身构成障碍等）等，表现为一侧肢体的异常。不同类型失用症的康复评测如下：

1. 意念运动性失用

（1）概念

意念运动性失用患者虽然能理解被命令的旨意，却不能传达到动作执行器官的一种状态，即不知怎样才能完成的一种状态。患有这种失用症者不能准确执行曾经学过的运动动作，其特征是，在其无意识的状态下可充分进行的运动，在指令条件下却无法完成或无法模仿。

通过言语命令来执行精细动作的能力与优势半球的言语功能密切相关。充分的言语理解是行为检查的基础，（语言理解区）必须没有损伤。命令一旦被理解，这一信息便向与其相连的缘上回扩散（领域 B），在此言语（如弹硬币等）与中央后部的顶叶皮质的运动感觉的记忆联合，这些运动的感觉性记忆在其后沿着通路 C 传到运动区 D，在此诱发运动模式的记忆。然后前运动区 D 向运动区 E 的锥体束纤维发出执行实际动作的旨意。这一通路的任何一个部位的病变，都会引起意念运动性失用，包括口颜面失用和脑梁失用等。

（2）检查方法

1）口颜面部的检查：请患者将检查者所说的内容用动作表示出来。

①“吹灭火柴”。误反应：控制短呼吸有困难，口形的动作和保持及吸气保持等有困难。

②“伸出舌头”。误反应：不能伸出舌头，舌头在口腔中活动，舌尖抵住前齿出不来。

③“用吸管喝水”。误反应：不能收拢口唇，变成吹气的动作。有探索样口唇动作。

2）四肢动作的检查：请患者将检查者所说的内容用动作表示出来。

①“敬礼”。误反应：手举过头顶，晃动手臂，手的位置不固定。

②“使用牙刷”。误反应：不能正确抓握，不能张口，明显偏离口，用手指碰牙刷。

③“弹硬币”。误反应：抛硬币，手旋内旋外，不用拇指和实指弹而是弯手腕。

④“用锤子钉钉子”。误反应：手水平方向前后运动，用拳头用力叩击。

⑤“使用梳子”。误反应：用手当梳子，用手捻搓头发，手的动作不确切。

⑥“踢球”。误反应：原地踏步，脚尖蹭地等。

3）全身动作的检查：请患者将检查者所说的内容用动作表示出来。

①“拳击的架势”。误反应：身体各个部位不正确，双手并在一起。

②“用棒球棒击球”。误反应：双手同时握棒较困难，做敲击动作。

③“鞠躬”。误反应：体干动作不协调。

2. 意念性失用

（1）概念

意念性失用是比意念运动性失用所见的运动企图障碍更高层次的障碍；是充分保留对操作的所有对象的认知，动作执行器官能力无异常，却不能进行系列动作的准确操作（操作困惑或操作错误）的一种状态。表现为日常惯用物品的使用程序障碍。表现为两种情况：①单一物品的使用障碍（比较重），虽知道手里的物品是什么，却不能针对其功能和用途进行使用，如钢笔的使用；②两种以上物品同时操作障碍，不能将复数的用具按准确的顺序达到使用目的。

（2）病灶区域

通常是优势半球的顶叶下部（特别是缘上回的皮质和皮质下）附近的病变。但是随着 MRI、CT 等影像学诊断的进步，最近认为皮质下白质病变（联合纤维的障碍、颞叶前方的白质病变）、皮质下灰质（基底节、纹状体、苍白球、尾状核、丘脑等）的障碍与辅助运动区的障碍有关。另外个别病例虽病变广泛，但失用症却很轻，有的甚至完全看不到失用症的表现，所以应注意失用症患者中枢的个体差异。

（3）评定

可以使用几种简单的办法进行评定，观察其误反应、出现操作或程序错误。

1）备好信纸、信封、邮票、糨糊等，让其折叠信纸放入信封，贴好邮票写上地址。

2）其将蜡烛立起，从火柴盒中拿出火柴棒，将火柴点燃，再吹灭。

3）其打开牙膏盒，从牙杯中取出牙刷，将牙膏涂在牙刷上。

3. 肢体运动性失用

（1）概念

肢体运动性失用是在排除通常的麻痹、共济失调、感觉障碍、不随意运动、异常反射等运动障碍的基础上，出现的病灶对侧肢体（多为上肢手）的精细动作笨拙、缓慢、低下等症状。即既往学习获得的运动动作不能准确执行，障碍表现在颜面部、上肢、下肢及体干等的肌肉，以一侧上肢最多见。中央旁回的皮质和皮质下的病变多引起此症状。

（2）判定

通过检查精细运动试验进行判定，试验方法如下：

1）手指敲击试验：让患者一侧手指快速连续敲击桌面或足趾叩击地面等。

2）手指模仿试验：让患者用手指模仿治疗师的手指动作。

3）手的轮替试验：嘱患者以前臂快速地做旋前旋后动作。

4）手指屈曲试验：嘱患者用食指做快速屈伸的动作。

5）集团屈伸速度试验：嘱患者做手的快速集团的屈曲和伸展动作。

4. 结构失用

（1）概念

从性质上一般被认为有异于通常的失用症，是独立分出的一组症状。结构失用是在日常生活中不容易被发现的一种症状，只有在特定的作业情况下（绘图、建筑、手语、组装玩具或模型工作等）才可能成为问题。左右半球障碍所引起的构成失用是有质的区别的。右半球损害而产生的构成障碍多是与视空间失认有关，故称为失认失用症（apractognosia）。Benson 等将构成行为障碍总称为视觉结构障碍，而左半球引起的没有视空间问题的称为单纯的结构障碍。

结构障碍在脑卒中患者的高级脑功能障碍中的发病率仅次于失语症，为第二大症状。

（2）结构失用检查法

结构失用的检查方法很多，通过绘画、图形模仿、拼图、立方体组合、面对面的动作（手指动作）模仿等各种方法均可。也可以利用其他的检查方法的一部分进行评定。通常让患者复制某种图形等。一般可采用以下检查：

1）拼图，完成图形：①WAIS 动作性检查；②立方体图形组合 Kohs'block design。

2）立体模型组合：选择适宜的立体模型。

3）用火柴棒组合图形：让患者用火柴棒完成所要求的图形组合。

4）模仿几何图形：平面图形、透视图形。

5）自发绘画：如画房子、人物、钟表等。

6）写字：如自发写物体的名字、听写、照写。

（3）病灶区域

结构障碍单发的较少，多和其他的症状合并出现。如左半球障碍常并有失语症（特别是完全性失语、感觉性失语、健忘性失语较多）和 Gerstmann 综合征（手指失认，左右失认，失算，失写）等，右半球病变多伴有视空间失认等。病变部位左右都是在顶叶，特别是与顶叶下部关系密切。脑梁离断也会出现左手的结构障碍，可能是因脑梁的损害，使由左半球向右半球的运动概念的通路阻断而引起的。

（4）康复训练

可以让患者进行图表对拼，完成图形的组合等。

5. 穿衣失用

（1）概念

穿衣失用是指日常的自主性穿衣动作能力丧失。由于对衣服的上、下、表、里、左、右等和自己身体的关系发生混乱，不能将衣服穿在身上。

穿衣失用是穿衣的一系列动作行为的异常和障碍。从定义来看应归到意念性失用的范围。但从衣服这一客观实体和自己身体的复杂的空间关系的掌握障碍是穿衣失用的重要发病机制这一点看，还与传统的意念性失用有所不同。

（2）病灶区域

为患者左右半球顶叶的损害。此症少见，故临床上很难看到典型的病例。

（3）穿衣失用的评定

评定方法非常简单，可以从 ADL 训练中发现，也可以让其穿衣操作或让其给布娃娃穿衣服，在其穿衣的过程中就可以观察到患者的穿衣情况。如果只有一侧不能穿衣而另一侧正常，提示可能与半侧忽视有关，要作这方面的进一步的检查，找出失用的真正原因。

（4）穿衣失用的康复训练

穿衣失用训练主要由作业疗法师和护士及家属的相互配合、共同指导来进行。训练可以按以下的顺序逐步进行：

1）建立一个容易让患者本人识别衬衫袖子的左右关系的场景，将衬衫平铺于床面，尽量展平，让患者能够更容易地判断、确认衣服的左右、前后、表里等各个部位。

2）让患者先穿麻痹侧的袖子，并拉到肩部。这是因为患者往往伴有感觉障碍，不容易觉察到患侧袖子的状态，在穿健侧袖子时，患手容易从袖中脱出，所以应将患侧袖子控制到肩部。

3）在保持衣服不掉的情况下，将健手穿入袖中。

4）系纽扣时，要对着镜子，边看边系，注意不要上下错位。

5）如果出现错误，要让患者重新再来。否则在错误的状态下，继续进行反复的更衣动作，只会使患者变得更糊涂，故应脱掉重新开始。

我们在利用以上方法进行穿衣训练时，可以写一个步骤说明图，即首先将套头衫展开放在床上，确认袖子、领子、上下、左右、前后等，然后按先患侧再健侧的顺序穿袖子，最后套头。使其养成看图的习惯，逐渐形成自己的穿衣习惯。可以根据衣服的种类（T恤衫、开身衬衫）的难易程度进行训练，也可以在衣服上做记号等，以促进其对患手的认知能力，对改善此症状有促进作用。

6. 口颜面失用

（1）概念

口颜面失用是指不能按言语命令和指令进行模仿口面部的习惯性动作的状态。如伸舌、弹舌、咳嗽、鼓腮、眨眼、吹口哨等动作，但在无意识的情况下，却能出现这些动作，如吃饭时舌头确能伸出口外等。

（2）病灶区域

病灶多限于左大脑半球的岛叶的前部，额叶的后下部，多与Broca失语同时存在。

（3）康复训练

可以通过指令让其做口颜面动作、复述等训练。训练也可以利用镜子进行有目的的面部动作的模仿练习。

三、视觉空间障碍的特殊康复训练

（一）提高视敏度的策略

（1）当视敏度受到损伤时，最有效的补偿方法可能是运用折射的透镜，按照验光师或眼科医师的指示。

（2）使用放大的图表或放大的透镜放大刺激对患者有帮助。视觉刺激也能通过重印或影印成更大的形式，计算机的显示器也能用于放大课本的文字或图解。

（3）在背景和靶刺激之间提供更大的对比（如，在白色的背景上显示黑点）会使得视敏度降低的患者更可靠地感觉到视觉信息。

（4）在房间的拐角处以及家具、楼梯的边缘或其他需要迅速发现的周围物体上使用鲜艳的带子可能有帮助。

（5）有图案的墙壁和地板难以发现，应该用高对比的颜色替换。

（6）照明设备应调整到足够但不过于明亮。使用彩色的或精制过的透镜和彩色的透明覆盖物能降低炫目。

（7）许多患者发现当他们寻找灯的开关有困难时，运动能有助于发现照明设备，因此必须限制视觉确定灯和开关。

（8）如果刺激的密度也能影响视敏度降低的患者发现刺激，给患者仅仅显示一个单词或一个刺激经常是有帮助的。

（9）减少环境中的混乱干扰也能有助于改善发现刺激的能力。

（10）对于复视的患者，挡住一只眼睛（如闭合）能有助于改善他的能力。

（二）改善视野减少的方法

真正的视野减少一般不受治疗影响，因为在受影响的视野中没有刺激能改善以后的检查。视野减少的干预实际上只是补偿性的，尽管大家普遍认为真正的视野缺失是不能改变的。然而，Warren研究表明，通过刺激偏盲的半侧视野可能减少视野缺陷的大小。Shaw（1998）研究发现，在增加视野扫描速度的同时，提高整个视野的注意机能，对功能性的视野减少有利。同样地，Pommerenke（1989）研究表明，尽管视野缺陷没有因为训练真正地减少，但能增加视觉搜索的范围、准确度和效率。Bosley（1987）研究发现，由枕叶以外的中风引起的损伤的患者，其视野能够得到改善，而和枕叶有关的损伤引起的视野缺陷不能得到改善。

（1）对患者进行有关视野缺陷的性质的教育和环境调整是最有用和最有效的补偿策略。

（2）用听觉的、触觉的或视觉的刺激来提示受损伤的视野，能够提高患者认识空间缺陷的范围。

（3）对于同侧视野缺失（如失去视野的一半），一般来说，患者需要通过转头或者转身体同时补偿，才能更有效地扫描或未受损伤的视野。例如，如果左侧视野缺失，患者应该把头向左侧转大约45°。

（4）有效地扫描技术训练，包括学会快速地移动眼睛扫描和学会有效地注意视野的范围，已表明有希望作为一种补偿方法。

（5）在扫描和注意训练中使用三维视觉游戏能够提高扫描和效率。

（6）验光师和眼科医生经常采用使用棱镜或特殊的眼镜使周围的刺激折射到或未受损伤的视野内的方法。

（三）改善深度知觉的方法

（1）深度知觉障碍的治疗方法包括合并其他的感觉类型，尤其要结合触觉和感觉身体位置，进行距离和物体的相对位置的测验。例如，应该鼓励病人探索周围环境，可以触摸物体来帮助他们在周围行走，记住家里或工作场所中物体的位置。和病人谈论物体的阴影对病人也是有益的，使用相关的提示会更有效，尤其对于有不同的双眼视力的患者。

（2）家人能够通过提供听觉的提示帮助患者处理周围环境，有效地、安全地操纵物体。

（3）专门为治疗深度知觉障碍而设计的计算机软件可能有益处，如三维计算机游戏。

（4）普通的补偿深度知觉障碍的方法包括光亮源的改进，能更好地利用阴影、对比和优势照明。

（5）明亮的、彩色的带子能有助于提高对比和距离判断。最好避免黑暗的或只能提供最小的深度提示的环境。

（四）改善空间忽略的方法

由于患者经常不知道自己的空间忽视的程度（甚至固执的认为空间忽略根本就不存在），因此治疗的第一步首先是进行教育。

（1）对于患空间忽略的患者，经常需要提供使其信服的证据证明他注意周围的空间有困难。因此，告诉患者他忽略了周围的物体，对他是有帮助的。例如，当他走向墙的时候，没有注意到物体，不知道周围房间等，都给他指出来。用电视录像带演示忽视的性质及行为表现对患者也能有帮助。

（2）提示干预对于治疗和补偿空间忽略都是重要的。如在患侧做言语提示或手指劈啪作响提示，对患有空间忽视的患者能有帮助。

（3）应该给患者提供视觉提示，如在要读或浏览的纸上预先画红色的线作为提示。教给患者从红线（由护理者或专业训练人员在开始前画好）处开始阅读（或结束）。

（4）有帮助的治疗方法一般包括使用重复的训练，患者重复练习眼睛扫描移动，注视从注意的空间移动到忽略的空间的刺激。

（5）对于忽略身体结构的患者，触觉刺激（如，振动装置，温和的冷热刺激）能提高他们的意识。如，一个彩色的臂状带子可用作吸引患侧的注意。

（6）和患者一起工作的人要经常提问患者有关身体的部位，尤其是患侧的身体部分。

（7）对于刺激放置的位置，治疗方法和补偿方法有所不同。靶刺激放在患侧一般是用于治疗，相反则用于补偿。在治疗时，靶刺激最先放在靠近中线位置，当病人逐渐地熟练注意视野空间时，再逐渐地把靶刺激移到忽略一侧的周围。

（8）对于补偿方法，相反的干预也是合适的（如，把目标物体始终放在注意最强的区域）。

（9）补偿干预（如，环境调整）包含把物体（如，书，食物，器具，工具）放在完好的一侧。

（10）指导患者的标记应放在走廊上，表明危险的位置、灯的开关和目的地。在完好的一侧标记上一些信息对患者也是有帮助的，或使用上述提到的确定方向的垂直线。

（11）地图能够有效地用于帮助患者确定方向，尤其对于提示在指导注意方面有效的患者。

（12）尽可能地保持周围环境的稳定也是非常重要的。家具和日常活动用的物体应该让患者及其家人始终放回指定的储藏地方。

（13）混乱的环境对患者的康复是有害的，因为这会使患者负担过重，对忽略的功能影响也会加大。因此，不需要的物体或刺激源应该减到最少。把不需要的物品从病房中或家里移走对患者是有帮助的。在房间内能看见的卡片、花、熟悉的物品、图片这些东西的数量需要妥善协调安排。同样的，听觉或其他感觉的干扰都能放大对视觉空间忽视功能的影响，因此需要减到最少。

（五）改善图形—背景辨别的方法

（1）图形—背景知觉障碍一般通过等级辨别过程治疗，在等级辨别过程中病人逐渐搜索复杂的排列的视觉细节来确定目标的形状。和治疗其他的视觉空间障碍一样，治疗任务应在患者熟练掌握基本的技能以后，才逐渐增加难度。

（2）治疗活动还包括经常要求患者在装有混乱物体的容器中寻找熟悉的物体。

（3）补偿方法应该包含周围环境的调整，如布置有秩序的生活空间，减少混乱，限制视觉刺激的数量，使用标签标明物体的位置和提高需要迅速发现的物体的反差。

（4）教给患者系统的搜索方法，强调探索视觉空间需要彻底。因为搜索经常是迅速有力的，患者应学会调整搜索速度的方法，能有组织的搜索，如使用对自己有指导性的语句（如，自己对自己说搜索减慢，从哪里开始搜索，如何操作搜索，大声地读出想得到的物体，以保持对目标物体的注意力），这样做对患者有益。

（六）改善空间知觉的方法

（1）空间知觉缺陷的治疗方法一般包含让患者练习识别以多种并列方式存在的物体（如，等级排列）。治疗场所应该和病人期待的环境尽可能地相似，这样会更有效。等级识别的过程一般要求病人不仅要给物体定位，还要通过空间触摸或检索物体，以及指导病人画出图表说明物体的相对位置。

（2）适应性的干预强调有组织的和始终如一的环境。还需要提供特别的房间以增加门厅和过道的容量。

（3）地图或地点列表（如，梳子放在刷子的后面的说明书）能有助于使独立性增加到最大限度。

（4）物品的储存地点应贴上标签，以使依赖记忆空间关系的能力减到最小。

（七）改善构造能力的方法

（1）治疗构造缺陷一般使用通过重复练习的等级练习和提示办法。例如，开始尝试提高绘画和机械操作技能时会要求病人画或组装平面的或三维的图形，然后逐渐增加图形的复杂性。

（2）对于绘画，透明的描绘纸被用来作为基本的材料，也是检查进步程度的一种途径。开始治疗时，应该给病人由治疗专业人员提供结构的核心部分。其他的视觉空间缺陷，在有效的治疗构造缺陷之前需要着手解决。

（3）言语或手写的提示对引导有效的构造、提供逐步的指导作用。例如，画画时，第一步指导患者注意组成大图形的一些小结构；接着提示患者画更大的或最外面的部分；再逐步增加主要的分界线、细节部分；最后提示患者重复检查所有的细节。

(4) 对于三维图形，治疗或训练都从用木块或类似物拼装图案开始。也可以通过预先安排或展示安装顺序提供其他的帮助。理想的治疗方法会尽可能地与预期的现实的背景相似。如，患者为木匠时，在保证安全的情况下，应使用和他的工作相关的材料（如，设计图、木材、扣钉、工具）。

(5) 补偿干预也可能包含提示的成分或为患者预先安排组成部分。模板能有助于提高效率，尤其提供说明书的或提供安装顺序的模板对病人会有帮助。

(6) 患者在从事职业训练时，经常需要增强监督和帮助。要求从事复杂的视觉空间操作的病人最有可能需要有同一技术领域相关专门知识的指导者或工作教练。

（八）改善空间定位的方法

(1) 环境调整可能是最好的补偿治疗有空间定位障碍的患者的方法。例如，家里和工作环境应安排一致并且要把混乱减少到最小；物体应该始终放在一个位置；还应使用标签帮助患者定位。

(2) 对于有定位困难的患者，训练熟练的操作物体、估计距离和从不同的角度给物体定位，对患者也是有益的。

(3) 触觉—动觉输入对提高估计短距离和物体与点的相对位置尤其有效。让患者组装物体和拼装玩具很可能比被动的方法更有好处。

(4) 活动还包含估计距离或相对的位置，也需要及时反馈和纠正。

(5) 任何计算机康复的软件都包含了空间定位治疗方法，然而，能力的改变还是可疑的。

(6) 使用测量设备也可能是有效的，尤其适用于连续的职业和娱乐活动。测量设备也可以包含在模板内、透明塑料膜上或计算机桌面上。教给患者补偿方法，采用有效比较或定量的途径组织物体。

(7) 外部的提示对患者也会有益处，能帮助患者使用测量工具和使用在特定环境中有帮助的提示。出于安全的考虑需要重新安排家里或工作环境，移走突出的物体或导致损伤的物体。为了病人的安全，也为了其他人的安全，有些活动（如开车，操作有力的工具，使用电器）必须要受到限制。

(8) 许多空间定位障碍的患者有在他们自己的社区内迷路的经历。对于有寻找路线障碍的患者，理想的方法是在自己家里、周围环境、工作场所和娱乐场所进行寻找路线技能的训练。由于迷路经常引起病人强烈的情感反应。因此，在路线寻找活动中，患者应该有人陪伴，以减少病人的焦虑和恐慌。

(9) 口头提示对于帮助患者选择有效的方法通过周围环境是非常重要的。

(10) 由于地图能帮助患者制订旅游计划，训练使用地图也是常用的方法，这对于丧失地形方向知觉的患者是可靠的解决办法。需要教给患者特殊的地图阅读和定位技能，因为患者在患视觉空间障碍之前就没有这些技能。应制作放大的地图，根据这个地图，患者就能自己行走。

(11) 如果左右侧方向知觉丧失是主要的问题，患者就需要带手镯表示一侧方向。

(12) 对于患有固执的空间关系障碍的病人最有效的方法是提供书面的说明书。训练应包括学习颠倒地图上信息的顺序，然后逐步写出方向。

(13) 在家里或患者经常去的环境，还可使用个性化的标记。

(14) 指导患者如何有效地寻求帮助以及如何根据个人的长处和缺点最好的记录信息。

（九）改善身体图形知觉的方法

治疗身体图式知觉障碍一般包括即时反馈后大量的重复训练。主要的治疗方法是使用感觉输出帮助辨认身体结构部分，包括：

(1) 触摸被忽视的身体部分，要求患者辨认出来。

(2) 给身体结构部分命名，然后指出或移动所指示的结构。

(3) 让患者通过含左右转弯的路线，将其行为的正确性及时地反馈患者，这样能帮助治疗对身体的左右侧方向知觉的丧失。

(4) 补偿方法包括使用带子、手镯或手表来表示患者身体的左侧或右侧。

(5) 对于自己身体空间意识不清的患者，需要空旷的走廊和活动空间，以避免患者碰到家具或其他的物体，也需要重复提示患者有关身体的位置。

（十）对视觉空间障碍患者家人进行的指导

由于视觉空间障碍通常否认和不知道周围空间的存在关系，对家人和看护者进行治疗视觉空间障碍的教育极为重要。当治疗人员与病人的评定相矛盾，家人和看护者感到很为难。患者经常反对家人，认为治疗人员过分强调疾病。对于疾病失认症患者需要给出计划说明书。此外，大多数突然感觉缺失的患者没有意识到功能限制，通过与他人和周围环境的反馈，让病人逐渐知道感觉缺失的存在。

患者渴望尽快地重新获得独立，重新进行活动，使得生活方便，有价值，这是可以理解的。家人和看护者必须限制病人开车、过度娱乐和从事某些职业，即使患者没有明显的功能障碍。执行功能、个性改变、难以满足等额外的问题使得患者的推理障碍更明显。治疗人员首要的任务是使家人和看护者信服。某些检测如直线划分、画钟以及字母划消等测验，能给家人和看护者提供有效的信息，也能令病人的家人和看护者信服。允许患者尝试他们很可能会失败的活动，以增加患者的意识，帮助其更了解自己，这样做是需要的，且对患者有益处。

让看护者积极地参与康复过程，包括：

（1）观察患者缺陷以及对自己缺陷知道的程度；

（2）观察患者对帮助其处理尴尬情况的指导和矫正的反应；

（3）给患者提供反馈信息，内容包括帮助的方法等；

（4）和患者一起感受。当患者想去从事有潜在的危险的活动时，看护者能够提示他。让看护者知道其他专业人员关于患者功能和安全的意见。例如，关于视野减少，验光师或眼科医师能够给出关于恢复活动和进行合适的适应性调节的建议。

限制患者的活动和独立就会增加家人的负担。患者的疾病感缺失，否定患病，这些因素使得看护人员的负担增加。由于这些原因，最好是从一开始就确定限制，通常包括阻止患者开车和从事某些工作。只有通过了神经心理的、职业的、工作的、驾车的或其他适当的功能评定，有功能检测的证据证明其功能恢复和能胜任驾驶的文件证明，受限制的活动才能取消。

另一个问题是，患者可能变得依赖看护者，以致在独立之前，即使给出指示也难于重新开始。如果患者在自己家里都会迷路，或不再能可靠地区分朋友和陌生人，此时恐惧就可能产生。一旦认识到自己必须特别地小心谨慎，除了形成害怕之外，患者的痛苦还表现为其他形式：焦虑（如恐慌发作）、忧愁以及可能导致回避并产生压力等，此时须根据情况进行相应的处理。

第五节　执行功能障碍

执行功能是人类推理、解决和处理问题的能力，是人类的智力性功能的最高水平。在这一范畴内包含的功能有学习获得题材及其操作、抽象思维（思考、推理、分类、归纳）、计算等方面的能力，这些是复杂的神经心理学功能，是以更基础性的过程（注意、言语、记忆等）的统合和相互作用来完成的。它最易受神经疾病的影响，在脑卒中患者中表现为部分或全面的减退。高级脑功能的检查结果，对回归社会及职业的预后判断都有着非常重要的意义。执行功能分为三部分：开始、终止和自动调节。各个环节均可能出现障碍，每一个环节的康复有其独特性，针对每一个环节的不同特点制订康复治疗策略。信息产业的发展为康复治疗提供了先进的技术，智能产品作为康复设备和代偿产品逐渐得到应用。

一、概述

智力范畴属高级皮层功能，主要包括4个方面：

（1）获得的信息积累和知识的储存：判断获得的情报积累和知识的储存最有效的方法，是通过交谈、常识以及理解力等的单纯性语言性量表检查。这类检查很多，任何基础知识的智力测验（WAIS－R成人智力量表的词汇、常识等）均能测出这方面的能力。因常识教育及社会体验均与测验的成绩密切相关，故所得的评价结果在解释时，均要以其背景材料作参考。

（2）过去知识的操作（计算、问题的解决等）：是主动性的过程，含有常识积累、知识更新和在不熟悉的情况下应用知识的能力两个方面。社会性知识和问题解决能力是对日常生活场景的理解及更好地处理相关问题能力的评价（如“在商品店里看到有买炸药的，你该怎么办?”等）。

（3）社会知识及判断：社会学判断是更复杂的功能，含有对社会状况的基本理解及在这种状况下对社会性的确切反应和在现实生活中个人能否恰当正确反应的能力。社会性判断在本质上是以现实为基础的，故在抽象思维测验方面，判断其可信度是很困难的。如在检查室或病房中问患者，如果商店里冒烟起火了，你该怎么办？答案一定是立刻通知有关人员实地救火。但是如到实际现场，有可能采取其他行动了。所以关于患者的社会性判断能力的最有利的资料，应是由与患者相处密切并能实际观察到的家属或知情人提供。

（4）抽象思维（格言的解释和概念系列的完成）：抽象思维是认知的最高水平，这可以用格言、概念系列或类推解释等判断出来。高级认知功能主要是依赖大脑皮层，从抽象思考、旧知识的操作能力、计算力到类似性等。认知功能都与广泛的皮层部位相对应。皮层下结构是执行高度抽象机能的重要部位，如果存在病损也会发生功能障碍，以双侧大脑半球的病变（脑卒中）障碍最为明显（皮质下白质疏松）。

这些高级脑功能一般认为与脑的前部相关，脑的后部较局限。抽象概念的丧失，与额叶的广泛性损伤有关。注意力、记忆力、社会性知识和社会性判断、知识积累、抽象思考、解决问题等障碍均与额叶损伤有关。言语性推理和抽象化思维主要与优势半球的功能有关，特别是言语，优势半球的病变更会产生高级言语操作的障碍。

计算的执行能力障碍，来自双侧大脑病变的任何一方，脑的不同部位的损伤会产生不同类型的计算困难。优势半球的损伤比非优势半球的损伤产生的计算障碍要重。严重计算障碍往往伴有失语。同样，计算困难也是Gerstmann综合征（优势半球顶叶的病变）的重要的组成成分。局限的额、顶、颞、枕和额叶的广泛病变会引起不同的计算障碍。顶叶的局限性病灶导致对数字的意义、绝对值的概念（如比大小等）的理解能力丧失，数

表 13－8　韦氏成人智力量表测试项目、内容和评分范围

测验方法和名称	测试题目和评分	所测能力
言语测验：		
1. 知识		
29 个题目，包括历史、地理、天文、文学、自然等知识	答对 1 题得 1 分，最高分为 29 分	常识的广度，长时记忆
2. 领悟		
14 个题目，涉及社会风俗、价值观、成语等	根据回答的概括水平和质量每题记 2、1 或 0 分，最高分为 28 分	事物的观察、理解和判断
3. 算术		
14 个心算题，要记时间题	时限内答对 1 题记 1 分，后面 4 题提前完成且正确另加分，最高分为 18 分	数的概念和应用，解决注意集中和记忆
4. 相似性		
有 11 对词，念给受试者听，要求说出每对词的相似性	根据回答的概括水平每题记 2、1 或 0 分，最高分为 26 分	理解、联想、综合和概括
5. 数字广度		
念给受试者听一组组数字，要求顺背 3～12 位数、倒背 2～10 位数	以背出的最高位数为记分数。最高顺背为 12 分，倒背为 10 分	瞬时记忆，注意集中
6. 词汇		
40 个词汇如疲劳、丰收、准绳、笑柄等，念给受试者听，要求在词汇表上指出并说明其含义	在时限内回答的质量每词记 2、1 或 0 分，最高分为 80 分	词汇的理解和表达，早年的教育
操作测验：		
7. 数字符号		
阿拉伯数字 1～9 各配一符号，要求受试者给测验表上 90 个无顺序的阿拉伯数字配上相应的符号，限时 90 秒钟	每 1 正确符号记 1 分，符号倒转记半分，最高分为 90 分	学习的联想，视—运动
8. 图画填充		
21 个图画，都缺失一个重要部分，要求说出缺失什么并指出缺失部分	限时，正确回答 1 题记 1 分，最高分为 21 分	视觉组织，透视觉
9. 木块图案		
要求受试者用 9 块红白两色的立方形木块按照木块测验图卡组合成图案（共 7 个图案）	限时内完成 1 个记 4 分，提前完成另加分，最高分为 48 分	空间知觉，抽象思维

的正确取位困难为主要的病理特征。

二、评定方法

应该注意的是，在进行抽象思维和计算测试时，需患者有很好的语言和注意力等因素。对执行功能障碍患者日常应用的简单评定方法如下：

1. 情报的积累

可以让患者回答某些问题后进行评定。例如：①一年有几个月；②人为什么用肺呼吸；③解放初期我国的四位主要领导人；④北京到上海的距离；⑤伦敦是哪国的首都；⑥铁为什么会生锈；⑦冬天为什么穿黑衣服，而夏天不穿黑衣服等。

2. 计算

通过检测其数字计算的准确性来作出评定，主要包括：

（1）心算：进行简单的加、减、乘、除（个位数）或较为复杂的计算，如两位数的加、减法等。

（2）笔算：患者通过笔算进行两位数、三位数的加、减、乘、除等。

3. 格言解释

此方法适用于具有一定文化知识的患者，通过对某些格言解释的准确性进行评定。例如：①解释覆水难收；②条条大路通罗马；③过河拆桥；④功亏一篑等。

4. 类似性

让患者判定物品、问题是否存在类似现象。例如：①茄子—西红柿；②汽车—飞机；③桌子—书架；④诗词—小说等。

5. 系列概念的完成（推理）

例如：A　B　C　D　F　（E）

1　4　7　10　16　（11）

AZ　BY　CX　D　EV（W）

6. 韦氏成人智力测验

（1）测试工具

修订韦氏成人智力量表（WAIS－RC），适用于 16 岁以上成人。

（2）测试内容

包括语言量表（Verbal Scale，VS）

续表

测验方法和名称	测试题目和评分	所测能力
10. 图片排列		
把说明一个故事的一组图片打乱顺序后给受试者看，要求摆成应有的顺序（共8组图片）	限时内完成一组记2分，后面三组提前完成另加分，最高分为38分	逻辑联想思维的灵活性
11. 图形拼凑		
把人体、头像等图形的碎片呈现给受试者，要求拼成完整的图形（共4个图形）	限时内完成按各图形标准记分，提前完成另加分，最高分为44分	寻找线索和形成假说，坚韧性以及灵活性

表13－9　韦氏量表得分及其智力分

智商	偏离均数的PE	百分数	智力等级
>110	+3	2.2	极超常
120～129	+2	6.7	超常
110～119	+1	16.1	高于平常
90～109	X±1	50.0	平常
80～89	－1	16.1	低于平常
70～79	－2	6.7	边界
<69	－3	2.2	智力缺损

注：PE（标准误）=10，亦有用SD（标准差）=15，正常为85～115。

和操作量表（Performance Scale，PS）两部分，共11个分测验。各分测验的名称、内容和评分方法见表13－8。各分测验的方法、题目举例与记分简介如下（城市版）：

（3）评分方法步骤

各分测验所得粗分从记录单上的粗分和等值量表分表可分别查得其量表分。6个言语分测验的量表分相加为言语量表（VS）分；5个操作量表分相加为操作量表（PS）分。VS分与PS分相加为全（总）量表（FS）分。查相应年龄组的“总量表分的等值IQ”表可得到受试者的言语智商（VIQ）、操作智商（PIQ）及总智商（FIQ）。

总智商说明受试者总的智力水平。韦氏量表的智力分等见表13－9。

当VIQ与PIQ相差10以上有意义，相差15以上有肯定意义，达显著水平$P \leqslant 0.05$时才能定为VIQ > PIQ或VIQ < PIQ，说明两者不平衡。此时不再计算FIQ，因FIQ已不能代表一般智力水平。两者不平衡与个人总智力水平、教育程度、智力结构特点等有关，也可反映大脑两半球的功能，如右利者右半球受损则空间结构能力较差，故智力测验也可作神经心理测验。

三、执行功能的分类

执行功能分为三部分：开始、终止和自动调节。这样的分类提供了简明的主要思考途径，以把脑机能障碍病人和正常人区别开。每一方面代表能观察到的现象，对于可靠的和有效使用分类评定和治疗病人是至关重要的。

开始障碍包括如下几方面：失去开车能力、没有兴趣和动力，还表现出冷淡，漠不关心，不坚持和体力下降。

终止障碍包括：运动和构思过程的持续言语，强迫，情感易变性，勃然大怒，焦虑和抑郁，沉思默想，错觉。这些特征可能和腹侧的眶额叶有关。

自动调节障碍表现为：以自我为中心，易冲动，闲谈，失礼行为，无价值的判断，不爱社交，没有自知力和悔恨。自身调节的概念比自我觉察更可取。自身调节意味着病人能根据内外环境的变化作出反应，改变行为。自身调节暗示病人能根据偶然事故改变特定的行为表现。抵抗这样的冲动和不开口说话是自我调节和适应社会生活的本质。

现代康复学对定义、评定和增强病人的自我觉察能力的一些尝试，已证明是有挑战性的，主要是因为这样的概念代表了病人内在的表现，而不是康复医生能直接意识到的。此外，认知心理学家研究正常人的行为表现，显示正确的自我觉察的想法，最多是一种挑战，最坏是自我服务的妄想。考虑自我觉察是需要的，系统的探索它们的细微差别，以促进脑卒中患者的情感适应，使自身调节概念化，作为用于执行机能障碍功能性认知康复的核心原则，这样做也是实用的。

神经心理康复学科已逐步发展到包括许多测验和方法，这些测验和方法是专门设计用来检查人类信息加工系统的各个组成部分的。这些测验也帮助我们理解智力、注意、语言和记忆这样的功能，人们已逐渐认识到仅仅靠标准的神经心理测验，是不能获得对执行机能的综合性的理解。尽管许多测验已显示出对额叶损伤的某些方面很敏感，但这些测验不能描述执行机能障碍的本质。

许多令人满意的评定和治疗方法存在的问题是结构过于简单。标准化的测验程序应包括告诉病人如何表演，什么时候表演，和谁一起表演以及用什么工具表演。事实上，标准化的测验要求我们作为检查者过多地充当有额叶损伤病人的额叶角色，这是令人遗憾的。对执行机能障碍的实验结果的社会生态学的有效性（或概括性）会严重地受到限制。因此，临床经验指导我们选用能模仿疾病的、且外部结构最少的评定方法。这样就能号召病人演示并且逐渐形成病人能独立掌握目前要求的方法。这样的方法，结合病人的行为观察、现实生活中环境的评定以及家人和同组实验人员描述病人的真正表现，为制定综合的康复治疗计划提供最有用的方法。

四、执行功能障碍的康复训练方法

（一）执行功能障碍的一般康复方法

执行功能是复杂的。用于补偿记忆障碍（如，记事本、录音机等）、视觉—空间障碍（如写下提纲等）的相对简单的方法不可能对执行功能缺陷单独发挥作用，为执行功能障碍的病人制造综合性的治疗计划应包括：在一段长时间内持续进行治疗（如药物、心理/认知和家庭/环境干扰）。此外，还应根据患者病情的严重性和对功能的影响程度制定适合个人的计划。尽管治疗执行功能缺陷要求专业人员帮助，但对于照顾者（护理人员）还有一些一般的方法适用于执行功能障碍，包括：

（1）重复训练以改进行为（如，练习达到最好）；

（2）给病人提供从基本到复杂的有等级的任务，让病人逐渐进步；

（3）充分利用仍保存的技能或功能，补偿已损伤的功能；

（4）改变病人的生活环境、社会或工作角色，或个人的资源（如以减少额叶系统执行功能缺陷发生的可能性，尤其是在新奇的时间或演出压力和疲劳情况下）；

（5）使每天的活动尽可能变为常规的（如，每天中午12点吃午饭，星期二购物等）；

（6）指导病人调整自己的节奏，以保证有充足的、额外的时间以避免感觉匆忙。

（7）康复训练不要超过病人能够承受的限度。

这些一般的方法已证明对使执行功能障碍的负面影响最小化是有效的。必须指出的是，有时最直接、快速和成功的康复方法，是强调降低环境要求，试图提高病人的资源处理要求。认知康复首要的是必须以现实为根据，目的是为了有效，同样的，除去环境要求，或把病人从环境中移走，是一种好的值得知道和记住的方法。

现根据最新提出的执行功能障碍分类，提供特定综合征的康复方法。

（二）改善开始障碍的方法

治疗慢性的开始缺陷包括：环境改变，行为改变和药物治疗。包括：

（1）行动前提供环境提示，如听觉提示的闹钟，视觉标记或写在日历上。选择性地强化想得到的反应能增加反应发生的可能性，因而，在合适的开始行为之后给予口头表扬、身体接触或拥抱，或提供想要的东西或活动是改善症状的一种途径。

（2）有些活动能配对在一起重复出现以增强开始目标行为，例如，通过指导病人在吃饭的时候服药能促进治疗。

（3）当以上方法证明无效，临床经验表明抗帕金森病的药物如灭吐灵（Sinemet）、金刚烷胺（Amantadine）或者溴隐亭（Bromocriptine）有潜在的作用，尽管这些药物的作用很小。

（4）严重的慢性腹侧综合征对促进个人间的交往及从事职业能力只有负面作用，最直接的治疗途径是帮助照顾者和关系密切的人对病人功能障碍有现实的期望；

（5）抑郁有时能显示可逆的开始障碍。最新的5－羟色胺激动剂类药物，如舍曲林（sertraline）、帕罗西汀（paroxetine）和氟西汀（fluoxetine）已证明对脑损伤病人有价值，因为这些药物很快开始有效，这些药物大多数病人能耐受、副作用很少、没有成瘾性、有最低的限量，能增加病人的精力而不是镇静（这一点是最重要的），因为镇静可能会出现其他的脑损伤的表现，如加工速度慢、注意差、开始差。

（6）附加的心理治疗将帮助病人建立适应性的处理方法，这些方法能在长时间内使用。

（三）改善持续障碍的方法

治疗和眶额综合征有关的慢性障碍取决于患者的个体差异或从事职业能力的破坏程度，包括：

（1）使用操作行为修正方法和应变管理程序，用于排除不想要的行为和提高适应性的行为。一般来说，忽略不合适的行为并不会使它消失。相反，在冒犯行为之后，直接对病人说“那样说话是不合适的”或“你不该碰我”将有助于减少以后发生的频率。

（2）个人心理治疗和没有障碍的搭档常常是整个治疗中关键的要素。这样会帮助搭档理解病人个性或行为改变的神经病学基础，并形成适应性的处理和交流策略。这样的方法还考虑到训练同伴来执行以社区为基础的行为纠正方法，这也是成功的重要因素。

（3）对于严重的、经常没有预告发生攻击性行为的病人，药物干预治疗可能是必要的。在Cassidy的综述中提出，急性攻击性病人会直接伤及自己或他人，药物的选择应该是静脉内注射氟哌啶醇，药物不会增加患高血压、抽搐或呼吸窘迫的危险性，并且可以使得病人迅速地安静。

（4）治疗有攻击不严重的行为的病人，另一种有效的药物是5－羟色氨激动剂抗抑郁剂三唑酮（Trodone）。

（5）对许多慢性器质性攻击性综合征的研究已表明，可使用抗惊厥类药物，如卡马西平（Tegretol）和丙戊酸钠（Depakote/Depakence）。另外，使用β－肾上腺受体阻断剂，如普萘洛尔（propranolol）也被证明是有效的。然而，心得安的临床作用非常慢（也许要开始治疗后几周才能见效），使用高的剂量可能会产生明显的体位性高血压。其他β－受体阻断剂能够更好地平衡有效和效用。考虑药物的使用是很重要的，既要避免药物过早的被停止使用或者是剂量太低，对行为有效，又要考虑到药物的副作用。

（6）治疗器质性妄想，如重复错构症，一般包括：重新给病人指方向、现实测验和全体人员的持续性支持。随着康复治疗及神经治疗的进行，病人对他们所观察的现象换用其他的解释变得更容易接受。严重的病人，可能要尝试使用抗精神病类药物治疗，但是一般的要避免使用药物，因为其副作用，即对认知的抑制作用超过了抗妄想的作用。

（四）改善自我调节障碍的方法

似乎没有什么药物能改善自我调节障碍或意识缺陷。治疗类似情况最好是能在有团队的治疗环境中完成，并结合认知康复和心理治疗性的安慰。在灾难性的反应发生之后立即提供实时的处理技能训练，并借鉴其他康复病人的有效的适应性处理模式，这样可使得病人获得现实的希望和功效。治疗自我调节障碍的其他建议包括：

（1）基于神经病学的观点帮助病人理解损伤后的自我，尽管这样做很困难，但也要竭尽全力。

（2）在系统地、逻辑性地解决问题方面存在缺陷，可使用帮助记忆的方法训练病人，如“PDSA 循环”补偿方法：在尝试处理一项新任务之前，要求病人首先要计划（如“我要完成什么”）；然后，指导病人尝试一种方法，病人逐步体会其（学习）结果（成功或失败）。根据结果，病人可能继续或改变进一步行动的行为方法，这种循环继续直到任务完成。通过使用帮助记忆的方法，能够降低病人的冲动性、焦虑、灾难反应及不能从反馈中获益的情形。

（3）让病人逐渐地、重复地进行能显示个人长处和缺陷的任务，这对脑损伤后意识的提高很重要。然而，如前所述，自我意识的提高和功能之间的确切关系仍然不清楚且有争议。在某些表明了意识的提高对结果有因果关系的研究中，使人信服的解释是发病前的智力和教育因素影响严重脑损伤病人的最后的结果。因而，全面的治疗应该是强调在社区康复环境中功能的自我调节的改善。

尽管使用计算机的康复方法已推广了多年，每一次新一代的微处理器的出现都会促进恢复健康，然而，这种类型的评定和治疗工具的有效作用最近才突现出来。尽管软件的处理速度或者图形处理能力很好，但人是有社会性的，需要学会相互间的交往，这个事实是存在的。过分依赖于计算机治疗，对此似乎看法不一。然而，时间能证明为了弥补信息加工缺陷，计算机对认知的矫正有着重要的作用。一个很好的例子是 Wilson 叙述的 NeuroPage。NeuroPage 是一个包括文字与数字的呼机，在正常的日常生活中病人带在身上。每天的约定和提示（如：现在吃预防抽搐的药；现在起床开始穿衣服；晚上锁门了吗?）由统一调度公司安排，然后在约定的时间通过卫星发送给病人。这个系统还有一定的弹性以适应个人的需要，提示的“及时性”对使一些病人保持有活动性的生活是很有效的，尽管病人有显著的执行功能和记忆缺陷。同样的，其他的个人数字化帮助（PDAS），如操作掌上电脑平台或 Windows CE 操作系统，也能用来作为记事本、时间表或提示系统以提高组织、记忆和完成任务，从而获得独立性。

（宋为群　纪树荣　陈巍　邱卓英）

参考文献

1. Adams, R. D., Victor, M., & Ropper, A. H. Principles of neurology. New York: McGraw Hill, 1997

2. Anderson, N. D., Craik, F. I. M., & Naveh-Benjamin, M. The attention demands of encoding and retrieval in younger and older adults: I Evidence from divided attention costs. Psychology & Aging, 1998, 13: 405 ~ 423

3. Baddeley, A. D. Exploring the central executive. Quarterly Journal of Experimental Psychology, 1996, 49A: 5 ~ 28

4. Bauer, R. M., Tobias, B., & Valenstein, E. Amnesic disorders. In K. H. Heilman and E. Valenstein (Eds.), Clinical neuropsychology (3rd ed). New York: Oxford University Press, 1993, 523 ~ 602

5. Benton, A. L., Sivian, A. B., Hamsher, K. deS., Varney, N. R., & Spreen O (1994) Contributions to neuropsychological assessment. A clinical manual (2nd ed.). New York:

6. Bracy, O. L. Cognitive functioning and rehabilitation. Journal of Cognitive Rehabilitation, 1994, 12: 10 ~ 28

7. Bryan Kolb, Sergio Pellis, and Terry E. Robinson. Plasticity and functions of the orbital frontal cortex. Brain and Cognition, 2004, 55: 104 ~ 115

8. Carlesimo, G. A. The rehabilitation of memory. G Denes & L. Pizzamiglio (Eds.), Clinical and experimental neuropsychology. East Sussex, UK: Psychology Press, 1999, 87 ~ 89

9. Cohen, R. A., Malloy, P. F., & Jenkins, M. A. Disorders of attention. In P. J. Snyder & P. D. Nussbaum (Eds.), Clinical neuropsychology: A pocket handbook for assessment (541 ~ 572). Washington, DC: American Psychological Association, 1998

10. Golden, C. J., White, L., Combs, T., Morgan, M., & McLane, D. MAS correlations in a neuropsychological population. Archives of Clinical Neuropsychology, 1999, 265 ~ 271

11. Heilman, K. M., Bowers, D., Valenstein, E., & Watson, R. T. Hemispace and hemispatial neglect. In E. Herman (Eds.), 1987. Spatial neglect: New issues and their implications

for occupational therapy practice. The American Journal of Occupational Therapy, 1991,46: 207 ~216

12. Herman, W. M. Spatial neglect: New issues and their implications for occupational therapy practice. The American Journal of Occupational Therapy, 1992,46: 207 ~216

13. Higbee, K. L. Your memory: How it works and how to improve it. New York: Marlowe,1996

14. Holland, D., Hogg, J., & Farmer, J. Fostering effective team cooperation and communication: Developing community standards within interdisciplinary cognitive rehabilitation settings. NeuroRehabilitation, 1997,8: 21 ~29

15. Johnstone, B., Vieth, A. Z., Johnson, J. C., fr Shaw, J. A. Recall as a function of single versus multiple trials: Implications for rehabilitation. Rehabilitation Psychology, 2000,45: 3 ~19

16. Judd, T. Neuropsychotherapy and community integration: Brain illness, emotions, and behavior. New York: Kluwer,1999

17. Kerns, K. A., & Mateer, C. A. Walking and chewing gum: The impact of attentional capacity on everyday activities. In R. J. Sbordone & C. Long (Eds.), Ecological valid-ity of neuropsychological testing. Boca Raton, FL: St. Lucie,1998,148 ~169

18. Kreutzer, J. S.,Improving the prognosis for return to work after brain injury. In P. Fronmelt & K. D. Wiedmann (Eds.), Neurorehabilitation: A perspective for the future, 1993, 26 ~29. Deggendorf Conference

19. Langley, G., Nolan, K., Nolan, T., Norman, C., & Provost, P. The improvement guide: A practical approach to enhancing organizational performance. San Francisco: JosseyBass, 1996

20. Lezak, M. D. Newer contributions to the neuropsychological assessment executive functions. Journal of Head Trauma Rehabilitation, 1993,8: 24 ~31

21. Lezak, M. D. Neuropsychological assessment (3rd ed.). New York: Oxford University Press,1995

22. Malloy, P. F., & Duffy, J. The frontal lobes in neuropsychiatric disorders. In F. Boller & J. Grafman (Eds.) Handbook of neuropsychiatry ,1994,8: 203 ~231

23. Meyers, J., & Meyers, K. The Meyers scoring system for the Rey Complex Figure and recognition trial. Professional manual. Odessa, FL: Psychological Assessment Resources,1995

24. Michael V. Johnston Clinical disorders of brain plasticity Brain & Development ,2004,26:73 ~80

25. Millis, S. R., Malina, A. C., Bowers, D. A., & Ricker, J. H. Confirmatory factor analysis of the Wechsler Memory Scale-Ⅲ. Journal of Clinical & Experimental Neuropsychology, 1999, 21: 87 ~93

26. Prigatano, G. P. Principles of neuropsychological rehabilitation. University Press,1999c

27. Reitan, R. M., & Wolfson, D. The Halstead-Reitan neuropsychological test battery: Theory and clinical interpretation. Tucson, AZ: Neuropsychology Press, 1993

28. Robertson, I. H., Gray, J. M., Pentland, B., & Waite, L. J. Microcomputer-based rehabilitation for unilateral left visual neglect: A randomized controlled trial. Archives of Physical Medicine and Rehabilitation, 1990,71: 663 ~668

29. Sbordone, R. J. Ecological validity: Some critical issues for the neuropsychologist. In R. J. Sbordone & C. Long (Eds.), Ecological validity of neuropsychological testing. Boca Raton, FL: St. Lucie,1998,15 ~41

30. Sohlberg, M. M., & Mateer, C. A. Introduction to cognitive rehabilitation: Theory and practice. New York: Guilford, 1998

31. Sohlberg, M. M., Mateer, C. A., & Stuss, D. T. Contemporary approaches to the management of executive control dysfunction. Journal of Head Trauma Rehabilitation, 1993, 8: 45 ~58

32. Spreen, O., & Strauss, E. A compendium of neuropsychological tests Oxford,1998

33. Spreen, O., & Strauss, E. A compendium of neuropsychological tests.' Administration norms, and commentary (2nd ed.). New York: Oxford University Press,1998

34. Su, C. Y., Chien, T. H., Cheng, K. F., & Lin, Y. T. The performance of older adults with and without cerebrovascular accident on the test of visual-perceptual skills. American Journal of Occupational Therapy, 1995,49: 491 ~499

35. Tate, R. L. Beyond one-bun, two shoe: Recent advances in the psychological rehabilitation of memory disorders after acquired brain injury. Brain Injury, 1997, I1: 907 ~918

36. Tombaugh, T. N., Schmidt, J. P., & Faulkner, P. A new clinical procedure for administering the Taylor complex figure: Normative data over a 60 year age span. Clinical Neuropsychology, 1992, 6:63

37. Tulving E, Hayman C. A., & Macdonald, C. A. Long-lasting perceptual priming and semantic learning in amnesia: A case experiment. Journal of Experimental Psychology: Learning, Memory, and Cognition, 1991, 17: 595 ~617

38. Upton, D., & Thompson, P. J. Twenty questions task and frontal lobe dysfunction: A study of 656 patients with unilateral cerebral lesions. Archives of Clinical Neurpsychology, 1990, 14: 203 ~216

39. van Zomeren, A. H., & Brouwer, W. H. Clinical neuropsychology of attention. New York: Oxford University Press, 1994

40. Warren, M. A hierarchical model for evaluation and treatment of visual perceptual dysfunction in adult acquired brain injury, part 1. The American Journal of Occupational Therapy, 1993, 47: 42 ~66

41. Wechsler, D. Wechsler Adult Intelligence 3rd ed. San Antonio. TX: Psychological Corporation,1997

42. Wechsler, D. WMS-Ⅲ. Administration and scoring manual san Antonio Psychological Corporation, 1997

43. Wilson, B. A. Cognitive rehabilitation: How it is and it might be. International Neuropsychological Society, 1997,3: 487 ~496

44. Wilson, B. A., Emslie, H., Quirk, K., & Evans, J. George: Learning to live independently with NeuroPage. Rehabilitation Psychology, 1999,44: 284 ~296

45. 李心天. 医学心理学. 北京:中国协和医科大学出版社,1997

46. 许淑莲. 医学心理学研究方法. 北京:团结出版社,1989

第十四章

14

脑卒中患者的心理—精神障碍的康复

第一节　心理障碍概述

心理是人对客观事物的主观反映，认知过程和情绪过程是心理过程的两个重要组成部分。脑卒中后，患者可出现不同程度的心理障碍，一般认为包括通常所说的临床心理学（如感知、记忆、思维、言语、智力、个性—性格等问题，大体是一般概念上的心理学问题）、变态心理学（如焦虑、抑郁、情感障碍、强迫症、违拗、冲动—躁狂、疾病否认、人格等问题，大体是精神障碍方面的问题）和神经心理学（如：知觉功能障碍、失认、失用、注意障碍、学习—记忆障碍等问题，大体是大脑皮层高级功能障碍）等。事实上，有些脑卒中患者的心理和精神障碍的影响甚至超过躯体问题（如偏瘫）的影响或严重地影响躯体障碍的恢复，因此，心理和精神障碍的康复是改善卒中后患者机体功能状态的重要内容。一般说来，言语及认知功能（神经心理学）障碍在脑卒中患者中更为常见和显得重要，它们的康复问题我们已在本书第十二章、第十三章中分别进行了详细介绍，这里不再赘述。本章重点介绍脑卒中患者的一般临床心理和精神障碍的康复问题。

一、脑卒中临床心理康复的意义

脑卒中患者的心理康复是运用系统的心理学理论与方法，从生物—心理—社会角度出发，对脑卒中患者的身体、活动和参与问题进行心理干预，提高其心理健康水平。

脑卒中心理康复有重要的临床意义，主要体现在如下三个方面：

（1）接受康复治疗的脑卒中患者，必须认识和接受由于身体或心理原因而出现的人格变化，这种变化可能会伴随其后的人生历程。人格变化可能导致生活危机或其他危机，需要心理干预才能使患者能够面对现实和未来发展。因此心理康复扮演着重要的角色。

（2）脑卒中患者出现的一些生理功能异常或障碍如肌肉痉挛等也可以使用心理方法加以控制。

（3）由于身体的残损（如移动困难，活动不便或语言障碍等）而造成的障碍会使个体产生情绪和其他一些心理变化，这些均需要心理治疗和其他医疗手段的介入。

二、脑卒中的心理康复目标

脑卒中康复心理学是心理学的一个应用领域，其目的是协助偏瘫患者达到理想的心理、身体和社会功能状态。康复心理学者应该认识到，生物、心理、社会、环境和政治因素会影响到与残疾有关的功能状态。康复心理学可以分为理论与临床两个部分。临床康复心理学是应用心理学和社会、行为以及医学知识来帮助脑卒中患者应对有关的身体、情绪、家庭、社会、职业和经济问题。其目标有三个。

（1）训练康复心理学工作者和为脑卒中患者提供服务的人员。

（2）研究和发展评定和治疗的有关技术。

（3）向脑卒中患者和为残疾服务的机构提供评定和治疗服务。

三、脑卒中患者的临床心理诊断

临床心理学是从神经学的角度研究患者心理问题的一个学科，将人的感知、记忆、思维、言语、行为等与脑的结构、机能建立量化的联系，解释患者的心理及行为状态。临床心理学的研究重点是患者脑组织出现高级机能障碍时的诊断、治疗及预后等问题。

脑卒中患者临床心理诊断是指：系统收集患者行为表现的数据以便在怀疑患者患有神经的或精神的疾病时作出关于脑功能的诊断。临床心理诊断可以通过患者的病史、经特意安排或在自然环境下对患者的观察和运用标准化的神经心理测试来收集信息。从而确定损伤大脑与行为之间的联系。

临床心理诊断可以确定神经和精神疾病、功能缺失的类型和程度，并制订康复治疗计划。准确的临床心理诊断对于脑损伤患者进行康复评估和临床治疗安排也是至关重要的。

第二节　脑卒中患者的临床心理障碍

成人神经心理障碍是指因脑血管病、外伤或其他形式的脑损伤或疾病引起的行为异常。此种行为异常是以脑损伤发生于成年期为前提，并且伤前检查没有显示出在神经心理方面出现的行为障碍。

脑卒中并不一定全部表现出心理症状或心理障碍。单一的脑卒中也可引起多种临床心理障碍。临床心理障碍涉及大脑接收、解释、储存、应用信息和对信息作出反应等方面出现的行为紊乱。临床心理障碍也可以表现在与脑疾病有关的认知、情绪和行为方面。

一、心理障碍的分类

心理障碍有多种，其分类也一直是研究的重点问题。通常使用的分类方法有两种，一种是按照损伤的部位进行分类，另一种是按照损伤后功能障碍的表现进行分类等。

1. 按照损伤部位进行分类

把一定区域的脑损伤产生的神经心理现象、症状和障碍归集到一起。按照此种方法对神经心理障碍进行分类可能产生如下问题：

（1）同样的神经心理障碍可由不同区域脑损伤导致。

（2）有些大脑区域如额叶很大并且涉及到各种各样的不同功能，对于不同的患者而言，额叶损伤将导致不同的、甚至相反的行为现象。

(3) 在某些神经心理障碍和脑机能区域之间的关系是假定的或未知的。

(4) 因遗传和发展史的不同，个体间大脑与行为的联系是变化的。

2. 基于认知或神经机制的分类方法

例如：临床心理学、变态心理学、神经心理学等。如半侧运动失能，即特异的一只胳膊或一条腿不能活动，可与半侧注意失能（丧失注意身体一侧刺激的能力）归结到一起，因为它们都涉及到大脑觉醒系统的缺陷，所以属于神经心理学范畴。

对心理疾病与障碍进行命名是一项重要的工作，通常使用正式的命名系统，例如疾病分类系统，像 DSM－iv，ICD－10 等。

例如：神经心理障碍为集中注意力障碍，在 DSM－iv 中，使用注意缺损障碍/过度活动障碍。

又如：口语障碍，在 DSM－iv 中表达性语言障碍，混合性接受—表达性语言障碍。

再如：空间失认，在 DSM－iv 中称认知失调或中度神经心理失调。

二、脑卒中患者心理的阶段性特征

国外有学者观察了截瘫失能后，患者心理变化过程，总结为六个阶段。脑卒中发生后，患者心理也发生变化，一般要经历以下几个阶段，或以某几个阶段为主。从事神经心理康复要根据患者的心理变化规律，进行有针对性的心理康复工作，以确保患者能顺利渡过心理危机期，接受其康复治疗，顺利回归家庭和社会。

1. 震惊阶段（shock）

震惊是患者对创伤的即刻反应，是对突发严重打击还没来得及整合的阶段。脑卒中突然发生时，患者往往处于身体的休克和精神的麻木之中，朦胧地意识到“一切都完了”，表现情感上的麻木、惊呆，对如此的巨大打击表现沉默或无明显反应，本阶段持续数分钟或几天，甚或更长时间。

2. 否定阶段（denial）

由于脑卒中致残这一打击往往来得突然而凶猛，超出患者的心理承受能力，于是很自然地采取心理防卫机制。发生意外时人的求生欲望一般都很强烈，在经过抢救脱离危险后，常有“死里逃生”的庆幸。但对于自己的病情和可能终生残疾的可怕后果却缺乏认识，没有心理准备，而是认为自己还能够完全恢复，像以前一样快乐地生活。这是一种很自然的心理防卫机制，即把已经发生而且令人非常悲痛的现实和预后完全予以否定，就像什么事也没发生一样，否定他们会终生残疾的痛苦现实。此阶段可持续数周甚至数月不等。

3. 抑郁或焦虑反应阶段（depressive or anxiety reaction）

随着治疗和康复的进行，当患者逐渐领悟到自己所受的创伤将造成长期或终生残疾，有些人甚至大、小便不能控制，语言和听力障碍。除了身体的残疾外，社会地位和家庭角色的改变，经济状况的恶化，这一切往往使患者感到成为家庭和社会的包袱，而心灰意冷，对前途失去希望。至此否定阶段停止，进入抑郁阶段，表现为压抑的心境，极度痛苦哀伤，悲观失望，兴趣索然，感到孤独无助，失眠乏力，自卑等。不时穿插着焦虑和愤怒，自杀想法和自杀行为往往出现在此阶段。此阶段持续数周或数月不等。

4. 愠怒阶段（angry reaction）

此阶段患者易发脾气，对家人、对医生、对护士提供的帮助不接受。感到事事不满意。可能有辱骂家人或医务人员的行为。

5. 对抗独立阶段（reaction against independence）

患者在认识到自身的残疾后，有时会出现心理和行为的倒退，表现为对他人过多的依赖，生活上自己能干的事，比如吃饭、上下床、洗澡等，也依赖陪护或护士去干。参加康复训练不积极，不愿出院。因为他们没有勇气带着残疾去独立地面对社会，出院后也过多地依赖家庭和社会，缺乏积极独立的谋取生活的心理和行为。

6. 适应阶段（adaptation）

患者经过上述几个阶段后，逐渐认识到残疾这个现实，并且从心理到行为逐渐开始适应，表现出抑郁悲观的情绪开始好转，行动上积极参加康复训练，努力争取生活自理，并积极想办法回归社会，参加部分或全日工作。

以上各期多数时候无法截然划分，也可能出现交叉。

第三节　脑卒中后的精神障碍

脑卒中后患者出现的不仅仅是躯体活动受限、言语障碍等问题，精神的异常表现在临床康复中也较为常见。如焦虑、抑郁等情绪—情感障碍、强迫症、违拗、冲动—躁狂、疾病否认、人格等问题。人的情绪过程包括情绪和情感两部分，情绪有比较大的冲动性和情境性，且外部表现明显；情感是作为情绪最本质的内容存在的，与人的个性心理特征和认知过程密切相关。

一、抑郁、焦虑等情绪—情感障碍

（一）抑郁

卒中后的抑郁过去被认为是健康丧失后的一种负性情感反应，会随着患者的功能改善而自然恢复，不需要或只需要很少的干预，药物治疗无效，甚至有害。1983～1986 年，进入研究资料库的 1800 多例患者中，接受抗抑郁药物治疗的不到 5%。有人认为，临床上抑郁的诊断被夸大了。但是近年来，卒中后抑郁问题已越来越引起医务人员的注意。国内外学者对脑卒中患者的抑郁和焦虑作了许多研究。广泛的研究后发现：卒中后的抑郁很常见，它引起患者认知障碍，严重影响患者的功能恢复，是影响卒中患者生活质量的主要因素之一，恰当的治疗常有较好的效果。Suusset 研究了 94 例脑卒中患者的心理状态，认为二者的相关系数为0.46。Feibel 和 Springer 研究了 91 例脑卒中患者的抑郁情况，并探讨了抑郁与社会活动和 ADL 能力的关系。他们发现抑郁和不能重新参加社会活动有明显关系，但抑郁与躯体残疾无关。Robinson 和 Price 对 103 例脑卒中患者的研究也发现了这一问题。Robinson 对卒中早期患者的研究发现，ADL 能力与抑郁正相关。这提示：最初的抑郁与躯体残疾的程度有关，但后期与其无关。目前认为，卒中后的抑郁是器质性的、有神经解剖和神经生理基础的，而不是单纯性抑郁。

1. 抑郁的发生率

Feibel 等在社区中调查了 91 例卒中患者 6 个月内抑郁的发生率，结果是 24 例有抑郁症状（占 26%），13 例在 3 ~ 6 个月抑郁症状消失，其余 11 例变成抑郁症患者。他们认为，抑郁不是一个稳定的状态。Robinson 连续观察了 164 例急诊入院的卒中患者，平均在 11 天被全面评价。其中 53 例因认知或交流障碍不能被评价，8 例因其他原因未能评价。在资料完整的 103 例中，27% 为严重抑郁，20% 为轻度抑郁，9% 为不适当兴奋。本研究的缺陷是患者经过了选择：大部分是黑人，来自社会的底层。但这也不能否定：卒中后的抑郁是常见的问题。这些患者中，一些看门诊已达 13 年，抑郁的发生率为 23% ~29%。作者按卒中后的时间分组，提示 6 个月至 2 年时抑郁的发生率和严重程度最高。然而，由于各组的样本量太小，观察的权重不够。随访评价 23 例卒中患者证实：这种状况并不稳定，一般在 9 个月时抑郁发生较多，但所有患者的抑郁在 12 个月内消失。Wade 等对社区卒中患者的观察发现，结果与上述研究相似。用 Wakefield self assessment inventory 检测抑郁，14 ~13 分为抑郁，结果卒中后 3 周、6 ~7 个月、1 年、2 年的抑郁发生率如表 14 －1 所示。

表 14 －1　卒中后 3 周、6 ~7 个月、1 年、2 年抑郁的发生率

卒中后时间	总　数	评定人数	抑郁人数(%)
3 周	226	118	62(33%)
6 个月	214	191	62(32%)
1 年	321	251	77(30%)
2 年	117	78	24(30%)

表 14 －2　卒中后抑郁发生率研究总结

作　者	评价工具	严重程度	发生率(%)
Finklestern	修订 Hami l ton	中或重度	48
Reding	DSMIII,DST,Zung,修订 Ham －D	严重	39
Malec	RDC	严重	30
Robinson	DSMIII,PSE,Hamilton,Zung,	中到重度	47
Lim	需要抗抑郁药治疗(回顾性)	未评估	30
Robinson	视觉分类情感量表,Hamilton	中到重度	60
Zung	护士打分量表	未评估	
Feibel	护士观察	未评估	26

卒中后的抑郁发生率约为 25% ~30%，近年认为高达 40% ~60%。许多研究总结了卒中后抑郁的发生率，如表14 －2所示。

从以上的研究可以得出结论：卒中后抑郁发生的频率相对较高，约为 30% ~60%。

2. 抑郁的生物学机制

通过研究发现：某些药物可减轻抑郁，某些药物可导致抑郁。仔细研究其作用机制得出结论：中枢神经系统无损伤的人，抑郁的发生与儿茶酚胺或五羟色胺的功能有关。如利血平通过耗竭突触前膜的五羟色胺和去甲肾上腺素而导致抑郁。许多三环类抗抑郁药阻碍了儿茶酚胺突触间隙的重吸收，减轻了由于五羟色胺相对缺乏而引起的抑郁。此外，三环类抗抑郁药通过下调中枢的 β －肾上腺素受体而发挥作用。

有人做了比较：卒中患者的抑郁发生率为 45%，而与其可比的其他肢体残疾患者的抑郁发生率仅为 10%。系列的研究观察“剂量—反应曲线”发现，肢体的残损程度与抑郁的发生频率及严重程度无关，即抑郁与肌力、失语、日常生活活动能力（Barthel 指数）无关。这表明抑郁是器质性的，有其生物学机制，与直接的脑损伤有关。Robinson 还发现：右利手、无精神病史的患者，抑郁的严重程度与右额极的近端损伤有关。这一结论后来被一系列研究所证实。但也有较多不同的看法：有研究认为右半球损伤伴疾病感缺失和忽略的患者，一般不发生抑郁。

3. 抑郁的诊断

诊断抑郁，首先要了解患者卒中前的性格特征，是否有抑郁倾向，处理问题的方式，有否精神病史，有否饮酒及吸毒史等。经验表明：卒中后如患者出现心境压抑、言语变少、淡漠、大便干燥、情绪不稳、易激动、不苟言笑等时，要高度怀疑抑郁，必要时可进行试探性治疗。

表 14－3　DSM－Ⅳ抑郁诊断标准

A. 患者在两周内，至少出现以下 5 个症状，并显示至少有一项社会功能的改变，即：①抑郁心境；②兴趣与愉快感丧失（不包括由躯体疾病所致的症状，或与心境不协调的妄想或幻觉） 1. 抑郁情绪。几乎每天大部分时间心境是抑郁的，可以是主观诉说（如感到悲伤或空虚），也可以由他人观察到（如眼泪汪汪）。儿童和少年可表现为烦躁不安 2. 兴趣与愉快感丧失。主观认为或由他人观察到 3. 由于不进食，体重明显下降或增加（一个月内体重变化在5%以上）。几乎每天食欲增加或减少 4. 几乎每天失眠或睡眠过多 5. 几乎每天表现为精神运动性激越或迟滞（不仅有主观的烦躁不安，他人也可观察到有行为的减退） 6. 几乎每天疲倦或乏力 7. 自责、自罪、自卑感，几乎每天都有无用感或不适当的、过分的罪恶（内疚）感，可达妄想程度。不仅自我责备，也可能有患病的内疚感 8. 注意力集中困难。几乎每天均有思维、注意或判断能力的降低（主观认为或他人观察到） 9. 常有自杀念头，但尚无切实的自杀计划，或有自杀企图及有实施自杀计划的行为
B. 症状不符合混合发作的标准
C. 症状使患者烦恼或使社会功能、职业功能及其他方面重要功能受损
D. 症状不是直接由某种物质（如滥用某种药物或某种治疗性药物）的生理作用或某种躯体疾病（如甲状腺机能减退）所致
E. 症状不会由于说明原因（如爱人死亡后的沮丧）而改善，症状持续两个月以上，且具有显著的功能损害、致病性的无价值观念、自杀观念、精神症状或精神运动性迟滞等特征

90%抑郁患者显得悲伤、常哭泣、缺乏幽默感；以前话语很多的人，变得沉默寡言；患者缺乏快感，或愉快不起来，没有任何事情能使他们高兴，包括进食、外出、看朋友；常显得十分疲乏、虚弱、体力不支、躯体疼痛；感到自己是“无用之人”，即使有能力，也感到不能完成日常生活活动，开始训练新的动作感到极端困难，有畏难情绪；思维迟滞，说话十分缓慢（患者并无构音障碍或失语等语言—言语器官的器质性问题），回答问题很简单，常以单一的词作答，且需很长时间，使得与之交谈费力、困难；既往进食量很大而卒中后进食很少，即使非常可口的饭菜，也常拒食或只吃一点，但也有的食欲大增。

有的患者，在恢复后期临床检查不表现抑郁，如心绪虽已破坏，但常常发笑。与其交谈会发现潜藏一种悲伤或失望感，常含有自我否定的意思，这称之为“隐匿性抑郁”。这种所谓“微笑的抑郁患者”，常有自杀的危险，必须警惕。

用量表评定抑郁是较为准确的方法。症状自评量表（self－reporting inventory）是由患者自行进行的评定，主要用于认知功能正常的患者。目前临床应用最多的是DSM－Ⅳ（美国“精神障碍诊断统计手册”第四版，表14－3）。

目前仍无满意的生物学检查方法诊断抑郁。抑郁的机制非常复杂，很难定量诊断，但临床上迫切需要研究出诊断抑郁的生化指标。近年来，较常用的是地塞米松抑制实验（desamethasone suppression test，DST）。

方法：受试者晚11时口服地塞米松1mg，第二天早晨8时、下午4时，分别检测血清皮质激素水平。

结果判断：大于5微克/分升为非抑制或阳性，表明为抑郁。

注意：结果受下列因素影响：服用安眠药、类固醇激素、抗痉挛药物和急性疾病等，因而限制了该实验的应用。

早期的研究表明：该实验可用于重度抑郁的诊断。尽管它不能预测卒中的结局，但它可作为诊断抑郁的重要指标。有报告认为它缺乏特异性，例如地塞米松抑制实验阳性伴有额极近端损害的患者，并不发生抑郁。

其他一些实验，如促甲状腺素释放激素刺激实验、血清和尿中的MHPG检测、脑脊液5－HIAA检测等，原理是检测儿茶酚胺的代谢产物，对诊断抑郁是否有帮助，还有待研究。

诊断卒中后抑郁要注意以下几点：

（1）临床工作中发现诊断抑郁比较困难。许多标准化的抑郁评定工具，对卒中患者并不适用，或患者不能完成，因而使用受到限制。如失语症患者不能有效地交流，复杂的内部情感不能表达出来。尽管有证据表明左前部大脑损害与抑郁的严重程度有关，结果却是右侧大脑损伤的患者比左侧大脑损伤的患者接受抗抑郁治疗的要多一些。卒中本身引起的懒散、注意力不集中时，诊断抑郁就比较困难。植物神经功能紊乱等躯体症状，如睡眠障碍、食欲差、性欲淡漠、疲倦等，并无特异性，可能由躯体或环境多种因素造成，很难与抑郁的躯体症状鉴别。

（2）老年卒中患者常有认知功能障碍，如定向障碍、记忆减退、注意障碍、淡漠等，是痴呆还是重症抑郁，很难区分。但一般痴呆患者卒中前往往有认知功能减退的表现，而卒中后抑郁多在卒中后才出现认知功能的减退。总之，要根据病史、症状、疾病过程和治疗反应来综合判断。

（3）药物可以引起抑郁。老年患者往往多病并存。如同时有疼痛、失眠、高血压、心脏病，长期应用各种治疗药物，如用可待因、度冷丁止痛，用巴比妥类、苯二氮类镇静安眠，用利血平、β受体阻滞剂抗高血压等，均可导致抑郁。而老年卒中患者伴有药物引起的抑郁往往表现很重。有必要在药物治疗的同时进行血药浓度监测。

（4）卒中后抑郁常与焦虑并存，严格的区分很难，一般首先诊断和处理抑郁。

4. 抑郁的预后因素

许多人认为卒中后抑郁是正常反应。卒中患者躯体或精神残疾确有再发或引起死亡的危险，抑郁似乎是“自然反应”。早期的研究也未发现抑郁与躯体残疾有任何关系。Wade 等的研究提示“Barthel 指数与 Wakefield 分数有相关性”。但这仅仅说明所有变量的 3%，IQ 说明 4% 的变量（IQ 越高，抑郁越小）。所以即使残疾是卒中后抑郁的因素之一，也一定还有其他因素。我们都有这样的体会：某些脑卒中患者躯体残疾很轻，但抑郁却是主要的问题；相反，某些患者躯体残疾很重，但一直保持很乐观。一般认为：曾有精神障碍史的患者、躯体残疾重而 ADL 差的患者、女性、伴非流利性失语或认知功能障碍的患者、缺乏社会或家庭支持的患者，易于发生抑郁。

问题是：抑郁是卒中的特殊表现还是躯体残疾的继发反应？Robinson 对此进行了对照研究，比较了 18 例卒中患者和 18 例其他残疾的老年患者，两者间 Hamilton 抑郁评分并无不同。结论是卒中并不是抑郁的特殊原因。该研究样本量小，且有高度选择性，所以并不能代表一般的卒中患者。Folstein 等研究了卒中后的情感障碍，连续比较了 21 例入院卒中患者和 10 例矫形外科患者，他们的年龄、残疾程度相似，但有 9 例卒中患者有抑郁，而仅 1 例矫形外科患者有抑郁。因此他们认为抑郁是卒中的特殊症状。Robinson 和 Szetela 比较了 18 例左侧半球脑梗死患者和 11 例左侧半球损伤的患者，结果卒中患者（11/18）比脑外伤（2/11）更易发生抑郁。CT 计算脑损伤的程度相似，但卒中患者多为脑额叶受损。作者怀疑卒中后抑郁可能是特殊的神经解剖通路损伤的结果。

脑损伤在哪一侧与情感改变有关？这引起许多学者的广泛注意。Robinson 和 Price 研究了 103 例门诊卒中患者，发现左半球损伤的患者容易发生更严重的抑郁，持续时间更长。他们在 103 例急性卒中患者的研究中，证实左侧半球损伤与卒中后抑郁有关，特别是左额叶损伤更容易发生抑郁。Lipsey 研究了 13 例双侧脑损伤患者，发现抑郁与左前部脑损伤有关。Folstein 认为：抑郁在两侧半球的发生是同等的。右侧半球损伤有更多的精神症状，特别是易怒，在右侧半球损伤的 10 例中有 9 例，而在左侧半球损伤中无此症状。

Gainotti 选择了 160 例卒中患者，80 例为左侧、80 例为右侧脑损害，两组中均有抑郁性情感发生，但右侧半球损害更可能显示冷淡反应，特别是伴有忽略者，而左侧半球损害更可能表现为灾难性抑郁反应，特别是伴有失语的患者。

总之，是否左半球，特别是左额叶与卒中后抑郁有因果关系，或者说损伤部位与抑郁的发生是否有关，现在仍有争论。躯体残疾对抑郁的影响很小。卒中前的各种因素，如抑郁性格、社会活动已受限等，对卒中后抑郁的影响等，仍不十分清楚。

（二）焦虑

焦虑也是卒中后相当普遍的情绪问题。主要原因是患者对所发生的事情不十分了解，担心可能再次发生卒中或死亡，担心工作、家庭或社会事物中会发生一系列变化。例如卒中患者了解到卒中幸存者中有大约 13% 的死亡率，焦虑常会不由自主的发生。

对卒中后有关焦虑的发生率没有进行过详细的研究。Wade 等询问了卒中后六个月内患者是否比他们卒中前有更多或更少的焦虑时，尽管回答带有明显的主观性和依赖于他们的回忆，但是结果仍能说明一些问题。从表 14－4 中可以看出：30% 的患者焦虑增加，17% 的患者焦虑减少，而患者最常见的选择是自信心丧失，占 31%。

表 14－4　卒中后 6 个月情感的改变（$n=185$）

情感改变	很　少	少	无改变	多	很　多
低或下降	6	17	114	36	12
快乐	11	17	136	17	4
抑郁	3	12	130	23	17
易怒	2	11	113	45	12
自信	20	38	112	12	3
焦虑	6	25	99	40	13
松弛	11	26	109	34	5
镇静	11	29	130	13	2

目前尚没有在大样本人群中进行卒中后继发其他情感改变方面的研究，许多患者和家属诉说卒中后，他们表现易激动、没有信心、没有兴趣、感觉悲观和痛苦。Wade 等在上述研究中还发现，185 例卒中后六个月的患者共有八种不同的情绪反应，每种似乎都与焦虑有关。丧失信心和易怒是最常见的情绪变化。而有 50% 的患者情绪无明显改变。

用因素分析等统计方法，可以分析不同情绪反应间的相互关系。有三个主要因素说明这些情绪改变：①43% 的变量是丧失信心，主要变量中与情感有关的是信心、镇静、快乐和放松。②9% 的变量是焦虑和抑郁，这两个变量对这一因素的负荷最重。③9% 的变量是易怒。这些结果的意义目前尚不清楚，但确实提示卒中后患者最主要的情绪反应是自信心丧失。

二、其他精神和情感问题

1. 强迫症

脑卒中患者的异常情感变化，比较常见的是强迫状态，表现为遇到问题时“强哭”、“强笑”（有时出现别人无法理解的放声大哭或大笑），而相同状态下对于正常人肯定不会产生哭或笑等情感反应。通常患者“强哭”、“强笑”和“强迫性思维”的状态是无法自控的，例如：当患者想张口说话时，可出现大笑不止，此时医生、护士、家人、朋友的劝阻、安慰几乎不起作用。患者出现类似“强迫症”的表现主要是在思维过程中，当某一种观念或想法出现在脑海时自己不能控制而影响情绪状态。

2. 违拗

少数患者在卒中后会发生“违拗”现象：患者似乎“有意”地与他人（家人或医务人员）“对着干”。你想让他坐起来，但他偏躺着；你想扶他坐起来，他“打着挺”就是不弯腰。其实患者并没有过度疲劳，他也能坐起来，但你越劝他，他越挺着不起来。有少数患者甚至可能发展成“暴力倾向”：你“逼”他急了，他就骂你，甚至动手打你。“违拗”现象可能会持续较长时间，数月甚至数年。因而也常常影响康复训练的顺利进行。

3. 冲动—躁狂

有少数患者卒中后会产生冲动或躁狂的精神症状。本来性情温和、温文尔雅的人，现在动不动就发脾气，对看来很平静的问题往往反应过度，甚至语言和行为也表现得狂躁不安。这也有可能发展为“暴力倾向”，影响康复训练的顺利进行。

4. 疾病否认

有一些卒中患者会发生对疾病的否认。他主观上一直认为自己“没什么病”，尽管一侧偏瘫肢体完全不能动，他却认为自己“可以下地走”，甚至“马上就可以上班”。即使过了很长时间，事实已经反复让患者体验到完不成既定的“任务”，但患者仍然不认为自己有什么大问题。

5. 人格障碍

人的社会关系和所处的生活状况在人的情绪中起着主导作用，有的人内向，有的人外向；有的人爱交际、易兴奋，喜欢活动和冒险，而有的人安静离群、不喜欢冒险、很少有进攻倾向；有的人情绪反应强烈，而有的人稳重、性情温和、情绪反应缓慢且轻微、很容易恢复平静、善于自我控制；有的人倾向于独身，不关心他人，难以适应环境，对人施敌意，而有的人易于接近、善于与他人相处、适应性较强；有的人善于掩饰或较老练成熟，而有的人不大掩饰自己，反应较为诚实可信；有的人显得很“高尚”，有的人让人感到“猥琐”。这些表现构成了所谓的“人格”。卒中后有的患者“人格”会发生明显的变化。例如，在临床康复上称之为“秽语综合征”的一些脑卒中患者，过去十分温和、大度、文雅，患病后理智感、道德准则出现异常变化，有时变得让他人根本不能理解，如，张嘴骂人，以脏字怒斥他人等。这些异常情感表现常常让康复工作者以及患者家人、照顾者难以理解和承受。

6. 逃避

患者无明显原因地总想逃离开现在的环境、避开身边的家人或医务人员。用一般的心理反应不能解释。即使一般常理认为患者独立活动肯定会发生危险，但患者根本就不考虑这些，仍设法避开这些环境和人。

7. 淡漠

患者几乎对所有的人和事都没有兴趣，没有任何欲望。即使在常人看来非常激动人心的事，患者也是默然处之。

8. 害羞

患者无缘无故地害怕见人，本来能比较正常地与家人语言交流，但一见他人，即使是熟人，就连话都说不出。

9. 依赖

有的患者一向独立性很强，卒中后变得事事依赖他人，即使自己能做的事也非要他人帮助甚至替代。家人不帮或不替代，就大发脾气。

总之，卒中后患者可能会产生许多心理或精神的异常表现。我们必须在患者出现这些问题时，能够识别出来，认识到这些是由于卒中引起的“病理性”表现，才有可能比较正确地进行处理，也才有可能把心理和精神的异常对康复医疗的不利影响减到最低的程度。

第四节　心理康复评定

一、评定作用

脑卒中患者神经心理功能发生障碍，主要集中于认知、智力损害或情绪、行为障碍。神经心理评定的主要作用体现在以下方面：

（1）神经心理评定可以描述个体或人群因为脑损伤而出现的行为特征，并可以从疾病的行为表现或精神病理学水平进行评估，协助临床神经心理诊断。

（2）神经心理评定可以确定神经疾病发展中的心理过程，包括认知、行为、社会、情感等诸心理过程。

（3）神经心理评定可以确定患者在神经心理损伤后的活动水平与状态，为制订康复治疗与训练方案提供科学的依据。

（4）神经心理评定可以评估神经疾病康复过程中的各种治疗方法的效果及其与心理社会影响因素的相互

作用。

二、评定方法

1. 基本方法

神经心理评定的方法众多，概括起来，可以有两种：

（1）观察法：可分为直接观察与间接观察两种。如对残疾适应心理过程阶段进行临床观察；观察法要求观察者掌握系统的观察知识，对于被观察的情境要有充分的认识。

（2）心理测验法：运用标准化工具，由经专门训练的人员严格按照测试规范对要评定的对象进行测量与评定，并在此基础上对所获资料作出科学的、客观的分析、解释。

2. 评定工具的要求

脑卒中神经心理评定所采用的工具有一定的信度与效度要求。评定工具的信度可用不同的方法表示。平行信度指同一工具的不同形式获得相同结果的范围。测试与重测试信度指一项测试多次测量一个人时获得相同结果的范围。分半信度则指等分后的测试获得相同结果的范围。Cronbach 的 α 系数，是测试内部一致性系数。

效度是指测量被测因素的效果。神经心理测试工具的效度主要是测试揭示脑损伤的敏感性，即区分健康人和患者群体间的能力（辨别效度），或讨论它与其他测量同一项目测试的相关程度（复合效度）。另外还可以考虑评定的生态效度，即一种测试与人在日常环境中某些功能的相关程度。

神经心理评定要求由接受特殊的心理或神经心理训练的心理学家和临床医生进行。由于脑卒中患者大部分不能完成整套的心理测试，可采取分次进行，或选择简单的测量工具。

三、认知与智力的评定

认知功能的评定是脑卒中后神经心理评定的重要内容，主要包括记忆、注意、思维、智力、语言等的评定。

1. 记忆功能评定

记忆功能是人脑的基本认知功能之一。临床上，患者常由于脑损伤或者是情绪、人格障碍而出现记忆功能障碍。韦氏记忆测验及临床记忆测验是神经心理测验的常用方法，具体内容请参阅本书第十三章第三节“记忆障碍的康复”。

2. 痴呆筛查

脑卒中后部分患者可发生痴呆。痴呆即智力明显低于正常水平，是一种严重的认知障碍。痴呆筛查是一种简便、有效的评定患者心理状态和智力的方法。

简明精神状态检查法（MMSE）的测试工具是上海修订的 MMSE 表（见本书第十三章表 13－2）；测试内容共有 30 个项目，正确回答或完成 1 项记 1 分。评分方法：将 30 项的得分粗加即为总分。评定为痴呆的标准依文化程度而不同：文盲 < 17 分，小学程度 < 20 分，中学以上程度 < 24 分。

3. 智力测验

智力是个人行动有目的、思维合理、应付环境有效聚集的较全面的才能。目前采用的标准化智力测量有两种形式，其一是由比纳（Binet）编制的智力量表，测量结果以智龄（mental age）表示；其二是韦氏智力测验，结果以智商（IQ）的形式表示。根据测试的内容，可以将智力测验划分为一般能力测试和个别能力测试。

一般能力或称智力测验中代表性的是韦氏智力量表，它有三套，即：《韦氏成人智力量表》（WAIS）、《韦氏儿童智力量表》（WISC）、《韦氏幼儿智力量表》（WPPSI），中文版均由龚耀先主持修订，分有城市版和农村版两种形式。

韦氏成人智力测验的测试工具、测试内容、评分方法、步骤等请参阅本书第十三章第五节“思维运作能力障碍的康复”。

4. 脑卒中神经心理成套测验

神经心理学研究人类大脑与行为的关系，神经心理测验是以心理测验的结果为脑损害的诊断提供依据。成套测验所测验的行为功能范围很广，可以代表人类的主要能力。Halstead－Reitan Neuropsychological Test Battery，简称 H. R. B 成套神经心理测试就是较好的一种神经心理测试工具。它有成人、少年、幼儿三种测试形式，分别适用于 15 岁以上、9～14 岁、5～8 岁受试者。我国龚耀先等修订后称修订 H. R. B 神经心理成套测验（H. R. B－RC），在此介绍成人式测验。

（1）测试工具：采用修订 H. R. B 成人神经心理成套测验［H. R. B（A）－RC］。

（2）测试内容：有 10 项分测验，其名称、方法和目的见表 14－5。

（3）评分方法

1）确定划界分：每个分测验有划界分，用以确定受试者的测验成绩属于正常或异常范围。6 个分测验 9 个变量的划界分见表 14－6。划界分与年龄性别有关。

2）确定损伤指数：损伤指数的计算公式如下：

$$\text{损伤指数（DQ）}=\frac{\text{划入异常的测验数}}{\text{测验总数}}$$

DQ 用以判断有无脑损害及其严重程度（表 14－7）。还应参考智力、记忆、感知、失语等检查结果。

3）进行定性与定量评定：定性是指确定有无脑器质性损害。有脑器质性损害的参数指征是：① DQ 在划界分以上；②感知检查有多次阳性发现；失语检查有阳性发现；WAIS 及 WMS 示 IQ 低，MQ 也低，与以往的学

表 14－5　H. R. B(A)－RC 各分测验

分测验名称	方　法	目　的
1. 优势侧	测定利手、利足、利眼	确定大脑优势半球鉴别
2. 失语甄别	测验命名、临摹、书写心算、复述等	甄别有无失语及失语性质
3. 握力	用握力计测左、右手	测量两上肢的运动力
4. 连线	纸上多个小圆圈，标有数字或字母顺序，要求按数字顺序或与字母顺序交替画线连接	观察数字记忆、视觉空间机能、数序与字序两系统的交替传递能力
5. 触摸操作 Tactile Performance	蒙眼，用利手、非利手和双手将各种形状木块放入相应槽板中；睁眼，画出木块形状及位置	检查触觉运动知觉、空间知觉；触觉形状记忆和位置记忆
6. 节律 Rhythm	30 对节律音响逐对出现，要求分辨每对中的两次音响的节律是否相同	测验区别节律的能力
7. 手指敲击 Finger Tapping	先利手后非利手用食指尽快敲击一个按键	检查两手的精细运动能力
8. 语言知觉 Speech－sounds Perception	用四声发音，要求从字卡上数个发音相似的词中选出	观察语言辨认能力，听，视觉联系能力及注意集中
9. 范畴 Category	根据分类、例外等规律，对看到的图形按数字键。对正误判断用不同声音作反馈	测验思维的抽象和概括过程
10. 感知觉 Sensory－Perception	检查触觉、听觉、视觉、手指失认。指尖识数及触辨认	检查有无感知觉缺失

表 14－6　H. R. B(A)—RC 分测验的划界分

分测验	16～24 岁		25～44 岁		45 岁以上		备　注
	男	女	男	女	男	女	
范畴(错误数)	64	70	67	72	72	74	≤此数为异常
敲击(10 内次数)	40	40	40	40	37	37	≤此数为异常
语言(两次平均正确数)	20	20	18	22	16	18	＞此数为异常
连线							
A 完成时间(秒)	65	65	70	80	100	110	＞此数为异常
B 完成时间(秒)	150	150	180	180	240	280	＞此数为异常
	16～34 岁		35～64 岁		65 岁以上		
触摸							
总时间(分钟)	16	19	23	23	32	34	＞此数为异常
记形(正确数)	4	4	4	4	3	3	≤此数为异常
记住(正确数)	2	2	1	1	1	1	≤此数为异常
节律(正确数)	18	17	16	16	15	14	≤此数为异常

表 14－7　DQ 与脑损害程度（DQ 的划界分）

变量异常数	DQ 范围	脑损害程度（DQ 的划界分）
1	0～0.14	正常
2	0.15～0.29	边界
3	0.30～0.43	轻度脑损害
4	0.44～0.57	中度脑损害
5	0.58	重度脑损害

注：此表以 7 个变量为标准。

表 14－8　脑损害定位的参数指征

	左半球	弥漫性	右半球
DQ	在划界分以上	在划界分以上	在划界分以上
IQ	VIQ＜PIQ	明显降低	PIQ＜VIQ（10 或 15 以上）
记忆	语言记忆特别减退	普遍减退	TPT 记位，WMS 记位特别减退
思维	心算、相似性成绩特别低下	范畴领悟相似性成绩低下	木块图案、图片排列成绩特别低下
运动	敲击触摸时间成绩差，握力右手明显低于左手	连线 B 成绩差	定型运动能力低下，握力左手明显低于右手
感知觉	左手右倾有阳性发现		左手、左侧有阳性发现，节律性、感知觉能力低下，音乐节律成绩低下
失语检查	有语言困难，语音知觉成绩低下		有结构性失用

表 14－9　EPQ 四个分量表

量表名称	说　明
E 量表：内向 introversion—外向 extroversion	高分：外向性格。爱交际，易兴奋，喜欢活动和冒险 低分：内向性格。安静离群，不喜欢冒险，很少进攻
N 量表：神经质 neuroticism	高分：焦虑，紧张，也常抑郁，有强烈情绪反应 低分：稳重，性情温和，情绪反应缓慢且轻微，很容易恢复平静，善于自我控制
P 量表：精神质 psychoticism	高分：倾向于独身，不关心他人，难以适应环境，对人施敌意 低分：易于接近，善于与他人相处，适应性较强
L 量表：测谎分 lie	高分：有掩饰或较老练成熟 低分：反应较为诚实可信

习工作成绩不相符。

定位是指确定脑损害在何侧或是否弥漫性的。参数指征见表 14－8。

四、人格测验

1. 人格测验简介

人格测验（personality test）是对个性心理特征进行测量，主要方法有问卷量表法和投射法。问卷法采用一些命题或问题，要求受试者根据自己的情况来选择回答；投射测验则采用隐含意义的图或意义不明确的图型作为测试材料，让受试者作出解释，从其解释中投射出自己的经历、内在世界的感受与想法。投射测验有多种形式，比较有代表性的有：Rorshach 墨迹测验和主题统觉测验（TAT）。本节将介绍临床上常用的人格测验——艾森克人格测验（EPQ）。脑损伤患者可能会出现情绪和人格的变化，故人格测验是经常使用的心理测验方法。在此介绍艾森克人格测验。

2. 艾森克人格测验

（1）测试工具：测试工具是艾森克个性问卷（EPQ），有成人版和儿童版两种形式，成人版适用于 16 岁以上成人测试，儿童版适用于 7～15岁儿童。

（2）测试内容：包括有 88 个问题，分成 4 个分量表（表 14－9）。要求受试者看到问题后按照最初的想法回答“是”或“否”。

（3）评分方法：用套板或计算机计算出各量表的粗分，查表将粗分换算成量表分，并根据此分绘出量表剖面图，从中可以诊断出受试者的人格特征。

五、情绪测验

情绪是人对于客观事物是否符合人的需要产生的一种反映。情绪状态有积极与消极之分。在临床上常见的消极情绪状态有焦虑与抑郁两种。

焦虑是对事件或内部想法与感受的一种不愉快的体验，它涉及轻重不等但性质相近而相互过渡的一系列情绪。焦虑的各个侧面，诸如

表 14-10　HAMD 项目及分数

项　目	分　数	项　目	分　数
1. 抑郁情绪	0 1 2 3 4	13. 全身症状	0 1 2
2. 有罪感	0 1 2 3 4	14. 性症状	0 1 2
3. 自杀	0 1 2 3 4	15. 疑病	0 1 2 3 4
4. 入睡困难	0 1 2	16. 体重减轻	0 1 2
5. 睡眠不深	0 1 2	17. 自知力	0 1 2
6. 早醒	0 1 2	18. 日夜变化	A. 早 0 1 2　B. 晚 0 1 2
7. 工作和兴趣	0 1 2 3 4	19. 人格或现实解体	0 1 2 3 4
8. 迟缓	0 1 2 3 4	20. 偏执症状	0 1 2 3 4
9. 激越	0 1 2 3 4	21. 强迫症状态	0 1 2 3 4
10. 精神性焦虑	0 1 2 3 4	22. 能力减退感	0 1 2 3 4
11. 躯体性焦虑	0 1 2 3 4	23. 绝望感	0 1 2 3 4
12. 胃肠道症状	0 1 2	24. 自卑感	0 1 2 3 4

表 14-11　HAMA 项目及分数

项　目	分　数
1. 焦虑心情	0 1 2 3 4
2. 紧张	0 1 2 3 4
3. 害怕	0 1 2 3 4
4. 失眠	0 1 2 3 4
5. 认知功能	0 1 2 3 4
6. 抑郁心境	0 1 2 3 4
7. 躯体性焦虑:肌肉系统	0 1 2 3 4
8. 躯体性焦虑:感觉系统	0 1 2 3 4
9. 心血管系统症状	0 1 2 3 4
10. 呼吸系统症状	0 1 2 3 4
11. 胃肠系统症状	0 1 2 3 4
12. 生殖系统症状	0 1 2 3 4
13. 植物神经系统症状	0 1 2 3 4
14. 交谈时的行为表现	0 1 2 3 4

注:评分方法:总分 <7,无焦虑症状; >7,可能有焦虑; >14,肯定有焦虑; >21,肯定有明显焦虑; >29,可能有严重焦虑。

认知、情感和行为等是相互联系的。因而，测试的方法也较多，有侧重于测试患者主观体验的，也有侧重于患者主观体验与行为表现的。下面介绍的 Hamilton 焦虑量表就是属于后者。

抑郁既可表现为一组临床综合征，又可作为一种具有特定诊断标准的精神障碍。不同抑郁量表的设计所依据的抑郁概念是不一致的，有的侧重认知、有的侧重生理症状如食欲、性欲、睡眠紊乱等。但大多数量表均以抑郁症状作为主要评定内容。下面介绍两种焦虑与抑郁测验。

1. 汉密顿抑郁测验

（1）测试工具：应用汉密顿抑郁量表（HAMD）。

（2）测试内容：共有 24 个项目，大部分项目按无、轻度、中度、重度、很重 5 级评为 0～4 分；少数项目按无、轻中度、重度 3 级评为 0～2 分，见表 14-10。

测试可采用交谈和观察的方式，由主试者圈出每项中最适合受试者情况的分数。

（3）评分标准:总分 <8,无抑郁症状; >20,可能是轻或中度抑郁; >35,可能为严重抑郁。进一步做因子结构分析:①焦虑躯体化:含 10、11、12、15、17、等项;②体感;③认知障碍:含 2、3、9、19、20 等项;④日夜变化;⑤迟缓:含 1、7、8、14 项;⑥睡眠障碍:含 4、5、6 项;⑦绝望感:含 22、23、24 项。由此可分析出受试者的抑郁特点。

2. 汉密顿焦虑测验

（1）测试工具：应用汉密顿焦虑量表（HAMA）。

（2）测试内容：包括 14 个项目，按无、轻微、中、较重、严重 5 级评定为 0～4 分，见表 14-11。

（3）评分标准：总分 <7，无焦虑；>7，可能有焦虑；>14，肯定有焦虑；>21，肯定有明显焦虑；>29,可能为严重焦虑。进一步作因子分析：①躯体性焦虑：含 7～13 项；②精神性焦虑：含 1～6 及 14 项。由此可评定受试者的焦虑特点。

第五节　心理康复治疗策略

一、建立心理康复系统

1. 要求建立个体心理调节机制

心理康复的过程是让残疾者建立个体心理调节机制的过程，让残疾者通过接受系统的心理干预，逐渐适应生活、学习、家庭或者工作等方面发生的变化，正确面对出现的各种困难，并在此基础上，形成一种积极的心理调节机制，以应付可能出现的各种心理问题，保持心理的健康。

2. 要建立有关人员（同事或家属等）协助的比较系统

患者生活在一定的群体之中，相关人员的态度对于其心理状态有着重要的影响，特别是家属、同事或者是病友等这样一些联系比较密切的人员的态度对于其心理状态的调节是十分重要的。因此，心理康复不仅要重视患者本身的心理及其变化，也要注意这些人员心理辅导工作，让他们理解残疾造成的心理问题，并且要解除由于家庭与小团体中出现残疾患者而造成的心理压力，从而为残疾人的心理康复创造一种良好的心理氛围。

3. 建立专家协助机制

心理康复是一个长期的调节过程，患者在这个过程中要接受专家的指导与帮助，逐渐摆脱消极心理的影响，建立起积极的人生目标。心理医生是受过专门训练的人员，他们必须掌握心理咨询与治疗的理论与方法，拥有从事心理治疗的技能与临床经验，并且要有极为敏感的观察力与分析问题与解决问题的能力。心理治疗不同于其他临床医疗，有其特殊性的一面，只有经过专门训练的人员才能从事此项工作。

4. 要建立社区辅助支持系统

残疾的康复过程常常是伴随患者一生的过程，当患者回归家庭与社会后，社区辅助系统的支持就显得非常重要了，要发挥社区中有关专家与相关人员的作用，在患者出现心理问题的时候，随时给予必要的支持与帮助，从而能够更好地为患者的心理康复提供保障。

二、心理治疗方法的运用

心理治疗（psychotherapy）是治疗者应用心理学的原则与方法，治疗患者的各种心理困扰，包括情绪、认知与行为等问题；解决患者所面对的心理障碍，减少焦虑、抑郁、恐慌等精神症状；改善患者的非适应社会的行为，建立良好的人际关系，促进人格的正常成长，较好地面对人生，面对生活和很好地适应社会。

1. 心理治疗形式

（1）心理治疗可以分为个别治疗和集体治疗两种方式。个别治疗是指医生与单个治疗对象接触，目的是要了解患者特殊的心理矛盾，触及其隐私，通过分析、解释、诱导、劝说或支持，以解除其内心痛苦。或是利用某种技术，矫正某种行为，重建某种行为等。集体治疗是将病种、病情大体相同的患者组织在一起，通过医生深入浅出地讲解疾病知识、病理情况和治疗方法，借个体之间相互作用、相互影响而达到治疗效果。这样做的目的并不只是节约医生时间，而是着眼于同病相怜的病人一起讨论，各自抒发感受，互相介绍治疗效果；康复典型的现身说法，对大家具有更好的疗效。集体治疗的人数以 15～20 人为宜。医生事先一定要作好周密细致的组织工作。

（2）心理治疗按治疗范围又可分为家庭治疗和社会治疗。家庭治疗是把患者作为家庭的一个成员，不仅对他本人进行心理治疗，而且对家庭其他成员也同时进行心理治疗；不仅注意患者的心理反应，而且重视家庭成员对患者的态度和相互关系。目的是使家人心理相容，从而治愈疾病。社会治疗是指导患者作为社会成员积极与人交往，支持、劝说、鼓励和指导他重新适应社会生活。

2. 心理治疗原则

为了达到满意的心理治疗效果，心理治疗要注意以下几个方面的问题：

（1）建立良好的医患关系。心理治疗的突出特点是医患之间心理沟通，这一特点决定了心理治疗过程中的医患关系必须做到心理相容。良好的医患关系可以使患者受到安慰，增强安全感，从而身心放松，减轻焦虑，改善机体状态。患者的情绪、情感障碍以及强迫症等问题常常持续相当长的时间。当患者出现过激的情绪反应时医生、护士、照顾者决不能因为“挨骂”、“受侮辱”、“无法理解”而加怒于患者，此时对患者的理解和支持是至关重要的。谦让、容忍、好言相劝可能起不了明显的作用，但仍然应当坚持。

（2）心理医生需要运用心理学知识，通过言语性、非言语性心理治疗以及行为治疗等方法改变患者的心理和行为状态，因此，心理治疗者要熟练掌握心理治疗的理论与技能。首先必须了解患者所存在的心理问题，如急性焦虑、抑郁、强迫性状态等，合理应用一些中枢抑制性药物可能有一定效果，如卡兰片、雅伴片、百忧解等。从某种意义来讲药物本身也有一定的心理治疗作用，不过，不能期望一服上药物就解决问题，同时应运用鼓励、安慰等一般性支持措施，使患者心理逐渐达到最佳状态。

（3）建立适于治疗的条件和环境。治疗条件和治疗环境对治疗效果也起重要作用。应特别注意为患者创造良好的生活空间和社会活动、人际交往的条件，使患者在康复训练的过程中尽快适应脑卒中后所带来的生活变化。

三、药物治疗

有些药物对心理、精神和情感有一定治疗效果。例如抑郁的康复处理，既要考虑早期的预防，又要对常见的抑郁表现有足够的预见，强调与患者和其家人的谈话，倾听他们的意见，监测患者抑郁的程度，及早的综合性康复处理，简单的口头鼓励，考虑早期出院回家等。必要时则需要进行药物的治疗。

早在 1984 年，Lipsey 等研究了卒中后抑郁的药物治疗问题。他用对照双盲的方法考察了三环类药物 nortriptyline 对抑郁的治疗作用。虽然样本量小（治疗组 14 例，对照组 20 例），结果显示治疗组比安慰组更有效。Anecdotal 也认为三环类药物治疗卒中后抑郁是有效的，但对早期卒中患者的副作用较大。如男性患者尿潴留、促使癫痫发作、便秘、引起青光眼、增加体重等。但假如从小剂量开始治疗，在增加药量时监测反应，同时对药物的副作用有所了解，这类药物的治疗还是安全的。Lipsey 曾报告 2 例患者服用 nortriptyline 后引起瞻望，但其他副作用与对照组一样。

目前，常用的抗抑郁药物有以下几类：

1. 三环类（TCA）抗抑郁药

药物的机制可能是分别阻断了去甲肾上腺素能神经末梢和 5 - 羟色胺能神经末梢对去甲肾上腺素（NE）和 5 - 羟色胺（5 - HT）的再摄取，因而增加了突触间隙单胺类递质的浓度。但因其有严重的心脏毒性反应、直立性低血压及抗胆碱能的副作用，临床上对卒中后抑郁的治疗受到一定限制。较常用的药物有多虑平（doxepine）和阿米替林（amitriptyline），一般从小剂量开始（12.5 ~ 25 毫克/日），缓慢加量。密切注意不良反应，必要时对血浆药物浓度进行监测。

2. 单胺氧化酶抑制剂（MAOI）

机制为抑制单胺氧化酶的活性，使单胺类递质（NE、5 - HT、DA 等）降解减少，突触间隙有效递质水平上升。但因有高血压危象、饮食受限、药物交叉副作用大等问题，现已很少用于卒中后抑郁的治疗。

3. 四环类抗抑郁药

作用机制与三环类相似，但比三环类更有效、快速，且心脏毒副作用小。代表药物有米安舍林，剂量为 30 ~ 130 毫克/日，起始剂量为 30 毫克/日，60 毫克/日常为有效剂量。睡前一次顿服或分次服用。有致粒细胞减少的副作用。

4. 5 - 羟色胺再摄取抑制剂（SSRI）

机制是通过阻断 5 - 羟色胺的再摄取，使神经细胞突触间隙中可供生物利用的 5 - 羟色胺增多，从而增强 5 - 羟色胺能神经传递而发挥抗抑郁的作用。它对 5 - 羟色胺以外的其他受体几乎没有影响。代表药物为氟西汀（fluoxetine，商品名为百忧解、优克等）。它是临床上使用最早、应用最广泛的抗抑郁药物。国外一项七年的临床实验和应用以及国内五年以上的经验都证明氟西汀的临床疗效与 TCA 相当而副作用轻微、安全性好。因此是目前卒中后抑郁治疗的首选药物。

氟西汀属于丙胺类化合物，口服吸收较为完全，生物利用度不受食物的影响。它的稳态血浆药物浓度出现在连续服药 30 天左右，剂量为 20 毫克/日左右，血浆浓度为 91 ~ 302 纳克/毫升。与其他抗抑郁药物相似，需经 1 ~ 2 周左右的潜伏期才能见效。其药理作用和代谢不受年龄、性别的影响。肝功能的损害会影响药物的动力学过程。同样，严重的肾功能损害会导致长期服用的氟西汀及其代谢产物在体内的大量蓄积。因此，伴有肝、肾损害的患者服用氟西汀时剂量要小，或服药次数要少。氟西汀的半衰期较长，为 1 ~ 3 天。血浆药物浓度稳定，较少突然发生戒断症状，因此即使漏服几次药物也不会使症状突然加重或复发。

氟西汀治疗老年抑郁与 TCA 类同效，而无心血管的副作用，亦无令人烦恼的抗胆碱能作用，因此易于耐受。关于老年人氟西汀治疗的最佳剂量报道很少。一般年轻人的方案是：起始剂量为 20 毫克/日，若能耐受，至少维持 3 周。如果疗效不明显，3 周后每 10 天增加 20 毫克/日，最大剂量暂定 80 毫克/日。一般老年人最大剂量定为 40 毫克/日。开始剂量最好为 10 毫克/日，或隔日 20 毫克/日，根据疗效在 3 ~ 4 周后每隔 10 天增加 10 毫克/日。通常，给药后 2 ~ 4 周，甚至 3 ~ 8 周，患者才对药物有反应。

氟西汀的副反应有恶心、厌食、呕吐、失眠、头痛、发热、腹泻、性功能障碍及皮疹等。少数病例有出血倾向。近来发现有导致上消化道出血的危险。诱发狂躁症状也是需要特别注意的问题。最近有文献报道：由于其影响黑质中 5 - 羟色胺的输入和多巴胺细胞的激动，可出现轻度肌张力障碍、震颤、腿痉挛、斜颈、静坐不能和迟发性运动障碍等锥体外系症状。与其他类抗抑郁药相比，过量时的安全性是氟西汀的主要优点，即使过量，严重的心血管和神经系统并发症危险性也很少，由氟西汀单用引起的死亡报道极为罕见。药物的相互作用实验表明，氟西汀与大多数药物如 β 肾上腺素受体拮抗剂、H_2 受体拮抗剂、抗组织胺药物等合用时，没有明显的相互作用。不宜和 MAOI 并用。与抗精神病药物、TCA、卡马西平及啊普唑仑合用，会导致后者血浆药物浓度增高。氟西汀与血浆蛋白结合率高达 95%，当需要与蛋白结合的药物如华法令、地高辛等合用时，可能会影响后者的药代动力学，需引起注意。

该药物价格较贵，长期应用对于我国大多数患者来说负担不起。

四、心理检查与治疗示例

下面将以脑卒中后立体计算失能为例说明神经心理检查与治疗的方法。

1. 临床适应证

主要表现为以下方面：

（1）在试图计算口述的或水平列式的计算问题之前写出不正确的数字的垂直排列，例如：当口述或让病人看“4582.64 + 17.9126”时，病人会写出：

```
  4582.64
+  17.9726
```

（2）当抄写、改写或口述下写数字时发生单个数字水平或垂直翻转；

（3）当抄写改写或口述下书写数字时会在数字词插入不正确的空格（如“一千零六十六”写成“10　66”）；

2. 可能的损伤定位

（1）顶叶或扩展至额叶，颞叶及枕叶；

（2）基底节（原核壳核，或豆状核）及外壳前肢联合损伤，常扩展至脑室周围皮质和外囊；

（3）脑室周围白质；

（4）丘脑、单独或合并内囊。

3. 病因

任何产生大脑半球损伤的神经系统状况都可出现失算。脑血管病，尤其损伤了大脑中动脉及脑外伤是最常见的病因。肿瘤、脱髓鞘疾病和退行性病变也可导致失算。

4. 致残后果

阅读和书写数字的能力在日常生活中与阅读、书写字词同样重要。不能口算和笔算的病人很难从带指针的表上读时间、确定地址、在大楼中找到特定的办公室、查找电话号码、读懂汽车出车表及其他大量日常事务。各种形式的失算均损害独立管理财务的能力，估价商品、购买前计算总价格、计算找的零钱、写支票、平衡支票账簿及填写核实税务表可能都要受影响。

在社会生活中要求常常与数字技术打交道，电话、烤箱、恒温机、里程计、电视机，还有计算机等使用都要求阅读、阐释、选择数字。在这些方面均可能产生活动障碍。

5. 评定工具

可以采用波士顿立体—数量成套测验，计算分测试。该测验要求患者解答难度逐渐增大的加、减、乘、除法的题目。还有画出给定时间的钟的时针和分针位置及说出钟表画所指的时间。

通过对计算分测验结果的分析可以确定患者的失算类型，并且测试结果必须由对失算诊断有经验的神经心理学家、行为神经学家及语言治疗家予以阐释。分测验在办公室和实验室中实施最方便，在床边进行也是可能的。

也使用韦氏成人智力量表—修订版中的计算分测验。

6. 治疗示例

（1）神经心理治疗

重新训练患者阅读数字可采用不断重复练习的方法。如果患者保留阅读文字的能力，可将数字符号与它们的文字命名配对来协助认识这些符号。当它们成对出现时，患者应能不出现错误。这时即可简化文字命名，可以名字中的最后一个字开始，如：1 - on_ ，2 - tw_ 。这可以为患者提供足够的线索。当患者出现错误反应，可增加组成名字的字母直到患者再次正确认出数字符号。这样，经过一系列不断的尝试，患者可再度认识数字符号而不用提供线索。接下来就要训练患者在不同上下文及环境中认出同一个数字。

对于失写的失算症患者可练习抄写数字。治疗立体失算也可用相似的方法，但若患者合并有认知缺陷，其进步会很小。要作得正确，患者需要紧跟目标数字。可将数字符号中间的线去掉来增加难度。

改善失算的最好方法是鼓励患者使用计算器。数手指方法是一项用手指进行快速运算的技术，可用来帮助获得性脑损伤的患者。

在所有这些治疗中，患者的态度是一个重要因素。计算任务可能会引起焦虑。这个反应对于很清楚自己在数字方面的限制的神经科患者来讲特别突出。为使患者放松，可以将计算练习当作一个有挑战性的游戏。

（2）案例分析

【案例一】

80 岁女性，曾任大学教授，65 岁退休。79 岁时患左侧大脑中动脉血栓。在 CT 扫描中可见左侧顶叶大片缺血区。患者有心房纤颤史。她于发病后 5 个月作神经心理检查，结果显示智力下降，WAIS - R 全量表分为 69。在 WAIS - R 计算分量表的得分落后于 70 ~ 74 岁组（适用常模的最大年龄组）的平均分数两个标准差。

实施 WAB 结果显示临界—中度 Wernick 失语。在 WAB 的计算部分，病人得了 24 分中的 18 分。所有加法和减法的题目都做对了。错误出现在乘法和除法问题中，她似乎误解了算术符号。例如，当出示下列问题：

$$\begin{array}{r} 4 \\ \times\ 2 \\ \hline \end{array} \qquad \begin{array}{r} 18 \\ \div\ 3 \\ \hline \end{array}$$

她会选择 6 和 21 为正确答案，推断她是把数字相加了。但在 6 × 7 及 64 ÷ 8 时正确使用了数学符号。患者因为误解符号只能作对一半的乘法和除法题目。

当要求书写数字 0 ~ 20 时，患者只写下 22。当听写数字时，她只对了两个。所有的错误都是由于听写时以错误的数字代替（如：听写 700 时她写出 300）。没有出现不合规则的、扭歪的、翻转的或少空格的数字。在作 WAB 中要求指出检查者说的数字的测验中没有出现错误。

患者表现为数字符号的失读性失算。她阅读数字的能力是很好的，能够将检查者说出的数字从众多选项中选择出来。患者能理解测试指导语并能通过语言表达自己的想法。在看见测试刺激方面没有困难，也有足够的数学运算水平。

同时，患者在听写数字时表现出失写性的失算。患者有书写数字的能力，因为她的失写只表现为与听到的不同。尽管存在阅读数字符号和书写数字的问题，但计算做得很好。极少的错误也是因为对数学符号的误解。

【案例二】

68 岁女性，退休前一直做助理护士。尽管她没有完成高等教育，但受过中等教育。有严重的糖尿病、高血压病史，并在此次入院前一年有过左大脑半球脑卒中。她左腿上患了褥疮并引起坏疽，需要行膝盖上切断术。之后进行了假肢训练，由于她难于学习新东西使训练变得复杂。

神经心理学检查表明她的智力处于临界区域，WAIS－R全量表分为74。患者能够在长时间内维持注意力，但由于在顺记和倒记数字中有明显退步，推测存在注意缺陷。使用了部分韦氏记忆量表修订版测试表明她有中至重度的记忆障碍。

为进一步确定患者的计算能力，使用了WAB测验的有关部分。结果发现患者能正确说出数字。但不能按命令写出0～20的数字，只写了0后就停下，不知下一步做什么。检查者督促她继续写，但她并没再写出另外的数字。听写数字错了一个，但经常犹豫。这个错误是在听写5（five）时写了个“c”。病人立即意识到那是不对的，并在鼓励下能够写出正确的“5”。

进行WAB计算部分测验时，患者不能正确理解使用减法和乘法符号，尽管能正确诵读面前的数字。每当她读错计算符号时，都得到纠正并使她明白将要做的事情。患者得了24分中的8分，对每个减法、乘法和除法题目都选择了错误答案。

病人被问及以前生活中计算的熟练程度，她否认在学校中学习运算有困难。她说成年后的大部分时间里她都使用支票账户。但脑卒中后在收支平衡自己的账户时感到很困难，因此不能再使用支票了。

患者明显患有数学符号的失读性失算。她能够很好地阅读数字，从众多选项中挑出检查者说的数字。测验中有一些前后不一致的情况。

同样患者存在语言缺陷，但不致严重影响数学能力的测试。病人能理解测试指导语，并用语言传递自己的想法。在按命令书写数字时，患者也表现出失写性的失算。

（邱卓英　纪树荣　高谦　姜淑敏）

参考文献

1. World Health Organization International Classification of Impairments, Activities and Participations. A manual of classification relating to the consequences of disease. β－edition. Geneva, 1998

2. Badley, E. M. The ICIDH: format, application in different setting and distinction between disability and handicaps. International Disability Studies, 1987, 9:122～5

3. Badley, E. M. The genesis of handicap: definition, model of disablement, and role of external factors. Disability and Rehabilitation, 1995, 17:53～62

4. Fougeyrollas, P. Documenting environmental factors for preventing the handicap creation process: Quebec contribution relating to ICIDH and social participation of people with functional differences. Disability and Rehabilitation, 1995, 17(3/4):145～53

5. Minaire, P. Disease, illness and health. Theoretical models of the disablement process. Bulletin World Health Organization, 1992, 70:373～9

6. Talo, S., Rytokoski, U., et al. Am empirical investigation of the ‘Biopsychosocial Disease Consequence model’: Psychological impairment, disability and handicap in chronic pain patients. Disability and Rehabilitation, 1995, 17: 281～92

7. Wade, D. T. Measurement in neurological rehabilitation. New York: Oxford University Press, 1992

8. 邱卓英，吴弦光. 国际残损、活动和参与分类新系统研究. 中国康复理论与实践，1999，1:1～3

9. 邱卓英，董红. 新旧国际残损、残疾和残障分类系统研究。中国康复，1999，4

10. Clinical Practice Guidelines No. 16. Post－stroke rehabilitation. AHCPR Publication No. 95－0662. 1995:23～32, 79～89

11. Segal ME, Whyte J. Modeling case mix adjustment of Stroke rehabilitation outcomes. Am J Phy Med Rehabil, 1997, 76: 134～61

12. Alexander MP. Stroke rehabilitation outcome: a potential use of predictive variables to establish level of care. Stroke 1994, 25:128～34

13. Stineman MG, Maislin G, Fiedler RC, Granger CV. A Prediction model for functional recovery in stroke. Stroke 1997, 28: 550～6

14. Churchill C. Social problems post stroke. Phys Med Rehabil: State of the Art Rev, 1993, 7(1):213～23

15. Kelly－Hayes M, Paige C. Assessment and psychological factors in stroke rehabilitation. Neurology, 1995, 45 (suppl 1): 29～32

16. Sandin K J, Cifu DX, No11 SF. Stroke rehabilitation. 4. Psychologic and social implications. Arch Phys Med Rehabil, 1994, 75:52～5

17. Werner R, Kessler S. Effectiveness of an intensive outpatient rehabilitation program for postacute stroke patients. Am J Phys Med Rehabil, 1996, 75:114～20

18. Hosking SG, Marsh NV, Friedman PJ. Poststroke depression: Prevalence, course and associated factors. Neuropsychol Rev, 1996, 6(3):107～32

19. Robinson RG. Neuropsychiatric consequences of stroke. Ann Rev Med, 1997, 48:217～29

20. Van Venendaal H, Grinspin DR, Adriaanse HP. Educational needs of stroke survivors and their family members as perceived by themselves and by health professionals. Patient Educa Counsel, 1996, 28:265～76

21. Cynthia L. Flick, M D. Stroke rehabilitation. 4. Stroke outcome and psychosocial consenquences. Archives of Physical Medicine &Rehabilitaiton. 1999, 80(suppl): s21～25

22. 蔡焯基主编. 抑郁症——基础与临床. 北京：北京科学技术出版社，1997

23. Karl J S, KristinDM. Manual of stroke rehabilitation. Butterworth－Heinemann. Washington, 1996

24. 张明圆. 精神科评定量表手册. 长沙：湖南科学技术出版社，1993

25. David C. G, James R. C. Handbook of Neurorehabilitation. New York. Marcel Dekker, 1994

26. D. T. Wade, R. L. Hewer. Stroke: A Critical Approach to Diagnosis, Treatment, and Management London. Chapman and hall, 1985

第十五章

脑卒中偏瘫的恢复过程、预后及影响因素

15

第一节　首次卒中后的生存时间与复发

一、首次脑卒中的生存时间及影响因素

（一）脑卒中后的病死率

脑卒中后的第一年的病死率较高，尤其是脑卒中后1个月内。首次脑卒中后30天的病死率为17%～39.6%，1年时的病死率为25%～40%，3年的病死率为32%～60%，5年的为45%～72.1%，10年的存活率为35%左右，20年或20年以上的存活率只有6.8%左右。在脑卒中后存活1年的患者群，5年内每年的病死率约为10%左右，有的认为是9%左右，为普通人群的2.3倍左右。

（二）脑卒中的类型对脑卒中后生存率的影响

许多研究显示脑出血的累积病死率明显高于脑梗塞。如Bamford等的研究显示脑卒中后30天时总的病死率为19%，分类后脑梗塞的病死率为10%，脑出血为52%，蛛网膜下腔出血为45%，不明原因的为75%。Famingham等的研究显示脑卒中后30天的病死率，脑梗塞为15%，脑出血为82%。Rochester等的研究也显示了类似的结果，脑梗塞为16%，脑出血为58%。但是Lauria等的研究结果却没有这么大的差异，脑卒中后30天的病死率脑出血为34.4%，脑梗塞为26.4%。Anderson等的研究显示在脑卒中后1年时总的病死率为38%，交界性脑梗塞为6%，腔隙性脑梗塞为16%，蛛网膜下腔出血为42%，脑出血为46%。

OSCP的研究显示：脑梗塞、脑出血在脑卒中后30天时的累积的病死率为10%和52%、1年时为23%和62%，在5年时为52%和72%。但是对于脑卒中30天后存活的脑卒中患者而言，脑出血和脑梗塞的每年的病死率是相似的，没有明显的差异。

脑梗死的类型对生存率也有较明显的影响。在各种原因所致的脑梗死中，心源性脑梗死的患者存活率最低；完全性前循环梗死要比其他类型的脑梗死的存活率低。Petty等的研究显示，狭窄性动脉硬化、心源性栓塞、腔隙性梗死和不明原因的缺血性脑卒中的病死率在首次脑梗死后30天分别为8.1%、37.9%、2.8%、17.7%；6个月时分别为8.1%、40.9%、2.8%、22.6%；5年时分别为32.2%、80.4%、35.1%、48.6%。

Bamford等的研究显示：完全性前循环梗死（TACI）、部分性前循环梗死（PACI）、腔隙性脑梗死（LACI）和后循环梗死（POCI）的患者在首次脑卒中后30天时的病死率分别为39%、4%、2%、7%；在6个月时分别为56%、10%、7%、14%；在1年时分别为60%、16%、11%、19%。

（三）年龄直接影响脑卒中后的生存时间

如Bonita等的研究结果显示：年龄为55～64岁、65～74岁、75～84岁和84岁以上的男性在患脑卒中后可再生存的平均时间分别为8.5年、5.2年、3.0年和2.4年，中位数分别为13.1年、3.1年、1.4年和0.2年；而女性则分别为9.5年、5.8年、3.2年和1.8年，中位数分别为8.5年、6.4年、1.5年和0.1年。Greshman等对首次脑卒中后20年或20年以上的生存情况的研究显示，20年后仍然存活的脑卒中患者和20年后死亡的脑卒中患者在首次脑卒中时的年龄分别为（56.0±3.4）岁和（66.3±0.8）岁。年轻的缺血性的脑卒中患者（年龄<45岁）30天时的病死率为2%左右，其后的病死率也较低。如Kappelle等对296例年轻的缺血性的脑卒中患者平均6年的随访结果为每年死于血管性疾病的百分率为1.7%，比一般的10%要低。

（四）预测早期存活的因子

早期存活的因子主要包括：脑卒中的严重性、意识水平、血糖、心脏疾病、心电图的异常、高龄、开始接受治疗的时间、非糖尿病性的血糖升高、脑干受累、出血性脑卒中、进展性脑卒中等。脑卒中患者最初几天内死亡主要是脑损伤直接所致的，如直接或间接的脑干损伤（脑疝形成）。对于30天内死亡的脑卒中患者而言，脑出血的患者由于直接神经功能受损致死的比例明显大于脑梗塞的患者，而由此致死的脑出血患者56%是发生在最初的72小时内；而51%脑梗塞的患者死于运动受限的并发症，如肺炎和肺栓塞，并且主要发生在一周内。30天后，非脑卒中性的心血管疾病越来越严要，是脑卒中患者存活1年以后致死的最常见的原因。

二、首次脑卒中后的复发及影响因素

（一）首次脑卒中后的复发

在脑卒中后1周左右，脑卒中的复发与其他因素引起的脑卒中的恶化是不太容易辨别的，记住这一点，首次脑卒中后的早期阶段似乎复发的风险是最大的：在首次脑卒中后30天时、6个月时和1年时，在存活的脑卒中患者中再次脑卒中的百分数分别为1.7%～4%、9%左右和6%～25%左右。首次脑卒中存活1年之后的4年中，复发的可能性降至为每年约为5%～8%，5年的累积复发率为19%～42%。如Burn等研究做的一个社区的675例脑卒中患者前瞻性的随访了6.5年，结果显示5年内再发脑卒中的可能性为30%，比普通人群发生脑卒中的危险性大8倍；脑卒中后第一年再发的可能性最高，为13%，是普通人群患脑卒中风险的15倍，以后每年复发的百分比为4%。Hankey等在一个社区对370例脑卒中

患者的研究显示出类似的结果：5 年内再发脑卒中的百分率为 15%，其中的 25% 是发生在首次发病后的 28 天内，而且是致死性的；在前 6 个月的再发率是最高的，约为 8.8%。

（二）复发的影响因素

1. 脑卒中类型

Scmidt 等研究显示绝大多数复发的脑卒中类型与初次脑卒中相同，位于相同的区域。有研究显示绝大多数心源性的和非心源性非腔隙性的脑卒中患者再发脑卒中的类型与首次脑卒中的类型是同一个类型；约有一半的脑出血和腔隙性脑梗死患者的再发脑卒中的类型与首次的类型是不一致的。

（1）缺血性脑卒中

首次缺血性脑卒中在两年内再次脑卒中的百分率为 4% ~14%。Oxfordshire 社区性脑卒中研究显示，对于 4 种不同的脑梗死类型而言，其复发的百分率也不同，完全性的前循环梗死（TACI）为 6%，腔隙性梗死（LACI）为 9%，部分性前循环梗死为（PACI）17%，后循环梗死（POCI）为 20%。并且有三种不同的复发类型，PACI 患者有高的早期复发可能性，POCI 有比较高的早期复发性，而 LACI 的复发率低而且比较稳定。Petty 等的研究显示，首次脑梗死后 30 天、6 个月、1 年和 5 年时再次脑卒中的百分率分别为 4%、8%、12% 和 29%，按病因分类后显示狭窄性动脉硬化、心源性栓塞、腔隙性梗死和不明原因的缺血性脑卒中在首次脑梗 30 天再次脑卒中的百分率分别为 18.5%、5.3%、1.4%、3.3%；在 6 个月时分别为 22.9%、9.9%、5.7%、9.3%；5 年时分别为 40.2%、31.7%、24.8%、33.2%。

（2）脑出血

在发病 30 天后存活的脑出血患者，每年的再发脑卒中的百分率为 7% 左右。脑出血再发脑卒中，可以是脑出血，也可以是缺血性脑卒中。Fogelholm 等研究显示：脑出血存活 10 天以上的患者，在脑卒中后 36 ~1210天中，再次脑卒中的患者共有 11 例，6 例患者仍为脑出血，5 例患者为缺血性脑卒中。Pasero 等对 112 名存活的脑出血患者随访了 11.2 年，结果显示再次脑卒中的患者中，27 例为脑出血，14 例为缺血性脑卒中。Hill 等研究显示自发性脑出血患者每年再发脑出血的百分率为 2.4%，而再次脑卒中为缺血性卒中的百分率为 3.0%。下面将详细探讨脑出血再发脑出血的情况。

早期研究认为：脑出血是一次性事件，即脑出血患者不再发生脑出血；但近年来，越来越多的研究认为脑出血后再发脑出血并不少见。由于随访的时间长短不同、脑出血原因的构成比不同和地域的不同，各研究得出的再发脑出血的百分比也相差较大，从 1.8% 到 24%。复发与脑出血的病因有关，由于动静脉畸形和动脉淀粉样变性所致的脑出血容易再次脑出血，而高血压性脑出血患者如果血压得到了良好的控制，则一般不再次脑出血。脑出血复发的部位可以分为脑叶—脑叶型、基底节—基底节型、脑叶—基底节型、基底节—脑叶型和幕上—幕下型等，以前两型最常见。在亚洲，最常见的复发类型为基底节—基底节型，在欧洲以脑叶—脑叶型最常见。这可能与病因有关，高血压性脑出血，出血的好发部位为基底节，而淀粉样变性的好发部位为脑叶。但脑出血的再发通常位于对侧，而位于同侧也不少见。

2. 高风险性因素

高血压、低血压、瓣膜性心脏病、充血性心力衰竭、心房纤颤和糖尿病史与脑卒中的复发性的高风险性相关，而低舒张压、没有糖尿病等与复发的低风险有关。

第二节　脑卒中偏瘫恢复与预后的影响因素

一、脑卒中恢复的过程与预后

（一）运动恢复过程与预后

大多数学者都认为脑卒中恢复的时间基本上是在 3 个月以内，在最初几周恢复最快。经验表明脑卒中 6 个月后瘫痪肢体的运动和步行功能的进一步改善的可能性减小，但是语言、认知、家务及工作技能在两年内都还有进一步的恢复的可能。约有 5% 的患者会有持续性恢复。残损重的患者恢复的速度慢些，恢复的时间长些。但恢复的时期究竟有多长，这是一个争议的问题。首先各家的研究评测的时间间隔不同，随访的时间长短不同；其次选用的评测指标不一样，评测指标的敏感度直接影响研究结果，而且，在长期后果的研究中使用较粗略的后果评定方法已经受到批评，因为粗略的评测会掩盖长期的恢复，后期的恢复也没有早期恢复那么明显；此外，缺乏长期、系统的追踪、观察的研究报道。但对于长期存活的脑卒中患者来说，可以恢复的时间可能远不止 6 个月或 2 年。

近年来对慢性脑卒中患者的研究证实，患者经过某些康复治疗措施，其受损的功能仍有改善，如 Kunkel 等对脑卒中后 3 ~15 年的 5 例脑卒中患者进行了研究，其运动功能是中等程度受损，对其实施强制使用干预两周，随访 3 个月，结果显示患者的执行功能的速度与运动质量得到明显的改善。

脑卒中后偏瘫的有序恢复阶段见表 15 –1。

表 15－1　在脑卒中后偏瘫的有序恢复阶段

阶　段	表　现
阶段 1	脑卒中后立即出现肌张力下降,肢体不能引出任何运动
阶段 2	当恢复开始后,基本的共同运动或其某些组成部分以联合反应的形式出现或出现微弱的随意运动;在这个时候,痉挛开始产生
阶段 3	此后,虽然所有共同运动组成部分不一定全部产生,患者获得随意控制的共同运动;痉挛进一步加重,可能形成严重的痉挛
阶段 4	能够做某些结合运动(movement combination),这些运动不跟随任何共同运动的途径,开始比较困难,然后越来越容易;痉挛开始减轻
阶段 5	如果继续恢复,掌握了难度更大的结合运动,此时,基本的共同运动丧失了在运动动作时的主导地位
阶段 6	随着痉挛的消失,单关节运动成为可能,协调性接近正常。从此后,作为最后阶段,正常运动功能得到恢复。但是,不是所有患者都能达到此阶段,因为恢复阶段可停留在任何阶段

另外在客观评价脑卒中的恢复的时间和预后时，还应当根据患者是否早期接受了合理的治疗。例如，对于日常生活能力来讲，假如你早期未给予康复治疗，让患者呆上几个月后再开始进行，那大部分恢复的时间当然有可能会往后挪，尤其在造成废用后，要花费很长的时间和精力来纠正患者的废用综合征和/或误用综合征，在废用综合征和/或误用综合征纠正后，即使没有内在神经支配功能的改善，患者的日常生活能力仍然可能有较大的改善，虽然患者付出的代价是有一部分本来有可能恢复的功能永远不可能恢复了或本来可以恢复日程生活独立的患者成为真正意义上的残废人了。所以在看待本文所总结的脑卒中恢复过程时，尤其在我国康复医学还处在很不发达、还未被大多数人所接受、甚至被认为是可有可无的医学学科的情况下，有很多脑卒中患者得不到早期的或正确的康复治疗的阶段时，这些研究结果只能作为参考。但如果我们在分析问题时能够把自己的目前存在的特殊情况考虑进去，即我们能够把“废用综合征”和“误用综合征”客观地考虑进去的话，那些国外的经验恐怕不仅仅具有参考意义，而是具有一定的指导意义了。

最经典的描述脑卒中后运动功能恢复的人是 Twitchell，他对 121 例脑卒中患者进行了系统的观察，系统描述了脑卒中性瘫痪恢复的过程：

（1）最初受累的肢体随意运动的功能完全丧失，肌腱反射丧失或不能引出。

（2）脑卒中后 48 小时内，患侧的肌腱反射比健侧活跃，手指的肌腱反射也比健侧活跃，但是有 33% 的患者可能需要更长的时间，脑卒中后 3～29 天。

（3）在不长的时间内，在腕/手指的屈肌、踝趾屈肌、上肢的内收肌/屈肌和下肢的内收肌/伸肌就开始出现肌张力。

（4）在脑卒中后 1～38 天，出现踝阵挛。

（5）1～10 天内，出现痉挛，导致上肢静休时的姿势为肩关节内收/内旋、肘关节屈曲、前臂旋前/旋后和腕/手指屈曲，下肢静休时的姿势为髋关节内收/伸直、膝关节伸直、踝趾屈和足内翻。

（6）脑卒中后 3～31 天，出现折刀现象。

（7）脑卒中后 6～33 天后开始出现上肢屈肌共同运动的成分，最初为肩关节屈曲，在此后的 1～6 天出现肘关节屈曲，在其后出现 1～13 天后腕/手指的屈曲，最后是肩关节内收/内旋；脑卒中后 1～31 天开始出现下肢屈肌共同运动，首先为髋关节屈曲/内收，其后 1～2 天出现膝关节屈曲，在脑卒中后 25～90 天出现踝关节/趾背屈；上肢与下肢的伸肌共同运动也在此时出现。

（8）随着随意运动程度的增加，痉挛的程度逐渐减轻，但是，尽管运动功能完全恢复，肌腱反射常常仍旧活跃或亢进。Brunnstrom 进一步将脑卒中后偏瘫的恢复描述为 6 个阶段，即著名的 Brunnstrom 分期。但必须注意的是并不是每一例脑卒中偏瘫患者均经历这些阶段，有很多例外存在。有的可能发病后就处在阶段 4，也有的患者可能恢复到阶段 4 就不再恢复了。

1. 上肢功能的恢复过程与预后

绝大多数研究均显示：上肢功能的恢复主要发生在脑卒中后的头 3 个月内。Wade 等对 92 例患者随访了 3 年，发现在脑卒中 3 个月以后，没有发现明显的上肢功能的恢复。Osler 对 75 例脑卒中患者上肢功能的研究发现，恢复到最好的功能平均是在脑卒中后 9 周，95% 的患者是在脑卒中后 14 周内恢复到最好的功能。Parker 等对 118 例患者随访 6 个月发现只有 13% 的患者上肢功能在脑卒中后 3～6 个月之间有明显的恢复。Itoh 等对 309 例于出现症状当天收入院的颈内动脉系统的脑梗塞患者，并且这些患者在出现症状后 5 天 CT 显示大脑中动脉分布区有低密度区。用评测运动功能检测（在此研究中的上肢没有包含手的功能，而是将手单独作为一评测对象），结果发现 60 例（约 20%）患者呈进展性脑卒中，这些患者在入院时均有单侧忽视；75 例（约 24.3%）患者呈完全性脑卒中（不包含进展性脑卒中在内），这些患者在 3 个月内没有明显的恢复；而没有忽视的患者均能恢复到阶段 3 或以上；其中 163 例（约 50% 以上）的患者上肢与手指的运动功能残损完全恢复。并且他们对在这些完全恢复的患者恢复的时间过程中作了较为详细的观察：

①在这些患者中绝大部分（121 例）是在发病后 3 周内恢复的，剩余的 42 例患者是发病后 22 天 ~3 个月内恢复的；手指的功能恢复也与此类似，113 例是 3 周内恢复的，另外的 50 例是 22 天 ~3 个月内恢复的；

②在 3 周内上肢功能完全恢复的患者中 88.4% 的患者（107 例）在入院时，而 3 周内手功能完全恢复的患者中 89.4% 的患者（101 例）在入院时功能残损分级在 Brunnstrom 分级的阶段 4 或以上；

③在 22 天 ~3 月内上肢功能完全恢复的患者中，30 例患者在发病后 2 周内恢复到阶段 4，在 1 个月内恢复到阶段 6，另 12 例患者在发病后 1 个月内恢复到阶段 5，3 个月时恢复到阶段 6；在 22 天 ~3 个月内手功能完全恢复的患者中，44 例患者在发病后 2 周内恢复到阶段 4，在 1 个月内恢复到阶段 6，另 6 例患者在发病后 1 个月内恢复到阶段 5，3 个月时恢复到阶段 6。

Nakayama 等对脑卒中后上肢的恢复过程作了一社区性的前瞻性研究，对 Copenhagen 地区 1992 年 3 月 1 日 ~1993 年 2 月 28 日期间的脑卒中后 1 周以内入院的所有患者 421 名进行了研究（表 15 –2）。用 SSS 量表中的“上肢”及“手”的评测项目评测上肢的瘫痪，重（SSS≤2 分）、轻（2 分 < SSS < 满分）、无（SSS 为满分）；用 barthel 指数中的“进食”及“用厕所”两项评测上肢的功能，无功能（barthel 指数为 0 分）、部分功能（barthel 指数为 5 ~10 分）、功能完全（barthel 指数为 15 分）。在入院当天评测一次，以后每周评测一次。康复训练开始的时间为入院时就开始，康复的方法是 bobath 疗法，同时给予急性期脑卒中的其他治疗，结果显示 80% 和 95% 患者恢复到平台期的时间分别为发病后的第 3 周和第 9 周，分层分析的结果见表 15 –2。虽然 Nakayama 等的研究是社区性的研究，但必须注意其评测上肢功能用的 barthel 指数评测，这有可能包含健侧代偿性的恢复，不是真正的患侧肢体的功能恢复。他们在另一社区性的研究中，研究方法同上，研究结果显示在最初的上肢重度瘫痪的 214 例患者，出院时有 115 例存活，在这存活的 115 例患者，64 例患者仍然没有功能，其后 25 例患者（39%）的患者上肢功能有恢复，而这恢复可能只是通过健侧肢体的代偿而恢复的。

从上述的研究可以看出，脑卒中患者的上肢功能的恢复主要发生在 3 个月内，6 个月内也一小部分患者继续恢复；瘫痪程度重的患者恢复较慢，瘫痪程度轻的患者恢复速度较快。但是这不是绝对的，Broeks 等对 54 例首次脑卒中的患者进行了 4 年的随访，用 Fugl-Meyer 评测法（FM）的上肢部分、动作研究上肢评测（Action Research Arm Test ，ARA）、Barthel 指数和上肢功能问卷（Arm Function Questionnaire）等评测方法，在脑卒中的早期、脑卒中后 16 周和 4 年后分别进行评测。结果显示，虽然绝大部分恢复是发生在脑卒中后 16 周，但 10 例患者 16 周后 Fugl-Meyer 评分持续改善，而且事实上，有 13 例患者上肢功能的恢复是从脑卒中后 16 周才开始。4 年后 27 例患者的上肢运动功能有相当的恢复到良好的恢复（FM 评分 >20 分），偏瘫的上肢功能能力亦有相当的到良好的恢复（ARA >25 分），52 例患者的 Barthel 评分在 60 分以上。而对习惯性费用的研究显示，即使对脑卒中后多年的偏瘫患者的上肢进行强制使用，其偏瘫的上肢功能仍然有一定程度的恢复。

表 15 –2　上肢功能恢复的分层的结果

瘫痪的程度	重　度	轻　度	无
例数	137	154	130
10 周时的功能(%)*			
无功能	46	7	5
部分功能	22	31	19
功能完全	5	56	74
死亡	27	6	2
4 周时的功能(%)*			
无功能	20	5	1
部分功能	24	10	14
功能完全	11	77	80
死亡	45	8	5
功能			
80% 达到平台期时间(周)	6	3	2
95% 达到平台期时间(周)	11	6	6
4 周后功能仍有改善者(%)	9	3	12

注：* 百分数是指某分类的患者例数与该层（即瘫痪的重度、轻度和无）中的总数相比；其中瘫痪为轻度的层“四周时的功能”是两周时的功能。

由于各研究的方法不同，上肢功能恢复的百分比也不同：上肢功能完全恢复者为 5% ~20%，部分恢复者为 25% ~50%，瘫痪的上肢没有实用功能的百分比为 30% ~66%。而有研究将患者按上肢瘫痪程度分为轻度瘫痪和重度瘫痪两组，结果发现轻度瘫痪的在病后 4 周时上肢功能完全恢复者有 77%，而重度瘫痪者只有 11%。

2. 下肢功能的恢复过程与预后

多数研究认为，步行功能的恢复主要发生在脑卒中后的 6 个月内。Andrews 等和 Skilbek 等的研究均发现 6 个月后脑卒中患者功能没有明显的恢复。Friedman 和 Oslen 的研究均显示绝大部分患者恢复到下肢的最好功能的时间是在大约 3 个月内。Jorgensen 等对下肢恢复的时间过程作了更为详细的研究。他们对下肢的步行情况做了一社区性的前瞻性研究，用 SSS 的“下肢”项目及 Barthel 指数的“步行”评测下肢的残损和残疾，SSS 的

“下肢”的评分为0、2、4、5、6分别为极重度、重度、中度、轻度、无瘫痪。每周评测一次。纳入研究的脑卒中患者为发病1周内入院的患者，共有804名，其中，最初没有步行功能的患者、协助下步行的患者、独立步行的患者分别为410例（51%）、100例（12%）、294例（37%）。结果为：最初没有步行功能的患者中，80%的患者是脑卒中后6周内达到最好的下肢功能，95%的患者是脑卒中后11周内达到最好的功能；最初可以在协助下步行的患者则分别为3周内和5周内；总合在一起，则分别为5周内和11周内，分层结果见表15－3。

表15－3　下肢恢复的时间历程

瘫痪的程度	无	轻度	中度	重度	极重度
例　数	280	201	90	84	149
死亡率(%)	7	7	29	33	56
康复结束时的瘫痪*(%)					
极重度	1	3	4	21	55
重度	1	1	3	4	6
中度	0	1	20	9	8
轻度	8	19	29	32	17
无	90	76	44	34	14
步行功能**(%)					
入院1周	84	67	42	20	9
出院时	92	89	61	55	24
肌力恢复的时间(周)					
80%达最高值		1	3	5	5
95%达最高值		4	6	11.2	11
功能恢复的时间(周)					
80%达最高值	1	3	3	5	1
95%最高值	4	9	9	11	11

注：*康复结束时的瘫痪、肌力恢复的时间、步行功能及功能恢复的时间中的百分率均是相对于各层的存活者而言；康复结束的时间是多学科小组认为患者继续住院康复不可能进一步改善功能的时间，这也是该研究的一个缺陷。

**步行功能包括独立步行和协助下步行。

综上所述，脑卒中偏瘫患者下肢功能的恢复主要发生在6个月内；绝大部分患者下肢功能恢复到所谓的平台期的时间在3个月内；瘫痪程度重的患者恢复速度一般比瘫痪程度轻的患者要慢。但这不是绝对的。Dam等对51例脑卒中后3个月内仍不能行走的患者进行了研究，随访了两年，结果发现，有一定百分比的患者在脑卒中后1年内其步行和日常生活能力方面有明显改善，有些患者在脑卒中后的第2年，步行和日常生活能力方面有明显改善。在研究结束时，有74%的患者获得了独立步行的功能。

由于各研究的方法不同，下肢功能恢复的百分比也不同。能够恢复独立步行者的百分率为53%～85%。Jorgensen等将患者按下肢瘫痪程度分为无、轻度、中度、重度和极度瘫痪5组，结果发现恢复步行功能（包括帮助下步行）的百分率为92%（如有严重的平衡、深感觉和认知功能障碍等能影响步行），轻度瘫痪者为89%，而极度瘫痪者只有24%。而Wade等对976例脑卒中患者进行了研究，发现脑卒中后7天内能够独立步行的患者为27%，3周时为60%，6个月时为85%。从这些数据来看，脑卒中患者恢复独立步行的能力似乎比较乐观，但是如果再进一步分析的话，脑卒中患者恢复步行的功能也是不容乐观的。因为目前的大多数研究均是采用从残疾概念上的步行功能来衡量患者的步行能力，或者通俗一点说，就是不管患者走得好不好，只要他不需要他人的帮助，哪怕拄着拐杖，借助步行器、划着圈走、像蜗牛一样慢的走，都认为其已经恢复了独立的步行功能。

Wade等对60例脑卒中患者进行了研究，随访3个月，结果显示25%在研究开始或研究结束时不能步行，他们在13周内没有恢复；另外14例患者在开始和结束时均能步行，而且步行速度与同龄人一样，另1例需要帮助，而剩余的30例患者在13周内恢复了步行功能，其中8例患者不能在不平坦的路面行走，12例患者步行速度慢，只有10例患者恢复正常的步行速度。而且在30例患者中还有8例患者需要借助辅助具。他们还对19例有步行功能的患者进行了步态的临床评定和速度检查，结果发现有9例患者步态有异常，6例患者步行速度慢，3例患者虽然速度正常，但呈典型的偏瘫步态。Wade等的另一个研究显示虽然获得了步行能力，但只有17%的患者在不使用辅助工具的情况下充满自信地步行或可以在不平坦的路面上步行。

（二）ADL的恢复过程与预后

多数研究认为绝大部分的ADL恢复是发生在脑卒中后6个月，在最初的3个月内恢复最快，有5%左右的患者6～12个月时仍然有持续的、可测量到的恢复。Wade等的研究对45例存活的脑卒中患者进行了研究，每周评测两次，结果发现，ADL在发病后的2周内恢复最快，而且50%的恢复发生在2周内，持续恢复到13周，而13周后是否有进一步恢复则因为没有进一步随访，所以无从知道。而Newman、Kinsella和Andrews等做的三个小样本的研究均发现在8周或12周后没有发现患者的功能有进一步的、可以评测出的功能恢复。但Wade等对976例急性脑卒中患者进行了研究，结果发现在发病后3周～6个月，几乎存活的所有脑卒中患者均有一定程度的功能改善。

Jorgensen等对脑卒中恢复情况进行了社区性研究，

使用的评测量表为 SSS 及 Barthel 指数的全部项目。SSS 评分在 0～14 分、15～29 分、30～44 分、45～58 分分别为极重度、重度、中度、轻度、无残损。Barthel 指数的评分为 0～20 分、25～45 分、50～70 分、75～95 分、100 分分别为极重度、重度、中度、轻度、无 ADL 障碍。纳入研究的脑卒中患者共有 1197 名，生存并完成康复治疗的有 947 名。结果发现 80% 和 95% 的患者在 6 周和 11.2 周 ADL 恢复到最好程度。按照 SSS 的初次评分层后，则极重度、重度、中度、轻度残损各层患者中，80% 和 95% 的患者 ADL 恢复到最好程度的时间分别为 11.5 周和 20 周、11.5 周和 17 周、7 周和 13 周、3 周和 8.5 周；按 Barhel 指数的初次评分分层后，则极重度、重度、中度、轻度残疾各层患者中，80% 和 95% 的患者 ADL 恢复到最好程度的时间分别为 11 周和 17 周、11.5 周和 16 周、6 周和 9 周、2.5 周和 5 周。而定期发布的康复医学统一数据库的报告则从另一方面反映 ADL 的后果，即用量化的数据表示，1994 年、1995 年、1996 年初次入院的脑卒中患者到出院时每周可以增加的 FIM 分数平均为 8.4、8.9 和 9.5。但是对于慢性期脑卒中患者研究显示，即使几年之后的脑卒中患者，经过一定康复治疗，患者的 ADL 功能仍然有进一步的改善。这说明脑卒中患者的 ADL 功能可以恢复的时间可能远不止 6 个月或 1 年，只是因为以后的恢复比较慢，而这些研究所采用的评测方法不能评测出。也有可能是患者在几年，已经获得的 ADL 功能有所下降，经过一段时间康复后，功能有所恢复。所以，只有前瞻性的长期的随访研究，才可能回答脑卒中后患者可以恢复功能的时间究竟有多长。

由于各研究的方法不同，在病后 3～6 个月时 ADL 功能自理者为 41%～62%，最终 ADL 能够自理的患者可达 60%～75%；在脑卒中后 3 周时，生活自理部分依赖或完全依赖的患者 67%～88%，但在 6 个月后到 5 年，则减少到 24%～53%，最终生活自理完全依赖的患者只有 3%～9%。Jorgensen 等进行了一社区性研究，共纳入了 1197 脑卒中患者，用 SSS 和 Barthel 指数评定患者，在结束康复治疗时，在 ADL 功能方面，14% 患者极重度残疾、6% 重度残疾、8% 重度残疾、26% 轻度残疾、46% 没有残疾；按照初始的 SSS 的评分，极重度、重度、中度、轻度残损的患者在结束康复治疗时，ADL 达到独立的和/或轻度依赖的患者的百分率为 20%、35%、68%、68%。Wade 等也进行了一社区性的研究，纳入了 976 例患者，用修改的 Barthel 指数评定 ADL 功能，6 个月时有 544 例患者存活，在 544 例患者中共评测了 494 例患者，其中，47% ADL 完全独立、32% 轻度残疾、12% 中度残疾、5% 重度残疾、4% 极重度残疾。而定期发布的康复医学统一数据库的报告则从另一方面反映 ADL 的后果，即用量化的数据表示，如 1994 年、1995 年、1996 年初次入院的患者在入院时 FIM 的平均值分别为 62.5、62.7、63.0，而在出院时则分别为 86.6、86.4、86.4。

各项 ADL 恢复的百分数也不是一样的。Wade 等的社区性研究显示在 6 个月时，大便控制、小便控制、修饰、用厕、进食、转移（床—椅子）、移动、穿衣、登梯、洗澡达到独立的百分数分别为 93%、89%、87%、80%、77%、81%、85%、69%、65%、51%。Wade 等另一个小样本研究中显示，在 3 个月时，在开始时穿衣、进食、二便控制、移动等方面依赖的患者在这些方面获得独立的百分比分别为 61%、54%、65%、68%。而另外一些学者研究显示，92% 的患者在脑卒中后 6 周可以独立地坐，56% 的患者在脑卒中后 2 周可以从坐位站起来。

（三）融入家庭、社会及恢复职业

康复的最终目的是使患者重新融入家庭与社会，在工作年龄的患者重新恢复职业。但这与社会的传统，社会经济的发展程度，社会的竞争程度，国家政策的支持与保护，国家的社会保障制度，公司、企业和单位的看法和用人制度，患者本人的从经济利益上的考虑与权衡，患者的家庭情况等等有极大的关系，而这些，都不是作为一个医务工作者个人所能够办得到的事。作为一个康复医务工作者只能最大限度地使患者的功能恢复最大化，尽可能使患者达到功能独立，为其融入家庭和社会，恢复职业创造必要的条件。所以，在很多脑卒中的预后的研究或效果的研究都很少把其作为一个评测的指标，但近年来，人们也逐渐地重视这一方面的工作。根据长期随访的结果，61%～100% 的患者其生活质量下降。生活质量下降可以在一定程度上反映患者融入家庭和融入社会的情况及患者的经济状况。由于各研究者对恢复职业的定义不同，得出的数据差异极大，根据报道，有 3%～84% 的患者恢复职业。

二、影响脑卒中偏瘫恢复与预后的因素

（一）年龄

目前有关年龄对脑卒中后果的影响的研究还没有一致的结论，甚至相互矛盾。一些研究者认为年龄可以影响脑卒中恢复的后果，而另一些研究者则认为年龄不影响脑卒中恢复的后果。其关键原因是年龄不是一个简单的影响因素。随着年龄的增加，除人体器官功能和生理状况会发生改变外，还容易合并有多种慢性疾病和累积的残疾。这也是在一些预测性研究中常常显示年龄是一个重要的预测因素的原因。

在没有去除伴发疾病和累积残疾的影响的情况下，老年患者的康复治疗效果不如较年轻的患者。如 Falconer 等的研究结果显示年龄≥75 岁的患者运动功能的恢复

不如年轻的患者。但是在去除伴发疾病和累积残疾的影响的情况下，年龄对脑卒中在残损水平上的后果没有明显的影响，如：我们选择了没有严重合并症的首次脑卒中患者85例，按年龄分成40～49岁、50～59岁、60～69岁、70～79岁组等4组，比较康复治疗28天后各组间残损（Fugl-Meyer评测法）和残疾（功能独立性评定）的积分。结果显示：康复治疗后各组的FMA上下肢评分和FIM评分结果间差异均无显著性。Feigenson等和Adler等的研究结论也是如此。但是上田敏和二木立认为在考虑年龄是否对偏瘫的恢复有无影响时，应当考虑瘫痪的严重程度，对于在发病时脑卒中偏瘫下肢在Brunnstrom Ⅳ级以上的最终都可以恢复到Brunnstrom Ⅵ级，与年龄无关；而对于发病时偏瘫下肢在Brunnstrom Ⅰ－Ⅱ的患者，则年龄可能影响患者的预后，主要是高龄患者（80岁以上的患者）。此外，我们还应当注意到的是随着年龄的增加，代偿与学习的能力可能会有所下降，这对残疾水平的结果来说，可能会受到一定程度的影响。Nakayama等的研究显示，年龄本身对出院时残损水平的结果没有影响，而对残疾水平的结果有影响。他们认为这可能与老年人的学习代偿能力差有关。因此，在考虑年龄是否影响脑卒中偏瘫的患者的预后时，不应当单纯根据年龄本身来判断或预测预后，而应当在根据与年龄相关的因素的实际情况来判断预后。

（二）性别

虽然较多的研究显示性别对脑卒中的预后没有明显的影响，经过年龄调整后，男女脑卒中患者的残疾程度相似，但是也有报道女性残疾程度要重些，女性的实际生活方式与观察到的功能能力之间有较大的差异。Kelly-Hayes等的研究显示女性长期住院的患者是男性的2倍。婚姻状况对男性患者的独立生活能力的影响要大于女性。Wyller等的研究也显示男性患者的功能改善要比女性好，脑卒中1年后，住护理之家的女性患者是男性患者的6.3倍。

（三）合并症与并发症

患者脑卒中后，可能伴有或发生各种各样的并发症和合并症，发生率为59%～95%，包括体质下降（Deconditioning）、神经系统、心肺和其他系统性合并症和并发症。在第一周是脑疝和其他的脑部合并症居多。1周以后，内科的合并症增多。癫痫和肺部感染常常早期发生，而抑郁和肩痛常常是在慢性期发生。绝大部分是可以治愈的，有一部分是可以预防的。这些合并症和并发症可以增加病死率，影响功能恢复。它们可能有这样几个方面的影响：延迟治疗性锻炼程序的开始时间；限制接受治疗性锻炼方案；限制功能性的技巧行为；延长和增加住院时间；日常活动的独立水平下降；其他的功能后果下降；需要额外的医学观察和处理。因此，它们可以影响脑卒中的后果。Meigen等根据合并症和并发症可以损害患者功能恢复的程度和/或有重要的预后意义，将它们的影响进行了定量化（表15－4）。

表15－4　合并症的评分

评　分	标　准
0	没有
1	有,但不需要治疗或日常活动和锻炼不受限
2	需要治疗,但不影响日常活动和/或锻炼
3	日程活动与锻炼一定程度的受限
4	日常活动和锻炼需要较大程度的帮助
5	主动性康复治疗属于禁忌证,只允许被动的关节活动度训练和位置摆放

下面就某些合并症与并发症对功能恢复的影响进行比较详细的探讨，至于其他方面请参考相应的章节。

1. 心血管方面合并症和并发症对脑卒中后果的影响

心脏病是脑卒中后1个月内和长期存活的脑卒中患者最常见的致死因素之一。Bound等研究发现，心脏病是脑卒中后35天内第三个最常见的致死因素，17%的患者因心脏病致死。Terent对脑卒中后1年的研究发现，心脏病是第二位最常见的致死因素，30%的患者因心脏病致死。而对于长期存活的脑卒中患者的研究发现，心脏病是最常见的致死因素。血压增高与缺血性心脏病与脑卒中后长期存活率下降相关，多元分析研究显示心脏病存活预后的预测指标。因为心脏病与脑血管病之间的相关性，心脏病对锻炼的限制性，可以想象治疗性锻炼对这些患者可能有一定的困难，其功能可能降低。但是，心脏病对脑卒中康复治疗后果的影响却是有争议的。有些研究认为心脏病对脑卒中康复治疗效果没有影响，而有些研究则认为心脏病对康复治疗后果是有影响的，如较多的研究认为：心功能不全常常与功能后果下降相关，因为心功能不全患者的锻炼的强度的耐受性下降，但是，心功能不全并不排除患者在脑卒中康复中有可能达到较好的功能目标。心房纤颤的患者可以进行中等强度的锻炼。但在使用药物控制心率时，其能耐受的最大强度的锻炼容量会下降，因为心率的最高值下降了。

由于高血压是脑卒中常见的危险因素，而在运动中，血压还会增高。在血压没有稳定的情况下就进行锻炼，是很危险的。一般认为在血压稳定后再进行康复锻炼。在患者能够耐受的情况下，应当将平均动脉压控制在70～100mmHg（9.33～13.3kPa）；对于已知的大的脑动脉狭窄的患者，平均动脉可以控制在100～120mmHg（13.3～16.0kPa）；在平均动脉压大于130mmHg

(17.3kPa) 时，患者不应当进行功能锻炼，直到将血压控制得更好以后再进行。因此在康复中，应当注意患者的心血管疾病情况，否则可能会带来比较严重的后果。

2. 吞咽困难

16.5% ~50% 的脑卒中患者有吞咽困难，而对于脑干脑卒中的患者则高达 40% ~70% 的患者有吞咽困难，其中 40% ~70% 的患者可能发生吸入。此外，吞咽困难的患者还常常并发脱水和营养不良。而这些可以延长住院时间，减慢功能恢复的速度。

3. 二便障碍

任何类型的脑卒中都有可能发生尿失禁。44% ~69% 的住院治疗的脑卒中患者有尿失禁。尿失禁可以直接由于中枢神经功能受损所致，但常常是由于运动受限和生活不能自理造成的，而不是直接因为神经功能受损所致，并且常常是暂时性的。尿失禁常常导致褥疮、窘迫、抑郁和住院。持续的尿失禁常常与预后较差相关，或者说，持续的尿失禁是功能后果较差和死亡的有力的预测指标。31% 的脑卒中患者有便失禁，常在两周内发生与消失。但是持续的便失禁则可能是严重的脑受损的表现。便失禁也是导致抑郁和褥疮的原因。更常见的是便秘，而便秘导致采用 Valaslva 动作产生血压突然的增高，从而出现危险。

4. 抑郁

抑郁是脑卒中后常见的并发症，为 22% ~47% 左右。抑郁妨碍功能恢复，妨碍康复治疗，增加病死率。Dennis 等对 372 例脑卒中患者进行了 6 个月的随访，发现躯体功能恢复和抑郁之间有弱的但有显著意义的相关性。但这种相关性，有可能是互为因果，即脑卒中后的残疾导致抑郁，抑郁导致差的功能后果，也可能是严重的大脑损伤导致残疾和抑郁。Kimura 等的研究发现脑卒中后的抑郁可以导致认知功能受损，但认知功能受损不导致抑郁；认知功能的改善与情绪的改善是相关的，情绪的改善导致认知功能的改善。从而认为治疗脑卒中后的抑郁可以改善脑卒中的认知功能。但有的研究认为即使对脑卒中的抑郁进行了治疗，也会影响脑卒中的后果。Paolucci 等对 470 例脑卒中患者进行了研究，其中 129 例脑卒中患者有抑郁，结果发现脑卒中后抑郁对康复治疗与功能后果的影响极小，脑卒中后的抑郁与住院时间及功能恢复的后果之间的相关性没有显著意义。而值得注意的是，在他们的研究中发现患者有抑郁，就立即给予药物治疗。所以，对于脑卒中后的抑郁应当给予积极的治疗。

5. 发热

在脑卒中患者中常有体温的升高，其原因十分复杂。在有假性球麻痹时，吸入性肺炎是最常见的原因；有尿潴留、尿失禁而合并泌尿系感染时，也会发热；有交感或副交感神经功能障碍时，患者排汗功能损害不能有效地调节体温，也会有发热；中脑部分损害引起体温调节中枢功能障碍，也会发热等。因此患者出现发热时，首先要明确病因、诊断，然后再进行有针对性的处理。

（四）脑出血与脑梗死

很多研究已经证实，脑出血的病死率要比脑梗死的病死率高，至少在 1 年以内，尤其在卒中后 1 个月内的病死率。虽然近一半左右的脑出血存活者功能完全恢复，但是对两者进行比较的研究较少。虽然脑出血和脑梗死都是脑卒中，有相同之处，但是它们在一般流行病学特点、病因、危险因子、合并症和并发症、病情的严重程度等方面均有所不同。所以直接比较脑出血和脑梗死相对困难。这可能是导致目前在脑出血和脑梗死对脑卒中的功能后果的影响存在着不同观点的原因。

一种观点认为，脑出血的存活者的功能后果要比脑梗死的好。如 Kinkle 等认为受损脑组织大小相同的脑出血的存活者比脑梗死的存活者的功能后果好。Ghatak 等用配对研究的方法对 30 例脑卒中患者（脑出血和脑梗死各 15 例）随访了 6 ~8 周，在研究结束时发现无论在神经肌肉功能的改善，还是在日常生活能力的改善方面，脑出血患者都要比脑梗死患者好。Chea 等使用回顾性研究的方法，对 25 例脑出血患者在年龄和发病入院时间这两个方面与 25 例脑梗死患者配对，结果发现脑出血患者功能改善的速度要比脑梗死患者快。

另一种观点则认为，脑出血和脑梗死对脑卒中的功能后果没有影响。如 Jorgensen 等对 1000 例脑卒中患者进行了研究，其中 88 例患者为脑出血患者，使用多元统计分析的方法发现脑卒中的类型（脑出血和脑梗死）对脑卒中的功能后果（包括残疾和残损水平上的后果）没有影响，影响功能后果的是脑卒中的严重程度。

另外还有人认为，脑出血的功能后果不如脑梗死患者。如 Su 等的研究比较了脑出血和脑梗死的患者的认知功能方面的情况，结果认为脑出血患者的认知功能受损的程度常倾向于比脑梗死患者严重，而认知功能常对脑卒中的后果有影响，因此认为脑出血的功能后果不如脑梗死。但 Jorgensen 等认为脑出血的功能后果不如脑梗死，不是因为类型的影响，而是由于脑出血患者相对于脑梗死患者而言，病情常常更为严重，即是脑卒中的严重性的不同导致了不同的后果。

（五）脑卒中的部位与范围

1. 脑卒中的左右侧对预后的影响

左侧半球的损伤常常伴有交流方面的障碍，而右侧半球的损伤常常伴有视空间方面的障碍。因此，左右两侧的损伤可能对功能恢复有影响。Ashburn 在综合评价了一些文献后认为："对于个体来说，病变的左右侧对功能后果是有影响的，但对于群体来说，是否对功能后果有影响则还没有定论。”Andrews 对 135 例脑卒中患者观察了 6 个月，结果发现左右侧半球损伤对最终的功能后果没有影响。Garin 等的研究得出同样的结论。而 Ford 等的研究则发现左右侧半球损伤对功能后果有影响，但将患者按有无忽视分组后发现，有忽视的患者功能后果明显较差，而有忽视的患者均是右侧半球受损的患者。

2. 脑卒中的严重程度

很多研究显示：脑卒中的严重程度直接影响脑卒中的预后。反映脑卒中严重程度的内容包括残损水平的严重程度和残疾水平的严重程度。

运动功能残损的严重程度影响脑卒中的预后。一般来说，运动功能缺损越严重，持续的时间越长，其预后（包括功能后果和病死率）越差，尤其是运动功能受损较重患者更为明显。Bonita 等进行了一社区性研究，共纳入 680 例患者，对于有偏瘫的患者则按发病时的瘫痪程度分为轻度（仅精细的运动功能受损）、中度（有肌肉的收缩和可以抵抗重力和部分阻力，但不能在全关节范围活动，且不是以一种协调的方式运动）、重度瘫痪（轻微的或没有主动的活动）三组，结果显示：在 1 周时仍然存活且有偏瘫的脑卒中患者共有 472 例患者，对这些患者按瘫痪程度进行了分组分析：轻、中、重度瘫痪的三组患者在 1 个月时运动功能完全恢复的百分率分别为 34%、13%、5%，在 6 个月时则分别为 46%、22%、7%；在一个月时运动功能没有改善的百分率分别为 62%、32%、42%，在 6 个月时则分别为 38%、17%、21%；在 1 个月时死亡的百分率分别为 4%、12%、34%，在 6 个月时死亡的百分率分别为 16%、23%、41%。

Duncan 等对 24 小时内入院的 104 例脑卒中患者随访了 6 个月，用 Fugl-Meyer 评测法的运动部分评定运动功能（0 ~ 35 分为严重瘫痪、36 ~ 55 分为重度瘫痪、56 ~ 79 分为中度瘫痪、80 分以上为轻度瘫痪），用 Barthel 指数（0 ~ 100 分）评定残疾水平上的功能，结果显示入院评定为轻、中、重、严重瘫痪的患者在发病后 6 个月时 Barthel 指数评分大于 60 分的百分率分别为 100%、100%、92%、66%；评分为 100 分的百分率为 92%、73%、62%、19%；在入院后 5 天评定为轻、中、重、严重瘫痪的患者在 Barthel 指数评分大于 60 分的百分率分别为 100%、100%、100%、65%，Barthel 指数评分为 100 分的百分率为 89%、64%、60%、19%；在入院后 3 个月时轻、中、重、严重瘫痪的患者在发病后 6 个月时 Barthel 指数评分大于 60 分的百分率分别为 100%、100%、75%、56%，Barthel 指数评分为 100 分的百分率分别为 84%、50%、25%、8%。

从 Duncan 的研究结果可以看出，除了残损严重程度本身对长期后果有影响外，在脑卒中后多长时间进行评定也很重要，如在入院时评定为严重瘫痪的患者在 6 个月时 Barthel 指数评分为 100 分的百分率可达 19%，而在入院后 1 个月时评定为严重瘫痪的患者在 6 个月时 Barthel 指数评分为 100 分的百分率则只有 9%。可见脑卒中后不同时间评定的残损的程度可能对长期后果的影响不太一样，甚至很不一样。因为在同一时间段评定为相同程度的患者，恢复的速度可能不一样，尤其在早期阶段，而恢复的速度本身对预后就有重要的影响。

Wadel 等在一社区性的研究专门对下肢最初为完全性瘫痪的患者进行了分析，用 Barthel 指数和 SSS 的下肢运动部分评定下肢的瘫痪程度，在 859 例急性脑卒中患者中下肢完全性瘫痪的患者有 157 例（15%），其中 84 例（60%）死亡，15 例患者（10%）最终能够步行，在比较了最终能够步行和不能步行的存活患者后发现能够步行的患者除了最初的 Barthel 指数评分要比不能步行组要好之外，下肢的肌力在第一周内迅速改善（平均值为 3，标准差为 2.7），而不能步行的组则要慢（平均值为 0.5，标准差为 1.2）。此外，合并其他功能缺损的患者的预后要比单纯性的运动功能缺损的患者差。Patel 等比较了单纯运动受损、运动功能受损合并躯体感觉障碍、运动功能受损合并偏盲、运动功能受损合并躯体感觉障碍及偏盲等四组的脑卒中患者，结果发现在脑卒中后 1 个月、3 个月及 6 个月时，无论是在恢复独立步行能力方面，还是日常生活能力的 Barthel 指数评分在 60 分及以上或在 90 分及以上，四组患者间的差异具有显著性。从而认为虽然瘫痪的严重程度是脑卒中后果的一个重要的预测因子，躯体感觉障碍和偏盲也明显影响患者所能达到的功能水平。因此，运动方面的残损合并其他神经功能缺损的累积缺损对脑卒中后 6 个月时的功能的影响程度要大于单一运动方面残损的影响。

此外，脑卒中的残损的严重程度，还可以用脑卒中量表进行评定，而脑卒中量表反映全部神经功能缺损的程度。初次评定的脑卒中残损程度越重，功能预后越差。Cifu 检索了 1966 ~ 1998 年的有关文献，共有 26 篇对功能缺损作为预测脑卒中后的功能后果的预测因子进行了研究。其中，有 11 篇文献的研究设计较好。他对这些文献进行了综述，认为脑卒中后 1 ~ 4 周的功能能力的下降程度与出院时回家的百分率及出院时和脑卒中后 6 个月时的功能后果高度相关。Wade 等进行的一社区性的研究，用 Barthel 指数（0 ~ 20 分）评定残疾的严重性，结果显示最初的残疾程度与 6 个月时的功能后果及病死率明显相关：最初的 Barthel 指数评分为 0 ~ 4 分、5 ~ 9 分、10 ~ 14 分、15 ~ 19 分、20 分的患者群在脑卒中后 6 个月时的病死率分别为 66%、23%、16%、

11%、3%；脑卒中后6个月时Barthel指数评分为20分的百分数分别为11%、17%、55%、55%、89%；脑卒中后6个月时Barthel指数评分为15～19分的百分数分别为36%、43%、36%、35%、11%。Jorgensen等也进行了一社区性研究，共纳入了1197脑卒中患者，用Barthel指数（0～100分）评定后果，结果显示：按照最初的Barthel指数评分分为极重度（0～20）、重度（25～45）、中度（50～70）、轻度（75～95）的生存患者在结束康复治疗时，ADL达到完全独立的百分率分别为3%、17%、31%、54%。

（六）功能障碍

1. 失语和智力

详见本书第十二、十三章相关内容。

2. 忽视

很多研究显示忽视与功能后果恢复差是相关的。Katz等对40例右侧半球受损的脑卒中患者观察追踪了1年，结果发现无论是在残损水平，还是在残疾水平上的功能后果，有忽视的患者比没有忽视的患者差。Kalra等对146例中度残疾的脑卒中患者进行了研究，其中47例有忽视，结果显示有忽视的患者住院时间长，出院时的功能评分低，但出院后的去向相同。有一些研究认为急性阶段的忽视是功能恢复的重要的预测指标。虽然单变量分析显示忽视与功能恢复差相关，但多元分析显示，在把其他因素考虑进去的时候，忽视就不是独立的预测因子，因为忽视常常和其他残损相关联。Jehkonen等对57例右侧脑卒中患者进行了1年的观察研究，并且随访的3个月、6个月和12个月时各进行后果评定。结果显示忽视是功能恢复差的强有力的预测指标，急性期的忽视和较高的年龄和随访12个月时差的功能后果相关。但是有忽视的患者在随访期间，有比较多的患者忽视恢复了，同一时间段的神经心理学的缺损与功能后果的相关性则比较弱。

3. 感觉残损

感觉残损对康复后果是有负面影响的。临床经验表明偏瘫的感觉障碍可以使得运动再学习异常的困难。很早以前，就有人报道持久的感觉缺失与差的预后和长的住院时间相关。Smith等对本体感觉的缺失的影响进行了研究，大部分本体感觉缺失的患者有姿势功能障碍。有明显本体感觉缺失的患者与没有明显本体感觉缺失的患者相比，同时有记忆障碍、解决问题障碍、空间定向障碍等的发生率更高。在其中20例患者本体感觉障碍是致残的主要因素，而这20例患者都是偏瘫患者。

（七）药物治疗

对于脑卒中本身，目前认为有效的治疗药物大多并没有得到循证医学的支持。溶栓剂、抗血小板聚集剂、抗凝剂等的治疗作用有限且适应证和禁忌证严格。因此需在神经科医生的指导下谨慎使用。神经节苷脂（GM1）和神经营养因子（NGF）类以及各种神经营养类药物，临床价值尚无定论。真正影响脑卒中康复医疗效果的是原发疾病、合并症和并发症的处理。因为情况十分复杂，这里不能一一详述。但从事脑卒中临床康复的康复医师，必须具有扎实的临床医学基础，能够及时、准确地作出诊断，合理地、正确地选择治疗药物，稳定病情，才能为康复医疗，特别是强化的康复训练，创造出良好的条件。

（八）康复治疗

许多研究证明脑卒中的康复治疗是有效的，对年老体弱者和有严重神经功能缺损者也能明显提高患者的功能和能力。Anderson在总结1980年以前的脑卒中康复研究后认为，有充分的证据证明脑卒中的康复是有价值的，而且这种改善与提高是持久的。Ottenbacher和Jannet在综述了36篇有关脑卒中的临床研究文献后认为："强化的脑卒中康复程序可以改善某些脑卒中患者的功能状态。" Ernst指出："虽然已出版的资料没有提供直接的证据或不易评价，但是绝大多数可靠的证据显示脑卒中可以从康复中受益，这种受益虽然在统计学意义上较小，但是对于个人来说则意味着是在家生活还是在专门护理机构中生活。"高谦在总结了脑卒中康复疗效方面的研究后亦认为虽然脑卒中康复效果方面的研究存在某些方面的缺陷，但综合起来看，脑卒中的康复医疗可以改善与提高患者的功能。我国近年来也陆续发表一些专门研究脑卒中康复效果的文章，结论均认为脑卒中的康复医疗可以促进脑卒中患者的功能恢复。一些学者认为脑卒中的康复治疗可能有以下疗效：①预防合并症的发生；②教会患者如何用健侧代替患侧；③提供正确的帮助，即保证患者得到正确的帮助，如轮椅和拐杖等，并教会患者如何正确使用它；④防止患者和帮助患者克服"习得性废用"；⑤训练受损的神经系统。

1. 康复开始的时间

根据脑的可塑性的理论及学习和记忆的理论，脑的重新塑造受脑损伤后发生的事件及周围环境的影响，而这种影响或是有益的，或是有害的，所以对恢复起主要影响的是康复的方法和康复的环境，并且个体所经历的和所练习的就是他或她将学到的。患者重新获得运动控制的程度，除取决于脑卒中本身的病理生理的影响，也取决于患者脑卒中后锻炼的程度，在可以引出运动的那一刻起，患者在运用恢复中的肌肉倾向于犯四类错误，而当患者试图完成被要求的动作时，患者付出的努力可能加强这四类错误。这四类错误是：①在执行某一项活动时，倾向于激活不应当激活的肌肉；②过度收缩肌肉导致不能完成某一项运动；③用健侧代替患侧；④加强共同运动。而在早期进行康复治疗则有助于防止犯这些

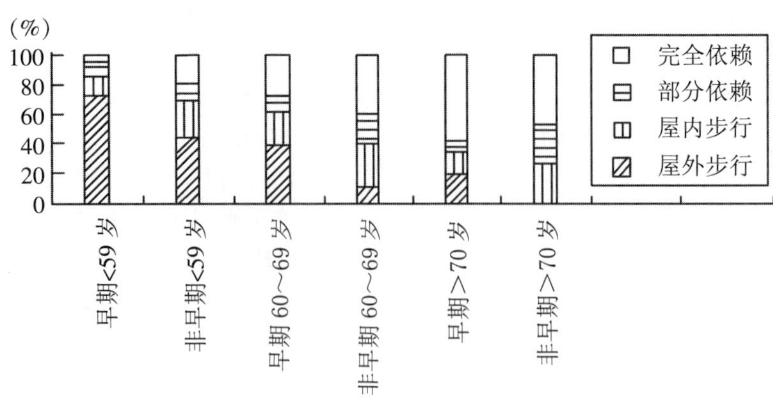

图15-1　康复的效果与早期康复和年龄的关系

错误，从而促进患者的恢复。

WHO认为脑卒中患者的早期活动有助于防止血栓形成和肺部的并发症。二木力和上田敏指出："早期康复可以接近于100%的防止继发性的骨、肌肉及关节的损害；早期康复可以缩短恢复所需的时间，并且早期康复的效果要比非早期的效果好，对高龄患者更为明显（图15-1）；早期康复可以减少住院日。"

Otttenth及Janet用meta分析方法分析了36篇脑卒中康复治疗的文献，结果显示脑卒中发生的时间与康复治疗开始的时间之间的时间差与疗效尺度的相关系数为-0.32（$P<0.05$），这表明疗效尺度与康复开始的时间成反比，并发现疗效尺度最大的是那些相对早期开始康复治疗的，而且与年龄无关。Cifu在总结了近20篇有关研究论文后指出早期开始康复干预与功能改善高度相关。Anderson对223例脑卒中患者进行了前瞻性研究，结果显示晚期开始康复治疗与功能改善差是呈正相关的。Hayes在一大型教学医院随机选取了30例脑卒中患者，随机分成两组，一组在入院后72小时开始康复治疗，另一组在入院后4~15天开始康复治疗，结果显示早期康复组的住院日平均为24天，而相对晚开始的则为39天；在出院时，早期康复组40%可以独立步行或帮助下步行，而相对晚的那一组为33%。Hamrin用60例脑卒中患者作早期康复组，而对另外二组的52例脑卒中患者作对照组，仅在4周内早期康复组明显改善，而其后两组均按传统治疗，在3月后改善程度相同。Smith和Garraway将302例脑卒中患者随机分为两组，一组在脑卒中病房，另一组在普通病房，结果示脑卒中病房的患者中能够生活自理的比例比普通病房的高，在普通病房接受康复治疗的时间比脑卒中病房的要长，但后者开始作业治疗的时间比普通病房要早，从而认为早期开始康复可能比康复训练量更重要。

那么，何时开始康复治疗比较好呢？Garrison和Rolack认为：如果患者病情稳定，并且有康复指征，在脑卒中后48小时就应当开始床边的康复治疗。日本学者认为：被动的ROM训练从发病当日就应开始，但由于发病后早期偏瘫处于弛缓期，关节活动的自由度大，肩关节不良牵引，易引起损伤；坐位训练一般情况下，脑梗塞后2~3天开始，脑出血后4~5天开始，但在脑主干动脉闭塞，狭窄。心房血栓脱落，出血性脑梗塞，脑内血肿增大的脑出血，安静时间长一些是必要的，重症病例也应小心，坐位良好的患者可以早期进行起立训练及步行。而Cifu在综述中把脑卒中3~30天内开始的康复治疗均认为是早期康复。所以，一般认为脑卒中后应当尽早开始康复治疗。

2. 康复治疗管理

（1）脑卒中病房

脑卒中病房与普通病房的比较显示脑卒中病房的治疗效果更好一些。近年来国外为了有效地治疗脑卒中患者，组建了专门的脑卒中病房（stroke unit）。与普通病房相比，脑卒中病房的基本特点是：①由医师、护士和治疗师组成的小组提供协调的多学科小组医疗服务，通过定期的小组会议来取得各治疗之间的协调性，常规护理与这种多学科的治疗紧密结合在一起；②专门致力于脑卒中或康复医疗的医务工作者；③对脑卒中患者进行持续的教育与训练。许多研究表明在脑卒中病房治疗的患者的效果比普通病房的效果好。在脑卒中病房治疗的患者，死亡率更低，残疾程度更轻，需要长期住院护理的比率更小。什么原因引起两者的不同呢？一个脑卒中病房试验的研究协作组对这个问题进行了专门的研究。该协作组检索了截止1995年12月的有关研究文献共18篇，其中17篇是随机对照研究，再加上一篇尚未完成的，共有18篇随机对照研究对此进行了系统性协作性的和回顾性的综述和研究，纳入研究的脑卒中病例共有3246例。其中10篇研究中的脑卒中患者（2063例）是在脑卒中发病后即刻入院的，而另外8篇患者（1183例）是脑卒中后1~2周入院的。

一般在脑卒中病房的患者都接受了协调的多学科（multidisciplinary）的康复治疗，而在普通病房的绝大多数的患者（1346例）接受的是传统的护理，仅有少数患者（277例）接受了混杂环境下的一些康复治疗。结果表明脑卒中病房死亡率的降低发生在发病后的1~4周内，降低各种原因所致的死亡比都是明显的，由于不活动继发的原因所致的死亡比降低最明显。按脑卒中严重程度分析，脑卒中病房与重获独立性的患者数相关。

减少死亡率的可能原因有：①系统性早期评价吞咽障碍；②减少导尿管的使用；③积极抗感染；④早期活动和运动减少静脉血栓或心血管意外；⑤有可能少数患者接受了特殊的治疗。

对于减少残疾的可能原因有：①协调的强化的康复治疗；②患者的主动性。

综上所述可以看出，虽然这种研究不足以证明康复治疗作用有多大，但可以看出协调的康复治疗在脑卒中病房与普通病房的治疗效果的不同中起着重要的、有益的作用。

（2）康复治疗强度

近年来，对康复强度的研究证明，康复强度与康复效果相关。Langhorne 等分析了 7 个相似的但康复强度不同的随机研究后指出，强度较大的物理治疗可以降低恶化与死亡的后果，可以加快恢复的速度。Kwarkel 等用 Meta 分析法综合分析了 1966～1995 年间和 1996 年的有关研究文献共 9 篇，结果显示脑卒中康复的强度和康复效果有轻度但有统计学意义的相关性。Kwakkel 等将 101 例发病在 14 天内的大脑中动脉主干梗塞的重度残疾的患者随机分为三组，一组患者接受以上肢训练为重点的康复程序，一组接受以下肢训练为重点的康复程序，一组患者上肢与下肢用充气压力夹板制动。在脑卒中后的头 20 周内，每一治疗方案每周 5 天，每天 30 分钟。所有的患者均同时接受一基本的康复程序。结果显示：在 20 周时，与对照组相比，在 ADL、步行能力、灵巧性方面下肢训练组的得分更高，且有统计学差异；而上肢训练组只在灵巧性方面得分更高，且有统计学差异；而上肢训练组与下肢训练组相比，两组没有统计学差异。从而认为强度更大的下肢康复训练提高功能恢复和健康相关的功能状态，而强度较大的上肢康复训练只导致灵巧性方面的小的改善。

Werner 等对 49 例脑卒中门诊康复患者进行了研究，这些患者在急性期均接受了康复治疗，而在进入研究前 6 个月未接受任何治疗，按照 2:1 的比例随机将患者分为对照组和治疗组，治疗组接受强化的门诊康复治疗，而对照组不予治疗，结果显示治疗组运动总分增加了 66 分，有统计学意义，对照组仅增加 15 分，没有统计学意义。在其后的 9 个月的随访中，治疗组功能维持，而对照组有所下降。但该研究有一个缺点就是 5 名治疗组的患者未完成该试验，有可能引起偏移。Sivenus 等将 95 名脑卒中患者随机分为 2 组，一组为强化治疗，另一组为一般治疗，结果显示在 3 个月、6 个月及 1 年时，强化组和一般治疗组有统计上的差别，前者的 ADL 和运动比后者改善更好，但是在死亡率和特殊机构的百分率无差别。但该试验在 1 周时，强化组的运动功能得分比一般治疗组得分低，而且有统计学意义，这说明该研究样本量不大，可能存在某些混杂因素。

（3）“习得性废用”和强制使用与康复效果的关系

所谓“习得性废用（learned nonuse）”是指在中枢神经系统受损后本身内在神经功能与实际的功能能力缺乏之间的矛盾，或者说，从神经生理功能上讲患者应当可以完成某种程度的功能，但实际上患者达不到这种程度。造成这种废用常有两个原因，一是患者肢体控制能力还未达到某种程度时，尝试用患侧肢体失败后，患者受到挫折，不愿意用患侧肢体，逐渐地就学会不用患侧肢体，使用健侧肢体完成功能，这样就使得患侧肢体发挥不了其应有的功能；另一方面，有些医务工作者会鼓励患者用健侧肢体以使日常生活自理能力增加。这样，患侧肢体得不到整合，肢体的功能受到损害。而研究显示这种现象可能是可以逆转的。研究显示强制性使用是克服“习得性废用”、促进患侧肢体功能恢复的有效手段。上肢与手的分级处在 Brunstrom 4 级或 5 级的患者适合强制性使用程序。处在这个阶段的患者的运动功能可以整合成功能活动。

Taub 等比较两组慢性脑卒中患者，一组患者用吊带限制健侧上肢的活动，而另一组则不用，仅让患者注意患侧的存在和活动患侧，结果发现限制组的功能明显改善，且在随访的两年期间这些改善持续存在，而非限制组仅有一例有轻到中度的改善且在随访期间有丧失。van der Lee 等将 66 例慢性脑卒中患者进行了随机对照研究，研究组对健侧肢体制动，同时给予强化训练，对照组也给予同等强度的训练，而且为双侧训练，疗程为两周，结果显示与对照组相比，强制性训练组的患者在灵巧性方面有更大的提高，且有统计学意义。Kunkel 等对脑卒中后 3～15 年的 5 例脑卒中患者进行了研究，其运动功能是中等程度受损，对其实施强制使用干预两周，随访 3 个月，结果显示患者的执行功能的速度与运动质量得到明显的改善。这些研究显示强制性使用是治疗慢性脑卒中患者的有效手段。但是，有时患者的功能恢复必须依靠健侧，虽然这会促进“习得性废用”的发生。Copenhagen 脑卒中研究发现：在断定患侧无有效的功能时，上肢功能的恢复仅能由健侧代偿恢复。所以在处理“代偿恢复”和克服“习得性废用”时应根据患者的具体情况而定。

（4）康复治疗方法

不同治疗方法均可以促进或提高患者功能恢复，但是哪一种治疗方法更好，尚不清楚：Stern 等和 Quin 比较了传统疗法与 PNF，Dickstein 等用非随机的方法比较了传统疗法、PNF 和 Bobath 疗法等三种疗法，Logigian 等比较了传统疗法、Bobath 疗法和 PNF，Basmajian 等比较了 Bobath 疗法和基于生物反馈理论的行为治疗，Wagenarr 等比较了 Brunstrom 疗法和 Bobath 疗法，结果均未发现有显著差异。Magnusson 等比较了接受通常的 PT 和 OT 治疗的患者与另外还接受感觉刺激的患者，结果发现感觉刺激可以促进脑卒中后姿势控制的正常化。但是在接受上述结论时应当慎重，因为上述的每一个研究都是有缺陷的，其中共同的缺陷是样本量小，有的才 9 例，有的既非随机的研究，也非配对的研究，另外还有一个比较普遍的缺陷就是测量工具选用上的缺陷，例如：用 ADL 上的评分来评价步行的能力，它无法区分偏瘫步态和正常步态，因此，假如一种方法能使患者以正常步态行走，而另一种方法仅能使患者以明显的偏瘫步态行走，而在 ADL 的评分上两者无差别，如果就此得出这两种方法无显著差异，则显得很荒谬，因为谁都知道正常步态行走和明显的步态行走有天壤之别。

Hessse 等对 9 例脑卒中后 129 天仍不会行走的患者进行部分负重下的平板运动训练，在训练之前的 3 周内都接受了综合的康复训练但无明显效果。结果显示患步行能力评分增加了，而下肢的肌张力和肌力无改变，从而认为部分负重下的平板运动训练可增加患者的步行能力和其他运动功能恢复的程度。此外，Hessse 等还对 7 例脑卒中后 3 个月仍不能行走的患者进行了一系列的研究，即部分负重—Bobath 疗法—部分负重，结果发现部分负重在训练步行能力和速度方面更有效，其他运动功能也有改善，而肌力无改善，肌张力的变化是非系统性的。这两个研究从严格意义上说均无对照，且是在 3 个月后进行的，因此不能高估其作用，可作为常用运动疗法的一种补充。

肌力增强训练在脑卒中偏瘫的康复中不主张使用，但有些研究显示肌力增强训练对有些患者可能是有益的。Potempa 等对 42 例脑卒中偏瘫患者进行随机分组，对试验组进行有氧训练，对照组不进行，结果显示试验组的最大耗氧量、负重及耐力均有明显改善，感觉运动功能的改善与氧容量的改善明显相关。Engard 等用小样本研究了用离心运动和向心运动训练，结果发现偏瘫侧相对于健侧而言，离心训练组的离心运动和向心运动的肌力增强，而向心训练组则没有；向心训练组的拮抗肌的拮抗作用增强，而离心训练组则没有；离心训练组的患者在站立时，体重几乎对称分布于两下肢，而向心训练组则没有这种情况。Sharp 和 Browwer 对 19 名至少脑卒中后 6 个月的患者进行了等速肌力训练，结果发现训练后瘫痪的肌肉的肌力和步行速度增加了，并且肌张力没有增加，但该研究存在一些缺陷：有 4 名患者退出了试验，样本量小。

Schleenbaker 和 Mainous 以及 Glanz 等分别对有关脑卒中的生物反馈研究进行了 meta 分析，得出相互矛盾的结论。前者的结果为肌电生物反馈是脑卒中偏瘫恢复的有效工具，而后者认为在偏瘫侧关节活动度的恢复中，生物反馈没有疗效。不过分析两者的方法上的不同，可以发现后者的结论不大可靠，首先他们选用的评测指标是关节活动度，而在这些研究中有的是测量膝关节，有的是踝关节，有的为跖屈，有的为背曲；其次，该研究纳入的 Meta 分析的 8 个研究中有 6 个的设计是肌电生物反馈或加上 PT 治疗与 PT 和 OT 治疗的比较。因此，即使后者的结论是对的，也只能说明生物反馈与其他的 PT 和 OT 治疗无差别而已，并不能说明生物反馈没有效果。

Glanz 等对随机对照的有关脑卒中的功能性电刺激的研究进行了 Meta 分析，结果认为功能性电刺激在脑卒中的恢复过程中可以增强肌力。Faghri 等对 26 例新近发病的肩部肌肉弛缓性瘫痪的脑卒中患者作了一随机对照研究，结果发现功能性电刺激可以有效地减轻肩关节半脱位及肩痛的程度，有可能促进上肢功能的恢复。Cozen 等用小样本研究比较了在 PT 治疗基础上的生物反馈、功能性电刺激及两者的结合，结果发现 PT + 生物反馈 + 功能性电刺激的疗效比 PT + 生物反馈和 PT + 功能性电刺激的疗效好，有统计学意义；PT + 生物反馈比 PT + 功能性电刺激的疗效好，但无统计学意义。

Patel 等对两个脑卒中病房进行了比较，其中一个病房是采用以改善残损为重点的康复治疗，而另一个病房采用以残疾为重点的康复治疗，结果发现两个病房的脑卒中患者的功能恢复效率无差别，虽然两个病房的住院时间明显不同，但这不是由于功能恢复的不同所造成的，而是因为两者的出院标准不同所致。Cifu 在总结了有关研究后指出具体任务治疗（Task-pecific therapy）与相对较一般化的治疗相比，与功能改善有微弱的相关性。但 Kwakkel 等在其综述中指出具体任务治疗所显示的效果局限于所训练的任务，很少扩展到相关的没有直接训练的任务。

（5）学科内治疗与多学科治疗相比学科内治疗的效果更好。学科内治疗（Interdisciplinary）是指由不同专业的人员组成一个小组，小组成员之间定期交流，发挥各自的专长，朝着共同的目标努力的小组方式。而多学科治疗（Multidisciplinary）也是由类似的人员组成，但各专业人员之间缺乏定期的交流和共同的目标。有很多人对此进行了研究。Cifu 总结了这一方面的研究后认为，与多学科治疗相比，学科内治疗与功能改善、缩短住院日、减少费用和降低死亡率高度相关。脑卒中康复指南也强调在脑卒中康复时应当采用学科内治疗方式。

（九）家庭和社会的影响

具体内容请参阅本书第二十二章“脑卒中患者的社区康复”。

第三节　脑卒中预后的预测

一、预测变量的选择

由于预测对康复治疗的重要性，人们对此进行了大量的研究，由此识别了一些对预后有负面预测价值的变量（表15－5）。患者具备这些因子，则预后可能比较差。但是这并不是说，患者具备了这些变量，预后就一定不好，这在上面已经讨论过了，在此就不再赘述了。

表15－5　预示脑卒中后功能预后差的因子

高龄、既往有脑卒中史、既往有功能残疾	
合并症和并发症	心肌梗死、糖尿病、抑郁
脑卒中的严重性	意识状态差、双侧病变、完全性的失语、认知功能受损（包括严重的忽视）、感觉和视觉缺损、坐位平衡差、重度瘫痪（4周内没有运动或只有轻微的运动）、尿便失禁（持续1～2周以上）、初次评测的ADL评分低
时间间隔	发病与治疗开始的时间（包括药物治疗与康复治疗）
社会支持差（包括家庭与经济支持）	如没有钱支付相应的治疗而只好放弃该项治疗

二、预测方法

（一）使用单个变量进行预测

1. 使用Brunnstrom分级进行预测

发病时在4级或以上的患者在6个月内均可恢复到6级，在3级的在6个月时约有一半的患者恢复到6级。但这必须是1周内入院的患者。在2周时为4级及以上的患者，最终有大约80%可以恢复到6级。在1个月时为4级的患者，最终恢复为6级的患者约为20%，为5级的患者，约90%的患者最终可以恢复到6级。而对于1～2级的患者，尤其是发病时为1～2级的患者其预后很难预测。发病后4个月时上肢功能在Brunnstrom分级4级或4级以上，在5个月时可以恢复实用手功能；发病后4个月时在3级或3级以上，在6～7个月时可以恢复辅助手的功能；4个月时在3级以下，最终为废用手。用公式表示为：

$$\frac{N}{3+\frac{3M}{4}}\geqslant 1$$

式中：N——上肢的Brunnstrom分级；M——发病后评定N的时间，用月表示。这是恢复实用手的必要条件，此外加上没有感觉障碍、震颤及共济失调等条件。

最终为废用手的充分条件是：

$$\frac{N}{3+\frac{3M}{4}}\leqslant 1\quad(1\leqslant M\leqslant 4)$$

介于之间的患者则很可能成为辅助手。而下肢持续在2级时，不能恢复独立步行，而在3级的患者最终均可恢复独立步行的功能。

2. 使用上肢和下肢的肌力进行功能预测

这是一种简单易行的方法。Olsen等研究发现：入院评定时，肌力在2级或2级以下，预后差。这些患者只有大约1/10的患者最终上肢可以恢复功能和可以独立步行；约40%的患者即使在帮助下也步行不了150步，约75%的患者上肢功能的完成需要大量帮助。而对于入院时肌力在3级或3级以上的患者，预后相对较好。这些患者经过康复，都能在帮助下或独立步行150步，80%的患者上肢功能独立完成或仅需少量帮助。Wade等对976例脑卒中患者的研究也发现，最初为重度瘫痪的患者在6个月时只有6%～10%的存活者完全恢复，而对于到发病后3周仍为重度瘫痪的患者则6个月时没有完全恢复者。

3. 耸肩

初次评定时出现耸肩动作的患者，尤其同时有点手部运动的患者，手功能恢复的预后好。Katrak对29例最初评定时手功能差的患者进行了研究。结果发现，在18例最初评定没有耸肩功能的患者在末次评定时只有2例患者（11%）的患手恢复良好的运动功能，而对于最初评定时有耸肩功能的11例患者在末次评定时有8例（73%）的患手恢复了良好的运动功能。对于最初评定时瘫痪手只有屈肌共同运动的患者，没有耸肩功能的5例患者只有1例患者恢复了良好的手部运动，而有耸肩功能的7例患者有6例恢复了良好的手部运动。而对于最初瘫痪手没有任何运动的15例患者，只有1例患者恢复了良好的运动功能。Katrak等又对71例首次脑卒中患者就这一问题进行了研究，结果发现就1、2、3个月时手恢复良好的运动功能可能性来说，最初评测有耸肩功能的患者是没有耸肩功能的患者的7.3倍、7倍、6倍；最初评测有手的共同运动的患者是没有手部运动的患者的10倍、13.8倍、12.2倍。

4. 坐位平衡

坐位平衡是一个较好的预测患者的步行功能和ADL的指标。Feigin等对134例患者随访了6个月和12个月，结果发现两周时的坐位平衡与6个月时的步行功能密切相关，$r=0.675$（$P<0.0001$）；12个月时的相关性小些。因此，可以说两周时的坐位平衡可以预测6个月时的步行功能，即两周时坐位平衡好的患者，6个月时恢复独立步行的可能性大，而两周时坐位平衡不好的患者，6个月时恢复独立步行的可能性小。Sandin等对坐

位平衡与 ADL 的关系进行了研究，结果发现坐位平衡改善的患者的 Barthel 评分要比没有改善的患者要高，并认为连续评测坐位平衡可以预测接受综合康复治疗患者出院时的功能状态。

5. 使用单个量表进行预测

从前面的章节我们可以了解到，任何标准化的量表都有一定的预测效度。因此，标准化的量表均可用来进行某种程度的预测。反映偏瘫程度的常用的量表，如 Fugl-Meyer 评测法的运动部分，运动指数（motricity index）等，它们的得分代表数量化的瘫痪程度；反映神经功能缺损的脑卒中量表，如 NIHSS、CNS、SSS、ESS 等量表，其得分反映的均是数量化的脑卒中的严重程度；反映残疾程度的常用量表 FIM 和 Barthel 指数，因为反映的是量化的残疾程度，因此使用它们均可进行某种程度的预测。如人们在脑卒中康复中，使用 FIM 进行预测，入院时 FIM 运动部分的评分在 37 分以上的患者，绝大部分在出院时可以独立进食、修饰、穿上衣及控制膀胱和直肠功能；对于 FIM 运动部分评分在 55 分以上的患者还可以自己独立穿裤子、洗澡、完成转移功能；对于 FIM 运动部分的评分在 62 分以上和认知部分在 30 分以上的患者大部分功能任务均能完成，包括上楼梯和进出浴缸。

（二）使用多个因子分类进行预测

虽然使用单个预测因子进行预测简单易行，但准确性却不尽人意，于是人们就想通过结合多种预测因子分类进行预测，提高预测的准确性，但这可能并不一定能得到提高，如 Taub 等的研究显示结合使用最初的瘫痪程度、尿失禁和吞咽困难进行预测不比单纯使用尿失禁进行预测优越。这种方法常常是结合二三个因子进行分类。下面介绍两个预测予以说明。

1. 根据年龄和残疾程度进行分类预测

如，FIM-FRGs 是根据入院时的残疾程度（FIM 运动和认知的评分）和年龄进行分类的，将其分为 9 组（表 15－6）。上位组群的患者在出院时可以独立步行、登梯和浴盆间的转移，但仍然存在安全问题，需要辅助器械或需要更长的时间来完成。中位组群的患者在出院时可以独立进食和控制膀胱和直肠功能，在其他功能方面虽然也常常有所改善，但通常仍然是部分依赖。下位组群的患者虽然功能有改善，但通常所有的功能都是依赖的。有时也将其分为 21 组，其目的均是为了更准确的估计，在此就不详细介绍了。

2. 根据年龄和残损程度进行预测

如，Fiorelli 等对 6 个小时内的未昏迷的首次幕上的缺血性脑卒中 300 例患者进行了研究，将 Rankin 评分为 3 分或以上定为残疾，结果显示可以用发病几小时内的 CNS 评分和年龄结合来预测长期的预后。其预测模型见表 15－7。

表 15－6　残疾程度(FIM 运动和认知的评分)和年龄分类

组别	FIM-MTa	FIM-CTa	年龄	住院时间(天)	T-FIMd
上位组群					
STR－9	74～91	＞30		6～10	119～124
STR－8	63～73	＞30		7～14	114～121
中间组群					
STR－7	＞62	5～30		8～16	104～116
STR－6	56～62			10～19	100～115
STR－5	49～55			12～22	94～111
STR－4	38～48			16～28	84～104
下位组群					
STR－3	13～37	18～35	＞74	20～35	66～90
STR－2	13～37	5～17	＞74	16～34	39～70
STR－1	13～37		16～74	22～39	57～88

注：1. FIM-MTa、FIM-Cta、T-FIMd 分别指入院时的 FIM 运动部分的总分、认知部分的总分和出院时的 FIM 总分；
2. 此表是根据 stineman 等研究改编的。

表 15－7　预测模型

预测模式	CNS 评分	年龄＞70 岁	预测 4 个月时死亡或残疾的可能性(％)
1	≥7	否	10
2	≥7	是	20
3	5～6.5	否	38
4	5～6.5	是	60
5	≤4.5	否	77
6	≥4.5	是	89

（三）使用多元回归数学模型进行预测

目前已经有许多进行预测的数学模型，有简单的，也有复杂的，但它们预测的准确性却不如所宣称的那样好。

1. 简单的数学模型

如，Allen 等 1984 年发表的一个简单的评分，粗略地估计脑卒中的预后，即预后好还是不好（表 15－8）。

2. 复杂的估计预后的数学模型

此种模型异常的复杂，需要借助计数器或计算机，至少得通过笔算才可能得出预测的结果。如 Stineman 等 1997 年发表的脑卒中功能预后的数学模型，Johston 等 2000 年发表的数学模型，日本的第四个版本的脑卒中功能恢复预测系统（RES－4）等。其中 Stineman 等的模型和 Johston 等的模型有异曲同工之处，均是估计预后好和差的可能性，因此只介绍 Johston 的模型，以供参考；而 RES－4 则是直接计算预测的 Barthel 指数的得分情况，作为另一种类型进行介绍。此外还有一种数学模型，必须借助计算机，那就是神经网络系统。

（1）Johston 等的模型

这个新近发表的异常复杂的模型，它是结合 6 个临床预测变量（年龄、NIHSS 评分、脑卒中的类型、既往有无脑卒中史、残疾和糖尿病）和 1 周（脑卒中后 7～10 天）时脑梗塞的大小来预测缺血性脑卒中 3 个月恢复的情况，即完全或近乎完全恢复的可能性有多大，严重残疾或死亡的可能性有多大。共有 6 个模型（表 15－9）。研究结果显示：这 6 个模型中的 5 个具有很好的预测性，只有一个以 NIHSS 作为后果评定的预测预后差的模型略差。但这个模型预测的准确性只在产生这个模型的样本中进行检测了，其预测的准确性是否真的有那样的好，还需进一步研究。

（2）RES－4

RES－4 是日本制订的，已经为第 4 个版本，日本有的医院在使用它，我国也有人在临床中使用。RES－4 的预测共有 3 个预测模型，分别预测入院后 4 周、8 周和 12 周时的 Barthel 指数得分情况。这三个预测数学模型分别为：

① BI1 = 50.507 + 0.699BI0 − 0.258 × AGE − 2.597 × TOA + 2.74 × CI + 2.858 × Aphasia + 4.372 × DTR − 10.593 × RECTO − 3.266 × COGNT − 3.89 × CONTR − 3.931 × OCULAR

② BI2 = 68.068 + 0.597 × BI0 − 0.331 × AGE − 3.527 × TOA − 3.036 × OPE + 3.796 × Aphasia + 7.909 × DTR − 13.168 × RECTO − 4.762 × COGNT − 2.762 × CONTR − 4.601 × OCULAR

③ BI3 = 70.986 + 0.573 × BI0 − 0.372 × AGE − 4.587 × TOA − 3.908 × COMA − 4.182 × ATTACK + 13.92 × DTR − 9.603 × RECTO − 3.334 × COGNT − 9.026 × OCULAR + 7.129 × SENSORY

表 15－8　Allen 评分预测脑卒中预后

应记录的特点	年龄（以年为单位） 脑卒中发生时意识丧失 脑卒中后 24 小时或其后昏睡或昏迷 肢体完全瘫痪（最多有可触及到的肌肉收缩，即 MRC1） 高级脑功能障碍（HCD）：失语和/或顶叶功能缺损（体觉忽视或视觉忽视 sensory or visual inattention；或视空间忽视 visuospatial neglect；或关节位置觉丧失） 同侧性的视野缺损（HHA）	
计算分数	常量	+40
	完全性肢体瘫痪	−12
	HCD 同时有 HHA 和偏瘫	−11
	脑卒中后 24 小时昏睡或昏迷	−10
	年龄 ×0.4	−（年龄 ×0.4）
	发病时意识丧失	−9
	不棘手的轻偏瘫	+8
分数的解释	分数 <0 分：可能死亡或遗留有严重的残疾 分数 >0 分：可能存活或步行	

Allen CMC. Predicting the outcome of acute stroke: a prognostic score. J Neurol Neurosurg Psychiatry, 1984, 47: 475～480

表 15－9　预后可能性的模型

			NIHSS	Barthel 指数	Glasgow 后果量表
预后良好的模型	完全或近乎完全的恢复	截距（a）	−0.5217	−6.41	−3.58
		变量 β 系数（b）			
		残疾史	1.54	1.63	1.48
		年龄	0.03	0.06	0.02
		NIHSS	0.16	0.07	0.07
		脑卒中的类型	1.04	−0.014	0.19
		脑卒中史	1.18	0.23	0.52
		糖尿病史	1.31	0.97	0.95
		梗塞的大小	0.05	0.017	0.022
预后差的模型	重度残疾或死亡	截距	13.39	10.41	9.25
		残疾史	−0.67	−1.48	−0.81
		年龄	−0.16	−0.11	−0.10
		NIHSS	−0.07	−0.08	−0.09
		脑卒中的类型	−0.62	0.44	0.24
		脑卒中史	0.14	−0.02	0.34
		糖尿病史	0.31	−0.77	−0.26
		梗塞的大小	−0.01	−0.02	−0.07

表 15-10 记录的信息

变　量	简　称	记　录
Barthrl 指数	BI	0~100
年龄	AGE	岁
发病时间与入院时间的时间间隔	TOA	
脑外科手术	OPE	无=0,有=1
昏睡	COMA	无=0,有=1
发作次数	ATTACK	1次=1,2次=2,3次以上=3
病型(脑梗塞)	CI	无=0,有=1
眼球运动障碍	OCULAR	无=0,有=1
失语	Aphasia	无=0,有=1
腱反射亢进	DTR	无=0,有=1
感觉障碍	Sensory	无=0,有=1
膀胱直肠障碍	RECTO	无=0,有=1
认知障碍	COGNT	无=0,有=1
关节挛缩	CONTR	无=0,有=1

表 15-11 康复里程碑情况 (%)

里程碑(周)	2周	4周	6周
向两侧翻身	69	79	85
床上翻身起坐	58	69	74
床上无支撑坐位	88	94	96
从坐位站起	57	66	73
由床到椅子的转移	50	62	69
站立位,向前迈两步	45	58	66

其应该记录的信息见表 15-10。对该模型在 7 所医院的 360 例脑卒中患者中进行了检测，结果发现预测 4 周、8 周和 12 周时的功能与实际评测的功能吻合的百分率分别为 56.5%、54.1% 和 49.5%。对于在入院时 Barthel 指数小于 30 分、入院时间与发病时间的时间间隔在 30 日以内和未使用 RES 的医院，其吻合的百分率偏低。

(3) 神经网络模型

神经网络模型是一种以计算机为基础的人工智能，包含多种相互连接的组成部分。这些组成部分以平行的方式处理信息，产生非线性方程的集合。通过一个试验过程，神经网络可以识别根据一组输入变量产生的模型及其导致的后果。这些模型不是预先设计出来的，而是从实践中学到的。经过学习后，神经网络就可以将有同样或类似特点的新案例归类。而且，神经网络模型不同于标准回归分析，它保留和处理临床数据库中所有可以得到的信息。这种方法不会丢弃对脑卒中生存者的个体的后果具有决定意义的变量。所以，神经网络模型更好地处理了脑卒中人群的不同质的问题。Oczkowski 等使用神经网络模型进行了脑卒中功能预后的预测研究，认为神经网络模型是预测功能恢复、帮助计划出院、安排和分配康复资源的有效方法。但这种方法需要有计算机和相应的软件，因此在目前的临床中还难以推广。

(四) 使用里程碑 (milestone) 进行预测

在偏瘫的康复治疗中，康复医师和治疗师在实践中常常需要确立短期和长期目标，而确定的目标常常需要根据患者的功能改变而重新确立。实践中，更有实际意义的是患者功能恢复上具有重要意义的变化，或者称之为“里程碑”，即患者恢复到了何种程度，如 Brunstrom 分级，即可以作为“里程碑”用。实际上，在使用 Brunstrom 方法治疗脑卒中偏瘫患者时，每一个目标都是更高一级，即对 Brunstrom 1 级的患者，目标就是 2 级，再下一个目标就是 3 级……最终目标是 6 级。有人提出在康复医疗的实践中，更具有实际意义的是确定康复治疗中的里程碑，确定影响达到每一个里程碑的影响因素，根据这些因素，作出相应的预测。并且跟绝大多数人功能恢复的里程碑进行比较，确定自己的康复效果和质量是比一般的好，还是比一般的差。如 Parridge 等研究显示在会诊时评定为严重的脑卒中患者在会诊后第 6 周时只有 50% 的患者可以从坐位站起来，对于所有患者康复开始介入后第 2 周、第 4 周和第 6 周时的里程碑的情况见表 15-11。

(黄松波)

参考文献

1. Burn J; Dennis M; Bamford J, et al. Long-term risk of recurrent stroke after a first-ever stroke. The Oxfordshire Community Stroke Project Stroke, 1994, 25(2):333~7

2. Yamamoto H, Bogousslavsky J. Mechanisms of second and further strokes. J Neurol Neurosurg Psychiatry, 1998, 64(6):771~776

3. Itoh H, Oshida N, Shioi M, Nakamura K. Motor function outcome and changes in motor impairment level of the upper limbs and fingers in patients with acute carotid-system cerebral infarction. No To Shinkei, 1997, 49(6):529~36

4. Lankhorst G J, Rumping K, Prevo A J. The long-term outcome of arm function after stroke: results of a follow-up study. Dis-

abil Rehabil, 1999 ,21(8):357 ~ 64

5. Nakayama H, Jorgensen H S, Raaschou H O, Olsen T S. Compensation in recovery of upper extremity function after stroke: the Copenhagen Stroke Study. Arch Phys Med Rehabil, 1994, 75(8):852 ~ 7

6. Nakayama H, Jorgensen H S, Raaschou H O, Olsen T S. Revovery of upper extremity function in stroke patients: the Copenhagen stroke study. Arch Phys Med Rehabil, 1994,75(4):394 ~ 98

7. Wade D T, Hewer R L, Wood V A, et al. The hemiplegic arm after stroke: measurement and recovery. J Neurol Neurosurg Psychiatry. ,1983,46:521 ~ 24

8. Osler T S. Arm and leg paresis as outcome predictors in stroke rehabilitation. Stroke, 1990,21:247 ~ 51 Parker V M, Wade D T, Hewer R L. Loss of arm function after stroke: measurement, frequency, and recovery. Int Rehabil Med, 1986, 8:69 ~ 73

9. Broeks J G, Lankhorst G J, Rumping K, Prevo A J . The long-term outcome of arm function after stroke: results of a follow-up study. Disabil Rehabil, 1999,21(8):357 ~ 64

10. Kwakkel G, Kollen B J, Wagenaar R. Therapy impact on functional recovery in stroke rehabilitation. Physiotherapy, 1999,85(7):377 ~ 391

11. Dam M, Tonin P, Casson S, et al. The effects of long-term rehabilitation therapy on poststroke hemiplegic patients. Stroke, 1993, 24(8):1186 ~ 91

12. Wade D T, Hewer R L. Functional abilities after stroke: measurement, natural history and prognosis. J Neurol Neurosurg Psychiatry,1987,50:177 ~ 182

13. Wade D, Collen F. Phyisotherapy intervention late after stroke and mobility,. BMJ, 1992,304:609 ~ 613

14. Jorgensen H S, Nakayama H, Raaschou H O, et al. Outcome and Time course of recovery in stroke. Part Ⅱ: Time course of recovery. The Copenhagen stroke study. Arch Phys Med Rehabil, 1995,76(6):406 ~ 12

15. Wade D T, Wood V A, Hewer R L. Recovery after stroke-the first 3 months. J Neurol Neurosurg Psychiatry, 1985:7 ~ 13

16. Wade D T, Hewer R L. Functional abilities after stroke: measurement, natural recovery and prognosis. J Neurol Neurosurg Psychiatry, 1987,50:177 ~ 182

17. Newman M. The process of recovery after stroke. Stroke, 1972,3:702 ~ 10

18. Kinsella G, Ford B. Acute recovery patterns in stroke patterns. Med J Aust, 1980,2: 663 ~ 6

19. Andrew K, Brocklchurst J C, Richards B, et al. The rate of recovery after stroke and its measurement. Int Rehab Med, 1981,3:155 ~ 61

20. Friedler R C, Granger C V. Uniform data system for medical rehabilitation. Report of first admissions for 1996. Am J Phys Med Rehabil,1998,77(1):69 ~ 75

21. Flick C. Stroke rehabilitation. 4. Stroke outcome and psychosocial consequences. Arch Phys Med Rehabil, 1999, 80(5): 21 ~ 26

22. Zuger R, Boehm M. Stroke: New challenges for vocational rehabilitation. In: Gordon W A. ed. Advances in stroke rehabilitaion. Boston: Andover Medical Publishers, 1993:258 ~ 268

23. Wyller T B, Sodring K M, Sveen U,et al. Are there gender differences in functional outcome after stroke? Clin Rehabil, 1997 , 11(2):171 ~ 179

24. Roth E J. Stroke rehabilitation. 2. comorbiities and complications. Arch Phys Med Rehabil, 1994,75(5):42 ~ 46.

25. Black-Schaffer R M. Stroke rehabilitation. 2. Co-morbidities and complications. Arch Phys Med Rehabil, 1999,80(5):8 ~ 16.

26. Flick C L. Stroke rehabilitation. 4. Stroke outcome and psycholosocial consequences. Arch Phys Med Rehabil, 1999, 80(5):21 ~ 26

27. Hanson S, Degraba T J, Villar-Cordova C, et al. Medical complications of stroke. In: Barnett H J, Mohr J P, Stein B M, Yatsu F M. Ed. Stroke: pathophysiology, diagnosis, and management. 3rd Edition. New York: Churchill Livingstone, 1998, 1121 ~ 1132

28. Meigen L, Tetsuya T, Kazuhito T, et al. Comorbidities in stroke patients as assessed with a newly developed comorbidity scale. Am J Phys Med Rehabil, 1999,78:416 ~ 424

29. Roth E J. Natural history of recovery and influence of comorbid conditions on stroke outcome. In: Gore-lick P B. Ed. Atlas of cerebrovascular disease. Philadelphia: Current Medicine, 1996, (22):1 ~ 15

30. Roth E J. Heart disease in patients with stroke. Part Ⅱ: Impact and implications for rehabilitation. Arch Phys Med Rehabil, 1994,75:94 ~ 101

31. Bounds J V, Wiebers D O, Whisnant J P, et al. Mechanisms and timing of deaths from cerebral infarction. Stroke, 1981, 12: 474 ~ 477

32. Terent A. Survival after stroke and transient ischemic attacks during the 1970s and 1980s. Stroke,1989,20:1320 ~ 1326

33. Meng N H, wang T G, Lien I N. Dysphagia in patients with brainstem stroke: incidence and outcome. Am J Phys Med Rehabil, 2000,79:170 ~ 175

34. Dennis M, O' Rourke S, Lewis S, et al. Emotional outcomes after stroke: factors associated with poor outcome. J Neurol Neurosurg Psychiatry,2000,68(1):47 ~ 52

35. Brittain K R, Peet S M, Potter J F, et al. Prevalance and management of urinary incontinence in stroke survivors. Age Ageing, 1999,28:509 ~ 511

36. Kimura M, Robinson R G, Kosier. Treatment of cognitive impairment after poststroke depression. A double treatment trial. Stroke, 2000,31(7):1482 ~ 1486

37. Paolucci S, Antonucci G, Pratesi L, et al. Poststroke depression and its role in rehabilitation of inpatients. Arch Phys Med Rehabil, 1999,80:985 ~ 990

38. Chae J, Zorowitz R D, Johnston M V. Functional outcome of hemorrhagic and nonhemorrhagic stroke patients after in-patient rehabilitation. Am J Phys Med Rehabil. 1996, 75(3):177 ~ 82

39. Jorgensen H S, Nakayama H, Raaschou H O, Olsen T S. Intracerebral hemorrhage versus infarction: stroke severity, risk factors, and prognosis. Ann Neurol. 1995 , 38(1):45 ~ 50

40. Ghatak R K, Ballav A, Mukherjee S C . Comparison of outcome of stroke patients —cerebral ischaemic versus cerebral haemorrhagic from the standpoint of a physiatrist. J Indian Med Assoc. 1998 ,96(6):179 ~ 80, 189

41. Su C Y, Chang J J, Chen H M, et al. Perceptual differences between stroke patients with cerebral infarction and intracerebral hemorrhage. Arch Phys Med Rehabil, 2000,81(6):706 ~ 714

42. Ashburn A. Physical recovery following stroke. Physiotherapy, 1997,83(9):480 ~ 490

43. Duncan P W, Goldstein L B, Matchar D, et al. Measurement of motor recovery after stroke. Outcome assessment and sample size requirements. Stroke, 1992,23:1084 ~ 1089

44. Bonita R, Beaglehole R. Recovery of motor function after stroke. Stroke,1988,19:1497 ~ 1500

45. Wandel A, Jogensen H S, Nakayama H, et al. Prediction of walking function on stroke patients with initial lower extremity paralysis. The Copenhagen stroke study. Arch Phys Med Rehabil, 2000,81(6):736 ~ 738

46. Patel A T, Duncan P W, Lai S M, et al. The relation between impairment and functional outcomes poststroke. Arch Phys Med Rehabil, 2000,10:1357 ~ 1363

47. Katz N, Hartman-Maeir A, Ring H, et al. Functional disability and rehabilitation outcome in right hemisphere damaged patients with and without unilateral spatial neglect. Arch Phys Med Rehabil ,1999,80(4):379~384

48. Kalra L, Perez I, Gupta S, et al. The influence of visual neglect on stroke rehabilitation. Stroke, 1997,28(7):1386~1391

49. Jehkonen M, Ahonen J-P, Dastedar P, et al. Visual neglect as a prediction of functional outcome one year after stroke. Acta Neurol Scand, 2000,101:195~201

50. Garrison S J, Rolack L A. Rehabilitation of the stroke patient. In: Delisa J A, et al. Rehabilitation medicine: principles and practice,2nd ed. Phildelphia: J. B. Lippincott Company, 1993, 801~25

51. Wilcock A A. Occupational therapy approaches to stroke, 1st edn. Melbourne: Churchill Livingstone, 1986

52. Harris F. A. Facilitation techniques in the therapeutic exercise . In: Basmajian J V, ed. Therapeitic exercise, 3rd ed. Baltimore: Williams &Wilkins Co,1978,93~137

53. Bobath B. Adult hemiplegia: evaluation and treatment, 3rd ed. London: Heinemann, 1990

54. Brunstrom S. Movement therapy in hemiplegia, 1st ed. New York: Harper & Row,1970

55. Carr J H, Shepherd R B. Motor relearning program for stroke, 1st ed. London: William Heinemann,1982

56. Dvies M B. Starting again-Early rehabilitation after traumatic brain injury or other severe brain lesion. Berlin: Springer-Verlag, 1994

57. O'sullivan S B. Strategies to improve motor cntrol. In: O'sullivan S B, Schgmitz T J,ed. Physical rehabilitation:Assessment and treatment, 2nd ed. Phildelphia: F. A. Davis Company, 1988, 253~81

58. Farber S D. Neurorehabibilitatioon—A multisensory approach,1st ed. Pphildelphia: W. B. Saunders Company,1982

59. Cifu D X. Factors affecting functional outcome after stroke: a critical review of rehabilitation interventions. Arch phys med rehabil , 1999,80(5):35~39

60. Anderson T P, Bourestom N, Greenberg F R, et al. Predictive factors in stroke rehabilitation. Arch Phys Med Rehabil, 1974,55:545~53

61. Basmajian J V. Biofeedback in rehabilitation Medicine. In: Delisa J A,Gans B M, et al ,ed. Rehabilitation medicine—Principles and pratice,2nd ed. Phildelphia: J. B. Lippincott Company, 1993,425~40

62. Weber R J. Functional neuromuscular stimulation. In: Delisa J A,Gans B M, et al ,ed. Rehabilitation medicine—Principles and pratice, 2nd ed. Phildelphia: J. B. Lippincott Company, 1993,463~77

63. Isaacs B. Problems and solutions in rehabilitation of stroke patients. Geriatrics, 1978, 33(7): 87~91

64. Feigenson J S. Stroke rehabilitation: effectiveness, benefit, and cost: some practical considerations. Stroke ,1979,10:1~3

65. Wade D T, Hewer R L, Skilleck C,et al. Stroke :A critical approach to diagnosis treatment and management. London: Chapman anHall, 1985,179~192,235~260

66. 二木立,上田敏. 脑卒中の早期リハビリテーツョンーニゎガちの考え方と进め方,第一版. 东京:医学书院 1982, 228~249

67. WHO. Recommendations on stroke prevention, diagnosis and therapy. Stroke, 1989,20(10): 1407~31

68. Taub E, Milller N E, Noveck T A, et al. Technique to improve chronic motor deficit after stroke. Arch Phys Med Rehabil, 1993, 74(4): 347~54

69. van der Lee J H, Wagenaar R C, Lankhorst G J, et al. Forced use of the upper extremity in chronic stroke patients: results from a single-blind randomized clinical trial. Stroke, 1999, 30(11):2369~75

70. Kunkel A, Kopp B, Müller G, et al. Constraint-Induced movement therapy for motor recovery in chronic stroke patients. Arch phys med rehabil, 1999,80(6):624~628

71. Barton L A, Wolf S L. Learned non-use in the hemiplegic upper extremity. In: Gordon W A, ed. Advances in stroke rehabilitation. Boston: Andover Medical Publishers, 1993,79~87

72. NakayamaH, Jorgensen H S, Raaschou H O,et al. Compensation in recovery of upper extremity function after stroke: the Copenhagen strokes study. Arch Phys Med Rehabil, 1994,75(8): 852~7

73. Delisa J A, Martin G M, Currie D M. Rehabilitation medicine: post, present, and future. In: Delisa JA,et al,ed. Rehabilitation medicine : principles and practice,2nd ed. Philadelphia:J. B. Lippincott Company,1993,3~28

74. Ernst E. A review of stroke rehabilitation and physiotherapy. Stroke, 1990,21(7): 1081~85

75. Ottenbacker K J, Janell S. The results of clinical trials in stroke rehabilitation research. Arch Neurol, 1993,50:37~44

76. Anderson T P. Studies up to 1980 on stroke rehabilitation outcomes.. Stroke,1990,21(suppl Ⅱ):43~45

77. 黄松波,吕秀东,董爱琴,等. 早期康复对重度偏瘫的脑卒中患者运动功能恢复的影响. 中国康复医学杂志,2000,15(4),196~199

78. 倪朝民,傅桂,刘成英. 早期训练对急性期脑卒中患者步行功能恢复的影响. 中国康复,1997,12(4):164~165

79. 李红玲,贾子善,宋兰欣,等. 脑卒中偏瘫早期康复疗效观察. 中华物理医学杂志,1998,6(20):109~112

80. 王喜全,张京. 急性脑血管病偏瘫的早期康复. 中国康复医学杂志,1998,13(6):28~9

81. Anderson T P, Baldridge M,Ettinger M G. Quality of care of stroke without rehabilitation . Arch Phys Med Rehabil,1979,60: 103~107

82. Dean C M,Shepherd R B. Task-related training improves performance of reaching task after stroke. Stroke, 1997, 28(4): 722~28

83. Wade D T, Collen F M. Warlow C P,et al. Physiotherapy intervention late after stroke and mobility . BMJ, 1992,304:609~12

84. Shahar E, McGovern P G, Sprafka M,et al. Improved survival of stroke patients during the 1980s. The Minnesota stroke survey . Stroke, 1995,26(1): 1~6

85. Jorgenson H S, et al. Outcome and time course of recovery in stroke. Part Ⅰ: outcome. The Copenhagen strokes study. Arch Phys Med Rehabill, 1995, 76:399~405

86. Fiedler R C,Granger C V, Ottenbacher K J. The uniform data system for medical rehabilitation. Report of first admission for 1994. Am J Phys Med Rehabil, 1996, 75:125~9

87. Dam M, Tonin P, Casson S,et al. The effect of long-term rehabillllllitation therapy on poststroke hemiplegic patients. Stroke, 1993, 24(8): 1186~91

88. Lehmann J F,Delateur B J, Fowler R S, et al. Stroke :

does rehabilitation affect outcome? Arch Phys Med Rehabil, 1975, 56:375 ~ 82

89. Ashburn A. Physical recovery following stroke. Physiotherapy, 1997,83(9): 480 ~ 7

90. Newban D J. Physiotherapy for best effect. Physiotherapy, 1997, 83(1): 5 ~ 11

91. Kwarkel G, Wagenaar R C, Koelman T W, et al. Effects of intensity of rehabilitation after stroke. A research synthesis. Stroke, 1997, 28(8): 1550 ~ 6

92. Langhorne P, Wagenaar R, Partridge C. Physiotherapy after stroke: more is better? Physiother Res Int, 1996,1(2):75 ~ 88

93. Werner R A, Kessler S. Effectiveness of an intensive outpatients. Am J Phys Med Rehabil, 1996,75(2): 124 ~ 130

94. Kwakkel G, Wagenaar R C, Twisk J W, et al. Intensity of leg and arm training after primary middle-cerebral-artery stroke: a randomised trial. Lancet ,1999 ,354(9174):191 ~ 6

95. Sivenus J, PyöRölö K, Heinonen OP, et al. The significance of intensity of rehabilitation of stroke-A controlled trial. Stroke, 1985,16(6):928 ~ 31

96. Stroke unit trialists' collaboration. Collaborative systemic review of the randomized trials of organized inpatient (stroke unit) cares after stroke. BMJ, 1997, 314:1151 ~ 59

97. Lincoln N B, Willis D, Philips S A, et al. Comparison of relation practice on hospital wards for stroke patients. Stroke, 1996,27(1):18 ~ 23

98. Willemsh S P. Medical treatment of acute ischemic stroke. Lancet, 1992, 339:537 ~ 9

99. Standercock P. Managing stroke L the way forward. BMJ, 1993, 307:1297 ~ 8

100. Stroke unit trialists' collaboration. How do stroke unit improve patient outcomes? A collaborative systemic review of the randomized trials. Stroke, 1997,28(11): 2139 ~ 2144

101. Stern P H, McDowell F, Miller J M. et al. Effects of facilitation exercise techniques in stroke rehabiliationm. Arch Phys Med Rehabill, 1970, 51: 526 ~ 31

102. Quin C E. Observations on effects of prorioceptive neuromuscular facilitation techniques in treatment of hemiplegia. Rhematol Phys Med, 1971, 11: 186 ~ 92

103. Dickstein R, et al. Stroke rehabilitation: three exercise therapy approaches. Phys Ther, 1986,8: 1233 ~ 38

104. Loggian M K, Samuels M A, Falconer J. Clinical exercise trial for stroke patients. Arch Phys Med Rehabil, 1983,64: 364 ~ 67

105. Basmajian J V, Gowland C A, Finlayson M A, et al. Stroke treatment: comparison of integrated behavioral physical therapy Vs traditional physical therapy programs. Arch Phys Med Rehabil, 1987, 68:267 ~ 71

106. Wagenaar R C, Meijer O G, Van Wieringen P C, et al. The functional recovery of stroke: a comparison between neuro-developmental treatment and the brunstrom method. Scand J Rehabil Med, 1990,22:1 ~ 8

107. Magnusson M , Johansson K, Johansson BB. Sensory stimulation promotes normalization of postural control after stroke. Stroke, 1994, 25(6): 1176 ~ 80

108. Hesse S, Bertelt C, Schaffrin A, et al. Restoration of gait in nonambulatory hemiparetic patients by treadmill training wit partial body-weight support. Arch Phys Med Rehabil, 1994,75(10): 1087 ~ 93

109. Hesse S, Berte;t C, Jahnke MT, et al. Treadmill training with partial body weight support compared with nonambulatory hemiparetic patients. Stroke, 1995,26(6): 976 ~ 81

110. Potema K, Lopez M, Braun L T, et al. physiological outcomes of aerobic training in hemiparetic stroke patients. Stroke, 1995, 26(1): 101 ~ 5

111. Engardt M, Knutsson E, Jonsson M, et al. Dynamic muscle strength training in stroke patients: effects on knee extension torque, eledtromyographic activity, and motor function. Arch Phys Med Rehabil, 1995, 76(5): 419 ~ 25

112. Sharp S A, Brower B J. Isokinetic strength training of the hemiparetic knee: effects on function and spasticity. Arch Phys Med Rehabil, 1997, 78:1231 ~ 36

113. Shchleenbaker R E, Mainous A G. Electromyography biofeedback for neuromuscular reeducation in the hemiplegic stroke patients: a meta analysis. Arch Phys Med Rehabil, 1993,74: 1301 ~ 1304

114. Glanz M, Klawansky S, Stason W, et al. Biofeedback therapy in poststroke rehabilitation: a meta-analysis of the randomized controlled trials. Arch Phys Med Rehabil, 1995,75:508 ~ 15

115. Glanz M, Klawanky S, Stason W, et al. Functional electrostimulation in poststroke rehabilitation: a Meta-analysis of the randomized controlled trials. Arch Phys Med Rehabill, 1996, 77: 549 ~ 53

116. Faghri P D, Rodgers M M, Glaser R M, et al. The effects of functional electrical stimulation on shoulder, arm function recovery, and shoulder pain in hemiplegic stroke patients. Arch Phys Med Rehabill, 1994, 75(1): 73 ~ 9

117. Cozaen C D, Pease W S, Hubbell S L, et al. Biofeedback and functional electric stimulation in stroke rehabilitation. Arch Phys Med Rehabil, 1988,69:401 ~ 5

118. Patel M, Potter J, Perez I, et al. The process of rehabilitation and discharge planning in stroke. A controlled comparison between stroke units. Stroke, 1998,29:2484 ~ 2487

119. Post-Stroke Rehabilitation. Clinical Guideline Number 16. AHCPR Publication ,1995,62

第十六章

脑卒中患者常见合并症与并发症

16

第一节 常见合并症与并发症概述

有研究表明，卒中患者的并发症发生率高达40%。卒中后的并发症主要有两类，一类是先前存在的慢性疾病的急性表现，如缺血性心脏病患者的心绞痛；另一类是以新的问题出现，如深静脉血栓、肺炎、癫痫、褥疮、肩关节功能障碍，跌倒及一些生理性的功能改变，如脱水、营养差、活动耐力及排泄功能下降等。上述情况都需要治疗。

这些并发症可能延迟、干扰治疗性锻炼项目、延长了住院时间、降低了患者通过康复获得的功能独立水平。过去，康复机构在康复教学与临床实践中并未系统地强调合并症与并发症，近来，对卒中后的这些问题的发生、影响及治疗正日益受到重视。

本章首先简单介绍与内科疾病密切相关的合并症，它们的详细临床处理可参阅有关的内科资料。然后重点讨论卒中后的常见并发症。痉挛与挛缩问题，见第十七章“脑卒中患者的痉挛和挛缩问题”。

一、心血管并发症

1. 原因

国外报道在脑梗死后幸存的患者中，冠心病（CVD）的发生率为32%～65%，其中在急性脑梗死期间，并存心肌梗死的概率高达12%。因为大约60%的脑部大动脉卒中患者有严重潜在的CVD，23%的腔隙梗死或自发脑卒中患者有不正常的心脏负荷。stress测试，心脏病是卒中后头一个月第三大死因，是长期卒中存活者的第一号死因。

2. 类型

卒中后心血管并发症主要有：未控制的高血压，冠心病，心绞痛，心肌梗死，严重的房性或室性心率失常，充血性心力衰竭。

3. 康复训练指征

（1）卒中伴高血压

卒中伴高血压者参加康复训练安全指征：血压稳定，对大多数病人，要求平均动脉压为［MAP＝收缩压＋1/3（收缩压－舒张压）］70～100mmHg（9.33～13.3kPa）；慢性高血压或已知脑动脉狭窄的病人，要求平均动脉压为100～120mmHg（13.3～16.0kPa）；平均动脉压大于130mmHg（17.3kPa），不能参加康复训练。

（2）卒中伴房颤

卒中伴房颤者可采取中等量运动训练。根据残疾的严重程度、冠心病史、训练时的心率反应，采取个体化原则，决定最大心率。亚极量的训练水平，使心率增高，以弥补因缺乏有效的心房收缩而心室收缩期充盈不足。卒中伴房颤和冠心病患者运动能力下降，比仅仅卒中伴房颤患者可耐受的最大心率下降。尽管卒中患者很难超过中等量的运动水平，但康复训练时，严密监护依然十分重要。

（3）卒中伴充血性心力衰竭

卒中伴充血性心力衰竭者，运动时心室收缩量下降，心力储备下降，而运动耐力下降。但有研究认为，这并不能阻碍卒中康复目标的获得。由于仰卧位训练可增加静脉回流和左室收缩末容积，卒中伴充血性心力衰竭者，直立运动训练的耐受性更好。运动训练中出现血压下降是左心衰的表现，要立即停止训练。卒中伴充血性心力衰竭，运动训练中要严密监护血压。

二、肺炎

1. 原因与机制

（1）原因

据估算，约有1/3的卒中患者发生肺炎。肺炎是患者死亡的一个主要原因。肺炎的最重要的因素是吞咽障碍引起的吸入性肺炎，其他因素包括认知障碍、不适当的脱水、营养差、咳嗽、卧床及由于呼吸肌肌力减弱而致的咯痰能力下降。

（2）机制

有研究表明：卒中后通气功能障碍可减低肺活量、吸气功能、总的肺功能、最大吸气量、特别是通气残留量。肺功能下降与运动残损的严重程度有关。造成这些情况的原因可能与呼吸肌力减弱、胸壁运动改变、胸壁痉挛和挛缩有关。

2. 临床诊断及治疗

卒中后肺炎的诊断比较困难，如果患者表现为低烧、精神状态轻度改变及轻度的实验室检查异常，均要高度注意。

肺炎的治疗包括适当输液、抗生素的应用、吸氧、气道卫生管理和尽快下床活动等措施（请参阅临床内科学有关章节）。

三、癫痫

卒中后癫痫的发生率低于10%。大多数发生于出血性卒中患者，往往有皮层受累。多数癫痫发生在卒中后第1年，发生于第1周达57%。最常见的卒中后癫痫为全面强直一阵挛发作，也有简单部分发作和复杂部分发作。按照血药水平调整抗痉挛药，可达到较好的预防和治疗作用。这些药的共同的副作用是精神状态改变和嗜睡。

四、跌倒所致损伤

1. 原因

由于卒中患者的认知、感觉、交流、平衡、协调性、肌力和排泄改变，卒中后患者常有跌倒与损伤的危险。康复单位中卒中患者的跌倒发生率为61%～83%。右侧偏瘫患者跌倒的危险性比左侧大。当患者在无帮助下上厕所时，特别容易跌倒。急性疾病、身体虚弱、药物的副作用等也易造成跌倒。视觉忽略的患者活动时动作慢有受伤的危险。视空间障碍的患者使用轮椅，有撞上障碍物的危险。行为冲动、高龄、跌倒病史、多种转移方式与跌倒的危险性增加有关。跌倒可造成各种损伤，如股骨颈骨折，严重损伤的发生率较低，仅为2% ~4% 。但跌倒妨碍了康复进程，引起将来患者害怕跌倒，降低了患者的信心，减低了患者尝试行走及自我管理活动的动力，从而限制了功能独立性。

2. 预防措施

主要包括：提高患者活动能力（如平衡训练），注意环境因素（如灯光、上厕所设备、地板的潮湿和光滑度），采用先进技术（如床头警报器）。教育患者家属和护理人员，加强患者的监护。尽管有预防措施，跌倒也时有发生。教会患者如何爬起来，教给家属如何判断骨折及帮助患者爬起来也很重要。

五、睡眠障碍

有关资料显示，55% ~70% 的卒中患者有睡眠障碍。主要包括：白天睡眠时的呼吸暂停，习惯性打鼾，睡眠呼吸暂停或呼吸不足，或睡眠时氧饱和度下降至85% 以下。约 50% 以上的卒中患者卒中前有睡眠障碍史。尚未有足够的证据证明睡眠呼吸暂停是卒中的独立危险因素，但习惯性打鼾对卒中的相对危险性是 2. 4。

卒中患者睡眠呼吸暂停分为中枢性和周围阻塞性。几乎所有的中枢性睡眠呼吸暂停患者，均有阻塞性睡眠呼吸暂停。睡眠呼吸暂停是卒中的结果，对无睡眠呼吸暂停病史卒中病患者用多导睡眠仪评价，10 位患者中有 8 位有睡眠呼吸暂停。

治疗康复方法主要包括减肥和应用经鼻持续正压通气（CPAP）。大约 50% 的患者不能耐受经鼻持续正压通气。应用康复小组的康复程序和手术治疗效果较好。

第二节　脑卒中后压疮的防治

压疮（pressure sores）是由于压迫或剪压而形成的皮肤溃疡，又称为褥疮（bed sores）、褥疮性溃疡（decubitus ulcers）和缺血性溃疡（ischemic ulcers）。有人认为称为压迫性溃疡（pressure ulcers）或剪压性溃疡（presshear ulcers）更合适。在急性病医院的住院患者中发生率为 3% ~14%，在护理之家发生率为 15% ~25% 。多见于卧床老年人及脊髓损伤患者，脑卒中患者的发生率尚难估计。其引起疼痛，增加医护人员的工作负担，干扰康复训练，延长住院时间并增加医疗费用，应努力加以防治。

一、发生机制

压迫或剪压被认为是褥疮形成的主要原因，但褥疮的形成可能是多因素的。

1. 压迫

很清楚对骨突起部位的压迫是压疮的重要因素。当压力超过相应部位的平均动脉压或平均毛细血管压(25 ~35mmHg)时，可造成血流中断，缺血坏死。压迫更多地集中在骨突起附近的肌肉和脂肪组织。Daniel 发现这些组织对压迫更敏感，在出现皮肤损伤征象之前，就可显示损伤的征象。萎缩、受损伤或继发感染的组织对压迫的敏感性增加。皮肤损伤可由间断的压力超过平均毛细血管压的压迫引起，以致引起血管内皮损伤，形成血小板血栓。在生理范围内的中度的压力如反复出现也可引起皮肤的损伤。高压短时间内就可引起褥疮，较低的压力则需较长的时间。

2. 剪力

剪力是发生压疮的另一个重要原因。剪力是指两个互相接触的物体沿相反方向平行运动时产生的力量。据认为剪力比压迫的危害更大，因为其可阻断大范围的血流。常见于取半坐位患者的骶部，剪力可明显地减少阻断血流所需的压力值。老年人在坐位时倾向于产生较大的剪力，故易患压疮。

3. 摩擦

摩擦可对表皮造成损伤，使患者发生溃疡的危险性增加。

4. 潮湿

出汗、失禁造成的潮湿可引起皮肤浸渍，使患者易患压疮。

5. 相关因素

下列因素可能使脑卒中患者发生压疮的危险性增加：

（1）因昏迷、合并症、重度瘫痪尤其双侧瘫痪而使患者较长时间卧床者。

（2）营养不良、维生素缺乏及低蛋白血症者。

（3）年老体衰、消瘦者。

（4）有明显其他废用性萎缩者。

（5）痴呆、抑郁及感觉障碍者。

（6）护理不周者。

Daniel 通过猪动物模型发现损伤先发生在深部肌肉，逐渐向皮肤发展。短时间的高压（500mmHg，9 小时）或长时间的低压（100mmHg，10 小时）皮肤仍完整，但深部肌肉已发生损伤。长时间高压（800mmHg，10 小时）或更长时间的低压（200mmHg，15 小时）从肌肉到皮下组织、真皮均出现损害，皮肤表皮、毛发仍保持完整。长时间的压迫（600mmHg，11 小时；200mmHg，16 小时）后，在 1 周时出现肉眼可见的皮肤损害，发生全层坏死。

上述早期肌肉损伤的研究成为临床上至少每 2 小时翻身一次以预防褥疮的理论基础。

表 16－1　褥疮的分类

Yarkong-kirk 分类	Shea 分类	美国褥疮协会分类
1. 红斑区 A. 出现时间超过 30 分钟,但不超过 24 小时 B. 出现时间超过 24 小时 2. 表皮和/或真皮溃疡,未累及皮下脂肪 3. 皮下脂肪受累,未累及肌肉 4. 累及肌肉/筋膜,但未累及骨骼 5. 累及骨骼,但未累及关节腔 6. 累及关节腔 7. 压疮愈合	1. 限于表皮,暴露真皮损伤 2. 包括红斑 3. 损害累及皮肤全层,至与皮下脂肪交界处 4. 损害累及皮下脂肪及深筋膜 5. 损害累及肌肉,深达骨骼 6. 损害深达关节或体腔,形成窦道	1 期:出现红斑,但皮肤完整 2 期:损害累及皮肤表层和/或真皮,临床上表现为皮损、水疱或浅层皮肤创面 3 期:损害累及皮肤全层、皮下组织,可深达筋膜。临床上表现为深的创面 4 期:损害广泛累及肌肉、骨骼或支持结缔组织(如:肌腱、关节囊等)

Witkowski 等描述了人皮肤变化过程：首先局部毛细血管、静脉扩张；随后乳头状真皮水肿，血管周围浸润；再后血小板聚集，红细胞肿胀，血管周围出血。随着血管的病理变化，汗腺、皮下脂肪坏死，最后表皮坏死。

二、临床表现与诊断

任何部位如长时间或反复受压均可出现褥疮，但多发生在骨突起部位。在仰卧位时多发生在后头部、肩胛骨部、骶尾部和足跟部。在侧卧位时可出现在耳部、肩部、大转子、膝部及内外踝部。坐位时为坐骨结节。因俯卧位较少采用，发生褥疮的不多。

压疮早期的表现为局部红肿，重者可出现深达骨骼的溃疡，甚至出现关节炎、骨髓炎。可出现局部感染、脓肿，细菌入血可出现菌血症、毒血症及败血症。常用的分类方法见表 16－1。

三、预防与治疗

1. 预防

（1）定时翻身：应每 2 小时翻身一次，同时查看骨突起部位的皮肤有无充血、发红等。翻身时应避免剪力和摩擦对皮肤及皮下软组织的损害。

（2）减小局部的压力：多采用充气床垫、充水床垫或厚海绵垫，但有不易保持抗痉挛体位，主动翻身等床上活动不便等缺点。在侧卧位时应在两腱之间置软枕。

（3）经常整理床面：保持床面平整、干燥、清洁。

（4）皮肤护理：受压部位的皮肤要每天擦洗，去除汗液、分泌物及尿便等污染，保持皮肤干燥清洁。

（5）注意营养：充足的高蛋白、热量、维生素及微量元素补足，防止低蛋白血症、贫血等。

（6）防止损伤：防止碰伤、烫伤等因素。

（7）宣教：对医护人员和患者家属进行有关知识的宣教。

2. 治疗

（1）解除压迫：只有解除进一步压迫，压疮才有可能愈合。可采取其他体位避免局部受压，或可在局部放置充气垫圈。增加翻身次数。

（2）疮面处理：轻度的红斑在解除压迫后多很快恢复正常。如红斑不消失可能伴有表浅组织肿胀应视为易发展成压疮的迹象。可用酒精或热毛巾局部轻柔按摩，每日数次。皮肤的小水泡一般不可弄破，以防感染，较大不易吸收的水泡可在消毒后用注射器吸出液体。溃疡面可用新鲜的生鸡蛋膜内面贴敷。也可采用去腐生肌的中草药直接外用，或用浸有药液的棉条填充。

（3）物理治疗：可采用烤灯、紫外线等。

（4）加强营养：补充充足的蛋白质，治疗营养不良、贫血等。补充大量维生素 C 可加速疮面愈合。

（5）外科治疗：对陈旧性溃疡或较大的溃疡需行外科手术治疗。

第三节　肩关节常见问题

脑卒中患者，70%～80% 发生肩痛、挛缩及其他功能障碍。主要原因是：盂肱关节半脱位、冻结肩、创伤综合征、旋转袖损伤、臂丛牵拉损伤、反射性交感神经营养不良、滑囊炎及肌腱炎和中枢性疼痛等（表 16－2）。疼痛和关节活动受限常与不当体位、牵拉或痉挛有关。疼痛和半脱位可单独或同时存在。治疗方法有：前臂支持、肩关节支具、前臂槽、夹板、药物、体疗，最重要的是强化关节活动度练习。

一、肩手综合征

肩手综合征（Shoulder-hand Syndrome，SHS），又称反射性交感神经营养不良（Reflex Sympathetic Dystrophy，RSD）。也有人把肩手综合征作为 RSD 的最常见的一个亚型。作为偏瘫后继发的并发症，多突然发生，但亦可发展缓慢、隐蔽。据估计在脑卒中患者发生率为 12.5%～70%。较典型的表现是肩痛、手浮肿和疼痛（被动屈曲手指时尤为剧烈）、皮温升高，消肿后手部肌肉萎缩，甚至挛缩畸形。

最近，RSD 又被更名为复杂性局部疼痛综合征Ⅰ型（Complex Regional Pain Syndrome－Ⅰ，CRPS－Ⅰ），

表 16-2 脑卒中后肩痛

	半脱位	旋转袖撕裂	CRPS1	冻结肩	外伤综合征	肱二头肌肌腱炎
检查	肩峰与肱骨头分离	外展试验阳性垂臂试验阳性	MCP 压迫试验皮肤颜色改变	外旋少于15°早期肩胛骨运动	外展70°~90°疼痛前屈动作末疼痛	YERGASON's试验
	无力	无力或痉挛	无力或痉挛	痉挛	通常痉挛	无力或痉挛
诊断性检查	X 线立位	X 线	三维骨扫描		肩峰下注射利多卡因	肌腱鞘注射利多卡因
	X 线肩胛平面相	骨关节相 肩峰下注射利多卡因 MRI	星状神经结阻滞			
治疗	直立时用吊带	激素注射PT/ROM 可能的外科修补 减少内旋张力	口服激素 星状神经结阻滞	PT/ROM 清创性手法 肩峰下激素治疗 关节内注射激素 减少内旋肌张力	PT/ROM 肩胛骨松解 肩峰下激素治疗 减少内旋肌张力	肌腱鞘注射激素

注:缩写 CRPS1,complex regional pain syndrome,复杂性局部疼痛综合征;PT/ROM, physical therapy/range of motion,运动疗法/关节活动度;MCP, metacarpophalangeal; MRI, magnetic resonance imaging,磁共振成相。[引自 Randie M. black-schaffer. Stroke Rehabilitation. 2. Co-morbidities and Complications. Arch Phys Med Rehabil 1999,80(Supplement):S-8]

强调与 CRPS-Ⅱ型不同,Ⅱ型是指疼痛限于周围神经。RSD 的诊断标准已有许多研究,所有的共同点是疼痛超出了损伤比例。远端水肿也是大多数研究的常用指标。

(一)机制

肩手综合征的发病机理尚不清楚,其可见于脑血管病、急性心肌梗塞、肢体外伤(甚至轻微的外伤),也可无明显原因。

1. 交感神经系统功能障碍

交感神经支配血管运动系统和皮肤腺体。当受到疼痛、脑部病灶、情绪变化及皮肤病变等内外因素的刺激或影响时会出现血管运动系统和皮肤腺体功能紊乱。典型的表现是皮肤苍白和腺体分泌的不规则变化,有时皮肤干燥或多汗,两种反应在同一上肢可能紧接着出现;另一种表现是血管扩张、血流增加、皮温升高、血管通透性增加和水肿。生理学实验证明,刺激支配汗腺的交感神经纤维时,腺体分泌增加。交感神经末梢还可释放一种血管活性肠肽(VIP),引起舒血管效应,使局部组织的血流增加。Moskowitz 等(1985)在治疗肩—手综合征时,应用星状交感神经节阻滞和高位胸交感神经节切断术的方法使手症征缓解,但肩部症征未明显改善,支持本观点,同时也显示本综合征中手和肩的发病机制可能不同。

当皮肤受到损伤性刺激时,可通过脊髓背根舒血管纤维的轴突反射,引起受刺激部位邻近的微动脉舒张,局部出现红晕。

Lankford 认为正常情况下,如施加疼痛等有害刺激,通过反射弧兴奋交感神经使血管收缩,在一定时间内发挥抑制肿胀及出血等作用。但在某种原因的影响下,如交感神经的兴奋性持续存在,因末梢血管的收缩,引起皮肤萎缩并产生疼痛,后者进一步兴奋交感神经,形成恶性循环。另外,末梢神经部分损伤后,丧失了正常髓鞘的向心性感觉神经的兴奋可通过假突触刺激毗邻走行的离心性交感神经引起末梢血管的收缩。

许多研究提示存在交感神经的功能紊乱。

2. Moberg 的"肩—手泵"理论

手的大多数动脉位于掌侧,动脉血压促使血液流向手,然而血液回流的机制不同。血液回流主要是通过手背面有良好瓣膜的静脉和淋巴管完成的,而且血液回流的主要动力是肌肉的收缩活动。

泵机制在腋窝和手背部尤其有效。在腋窝,静脉和淋巴管被包在肌肉和筋膜之中,运动引起肌肉间隙的脉管缩窄和舒张,抬高上肢会倾空手背静脉的血液,在用力握拳时可获得同样的效果。在放松后,脉管又迅速充盈。

这两个泵血机制在上肢循环中起着重要的作用。肩部活动受限造成上肢血液回流机制受损,引起某种程度的水肿倾向。在手背部的疏松组织可出现明显的水肿。为了获得掌指关节全关节活动度的屈曲,掌骨背部皮肤的弹性必须保持正常状态。手背浮肿会降低其弹性,进而降低掌指关节的屈曲幅度。屈曲幅度减小又使手的泵功能不能发挥作用。这时,手指和手掌侧的回流受阻,也促进该部位形成水肿。这样就形成一个恶性循环,腋窝泵机制受到干扰导致手水肿,手水肿依次又引起手泵机制效能的降低。

不过,患侧上肢运动功能丧失或下垂姿势,可能不是手水肿的主要原因,因为经过治疗后许多病人的手水肿完全消失但仍持续存在完全的运动活动丧失和上肢的下垂姿势。很可能是某种原因导致水肿,而活动丧失和下垂姿势使得它永久存在。

3. 在压迫下腕关节被牵拉并掌屈

患者长时间卧床或坐在轮椅里，患侧上肢位于一侧，很可能腕关节处于强迫掌屈位而没有注意到，由于拮抗肌张力低下，压在腕部的力量超过了患侧上肢的重量，使掌屈非常严重。使肩胛骨后缩、下垂以及使患侧上肢内收、内旋的肌张力增加腕部的压力。当患者坐在轮椅中时，因为他的全部体重很典型地倾向患侧，这种作用更明显。

由于腕关节强迫掌屈，患手的静脉回流严重受累。用X线检查正常手和腕部，显示当手掌屈曲并用力下压时，大静脉可被完全阻断。为了做试验，把显影剂注入受试者手背侧的远端静脉，当手腕处于中间位时，可见显影剂自由地流动，然后被试验者掌屈腕关节，掌骨头远端压在桌子上，通过下降肩部和使上肢内收肌紧张模仿痉挛的成分来增加压力，可见显影剂的流动被阻断。当压迫解除后，受试者可感到腕部背伸时疼痛。

在大多数脑卒中患者，本综合征发生于病后第2～3个月。Davis（1977）发表的数据表明本阶段的发生率为66%。这可能与这一段时间生命体征已经平稳，护理减少及在脑卒中早期许多患者有患侧忽略和感觉减退，以致腕部强行掌屈很长时间而没有被注意到有关。在本综合征早期，水肿在病人的手背最显著，水肿很局限并且通常近端只达腕关节，亦支持本观点。

此外，患者用吊带或坐位手放在膝部时屈曲常更突出。

从以上所述可以看出，干扰静脉回流的腕关节屈曲机制，可能是脑卒中偏瘫患者肩—手综合征最常见的致因之一。

4. 过度牵拉

过度牵拉手关节可以产生一种刺激性反应，引起水肿和疼痛。患手关节的活动范围因人而异，治疗师可能无意、过度地强行活动患者的患手，因而损伤关节或其周围组织。肩关节半脱位者易出现局部损伤。

这种情况很容易发生。例如，当鼓励患者患侧上肢伸展持重时，患者身体向患侧移动过急。同样的情况亦发生于作业治疗过程中，患者患侧上肢支撑身体集中注意力完成某项活动时，他可能注意不到在强行背屈腕关节。总之，可见于以患侧上肢伸展持重时的任何情况下。

以这种方式引发水肿的患者，常是那些水肿发生较晚或在脑卒中早期活动较积极者。

5. 输液时液体渗入手部组织内

当需要多次输液时，常见的是用手背静脉。可以理解，医疗工作人员不愿在健手输液，因为这样患者将完全不能在床上做自助活动。如果输液时液体渗入手组织，就会发生明显的水肿。

6. 手受到意外的小伤害

可见于倒向患侧时损伤患手、轮椅的轮子挂伤以及烫伤等。

7. 其他

肩痛还可能与局部炎症损伤、关节挛缩等有关。Veldman等对541例RSD患者中115例有肩痛者进行检查，发现109例肩部有弥漫性疼痛及肱二头肌肌腱压痛，其中71例用布比卡因、甲基泼尼松龙局部注射，65例疼痛立即缓解，34例经1～2次注射后永久性缓解，认为在多数患者肱二头肌肌腱炎可能是RSD肩痛的主要原因。

冈本五十雄等对脑卒中肩手综合征患者的患手进行病理学观察发现，存在腱鞘肥厚、狭窄、胶原纤维排列紊乱、玻璃样变性、神经纤维轻度变性、小血管周围轻度炎细胞浸润、水肿。认为水肿的肌腱在狭窄的腱鞘中移动是手指活动痛的原因。在切开狭窄的腱鞘后，顽固性手指痛消失。

Cailiet曾对肩手综合征第Ⅲ期的病理做过如下论述：含有蛋白质的水肿转变成一种弥散的、蛛网状的疤痕组织，它粘连在肌腱和关节囊上，限制进一步的运动。关节囊增厚，关节软骨废用性萎缩。在伦敦皇家医学院附属医院，研究人员在对本期病人的手进行手术时发现指间关节的韧带实际上已经骨化，而且实验室检查提示确有骨形成。

心理因素、瘫痪程度、年龄也可能与本综合征发生有关。

（二）临床表现与诊断

1. 临床表现

本综合征常发生于脑卒中后1～3个月，但有的可能发病数月后才出现，多突然发生，临床表现包括节段性疼痛、浮肿、血管运动障碍、ROM受限及活动后症状及体征加重。临床经过常分为三期：

第Ⅰ期（又称早期）：肩部疼痛，可为自发痛或活动时疼痛，运动受限。病人的手很快变得肿胀，并且关节活动明显受限。水肿以手的背部最显著，包括掌指关节及各个手指。皮肤皱褶消失，在隆起部位和近端、远端指间关节部位更明显。水肿在近端多刚好达腕关节部，看不到手背部和腕部的肌腱。手的颜色发生变化，呈粉红色或淡紫色，如患侧上肢下垂于患侧，则更能看到。患手皮温较健侧高，有时潮湿。指甲变得比健侧更白或更不透明。

通常可感到腕部不能被动旋后、背屈。当试图增加被动活动范围时，可感到腕背面疼痛。在治疗中，当患侧上肢伸展，手平放在治疗床上持重时，也可诱发疼痛。

掌指关节屈曲明显受限，看不到掌指关节处的骨突起。多有明显压痛。

手指外展严重受限，以致病人把双手交叉在一起越来越困难。健手手指显得太大以致不能合适地插入患手手指之间。

近端指间关节僵硬膨胀，几乎不能屈曲，也不能完全伸展。当试图被动屈伸近端指间关节时可感到疼痛。远端指间关节伸展，不能或几乎不能屈曲。这些关节已经固定于轻度屈曲位，任何被动屈伸均会致痛。伸屈痛及压痛以拇指、中指、环指为多，见于80%以上的患者。

被动运动易引起剧烈的疼痛为本综合征的一大特点。在本期X线检查多见手、肩的骨质改变（局部脱钙）。本期可持续数周至6个月而治愈或转入第Ⅱ期。

第Ⅱ期（又称后期）：肩、手自发痛和手肿胀消失，皮肤萎缩，手部肌肉萎缩逐渐加重。有时发生Dupuytron挛缩样手掌肌膜肥厚。手指的关节活动受限越来越明显。此期持续3～6个月，如不进行适当治疗则转入第Ⅲ期。

第Ⅲ期（又称后遗症期）：皮肤、肌肉萎缩更加明显。手指完全挛缩，形成一种典型的畸形，患手的运动永久丧失。表现为：

（1）腕关节掌屈并向尺侧偏屈，背屈受限。腕骨突起较硬且更明显。

（2）前臂旋后严重受限。

（3）掌指关节不能屈曲，可轻微外展。

（4）拇指和食指之间的蹼缩短并失去弹性。

（5）近端和远端指间关节固定于轻度屈曲位，不能进一步屈曲。

（6）手掌扁平，大小鱼际明显萎缩。

脑卒中患者的肩手综合征表现与特发性、肢体小损伤后出现的RSD表现比较多，较轻，预后多良好。部分患者除患侧上肢浮肿外，还可出现双下肢远端浮肿，但健侧较轻。

2. 诊断

SHS或RSD尚无统一公认的诊断标准。上田氏认为脑卒中患者如存在肩痛、上肢及手指肿胀，无论有无手指疼痛，即可诊为肩手综合征。不过应排除局部外伤、感染、周围血管病等所引起的浮肿。

（三）预防

尽可能地减少引起肩手综合征的各种因素的出现，避免患者上肢尤其是手的外伤（即使是小损伤）、疼痛、过度牵张及长时间垂悬。已有浮肿者应避免在患侧静脉输液。

（四）治疗

在肩手综合征早期（Ⅰ期）治疗可取得较好的效果，故应早诊断早治疗。在肩手综合征早期，一旦出现水肿、疼痛或运动范围受限，就开始治疗，可获得最好的结果。即使在数月之后，患手如果仍红肿或存在急性的疼痛和水肿，然而，治疗也可能是有效的。一旦发生了挛缩固定，各种方法几乎都没有什么效果。很清楚，治疗的主要目标是尽快地减轻水肿，然后是疼痛和僵硬。

1. 放置

在卧位时，患侧上肢可适当抬高；在坐位时，把患侧上肢放在前面的小桌子上并使腕部轻度背屈，有利于静脉和淋巴回流。

2. 避免腕部屈曲

为了改善静脉回流，在24小时内维持腕关节于背屈曲位是非常重要的。可用石膏制的一种尖向上翘的小夹板放于掌侧，夹板的远端达手掌横纹以下，并且从第1至第5掌指关节适当地向下倾斜，以免限制掌指关节的屈曲。当用绷带把小夹板固定之后，应使腕关节处于背屈稍偏向桡侧的位置，患者日夜戴着夹板，只在做皮肤检查、洗手或治疗时才除去。夹板一直戴到水肿和疼痛消失、手的颜色正常为止。即使戴着夹板，患者仍可进行自助活动，以维持肩关节的活动度并防止手部僵硬。

3. 向心性加压缠绕

Cain和Liebgold认为手指或末梢的向心性加压缠绕是简单、安全、具有戏剧性效果的治疗方法。

治疗师用一根粗约1～2毫米的长线，从远端到近端，先缠绕拇指，然后再缠绕其他每个手指，最后缠绕手掌和手背，一直到恰好在腕关节以上。缠绕时，先做一个可以拉开的小线圈，套在指甲根部水平，然后治疗师用力紧密而快速地缠绕，直到腕关节以上，随后立即拉开线圈的游离端除去绕线。本方法可暂时地减轻浮肿。

4. 冷疗

有止痛、解痉及消肿的效果。消肿可能与寒冷引起局部血管收缩有关。Moon等对一组脑卒中偏瘫患手肿胀的患者用9.4～11.1℃的冷水浸泡患手30分钟后，患手容积平均减少25毫升，经反复的治疗，浮肿逐渐减轻。较长时间冷疗，因反射性地血管收缩后扩张，反而会使浮肿加重，应避免。

5. 主动活动

在可能的情况下，治疗中完成的活动应是主动的而不是被动的，因为肌肉的收缩可提供最好的减轻水肿的泵活动。在肩胛骨活动之后，可在上肢上举的情况下进行活动。刺激患侧上肢功能恢复的任何活动均可利用，尤其是那些需要抓握的活动，如握住一条毛巾并在治疗师帮助下摆动；抓握并放松一根木棒，从预防肩手综合征的角度考虑，在疼痛和浮肿被完全去除之前，不应练习使伸展的患侧上肢的持重活动。因为这些活动可能是本综合征的促发因素，并常可导致疼痛而使本综合征长期存在。

6. 被动运动

患侧上肢的被动运动可防治肩痛，维持各个关节的活动度，纠正前臂旋前并促使旋后功能的恢复，但这些活动应非常轻柔，以不产生疼痛为度。所有活动均可在患者仰卧、患侧上肢上举以利于增加静脉回流的情况下进行。

7. 交感神经阻滞

星状交感神经节阻滞对早期 SHS 多非常有效，但对后期患者效果欠佳。如 3～4 次阻滞无效，则无需再用。有效者疼痛及手肿胀减轻或消失。

8. 类固醇制剂

可口服或肩关节腔及腱鞘注射。对肩痛有较好的效果，可减轻局部的炎症反应。据报道类固醇对手肿也有效，认为它改善了交感神经活动亢进所引起的血管通透性增加和渗出，或免疫反应。

9. 其他药物

有报道认为，抗高血压药物盐酸苯氧苄胺、胍乙啶及羟基清除剂二甲基亚砜等对治疗肩痛有效。消炎镇痛药物多无效。

10. 手术

冈本氏对其他治疗无效的剧烈手痛的 3 例患者行掌指关节掌侧的腱鞘切开或切除术，患者手指痛消失，肩关节痛也减轻或消失。

二、肩关节半脱位

肩关节半脱位（Glenohumeral Subluxation，简称 GHS），又称不整齐肩（Malaligned Shoulder），在偏瘫患者中很常见。表现为肱骨头在关节盂下滑，肩峰与肱骨头之间出现明显的凹陷。GHS 可能与偏瘫患者的肩痛有关，可合并臂丛神经损伤，是上肢预后差的标志。

因病例选择、评价方法与标准、防治措施等不同，有关 GHS 的发生率的报道差异很大（0～80%），多在 30%～50%之间。

（一）机制

Basmajian 和 Cailliet 认为肩关节是由肩胛骨的关节盂和肱骨头构成的球窝关节。关节盂小而浅，肱骨头呈半球形，面积为关节盂的 3～4 倍，约 2/3 的肱骨头位于肩关节窝之外，这虽然有利于肩关节做各个方向的、全关节活动度的运动，但肩关节的稳定性下降。丧失的稳定性由周围肌组织、关节囊及韧带部分地给予补偿。肩胛下肌和盂肱韧带可加强肩关节囊的前部；冈上肌和喙肱韧带可加强肩关节囊的上部；冈下肌、小圆肌和三角肌后部可加强肩关节囊的后部；肱三头肌长头可加强肩关节囊的下部。在肩胛骨处于正常位置的情况下，关节盂面向上、向前并向侧方。关节盂向上倾斜在预防肩关节向下脱位中起着重要的作用，因为肱骨头需要向侧方移动才能向下移动。当上肢处于内收位时，关节囊上部和喙肱韧带紧张，被动地防止肱骨头向侧方移动向下方脱位，这称为“肩关节的绞索机制”。当上肢负重时，冈上肌收缩加强肩关节囊的水平张力。当上肢外展或前伸时，关节囊上部变得松弛，必须靠肌肉收缩加强肩关节囊的水平张力。当上肢外展或前伸时，关节囊上部变松弛，必须靠肌肉收缩才能保持肩关节的稳定性。在肱骨外展时，绞索机制不能奏效，旋肌袖（肩胛下肌、冈上肌、冈下肌和小圆肌都是肩部的深肌，它们在加强和稳固肩关节上是密切结合的。它们也是臂的主要旋肌，并构成旋肌袖）几乎是维持肩关节完整性的唯一因素。

不过上述假设尚未得到实验研究的完全肯定。

偏瘫患者肩关节半脱位的致因尚不十分清楚，目前主要考虑有如下几个方面。

（1）以冈上肌及三角肌后部为主的肩关节周围肌肉的机能低下，以三角肌，尤其是冈上肌为主的肩关节周围起稳定作用的肌肉瘫痪、肌张力低下被认为是肩关节半脱位最重要的原因。肌纤维水平走行的冈上肌可防止肱骨头在关节盂内下滑，三角肌向上牵拉肱骨，可使肱骨头抵在喙突肩峰韧带上。这些肌肉瘫痪后在上肢重量的牵拉下可产生肩关节半脱位。

许多研究显示肌张力低下的软瘫期患者其肩关节半脱位的发生率明显高于痉挛期患者，随着肌张力的逐渐提高，半脱位可随之减轻或消失。直子等对 55 例发病 1～12个月（平均 8 个月）、上肢 Brunnstrom 分级 4～5 级的偏瘫患者进行临床及 X 线检查，发现半脱位出现率随着 Brunnstrom 分级的降低而上升。肌电图研究为冈上肌及三角肌后部在保持肩关节于正常位置中的作用提供了更确切的证据。Pouran 等把近期发病、肩关节周围肌肉软瘫的脑卒中偏瘫患者 26 例随机分为两组，在均行常规训练的基础上，实验组对瘫痪的冈上肌及三角肌后部附加功能性电刺激治疗 6 周后，发现随着实验组冈上肌和三角肌后部肌电活动的增强，其肩关节半脱位较对照组有更明显的改善。但上田氏对一组无半脱位患者和正常人进行针肌电图检查，发现无负重下垂位时，冈上肌、三角肌未见肌电活动，认为冈上肌等收缩与半脱位出现与否未必一定有关，正常肩关节的保持并非 Basmajian 所述的冈上肌持续的收缩所致，而是冈上肌、三角肌表面及内部的结缔组织所起的韧带样作用所致。这些组织在牵拉下延长后即可出现半脱位。

（2）肩关节囊及韧带的松弛、破坏及长期牵拉所致的延长。在软瘫期关节囊及韧带（以及肌肉内结缔组织）是保持肩关节于正常位置的唯一组织。在本期仅部分患者出现半脱位，半脱位多发生在病后第 4 周左右患者坐起活动后。推测肩关节半脱位系在上肢重量及/或外力的牵拉（尤其是长期牵拉）下，关节囊及韧带遭到破坏，变及松弛、延长所致。肩关节半脱位随着肌张力的恢复可出现不同程度的改善，在精神紧张及用力时通过联合反应的作用甚至可复位。不过一旦关节囊韧带松弛延长，即使瘫痪完全恢复其在静态坐位下仍可呈现半脱位，考虑这与已经松弛的关节囊及韧带不能恢复原来的张力，加之患者肩胛骨下旋，使肩关节处于相对外展位，从而使固有的绞索机制难以发挥作用有关。

（3）肩胛骨周围肌肉的瘫痪、痉挛及脊柱直立肌的影响等所致的肩胛骨向下旋转。Basmajian、Cailliet 和 Davies 等认为：脑卒中软瘫期，由于肩胛骨上提肌、向上旋转的前锯肌及斜方肌等肌张力下降，在上肢重量的作用下，引起肩胛骨下移和旋转，肩关节盂向下倾斜。肩胛骨下旋造成患侧肱骨（相对于肩胛骨）处于相对外展位。脊柱向健侧功能性侧凸（坐位时因重心偏向健侧臀部），也使胛骨下旋并增加肱骨相对外展。设想其破坏了正常的肩关节盂向上倾斜角所提供的“绞索机制”（“locking” mechanism）而引起肱骨头下滑，产生半脱位。在产生痉挛后，由于背阔肌，菱形肌和肩胛提肌等肌张力增加，肩胛骨仍呈下移及下旋位。胸小肌肌张力增高也与痉挛期肩胛骨下旋有关。脊柱直立肌痉挛使脊柱向患侧侧屈也造成肱骨相对外展。有试验显示处于麻醉下的正常人，在外展上肢时也容易出现半脱位。推测肩关节半脱位的程度可能与肩胛骨下旋及肱骨相对外展的程度有关。

但通过拍 X 光片测量法所得结果与以上临床观察的结果有较大的差异。Prevost 等用三维 X 光拍片技术测量了 50 例脑卒中后肩关节半脱位患者的两侧肩胛骨的位置，发现两侧关节盂均向下倾斜且与 Reedman 和 Poppon 测量的正常肩关节的倾斜度是一致的。患侧关节盂向下倾斜角小于健侧，与临床文献报告正相反。患侧肱骨外展较明显，但相对外展两侧无明显差异。认为肩胛骨位置或肱骨外展角与半脱位程度间无明显相关。Culham 等也未发现高张力的偏瘫患者肩胛骨下旋程度两侧有差别，尽管低张力组患者肩胛骨下旋较明显。直子等虽发现患侧肩胛骨下旋有统计学意义，但两侧相差不超过 3～5 厘米，无临床重要性。另一项研究发现，57 例半脱位患者中仅有 1 例显示肩胛骨下旋。

故肩胛骨位置和肱骨外展与半脱位之间的关系尚有疑问。

（二）临床表现

肩关节半脱位并非于偏瘫后马上出现，多于病后头几周开始坐位等活动后才发现。早期患者可无任何不适感，部分患者当患侧上肢在体侧垂放时间较长时可出现牵拉不适感或疼痛，当上肢被支撑或抬起时，上述症状可减轻或消失。随着时间的延长可出现较剧烈的肩痛，合并肩关节活动受限者较无半脱位者多。查体可见：

肩部三角肌塌陷、关节囊松弛、肱骨头向下前移位，呈轻度方肩畸形。关节盂处空虚，肩峰与肱骨头之间可触到明显的凹陷，可容纳 1/2～1 横指。随着肌张力的增高，上述体征可逐渐减轻甚或消失。多数患者仅在托起上肢或精神紧张、活动、用力时出现一时性的减轻、消失，在坐位放松上肢无支持下垂时仍呈明显的半脱位表现。

肩胛骨沿胸壁下移，向下旋转，可见关节盂向下倾斜。随着肌张力增高，可见肩胛骨后缩，内缘隆起，位于距脊柱更近的位置（有人发现更远离脊柱），尤其是下角内收，低于对侧下角。握住肩胛骨下端，充分地向外上方牵拉可使半脱位改善。

早期被动活动肩胛骨及肩关节时可感到无明显的阻力。出现痉挛后，被动运动可感到阻力增加，部分患者出现肩痛和肩关节活动受限，因失去了肌肉的保护，在处理时可因过度牵拉损伤臂丛神经而出现相应的表现。在部分患者可见脊柱侧弯。

（三）诊断

肩关节半脱位尚无公认的诊断标准与方法，目前使用的临床方法及放射学方法对康复预后预测的指导意义不大，多只能反映肱骨头下移的程度。

1. 临床方法

（1）触诊法：患者取静态坐位，双上肢自然地垂于体侧。检查者用食指触诊患侧肩峰突起和肱骨头之间的距离，以其间可容纳的横指数来表示脱位的程度。诊断标准为半横指或一横指。本方法准确性及灵敏度差。

（2）人体测量学方法：用有刻度的两脚规分别测量两侧肩峰突起与肱骨外上髁之间的距离。但上述解剖学标志准确地确定困难，且受人体测量学参数（如双侧肱骨长度有差异）的影响，易产生误差。需同时测两侧以进行比较。

2. 放射学方法

（1）二维法（Prevost）：患者取坐位，双上肢自然垂于体侧，以 45°倾斜投射角拍双侧肩关节 X 光片。测量肱骨头中心的水平延线与关节盂中心的水平延线间的垂直距离，作为脱位的程度。

（2）三维法（Prevost）：患者坐在特制的转椅上，以 0°和 45°投射角投射 X 线，所得数据资料经计算机处理，从而确定肱骨头相对于关节盂的真实空间位置。本方法可信度及准确性高，但设备昂贵，检查及分析较复杂。在临床上广泛应用困难。

（3）肩峰肱骨头间距（AHI，acromio-humeral interval）：患者取直立坐位，双上肢自然下垂于体侧，分别拍摄双侧肩关节正位 X 光线片。投照距离 1.5 厘米，入射角下倾 15°～20°。在肩 X 光片上，先测出肱骨头的中心，直线连接该中心与肩峰下缘的中点，即为 AHI。AHI 有个体差异。以两侧的 AHI 之差或 AHI 比值｛AHI 比值 =［（患侧 AHI – 健侧 AHI）/健侧 AHI］×100%｝表示肱骨头下移的程度。有人以健侧 AHI 平均值 +2～3SD（标准差）为正常值，大于此值者诊断为半脱位，但本诊断标准可能过严，使临床上显示有明显半脱位者（半横指）难以诊断，有可能造成漏诊。本方法在日本应用较多。

3. 其他

其他评价方法有分级的 Smith 法及 Van langenberghe 法、Poppen 法、测量肱骨头下降率、肩胛骨下旋角等方法。Prevost 等用三维拍片测定法，评测了 50 例偏瘫患者的双肩，并与触诊法、人体测量学方法、Poppen 法等 6 种方法进行了比较，显示三维法与其他方法的相关系数为 0.723～0.995，与触诊法相关性最差，其次为 Poppen 法、人体测量学方法及 Smith 法。认为在放射学方法中 Poppen 法准确性最低，考虑与其受关节盂位置的影响大有关。测量肱骨头中心水平延线与关节盂中心的水平延线间的垂直距离的二维法（Prevost），不依赖于人体测量学参数，其准确性高（相关系数 0.931），且仅需检查患侧即可。

（四）预防

软瘫期维持肩关节于正常位置的唯一组织是关节囊及韧带，在上肢重力的持续牵拉下，尤其是外力的牵拉下易延长、松弛，甚至破坏，从而出现肩关节半脱位。一旦出现半脱位多难以恢复，故早期加以保护、进行预防是必要的。多主张使用安置在轮椅上的支撑台或采取良好的放置姿势（如坐位时采取 Bobath 上肢支撑姿势）。对各种吊带的使用争议较大。不仅吊带的有效性值得怀疑，其还可能有许多不利影响。概括起来有：

（1）整体功能的分离。

（2）在翻身、从椅子上站起来或用患手为另一只手固定一个物体的过程，妨碍患侧上肢做某种姿势或起支撑作用，造成患侧上肢废用，不利于其功能恢复。

（3）强化和促进患侧上肢的屈肌痉挛模式。

（4）在练习步行时，阻碍患侧上肢代偿性摆动，干扰体重的分布，造成双侧不对称，抑制正常步行模式的再产生并有害于平衡功能。

（5）使患者丧失有辨别力的外感受器或本体感受器的信号输入，由于脊髓丘脑束输入不平衡导致感觉过敏。

（6）由于不运动或压迫，增加静脉和淋巴的郁滞倾向。

目前有许多种吊带或支具，但均有缺陷。Brooke 等比较了三种肩半脱位支撑物，即 Harris 单侧吊带、Bobath 吊带（卷）和上肢槽（arm trough）或膝板（lap board）的作用。发现 Harris 单侧吊带可很好地纠正半脱位且稳固。上肢槽或膝板尽管有允许上肢置于内收、内旋轻的位置，从而可减轻挛缩及张力，并允许手被抬起以减轻浮肿，但其纠正半脱位效果差，而且当患者上肢或身体变换姿势时肩关节位置易发生变化。Bobath 吊带效果最差，而且使肱骨头水平外移，认为其可能适用于某些轻度脱位伴痉挛、僵硬且上肢处于内收内旋位的患者。Zorowitz 等比较了四种支具的效果，即单侧吊带（single-strap hemisling，可使肩关节内收内旋）、Bobath 卷（使肩外展外旋），Rolyan 肱骨袖套式吊带（可调节肱骨垂直方向或旋转方向的位置）和 Cavalier 支具（可使肩胛骨外旋，后缩）。显示在对垂直向脱位的影响中，单侧吊带可纠正脱位，Cavalier 支具未能明显改变该偏移，其余两种支具均能使这种偏移明显减轻，但未能充分纠正。Bobath 卷和 Cavalier 支具还可使患肩肱骨头出现明显的、未使用支具前没有的侧向移位。配戴上述四种支具后，半脱位完全纠正率分别为 55%、20%、40% 和 5%，提示除 Cavalier 支具外，其他三种支具均分别在一些患者身上发挥出最佳的纠正作用。作者认为，如有必要使用支具，上肢弛缓性瘫痪的患者应考虑使用单侧吊带，在肌张力和主动运动恢复之前减少对患肩的牵拉。对有一定自主运动能力的患者可以考虑使用 Rolyan 肱骨袖套式吊带或 Bobath 卷，以便让健侧分担患肢的部分重量。田中等制定的三角巾式吊带及轮椅上安装的上肢槽的应用条件如下：

（1）Brunnstrom Ⅰ级：无论有无半脱位，均使用三角巾。

（2）Brunnstrom Ⅱ～Ⅲ级：除非有下列情况，否则如有半脱位均使用三角巾。

①立位及步行使半脱位纠正时；

②日常的上肢使用使半脱位纠正时；

③肩关节周围肌肉肌张力充分，考虑半脱位不会进行性加重时；

④担心使用三角巾使挛缩加重时；

（3）Brunnstrom Ⅳ～Ⅵ级：无论有无半脱位，均不使用三角巾。不过有下列情况时也可使用。

①已有明显的半脱位，担心半脱位加重或产生继发性损伤时；

②如不用三角巾，步行时出现疼痛；

③如不用三角巾，步行时难以保持平衡；

（注：坐位下脱位 1 横指以上者临床上考虑为半脱位）

放置姿势是重要的，无论是白天还是晚上。在仰卧时，患肩下应垫高，以防止肩后缩。在侧卧位时应保持肩胛骨前伸。当患者处于坐位时，应把患侧上肢放在面前的桌子上或轮椅上的支撑台上。在取床边坐位时，与其使用吊带，倒不如采取 Bobath 支撑姿势。

在治疗和护理过程中，应注意保护肩关节，防止其周围软组织损伤、破坏而延长松弛。

（五）治疗

1. 治疗目的

（1）通过纠正肩胛骨的位置，进而纠正关节盂的位置，以恢复肩部的自然绞索机制。

（2）刺激肩关节周围起稳定作用的肌肉的活动或增加其张力。

（3）在不损伤肩关节及周围组织的情况下，维持全关节活动度的无痛性的被动活动范围。

2. 治疗方法

（1）纠正肩胛骨的位置

纠正肩胛骨的位置关键是抑制使肩胛骨内收、后缩和向下旋转的肌肉的肌张力。方法有：手法纠正肩胛骨的位置，使肩胛骨充分前屈、上抬、外展并向上旋转；患侧上肢伸展持重（坐位）；卧位向患侧滚动等均可降低上述肌肉的张力。在做上述活动时，每次应持续尽可能长的时间，因为只有持续性的牵拉才能降低肌张力。

（2）刺激肩关节周围起稳定作用的肌肉

第八章“脑卒中偏瘫运动治疗技术”和第十章“脑卒中偏瘫的作业治疗”中已阐述的所有刺激患侧上肢功能恢复的方法，均可用于活化稳定患侧肩关节的肌肉。患侧上肢持重并通过压迫关节反射性地刺激肌肉的活动是尤其有用的方法。此时治疗师必须用双手保持患侧肩胛骨位置的正常并使患侧肘关节处于伸展位。

通过仔细的分级刺激，有关肌肉的活动可更直接地被促进。治疗师把患者的患侧上肢托向前方，用另一只手在腋下快速而有力地向上拍打肱骨头，通过引起牵张反射来增加患侧上肢的张力和活动。治疗师站在患者前方，向前抬起患者的患侧上肢，然后用手掌沿患侧上肢的方向快速地、反复地向患者手掌加压，并要求患者保持掌心向前，不使肩后缩，这项活动可刺激肩关节后方肌肉的活动和张力。治疗师用手在冈上肌、三角肌和肱三头肌上用力按摩，由近及远地快速进行。

用冰快速地按摩有关肌肉，可刺激肌肉的活动。

立位、步行训练、健侧上肢的活动等可通过联合反应促进患肩肌肉的肌收缩与张力提高。

对三角肌及冈上肌用功能性电刺激及肌电生物反馈进行治疗也是有效的方法。Baker 和 Parker 用刺激软瘫的肩周肌肉收缩来治疗已存在的半脱位，结果显示半脱位程度明显减轻，但多数病人未获得完全纠正。未获得完全纠正的原因考虑与患者在早期未及时应用功能性电刺激有关。Pouran 等对三角肌及冈上肌每天行 6 小时的功能性电刺激治疗，连续 6 周后发现与对照组比较上述肌肉的肌电活动明显改善，半脱位明显减轻，同时上肢的功能也明显提高，关节活动度保持良好。即使在停止治疗 6 周后上述效果仍保持。

外灸，尤其是电针治疗也可能对提高肌张力有一定作用。

（3）维持全关节活动度的、无痛的被动运动范围

肩关节半脱位者易出现肩痛和关节活动受限，所以维持关节的活动范围是重要的。包括被动运动和自助被动运动。在治疗中应注意避免牵拉损伤患侧上肢而引发肩痛和半脱位。被动活动中一定要注意保护肩关节，每日 1～2 次即可，不宜过多进行。自助被动运动往往不能达到充分的关节活动范围，不能保护肩关节，在使肘关节充分伸展时有可能过度牵拉肩关节，从而有引起肩痛、半脱位（或使其加重）、不能保持充分的关节活动度之可能，应予注意。

三、臂丛神经损伤

臂丛神经损伤是脑卒中偏瘫患者少见的并发症。多见于软瘫期，尤其是伴有肩关节半脱位者，其可能是肩痛的原因之一。

（一）机制

脑卒中患者的臂丛神经损伤可能与肩关节半脱位、受压、牵拉等有关。不适当的上肢放置姿势及上肢受到牵拉使其受到嵌压或牵拉损伤。神经损伤的程度可分为：

（1）神经失用症：神经无明显结构损伤，只有短暂的传导阻滞，一般在 2～3 周内自行恢复。

（2）神经轴突断裂：神经外膜仍连续，内膜可完整或损伤，神经轴突部分或完全断裂，经较长时间后因轴突再生而恢复。

（3）神经断裂：神经部分或完全断裂，如不经手术修复恢复困难。

（二）临床表现与诊断

1. 临床表现

臂丛神经为混合性周围神经丛。损伤后可出现相应支配区的感觉障碍、周围性瘫痪、植物神经功能障碍及反射改变。

完全型臂丛神经损伤表现为上肢全部瘫痪，肌张力降低，肱二头肌反射、肱三头肌反射、肱反射消失。上肢深浅感觉减退或消失。

上丛型臂丛神经损伤表现为三角肌、肱二头肌、肱桡肌、指伸肌及拇展肌瘫痪。上肢外展及外旋障碍，前臂屈曲困难。肱二头肌反射、桡反射减弱或消失。三角肌区、前臂和手的桡侧感觉减退或消失。

下丛型臂丛神经损伤表现为小鱼际肌及腕屈肌瘫痪，呈“鹰爪手”畸形。小指、无名指、前臂尺侧皮肤感觉减退或消失。

臂丛神经损伤患者可伴有相应区域的疼痛及肌萎缩。

2. 诊断

根据脑卒中患者的疼痛史、定位明确的运动反射及感觉障碍，结合电诊断臂丛神经损伤的诊断不难。电诊断还对指导预后判断有重要价值。

（三）康复治疗

1. 目的

康复治疗的目的是去除病因，防止神经的进一步损伤，防治肌萎缩与关节挛缩，促进神经再生与功能恢复，改善肌力、耐力及感觉功能。

2. 治疗方法

（1）促进神经功能恢复：包括应用神经营养药物，对不能自行修复的神经损伤进行手术修复、局部理疗等。

（2）防治肌萎缩及关节挛缩：利用电刺激、肌电生物反馈，主动、助力和抗阻运动，局部按摩等防治萎缩，促进肌肉功能恢复。

保持良好体位及尽早进行主动或被动运动，利用支具等防止关节挛缩变形。

（3）感觉功能训练：对有感觉功能障碍者，用针刺、冷热刺激或通过触摸、抓握物品等进行训练。感觉刺激的强度逐渐从强到弱，要求患者两侧比较体验。

（4）作业治疗及 ADL 训练：根据肌力及耐力的情况，进行相应的作业治疗，如泥塑、编织、木工、打字等，随着肌肉功能的改善逐渐增加作业的难度、强度和时间。

根据 ADL 状况，进行相应的 ADL 训练。

四、肩痛

肩痛（Shoulder pain）是偏瘫患者常见的并发症，通常表现为活动肩关节时出现疼痛，严重的患者可有静息时自发痛。患者感到非常痛苦，严重干扰康复训练活动与休息，对患侧上肢运动功能及日常生活活动能力的恢复均有不利影响，也影响患者的心理状态。

脑卒中后肩病的发生率及流行情况尚缺乏专门的、大样本的研究。由于诊断标准、患者情况及防治措施等不同，对其发生率的估计存在较大的差别。据报道约有5% ~84% 的脑卒中患者存在肩痛。肩痛的病人，大多数（85%）在恢复的痉挛期。

Ouwenaller 等对各种原因所致的偏瘫患者 219 例进行了系统的随访，平均 11 个月（最少 6 个月），发现72% 的患者在治疗过程中出现过肩痛。

（一）机制

有关肩痛的研究很多，但肩痛的致因尚不清楚。许多因素可能与肩痛有关，如盂肱关节排列不整齐或半脱位、肩手综合征或称反射性交感神经营养不良、肩肱节律丧失、肩关节粘连改变或肩关节活动范围受限、旋肌袖撕裂、滑膜炎、肩部肌肉痉挛、抑郁及忽略症等。

1. 肩关节半脱位

半脱位本身是否引起肩痛尚有争议。有些学者提出肩关节半脱位是产生肩痛的重要因素。Shai 等的研究显示慢性肩痛与半脱位间明显相关，在 19 例伴有半脱位的患者中，14 例感肩痛，其中 11 例 X 线检查无其他异常。Ouwenaller 等也发现无论是软瘫期还是痉挛期患者，其半脱位与大多数肩痛有关。但 Smith 等应用 X 线检查表明在偏瘫患者中 80% 有肩关节半脱位，其中 16% 为中到重度半脱位，但无一例记载有肩痛。Joynt 也未能发现半脱位与肩痛发生率和严重程度之间有关系。一般认为半脱位本身不致痛，但此时肩关节易受损伤。也有人认为这可能与偏瘫早期的肩痛有关，而与后期的肩痛无关。在偏瘫早期致病的机理是“被牵拉的肌肉和韧带，而不是实际上的半脱位引起肩痛”。

2. 肩手综合征

肩手综合征作为肩痛的致因之一已受到许多学者的重视。有人认为，它是静止时肩痛的唯一原因。其表现为肩痛、手肿胀疼痛及皮肤变化等。

3. 肩关节正常机制的破坏和处理不当

肩关节基本是 7 种关节的混合型。Codman 和 Cailliet 所述的肩肱节律使上肢能够流畅地、全关节活动度地上举。在正常站立位，当上肢下垂于体侧时，肩胛骨和肱骨的位置可称为“0”。当上肢外展时，肩胛骨的旋转和盂肱关节运动之间是 1:2 的运动关系。这意味着当上肢外展 90°角时，盂肱关节发生 60°角的运动，另外 30°角是肩胛骨旋转所致。上肢完全上举至 180°角时，盂肱关节运动 120°角，肩胛骨旋转 60°角。这种运动以一种流畅的、节律性的、不受正常肌张力限制的方式发生。肩胛骨旋转改变了关节盂的方向。没有肩胛骨的旋转，上肢就不能全关节活动度地外展或上举过头。上肢外展超过 90°角时，肱骨外旋是必要的，因为只有这样才能允许肱骨大结节在肩峰突起后方通过。上肢内旋时，大结节撞在喙突 - 肩峰弓上，使上肢在外展 60°角时不能进一步外展。如使大结节自由地通过喙突—肩峰罩，肱骨头在关节盂内的下滑运动必须伴有外旋。

在偏瘫时，如果不正常和不平衡的肌张力干扰了一个或全部的上述机制，患者就会出现肩痛或丧失肩部的运动范围，肩胛骨活动受限、后伸和肱骨内旋与肩痛机制均有特殊的相关性。

（1）肩胛骨肱骨节律的丧失

在偏瘫患者，如果使肩胛骨下移、后伸和向下旋转的肌群的肌张力增高，当被动外展患侧上肢时，尤其是快速运动时，肩胛骨的旋转落后于肱骨的外展，肩胛骨的肩峰突起及喙肩韧带和肱骨头之间的局部组织被机械地挤在前两者和肱骨头之间而受到损伤，病人感到组织受压部位疼痛。肌张力明显增高或明显低下的病人，如果肩胛骨周围肌肉与肩关节周围肌肉的肌张力相等，那么当被动外展上肢时，肱骨和肩胛骨的活动处于同步状态，病人会完全没有疼痛或者说被动运动不受限。但前者的运动只能缓慢地进行以提供肩胛骨慢慢向上旋转的时间，而在肌张力明显低下者，运动快得多，松弛的上肢可被容易地举起，肩胛骨像影子一样自由地和它一同活动。

总之，肩胛骨周围肌肉的肌张力较肩关节周围肌肉的肌张力高时，不正确地处理病人所致的损伤将引起疼痛，同样的情况也发生于病人不正确地进行自助上肢运动时，如肱骨前屈但上肢没有充分伸展、肩胛骨没有旋转时。

（2）肱骨外旋不充分

患侧上肢不能外旋是由于肩部内旋肌强有力地痉挛性牵拉所致。在做被动运动时，肱骨大结节撞在喙突—肩峰弓上并引起疼痛。如按压大结节部位，患者常感到疼痛并且一触即痛。旋肌袖破裂的常见机制是当上肢被强行外展而没有同时外旋以使大结节避开肩峰时，把旋肌袖大结节部挤在肩峰上。

（3）在关节盂内肱骨头缺乏向下的滑行运动

尽管肩胛骨可以自由活动，但仍感到肩痛，这种情况不常见。在触诊时，可感到肱骨关紧紧地固定在喙突之下。任何外展上肢的活动均会引起疼痛，因为痉挛甚至粘连阻碍肱骨头在关节盂内的必要的下滑运动。

4. 常常引起疼痛性创伤的活动

（1）不伴有肩胛骨必要的移动和肱骨外旋的被动运动。如治疗师或护士从患侧上肢远端举起上肢而肩胛骨没有向上旋转和前屈，引起软组织受压。

（2）用拉患侧上肢的方法帮助病人从床上转移到椅子上等活动。如果护士或治疗师正在帮助患者转移位置并且正握着患侧上肢，她不能支持患者沉重的身体，由于患者的体重强迫患肩外展，患肩易受到损害。同样的情况也发生于通过握住患手或患侧上肢或通过把患侧上肢放在护理者的肩上来帮助病人行走时，任何失去平衡或突然运动，均会立即引起患侧上肢强行外展并且肱骨向喙突靠近。此外，牵拉还可损伤肩关节周围组织。

（3）不正确地抬患者回到轮椅里。当患者在椅子里下滑时，帮助者试图纠正患者的姿势，站在患者后面，把双手放在患者的腋下，试图把患者抬回到椅子里，未加保护的患者由于身体的下坠而强行外展上肢。同样的情况也发生于当护士试图把患者从浴盆中抱出来时。

（4）在护理活动中从手开始上举患侧上肢。如给患者穿衣、洗腋窝或在床上翻身等。

（5）应用双向滑轮。肩滑轮不能提供充分的肩胛骨旋转和肱骨外旋，所以易损伤肩部，不应作为一种被动抬高患侧上肢的方法。

（6）过度频繁的肢体被动运动，尤其是患肩未受到充分保护时，也可引起肩痛。

总之，反复的创伤可引起局部小出血、代谢紊乱和炎症，早期可能局限于滑囊，随着炎症的加重可波及周围结构并形成慢性炎症，最后使肩部固定。

5. 骨科疾患

肩锁关节炎、盂肱关节炎、肱二头肌肌腱炎、三角肌滑囊炎，尤其是旋肌袖撕裂和粘连性关节囊炎（肩周炎）也可能与偏瘫肩痛有关。

一些报道认为创伤系肩痛的原因之一。创伤可因无控制的 ROM 训练，尤其是滑轮训练引起。在上肢被动外展时肱骨头撞击肩峰或引起旋肌袖撕裂。肩峰下注射局麻药可缓解疼痛。支持如下观点，即相当数量的病人，肩关节不适与肩峰下方的病理变化有关。Najenson 等对伴有肩痛的脑卒中患者行肩关节造影，显示 40% 有旋肌袖撕裂，其中 11 例肩痛剧烈者中 10 例有肩袖损伤，而在偏瘫发生前无一例有肩关节功能障碍史。但 Hakuno 等关节造影发现，在 77 例偏瘫患者中，双肩关节肱二头肌腱鞘炎及旋肌袖撕裂发生率无差别。有人报道非偏瘫病例中，无症状肩也有 20% ~40% 的旋肌袖撕裂。故在偏瘫患者，旋肌袖撕裂的发生率或许并不比非偏瘫者多。

Rizk 对 30 例患者行肩关节造影，未显示施肌袖撕裂或半脱位，但 77% 的患者关节腔容积减小，认为系运动减少引起了粘连性关节囊炎。Hakuno 等发现患肩比对侧肩粘连性改变更常见，认为偏瘫对肩粘连性改变有明显影响。粘连性变化可能是慢性刺激或损伤、炎症及运动缺乏所致的病理过程的晚期表现。Bohannon 等对脑血管意外所致偏瘫患者的回顾性研究中发现，偏瘫肩外旋活动范围与肩痛有明显的关系，当外旋活动范围受限时，证明有滑膜炎或关节粘连性改变存在。

臂丛神经或肩胛上神经损伤也可能是一种创伤性肩痛的原因。

6. 其他

痉挛可能是肩痛产生的重要因素。Ouwenaller 等对 219 位患者的研究显示，85% 的痉挛期患者有肩痛而软瘫期仅 18%。松弛肌肉的治疗可减轻疼痛支持上述观点。认为痉挛致痛的原因可能是痉挛能激惹组织，而肩胛带的肌肉和韧带具有密集的神经感受器，对疼痛特别敏感。但其他两项研究未显示疼痛程度与痉挛程度明显相关。

有研究认为肩痛程度与肩关节运动丧失有关，但肩痛是 ROM 丧失的结果的结论未必可信。

其他可能的原因有感觉障碍、忽略症、偏瘫侧别、丘脑性疼痛、神经痛性肌萎缩及异位骨化等。

（二）临床表现与诊断

1. 临床表现

肩痛在脑卒中后早期极少发生，多发生在病后1个月左右，也可在发病后很长时间，甚至数月后才出现。虽然可由于特殊的外伤事故而突然引起，但它通常表现为一种典型的发病方式。治疗或检查过程中，当进行患肢被动运动至最大活动范围时，患者开始主诉尖锐的疼痛、钝痛或明显的牵拉不适感，并能准确地指出疼痛的局限部位。如致痛原因不解除，那么在一段时间内疼痛逐渐加重，或很快地加重，并且患者感到在所有的运动中均有疼痛，尤其是在患侧上肢上抬、外展或外旋时。也有的患者仅在上肢处于某些位置或夜间卧床时感到疼痛。突然发生的剧烈疼痛在静止不动后仍不能缓解。

随着病情的发展，疼痛范围越来越弥漫，逐渐涉及整个肩关节、三角肌，整个上肢甚至手部，也可向颈部放射。严重的患者一点也不敢活动患侧上肢，甚至昼夜疼痛。如未采取有效的治疗措施，最后肩关节可能挛缩固定。

疼痛易发生的部位依次为腋窝后壁（76.9%）、腋窝前壁（46.1%）、大结节（46.1%）、大结节下方（38.4%）、肩胛冈角部（34.6%）及肱二头肌、肱三头肌和三角肌终止部（各19.2%）。而据Joynt等统计依次为肩关节外侧（25/67），整个肩部（22/67）和上方（19/67），其临床诊断为肩峰下滑囊炎（43/67）、关节囊炎（33/67）和其他（24/67）。28例在肩峰下注射1%利多卡因者近一半获得中度或明显的缓解，认为肩峰下部位是产生疼痛的组织。易诱发肩痛的肩关节活动依次为外旋、外展、屈曲和内旋。

静止状态下疼痛减少或减轻。

肩痛可伴有肩关节半脱位、肩手综合征，多为痉挛期，也可无明显运动障碍，多有不同程度的ROM受限。

2. 诊断

凡在偏瘫后患肩在休息或/和运动时出现疼痛不适者，即可诊断为偏瘫后肩痛。目前尚无统一的疼痛程度分级标准。病因诊断较困难，肩痛患者应对其诱因、频度、程度、性质、范围及对ROM、运动功能、ADL等的影响进行评定，尽可能地查明原因，以便进行针对性的有效治疗。

（三）综合治疗方法

对已知的可能致因，进行适当的防治有可能减少肩痛的发生。尤其是要注意正确的姿势与体位，避免不正确的处理所造成的损伤。注意肩关节半脱位的预防与正确的处理等。肩痛的常用治疗方法可分为如下三类：

1. 理学疗法

包括两种方法：

（1）针对肩关节局部的方法。如：热疗、冷疗、功能性电刺激、神经肌肉电刺激、痉挛电刺激及生物反馈等物理疗法及吊带、肩关节支撑、体位摆放等。冷疗可明显改善肩痛的程度，但疗效较Bobath疗法差。Pouran等发现功能性电刺激对改善肩关节半脱位有效，推测其可减轻疼痛。

（2）针对神经损害和异常运动模式的方法。如Bobath、Brunnstrom、PNF技术等。

2. 药物治疗

包括激素、消炎镇痛剂、局部麻醉药物和抗痉挛制剂等。

局部注射麻醉药合用类固醇激素，对缓解剧烈肩痛有效。注射部位包括关节腔内、肩峰下及其他痛点，也可行肩胛上神经阻滞。常用药物为0.25%～2%普鲁卡因或1%利多卡因5～10毫升加入醋酸确炎舒松（或强地松龙、氟美松混悬液）10～20毫克。

考虑肩痛与慢性炎症有关时，还可试用消炎痛、芬必得等消炎镇痛药物，但效果欠佳。

对剧烈肩痛关节活动受限而考虑有肩周炎或肱骨头粘连固定的患者，可在手法松解粘连之前，使用止痛药物（如曲马多），以便治疗能顺利进行。

抗痉挛药物治疗可能对部分患者有效，可试用Baclofen、Dentrolene、Diazepan、酚溶液及肉毒素等。

药物治疗应注意药物的副作用。

3. 外科手术疗法

主要是松解挛缩。对于后遗症期伴有严重挛缩、肩胛骨固定、肱骨内收和内旋肌严重痉挛、挛缩的患者，以及肩部异位骨化影响肩关节活动的患者等可行手术治疗，松解挛缩固定，去除异位骨组织，恢复肩部的活动度。

除上述三种治疗方法外，还有针灸、按摩等中国传统的康复方法。试用按摩、针灸、中药及外用膏药等治疗。有人采用针灸结合被动运动疗法及低频电针疗法，显示对物理疗法及药物疗法等不能缓解的肩痛，52%的患者有效。据目前报道，这些方法虽然有不同的疗效，但尚缺乏充分的科学依据，有些报道相互矛盾，哪种方法效果较好尚无定论。

（四）康复训练措施

1. 正确的体位摆放

在卧位时，肩胛骨应充分前屈，上肢适当地予以支撑。下列姿势可以预防或减轻痉挛、保持正常的肩肱节律、防止肩痛。

（1）仰卧位：肩胛骨下垫一个枕头以前屈之，上肢轻微外展，肘关节伸直，前臂旋后，腕关节及掌指关节处于平伸状态。

（2）健侧卧位：肩胛骨充分前屈，肩关节屈曲90°

以上（一般不超过130°），肘关节伸展前臂中间位，腕关节及掌指关节处于平伸状态，下肢垫一个枕头。

（3）患侧卧位：肩胛骨充分前屈，肩关节屈曲90°以上（一般不超过130°），肘关节伸展，前臂中间位，腕关节及掌指关节处于平伸状态。

（4）对于伴有痉挛所致的僵硬和肩痛的患者，可先行仰卧位，然后逐渐地引入侧卧位。患者被置于患侧卧位时，开始每15分钟翻身一次。要求患者以这个姿势躺15分钟或直至感到疼痛，然后帮助他翻身，以后持续时间逐渐延长。令人惊奇的是患者很快能接受完全侧卧位。同样的情况也适合于健侧卧位。

2. 抗痉挛、恢复正常肩肱节律

（1）手法活动肩胛骨

治疗师把一只手放在患侧胸大肌部位，另一只手放在肩胛骨下角部位，然后双手夹紧并上下左右活动肩胛骨。另一种方法是治疗师把一只手放在患肩前部，另一只手放在肩胛骨脊柱缘近下角部位，按住肩胛骨并用力向上、向侧方牵拉，降低使肩胛骨下降、内收和向下旋转的肌肉的痉挛。通过上述活动，肩胛骨和肩关节的活动度可立即得到明显的改善，但往往不持久，故多在患侧上肢作活动之前应用。

（2）抗痉挛活动

①治疗师帮助患者坐位时体重向患侧转移，重点是牵拉躯干的患侧。治疗师坐在患者患侧，将一只手放在患者腋下，让患者把体重移向治疗师。患者这样做时，治疗师用手抬高患侧的肩胛带。这个运动节律性地重复，每次持续一会儿，并且每一次患者均试着把体重进一步移向患侧。对患侧的牵拉抑制了阻碍肩胛骨自由活动的肌肉的痉挛。如果患者的手平放在治疗床上，患侧上肢伸展支撑体重，治疗师使患者的肘关节保持伸展位，可进一步加强这一作用。

②患者坐在椅子上，双手交叉（可使肱骨外旋，同时使患手手指外展而缓解痉挛），治疗师跪在患者前面，让患者身体前倾，双手去触摸自己的脚，同时治疗师把手放在患者的肩胛骨（双侧）上，通过使肩胛骨前屈、外展并向上旋转来促进这个活动。当患者能够触到自己的脚趾时，其肩关节已经屈曲90°。

③患者仍坐着交叉双手，然后把双手放在前面的一个大球上，身体前倾，把球从自己膝部向前推，然后再拉回。这个运动实际是通过膝关节屈曲而发生的，同时患者的肩也进一步前屈。

④患者坐在表面光滑的桌子或治疗台旁边，双手交叉放在一条毛巾上，尽可能地把毛巾推向前方。如能在没有不适的情况下完成上述活动，可进一步在向前上方倾斜的桌面上作这一活动，以促进肩关节前屈。

⑤从仰卧位向患侧翻滚，可抑制躯干和上肢的痉挛。为了防止翻身时损伤肩关节，在翻身之前应双手交叉，上肢伸直，肩胛带前屈，肩关节前屈。对于严重肩痛患者，可在治疗师帮助下进行，治疗师用一只手保持患侧肩胛带前屈和患肩充分前屈，用另一只手帮助患者轻轻地向患侧翻身。为了避免损伤患者的肩部，起初患者仅翻一部分，然后回到原位。当他向原位翻回时，治疗师从床上抬起他的上肢，以避免使患侧上肢处于完全的外展姿势。患者继续前向翻滚，治疗师则小心地把他的患侧上肢进一步前屈。做完上述活动后，治疗师在刚刚获得的关节活动范围内做被动运动，并让患者双手交叉在一起进行自助运动，进一步前屈肩关节。

⑥患者仰卧，患腿屈曲倚在一起，在治疗师的帮助下，通过摆动双腿慢慢地摇动骨盆。节律性地摇动、旋转躯干，可降低整个患侧的肌肉痉挛。在做上述活动时，治疗师在患者无任何不适的前提下抬高伸展的患侧上肢。可以发现随着上述活动的进行，上肢可无痛性地被逐渐抬高。

⑦患腿屈曲，倚在健腿上，治疗师把一只手放在患者的患侧胸部，轻轻向上、向中线方向加压以帮助患者深呼气，用另一只手抬起患侧上肢至最大的无痛范围。本活动以肩胛骨和肩关节部位为背景，可以抑制两者周围肌肉的痉挛。

3. 增加肩关节被动活动范围

当肩胛骨可以自由活动时，可进一步增加被动活动范围。在试图做上肢活动之前，牵拉并伸展患侧。患者仰卧，双腿屈曲并拢且倾向健侧，治疗师把双手分别放在患者的患肩和患膝部位，用力下压，通过使身体扭转来牵拉患侧，可有效地抑制整个患侧的肌痉挛。治疗师用一只手抬起患者的患侧上肢，维持肘关节伸展。肱骨外旋并轻微地牵拉，把另一只手放在肱骨头部位，用手指防止肱骨头撞在邻近的骨突起上，同时也帮助肱骨头在关节盂内的下滑运动，以允许进一步无痛性地上举（肩前屈）。

4. 自助上肢运动

如果患者抬起患侧上肢时伴有肩胛骨后缩和肘关节屈曲，将产生疼痛。在治疗师的帮助下，让患者学习双手交叉充分前伸双侧上肢，牵拉肩胛骨，然后伸展肘关节尽可能地抬高上肢。起初，患者或许仅能从桌子上抬高十几厘米，但通过反复地、正确地重复上述动作，每天做很多次，即可逐渐增加关节活动度，使疼痛减轻乃至消失。

（五）小结

脑卒中后肩痛常见的原因、诊断及处理，列于表16-2。

第四节　异位骨化与下肢深静脉血栓

异位骨化（heterotopic ossification）又称骨化性肌炎，是指在通常无骨组织的部位形成了骨组织，多见于软组织中。脑卒中患者的异位骨化发生率较截瘫患者低，据横山等对111例偏瘫患者的统计，患侧膝关节为12.6%，肩关节为5.4%。其可造成不同程度的关节活动受限及疼痛。

一、异位骨化

（一）机制

发病机理尚不十分清楚，可能是局部小损伤、小量出血和血循环不良等，造成局部肌腱、韧带和肌肉的变性坏死和炎性增生，最后化生为骨组织。对骨化部位进行组织学检查发现，在未完全骨化部位有类骨组织，而且呈现各种各样的成骨过程。在未完全骨化的病例，血清中碱性磷酸酶、C－反应蛋白（CRP）、LDH增高，提示成骨过程存在。虽然多认为损伤可能是其诱因，但长期卧床不活动者也出现过异位骨化。

（二）临床表现与诊断

脑疾患后异位骨化的好发部位依次为髋关节、膝关节、肩关节和肘关节。一般在发病数月后产生。局部多有炎症反应、疼痛和关节活动受限，可伴全身低热。局部软组织内可触及质地较硬的团块。影响日常活动、功能训练及护理。

对有明显关节活动受限、疼病者应注意有无本症。X线检查可发现关节周围软组织中出现界限不清的淡钙化影，在未完全骨化者血清中碱性磷酸酶、C－反应蛋白、LDH增高。

（三）治疗

1. 手术

如果瘫痪肢体关节挛缩且处于不良肢位，不能进行康复训练并难以护理的话，则需行手术治疗。手术时机的选择尤为重要。必须反复做血清碱性磷酸酶、CRP、LDH、血沉及X线检查，待血清学检查正常，X线检查发现骨化部位不再增大，考虑骨化不再发展后，即可行骨化部位切除术、肌腱延长术、肌腱移植术与肌腱切断术等，以便矫正变形，改善关节的活动度。但本病的复发率很高。

2. 药物

本病在未骨化前的软组织炎症阶段，应积极采取非创伤性的综合治疗，以抑制其骨化。骨化后用乙羟基双亚磷酸氢钠（ethane hydroxy-diphosphanate，EHDP）治疗［毫克/（千克·日）］以阻止其发展。有人认为EHDP能阻止钙的沉积，抑制骨的主要无机成分（羟磷灰石结晶）生成的速度和延迟吸收或吸收已形成的结晶。对急性期它能抑制异位骨化的发展。对稳定期的病变作用不显著，而对抑制手术部位的重新骨化则效果显著。

二、下肢深静脉血栓

下肢深静脉血栓（Deep vein thrombosis）是由于下肢血流缓慢、淤滞、血液高凝状态下的血液凝固力激活以及血小板沉积、粘连，使血管内皮破坏又进一步促进血液凝固形成血栓的堵塞性疾病。下肢深静脉血栓是脑卒中患者常见的并发症，多发生在脑卒中早期（高峰在卒中后第一周），此后，这种危险将持续存在，恢复期仍可发生。其发生率在未进行预防者达23%～75%，其中10%～20%发生肺栓塞，死亡率达10%。业已证明上述事件是可以预防的。

卒中后发生深静脉血栓的患者，出现临床症状的低于50%，因而，需要各种检查手段以明确诊断，如实验室检查（敏感性95%）、多普勒超声（敏感性84%，特异性88%）或静脉造影。建议所有的卒中病人，康复治疗时或有肌力减弱，均要预防深静脉血栓。具体方法是：小剂量皮下注射肝素，低分子肝素（速避凝），外用气囊腓肠肌加压靴，及其他一些物理方法。预防性治疗的持续最适时间尚不清楚，但可根据肌力步行能力作为深静脉血栓危险的指标。

（一）机制

下肢深静脉血栓可能是血管内皮损伤、血流速度减慢及凝血液高凝状态所引起。这些因素的存在，使血小板聚集，形成血栓。静脉血液长时间淤滞是在康复开始前较长时卧床的患者的最重要的危险因素。其他危险因素包括年龄大、肥胖、高LDH、创伤、心衰等。制动是非常重要的因素，瘫痪肢体发生下肢深静脉血栓者为健肢的10倍。

（二）临床表现与诊断

临床表现主要是患肢痛、肿胀、局部温度稍有升高，肢体颜色异常，红晕、紫绀、苍白均可发生。伴有炎症的下肢静脉血栓又称血栓性静脉炎可有发热、心悸、白细胞升高等。静脉以下的血栓症状较轻，上述表现局限在小腿；髋股静脉血栓可影响股部。严重的下肢深静脉血栓可因过度肿胀压迫动脉循环，甚至造成肢体坏死。

如血栓脱落可引起肺栓塞，下肢深静脉血栓发生部位越高，血栓脱落的机会就越多。肺栓塞表现为突发气促、胸痛、咯血，肺部可闻啰音。巨大血栓栓塞可引起呼吸极度困难、急性心衰、甚至心跳骤停。

上述临床表现结合多普勒超声检查、核素扫描及静脉造影等，临床诊断不难。

（三）预防

对高危患者应密切观察。

（1）外部气体加压装置是应用最广泛的方法，其可通过外部加压，增加血流速度和血流量，可明显地降低血栓的发生率。可用于卧床期的患者。

（2）下肢肌肉功能性电刺激已被证明对深静脉血栓的预防是有益的，电刺激引起中度的静脉血流加快，明显地增加纤维蛋白溶酶的活性。

（3）下肢抬高和穿长筒袜（至股部）是预防深静脉血栓的简单方法，但其效果不明。

（4）小剂量肝素可使深静脉血栓从75%降到12.5%。

（5）进行肢体的主动、被动活动。卧床时间长者血栓危险性高，故尽早地进行肢体的主动活动是有益的，被动活动的作用不肯定。

（四）治疗

1. 肝素

大多数患者采用抗凝治疗可取得良好效果。可采用静点、皮下注射及口服。抗凝治疗的主要副作用是出血。低分子肝素皮下注射据认为有效，而且更安全。

2. 溶栓治疗

抗凝治疗的目的是防止新的血栓形成，溶栓治疗则可溶解形成的血栓。常用尿激酶。对肺动脉栓塞大量使用溶栓药是必要的抢救治疗方法，但应注意出血并发症，尤其是脑出血。在抗凝溶栓治疗期间应限制下肢的活动，以防止血栓脱落引起肺栓塞。可进行上肢活动，待血栓机化后再开始下肢活动。但是，当卒中患者有感觉、运动、膀胱和直肠功能、认知、肌张力或营养障碍，极易发生皮肤破溃和褥疮，应加以注意。

3. 手术治疗

对髋股静脉血栓选用手术治疗效果较好，但必须是早期治疗，3天以内的新鲜血栓取出效果比较好。

第五节　废用综合征与误用综合征

一、废用综合征

长期卧床不活动或活动量不足、失重及各种刺激减少等而引起的以生理功能衰退为主要特征的症候群，称为废用综合征（disuse syndrome）。有人认为应包括长期静脉高营养引起的肠黏膜萎缩、口腔功能低下，运动不足引起的肥胖及ADL下降，家庭生活能力不足等。废用综合征是脑卒中患者常见的继发性障碍，对患者的预后有明显的不利影响。从病后早期就应加以预防。

（一）机制

废用综合征与来自运动、重力、感觉、精神及环境等的刺激减少有关，确切的发病机制尚不清楚。一般受医务人员的治疗方法、患者病情程度、家庭环境及社会的支持度等的影响较大。

1. 废用性肌萎缩

机制不明，患侧的肌萎缩考虑与中枢性的营养作用丧失有关，部分老年人还可能有失神经支配因素。

2. 废用性骨质疏松

确切机制尚不清楚。有证据表明偏瘫患者在发病1个月时血液中钙、磷升高及尿中钙增加，到6～12个月时尿中钙排泄量才达正常水平，说明骨代谢呈负平衡。考虑这可能与骨吸收期明显延长不容易转换到骨形成期有关。上肢受肌肉牵拉收缩的影响大，而下肢受持重情况的影响大。

3. 废用引起体位性低血压

机制有两种假说，即：①与长期卧床引起有效循环血量减少（血容量减少或分布异常），及静脉顺应性增加、骨骼肌张力降低所伴有的静脉池增大有关；②与压力感受器反射机制障碍有关，长期卧床对压力感受器的持续刺激减少，使其敏感性下降或压力感受器反射机制功能下降。

4. 心功能下降

可能与有效循环血容量不足、静脉适应能力下降及心肌功能下降有关。

5. 压疮

当卒中患者有感觉、运动、膀胱和直肠功能、认知、肌张力或营养障碍时，极易发生皮肤破溃和压疮。美国国家卒中调查报告卒中后压疮的发生率为14.5%，昏迷患者甚至更高。预防和治疗措施包括加强营养、经常改变体位、减少椅和床的压力、膀胱和直肠管理、经常检查皮肤、仪器的调整、坐起训练的调整、患者和家属的教育、必要时局部伤口的护理、及很少采用的外科手术治疗。临床医生目前已有有效的证据来选择简单经济的压疮治疗方法。

6. 肩关节问题

偏瘫患者70%～80%发生肩痛、挛缩及其他功能障碍。主要原因是：盂肱关节半脱位、冻结肩、创伤综合征、旋转袖损伤、臂丛牵拉损伤、反射性交感神经营养不良、滑囊炎及肌腱炎和中枢性疼痛。疼痛和关节活动受限常与不当体位牵拉或痉挛有关。疼痛和半脱位可单独或同时存在。治疗方法有前臂支持、肩关节支具、前臂槽，夹板、药物、体疗，最重要的是集中的关节活动度练习。

（二）临床表现

脑卒中患者的废用综合征表现各种各样。关节挛缩、肺感染、褥疮、深静脉血栓、便秘、肌萎缩等早期就可出现。具体临床表现这里不再赘述。

（三）诊断和评测的分类方法

废用综合征可通过相应的分类方法进行诊断和评测。

1. 根据病因分类（上田敏，1991）

（1）局部性废用引起的

1）关节挛缩；

2）肌废用性萎缩：①肌力下降；②肌耐力下降；

3）骨质疏松——高钙尿；

4）皮肤萎缩；

5）褥疮。

（2）全身性废用引起的

1）心肺功能下降：①心每搏输出量减少；②心动过速；③每次呼吸气量减少。

2）消化器官功能下降：①食欲不振；②便秘。

3）易疲劳。

（3）卧位、低重力引起的

1）体位性低血压；

2）利尿；

3）钠利尿；

4）血液容量减少。

（4）感觉、运动刺激缺乏引起的

1）智力活动下降；

2）植物神经不稳定；

3）姿势、运动调节功能下降。

2. 根据系统分类（Vallbona，1982）

（1）中枢神经系统

1）异常感觉；

2）运动活动减少；

3）植物神经不稳定；

4）感性与行动异常；

5）智力障碍。

（2）肌肉系统

1）肌力下降；

2）耐力下降；

3）肌萎缩；

4）协调障碍。

（3）骨骼系统

1）骨质疏松；

2）关节纤维化与强直。

（4）心血管系统

1）心跳加快；

2）心脏储备能力下降；

3）体位性低血压；

4）静脉血栓。

（5）呼吸系统

1）肺活量减小（限制性）；

2）最大通气量减小（限制性）；

3）通气弥散比不均；

4）咳嗽机制障碍。

（6）消化系统

1）食欲缺乏；

2）便秘。

（7）内分泌与肾脏

1）利尿及细胞外液增多；

2）尿 Na^+ 排泄亢进；

3）高钙尿；

4）肾结石。

（8）皮肤

1）皮肤萎缩；

2）褥疮。

3. 根据残疾水平分类（池田信明，1990）

（1）疾病：肺感染、泌尿系感染、静脉血栓，肺栓塞、骨质疏松及褥疮。

（2）损伤：肌萎缩、挛缩、体位性低血压、便秘、失禁、口腔功能低下、肥胖、体力低下、精神机能低下、腰痛。

（3）活动受限：日常生活的能力低下。

（4）参与局限：家庭生活能力下降。

（5）心理障碍：意欲低下、满足度低下、解决问题的能力下降。

（四）康复措施

通过积极的康复训练，大多数废用综合征的表现是可以预防的。一旦出现废用综合征表现，虽然经过积极的康复训练，只有部分废用表现是可逆的。

脑卒中急性期通过位变换可预防褥疮、肺炎，关节活动度训练可预防关节活动受限（挛缩）。

病后数天内开始床上基本动作训练，早期使用长下肢支具进行站立训练。早期开始步行及 ADL 训练，并尽早地实用化。一旦患者恢复步行能力，则反复练习上下台阶，少量多次地步行。总之，针对以往康复程序的不足，应采取以早期 ADL 自理和早期社会复归为目标的更积极的康复训练程序。

二、误用综合征

误用综合征（Disuse Syndrome）是指不正确的治疗所造成的人为的症候群。在脑卒中患者中常见的误用综合征有对关节不合理用力所致炎症，韧带、肌腱和肌肉等的损伤，骨关节变形，痉挛状态的增强，强肌和弱肌不平衡的加剧，异常步态的习惯化及跌倒所致骨折等。如，不正确处理肩关节引起旋肌袖损伤，造成肩痛；在分离运动出现之前，让患者竭尽全力地练习对抗阻力运动，使已明显痉挛的肌肉痉挛进一步加重，而不是设法使其痉挛减轻。

脑卒中偏瘫患者，一般上肢屈肌占有优势且痉挛明显，下肢伸肌占有优势且痉挛明显，如果过度训练，使上述两组肌肉力量（痉挛）进一步加强，而不是设法降低其痉挛并促进拮抗肌张力和肌力的恢复，那么，就会造成屈肌和伸肌肌力更严重的失衡，使上肢伸展，下肢（主要是膝关节）屈曲更加困难，甚至不可能。同样道理，如果让患者在前臂不能旋后的情况下，过度地练习旋前，那么，将加剧旋前肌和旋后肌的不平衡，使旋后功能的恢复更加困难。从脑卒中机能恢复的角度考虑，重要的不是上肢的伸肌、旋后肌与下肢的屈肌肌力差，而是其拮抗“肌力”过强（痉挛）。所以，应抑制强肌，促进弱肌，恢复两者之间的平衡，促进分离运动即支配能力的恢复，而不是不加选择地、全力以赴地“加强肌力”。应该在恢复了支配能力之后再逐渐地训练肌力。在未经正确的康复训练的患者中，常可见到偏瘫步态。如果在病后早期就开始正确的步行训练，往往可完全或部分纠正这种异常步态。一旦形成了某种异常步态，再纠正将非常困难，甚至是不可能的。

第六节　吞咽功能障碍

正常的吞咽功能发生障碍称为吞咽功能障碍（Dysphagia)，其造成水和其他营养成分摄入不足，易出现咽下性肺炎，甚至窒息。即使是轻度，对饮食生活的乐趣、发音清晰的交流等也有不利影响。

一、临床表现

脑卒中患者的吞咽功能障碍见于球麻痹和假性球麻痹，后者更为多见。舌咽神经、迷走神经和舌下神经的核性或核下性损害产生球麻痹，表现为进食或饮水时出现呛咳，液体从鼻孔流出。食物向咽部移动困难，常有食物及大量唾液滞留于口腔内。重症者口常张开，唾液外溢不能讲话和吞咽，局部检查可见舌肌萎缩或有肌束震颤，咽反射消失。双侧大脑皮质或皮质脑干束损害则产生假性球麻痹。症状与球麻痹相似，但讲话困难比吞咽障碍更为明显。咽反射存在，常伴有强哭强笑等情感反应。首次发病 CT 仅见单侧病灶者，也有 30% ~40% 出现吞咽功能障碍，但一般症状轻，多在 1 ~2 周内改善，少数（不到 10%）迁延至慢性期，但多不超过 3 个月。

正常的吞咽过程可分为三期。①口腔期：口腔→咽入口处（随意运动)；②咽期：口咽→食管入口（反射运动)；③食管期：食管入口→胃（蠕动运动)。

脑卒中患者的障碍主要在口腔期和咽期。因口唇、颊肌、舌及软腭等的麻痹，食物从口唇流出，口腔内压不能充分升高，食团经口腔向咽部及食管入口部移动困难，因代偿舌的运动，颈部伸展（上抬下颌）。食管入口部的收缩肌（咽缩肌、咽提肌）不能弛缓，食管入口处开大不全等阻碍食物团块进入食管，软腭上抬及喉头上抬不良可导致食物逆流入鼻腔及误入气管。

据报道，急性脑卒中患者中约 29% ~60. 4% 有吞咽功能障碍，经训练在病后 1 个月左右仍有近 10% 不能经口进食。对慢性期（发病 1 个月以上）住院患者的检查显示：约有 6% ~34% 的患者存在吞咽功能障碍，其中 30% 能进行训练，但认为训练有效者仅占 2/3。此障碍迁延至慢性期者几乎均为脑干病变、双基底节或内囊病变等所致假球性麻痹。

二、检查与评定

（一）了解病史

明确脑卒中的类型、病灶部位及卒中次数。了解饮食状况，包括营养补给的方法；已经能经口进食者进食时是否有呛咳、进食所需时间、进食量及种类、每口食量，有否帮助及方式，进食时是否有情感失禁及既往饮食习惯。

有无发烧、咳嗽及频发肺炎，体量及尿量的变化。

（二）一般检查

（1）明确意识状态及智力。

（2）检查下颌、口唇、舌、软腭及颊肌的运动、齿的咬合、流涎及咽反射情况，咀嚼运动及力量，能否随意咳嗽及有无构音障碍。颈部关节活动度、肌力及能否保持头的各种姿势。必要时用间接喉镜检查左右梨状隐窝是否有唾液或食物残留及声带运动情况。

（3）检查有无肺部感染以及营养不良等。

（4）观察患者吞咽动作，令患者模拟吞咽动作或咽唾液；观察咀嚼动作、口唇闭合情况、有无喉头上抬及时限和颈部活动情况。对正进食者，可观察进食时的上述情况，最好用水、糊状食物及成型食物分别进行。

（5）通过饮水试验，洼田氏的咽水试验可简易地判断患者吞咽功能障碍的程度，有利于选择治疗适应证。方法是让患者按习惯自己喝下温水 30 毫升，观察所需时间及呛咳等情况。正常人能不呛地 1 次咽下，所需时间不超过 5 秒（从口腔含水至咽下结束的时间，以喉头运动为标准)，见表 16 -3。凡达正常人标准者不需治疗，Ⅳ级及Ⅴ级者需积极训练，介于两者之间主要是进行进食方法的指导。因本方法无论是在检查时，还是以其为标准指导治疗时均有一定的危险性，故应用受到限制。

表 16 -3　饮水试验(洼田,1982)

Ⅰ级:能不呛地一次咽下
Ⅱ级:分成两次以上,能不呛地咽下
Ⅲ级:能一次咽下,但有呛咳
Ⅳ级:分成两次以上咽下,也有呛咳
Ⅴ级:屡屡呛咳,全量咽下困难

（三）特殊检查

1. 视频荧光造影（Videofluorography，VFG）

该方法是在患者吞咽造影剂数毫升的同时用 X 线透

视装置及摄像机录下整个吞咽过程，然后进行分析。近年来应用报告逐渐增多，经本检查发现，在饮食无呛咳的患者中，有近30%存在误咽，根据有无呛咳判断有无误咽并指导饮食训练是不适当的。所以有人指出为判断有无误咽，VFG是必须的。但某些急性期患者难以进行本检查。

2. 肌电图检查

在进行吞咽时，进行有关肌肉的肌电图检查。因检查难度大且不能直接反映误咽情况，在康复专业中应用还很少。

3. 咽下内压测定

是为了解咽、食管咽交界处、上部食管的静止压及咽下运动时的蠕动波的收缩力及内压变化而进行的一种检查。因检查手法困难、可信性及重复性尚有些问题，临床上应用不多。

4. 声门电图检查（Electroglottography）

用表面电极检测发声时声带活动所伴随的组织抵抗变化的一种方法。近来已应用于评价吞咽功能障碍。

三、康复训练

（一）训练的基本原则

（1）对于有意识障碍的脑卒中患者，先采用非经口摄取营养的方法，同时预防颈部的伸展位挛缩，等待意识恢复。

（2）一旦意识清楚，能服从指示，病情不再加重且全身状态稳定，则进行全面检查，选择治疗方案。

（3）凡经口进食不足者，要用其他方法补充。

（4）无误咽、口腔期及咽期障碍，可开始正常饮食。

（5）无误咽但伴有口腔期障碍，进行：①口腔、颜面、颈部的ROM训练、肌力强化及促通舌运动，消除全身痉挛对口腔、颜面部的影响；②摄食训练。

（6）无误咽但伴有以咽期为主的障碍，进行：①训练同（5）~①；②选择良好的体位；③摄食训练（观察（5）~①训练两周后开始为好）。

（7）有误咽，进行：①训练同（5）~①；②防止误咽的训练（闭锁声门训练，促通咽反射、声门上吞咽）。

（8）有误咽的患者进行上述训练约3周后，进行VFG，再确认误咽程度，如误咽减轻，选择体位开始摄食训练。对误咽程度无变化者，再进行上述训练，有时有必要请耳鼻喉科行外科处理（如环状咽肌切断术），据认为可取得良好的成果，术后再进行适当的上述训练，同时进行摄食训练。

（二）摄食训练

具体的训练方法如下：

1. 口腔、颜面肌、颈部屈肌的肌力强化、ROM训练及舌运动的促通

用促通技术进行皱眉、闭眼、鼓腮、微笑等表情动作训练，改善有关诸肌的紧张性、促进主动收缩功能的恢复，尤其要注意咀嚼肌的肌力和肌张力、下颌ROM训练。

因为颈屈曲位容易引起咽反射，所以强化颈部屈肌肌力并进行主动、被动的颈部旋转、侧屈、屈伸ROM训练，防止颈部伸展位挛缩是非常重要的。

舌做前伸、后缩、侧方按摩颊、清洁牙齿、卷动等主动活动，同时用压舌板在舌上进行压、滑动等刺激或舌抵压舌板练习抗阻运动可改善舌的运动。用纱布包住舌尖用手向各个方向运动舌，可降低舌肌肌张力。用勺子使舌中央凹陷以利于良好地保持食团。各种发音训练也能在相当程度上促进舌的运动。

2. 阶段性摄食训练

基本上是考虑食物形态、黏度、表面光滑度、需咀嚼程度及营养成分含量等进行摄食训练。液状食物易于在口腔移动，但易出现误咽；固态食物加重口腔期障碍，但易于刺激咽反射，误咽少。既较容易在口腔内移动又不易出现误咽的是胶冻样食物（如果冻）。一般先用胶冻样、均质糊状食物进行训练，逐渐过渡到普食。

3. 选择体位

以往多主张取“近坐位”，但VF检查发现躯干后倾位误咽少，程度轻，故以躯干后倾轻度颈屈曲位进食为好。在偏瘫患者，健侧在下的卧位，颈部稍前屈易引起咽反射，多可减少误咽。另外，颈部向患侧旋转90°可减少梨状肌陷凹残留食物。

4. 闭锁声门练习（Pushing exercise）

也称声带内收训练。患者双手压在桌子或墙壁等上的同时，训练大声发“啊”音。这是随意地闭合声带，对防止误咽相当有效。

5. 刺激咽反射

有几种方法：

（1）把耳鼻喉科用的小镜子浸在冷却水中10秒后，轻轻地压在软腭弓上，连续反复5~10次，可很好地刺激咽反射所必须的咽部压力感受器和水感受器，从而取得良好的引起咽反射的效果。

（2）与本法相似，让患者咽下小冰块，可使咽反射变快。

（3）木佐等报道在软腭反射、咽反射减弱或消失的患者，在咽反射恢复到不能咽下细管之前，让其从口腔咽下胃管，每日2~3次的插管刺激，可提高口腔器官的机能，有较好的效果。

6. 声门上吞咽（supraglottic swallow）

为随意地保护气道的方法。包括让患者充分吸气、憋气，进行咽下运动，其后呼气，最后咳嗽等一连串训

练。该方法是利用停止呼吸时声门闭锁的原理。最后咳嗽是为了排除喉头周围残存的食物。适用于咽下过程中引起误咽，即喉头上举期误咽的病例。

喉头上举差时，被动上下活动甲状软骨，然后让患者发“ooh—aah”、“eeh—ooh”，进行喉头上举训练。

经过上述训练，多数患者可过渡到经口进食普通软食，且所需时间在合理程度，保持正常的营养状态。

第七节　慢性脑积水及脑室、腹腔分流管堵塞

一、概述

（一）脑积水

因脑脊液产生和吸收不平衡，导致过量脑脊液在一个或多个脑室和蛛网膜下腔内积聚称为脑积水（hydrocephalus）。按发病时间可分为急性（一周内）、亚急性（一周至一个月）和慢性（一个月以上）脑积水。

脑脊液主要由侧脑室脉络丛分泌，经室间孔、第三脑室、中脑导水管、第四脑室进入蛛网膜下腔，再经蛛网膜颗粒渗透到硬脑膜窦内，回流入血液中。脑脊液的功能相当于外周组织中的淋巴，对中枢神经系统起缓冲、保护、运输代谢产物和调节颅内压等作用。脑积水一旦出现，即可说明脑脊液循环通路存在梗阻，根据梗阻部位的不同分为梗阻性脑积水（obstructive hydrocephalus）和交通性脑积水（communicating hydrocephalus），前者梗阻发生在第四脑室出口以上即脑室系统，后者梗阻发生在第四脑室出口以后即蛛网膜下腔。发生慢性脑积水的原因主要为：①蛛网膜下腔出血；②颅内感染；③脑损伤后颅内压增高（如脑出血破入脑室或脑出血血肿清除术后）。蛛网膜下腔内的血性脑脊液可阻塞蛛网膜颗粒，同时还可引起无菌性炎症反应，使软脑膜和蛛网膜发生粘连，从而使脑脊液循环和吸收发生障碍。颅内感染后可引起广泛的蛛网膜下腔粘连，也可产生脑脊液循环障碍而形成脑积水。颅脑损伤后，颅内压增高引起上矢状窦压力增高，必然导致脑脊液吸收减少。此外重度颅脑损伤时，还可直接造成脉络丛和室管膜的损害，而干扰血—脑屏障和血—脑脊液屏障，促进脑积水的产生和发展。

分析患者的临床症状：脑积水后导致颅内压的持续增高，使开始意识清楚的患者逐渐出现意识障碍，嗜睡、昏睡以致昏迷，或者原有的昏迷患者持续昏迷。侧脑室扩大程度大于第三、第四脑室，尤以前额角最易扩大，导致额叶受压，并使大脑前动脉及其分支在胼胝体上方受到牵拉，导致该血管支配的额区和旁中央小叶的血液供应障碍，而这些区域正是管辖精神、肢体运动、排尿功能的高级中枢所在，所以引起相应的症状。

（二）脑积水的临床表现

清醒患者可表现为：头痛呕吐，步态不稳，痴呆、激惹、烦躁及肢体功能减退，小便失禁等。部分重症患者可表现为开始意识清楚的患者逐渐出现意识障碍，嗜睡、昏睡以致昏迷，或者原有的昏迷患者持续昏迷。

（三）脑积水的影像学诊断标准

CT 和 MRI 是目前公认的诊断脑积水的可靠手段。两侧侧脑室前脚尖端之间的最大距离大于 45 毫米；两侧尾状核内缘之间的距离大于 25 毫米；第三脑室宽度大于 6 毫米；第四脑室宽度大于 20 毫米为异常。脑积水所致的脑室扩大为进行性增大，以侧脑室角部（尤其是颞角和额角）和第三脑室较明显，其侧脑室枕角扩大出现较晚，但一旦出现其诊断意义更大。严重的脑积水可导致脑室旁白质渗出水肿，MRI 显示脑室旁白质水肿较 CT 更清楚。但实际应用中，必须将影像学表现与患者的临床情况相结合，进行综合性分析。

二、康复期患者脑积水的早期发现

多种脑部疾病均可导致脑积水。在康复科，蛛网膜下腔出血、脑疝、脑室出血、小脑卒中、血肿清除术后等所致慢性脑积水最多见。由于急性期后患者多已由神经外科或神经内科转入康复科，并有相当大比例转康复科时仍处于昏迷状态，因此早期发现慢性脑积水对于康复科医生具有重要意义。在及时发现病因并积极进行脑室腹腔分流术（VPS）的外科治疗后，开展积极全面的康复治疗可能会极大地改善患者预后。

慢性脑积水诊断并不困难，重要的是要想到脑积水可能性，CT、MRI 是诊断首选方法。但是不可否认，即使通过影像学资料早期诊断脑积水，但此时伴随脑室的扩大，脑组织已经受到损伤，仍可能留有轻、中度的功能障碍。因此，如果在早期预测到脑积水的发生，早期处理，将进一步改善患者的预后。对于昏迷的患者，减压窗膨隆是重要的体征。腰穿检查可明确脑脊液压力有无明显增高，压颈试验可知脑脊液是否通畅。腰穿压力增高是脑积水的重要指征，但是压力不高并不能排除脑积水的存在，而可能为梗阻性脑积水。

有关研究报道：一组包括 22 例昏迷患者，6 例非昏迷患者的病例报告，损伤 6 个月内的患者经脑室分流术后，12 例昏迷患者逐渐清醒（其中少于 3 个月的有 10 例，3 ~6 个月的有 2 例），2 例患者呈低反应状态，另 6 例分别有精神症状、步态不稳、小便障碍的患者症状明显改善，经神经康复训练后肢体功能、语言、认知及情感都有明显的恢复。而损伤 6 个月以上的患者，虽诊断及手术治疗，并进行神经康复训练，但仅肢体痉挛明显降低，而其他指标无改善，复查 MRI 示脑组织广泛软化灶形成并胶质增生。这提示脑积水必然伴随着脑室和或蛛网膜下腔的扩大，压迫作用对大脑半球实质的影响尤

其明显。短期压迫所致的损害是可逆的，而长期过度压迫后则由于脑实质的持久扭曲状态和胶质增生造成脑积水的病理损害不可逆转，造成不可逆的结构破坏和持久的功能障碍。一旦发生神经元大量凋亡，分流术就不能有效改变脑积水的预后。

Shoesmith 等使用示踪剂追踪脑室和脑实质间液体流动的研究证实上述病理变化是脑脊液循环受阻后的代偿通路。这一变化反映出脑实质中物质运输出现障碍，导致内环境和神经系统功能的紊乱，患者出现昏迷、精神症状、肢体功能障碍等。

三、分流术前后康复性训练对脑功能恢复的影响

分流术后，针对昏迷患者，早期给予针灸、声、光、电的刺激；注意抗痉挛的体位摆放；保持关节活动度训练；保留吞咽功能的训练；保持二便功能的控制；预防下肢深静脉血栓等预防性康复处理。当患者意识恢复后，及时地减少促醒阶段使用的被动性手段，尽早地开始主动性的康复训练，并随着体力和心肺功能的恢复逐渐发展到恰当的训练剂量、足够的训练时间。针对多种身体的损伤，开展复合性损伤康复；针对个体“活动”能力和社会“参与”能力开展综合性康复，不但要考虑患者在医院中的康复处理，还要考虑回家和恢复职业的处理。

患者昏迷过程中的早期的预防性康复治疗，意识状态恢复后的主动性的康复治疗，早期的语言、认知功能的训练及心理状态的调整均至关重要。否则，患者清醒后，可能出现明显的废用综合征及误用综合征而严重地影响康复治疗的效果。

密切观察肌张力的情况：如果肌张力（特别是抗重力肌）增高就要立即调整肢位，进行抗痉挛的肢位摆放，严格防止痉挛的出现。出现踝阵挛时，要立即持续牵拉腓肠肌使阵挛停止，并摆放相应下肢成屈膝、踝背屈肢位。长期肌张力低下的肌肉组（如左上、下肢），要通过各种方法促使肌张力提高：包括针灸、按摩、电刺激、立体感神经肌肉促进疗法等。一旦肌张力增高后，也要摆放到抗痉挛的肢位下，预防痉挛的发生。但注意一对拮抗肌的张力要基本平衡。

一旦患者清醒，肢体康复训练应尽可能地减少被动成分，以患者主动的运动为主。利用神经生理学方法诱发主要肌肉组的主动性运动，如上肢伸肌群、下肢屈肌群及内收肌群；诱发颈肌群的各向主动活动等。

早期主动吞咽功能的诱发：在上述 22 例昏迷患者中仅有 2 人保留有吞咽功能，适当喂冰水练习，尽可能地诱发主动吞咽动作，对于患者也是一种主动的康复训练。主动吞咽的刺激对患者的意识觉醒有帮助，并有利于早日拔除胃管和气管插管。但应高度重视训练的循序渐进性，防止过早给予患者流质或半流质食物引起误吸，造成肺部感染，甚至窒息，所以患者清醒后应及时评估吞咽和咀嚼功能，并予以适当的康复性训练。

左侧脑损伤患者常伴有语言障碍，右侧脑损伤患者常伴有认知障碍，这些均与患者今后的社会参与活动密切相关，治疗应与肢体训练同步进行，才能达到最佳的恢复状态。总之，通过全面的康复使患者不仅肢体功能方面，而且在日常活动、社会参与方面都达到最大程度的恢复。

综上所述，临床康复过程中，处理好脑室分流术和康复训练的关系十分重要。康复科医生是否能够早期发现慢性脑积水，并采取有效措施（如脑室分流术）是决定患者预后的最重要因素。术后早期开始预防性、主动性康复为主的治疗措施可明显改善患者的康复预后，否则单纯康复治疗而不解决脑积水，轻则影响脑功能的恢复，重则丧失脑功能恢复的机会。

四、V－P 分流置管方式与术后常见问题

（一）V－P 分流置管方式

自 1905 年 Jackson 首先开展脑室—腹腔分流术至今已有百年历史，期间除了分流管和分流装置的不断革新外，研究最多的就是分流管的放置问题。目前主要有三种 V－P 分流置管方式，即分流管腹腔端分别置于腹腔、肝脏膈面和直肠膀胱（或子宫）凹。

1. 分流管置于腹腔

这是目前临床上应用最多的一种。腹腔面积广泛，吸收能力强，理论上应是最理想的分流场所。但是腹腔脏器多，排列复杂，易受呼吸、体位及运动等因素的影响，最重要的是大网膜对异物有很强的趋向性和包裹性，故置入腹腔内的分流管作为异物游离在腹腔内与腹膜直接接触和摩擦，极易被大网膜包绕，导致分流管腹腔端闭塞。

2. 分流管腹腔端置于肝脏膈面

此种方式较置于腹腔的分流术的梗阻率低，但是钟志坚等报道梗阻发生率仍为 19.05%，再次手术发现为腹腔内皮细胞增生形成纤维组织将分流管包裹所造成。现已有人提出以往发生堵塞是由于分流管未固定在肝脏膈面，反复摩擦导致纤维组织增生，故应术中很好地固定分流管。

3. 分流管置于直肠膀胱（或子宫）凹

该方式手术创伤小，导管既随大小便而有轻微活动，不易被粘连，又有效的避免了被大网膜包裹的可能。但是导管有破入直肠和膀胱的可能，且女性患者患有盆腔炎时，容易导致引流管堵塞。因此，作为临床康复医生必须掌握脑室—腹腔分流管的分流状况，及早发现堵塞，以防止病人临床症状的进一步恶化。

（二）脑室—腹腔分流管堵塞

1. V－P 分流管堵塞的主要原因

脑室—腹腔分流术是解决脑积水、缓解脑实质压力、解除脑血管阻力、使脑的血液灌注量增加、从而改善脑组织的生理代谢过程、促使受压脑组织功能恢复的有效方法。在诊断正确的前提下，如果分流术1～2个月后，患者脑室仍然无缩小，则分流手术可能不成功。即使当时分流术成功，也要密切监测，因为脑室腹腔分流术失败的比例高达28%～58%。

V－P分流术后1～2周，如果患者临床症状基本稳定，即转入康复科进一步进行康复治疗，因此V－P分流管堵塞多发生在住院康复的过程中，作为康复科医生必须早期发现堵塞，才能为患者康复赢得宝贵的时间。感染（颅内或分流管周围）、颅内出血、大网膜反应性包裹分流管末端导致分流管阻塞等是V－P分流失败的最常见原因。在V－P分流术的二次手术病例中，80%以上为分流管阻塞。

2. 早期发现脑室－腹腔分流管堵塞的方法

（1）临床经验

康复治疗时患者出现以下情况，要考虑到分流管堵塞可能：患者在临床康复出现好转情况下，病情再次出现反复，如神志清楚的患者出现意识障碍并逐渐加重或者持续昏迷，而用原发损伤不能解释；或出现头痛呕吐，步态不稳，尿失禁；或手术颅骨减压区皮瓣张力增高等。

鉴于堵管发生率较高，我们总结了一套检查分流管堵塞的简易方法：首先挤压分流泵，挤压时能按下泵但不能立即弹起，为脑室端堵塞；挤压时不易压下为腹腔端堵塞。这一方法非常简单，临床准确性相对较高，但受人为因素的影响较大，因此，需采取更加客观的检测方法进一步检验。

（2）彩色多普勒超声

分流管行走于表浅的皮下组织中，因此选用高频的声束即可获得高分辨率的图像，如图16－1。分流管中显示液体流动征。挤压分流泵同时，可见分流管中出现液体流动征。另一方面，如果分流管堵塞，则侧脑室压力增高，伴随着压力的增加，侧脑室逐渐扩大，脑皮质受压导致厚度明显变薄。脑皮质厚度与侧脑室宽度的正常比例约为5:1，分流管堵塞后，二者比例甚至可达1:1。

（3）影像学检查

连续追踪观察患者自发病以来所有CT和MRI的影像学资料，如果发现脑室进行性增大，脑沟变浅，有明显对称性的脑室旁渗出表现，则应考虑到脑室分流管堵塞导致脑积水的可能。两侧侧脑室前脚尖端之间的最大距离>45毫米；两侧尾状核内缘之间的平均距离>25毫米；第三脑室平均宽度>6毫米；第四脑室平均宽度>20毫米为异常。

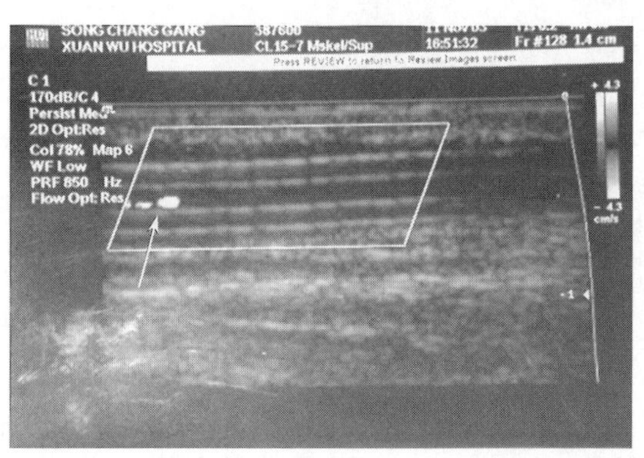

图16－1　分流管多普勒超声

CT和MRI是目前公认为诊断脑积水的可靠方法，通常脑积水所致的脑室扩张，多为可逆性，在分流术成功减压后可逐渐消退。MRI显示脑室旁白质水肿较CT更清楚。尤其是当动态观察CT或MRI脑室逐渐变大，则更加具有诊断意义，这是脑积水后脑室代偿性扩大的反应。

此外，分流术成功的患者CT和MRI表现为脑室回缩、脑沟变宽、脑室周围白质改变消失等，原有脑积水征象可完全或部分恢复正常。这些改变在分流术后数天即可显示，多数学者认为术后两周行CT和MRI检查较为适宜。这也从另一方向提示，如果患者术后两周以上脑室大小无改变甚至仍有扩大，则分流术可能不成功。另外，脑积水应与脑萎缩和硬膜下积液鉴别：

①与脑萎缩鉴别：脑萎缩时整个大脑脑沟普遍性加深变宽，有时小脑脑沟加深增宽，脑室相应扩大，颞角可能轻度扩大，而脑积水的颞角扩大则较为明显。

②与硬膜下积液鉴别：硬膜下积液所造成的硬膜下腔扩大，其内缘光滑平直，脑回呈受压变扁改变，双侧可不对称，一般有外伤史或炎症史，而脑积水时蛛网膜下腔增宽，其内缘凹凸不平，依增宽的脑沟走行。

（4）脑室－腹腔分流管造影

脑室－腹腔分流管造影是将造影剂欧乃派克3～5毫升打入分流泵，分流泵一端连接脑室，另一端连接分流管引入肝膈面、腹腔、盆腔，如果分流管通畅，则在上部的脑室端（若脑部的分流泵与脑室间双向沟通者），脑室可见显影；下面的腹腔端可见造影剂散在分布腹腔间隙。但是如果分流管堵塞，无论一侧或两侧堵塞，则堵塞侧均不显影。

分流管超声、动态CT和MRI检查、脑室分流管造影是三种新的检测方法，各有其特点。分流管超声相对方便、安全、无创、可重复性高，可发现早期病变。随着超声器械科技能力的提高，它的准确性越来越高，因此是一种非常好的检测方法，适合于临床广泛推广，但是它的缺点为受骨窗的影响，超声不能明确探查到脑室内的液体流动情况，只能判断分流管是否通畅，而不能确定具体的堵塞位置，尚不能为临床提供最直接的依据。此外，彩色多普勒超声诊断的准确性和敏感性与操作者的技术水平密切相关，因此存在假阳性的诊断结果。

CT 和 MRI 检查是目前比较普及的一种检测方法，受人为因素影响小，各项指标对比明确，动态检测的准确性高。但不利之处在于只能等到脑室已经扩大才能发现，常导致错过最佳治疗时机。

脑室分流管造影可最终确定诊断，但这是一种有创性的检查，且多次穿刺可能导致引流泵的渗漏，并有感染的可能，不能作为常规的检测指标。

综上所述，临床实践中三种检测方法可互相取长补短。术后定期分流管超声，一般为每月 1 次，动态监测分流管的引流情况；术后每 2 ~ 3 个月复查 CT 或 MRI，保留明确的影像学资料，如发现脑室有扩大，要增加复查次数；如果以上两种情况发现异常，应及时做脑室分流管造影，以确定诊断。

（贯子善　陈真）

参考文献

1. Roth EJ. Heart disease in patient with stroke: incidence, impact, and implications for rehabilitation. Part I: classification and prevalence. Arch phys Med Rehabil,1993,74:752 ~ 60

2. Roth EJ. Heart disease in patient with stroke: Part II: classification and prevalence. Arch Phys Med Rehabil,1994,75:94 ~ 101

3. Macko R F, DeSouza C A, Tretter L D, Silver K H, Smith G V, et al. Treadmill aerobic exercise training reduces the energy expenditure and cardiovascular demands of hemiparetic gait in chronic stroke patients: a preliminary report. Stroke,1997,28:326 ~ 30

4. Roth EJ, Mueller K, Green D. Cardeovascular response to physical therapy in stroke rehabilitation. Neurorehabil,1992,2:7 ~ 15

5. Stein J, Viramontes B E, Kerrigan D C. Fall-related injures in anticoagulated stroke patients during inpatient rehabilitation. Roth E J. Heart disease in patient with stroke: incidence, impact, and implications for rehabilitation. Part 1: classification and prevalence. Arch phys Med Rehabil,1995,76:840 ~ 43

6. Mohsenin V, Valor R, Sleep apnea in patients with hemispheric stroke. Arch phys Med Rehabil,1995,76:71 ~ 6

7. Daniel S K, Brailey K, Priestly D H, et al. Aspiration in patients with acute stroke. Arch phys Med Rehabil 1998,79:14 ~ 9

8. Yarkong G M. Pressure ulcers: A Review. Arch phys Med Rehabil,1994,75(8):908

9. National pressure ulcer A dvisory panel. Pressure ulcers incidence Economic Risk Assessment, Consensus Development Conference Statement. National pressure ulcer A dvisory panel. Rockville,1989,5 ~ 6

10. Rithalia SVS. Pressure sores: Methods used for the assessment of patient support surfaces. Clin Rehabil,1991,5(4):323

11. Daniel RK, Priest D L, wheatley D C. Etiologic factors in pressure sores: An experimental model. Arch phys Med Rehabil, 1981,62:492

12. Bennett L, Kavner D, Lee BY, et al. Shears pressure as causative factors in skin blood flow occlusion. Arch phys Med Rehabil,1981,52:392

13. Kumar R, Metter EJ, Mehta AJ. Shoulder pain in hemiplegia: The role of exercise. Am J phys Med Rehabil,1990,69:205

14. 王茂斌主编. 偏瘫的现代评价与治疗. 北京：华夏出版社,1990,226 ~ 233

15. Davies PM. steps to follow. springer-verlag,1985:176 ~ 183

16. Veldman PHJM, Goris RJA. Shoulder complaints in patients whth Reflex Sympathetic Dystrophy of the upper Extremity. Arch phys Med Rehabil,1995,76(3):239

17. Geertzen JHB, Bruijn H D, Bruijn-kofman ATD, et al. Reflex Sympathetic Dystrophy: Early Treatment and Psychological Aspects. Arch phys Med Rehabil,1994,75(4):44

18. Moon A H, Gragnani J A. Cold water immersion for the oedematous hand in strokepatients. clin Rehabil,1989,3(2):97

19. Rizk T E, Christopher R P, Pinals R S, et al. Arthrographic studies in paiful hemiplegic shoulders. Arch phys Med Rehabil, 1984,65:25

20. Najenson T, Yacubovich E, Pikieling S S. Rotation cuff injury in shoulder joints of hemiplegic patients. Scand J Rehabil Med, 1971,3:131

21. Basmajian I V, Bazant F J. Factors preventing downward dislocation of adducted shoulder joint: electromyographic and morphological study. J Bone joint surg[Am],1959,41:1182

22. Culham E G, Noce R R, Bagg S D. Shoulder complex position and Glenohumeral Subluxation in hemiplegia. Arch phys Med Rehabil,1995,76(9):857

23. Van langenberghe HVK, Hogan B M. Degree of pain and grade of subluxation in the painful hemiplegic shoulder. Scand J Rehabil Med ,1988,20:161

24. Chaco J, wolf E. Subluxation of the glenohumeral joint in the hemiplegia. Am J phys Med,1971,50:139

25. Faghri P D, Rodgers M M, Glaser R M, et al. The Effects of Functional electrical stimulation on shoulder subluxation, Arm function Recovery and shoulder pain in hemiplegic stroke patients. Arch phys Med Rehabil,1994,75(1):73

26. Davies P M. steps to follow: a guide to the treatment of adult hemiplegla. New York: spring-verlag, 1985:159 ~ 166

27. Fairbank T J. Fracture-subluxation of shoulder. J Bone Joint Surg(Br),1948,30:454

28. Prevost R, Arsenault B, Dutil E, et al. Rotation of the scapula and shoulder subluxation in hemiplegia. Arch phys Med Rehabil,1987,68(11):786

29. Freedman L, Munro R R. Abduction of the arm in the scapular plane: Scapular and glenohumeral movements. J Bone Joint surg,1966,48 – A:1503

30. Poppen N K, Walker P S. Normal and abnormul motion of the shoulder. J Bone Joint surg,1976,58 – A:195

31. Arsenault A B, Bilodeau M, Dutil E, et al. clinical significance of the V-shaped space in the subluxed shoulder of hemiplegics. Stroke,1991,22:867

32. Bats M, de Bisschop G, Bardot A, et al. La subluxation in ferieure de i' epaule chez i' hemiplegique. Ann Med phys, 1974, 17:185

33. prevost R, Arsenault A B, Dutil E, et al. Shoulder subluxation in hemiplegia: A radiologic correlational study. Arch phys Med Rehabil,1987,68(11):782

34. 孙启良,谢欲晓,张竹青. 偏瘫患者与肩关节半脱位. 中国康复医学杂志,1995,10(2):55

35. Brooke M M,de Lateur B J,Diana-Rigby G C,et al. Shoulder subluxation in hemiplegia: Effects of three Different supports. Arch phys Med Rehabil,1991,72(8):582

36. Zorowitz. R D,Idan K D,Ikai T,et al. Shoulder subluxation After stroke: A comparison of four supports. Arch phys Med Rehabil,1995,76(8):763

37. Baker L L,parker K. Neuromuscular electrical stimulation of the muscles surrounding the shoulder. phys Ther,1986,66:1930

38. 周士枋,范振华主编. 实用康复医学. 南京:东南大学出版社,1998,555~560

39. 张福金,张淑阁摘. 脑卒中患者的睡眠障碍与肩痛的关系. 国外医学文摘・物理医学与康复医学分册,1997,17(2):87

40. Van Ouwenaller C, Laplace P M, Chantraine A. painful shoulders in hemiplegia. Arch phys Med Rehabil,1986,67(1):23

41. shai G, Ring H, Costeff H, et al. Glenohumeral malalignment in the hemiplegic shoulder. Scand J Rehabil Med,1984,16:133

42. Joynt R L. The source of shoulder pain in hemiplegia. Arch phys Med Rehabil,1992,73(4):409

43. Hakuno A, Sashika H,Ohkawa T,et al. Arthrographic findings in hemiplegic shoulders. Arch phys Med Rehabil,1984,65:706

44. 谢光柏综述. 偏瘫病人的肩痛。国外医学文摘・物理医学与康复学分册,1987,7(4):200

45. Bohannon R W, Larkin P A, Smith M B, et al, Shoulder pain in hemiplegia: statistical relationship with five variables. Arch phys Med Rehabil,1986,67:514

46. de Courval L P,Barsauskas A,Berenbaum B,et al. Painful shoulder in the hemiplegic and unilateral neglect. Arch phys Med. Rehabil,1990,71:673

47. Partridge C J, Edwards S M, Mee R, et al. Hemiplegic shoulder pain: A study of two methods of physiotherapy treatment. clini Rehabil, 1990,4(1):43

48. Bornstein N M,Norris J W. Deep Vein thrombosis after ischemic Stroke: rationale for a therapeutic trial. Arch Phys Med Rehabil,1988,69:955

49. McCarthy S T,Turner J J. Low-dose subcutaneous heparin in the Prevention of deep-Vein thrombosis and Pulmonary emboli following acute stroke. Age Ageing,1986,15:84

50. Brandstater M E,Roth E J,Siebens H C. Venous Thromboembo-lism in stroke: Literature Review and implications for Clinical practice. Arch phys Med Rehabil, 1992,73(5s):379

51. Warlow C,Ogston D,Douglas A S. Deep venous thrombosis of the legs after strokes. PartI. Incidence and predisposing factors. Part Ⅱ. Natural history. Br Med J,1976,1:1178

52. Miller C N,Semble E L,Dalgleish D C. Medical complications in acute rehahibilitation units: deep vein thrombosis. Clin Rehabil,1989,3(4):341

53. Katz R, Green D, Sulcivan T, et al. Functional electric stimulation to enhance Systemic fibrinolytic activity in spinal cord injury patients. Arch phys Red Rehabil,1987,108:423

54. Pambianco G,Orchard T,Landan P. Deep Vein thrombosis: prevention in stroke patients During Rehabilitation. Arch phys Med Rehabil,1995,76(4):324

55. 贾子善. 脑卒中与废用性肌萎缩. 现代康复,1998,2(11):1169

56. 贾子善,张清丽. 脑卒中吞咽功能障碍的康复. 中国康复医学杂志,1995,10(6):278

57. Odderson I R, Keaton J C, McKenna B S. Swallow management in patients on an acute stroke pathway: quality is cost effedtive. Arch phys Med Rehabil,1995,76:1130~33

58. 崔晓方,郑金兰,李坤成. 比较神经影像学. 北京:科技文献出版社,2002

59. 王茂斌,高谦,李广庆. 刘海若重症复合损伤的康复问题. 中国康复医学杂志,2003,7(1):11~14

60. 王茂斌,高谦,李广庆. 从刘海若的康复医疗想到的一些问题. 中国康复医学杂志,2003,18(2):102~103

61. 朱镛连. 神经康复学. 北京:人民军医出版社, 2003

62. Klinge P, Ruckert N, Schuhmann M, et al. Neuropsychological sequels to changes in global cerebral blood flow and cerebrovascular reserve capacity after shunting treatment in chronic hydrocephalus-a quantitative PET- study. Acta Neurochir Suppl, 2002, 81(1):55~57

63. Shoesmith C L, Buist R, Del Gigio. Magnetic resonance imaging study of extracellular fluid tracer movement in brains of immature rats with hydrocephalus. Neuro Res,2000,22(1):111~116

64. Paca A, Anile C, Maira G, at a. Cerebrospinal fluid shunting for hydrocephalus in adult' s factors related to shunt rivision. Neurosurgery,1991,29:822~826

65. 陈真,李广庆,华扬,等. 早期发现脑室腹腔分流管堵塞的三种方法. 中国脑血管病杂志,2004,1(9):405~4079

66. Paca A, Anile C, Maira G, etal. Cerebrospinal fuid shunting for hydrocephalus ir adult' factors retaled to shunt rivision. Neurosurgery,1991,29:822~826

67. Jeffrey W C, James P C. Increased risk of distal ventriculoperitioneal shunt obstruction associated with slit valves of distal slits in the catheter. J Neurosurgery, 1997, 87: 682

68. 钟志坚,孙海鹰,杨冬武,等. 三种脑室-腹腔分流术置管方式的比较. 医学临床研究,2003,4:307~308

69. 朱毓,刘怀军. 脑积水 CT 表现比较研究. 河北医学杂志,2003, 25:267~268

第十七章

脑卒中患者的痉挛和挛缩问题

17

第一节 痉　挛

一、概述

(一) 定义

痉挛是由于不同的中枢神经系统疾病引起的，以肌肉的不自主收缩反应和速度依赖性的牵张反射亢进为特征的运动障碍，是上运动神经元综合征的一个组成部分。

临床上痉挛的界定性特征就是检查者被动牵伸某一肌群时体会到过大的阻力。

Sherrington 建立的牵张反射的模式为临床上描述痉挛症状与体征提供了强有力的证据，从中我们知道痉挛患者夸大的运动反应源于节段性脊髓环路处理多种来源信息的方式的改变，包括本体感觉、对外界的感觉及脊髓的下行性输入信号。

在临床上痉挛与强直（Rigidity）、阵挛（Spasm）和痛性痉挛（Cramp）可同时存在，相互影响，应加以适当的鉴别。

强直（Rigidity）：是指有肌张力增高的运动障碍，但无 Babinski 征和亢进的膝反射。

阵挛（Spasm）：是指一种短暂的，不持久的单个或多个肌肉的收缩，如面肌抽搐，又可见于 Parkinson 病等。

痛性痉挛（Cramp）：是指一种阵发和自发性的，迁延一段时间，并伴有疼痛的单个或多个肌肉的收缩，可见于破伤风、手足搐搦肌强直性营养不良。

(二) 痉挛的分类

据病变部位的不同分为：

1. 脑源性痉挛（spasticity of cerebral model）

当病变损害到皮质、基底节、脑干部及其下行运动径路的任何部位，均可出现瘫痪肢体的肌张力增高或痉挛。其主要特征：

（1）单突触传导通路的兴奋性增强。

（2）反射活动快速建立。

（3）抗重力肌趋向过度兴奋并形成偏瘫的体态（如脑瘫儿童由于内收肌痉挛出现特有的剪刀步态）。脑源性痉挛一般在发病后 3 ~ 4 周出现。

2. 脊髓源性痉挛（spasticity of spinal model）

脊髓损伤可波及上运动神经元和与之形成突触的中间神经元，以及下运动神经元。脊髓源性痉挛的主要特征和临床表现：

（1）节段的多突触通路抑制消失。

（2）通过对刺激和兴奋的积累，兴奋状态缓慢渐进的提高。

（3）从一个节段传入的冲动可诱发相连的多个节段的反应。

（4）屈肌和伸肌可出现过度兴奋。脊髓源性痉挛极易被皮肤刺激所诱发。脊髓源性痉挛一般在发病后 4 ~ 6 个月出现。

3. 混合性痉挛

多发性硬化（MS）往往累及脑白质和脊髓的轴突，从而出现运动通路水平的病变而导致痉挛的体征和症状。

(三) 影响痉挛的因素

痉挛受许多因素的影响。伤害性刺激，如疼痛、褥疮、泌尿系感染、结石、膀胱充盈、便秘、骨折、异位骨化、深静脉血栓等可使其加重；疲劳、运动尤其是费力的活动、精神紧张（如焦虑、恐惧）、睡眠不足，以及气温、年龄、生活状况、药物（如抗抑郁药物）、紧张性反射等均对痉挛有影响。

二、痉挛的病理生理机制

(一) 痉挛产生机制

痉挛的原因非常复杂，机制尚不十分清楚，还需进一步探讨。目前认为痉挛原因趋于以下两种机制：

1. 反射介导机制（或称牵张反射相关机制）

正常的运动控制不仅包括节段上中枢所发放的下行冲动，还包括脊髓本身的综合环路。牵张反射有两种形式：一种是位相性的牵张反射，即腱反射，指快速的肌腱收缩反应。其感受器是肌梭，传入神经纤维 Ia 类粗纤维，腱反射是单突触反射。另一种是紧张性牵张反射，即肌肉受到持续牵拉时，产生缓慢、持久的紧张性收缩，以阻止被拉长，它是肌紧张产生的基础，适宜的肌紧张是一切活动和随意运动的基础，对维持姿势起重要作用。感受器也是肌梭，传入神经纤维有 Ia 类和Ⅱ类纤维，是多突触反射。

牵张反射主要出现在抗重力肌，即上肢屈肌、下肢伸肌。研究表明，由于肌梭 Ia 类纤维敏感度增加和支配肌梭的 γ 运动纤维活力增加所导致的牵张反射亢进，是痉挛病因的传统理论。对于痉挛肌来说，位相性牵张反射和紧张性牵张反射都增强，临床表现为肌张力增高和腱反射亢进。

在牵张反射的控制系统中，中间神经元起着重要作用，它与高位中枢之间有着广泛的纤维联系，因此高位中枢可以通过下行抑制系统和下行易化系统，控制牵张反射活动。中枢抑制系统和中枢易化系统的失衡与痉挛的形成有明确的关系。当高位中枢病变或损害累及它们与下位中枢的联系通路时，低位中枢的活动就从高位中枢抑制中释放出来，使脊髓节段机制的活动亢进，出现异常运动模式和原始反射。

2. 非反射介导的机制

肌张力除与牵张反射有关外，还与组织的内在特性，即肌肉、肌腱、关节的黏弹性等机械特性有关。研究表明，上运动神经元病变后，肌肉的内在特性会发生一定程度的变化，尤其是慢性患者，可继发肌肉融合、胶原和弹性组织纤维化等一系列结构改变，使肌张力增高，这也是痉挛性肌张力增高的原因之一。

（二）痉挛的神经递质变化

1. 乙酰胆碱（Ach）

乙酰胆碱是脊髓内的主要递质。给予SCI后的痉挛患者吸入强CNS胆碱能兴奋剂烟碱后，其痉挛明显增强。考虑脊髓横断后的痉挛现象可能是一种胆碱能现象，与α运动神经元活动相关。

2. 酸类神经递质（AANTS）

酸类神经递质在肌张力中起重要作用，肌张力异常与AANTS浓度相关。

（1）甘氨酸：是一种有力的抑制性突触后电位（IPDPS）的神经递质。兔给予SCI造成痉挛和弛缓性瘫痪后、从损伤节段发现弛缓性瘫痪动物基础甘氨酸水平较痉挛动物和对照组高2~3倍。

（2）GABA（γ氨基丁酸）：早期即发现为突触前抑制性媒介物。猫脊髓横断损伤后近、远侧谷氨酸脱羧酶的米氏常数及最大速度值下降，导致GABA减少，引起一系列痉挛性改变。Baclofen治疗痉挛的机制即是通过与GABA－B受体结合，抑制钙离子流入突触前并抑制兴奋性神经递质释放来缓解痉挛的。安定通过间接模拟作用而增强突触前抑制。

（3）其他：如EAAS包括谷氨酸、天门冬氨酸、半胱氨酸等，研究中发现痉挛患者这些兴奋性物质受体及其受体种类也发生紊乱，替扎尼定通过抑制EAAS释放来缓解痉挛。另外，NE和5－HT的变化也影响痉挛。脑系起源的纤维释放5－HT（5－羟色胺）和去甲肾上腺素（NE），两者在维持正常的脊髓环路中起重要作用。

三、痉挛与异常运动模式

（一）上运动神经元综合征运动功能障碍的临床特点

正确认识和区分上运动神经元综合征运动功能障碍的临床特点有助于对痉挛进行诊断、评价、康复治疗。

1. 阳性症状

（1）牵张反射增强（痉挛）：肌张力增高，腱反射亢进。牵张反射引发伸肌痉挛，重复牵张反射可使痉挛减轻或出现阵挛。

（2）屈肌反射释放：Babinski反射（大拇趾伸展）踝、膝、髋关节屈曲，腹部肌肉收缩，整体协同模式。

2. 阴性症状

（1）手指的精细运动丧失。

（2）肌力减退：肌力产生不足、运动迟缓、丧失对肌节和肢节选择性控制。

（3）痉挛肌的流变学改变：僵硬、挛缩、纤维化、肌萎缩。

（二）脑卒中患者的异常运动模式

脑卒中属上运动神经元损害，即会出现上面所述的上运动神经元综合征的临床表现：痉挛、肌力减退及各主动运动的控制和协调能力受损。肌肉痉挛时会引起相应的异常运动模式和/或四肢关节的畸形。

1. 上肢异常运动模式

典型的姿势包括肩关节内收/或内旋畸形、肘屈曲、前臂旋前、屈腕、握拳、拇指屈曲内收。

痉挛肌为：背阔肌、大圆肌、胸大肌、肩胛下肌、肱桡肌、肱二头肌、肱肌、旋前圆肌、旋前方肌、桡侧和尺侧腕屈肌、指浅和指深屈肌、拇长屈肌、拇内收肌或大鱼际肌。

2. 下肢异常运动模式

马蹄内翻足或外翻、膝过伸或屈曲、拇趾过伸、髋过屈、股内收畸形。

痉挛肌为：胫前肌、胫后肌、趾屈长肌、内和外侧腓肠肌、比目鱼肌、拇趾长伸肌、腓骨长肌、髂腰肌、股四头肌、腘绳肌、耻骨肌、长收肌、短收肌、大收肌、股薄肌。

第二节　痉挛的评定

一、痉挛的评定方法

因痉挛受许多因素的影响，波动大，准确定量地评定困难。痉挛的评定包括主观的和客观的方法。现就一些主要的评测方法加以介绍。

（一）手法检查

手法检查多是根据进行关节被动运动时检查者所感到的阻力程度来进行分级的评测方法。最常用的方法是Ashworth分级（表17－1）及其改良分级（表17－2）。也有的采用腱反射及阵挛分级（表17－3）的。因痉挛对运动模式、步态、日常生活活动能力、护理量、疼痛等有影响，在评测痉挛程度的同时，多对上述指标进行评价。

Ashworth量表是Ashworth于1984年提出的，1987年Bohannon和Smith总结了他们使用该量表的经验，发现被定为Ashworth“I”级的人数太多，故增加了“1＋”级，并对各级症状重新进行了划分，制订了改良的Ashworth量表。

本方法在临床上使用方便，在四肢各肌群的评定中被广泛地采用。但近些年来，一些对本量表的信度分析显示，上肢明显高于下肢，多认为该方法适用于上肢而对于下肢应用要谨慎。本方法在具体评价时，双手放置位置、被动关节活动范围、次数、速度等应标准化。量表中的某些描述比较模糊，如“稍有增高、明显增高、严重增高、最小阻力、容易活动”等主观性强，易产生误差。

表 17-1　Ashworth 痉挛的分级评定法

级　别	评定内容
轻度	在肌肉最短位置上开始做 ROM，到 ROM 后 1/4 即肌肉位置接近最长附近，才出现抵抗和阻力
中度	同上，但在 ROM 中 1/2 处即出现抵抗和阻力
重度	同上，从 ROM 开始的 1/4 就呈现明显的阻力

表 17-2　Bohannon 等改良的 Ashworth 分级

0：无肌张力的增加
Ⅰ：肌张力轻度增加：受累部分被动屈伸时，在 ROM 之末时呈现最小的阻力或出现突然卡住和释放
Ⅰ+：肌张力轻度增加：在 ROM 后 50% 范围内出现突然卡住，然后在 ROM 的后 50% 均呈现最小的阻力
Ⅱ：肌张力较明显地增加：在大部分 ROM 中，肌张力均较明显地增加，但受累部分仍能较易地被移动
Ⅲ：肌张力严重增高：被动运动困难
Ⅳ：僵值：受累部分被动屈伸时呈现僵直状态而不能动

表 17-3　腱反射及阵挛的分级

腱反射分级	阵挛分级
0：消失	0：无
1：低下	1：非持续性
2：正常	2：持续性
3：亢进	
4：亢进伴阵挛	

（二）生物力学评测

其原理是基于对被动运动，痉挛使其阻力增高。

1. 下肢摆动试验（Wartenburg pendulum test）

患者取仰卧位，全身放松，小腿悬于检查台外下垂，此时膝关节可容易地屈伸。当小腿由完全伸展位自由坠落时，用电子测角器及测速器分别测定小腿摆动的角度和角速度。摆动试验也可用等动运动设备进行，且有较高的相关性。因痉挛的波动性和受多种因素影响，本试验需多次进行取平均值。

摆动试验结果的稳定好，与主观临床评测有较高的相关性。

2. 上肢屈曲维持运动试验（Rampand Hold movement）

患者固定于舒适坐位，患肩屈曲 20°～30°，外展 60°～70°，肘关节置于支架上，前臂旋前位以带子固定。通过被动活动装置在水平面上使肘关节活动，用电位计和测速计来记录肘关节活动的角度和速度，用力矩计记录力矩。同时通过表面肌电图记录肱二、三头肌的肌电活动。

研究表明本试验的阈值角（力矩增加并出现肌电活动的角度）与 Ashworth 评测及肌张力增高的程度明显相关。力矩除与牵张反射反应增强有关外，还明显地受痉挛肢体的长度及其黏弹性特性（如挛缩）的影响。

3. 手提测力计和等速测力器评测

手提测力计和等速测力器可较精确地测定被动牵拉肌肉时所遇到的阻力（痉挛程度），而且重复性好。用不同的被动运动速度测量阻力时，还可区分肌张力增高的反射和非反射（黏弹性）成分。用手提测力计，一次运动历时 3 秒为低速（约 10°～12°/秒），0.5 秒为高速（约 70°～100°/秒）。用等速测力器，10°/秒代表低速，190°/秒代表高速。因低速的被动运动不至于诱发牵张反射，测得的阻力代表非反射成分，高速被动运动可诱发牵张反射，测得的阻力包括了反射和非反射成分。

（三）电生理技术

1. H 反射和 F 波、M 波

H 反射、H/M 比值及 F 波已被证明在临床上是有用的，但其与痉挛的严重程度及其他痉挛评测的相关性差。表面肌电图可反映是否引起了牵张反射及其程度，并可区分痉挛与强直。

2. 腰骶部诱发电位

通过刺激胫神经而诱发电位，于 T_{12} 脊突处记录。诱发电位有三个成分，即：正波 1（P_1）、正波 2（P_2）和一个负波（S）。P_2 可能反映了突触前抑制，对脊髓损伤的患者研究显示，使用巴氯芬的患者，P_2 波波幅降低。

3. 经颅磁刺激（TMS）

经颅磁刺激可以对中枢性运动通路进行评估。已有研究显示，许多中枢神经系统疾患的患者中枢运动传导时间异常。TMS 对于判断脊髓损伤是完全性的或部分性的十分有用。

（四）模拟去输入法

本方法可去除肌张力的反射成分，从而可区分痉挛与挛缩，了解非反射成分的程度。因痉挛有两重性，在治疗痉挛之前，也可用本方法确定去除痉挛是否有利于功能与能力的改善。

1. 局部缺血试验

在患侧肢体近端加一个能充气的袖带（如血压计袖带），充气加压至收缩压以上，持续 20～25 分钟，待痉挛减轻或消失后 10 分钟内观察运动功能和日常生活活动能力等有否改善，或评价有无挛缩及程度。

2. 利多卡因阻滞

用 2% 利多卡因进行肌肉浸润或神经阻滞，目的是观察去除痉挛后有无功能的改善。

注意：评测痉挛时不要反复或延时评价，一是因为评价本身（造成疲劳或肌肉牵张反应）会引起痉挛状况的波动；二是因为痉挛每日会有波动，与总的健康状态、膀胱充盈、疼痛及许多其他因素有关。不过一次简短的评测（在一种情况下）不可能提供确切的痉挛情况。

（五）多导动态肌电图

在痉挛患者踏功率车或平板行走时用多导动态肌电仪记录相关肌肉的收缩情况，以反应拮抗肌和协同肌的收缩时相对强度，并依此分析患者的痉挛和功能障碍情况。

（六）计算机步态分析

通过对多关节电子计算机角度摄像、测试系统和多导动态肌电图取得的各肌肉的收缩情况的综合分析，明确步行运动过程中步态不同周期的关节活动度、肌力、肌张力和下肢各肌群（拮抗肌和主动肌）的收缩时相、强度和协调性，为治疗提供依据。

二、痉挛的功能障碍评定方法

（1）ADL 评定：评定基础 ADL 和实用 ADL，并标明其他所需的辅助技术和帮助。

（2）移乘能力：对日常生活中可能的所有移乘的活动能力进行评定。

（3）休息位的评定：测定关节在坐位、站位和运动过程中的角度，以及在床、椅和轮椅上的适应位置。

（4）关节活动度：记录主动、被动的关节活动度。

（5）平衡能力测试：记录坐位、站立和行走时的身体平衡能力。

（6）耐力：对活动时的耐力进行评定。

（7）疼痛：对痉挛引起的疼痛进行评价并与其他原因引起的疼痛相鉴别。

（8）支具：评价现有的支具或夹板的贴附性、功能和关节位置。

（9）睡眠：评价痉挛对睡眠的影响，如：每晚多少次被痉挛扰醒等。

（10）步态分析：判断步态类型、代偿能力和异常偏离。同时应评价上肢的位置和摆动对患者的步态和行走的影响。

第三节　痉挛的康复医疗

一、临床康复治疗的决策程序

痉挛具有两重性，既有限制关节运动，影响运动速度、精细活动和 ADL，引起挛缩、关节畸形和疼痛不适，不利于清洁护理等不利影响，但在某些患者又可能起到有利于循环、下肢支撑及保持某种姿势的作用。Bobath 认为，患者的运动功能障碍不是因为肌肉无力而是因为肌张力过高引起的。在临床上，某些患者降低肌痉挛可使运动功能得到某种程度的改善，如有一定程度的屈伸运动的痉挛手放在冰水中一定时间以后，其运动可明显改善，但是与痉挛比较，上运动神经元损伤的阴性症状，如无力、瘫痪对功能的影响更大，在许多情况下缓解痉挛并不能恢复功能。所以在进行治疗之前，首先应明确治疗的必要性和目的。影响治疗决策的因素主要包括：脑卒中部位、病程、严重程度、病变范围、挛缩、认知障碍、照顾和支持，其他有各种疼痛、压疮、尿路感染、结石、便秘、温度、衣服及鞋的不合适等。肌肉痉挛的处理包括去除其加重的诱因、姿势控制、冷热疗、水疗、肌牵张、电刺激、肌电生物反馈、药物口服及注射以及手术等。痉挛处理的决策程序见图17－1。

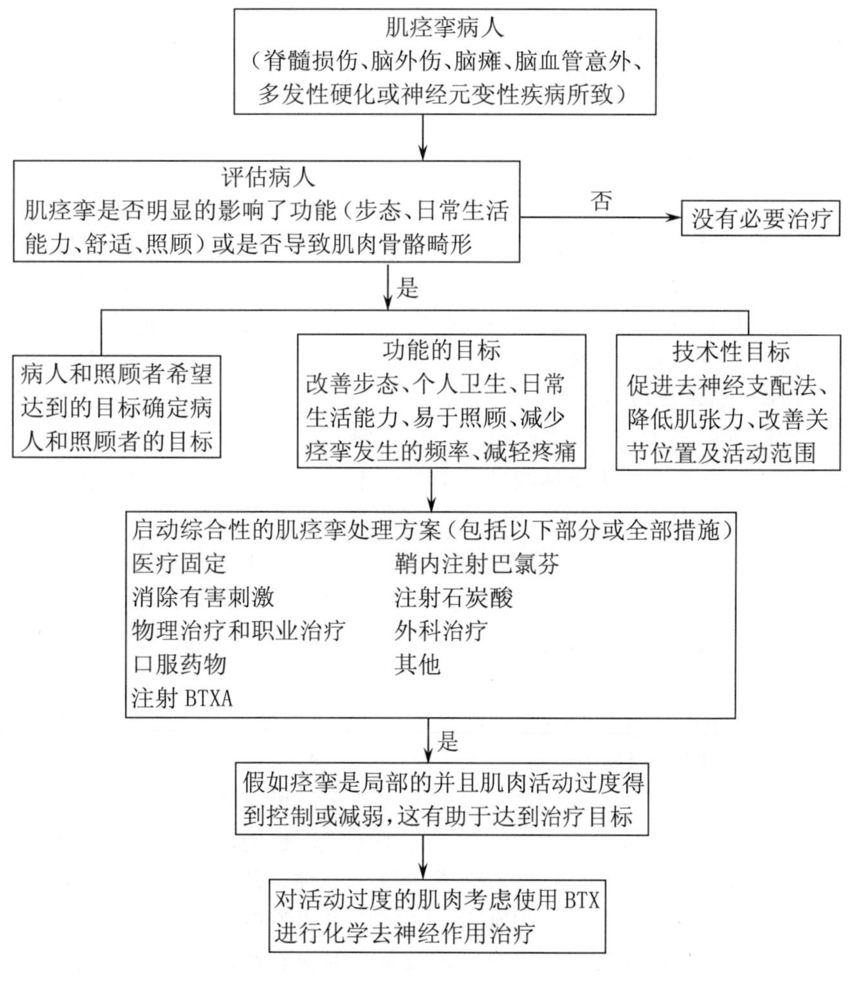

图17－1　痉挛处理的决策程序

二、综合康复

（一）预防性康复

（1）对患者进行预防性康复教育，采取抗痉挛体位，保持正常的关节活动范围，以预防痉挛引起的异常肢位和关节的挛缩。

（2）去除加重痉挛的诱因，包括伤害性刺激，如：尿道感染、褥疮、深静脉血栓、疼痛、膀胱过充盈、骨折、异位骨化、内生足趾甲等。去除精神紧张因素（如焦虑、抑郁）。防止过度用力、疲劳等。

（二）治疗性训练

（1）姿势控制：通过姿势控制以调节全身的肌紧张。它是利用中枢神经破坏后变得活化的各种姿势反射（紧张性反射）来抑制某些肌群肌张力增加。如各种抗痉挛姿势，但其效果尚难确定。

（2）肌牵张：持续的牵张兴奋腱器官，通过Ib类传入纤维及Ib类抑制性中间神经元抑制该肌肉的收缩（非交互的Ib抑制），可降低肌张力。任何使痉挛肌受到持续牵张的活动或姿势均可使相应的肌肉的肌张力降低。不过其效果短暂，有无累积效果尚难肯定。如坐位上肢采取Bobath伸展支撑姿势，可降低上肢屈肌肌张力，牵张跟腱可降低腓肠肌肌张力。牵拉可采取主动运动、被动运动、特定姿势及器具（起立平台、支架、夹板等）。

（三）物理疗法

（1）肌肉的冷疗：应用冰袋冷敷或把患肢浸于冰水中25～30分钟，可以减轻痉挛最长达3～4小时。在这个过程中，可进行运动训练。

（2）热疗或超声治疗、水疗及震动也可降低肌痉挛，这些方法的效果持续时间短。

（四）肌电生物反馈

有报道显示肌电生物反馈可减少休息时的痉挛肌活动，减少联合反应，训练抑制被动牵张时不需要的拮抗肌活动，改善步态及减少运动错误。但尚未发现阳性的运动转换，即生物反馈只能在应用时暂时改善功能能力，缺乏学习的效果，其不能使训练过的运动模式（运动）变得速度更快，幅度更大，也未能使其向不同的运动模式转换。

（五）外周肌肉或神经电刺激

经皮电刺激（TENS）的效果尚有争议，不少文献报道其可降低肌痉挛。对腓总神经的经皮电刺激可以减轻小腿肌痉挛，使踝关节的被动活动范围增大，也能改善主动活动。一次TENS的效果能维持数十分钟，甚至24小时。Alfieri的研究显示电刺激对85%～100%的偏瘫患者有效，反复应用可获得持续的效果。但也有相反的结果，可能与刺激模式、应用的方法及痉挛的评价方法不同有关。有一些研究显示功能性电刺激（FES）可降低偏瘫患者的肌痉挛程度，抑制拮抗肌的痉挛性同时收缩，改善运动控制。

做痉挛肌的拮抗肌的主动运动，对痉挛肌有交替性抑制作用。

（六）中枢性电刺激

脊髓电刺激可改变脊髓节段机制，改变突触前抑制、牵张反射与抑制痉挛状态和改变H反射。埋藏性的脊髓电刺激在先进国家已有较多的研究，但由于电刺激器要求体积小、技术参数要求高、手术精度高、价格昂贵，在我国尚未得到推广。

（七）手术治疗

周围神经切除术在非手术治疗无效的严重痉挛患者可考虑外科手术治疗，手术治疗包括脑刺激器植入、选择性背根切断术、Bischof脊髓切断术、脊髓切开术、矫形外科手术等。在偏瘫患者应用较多的是尖足内翻畸形的矫治。单纯的痉挛引起尖足内翻多采用局部药物阻滞或佩戴短下肢支具。对合并明显挛缩，且难以配用短下肢支具而影响患者步行能力者，可采用跟腱延长术和肌腱移行术等，可明显改善患者的步行能力。由于各肌群的肌张力在较长时期内可能调整变化，故手术应在发病1～2年后进行。手术后可出现踝关节不稳定，矫治不完全及再发等，术前对有关肌肉进行详细地检查分析，选择适当的术式非常重要。这里就不一一作详细介绍，但要了解手术治疗的适应证。

（八）其他

在痉挛的康复治疗中还包括应用中医针刺按摩、静态或动态夹板，连续石膏管形、支具和矫形器应用等措施。

三、药物治疗

（一）全身抗痉挛药物治疗

1. 巴氯芬Baclofen（国产商品名为力奥来素Lioresal，脊舒）

（1）特性：突触前抑制的神经递质GABA的β型受体激动剂，可加强突触前抑制，是最常用的口服抗痉挛药物，但对脑卒中后轻、中度痉挛效果好，重度较差。

（2）剂量：本药初始剂量不宜过大，一般为5毫克，每日2～3次，每3天或5～7天增加5毫克，直至出现理想效果后维持。加药间距及药量一般据病人的对药物的耐受和疗效而灵活掌握。推荐最大剂量为80毫克/日，但也有文献报道最大剂量用至150毫克/日，甚至300毫克/日仍是安全的。服药后3～7天起效，2～4周到高峰。停药应逐渐减量，以防副作用出现。常见副作用有镇静作用、疲劳、无力、恶心、头晕、感觉异常、癫痫发作阈值下降及突然停药出现幻觉，弛张热合并白细胞减少等。

（3）注意事项：①禁忌证为对巴氯芬过敏，两岁以下儿童，帕金森病，终末期肾功能衰竭；②合并消化道溃疡、癫痫、精神病、延髓麻痹、呼吸与肝肾功能障碍等疾病者应慎用；③避免与其他中枢神经抑制剂如酒精等同服，老人应减量；④三环类抗抑郁药可增强巴氯芬作用，使肌张力过低；⑤可增强抗高血压药物作用，需要合并用药时应调整抗高血压药物剂量；⑥巴氯芬过量可致中毒症状，如：头昏、呼吸抑制甚至昏迷，可予洗胃、活性炭吸附、透析、水杨酸毒扁豆碱静脉注射。

2. 替扎尼定（diazepam）

（1）特性：替扎定尼是咪唑类衍生物，在脊髓或脊髓上水平（脑干网状结构运动系统）具有拮抗中枢α2肾上腺素受体的活性，也可与咪唑类受体点位结合。它可抑制脊髓中间神经元突触前末梢兴奋性氨基酸（如谷胺酸和天冬胺酸）的释放，也可促进抑制性神经递质氨基乙酸的活性，这些机制使皮质脊髓通路受抑制。抑制来自皮肤、肌肉的感觉信号的传入。在痉挛患者中，替扎尼定可剂量依赖性地降低牵张反射和多突触发射的活性。替扎尼定还可以增强人体H反射的抑制以及降低异常的共同收缩运动。这些作用可改善痉挛患者的临床症状。

（2）剂量：初始剂量2～4毫克夜间单次给药，缓慢增量。一般2～4天增加半片至一片（4毫克/片），直至达到治疗目的且副作用最小时维持用药剂量。最大推荐剂量为36毫克/日（没有绝对最大剂量）。

抗痉挛效果与巴氯芬相似甚至更好。尽管不能直接产生类似GABA的作用，但可提高对突触后受体的亲和性，强化突触前抑制的机制，对大多数病人来说，只有在出现较强的镇静作用时才能达到缓解痉挛的目的，因此一般把它与巴氯芬联合应用，既解除痉挛也减少镇静副作用，减少各自的药量。然而在替扎尼定、巴氯芬和安慰剂治疗组中，未发现步态或功能评估有差异。在治疗卒中或脑外伤致痉挛性偏瘫中，比较替扎尼定与安定的疗效，两者降低被动牵伸阻力方面效果相同。但替扎尼定耐受性更好，更易被患者接受。

（3）副作用：嗜睡、口干、疲乏、眩晕，肌无力，低血压、幻视和转氨酶青光眼禁用，饮酒或使用抗凝药慎用。

3. 硝苯呋海因钠（Dantrolene、Dantrium，丹曲林）

（1）特性：其是唯一作用于末梢（肌纤维）水平的抗痉挛药物。通过部分地抑制骨骼肌兴奋收缩偶联，使钙离子从肌浆网释放，减弱肌收缩力。新的研究显示其分子学机制是Dantrolene作用于Ryanodine受体后直接或间接抑制Ryanodine受体，即骨骼肌肌浆网上主要的钙离子释放通道，从而降低细胞内钙离子浓度。其对控制阵挛、肌抽搐，减弱深部腱反射及被动运动阻力有效，但对ADL及步行功能的改善尚无一致的结论。

（2）剂量：开始用量为25毫克，每日2次，如有必要每5～7天增加25～50毫克，成人最大剂量为200～400毫克/日。

（3）副作用：常见副作用有无力、安定作用、头晕、感觉异常、恶心、腹泻及肝功能损害等。

Dantrolene虽是常用于脑卒中后痉挛的药物，但绝非理想，无力为主要的问题，且老年人副作用发生的机会较高，尤其是妇女，主要是认知及心血管方面，限制了应用。少量研究支持用Diazepam（安定）、Baclofen（氯苯氨丁酸）和Tizanidine，但副作用常见。

4. 妙纳（Myonal®）

（1）特性：妙纳是由日本卫材株式会社研制和开发的治疗肌张力亢进的药物。1983年在日本上市，已在世界许多国家和地区获得应用。妙纳的主要成分是盐酸乙哌立松（Eperisone Hydrochloride），服用该药20分钟后，人肌梭的传入神经纤维的活性即被阻滞，同时可以阻断γ运动神经元发出的神经冲动，这种作用对人类具有选择性，不直接作用于肌梭；相应地，盐酸乙哌立松也可通过作用于γ运动神经元降低肌梭的敏感性，从而达到骨骼肌松弛作用。另据报道盐酸乙哌立松具有促进随意运动的作用，如四肢的伸展和屈曲，但不会降低肌力。

除此之外，盐酸乙哌立松具有类Ca^{2+}拮抗剂和阻滞肌肉交感神经的作用，直接作用于血管平滑肌，可舒张血管、增加血流；还可抑制感觉反射，具有止痛的作用。通过上述三个独特的作用阻断肌肉痉挛的恶性循环，改善肌痉挛状态。

该药主用于中风、脑外伤后痉挛性瘫痪和紧张性头疼，治疗因肌张力高所致颈肩臂综合征、肩周炎、腰疼等，特别对于普通骨骼肌松弛药物无法治疗的病例有效。

在日本及其他国家进行的开发性和双盲试验对照临床试验中，盐酸乙哌立松片用于治疗由脑血管疾病、脊髓损伤所致痉挛性瘫痪，临床疗效非常显著。

（2）剂量：通常起始量为成人25毫克/次，3次/日，饭后口服。3天后达常规用量50毫克/次，3次/天。可视年龄、症状控制情况酌情增减，最大剂量不超过400毫克/日。

（3）副作用：不良反应主要为困倦、头痛、失眠、恶心、呕吐、食欲不振、腹痛、腹泻、皮疹等，偶有休克现象。因此有药物过敏史、肝功能障碍的患者慎重用药；老年人应适当减量；哺乳期妇女应避免用药，不得已用药时，应停止哺乳。

表 17－4　抗痉挛药对各种痉挛性疾病的疗效比较

	多发性硬化	脊髓损伤	脑卒中	脑外伤	脑性瘫痪	备注
丹曲林	+	+	＋＋	+	+	肌力不重要或认知受损的患者较合适
巴氯芬(口服)	+	+	+	+/－		
替扎尼定	＋＋	+	+			
安定	+	+	+/－	+		夜间给药
氯氮卓	+	+				
凯他唑仑	+	+	+			
氯硝安定	+?					夜间给药
吡拉西坦	+					手功能及步行能力可获改善
氯柳双胺	+					
可乐定	+?					
赛庚啶	+?	+?				
莫西塞利	+	+				物理治疗之前的准备用药
邻甲苯海拉明(静注)	+					屈肌反射降低
巴氯芬(鞘内注射)	+	+	+?	+?		
妙纳	±	±	±	±	±	

说明：+ 双盲试验已证实其对该种疾病的抗痉挛效果及耐受性。

＋＋双盲比较研究表明其对疗效及耐受性较“＋”的标准药物要优(如对于多发性硬化,巴氯芬＋＋,而安定＋)。

+/－双盲试验已证实其抗痉挛效果,但有令人讨厌的副作用,因而整体效果大打折扣。

+? 开放的药物试验表明有前途,但其效果还未被双盲试验证实。

(空格)表明在该种情况下现有文献中尚未有进行此类研究的资料。

表 17－5　抗痉挛药物的副作用比较

	步行速度下降	肌无力	镇静作用	其　他	注意事项
丹曲林	+	+		肝毒性	检测肝功能
巴氯芬（口服）	+	+	+		癫痫控制困难
替扎尼定	+/－	+		口干，肝损害	监测肝功能
安定	+	＋＋		认知损害	
氯氮卓	+/－				
凯他唑仑	+				
氯硝安定	＋＋				
吡拉西坦				恶心	
氯柳双胺	0	+		肝毒性	监测肝功能
可乐定				抑郁，低血压	监测血压
赛庚啶	+	+		口干	
莫西赛利（静注）	低血压趋向				
邻甲苯海拉明	0	0			
巴氯芬（鞘内注射）	+	+	+	癫痫控制障碍，泵失调	

说明：+ 双盲试验中该项副作用的发生率与安慰剂相比统计学上有显著性意义。

＋＋主要的问题。

+/－较小的问题。

0 双盲试验中出现了该项副作用，但其发生率与安慰剂相比统计学上无显著性意义。

（空格）双盲试验中该项副作用未被观察到。

5. 大麻（Cannabis，Cesamet®，Marinol®）

大麻类植物药用于疼痛和痉挛，改善睡眠和抑制恶心呕吐的治疗已有悠久的历史。最近又开始了对大麻新的治疗应用的研究。哺乳动物体内组织包括至少两种类型的大麻受体 CB_1 和 CB_2，均与 G 蛋白相结合。CB_1 受体主要位于中枢神经元和周围神经系统，而 CB_2 受体主要位于某些非神经元性组织，尤其是免疫细胞内。

大麻类植物主要有活性的生物碱是 Δ－9－三氢大麻醇（THC），可以处方药形式开到，如 dronabinol（Marinol®）或合成大麻酯，Nabilore（Cesamet®）。这两种药物均为 CB_1 受体激活剂。THC 还用于癔症化疗及青光眼患者的呕吐治疗。现今有非正式报道 MS、脊髓损伤或中风所致痉挛的患者吸食大麻可致肌肉放松。

口服给药后，THC 吸收变化较大，治疗窗很窄。副反应有血压升高，心率加快，眼结膜变红，口干，精神活动变慢，头晕目眩，镇静，人格解体及惊恐发作。长期大剂量可致认知障碍，成瘾。

6. 其他

吗啡、杜冷丁等。

抗痉挛药对各种痉挛性疾病的疗效比较见表 17－4。

抗痉挛药物的副作用比较见表 17－5。

（二）神经化学阻滞剂的应用

1. 局麻药物

局麻药物疗效短暂，主要用于诊断和试验性治疗。

（1）种类

局部麻醉药的化学结构与局部麻醉作用有密切的关系。局部麻醉药分为酯类和酰胺类两大类。局部麻醉药多由可卡因衍变而来，均有相同的基本结构。

①亲脂性的芳香基或杂环，有利于药物渗入神经组织而发挥作用。

②亲水性的烷胺基（仲胺或叔胺），具有中等强度碱性，有利于制成水溶性盐酸盐供注射用。

③中间连接部分，以酯键或酚胺键形式结合成芳香酯类如普鲁卡因等，或酰胺类如利多卡因等。

自从发现利多卡因有作用快、弥散广、性质稳定等优点后，近年来都偏重于寻找酰胺类的新局部麻醉药。属于酯类的局部麻醉药常用的有普鲁卡因、丁卡因、苯佐卡因、氯普鲁卡因、可卡因等，属于酰胺类的有利多卡因、布比卡因、甲哌卡因、依替卡因、丙胺卡因、地布卡因（辛可卡因）、罗哌卡因等。

罗派卡因（ropivacaine hydrochloride）为新颖的长效局部麻醉药，为罗哌卡因盐酸盐的单一异构体（S型）。1996年3月首次在荷兰上市，由瑞典Astra公司开发，在瑞典、澳大利亚、丹麦均已获得批准。1996年11月也已在美国上市。本品较外消旋体及R－异构体产生较长的持续时间的坐骨神经阻断及浸润麻醉作用，它与布比卡因在体外引起的阻断作用和体内最小有效浓度等同，0.25%～1.0%本品的浸润麻醉作用较布比卡因长，在坐骨及臂丛阻断显示相似的持续作用，在硬膜外及脊柱的阻断时间较短。本品较布比卡因出现较少的血管舒张作用，当注射到静脉循环，本品较布比卡因有较大的安全范围。本品引起心律失常的可能性较外消旋局部麻醉药为低，是20多年来在美国上市的第一个长效局部麻醉药。罗派卡因的低脂溶性使该药对运动神经和感觉神经具有差异阻滞的效果。本品较布比卡因具有较大的感觉/运动分离的优点，在低浓度下用于感觉神经阻断可获得充分的止痛，而对运动功能的影响最小。尤其适合产科使用。本品在低剂量用作镇痛剂，可以在分娩时缓解疼痛，而以高剂量做局部麻醉药可在剖腹产时使用。它具有较好的安全性、良好的效果以及在运动和感觉效应上的良好平衡。

（2）局部麻醉的部位

①肌肉内局部麻醉：药物注射到神经肌肉接点的附近，肌肉内阻滞即可产生最大效果。

②神经阻滞：当局麻药被注射到外周神经周围时，它会顺浓度梯度由外表扩散到核心，首先阻滞位于神经干外部皮质的神经纤维。诊断性阻滞的常用位点及目标见表17－6。详细内容见肉毒毒素注射部分。

2. 化学神经破坏剂

（1）酚

经皮注射石炭酸（酚）治疗肌痉挛于1959年首次由kelley等提出。石炭酸是一种神经崩解剂，贴近周围神经注射后能减少传递至肌肉的神经冲动，从而减轻痉挛。其疗效可持续数月至数年。部分患者需再次阻滞，其副作用包括感觉丧失或感觉迟钝及无力。在鞘内注射时可引起二便失禁、脑脊髓膜炎等。为减少感觉障碍等

表17－6　诊断性阻滞的常用位点及目标

位　点	目　标
臂丛	消除整个上肢的肌张力和疼痛
肌皮神经	减小肱二头肌的肌张力，以使肱三头肌的肌力与肌张力的评定成为可能
肘部的正中神经	评定腕关节和手指关节的屈曲畸形
腕管部的正中神经	评定正中神经支配的肌肉在拇指内收畸形中的意义
坐骨神经	缓解腘绳肌肌张力，以评价膝关节伸膝的范围
股神经	降低股四头肌张力，以评价膝关节屈曲的范围
闭孔神经	缓解臀收肌张力，以评价臀部外展，站立平衡和步态
胫后神经	缓解可引起马蹄足内翻畸形的后侧腓肠肌的肌张力

不良反应，多采用运动点阻滞。用针电极定位外周神经，开始用3～5毫安，0.5～3赫兹，波宽0.05～0.1毫秒的脉冲电流，获得所需的肌收缩后，用针电极作进一步神经定位，当用最小的刺激电流（0.5～1毫安）产生最大收缩反应时即为运动点。注射针回吸确认无回血后，先注入2%～7%的石炭酸水溶液0.3～0.5毫升，不拔针测试相应肌群的痉挛及反射情况，必要时再次注入，在达到预期的作用时结束注射。常用量为1～18毫升，最大量可达100毫克。

阻滞后的作业治疗和物理治疗应在阻滞注射后24小时内开始，如果患者出现感觉异常或灼痛，有以下几种解决办法：

①予高频经皮神经电刺激，控制疼痛直至自发性疼痛消失；

②服药物，如三环类抗抑郁药，非甾体类消炎药物或类激素药物等，以减轻疼痛。这些药物常需连续服用1～3周；

③重新实施苯酚阻滞。

拮抗肌的功能训练应在阻滞后立刻开始，每周3次，训练连续4周后重新评价。训练时可同时对拮抗肌群进行功能性电刺激。电刺激可以增强肌肉力量，并减轻肌肉疲劳。

运动点阻滞有时可出现注射后无效。如发生这种情况，可在几天后重新实施阻滞，一般会达到预期效果

（2）酒精（无水乙醇）

酒精可引起神经持久的损伤，且难以恢复，很少采用。用于已丧失功能，且因痉挛严重而影响护理及清洁者。

3. 神经毒素类

（1）肉毒毒素

肉毒毒素（Botulismotoxin，简称 Botulin）是肉毒梭菌在生长繁殖中产生的一种外毒素，属于高分子蛋白的神经毒素，能引起死亡率很高的人和动物肉毒中毒。根据肉毒毒素抗原不同，将其分为 A、B、C、D、E、F、G 7 个型，C 型尚分为 C_1 和 C_2 两个亚型。A 型肉毒毒素研究的最多，也较清楚，20 世纪 70 年代末已被开发并逐渐用于临床，治疗某些神经肌肉疾病。1989 年 12 月，美国 FDA 批准 A 型肉毒毒素为新药投产。1993 年 10 月，我国同类产品问世，由兰州生物制品研究所生产研制成功，获得部颁新药证书及生产文号，1997 年 2 月被中国卫生部正式批准为新药，商品名为：衡力（BTXA）。目前国际市场主要有三种 A 型肉毒毒素，即美国 BOTOX、英国 Dysport 和中国衡力。除此外美国和欧洲还有 B 型肉毒毒素，如：美国的 MYOBLOC，欧洲的 NeuroBloc。国外产品 BTX 可以利多卡因作溶剂，注射不痛，而目前国产衡力尚不确定，只能以生理盐水稀释，注射时有疼痛感。

（2）肉毒毒素作用机理

作用于周围运动神经末梢、神经肌肉接头即突触处，抑制突触前膜对神经介质——乙酰胆碱的释放，引起肌肉松弛性麻痹，即化学去神经作用。该过程包括三个不连续的阶段：

第一阶段——结合阶段。毒素结合于神经末梢细胞表面受体，结合快速，基本上是可逆的，属于细胞外的，抗毒素此时仍能对它起作用。

第二阶段——定位阶段，毒素本身或其一部分进入神经膜，即离开了抗毒素能接受的部位，这称为毒素的内转。这种内转是逐步的、有限的，虽然机理不详，但认为它不是一种被动的扩散，而是一种主动的过程，也许是吸附性胞饮现象，也许是蛋白载体或通道的形成。

第三阶段——麻痹阶段。这是最重要的阶段，由此而发生麻痹过程。毒素一旦结合于神经内面，囊泡就不再与神经膜融合而释放它所储存的乙酰胆碱。

最近的研究显示，脑卒中患者经肉毒毒素注射后，痉挛肌肉的牵张反射的阈值提高，其原因是肉毒毒素能作用于肌梭，从而减低梭内肌纤维的敏感性，降低痉挛。

肉毒素治疗痉挛的决策程序见图 17－2。

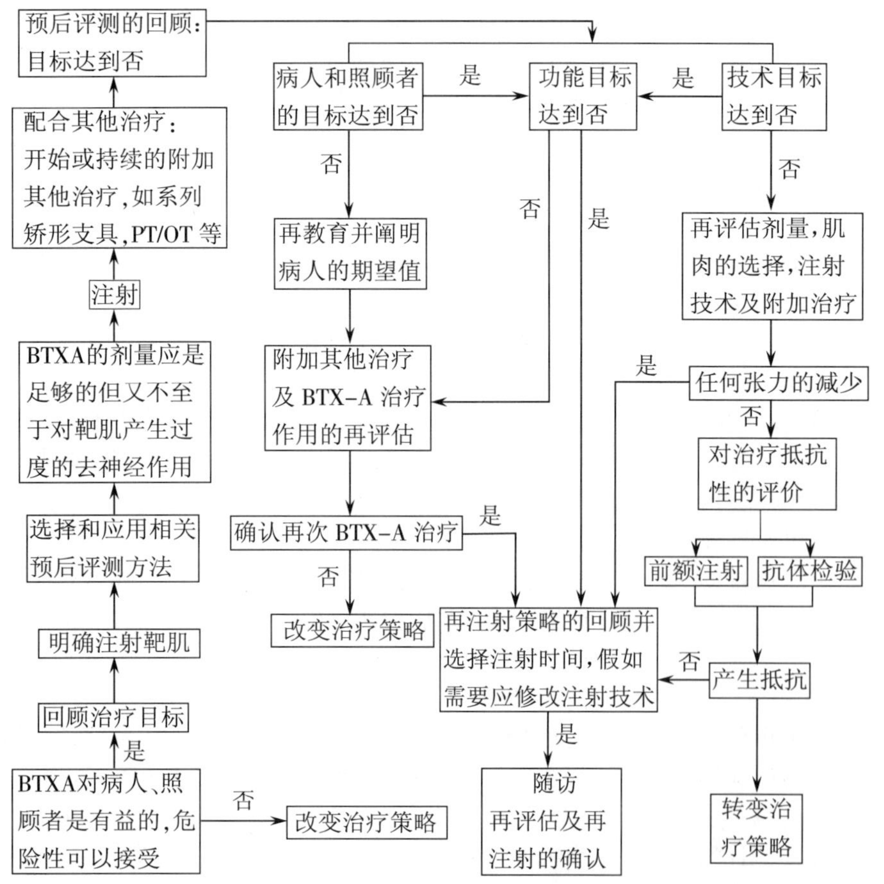

图17－2　肉毒素治疗决策过程

（3）剂量确定

根据过去已发表的研究报告和临床经验，以国产衡力（BTXA）为例，推荐 A 型肉毒毒素的初始剂量见表 17－7，这是平均身高和体重的成人的标准起始剂量。然而，还需要考虑是否在一定范围内调节初始剂量。剂量调整的条件见表 17－8。如果患者的临床情况需要低的起始剂量，可选择最低剂量，最高剂量适合于那些临床情况在另一极端的患者。医生需仔细考虑一些临床情况，特别是注射治疗时已有吞咽障碍或吞咽有困难的患者，多数医生选择较保守的方案。

每个患者对 BTXA 治疗会作出一定的反应。剂量将根据首次治疗的反应和治疗后临床进展情况进行再调整。有时，一种普遍有效的治疗对一些特殊的病人来说改善作用有限，应停止规则间歇的持续治疗。如果治疗的有效性趋于明显降低，需要再次评价肌肉的选择、剂量、注射点、注射技术以及药物抗体产生的可能性。应注意可能发生的免疫反应，要限制 BTXA 使用频率和每次注射的总剂量。然而，在痉挛的治疗中，BTXA 抗体的产生还不是一个显著的问题。虽然不是所知的各种可变因素均可诱发免疫反应，但抗体的出现提醒我们重复注射的

表 17－7　A 型肉毒毒素参考初始剂量

部位	临床表现	受损肌	平均开始剂量(U)	剂量范围(U)	注射点数
上肢	肩内收、内旋	胸大肌群	100	75～150	4
		背阔肌	100	50～100	4
		大圆肌	50	25～75	1
	肘屈	肩胛下肌	50	25～75	1
		肱桡肌	50	25～75	2
		肱二头肌	100	50～100	4
		肱肌	50	25～75	2
	前臂旋前	旋前方肌	25	10～50	1
		旋前圆肌	40	25～75	1
	腕屈	桡侧腕屈肌	50	25～100	2
		尺侧腕屈肌	40	10～50	2
	拇指	拇长屈肌	20	10～30	1
		拇内收肌	10	5～25	1
		对掌肌	10	5～25	1
	握拳	指浅屈肌	50	25～75	4
		指深屈肌	15	25～100	2
	掌屈	骨间蚓肌	15	15～50/手	3
下肢	髋屈	髂肌	100	50～150	2
		腰肌	100	50～200	2
		股直肌	100	75～200	3
	大腿内收 膝屈	内收肌，短/长/大	200/腿	75～300	6/腿
		腘绳肌内侧	100	50～150	3
		腓肠肌	150	50～150	4
	膝伸展	腘绳肌外侧	100	100～200	3
	马蹄内翻	股四头肌	100	50～200	4
		腓肠肌内/外	100	50～200	4
		胫后肌	50	50～200	2
		胫前肌	75	50～150	3
		比目鱼肌	75	50～100	2
		趾长、短屈肌	75	50～100	4
		拇长屈肌	50	25～75	2

表 17－8　剂量增减的参考

	减　量	增　量
体重	轻	重
疗程	慢性	急性
肌肉体积	很小	很大
同时注射的肌数	多	少
Ashworth 评分	低	很高
注射后肌肉变弱的可能性	高	低
过去治疗的反应	肌肉太弱	反应不足

时间不能少于 3 个月，同时应使用尽可能低的有效剂量。

BTXA 在人类的半数致死量（LD_{50}）约为 3000U。要达到致死剂量是不大可能的，但在半数致死量以下的剂量仍有可能发生明显副反应。在注射前存在吞咽障碍的患者或者有吞咽风险的患者应使用保守剂量。儿童的剂量受体重的限制，按体重调整。新的研究发现 BTXA 注入鼠外周神经内未引起损伤改变。

BTXA 的安全性与剂量范围：BTXA 的安全性很好。许多研究仅发现极轻微的副作用，如一过性皮疹，注射部位的疼痛。也有提及感冒样症状。还有一研究提到了 BTXA 注射后膀胱的不稳定性。已报道的最严重的副作用是由于 BTXA 过量引致的肌无力。这对指屈肌尤为重要。Bakheit 等人发现能保留屈肌主动活动的剂量为 300U Dysport。Rodriquez 等人也报道了保留屈肌主动活动的剂量为 100 U Botox。

BTXA 的效果持续约 10 周至 4 个月。在注射后 2～3 天才能表现出明显效果。峰值效果出现在注射后 2～6 周。总剂量为肱二头肌 200 U Botox（600～1000 U Dysport），腕屈肌 100 U Botox（400～500 U Dysport），指屈肌 100 U Botox（300 U Dysport）。国产衡力也有同样的效果。

（4）定位注射技术

①徒手注射技术：年幼及焦虑患者可在注射前适量给予苯二氮䓬类药物，也可在注射前 0.5～1 小时使用麻醉霜，但上述处理因减弱了痉挛，会影响定点及注射时的针感，所以应在定点后使用。一般情况下可不必使用。

a. 1 毫升注射器抽取已稀释好的 BTXA，再根据靶肌体积的大小及深度选择不同型号的注射针头。一般面颈部肌群、手的内在肌、幼儿上肢用皮试针即可，而其他四肢肌群常用 7～9 号针，成人深部肌群可用穿刺或麻醉针注射。

b. 常规消毒，注射时助手在实施靶肌反向牵拉，治疗者按事先定点进针直到感觉针身有阻滞感（通常进针时病人立即有痉挛增加，针感很强），回抽无血，注入预先计算好的剂量，拔针后用棉签轻压止血，通常痉挛严重部位很少出血，拔针时让助手停止牵拉，从减少患者不适感。各点依次重复。

c. 对于大肌肉，如腓肠肌，可采用同一点分层注射，先深层，然后退针至中层，最后在浅层分别注射，其目的是使药物尽可能地分布到多个神经肌肉接头处，增加疗效。

注射前、中、后0.5～1小时应严密观察病人的症状及体温、脉搏、呼吸、血压等生命体征，并备有急救药品，以防严重过敏反应。

注射前后取坐位，并于6～24小时内忌按摩及擦洗注射部位，以防远处及局部扩散。

②肌电图或电刺激引导的定位及注射技术：人们希望BTXA在阻断突触前神经末梢的同时，其扩散性能能控制在允许的范围内。因而靶肌的注射部位应更明确，并保证邻近的肌肉不受影响。肌电图引导及电刺激就是两种能改进疗效并能准确定位的注射技术。

③肌电图辅助局部注射技术简介：肌电图可用于肌张力障碍及痉挛患者肌肉活动的评价，也可用于辅助局部注射技术（如肉毒毒素、石炭酸、局部麻醉药）。

靶肌肌电信号的特征：靶肌局部的肌电图可直接获得，记录近针尖运动诱发电位的形态学及声学特征。肌束、肌腱及关节的被动和主动活动等各种手法所引出的后续电位可确定针尖的位置，同样也可区分非靶肌，避免误注射的风险。

近针尖的肌纤维在快速上升期表现为全幅的2～3相位的运动电位。这样的运动电位有清脆的声学特征。如果看到一个低振幅的电位（或听到低哑的声音），应重新放置针尖以达到最佳位置。有时，遇到“海贝壳”的声音可能反应神经肌肉接头的微型终板电位。但是，清脆的运动诱发电位，不一定提示针在靶肌里的正确位置，只不过提示针尖靠近一条收缩的肌纤维。确定靶肌的位置要通过主动收缩或被动运动。这对处于共同运动模式的病人（例如中风后痉挛状态的患者或儿童）比较困难。

（5）定位注射操作步骤

患者清醒合作，借助肌电检查的空心针电极，BTXA的注射步骤如下：

①插入空心针肌电电极到定点的靶肌内，打开肌电检查设备。

②当运动诱发电位出现时，鼓励患者轻柔牵伸或用其他方法放松。一旦动作电位静息，开始进行针尖局部的被动和主动的手法评测。最初的目标是获得与靶肌/肌腱/关节的活动相关的清脆的动作电位。

③移动靶关节产生被动关节活动，通过被动关节活动范围监控肌电图的动作电位活动（活动或插入针电极可能会诱发痉挛）。

④移动非靶关节，通过被动关节活动范围监控肌电图的动作电位活动（非目标区域会缺失或减少）。

⑤患者主动活动靶肌，监控肌电图的动作电位活动。

⑥患者主动活动非靶肌，监控肌电图的动作电位活动（非目标区域会缺失或减少）。

⑦确定位点后，接上注射器，按确定的剂量，通过肌电检查的空心针注射BTXA。

其他各点定位及注射以此类推。以上步骤能有效分离出小的、深在的肌肉。例如，用这项技术通过腕关节和手指主动和被动屈伸能区别尺侧腕屈肌与指伸屈肌的独立活动。这些步骤同样适于大的深部肌群，如胫后肌。

对不能合作或不能忍耐的患者，由于麻醉师给予适合门诊患者的短效镇静剂，此时，注射者只能进行被动关节活动技术的操作，因为麻醉下患者不能主动活动。这种情形下，电刺激可能是更适合的方法。

肌电图（EMG）能否准确定位取决于测试时区别靶肌或代偿肌活动引出的动作电位，这种区别最好通过主动和被动ROM比较后作出。然而，肌张力障碍的患者，主动肌和拮抗肌的联和收缩可能会影响评价。决定注射哪一块肌肉则是医生的临床决策。

（6）电刺激技术（Electrical Stimulation）简介

①基本原理：外周神经是由无数根的神经纤维组成。这些躯体神经系统和自主神经系统的神经纤维或是感觉性的，或是运动性的，但有时是混合性的。到达神经的电脉冲沿着神经纤维传递。若该神经含有运动纤维，电流会引起效应器肌肉的收缩。若刺激到感觉纤维，则在神经的分布区域产生异感。这一神经电刺激的基本原理可用于外周神经的区域麻醉，扩展到痉挛的治疗。

基于有无髓鞘、神经传导速度、时值和功能，神经纤维可分为不同种类。时值用来测量不同神经组织的兴奋性，即引起反应所需的一次有效电刺激的脉冲时间。当脉冲时间在时值范围内时，出现运动纤维或感觉纤维的选择性刺激（表17－9）。

表17－9　运动纤维或感觉纤维的选择性的刺激

类型	功能	时值	
A	α	运动	0.05～0.1毫秒
A	β	触觉、压觉	
A	γ	触觉	
A	δ	痛觉、温度觉	0.150毫秒
B	交感神经系统		
C	交感神经系统，痛、温觉	0.4毫秒	

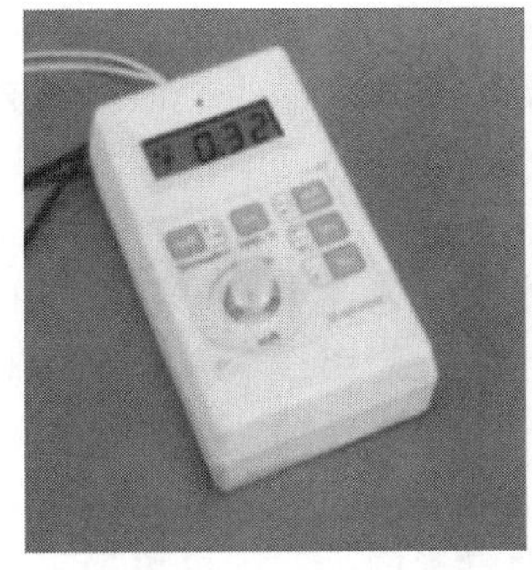
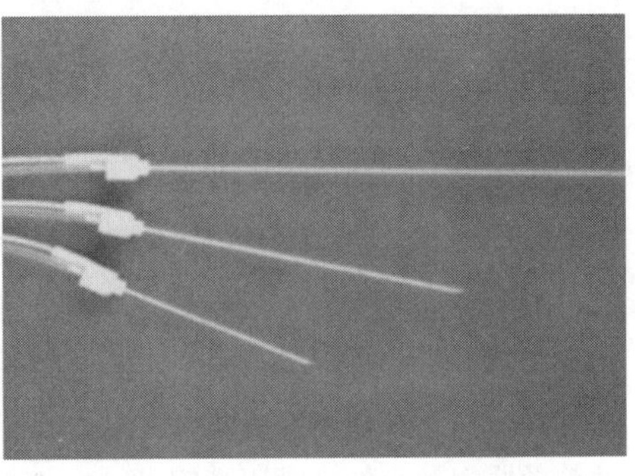

图17-3　德国贝朗公司生产的第二代神经刺激器及刺激针

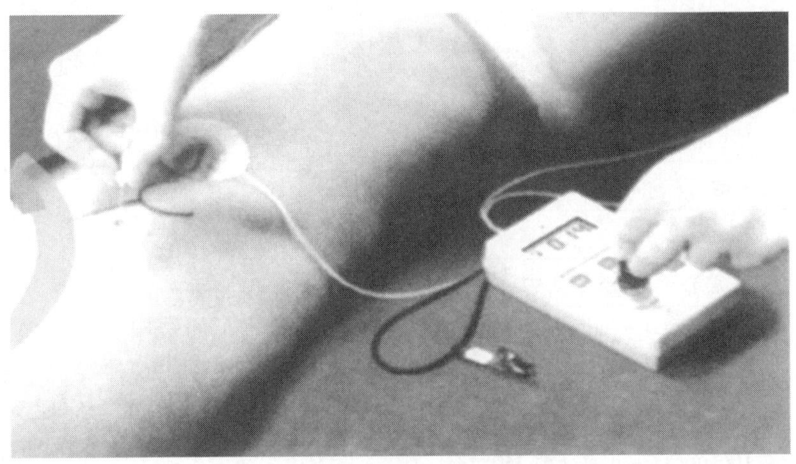

图17-4　上肢神经阻滞定位示意图

②用途：电刺激可用于刺激大的神经支配的全部肌肉或刺激肌腹中的小肌束。前者是运动神经刺激，后者是运动点刺激。后者更能反映对肌腹的小运动神经分支的刺激。运动神经刺激主要用于石炭酸阻滞而不是BTXA注射，因为神经与肌腹相比可能太细微，但运动点刺激对肉毒毒素的合理分布是有用的。理论上，运动点是神经肌肉接头的高密度区域，电刺激定点尽可能将BTXA注射到或接近神经肌肉接头结合区。这样是否能带来小剂量而效果保持最大的影响，至今还未得到证实。因为这一假设在人类的研究才刚刚开始起步，但动物研究已得到可靠数据。

③神经刺激器：以B. Braun公司的StimuplexHNS11刺激器为例，它的功能特点如下：

- 电流振幅范围在0~1毫安（或5毫安），调节精度高。
- 脉冲时间有0.1毫秒、0.3毫秒或1.0毫秒三档可调。
- 脉冲频率可设在1~2赫兹。

对于一给定的电流而言，其需要触发肌肉收缩的电流强度和针尖到神经的距离相关，即针尖与神经的距离越近，需要引起肌肉收缩或感觉反应的电流就越低。在日常的临床实践中，我们通常先用1毫安的电流来引出一次反应。当以阈电流为0.2~0.3毫安（脉宽0.1毫秒）即可引出效应器肌肉收缩时，表明刺激针头已接近该神经。振幅再低，可能会导致神经损伤。

在这一阈电流下，运动纤维可选择性地被小于0.5毫秒的脉冲时程所刺激。这一脉宽不影响痛觉纤维，因此，可使患者较愉快地接受神经电刺激，当刺激的目标是纯粹的感觉神经时，如股外侧皮神经，则选择的脉宽应大于0.15毫秒。患者随后会注意到感觉神经的分布区域出现相应的异感。

脉冲的频率通常设在2赫兹。设置较长的脉宽有助于刺激，因为快速的脉冲序列可使定位更精确，从而可有效地消除针尖滑过神经的危险。为减少创伤患者肌肉收缩引起的疼痛，脉冲频率设置得更低一些（1赫兹）更为可取。

④刺激针：刺激针除针尖一点外，其他是完全绝缘的，它们被覆完全，没有锐缘，这种针称为单极针。电流的泄出口非常小。借此，电场被包裹起来，在针尖产生较高的电流密度。针尖的电流密度越高，刺激所需的电流就越小。当针尖接近神经时，去极化所需电流下降；若针尖滑过神经，该值又开始升高。这种方法可精确的定位神经，同时有使损伤风险减至最小。

神经刺激器及刺激针见图17-3。

ES定位的基本步骤与EMG定位相似（上肢神经阻滞定位示意图见图17-4）。在初步触诊和被动活动的程序之后，将空心肌电针插入靶肌。插入后开始给予强刺激，刺激强度通常是1~3毫安以引起明显收缩或肌束抽搐为度。重置针尖找到目标点后减小刺激强度，以便最小刺激引起最大抽搐，最终的靶刺激强度是0.25~0.5毫安。

由此可见，EMG与ES定位的区别是前者引导出特定的动作电位，后者则给予刺激信号观察特定的收缩反应。还有很多其他方法与EMG和/或ES联合应用，到达其他方法难以到达的肌肉，例如，荧光透视法能引导肌电针到达靶肌，CT和超声引导也能帮助痉挛病人有效定位。

未来研究需要确定哪些反应参数在EMG或ES刺激时发生了最大改变。许多比较好的系列临床实验设计需要进一步论证。如EMG、ES与徒手触诊定位技术的双盲对比研究，应包括相同的研究对象，面对各种各样的痉挛患者，这不是一个简单的任务。

表 17－10　苯酚阻滞与肉毒毒素阻滞的比较

项　目	经皮苯酚阻滞	肉毒毒素阻滞
注射部位和步骤	适用于较大肌肉 常采用神经刺激器来定位运动点或运动支，可使用 Emla 膏或预先注射局麻药	适用于受混合性神经支配的远端小肌肉 注射技术较苯酚简便，可直接向肌腹内注射，有时也可采用肌电图定位。亦可使用 Emla 膏
作用机制	神经溶解性：对神经的短期局麻作用；使神经脱髓鞘和/或轴突变性	通过化学性去神经支配作用抑制神经肌肉接头处乙酰胆碱的释放
起效	立即或在 24 小时内	72 小时内出现麻痹作用，2～4 周内达顶峰
效应持续时间	运动点：2～5 个月 运动支：2～8 个月	3～5 个月
效力消退	逐渐地	迅速地
常见副作用	注射部位水肿、淤斑、疼痛	同苯酚
少见副作用	感觉异常、结瘢、周围神经纤维化	疲劳、恶心、头疼、全身乏力、感染
禁忌证	感觉神经密集区，对苯酚过敏者	神经肌肉接头处冲动传递障碍，如重症肌无力或运动神经元疾病
抗体形成	可能性不大	可能发生，并使阻滞无效
试剂成本	便宜	每 100 单位（1 小瓶）需 352.14 美元，每个成人需 3～6 瓶

（6）治疗显效及持续时间

许多患者在注射 BTXA 后 24～72 小时开始收到效果，起效高峰大约发生在注射后两周左右，注射 1 周后进行物理治疗会增强这种作用。A 型肉毒毒素作用于痉挛的临床疗效大约持续 12 周，虽然有些患者疗效持续时间可能更长或更短。据文献报道功能性活动和辅助治疗，包括矫形支具和注射肌群的电刺激，能延长疗效持续时间。局部注射苯酚阻滞与肉毒毒素阻滞的比较见表 17－10。

（7）影响疗效的因素

影响疗效的因素包括：痉挛时间过长；肌肉的活动度差；制剂配制不当和储存不良导致药物效价降低；首次注射剂量不足；注射位点不佳；抗体的出现，使后续治疗中对毒素的反应性降低。2%～3%的患者注射后无效，即原发性无反应。5%～10%的患者注射后出现抗体，成为继发性无反应患者。如果毒素对患者的疗效减弱，可进行简单的试验，看是否有抗体产生。用低剂量的进行额肌注射，以确定患者对治疗的反应。未出现预期的肌肉松弛则表示存在全身的抗体。该过程对患者的影响最小，无需收集血液，减少不必要的检查费用。

注射后，应选择适当物理治疗、系列支具综合治疗，加强并巩固疗效。

（8）副作用

①对患者一般状态的影响：包括全身无力、肌酸、发热；长期注射一块肌肉，可出现肌肉萎缩，但也可恢复；胆结石、疼痛；进食无力等。

②自身抗体形成：最主要的问题是产生自身抗体，这与治疗病种、治疗进程和治疗药品种类有关。在长期使用的病人中抗体的产生率为 3%～22%，剂量越多，抗体产生越大，提纯后，抗体产生少，以后会越来越少（目前 100U 内只有 1ngBTXA）。另外，抗体产生与个体体质有关，且注射频率越高，抗体产生越多。使用最低有效剂量和坚持不少于 3 个月的注射周期可减少这种抗体的产生。一旦病人出现对某一型毒素的抵抗，可更换另一型的毒素制品进行治疗。另外，BTXA 对神经本身没有毒性，万一打到神经上，3 小时后缓解，没有危险性。

（9）禁忌证

下列情况应禁用多点局部注射：①妊娠；②注射部位感染；③有过敏反应或哮喘史及对本品过敏者；④严重肝、肾功能不全者；⑤一周内使用某些加重神经肌肉接头传递障碍的药物，如奎宁、氨基糖甙类抗生素、吗啡等；⑥神经肌肉接头传递障碍性疾病，如重症肌无力；⑦注射肌群挛缩严重者；⑧不能配合治疗者。

（10）注意事项

①本品系有毒生物制剂，应由专人保管。

②凡有发热、急性传染病者缓用；有心、肝、肺疾患、活动性结核、血液病者及 12 岁以下儿童慎用本品。

③血障碍的患者除非治疗必须，在注射前两周应停用抗凝剂，尤其是计划要注射深部肌群的患者。

④在妊娠、哺乳期及患神经肌肉疾病的情况下，BTXA 的使用不太恰当，否则需要在治疗期间谨慎严密地观察。

⑤靶肌太多，应考虑其他治疗方案，或选用口服药物控制了较广泛的痉挛后，再进行局部处理。

⑥氨基糖苷类抗生素（如庆大霉素等）能加强毒素的作用，使用本品期间应避免同时使用这些抗生素。

⑦对大于 50°三棱镜斜视、固定斜视、外直肌无力的 Duane 综合

征，手术矫正斜视、慢性麻痹性斜慢性第Ⅵ或第Ⅲ对颅神经麻痹、严重的肌肉纤维挛缩者疗效不佳或无效。

⑧应常规备有肾上腺素，以防偶发过敏反应时急救用。患者在注射后应留门诊或医院内短期观察15分钟。

⑨保存、运输及使用期限：于－5～－20℃避光保存和运输，在盒签（瓶签）标明的有效期内使用。

（三）局部治疗药物的应用问题

1. 各种局部治疗药物的适应证和不良反应见表17－11。

2. 各种局部治疗药物的特性见表17－12。

3. 联合用药问题

在目前的实践中，许多学者趋向于将几种治疗方法联合应用。乙醇和苯酚常用于神经周围注射以阻滞大肌肉群，而肉毒毒素如若用于大肌肉，其有效剂量将超过中毒剂量的最低下限，可产生副作用，因此肉毒毒素常用于小肌群。临床上，神经溶解剂和肉毒毒素的选用常基于患者的痉挛的预后以及治疗目标。肉毒毒素注射由于不具有组织破坏效应，且对传出神经具特异性作用，常用于治疗需要有较大主动活动功能的痉挛肢体；而苯酚和乙醇则由于具有慢性组织学效应和对感觉神经的破坏作用，适用于治疗病情较严重而或预后不良的患者。在这种情况下，感觉功能的保留不是十分重要，而对肌肉痉挛的主要治疗目的是提高患者生活质量，更方便肢体活动。最后，从药品经济学角度看，今后需要将神经溶解性试剂与肉毒毒素分别用于特定的患者，并进行对照研究，从而确定其各自的适应证和治疗效果。

综上所述，中枢神经系统损伤所致瘫痪患者常有肌张力过高，化学性神经溶解术不失为一种重要治疗手段。不管是需要定位肌肉还是神经，还是采用何种阻滞剂，探测

表17－11　各种局部治疗药物的适应证和不良反应

	最大剂量和浓度	主要不良反应	适应证*	技术要求*
局部麻醉药	利多卡因（0.5%～2%）<4.5mg/kg； 布匹卡因（0.25%～0.75%）<3mg/kg； 依替卡因（1%～1.5%）<6mg/kg	中枢神经和心血管毒性 过敏反应	长效阻滞前的效果检测 佩戴支具或矫形器前的肌肉放松 肌注前止痛	刺激 运动点 配备复苏设备
乙基乙醇（>10%）	10%～50%	注射部位疼痛（肌注+）** 慢性感觉减退和疼痛（神经周围+）** 血管并发症 永久性外周神经麻痹	近端和大的肌肉 不需过分考虑感觉完整性 达到卫生和舒适的目的 与肉毒素联合使用	刺激 运动点 肌肉“冲洗”
苯酚（>3%）	<1g(5%苯酚10ml)	注射部位疼痛（肌注+）** 慢性感觉减退和疼痛（周围神经+）** 血管并发症 永久性外周神经	近端和大的肌肉 不需过分考虑感觉完整性 方便个人卫生的保持以及追求舒适等 与肉毒毒素联合使用	刺激 运动点
肉毒毒素	3个月内≤600U（用BOTOX）	没有明显的不良反应	易于肌注的肌肉 感觉完整性不可缺少主动功能的目的与神经溶解剂联合使用	刺激 以终板为目标 稀释到100,50或20U/ml

注：*由于没有关于适应证和技术要求方面对照研究数据，所写条目反应的是医学界普遍接受的经验所得。
＊＊+表现为严重不良反应。

表17－12　各种局部治疗药物的特性

	机制	注射部位	阻滞的结构	起效时间	持续时间*
局部麻醉药	离子通道阻滞	外周神经或肌肉	感觉运动神经 肌肉 肌神经接点	数分钟	数小时
乙基乙醇（>10%）	组织破坏 血循环损害	外周神经或肌肉	感觉运动神经 肌肉 肌神经接点	<1小时	2～36个月
苯酚（>3%）	组织破坏	外周神经或肌肉	感觉运动神经	<1小时	2～36个月
血循环损害		肌肉 肌神经接点			
肉毒毒素	突触前Ach释放	肌肉	肌神经接点	数天	3～6个月

注：*上述所列出的持续时间是保守的期限，以便和大多数报道一致。

性电刺激技术都是必要的。阻滞的效应主要表现在靶肌肉的肌张力明显降低。此外，局麻药阻滞还可用于诊断性试验来判断某块肌肉是否需要进行长效阻滞。在过去的几十年中，乙醇和苯酚阻滞的临床效应很少通过对照性研究得到评价，而事实上，它们的安全性和有效性均需要用安慰剂作为对照来进行研究。乙醇注射主要以肌肉内注射的方式用于儿童，而苯酚则主要通过神经周围注射的方式用于成年人。对于二者的副作用，苯酚比乙醇要多。苯酚中的苯环在反复注射后是否会产生显著的骨髓毒性和基因毒性，尤其在儿童中，这些都有待于进一步评价。

（四）抗痉挛药物鞘内给药

鞘内注射的设备最初是供难治性癌痛患者注入吗啡或可乐定之用。这种新型方法越来越多地应用于口服抗痉挛药物无法取得满意效果的患者。现在鞘内给予抗痉挛药物的方法也可适用予巴氯芬、咪唑安定、可乐定和吗啡。

1. 给药设施——微量注射泵

目前常规使用的微量注射泵有 3 种，即机械气动式、电动和手动式。把这些泵植入到皮下后，必要时需通过皮下注射进行再灌注药液（通常每 3 ~ 6 个月一次，依每日剂量而定）。

（1）机械气动式注射泵

这种泵只能按一个预先设置好的恒定速度给药，因此只能在再灌注时调整给药剂量。另外，给药速度可能对温度和压力变化敏感。若不需要精确调控，连续给药便可以的话，infusaid 的连续输入泵已足够了。这在经济较差地区更适用。

（2）电动泵

这种泵可以通过内置电脑程序一天内数次改变输入速度，可以更精确、更弹性地调控药物剂量。通过安装了程序化的条形码读入器的便携式电脑对内置芯片进行调控。例如，可在夜间增加剂量以缓解痉挛，饭前 1 小时剂量渐减以改善坐姿和体位转移等。Synchromed 输入系统（Medtronic，VSA）就是这样一种电动药物注射泵。现用的系统中电池的寿命为 4 ~ 5 年。Medtronic 的程序化输入泵对治疗窗较窄或需要药物微调时尤其有利。

（3）手动的微量泵（Cordis Secor device）

适于需要不定时的间断缓解痉挛的患者选用，但相对来说并发症较高。将来，带泵患者可在首选药物不能缓解痉挛时更换药物。当效果不理想时，患者可要求随时手术去除注射泵。

2. 植入前评估

患者应无活动性感染和压疮。背部皮肤应完好无损，前腹壁应状态良好适合泵的植入。结肠造口、回肠导管以及胃管应远离泵的位置。在脊髓病变及脑脊液可能梗阻的患者应确保药物释放的位置与肌肉亢进源头之间有沟通。应当先作短期的试用，不论是通过鞘内注射给予大剂量药还是通过与外界持续输入泵相连的经皮腰椎导管给药。依次检验是否适合长期应用。

3. 并发症及局限性

一旦患者离开医院，缺少人工调控和不能及时更改给药速度是长期鞘内给药患者面临的问题。此外，这种治疗形式容易出现机械或人为的错误。尽管在某些病例中它的好处很多，但鞘内给予 CNS 抑制剂亦有产生并发症的危险，有些并发症甚至是致命的。

泵放置的并发症包括：脑脊液（CSF）的潴留；头痛和脑脊液渗漏。最常见的远期并发症包括导管扭绞、移位、阻塞、皮肤破损和感染等。若发生这些情况，常需要拔出泵。另外还有电池失灵和泵中储药量耗尽，这些并发症常引致药物过量或阻碍释放，导致严重后果。鞘内 CNS 抑制剂过量如巴氯芬可引起呼吸抑制和昏迷，若不及时处理可致死，在这种治疗方法问世及经过 FDA 批准之后，已有数例鞘内给予巴氯芬致死的报道。

通过硬膜外给药而不是鞘内给药可以将一些外科并发症减少到最小，但缺乏对这两种方法的对比研究。这种治疗的其他问题包括它的创伤性及费用，因价格昂贵令人望而却步。

4. 鞘内给药的常用药物

（1）巴氯芬（Baclofen，Lioresa）

美国 FDA 已批准经泵鞘内注入巴氯芬（ITB）治疗痉挛。鞘内给予巴氯芬可降低 CNS 损害后肌肉牵张反射和屈肌反射，这种损害不论是否是脊髓性的还是脊髓以上水平的。对口服巴氯芬效果不佳或不能耐受其副作用的重要痉挛患者中早期可使用鞘内给药。

鞘内给药的剂量大约是口服药量的 1%。巴氯芬最初持续释放剂量为 25 微克/日，剂量可渐增至满意的抗痉挛效果，通常维持量在 100 ~ 400 微克/日范围内。有些作者报告了高达 1500 微克/日的剂量。在鞘内巴氯芬给药治疗初期增量的过程中，通常在植入后 6 ~ 12 个月有一个平台期。巴氯芬泵需每三个月进行一次再灌注。当药物浓度变化时，临床医生应仔细计算好适宜的过度剂量以避免巴氯芬血药浓度的突然变化，鞘内给药的巴氯芬半衰期约 5 小时。

鞘内巴氯芬给药可降低肌紧张和痉挛，在部分患者中还可以改善舒适度和被动活动能力。小样本 MS、横断性脊髓炎、SCI 和脑缺氧患者经 ITB 治疗后，都表现出肌紧张的降低，但活动能力的改善常伴有手术后物理治疗的增多。随后的短期双盲安慰剂对照交叉研究也证明了这些结论。

一项关于患病超过 13 周，对不能步行的 MS 或 SCI

患者侧重强调自我报告的与健康相关的生存质量方面的双盲研究中，鞘内给予安慰剂与鞘内给予巴氯芬组 3 个月后无明显差异，但自我报告的与健康相关的生存质量有改善，专家认为这种改善可能与巴氯芬抗焦虑的作用有关。ITB 对括约肌功能的影响，与口服巴氯芬、可乐定和莫西塞利效果相同，ITB 可减少急性尿失禁和无抑制性膀胱挛缩，在膀胱排空后残余尿量较少的患者中使用效果较好。

常有报道，患者的睡眠质量由于痉挛受到影响在注入 ITB 后得到改善。睡眠的试验室研究表明巴氯芬治疗后夜间肌肉活动性和激惹性下降。巴氯芬抗痉挛和抗焦虑症的特征性对这些变化都起到了作用。

副作用为除上述由于机械原因及人为错误造成的药物过量或停药可导致昏迷或呼吸抑制造成致命的后果外，巴氯芬鞘内给药最常见的副作用包括张力过低、嗜睡、昏睡、恶心或呕吐、血压过低和头疼，还包括暂时的肺不张、体位性低血压、阳痿和术后假性脑脊液膨出。痫样发作也与导管阻塞或一次性鞘内给药后的急性撤药综合征相关。在脑损害的患者中发生率高于脊髓病变患者。

儿童中常见中枢副作用包括短暂的瘫痪、低血压、呼吸暂停或呼吸抑制以及镇静作用。外科并发症在儿童中尤其常见，包括泵无释放、脑脊液瘘、局部感染和脑炎。

（2）安定（Midazolam，速眠安 Versed）

动物研究证明鞘内注射水溶性苯二氮䓬类可有 CNS 抑制、止痛、抗惊厥及肌松的效果，而且它在组织、脑脊液中耐受性较其他鞘内给药的苯二氮䓬类好。

鞘内给予咪唑安定已有意用于术前或术后疼痛，还用于慢性难治神经源性及骨骼肌源性的疼痛。鞘内给予咪唑安定对痉挛患者的抗痉挛有效。但由于其镇静作用使用该药应谨慎。

（3）可乐定（Catapres）

鞘内给予可乐定用于治疗 SCI 患者的痉挛和疼痛取得了满意效果。可乐定对步态和脑脊液反射的效果在不完全性截瘫患者中也进行了评估。痉挛和多突触反射呈现剂量依赖性地降低，与动物试验中观察到的一致。鞘内给药还可减轻逼尿肌反射亢进，在脊髓损伤患者中可降低肛门括约肌痉挛和疼痛。在巴氯芬无效或产生耐药性时可作为巴氯芬的替代品。

然而，在人和动物中均可观察到，鞘内注射可乐定可降低心率和血压，还可造成口干及镇静作用。可乐定鞘内给药的降压效果常使患者不能忍受。这些显著的血液动力学改变及镇静作用限制了鞘内给予可乐定在抗痉挛中的应用。

（4）吗啡（Morphine，Infumorph TM）

吗啡水溶性很好，在鞘内或硬膜外给药后可全身缓慢地吸收。与其他可溶性镇静药相比，止痛效果下持续较长，血中聚集浓度较低。其他药物往往迅速被吸收，再分布。鞘内给予吗啡是治疗术前术后脊髓感觉丧失的易被接受的方法。单剂量 1 ~ 2 毫克鞘内或硬膜外给药可显著降低脊髓病变引致的痉挛和疼痛。应评估之后再进行泵的植入，吗啡最终剂量为 2 ~ 4 毫克/日。仅有痉挛没有疼痛的患者产生耐药性或膀胱张力降低的病例未见报道。

然而，即使鞘内吗啡给药剂量只有 0.4 ~ 0.5 毫克，也有可能发生耐药性、瘙痒、恶心、胃畅排空减慢、低血压、尿潴留和呼吸抑制等症状。在这些症状中，呼吸抑制是最危险的，而瘙痒持续的时间最长。呼吸抑制常发生于鞘内给予吗啡 1 ~ 25 毫克之后。发生的程度、速度和持续时间与吗啡静注用于止疼时发生情况相同。瘙痒的发病率及严重性呈剂量依赖性，但在鞘内吗啡给药时即使低剂量也可能发生。

第四节　挛缩的预防与康复

挛缩（Contracture）是指关节僵硬不能活动的状态。它是因肌肉、韧带等软组织的长度改变，柔韧性及可动性丧失所致，是脑卒中患者常见的废用表现之一。挛缩可明显地影响患者的功能和能力，不利于清洁与护理，引起疼痛不适等。严重的挛缩治疗困难，应从早期预防。

一、挛缩的病理机制

结缔组织是将机体所有细胞、组织和器官连成整体的特殊组织。由于它具有一定硬度和韧性，在机体内不仅起着黏合、连接、支撑和负重作用，还具有防御、保护、营养和修复等多方面的功能。结缔组织分布很广泛而且种类很多。其中与挛缩有关的主要是疏松结缔组织和致密结缔组织。

结缔组织中最主要的组成成分是胶原纤维。胶原纤维多呈束状，可有分枝，相互之间可交织在一起，其特性是韧性大、抗拉力强，但缺乏弹性。以胶原为主要成分的结缔组织的特性是由胶原成分和细胞成分的比例所决定的。肌腱和韧带的胶原成分较多，密度大，抗拉力强，后者有一定的弹性。皮下组织和肌间结缔组织的胶原成分相对较少，松软而富有弹性，有利于肌肉和关节的活动。

在关节周围既有致密而具弹性的韧带，又有疏松且富弹性、运动性很大的疏松结缔组织。在关节固定制动的情况下，韧带因受不到牵拉会自动缩短而且失去弹性。疏松结缔组织，在关节固定制动、局部水肿和循环不良、创伤及炎症等情况下会出现增生性变化，胶原成分增多，密度增大变成较致密的结缔组织，限制关节的活动，造成挛缩。在关节内无炎症及其他变化的情况下，固定关节数日，关节囊就开始收缩变厚，开始失去弹性，因骨折行石膏固定 2～3 周后，关节就出现严重的运动障碍，特别是肩关节，通过这种结缔组织的变化容易发生挛缩。有人研究发现，肩关节固定 7 天所形成的挛缩，完全治愈需要 52 天；固定 14 天则需要 121 天；固定 21 天则需要 300 天。此时关节囊部位的结缔组织由疏松的结合向致密的结合变化发展。尽管这些变化通常是可逆的，但需要很长的时间。

每条肌纤维都有一层菲薄的鞘状结缔组织膜，称为肌内膜，单根的肌纤维集合成束称作肌束，它又包一层稍厚的疏松结缔组织，称为肌束膜。肌束膜向肌束内发出结缔组织隔，把肌束分成许多部分。许多肌束则形成完整的肌腹。肌腹外面又履一层疏松结缔组织则为肌外膜，它与肌束膜相延续。肌纤维的肌膜和肌束膜的胶原纤维与肌腱的胶原纤维相融合，后者又与骨膜的胶原纤维相延续，从而形成牢固的附着。肌腱既不能收缩又没有弹性，仅起连接作用。肌肉可自由地收缩和放松，不受肌间结缔组织的影响并引起关节的活动。在肌痉挛、关节固定不活动及局部循环不良等情况下，肌间结缔组织胶原纤维增多，弹性和活动性下降，限制肌肉的活动，使肌肉被动缩短或固定于痉挛性缩短位、伸展性下降，结果造成关节活动受限，这就是所谓的肌性挛缩。常见的尖足，它是小腿三头肌，尤其是腓肠肌在痉挛的基础上，结缔组织发生变化，使腓肠肌处于缩短位，伸展性下降，形成尖足。但此时肌纤维本身未发生变化。

关节活动受限是由肌（胶原纤维）的变化引起的还是由关节囊的变化引起的，需加以鉴别。如尖足，足背屈受限，如果屈膝（腓肠肌跨越膝和踝两个关节）后，足背屈得以改善，那么尖足是由于腓肠肌挛缩引起的。实际上，大多数尖足通常主要是由肌性的挛缩引起的。

总之，关节挛缩的主要原因是关节不活动或活动范围不充分，意识障碍、年老体弱、局部炎症、循环障碍、外伤、浮肿等，尤其痉挛是其促发因素。

二、临床表现和诊断

脑卒中患者的关节挛缩发生较快，在病后 1 周内就开始出现（肩关节），尤其是痉挛明显时，早期挛缩者较多。其早期表现为在关节运动范围的最大值时出现明显的被动运动的阻力和/或疼痛，随着挛缩的加重，关节活动范围逐渐减小，在肩关节多伴有不同程度的疼痛。

脑卒中患者关节挛缩的易发部位和程度与痉挛模式有明显的关系。肩关节外展、外旋、屈曲、髋关节外展、伸展、踝背屈易出现受限。在年老体弱、意识障碍及痴呆等患者也常可见健侧肢体关节挛缩。挛缩可造成关节变形，如踝关节挛缩多表现为尖足内翻畸形。下肢挛缩畸形可明显地影响站立与行走。正常步行时，髋关节从屈曲 30°至伸展 20°，膝关节屈曲 0°～185°，踝关节背屈 15°至底屈 15°的活动范围是必要的。髋关节、膝关节的轻度屈曲挛缩造成步态异常，踝关节在膝关节伸展时背屈不能达到 0°时表现出严重的步行障碍，即使用下肢矫形器也步行困难。膝关节屈曲挛缩使立位及步行的稳定性下降。膝关节屈曲 20°以上的挛缩使步行耗氧量增加，步行速度减慢及步幅减小，平衡功能受损。髋或膝关节的屈曲挛缩需其他关节屈曲来代偿方能站立，因偏瘫侧股四头肌及臀大肌控制能力差，过度屈曲代偿困难，踝关节于尖足位挛缩在站立时需膝过伸来代偿使步行稳定性下降。

关节挛缩表现为关节活动范围受限，其程度可用关节活动范围受限的程度表示。关节挛缩还要和关节强直（骨性关节活动障碍）及痉挛所引起的关节活动障碍鉴别。

三、预防与康复治疗

预防挛缩比治疗挛缩容易得多，关节固定 3 周以内其挛缩是可逆的，固定 40 天以上恢复缓慢，如固定 180 天以上则是不可逆的。

（一）抗痉挛体位与体位变换

采取抗痉挛体位以预防痉挛引起异常肢位和关节挛缩。长期处于一种体位易出现挛缩，故应不断变换体位。床太软时臀部下陷，易使髋关节呈屈曲位，应避免。为预防髋关节屈曲挛缩，可行桥式运动。尽早下地活动，可防止踝关节等挛缩。

（二）保持正常的关节活动范围

主要通过全关节活动范围的被动运动来维持正常的关节活动范围。一般主张病后早期每日二次，每次每个关节做 3～5 遍，其后每天做一次。长尾对一例脑外伤后 24 个月双侧瘫痪者进行了 18 周的连续观察，右髋关节每日行 30 分钟被动 ROM 训练，左侧每周评测一次 ROM，18 周后两侧未见差异，故究竟做几次合适尚有疑问。

进行关节被动运动时应注意以下几点：

（1）在生理的关节活动范围内进行：在软瘫期，关节活动度增大，被动关节活动范围超过正常生理范围时，可引起肌腱、韧带及关节囊破坏、松弛，造成关节不稳，出现肩关节半脱位、膝反张等。故在进行患侧运动之前，应先做健侧以了解正常的关节活动范围，并预防健侧关节挛缩。

（2）在伴有关节疼痛和挛缩的患者，被动运动的幅度以患者感到轻度的可忍受的疼痛为度。疼痛可反射性地引起肌肉收缩使被动运动困难。粗暴的运动可引起骨折（尤其是高龄、长期卧床伴骨质疏松者）、软组织损伤及异位骨化等。

（3）被动运动应缓慢地进行，因快速的活动可激发拮抗肌痉挛性收缩，妨碍活动。

（4）进行上肢被动运动时，要保护好肩关节（固定近端）。对患侧肩关节的屈曲、外旋、外展，肘、腕关节及手指伸展，髋关节伸展、外展、外旋，膝关节伸展、足背屈应重点进行。

自助被动运动也是常用的维持关节活动范围的方法。一般在患者意识清楚后与被动运动交替进行，或在早期过后仅做自助被动 ROM 训练。与徒手被动运动比较自助被动运动有不能做全部关节活动（主要是下肢），不能保护固定肢体的近端（如肱骨近端）和 ROM 有时难以达全关节运动范围等缺点。由于圆滑的肌收缩与弛缓障碍，且常合并外旋受阻，肩关节外展时大结节撞击肩峰可导致肩痛。从这一角度考虑，除轻瘫者外，肩关节的自助被动运动，主要是在行屈曲运动时才是安全的。kumar 等对偏瘫侧肩关节 ROM 训练的三种方法进行了比较，发现 3 个月后徒手被动运动组肩痛频度低于滑轮训练组和滑轮板训练组，且伴有肩关节半脱位和瘫痪重者更易出现肩痛，主张在后两者应以治疗师进行徒手被动运动来维持肩关节 ROM 最合适。另外在治疗和护理患肩时，多强调避免无保护的突然牵拉患侧上肢以免导致或加重肩关节半脱位（尤其是软瘫期）和疼痛，而自助被动运动是否有可能加重或导致半脱位尚有疑问。由于受痉挛、疼痛、联合反应及健侧肢体力量等的影响，自助被动运动的效果受到一定的限制，若要维持完整的 ROM，定期进行徒手被动运动以弥补自助被动运动之不足是必要的。

健侧肢体充分的全关节活动范围的主动运动可预防关节挛缩，而患侧单纯的主动运动多难以达到良好的效果。

（三）牵拉（Stretching）

牵拉是治疗关节挛缩最常用的手段，如手法牵引、夹板（如上肢充气夹板）、起台平台（如尖足内翻时）、重物等。牵引的强度以患者出现轻度可忍受的疼痛为度，每次牵引的时间多在 20 分钟左右。实验证明，短暂的牵引只能产生弹性延长，而反复多次，特别是持续较久的牵引方能产生较多的塑性延长。短暂牵引所获得的关节活动度改善（弹性延长）往往不能维持，故对较重的挛缩宜采用持续的牵引法，以便取得较好的效果。局部热疗（如热包）可增强牵拉的效果。

（四）支具

对尖足内翻者可试用短下肢支具。轻度踝关节挛缩伴明显痉挛而出现尖足内翻者应用短下肢支具后多可恢复步行能力。部分尖足患者可试用坡底鞋。

（五）手术

对上述方法难以奏效者，可行手术治疗。如针对髋关节内收挛缩的内收肌切断术，针对尖足内翻的肌腱移行术及跟腱延长术，针对肩关节挛缩的肩关节松解术等。

（杨远滨　贾子善　高谦）

参考文献

1. Young R R. Spasticity: A review Neurology, 1994, 44 (suppl 9):12

2. Katz RT, Rymer WZ. Spastic Hypertonia: Mechanisms and Measurement. Arch phys Med Rehabil,1998,70(2):144

3. 万选才,杨天祝,徐承焘主编. 现代神经生物学. 北京:北京医科大学中国协和医科大学联合出版社,1999,315～321

4. 杨今姝,纪树荣,林华东. Ashworth 量表法评定痉挛的信度探讨. 中国康复理论与实践,1998,4(1):31

5. Katz RT, RovaiGP ,Brait C, et al. Objective Quantification of spastic Hypertonia: Correlation with clinical Findings. Arch phys Med Rehabil,1992,73(4):339

6. 周士枋,范振华主编. 实用康复医学. 南京:东南大学出版社,1998,411～419

7. Lehmann J F, Price R, de Lateur B J, et al. Spasticity: Quatitative measurement as a basic for assessing effectiveness of therapeutic intervention. Arch phys Med Rehabil,1989,70(1):18

8. Seib T P, Price R, Reyes M R, et al. The Quantitative Measurement of spasticity: Effect of cutaneous electrical stimulation. Arch phys Med Rehabil,1994,75(7):7418

9. Bate P J, Matyas T A. Negative transfer of training Following Brief practice of Elbow Tracking movements with electromyogaphic Feedback from spastic Antagonists. Arch phys Med Rehabil,1992, 73(11):1050

10. Lagasse P P, Roy M A. Functional electrical Stimulation and the reduction of co-contraction in spastic biceps brachii. Clin Rehabil,1989,3(2):111

11. Glenn M B. Nerve blocks for the treatment of spasticity. Phys Med Rehabil: State of the Art Rev,1994,8(3):481～505

12. Dewald J P A, Given J D. Electrical stimulation and spasticity reduction: fact or fiction?. Phys Med Rehabil: State of the Art Rev,1994,8(3):507～22

13. Lossff N, Thompson A J. The meclical management of increased tone. physiotherapy,1995,81(8):480

14. 李浩范摘. A 型肉毒素在脑瘫患者的应用. 国外医学·物理医学与康复学分册,1998,18(1):41

15. 赵冬林摘. 肌痉挛的局部治疗. 国外医学·物理医学与康复学分册,1995,15(2):88

16. 赵冬林摘. 化学性神经崩解剂治疗下肢肌痉挛的疗效. 国外医学·物理医学与康复学分册,1997,17(2):91

17. The Spasticity Study Group, Worldwide Education and Awareness for Movement Disorders (WE MOVE). Spasticity: etiology, evaluation, management, and the of botulinum toxin type A. Muscle Nerve,1997,20(suppl18):1～231

18. 王茂斌主编. 偏瘫的现代评价与治疗. 北京:华夏出版社,1990,238～239

19. 卓大宏主编. 中国康复医学(第二版). 北京:华夏出版

社,2003,667～699

20. Mayer N H, Simpson D M(eds). Spasticity; Evaluation, Management and the Role of Botulinum Toxin. New York: We Move,2002

21. Hulme A, Maclennan W J, Ritchie R T,et al. Baclofen in the elderly stroke patient its side-effects and pharmacokinetics. Eur J Clin Pharmacol,1985,29(4):467～9

22. Ward A B. A summary of spasticity management-a treatment algorithm. European Journal of Neurology, 2002,9(suppl. 1) 248～52

23. Little J W,Merritt J L. Spasticity and associated abnormalities of muscle tone, In Delisa J A(eds),Rehabilitation Medicine Principles and Practice. Philadelphia , J B Lippincott, 1988,430～447

24. Fanelli G, Casati A, Beccaria P ,et al. A double-blind comparison of ropivacacine, bubivacaine and mepivacaine during sciatic and femoral nerve blockade. Anesth Analg,1998, 87:597～600

25. Tobias J D ,Mencio G A. Popliteal fossa block for postoperative analgesia after foot surgery in infants and children. J Pediatr Orthop,1999,19:511～4

26. Brashear, Allison; Gordon, Mark F; Elovic, Elic et al. Intramuscular Injection of Botulium Toxin for the Treatment of Wrist and Finger Spasticity after a Stroke . New England Journal of Medicine,2002,8,347(6):395～400

27. Moore, A. P. Botulinum toxin A(BONT-A) for spasticity in adults. What is the evidence? European Journal of Neurology Supplement,2002,5,9(Supplement 1):42～47

28. Jozefczyk, Patricia B. The Management of Focal spasticity . Clinical Neuropharmacology,2002,25(3):158～173

29. Wang, Han-Cheng M D; Hsieh,Lin-Fen M D; Chi, Wen-Chou B S C. Effect of Intramuscular Botulinum Toxin Injection on upper Limb spasticity in Stroke patients. American Journal of Physical Medicine & Rehabilitation ,2002,81(4):272～278

30. Krause T, Gerbershagen M U, Fiege M, et al . Dantrolene-a review of its pharmacology, therapeutic use and new developments. Anaesthsia,2004,59(11):364～73

31. Deltombe T, De Wispelaere J F, Gustin T. et al. Selective blocks of the motor nerve branches to the soleus and tibialis posterior muscles in the management of the spastic equinovarus foot. Arch Phys Med Rehabili, 2004 ,85(1):54～8

32. Staffordshire, UK. Long-term modification of spasticity. J Rehabil Med,2003,41: 60～5

33. Barnes M. Botulinum toxin-mechanism of action and clinical use in spasticity. J Rehabil Med,2003,41 :56～9

34. Gooch J L, Patton CP. Combinning botulium toxin and phenol to manage spasticity in children. Arch Phys Med Rehabil, 2004,85(7):1121～4

35. On A Y, Kirazli Y, Kismali B ,et al. Mechanisms of action of phenol block and botulinus toxin Type A in relieving spasticity: electrophysiologic investigation and follow-up. Am J Phys Med Rehabil,1999,78(4):344～9

36. Childers M K, Brashear A, Jozefczyk P et al. Dose-dependent response to intramuscular botulinum toxin type A for upper-limb spasticity in the patients after a stroke . Arch Phys Med Rehabil,2004,85(7):1063～9

37. Stampacchia G, Bradaschia E, Rossi B. Change of stretch reflex theshold in spasticity: effect of botulinum toxin injections. Arch Ital Biol,2004,142(3):265～73

38. 巴氯芬致弛张热合并白细胞减少 1 例. 中国新药与临床杂志,2001,20(6):423～433

39. Yablon, Stuart A ,M D; Stokic, Dobrivojes. M D. Neurophysiologic Evaluation of Spastic Hypertonia: Implications for management of the patient with the Intrathecal Baclofen Pump. American Journal of Physical Supplement,2004,10: 10～18

40. Gercek, Arzu M D; Baykan, Nigar M D; Dagcinar, Adnan M D. Does General Anesthesia potentiate the GABA-ergic Action of Intrathecal Baclofen? Journal of Neurosur-Anesthesiology, 2004, 16(4):323～324

41. Francisco G E, Boake C. Improvement in walking speed in poststroke spastic hemiplegia after intrathecal baclofen therapy. A preliminary study. Arch Phys Med Rehabil,2003,84:1194～1199

第十八章

18

小脑卒中的康复医疗

第一节　概　　述

小脑卒中包括小脑的梗死和出血，是引起脑卒中的重要原因之一，其中小脑出血约占脑出血5%～13%，小脑梗死约占急性脑梗死的1.5%～2%。在综合性医院，尸检发现小脑梗死频率为1.1%～4.2%，其中60～80岁发病者占50%以上，受累血管为小脑后下动脉、小脑上动脉或小脑前下动脉，分别占44%～80%、38%～52%和6%～25%，死亡率为0～23%。40%的小脑梗死也伴有其他血管分布区的梗死，而多发性小脑梗死者半数可不伴有后循环其他区域的梗死。

一、小脑梗死的发病机制

（一）小脑功能

小脑是皮层下的一个重要的运动调节中枢，与脊髓、前庭、大脑皮质等有密切的联系，通过下行运动系统实现其功能。主要作用是维持躯体平衡、调节肌张力和协调随意运动。小脑并不直接发起运动和指挥肌肉的活动，而是通过对运动系统的调节作用间接的参与运动控制，配合大脑皮层完成机体的运动功能。小脑的另一个与运动有关的功能是在技巧运动的获得和建立过程中发挥的运动学习（motor learning）作用。根据小脑的传入、传出纤维联系，可将小脑划分成三个主要的功能部分，即前庭小脑、脊髓小脑和皮层小脑。

（1）前庭小脑主要由绒球小结叶构成，与身体姿势平衡功能有密切关系。

（2）脊髓小脑由小脑前叶和后叶的中间带区构成，与肌紧张调节有关。后叶中间带还接受脑桥纤维的投射，并与大脑皮层运动区之间有环路联系，因此在执行大脑皮层运动的随意运动方面有重要作用。小脑后叶发生出血或梗塞后，随意运动的力量、方向和速度将发生紊乱，同时肌张力减退，表现为四肢乏力，出现意向性震颤（intention tremor），行走摇晃呈酩酊蹒跚状，如动作越迅速则协调障碍越明显。患者不能进行拮抗肌轮替快复动作，但在静止时无肌肉的异常运动。小脑损伤后出现的这种动作性协调障碍，称为小脑性共济失调（cerebellar ataxia）。

（3）皮层小脑接受由大脑皮层广大区域（感觉区、运动区、联络区）传来的信息。皮层小脑与大脑皮层运动区、感觉区、联络区之间的联合活动和运动计划的形成及运动程序的编制有关。精巧运动是在学习过程中逐步形成并熟练起来的。在学习的过程中，大脑皮层与小脑之间不断进行联合活动，同时小脑不断接受感觉传入冲动的信息，逐步纠正运动过程中所发生的偏差，使动作逐步协调起来。

（二）小脑梗死的病因及发病机制

根据小脑梗死或合并后循环其他区域的梗死来预测缺血的血管性机制，可将小脑梗死分为：区域性梗死，即某小脑动脉全供血区或其主要分支供血区的梗死；非区域性梗死，即边缘带（borderzone）梗死，是指各小脑终末动脉供血区域直径小于2厘米的梗死。

1. 区域性梗死

与颈内动脉闭塞相似，小脑区域性梗死原因主要是在近端动脉主干（椎动脉或基底动脉）粥样硬化性狭窄的基础上形成的原位血栓，或血栓脱落而导致动脉栓塞以及心源性栓塞。40岁以下发病者以非动脉粥样硬化性血管病（如椎动脉剥离、血管纤维肌层发育不良、原发性血管炎等）、偏头痛、心源性栓塞、口服避孕药、S蛋白缺乏等为主要原因。

（1）心源性栓塞或动脉源性栓塞

心源性栓塞或动脉源性栓塞是小脑梗死最常见的原因。在一组115例小脑梗死中，心源性占35%，合并动脉源性占49%，粥样硬化性狭窄或血栓形成仅占22%。心源性栓塞中报道较多的病因有卵圆孔未闭、风湿性瓣膜病引起的左房血栓、房间隔缺损；主动脉弓及锁骨下动脉、椎动脉的起始段和颅内段的溃疡性粥样斑块是最常见的动脉到动脉的栓子来源。无论心源性栓塞或动脉源性栓塞，小脑上动脉起始段、基底动脉近端或中段以及远端双侧大脑后动脉分叉处、椎动脉颅内段与小脑后下动脉接合部都是潜在的易栓塞部位。

（2）粥样斑块引起的动脉狭窄或闭塞

好发于椎动脉颅内段及基底动脉近端。病理尸解发现，小脑梗死病例动脉闭塞部位一半在椎动脉（多在颅内段）。小脑前下动脉主要为动脉粥样硬化性闭塞（77%），患者大多有糖尿病；小脑后下动脉分布区梗死则常归咎于椎动脉的粥样硬化性闭塞（75%），小脑后下动脉本身的病变仅为10%；小脑上动脉分布区梗死的尸检中，21%是动脉源性栓塞，54%是心源性栓塞，19%是原位血栓形成。一般认为栓塞主要发生于小脑上动脉（占70%以上），其次为小脑后下动脉，而小脑前下动脉几乎都是粥样硬化性血栓形成。

（3）椎动脉剥离

椎动脉剥离是40岁以下患者后循环缺血的最常见病因，约占小脑梗死的27%～40%。轻度外伤、偏头痛、血管纤维肌层发育不良以及高血压均与剥离有关。当受累动脉的管壁被撕裂时，血液不断流入而形成血肿，临床上常先出现头痛，后出现缺血症状。在动脉狭窄处形成的血栓可成为局灶性闭塞及继发性栓塞的祸根；动脉狭窄好发于椎动脉颅外段远端（寰椎与枢椎处）以及颅内段（椎动脉和小脑后下动脉接合部）。前者72%为女性，多半双侧剥离，缺血最易累及延髓外侧和小脑，甚至同时合并蛛网膜下腔出血；后者70%为男性，多为单侧剥离，半数以上可波及基底动脉，有基底动脉剥离伴广泛脑干和小脑梗死，并继发垂体功能减退的报道。Mascalchi 采用 MRI、MRA 和动脉造影技术观察了 11 例椎动脉剥离，指出颅外段椎动脉剥离与椎、基底动脉分布区多发性梗死相关，而颅内段椎动脉剥离与延髓外侧梗死（小脑后下动脉供血区）相关。

2. 非区域性梗死

大动脉（椎动脉或基底动脉）粥样硬化性狭窄或血栓形成引起远端低灌注，椎动脉起始端或远端受累，均会导致小脑深部或浅表皮质边缘带梗死。如果大脑后动脉、后交通动脉或椎动脉先天性发育不良（呈胎儿型），一侧椎动脉或基底动脉严重粥样硬化或双侧椎动脉在发出小脑后下动脉以前闭塞，会使后循环总血流量减少，极易出现血流动力学危象，从而形成大范围的梗死。基底动脉近端闭塞（累及或未累及小脑前下动脉开口处），有时伴椎动脉颅内段闭塞，出现该侧小脑边缘带梗死，血管造影显示低灌注状态以及分布于小脑半球皮质及蚓部的 3 支小脑动脉的吻合支顺向或逆向充盈。基底动脉远端闭塞，常见小脑上动脉或后交通动脉逆向充盈，若累及小脑上动脉开口部，可导致小脑上动脉内、外侧分支或内侧分支之间的终末供血区梗死。

二、分型与临床表现

小脑的血液供应来自椎基底动脉发出的 3 对动脉：小脑上动脉（SCA）、小脑前下动脉（AICA）、小脑后下动脉（PICA）。

（一）小脑梗死分型

根据不同动脉梗死造成的病理改变，患者可出现各种类型的表现。临床上按病情进展不同将小脑梗死分为 3 型：

（1）良性小脑梗死：通常为 PICA 或 SCA 的正中支供应区梗死，该型在小脑梗死中最为常见，约占整个小脑梗死 1/2 以上，应用 CT 特别是 MRI 才能确诊，临床上可不出现任何症状或仅表现轻微症状，此型一般预后良好。

（2）假肿瘤型小脑梗死：该型可由 SCA 供应区单独受累引起，更多是由几支小脑动脉特别包括 PICA 供应区共同梗死引起。CT 显示有小脑低密度区，直径大于 2 厘米，第四脑室及导水管移位或第四脑室受压不显影，第三脑室及侧脑室扩大。

（3）昏迷型小脑梗死：患者通常在发病后短时间内昏迷，可并发脑干梗死。小脑梗死面积大，临床症状进行性恶化，常伴发小脑扁桃体疝，预后不良。此型病例一般由多支小脑供应动脉梗死引起。

小脑半球脑梗塞的位置、大小、形态与小脑动脉供血分布区有关。小脑由椎—基底动脉系统供血，包括小脑前上动脉、小脑前下动脉及小脑后下动脉，分别为：小脑上动脉起源于基底动脉，供血小脑上脚、小脑核和小脑半球上面。小脑前下动脉同样起自基底动脉，供应小脑下面的下半月叶、二腹叶、蚓小叶和锥体区域。小脑后下动脉起自同侧椎动脉，分为小脑支，主要供应绒球小结节叶下蚓和小脑半球下面后部及小脑核；延髓支，供血延髓后外侧区。由于小脑半球的供血血管有变异，因此，分区是相对而言。

（二）临床表现

临床上，小脑半球脑梗塞的症状以头晕、头痛、眩晕、呕吐、吞咽困难、言语不利及肢体障碍、共济失调为主，与小脑半球不同部位缺血造成不同症状，即：小脑半球的主要功能为维持身体平衡，保持和调节肌张力，以及调整肌肉的协同作用。其中，维持身体平衡与小脑的绒球小结节叶和顶核有密切关系；保持肌张力与前叶和后叶的旧小脑皮质、栓核、球状核有密切关系；调整协同运动是由小脑和大脑皮质共同协调。因此，梗塞可出现相应的临床症状。

小脑梗死可因梗死范围、部位、脑室有无梗阻、有无合并其他部位的梗死以及侧支代偿情况不同而致临床表现轻重各异。

（三）影像学特点

在小脑血管意外中梗死的发病率明显高于出血，小脑梗死所表现的症状有时不典型，可能被类似前庭病变、腔隙综合征，或其他脑叶及脑干的梗死症状掩盖。重症小脑梗死患者随着小脑水肿压迫脑干及阻塞性脑积水出现，在晚期患者病死率高，造成诊断和治疗困难。CT 和 MRI 的普及应用对小脑梗死的早期诊断和临床监测及指导治疗发挥了重要作用。

1. CT 的影像学表现

直接征象有显示小脑低密度区。重症患者的 CT 特征有：第四脑室移位、变形或消失，阻塞性脑积水，基底池部分或完全消失。但是由于后颅窝骨伪影的存在，使 CT 的诊断受到一定限制。

2. MRI 的影像学表现

MRI 的临床应用使本病的检出率和诊断正确率明显提高，对诊断有非常重要意义。MRI 诊断小脑梗塞远较 CT 敏感，尤其是对早期或较小的小脑梗塞，其显示率远高于 CT，这是因为：①后颅窝骨伪影掩盖了正常解剖结构，病灶难以显示；②缺血性梗塞在 48 小时内，CT 扫描经常正常，敏感性较低；③CT 对于较小的小脑梗塞病灶，由于其部分容积效应的影响而经常呈假阴性，故 CT 诊断小脑梗塞有一定的限度。

MRI 显示后颅窝优于 CT 不仅是无骨的伪影，还有 MRI 多方位任意扫描有助于病灶的显示与定位，另外 MRI 的 T_2 加权像对病灶水肿包括早期的细胞毒性水肿较敏感，使病灶显示率显著提高。再则由于出血在不同时期的 MRI 信号有其特征，从而使小脑陈旧性出血与小脑梗塞得以鉴别。小脑梗塞信号的高低有其特点。梗塞的病理基础是病变区含水量增高，MRI 尤其是 T_2 加权像对其较敏感。

MRI 上不同血管分布区的小脑梗塞均表现为长 T_1、长 T_2 信号，随着时间的变化，可出现血管渗出高信号，为出血性脑梗塞，这是由于梗塞发病一周后血管支架作用减弱，从而血管再通时造成血管通透性增加，血液渗出。病灶的边界清楚，内部信号欠均匀，急性期可见脑沟变浅，四室局部受压变形。

不同血供区域的梗塞，其大小、形态各不相同。深部远端小动脉栓塞多为腔隙性梗塞，近端的小脑动脉区域性梗塞多为较大的梗塞，小脑动脉间的终末区分水岭梗塞多在 20 厘米以内，也称作非区域性梗塞。病灶 <10毫米呈斑点样，远离脑表面，考虑为小脑动脉远端白质内的细小动脉病变；大病灶 >10 毫米，多呈楔形，近脑表面，多为小脑动脉近端区域性梗塞。

第二节　小脑卒中的康复治疗

一、基本治疗方法

关于小脑卒中治疗问题，一般根据小脑卒中时出现的病灶大小、意识障碍水平、病情变化、脑干有无受压等情况决定保守治疗或手术治疗。因此，神经内科、神经外科对不同类型的小脑梗死采取不同的治疗方法。

1. 良性小脑梗死

患者意识清醒，无神经功能障碍或有轻度神经征，CT 显示后颅窝无占位性改变，应采取内科药物治疗（对症治疗、溶栓、降纤、抗血小板聚集、扩血管、脱水降颅压及脑保护治疗），同时做 CT 及 MRI 动态监测。

2. 假肿瘤型小脑梗死

在发病初期患者意识清醒，但 CT 或 MRI 已表现出小脑占位性改变的特征，随后患者意识将逐渐恶化。对此类型小脑梗死在出现继发性意识障碍初期应积极采取手术治疗，采用脑室引流加后颅窝减压的手术方法。先做脑室引流，再行后颅窝正中切口开颅，充分扩大骨窗，剪开小脑硬膜，不需清除小脑组织。因为该型小脑梗死面积不大，充分扩大骨窗减压已足够。避免切除小脑组织造成延长手术时间、止血不彻底等后遗问题。不主张单纯脑室引流手术，因为可能诱发小脑幕切迹上疝的出现。

3. 昏迷型小脑梗死

决定昏迷型小脑梗死患者预后的最重要因素为是否合并脑干原发性梗死，因 CT 难以对脑干梗死作出早期诊断，所以在发病早期进行 MRI 诊断明确是否合并脑干梗死对决定其手术适应证是十分必要的。对不合并脑干原发性梗死的昏迷型小脑梗死，主张尽早行手术治疗，手术方法采用脑室引流加后颅窝开颅减压，同时清除坏死小脑组织。由于此型小脑梗死的面积大，小脑水肿及肿胀严重，单纯开颅减压不能完全解除对脑干的压迫及疏通脑积水。对高龄患者及有明显严重原发性脑干梗死患者，目前认为不是手术的适应证。

4. 小脑出血

小脑出血多发生在一侧半球，其症状和体征主要取决于出血部位、出血量。主要临床症状是突然站立或行走不能，肢体共济失调伴有眩晕、头痛、恶心、呕吐，可伴有眼震。出血量较大者若压迫脑室、脑干，可出现颈项强直，导致昏迷甚至死亡。

小脑出血的最后确诊，需要影像学证实。CT、MRI 对小脑出血可做迅速诊断，同时可确定出血部位、出血量和是否破入脑室系统，有无梗阻性脑积水及有无脑干受压，并对治疗和预后判断均可提供帮助。

急诊怀疑小脑出血首选 CT 检查，初步明确出血部位、出血量、周围脑组织水肿、脑干是否受压、脑室改变及有无梗阻性脑积水等情况。但是由于小脑位于后颅窝，易受骨伪影的干扰，因此病人情况稍稳定后，应进行 MRI 检查以免漏诊或误诊。

血肿的大小虽然很重要，但不是绝对的，应结合临床表现，特别是应注意患者意识状况，是否有脑干受压和/或脑积水的症状和体征。

如果患者出血量较小（<5 毫升），血肿位于小脑半球外侧部，患者意识状态稳定，影像学及临床表现无脑干受压、脑积水征象，目前仍主张内科保守治疗。如患者出血量大，影像学及临床表现有脑干受压、脑积水、脑疝征象，意识障碍进行性加重，宜积极手术治疗，脑室引流，解除脑疝，血肿清除。

二、康复评定与治疗

小脑发生病变，最重要的临床症状是共济失调（ataxia）和平衡（balance）功能障碍，严重影响患者的日常生活能力。

共济失调或称运动失调，是一个可由几种不同的神经结构损伤引起的疾患。通常的原因包括小脑损伤和感觉结构损伤。感觉性共济失调可以与小脑性共济失调区分开，当眼睛闭上时，感觉性共济失调的症状会加重。共济失调最根本的机制现在仍然不是很清楚。研究表明，共济失调的部分原因在于不能协调有关肌肉的运动，也不能调整一个既定关节在其他关节运动影响下所做的动作（相互作用力矩）。

目前对于小脑性共济失调和平衡功能障碍临床药物的治疗效果不肯定，康复治疗可在一定程度上改善患者的功能障碍，因此具有十分重要的意义。

（一）康复评定

小脑卒中的康复评定是对患者存留的或丧失的功能进行识别和测定，以鉴别患者的功能障碍、判断其严重程度，它是制订康复计划，进行康复训练的依据。患者在疾病的各个阶段都应该作出评定，评定模式应依照WHO有关损伤、活动受限和参与局限的分类进行。具体的评定方法请参阅本书第六章康复评定的相关内容。

（二）康复治疗

1. 小脑性共济失调的康复训练

完成正确动作的反复练习是达到协调的途径。

（1）总体的原则

训练动作逐步由易到难，由简到繁，由慢到快，由不能过分用力到可以用力，最终达到能够进行上肢与下肢、四肢与躯干的复杂联合运动。

第一，动作要尽量做到正确。如果患者能力达不到，无法完成正确的动作，则应降低动作的难度，甚至暂时不做，以免形成错误的运动模式。如果患者动作已能基本完成，则反复做，并在训练过程中使动作逐渐更加精确。

第二，训练时患者切忌过度用力，以避免兴奋扩散，而加重协调功能障碍。

第三，治疗个体化。轻症患者可以从多组肌群的协调训练开始，而对于重症患者则应把每个复杂的动作分解成一些单个肌群或单个关节的运动，以便在大脑皮层的直接控制下首先完成非常简单的动作。可通过减少运动关节的数量或者稳定肢体运动的惯性效应来减少运动的复杂性，从而提高功能。应避免快速的多关节运动，代之以局限于单一关节的慢速运动，这样共济失调可能得到很好的治疗。

（2）Frenkel 训练法

Frenkel 训练法是为改善肢体本体感觉控制而逐渐增加难度的一组训练。其基础是利用障碍部位残存的感觉系统，特别是利用视觉、听觉和触觉的代偿管理随意运动，其本质在于集中注意力，反复地正确练习，逐步形成新的运动环节，恢复障碍部位的各种生理功能。在训练开始时是没有重力的简单运动，而后逐渐发展到使用髋和膝部运动并在抗重力下进行更为复杂的运动。它对由中枢神经系统病变引起的本体感觉障碍特别有用。反复练习能帮助患者形成各种有用的本体感觉，改善其静态、动态协调平衡功能及精细灵巧运动的能力，抑制和减少震颤及不自主运动，改善视固定和眼、手协调，使患者能利用视觉帮助稳定；而且可使患者恢复正常的中线感和垂直感，以便他们在运动中有返回中线的参考点，保持关节活动范围、肌力、耐力，最终提高正常生活动作的正确性、安全度和效率。

Frenkel 训练法遵循平衡能力从低级到高级，从静止过渡到运动，从需利用视觉反馈过渡到不用视觉反馈，从大范围、快速运动逐渐过渡到狭范围、缓慢运动的运动原则，系统的、循序渐进的对患者进行平衡和协调的训练。根据大脑的可塑性原理，学会一种新的技巧动作，重复地训练一种特殊动作是必须的。开始时由于需要感觉的反馈，这种特殊的动作完成得比较慢，随着训练次数的增加，小脑不断接受感觉传入冲动的信息，逐步纠正运动过程中所发生的偏差，使动作逐步协调起来。一个特殊动作的重复练习可使相关皮层的输入神经元的兴奋性增加，从而易化所支配肌肉的收缩，这种兴奋性的增强与新的运动环节的形成有关。

2. 下肢的训练

（1）仰卧位练习：患者躺在表面光滑的床上或垫子上，足跟着床面，头部枕起，看到小腿与足。

①双下肢单独沿床面滑动做各式屈曲运动。

②双下肢交替沿床面滑动做各式屈曲运动。

③双下肢单独悬浮做各式屈曲运动。

④双下肢交替悬浮做各式屈曲运动。

⑤联合各种下肢运动，并使患者足跟随治疗师手指运动。

（2）坐位练习：练习维持正确坐位姿势。

①正确坐位，背靠椅背，维持坐位姿势静坐 2 分钟；不靠椅背，维持正确坐姿静坐 2 分钟。

②单足或双足抬离地面，准确回原位。

③用粉笔在地下画两个“十”字标记，轮流使足顺所划的“十”字向前、后、左、右滑动。

④按治疗师的节奏，练习从不同高度的椅子上起身和坐下。

（3）站位练习

①侧走：身体重量在双足中轮流转移。

②双足在 35 厘米宽的平行线之间向前走。进行 1/4、1/2、3/4 步及一整步的练习。

③转弯：向左右转弯行走。

（4）注意事项

①根据病情和个体差异调整运动量。

②注意保护措施，防止患者摔倒。

③遵循由简入繁的原则。

④不要过度用力。

3. 上肢的训练

着重训练动作的准确性、速度和节奏性。

（1）单侧肩、肘、腕关节的屈、伸、内收、外展、旋转训练。

（2）双侧肩、肘、腕关节同时屈、伸、内收、外展、旋转训练。

（3）指鼻训练、木插板训练、编织作业、球类、棋类游戏、投圈等活动。

（4）手的抓握动作训练：单个手指的屈伸、内收、外展；五个手指同时屈伸、内收、外展、对指；双手指同时屈伸、内收、外展、对指等。

有研究发现，负重训练，即在患者四肢近端增加重量200～2000克（绑沙袋等）以增加躯干和近端的稳定性，可一定程度上提高患者对远端运动的控制能力。这可能同负重后增加了拮抗肌紧张度，从而使得拮抗肌变得容易收缩，屈伸肌活动比例重组及患者注意力的集中有关。但对小脑性共济失调的康复是否有明显的促进作用有待进一步观察。

4. 小脑性平衡功能障碍的训练

一般来说，训练应该包括当头和身体活动时使用眼睛。

（1）基本原则：主要是从最稳定的体位逐步进展到最不稳定的体位，从静态平衡进展到动态平衡。可进行破坏站立平衡训练和平衡板上训练，诱发患者的平衡反应。训练要领包括：逐步减少人体支撑面积和提高身体重心；在保持稳定性的前提下增加头颈和躯干运动；从睁眼状态下训练逐步过渡到闭眼状态下的训练。

（2）平衡训练的顺序：坐位平衡→站立位平衡→行走平衡。

（3）训练方法

①坐起训练：从患侧坐起。

先屈双侧膝关节，双手做Bobath式握手，嘱患者向患侧翻身，获得患侧卧位，指示患者用健侧下肢将患侧下肢勾到床边，双侧膝关节置于床沿，用健侧手掌支撑于床面，依靠健侧手臂的力量，逐渐抬起上部躯干。必要情况下，治疗者可用一侧手置于患者的患侧肩关节给予向上的辅助，另一侧手帮助双下肢沿床缘垂下。

②坐位平衡：一级平衡为静态平衡，端坐位，双手置于双侧膝部，无任何支撑的情况下独坐。二级平衡为自动态的平衡，患者自己向前后左右晃动身体，可以通过简单的头部活动来完成动作，双手可做简单的动作，如捡大小木丁，伸展手臂取物、扔球等。三级平衡为他动态平衡，治疗人员向各个方向推动患者，患者仍保持自我平衡。

③立位平衡：立位平衡的原理与坐位平衡一样，由于平衡于身体的支撑面积成正比，所以立位平衡训练要稍难些。

a. 患者立于平衡杠内，双手逐渐离开平衡杠，起初只能保持瞬间，引导患者前后左右调整姿势，达到立位静态平衡。

b. 患者下肢分开站立，与肩等宽，将身体向患侧移动重心，使患者负担体重。

c. 身体重心前后移动。

d. 立位上下台阶训练，患足站立，指示患者将重心移到患侧，健腿抬起放在台阶上，然后放下。

训练时，患者可面对姿势镜，这可帮助患者了解自己的姿势，并且引导自我矫正及保持正确姿势。可让患者立于平衡板上，训练其身体前后左右的重心转移动作，为单足立位平衡和步行做好准备。

④步行训练：开始在平衡杠内训练，患者腰间系好保护腰带，患者在前面独立行走，治疗人员在后面手握保护腰带，以防患者突然跌倒。跑步机内，患者可手扶把手行走。最终达到患者可独自绕障碍物行走。

⑤职业性训练：这是平衡康复训练中非常有效的方法之一。当然，许多职业性活动如高尔夫球、保龄球、网球、乒乓球等，有这样的需要，窍门在于如何使这些训练充满乐趣、安全并且有点刺激，即使仅仅从一边到另一边绕过障碍物也是很有用的活动。当然，跳舞是极好的平衡康复训练方式。

⑥选择性平衡训练。瑜珈、太极拳和武术也是平衡训练的好方法。太极拳和瑜珈二者结合可能对那些既有眩晕或平衡障碍，又伴随有焦虑症状的患者可以起到放松作用。这些活动可能更适用于那些已经完成肢体功能训练的人。

三、预后的评估

资料研究表明，影响疗效的重要因素：首先是意识水平、病灶的大小及部位；其次是开始治疗时间的早晚；最后是有无合并脑干梗死。昏迷、病灶近小脑中央部、合并脑干梗死及开始治疗时间较晚者预后较差。

虽然急性小脑卒中的临床症状、并发症和潜在的病理机制的研究已比较成熟，近年来，由于MRI和CT检查使急性小脑卒中的早期正确诊断提高，以及脑积水和脑干压迫（小脑梗死或出血的常见并发症）的早期外科手术治疗，使急性小脑卒中的死亡率逐渐下降。但有关小脑卒中后患者的详细功能预后资料、残疾程度和出院后的恢复时间却很少有相关资料报道。而这方面的资料对于急性期和亚急性期患者的康复治疗可能有指导意义。

大量研究表明小脑梗死的患者常常预后相对较好。此外，急性期患者的临床资料在一定程度上可预测康复后的功能恢复情况。总体上，大多数患者住院时都存在相当的功能障碍，经住院康复，出院时的FIM评分有所提高，出院后功能继续提高。

与小脑梗死的患者相比，小脑出血的患者住院时功能障碍的程度更严重，这主要由于他们中绝大多数在FIM运动功能的评分中得分更低。

研究发现小脑梗死患者的预后与开始康复治疗时的功能状态以及发病时的情况密切相关。已存在的症状如眩晕、呕吐、共济失调、头痛等与单纯小脑梗死预后呈正相关。而另一方面，早期脑积水和/或脑干受压引起的意识障碍与大面积小脑梗死预后呈负相关。早期意识水平的降低强烈预示患者预后较差。

由于小脑上动脉梗死引起的小脑卒中的患者住院康

复后的效果较差，多项研究表明小脑上动脉梗死比小脑下动脉和小脑前下动脉的梗死所导致的功能障碍更严重。目前原因尚不明确，可能由于大面积梗死更易引起脑干受压或小脑上动脉供血区的解剖结构对运动功能控制更重要。

此外，FIM 对于一段时间后的功能变化有一定的信度和效度，但 FIM 的“天花板效应”又使它在评估患者出院后的日常生活能力（ADL）方面缺乏敏感性，而 ADL 对于患者出院后在社区的生活有重要意义。除 FIM 外，还应该使用生活质量满意度量表、心理学测量量表、社会和经济管理评测，这些对于患者的总体评估都非常重要。

（陈真）

参考文献

1. Barinagarrementeria F, Amaya L E, Cantu C. Causes and mechanisms of cerebellar infarction in young patients [J]. Stroke, 1997, 28: 2400 ~ 2404

2. Weintraub M I. Causes and mechanisms of cerebellar infarction in young patients [J]. Stroke, 1998, 29: 867

3. Sagoh M , Hirose Y, Murakami H, et al. Cerebellar infarction with hydrocephalus caused by spontaneous extracranial vertebral artery dissection——case repo rt [J]. Neurol Med Chir Tokyo, 1997, 37: 538 ~ 541

4. Shinoda S, Murata H, Waga S, et al. Bilateral spontaneous dissection of the postero inferior cerebellar arteries: case report[J]. Neuro surgery, 1998, 43: 357 ~ 359

5. Chen H – J, Lee T – C, Wei C – P. Treatment of cerebellar infarction by decompressive suboccipital craniectomy. Stroke, 1992, 23:957 ~ 961

6. Kase CS, Norrving B, Levine SR, et al. Cerebellar infarction: clinical and anatomic observations in 66 cases. Stroke, 1993, 24:76 ~ 83

7. Jauss M, Krieger D, Hornig C, et al. Surgical and medical management of patients with massive cerebellar infarctions: results of the German-Austrian Cerebellar Infarction Study. [J] Neurol, 1999, 246:257 ~ 264

8. Tohgi H, Takahashi S, Chiba K, et al. Cerebellar infarction: clinical and neuroimaging analysis in 293 patients. Stroke, 1993, 24:1697 ~ 1701

9. P. J. Kelly, MB, MRCPI; J. Stein, MD, et al. Functional Recovery After Rehabilitation for Cerebellar Stroke Stroke, 2001, 32:530

10. 张立功. 小脑梗死的临床分析. 医学理论与实践, 2004, 17 (16):659 ~ 660

11. Mascalchi, M , Bianchi, M C, Mangiafico, S, et al. MRI and MR angiography of vertebral artery dissection [J]. Neuroradiology, 1997, 39: 329 ~ 340

12. 孙胜军，戴建平，高培毅. 小脑半球脑梗塞的 MR 诊断. 中国医学影像技术, 2000, 16(11):942 ~ 945

13. Jauss, M , Krieger, D, Hornig C, et al. Surgical and medical management of patients with massive cerebellar infarctions: results of the German2A ustrian cerebellar infarction study[J]. Neurol, 1999, 246: 257 ~ 264

第十九章

脑血管性痴呆的康复医疗

19

第一节　概　　述

有相当一部分脑血管病患者，影像学表现为多发的腔隙性梗死或比腔隙性梗死更小的、更广泛的小动脉的梗死，临床上表现为慢性或进行性的、广泛的高级皮层功能障碍；也有一部分患者在这个基础上又发生较大的梗死灶，产生急性的、局限性脑功能障碍；还有一些患者一开始就表现为大面积脑损伤同时伴有广泛的高级皮层功能障碍等。由于这些患者都是以脑血管疾病为病因的，临床上被统称为血管性痴呆。

在血管性痴呆中有些是由脑卒中引起的，有些则不是由脑卒中所引起，由于血管性痴呆在临床康复方面有很多共性问题，本章将血管性痴呆的所有问题加以综合论述，其中重点介绍多发性梗死性痴呆的康复医疗。

一、定义

国际疾病分类诊断标准第十版（ICD－10）对痴呆的定义是：痴呆是由脑部疾病所致的综合征，通常具有慢性或者进行性的性质，出现多种高级皮质功能损害，包括记忆、思维、定向、理解、计算、学习能力、语言和判断功能。初期意识是清晰的。常伴有认知功能的损害，偶尔以情绪控制和社会行为或者动机的衰退为前驱症状。症状和功能损害至少存在6个月方能确定痴呆的临床诊断。

一般来讲与血管因素有关的痴呆，统称为血管性痴呆（Vascular Dementia，VD）。血管因素主要是指脑内血管，即颈动脉与椎基底动脉两大系统，可以是这些血管本身的病变，也可以是颅外大血管及心脏的病变，间接影响脑内血管供血不足而致脑组织缺血缺氧性改变，最终使大脑功能全面减退，特别是与智能有关的功能全面减退，当衰退到一定程度时，影响患者的日常生活、社会或职业功能，这个综合征就称为血管性痴呆。血管性痴呆是一个很有包容性的术语，包含了出血引起的痴呆，以及病理上不符合梗死标准的慢性脑组织缺血引起的痴呆。

目前最常见的血管性痴呆是多发梗死性痴呆（Multiple Infarcts Dementia，MID），强调了梗死或卒中史在诊断中的重要性。这个术语常与血管性痴呆混用，因为它是血管性痴呆的一个主要亚型。实际上，单个梗死引起的痴呆也并非罕见，只要梗死位于大脑与认知相关的重要部位就会引起痴呆，称之为战略性、梗死性痴呆。近年，有人提倡使用卒中后痴呆的概念，因为卒中是导致血管性痴呆的直接和主要的原因。此术语除了梗死性痴呆还包括出血性脑血管病引起的痴呆，但并不能包括由白质疏松引起的痴呆。另外，为了更好地做好脑血管病的防治工作，近年来提出了血管性认知功能损害（Vascular Cognitive Impairment，VCI）的概念，它涵盖了未达痴呆的血管性认知功能损害、血管性痴呆和混合性痴呆等，范围更为广泛，强调痴呆前的认知损害，为血管性痴呆的早期预防工作提供了理论依据。

二、分型及流行病学特点

（一）血管性痴呆的分型

血管性痴呆是一个临床综合征，从病因和病理机制上存在多种分型。目前的三种分型标准是：①病理分型；②临床诊断分型，如ICD－10和NINDS－AIREN有血管性痴呆临床亚型的描述；③综合分型，根据原发血管病因、缺血性脑损害的原发类型、脑损害的原发部位、原发的临床综合征来综合分型。

目前国内临床常用的分类亚型包括：多发梗死性痴呆、战略性梗死性痴呆、皮层下动脉硬化性脑病、丘脑性痴呆、分水岭梗死性痴呆、出血性痴呆、其他类型等。

（二）流行病学特点

流行病学研究显示，血管性痴呆的发病率各国不太一致，65岁以上老年人患病率在1.2%～4.2%，发病随着年龄增长而增多。欧美地区痴呆的患病率为4%～5%，以老年性痴呆为主，占全部患者的50%，血管性痴呆占20%。日本的痴呆患病率为4.5%～4.7%，血管性痴呆占60%，老年性痴呆占30%。我国目前的流行病学资料报告的患病率为1.2%～7.8%，血管性痴呆的患病率为0.5%～2.7%，为痴呆的最常见的原因。卒中后痴呆的发生率各学者报道为13.6%～46.45%。痴呆的患病率在各学者报告中有很大差别，这里面既有人口和地域造成的差异，也有诊断标准等研究方法造成的差异。

三、发病机制

（一）神经病理

血管性痴呆的病理改变有多种多样，其中较常见的有以下几种。

1. 动脉梗死

急性期（72小时以内）在病变部位常可见缺血性坏死区。亚急性期（3天至2周）梗死区可见脑组织坏死，同时伴有大量吞噬细胞和星影胶质细胞增生。慢性期（2周以上）梗死区部分或全部是囊形变，可伴有或不伴有吞噬细胞。缺血性脑损害是血管性痴呆的主要原因，尤其是多发梗死性痴呆。20世纪70年代初曾认为脑梗死体积需达50～100毫升才能引起痴呆。后来证实较小的梗死体积也同样可引起痴呆，梗死体积与痴呆之间并无必然的联系，病变部位也起着非常重要的作用。左侧脑部病变、丘脑与单个额叶病变也可以引起痴呆。丘脑性痴呆主要就是由于双侧丘脑或一侧（左侧）丘脑局灶性梗死引起。

2. 皮层下动脉硬化性脑病

在皮质下白质特别是脑室周围白质有脱髓鞘改变合

并反应性胶质增生，多为慢性脑缺血所致。这些区域的血管壁增厚、小动脉管腔狭窄。

3. 腔隙性脑梗死

多由于脑的小动脉，如穿通动脉闭塞引起的小梗死灶。多发梗死性痴呆的主要病理改变之一就是多发的腔隙样梗死病灶。多数腔隙直径为0.5～1.8厘米，边缘有薄层胶质纤维与胶原纤维，腔内组织稀疏，神经细胞大多消失。多见于底节区，也见于放射冠和脑桥等部位。

4. 分水岭梗死

当存在明显的脑的动脉粥样硬化时，一旦心功能不全，或长期低血压未纠正，会首先影响到动脉末梢相互吻合的区域，严重时出现梗死，涉及顶—颞—枕区。

5. 层性坏死

这是一种特殊的缺血性病理改变，表现为大脑皮质内某些层内大量神经细胞脱失、坏死，同时并发胶质细胞增生。见于大脑皮质，亦可见于小脑皮质。

6. 颗粒性萎缩

常表现为多灶性或散在性脑细胞缺血性坏死并发局部胶质增生，大体检查可以发现大脑外侧面呈颗粒状改变。较多见于分水岭地带，常为心脏骤停、颈内动脉闭塞或严重狭窄、多发性栓塞引起。

7. 海马硬化

常见于心脏骤停、休克、窒息的患者，系脑缺血引起，表现为颞叶海马回等部位的神经细胞大量脱失，并伴有胶质增生。

（二）生理病理

血管性痴呆的根本病因是脑缺血后（少部分为脑出血后）脑细胞的死亡，近来发现细胞凋亡也在其中起着重要作用。病变间的相互协同作用损害了认知功能。有人提出用神经网络系统来解释多发脑梗死后认知功能的下降，认为出现病灶后，神经网络提供了恢复的余地，当病灶增多后，可供恢复的余地减少了，网络受到破坏而产生认知功能的下降。单一病灶的认知功能下降则可能与病变的位置有关。但也不尽然。据文献报道，有的患者右侧病灶出现语言智商下降，而左侧病灶出现操作智商下降，与传统的认知功能定位相反，这就进一步说明以神经网络为基础的整体认知加工的重要性。另外，PET研究显示了大脑半球内广泛的神经功能联系，在出现多个病灶后，这种联系可扩展到对侧半球。尽管神经网络的理论还不能解释所有的问题，但它确实反映了神经功能联系中断在认知障碍中的重要性。

第二节　临床表现与诊断

一、临床表现

血管性痴呆的临床特征是多种多样的，不同的亚型表现不一样。脑损害的部位不同也会表现为不同的神经症状和体征。血管性痴呆的早期可有类似神经衰弱的表现，如头痛、头昏、失眠、耳鸣、易疲劳、易激动等。接着，可出现以下比较典型的临床症状，概括起来可分为两类：一类是血管病原发的神经系统症状，如偏瘫；另一类为构成痴呆的认知及行为症状。前者参考相关章节，不再赘述。

在构成痴呆的认知症状中，记忆力减退是早期的核心症状，包括近记忆、远记忆以及即刻记忆。但最早出现的是近记忆力的减退，远记忆力障碍多在后期出现。患者表现突出的是对新近发生的事情较难回忆，患者想不起来上顿饭吃的什么，而对二三十年前的事却能较好地回忆。例如在临床检查中，患者总记不住医生姓什么，甚至否认曾告诉过他。但患者的近记忆障碍也常被认为是健康老年人常有的健忘而被疏忽，尤其早期遗忘已明显时，远记忆相对保留，以致亲属常认为患者记忆并不差，甚至很好。理由是十多年甚至几十年前的事都记得清清楚楚。随着记忆力减退，逐渐出现注意力不集中，计算力、定向力、理解力均有不同程度减退。还有的表现情绪极不稳定，容易激动和伤感，往往为一些微不足道的小事而痛哭流涕、大发脾气或欣喜若狂。随着病情的发展，患者记忆力也越来越差，远记忆力也会受到损害。

另外，血管性痴呆患者的智能减退是呈“斑片”性的，这与老年性痴呆是不同的，老年性痴呆患者可出现智能的全面减退直至完全丧失。有研究发现最常见的是时间定向力、计算力、近记忆力、自发书写及抄写能力降低，其智能衰退并非是全面性的。血管病变引起的脑损害，根据部位不同可出现各种相关的脑功能损害症状：一般来说，位于左大脑半球皮层的病变，可能有失语、失用、失读、失写、失算等症状；位于右大脑半球的皮层病变，可能有视空间觉障碍；位于皮层下神经核团及其传导束的病变，可能出现相应的运动、感觉及锥体外系障碍，也可出现强笑、强哭的症状。

在痴呆的进程中，有时可出现幻觉、自言自语、木僵、缄默、淡漠等精神症状。或者偏执、情绪不稳、无目的漫游、攻击或者破坏行为。部分患者会出现疑心和妄想，认为有人陷害他、偷他家的东西等等。这些紊乱的知觉、思维内容、心境或行为等症状，统称为痴呆的行为和精神症状（Behavioral Psychiatric Syndrome of Dementia，BPSD）。这些症状严重影响患者的生活质量。

以上症状与体征在多发性脑梗死痴呆患者常呈阶梯式进展，发病可以突然，也可隐匿，每一次发作后，可留下一些神经精神症状，一次又一次叠加，直到出现多种认知功能减退而成为痴呆。大面积脑梗死性痴呆多急性发病，病情严重，侥幸存活者大都会遗留严重的神经症状和体征，如瘫痪、卧床不起、失语、丧失生活能力，表现的痴呆多较严重。丘脑性痴呆以精神症状为主，如遗忘、情绪异常、嗜睡。伴发脑干病变，可出现眼球垂直注视困难及其他中脑、脑桥损害症状。一般来说，运动症状不明显，也不持久。皮层下动脉硬化性脑病发病多较隐匿，肢体运动障碍也比较轻微，病情可长期相对稳定，但也可在一次卒中后病情迅速加重，智能明显降低，并且进行性恶化。

另外痴呆诊断过程中要重视知情者提供的信息。很多患者不愿承认智能的减退，或者有些患者会有自知力丧失。患者单独陈述常常会提供一些错误或者虚假的信息。从知情者那里可以了解到患者的发病模式、症状持续的时间、发展的方式以及严重程度。全面的了解患者的病史是非常重要的。

询问病史时还要注意了解患者的日常生活活动能力。日常生活活动能力减退是痴呆的诊断标准之一。患者常常表现为社会、职业功能减退，表现为使用电话、购物、做家务、自己服药、管理钱财的能力损害，这属于工具性日常生活活动能力。随着病情进展加重，基本的生活活动能力也会受损，例如吃饭、穿衣、排便、洗澡等不能独立完成，生活不能自理。到了这种程度，痴呆往往已经比较严重。

二、辅助检查

（一）神经心理学

诊断痴呆时要对患者精神状态进行全面检查。检查内容应包括：意识状态、一般表现和行为、情感和人格、语言功能、视功能、额叶功能、认识机能、记忆、认知功能、思想内容等。痴呆患者智能下降常常伴有情感障碍、人格变化、行为异常、社交及日常生活能力下降等，故在观察评定时把握住痴呆症状的全貌是很重要的。有经验的神经或精神科医生可以通过床边检查发现上述症状，但是要进一步全面详细的检查还要应用神经心里量表。

各种各样的量表是衡量和检测心理活动的最有效的工具。人的心理现象是一复杂的神经、精神活动，很难直接测量，需要间接的通过对人行为的观察来进行衡量和评价。目前，人们定义痴呆是多方面高级神经、精神机能减退的综合征。显然痴呆的量表检测对诊断和认识痴呆有着极其重要的意义，是 CT、核磁共振、脑电图等影像学、电生理学等检测手段所不能替代的。痴呆的量表检测不仅可以为临床提供定位诊断的症状学依据，同时它还为痴呆的临床诊断、严重程度、疗效判定、预后评价提供了标准。此外，痴呆量表的检测也是痴呆患者智能康复的一种训练手段。

目前，关于痴呆诊断和评价的量表种类甚多，并广泛应用于医学临床和科研领域。从检查的内容来分，痴呆检测量表可以分为有关认知功能检测的量表和有关社会、生活能力评价的量表；从检查的目的来分，痴呆检测量表可以分为成套的智能综合评定量表和针对某一特定认知功能设计的特异性检测量表；从痴呆诊断价值来分，痴呆检测量表又可分为痴呆筛查量表和痴呆诊断量表等。从临床实际的角度出发，对痴呆患者的临床诊断以及症状评价往往并非单一的检测量表就能满足需要。我们常常需要根据评价的目的、对象来选择不同方面的量表组合，才能更为有效、真实、准确地反映患者的病情。

在运用量表时，应注意三点：其一，注意测查的影响因素。患者的年龄、文化教育水平以及语言应答能力都会影响测查结果。有时智能检查有问题，但无痴呆症状（假阳性），有时则相反（假阴性）。因此，智能检查有问题而无痴呆症状者，不能诊断为痴呆；其二，注意联合应用量表。常规的智能筛查量表只反映患者的认知功能，如记忆、视空间功能、推理和概括能力等，而不包括人格和情感障碍的检查。因此常需要用两种或几种量表，综合分析其结果；其三，注意追踪测查。如果患者病史中有可疑的某些心理功能障碍，而神经心理学测试属正常范围，应追踪观察 6～12 个月，再复查神经心理测试。

从痴呆的定义出发，我们评价和诊断痴呆有三项要点：①在无意识障碍的前提下；②有记忆和认知功能障碍，以及合并语言、情感、人格、视空间功能中至少 1 项功能障碍；③影响患者的社会、生活能力。

从这个临床诊断的角度来讲，我们对痴呆患者的量表诊断和评价也需要分三步进行：

第一步：对患者的意识状况和注意力集中情况进行评价，排除意识障碍和注意力不集中。其中可选用 Glasgow 昏迷量表、日本 3－3－9 度意识障碍评定法等。通常 Glasgow 昏迷量表较为常用。

第二步：对患者的记忆、认知、语言、情感、人格、视空间等功能进行评价。这里可供选择的量表种类众多，有成套的评定量表，同时也有针对某一认知功能而设计的特异性评定量表，这里不再赘述，详见相关章节。

第三步：对患者社会、生活能力的评价。其中 ADL、Blessed 行为量表以及 Barthel 指数记分法较为常用。

另外在研究中，很多学者设计了专门的痴呆评定量表系统。但是它们多是针对老年性痴呆设计的，在血管性痴呆中应用时要注意这一点。这里着重介绍两个相对适合于血管性痴呆认知功能评定的量表。

1. 修订简易精神状态量表（3MSE）

此量表是在 MMSE 的基础上发展而来的，对认知功能的检查更为全面，它较 MMSE 增加了列名、延迟记忆、同义判断等检查项目。每项评分区分度较高，满分为 100 分，以 77/78 分作为判断轻度认知功能障碍的界限。此量表比较简易，因而易于被接受，但它仍着重于皮层功能的检查，与 MMSE 比较，敏感性有轻微升高。3MSE 和 MMSE 用于卒中后认知功能障碍的评价相比，3MSE 比 MMSE 更适用于卒中后的患者，因为应用于卒中人群时，3MSE 比 MMSE 敏感性更高，能更好地评测功能预后，所评估的认知领域更全面，能提供更多的临床信息。

2. 剑桥认知功能检查（CAMCOG）

CAMCOG 是剑桥老年人精神疾病检查法（CAMDEX）中的认知功能分测验，包括了 MMSE 所有题目，并对测验的能力和测验的详细程度有所增加。它测定的功能有定向、言语、记忆、运用、注意、抽象和感知能力，如辨认著名人物的照片。CAMCOG 对早期痴呆患者的认知损害比较敏感，不易产生天花板效应（即对部分原来智能水平较高的患者，认知功能已有下降而评分却在正常范围甚至是满分，造成敏感性降低）。此量表信度和效度均较高，可以将轻度认知功能障碍与正常人区别开来，其包含的认知领域更为广泛。目前很多研究者将此量表应用于卒中后认知功能障碍的筛查及早期诊断。CAMCOG 比 MMSE 敏感性和特异性均高，着重于局部认知功能障碍的评价，且认为不受年龄、文化教育水平等因素影响。但此量表皮层下认知功能障碍的评价部分相对较少，且其运用、画图等检查受肢体功能影响较大，这在一定程度上限制了该量表在血管性痴呆中的应用。

（二）神经影像学

1. CT

脑 CT 是痴呆诊断最有价值的辅助检查工具之一。近年来，随着 CT 检查的普及，发现过去诊断为阿尔茨海默病的患者，不少人存在“腔隙性多发性脑梗死”，实际上为脑血管性痴呆，或合并有脑血管性痴呆。这是由于反复脑梗死不一定发生于大脑皮层的“运动区”，所以有些人从未发生过瘫痪，易被误诊为“阿尔茨海默病”。CT 检查对这些患者具有重要的价值。

对于血管性痴呆而言，影像学检查的主要目的在于发现血管性痴呆的原发病因，即脑血管病的证据。影像学检查可明确病灶的大小、部位，甚至可帮助血管性痴呆的分型。如多发梗死性痴呆、丘脑性痴呆、皮层下动脉硬化性脑病、出血性痴呆等，在其诊断过程中影像学检查都起着不可替代的作用。另外，影像学检查可以发现相对罕见的但是可以外科治疗的痴呆病因，例如：硬膜下血肿、肿瘤、交通性脑积水等。

血管性痴呆的 CT 特征主要表现为单个、或者多个大小不等、新旧不等的低密度病灶。新鲜的病灶边缘模糊，陈旧性病灶边缘整齐。多位于左顶叶皮质、角回、枕叶、海马、尾状核、杏仁核、乳头体及胼胝体，左侧多于右侧或者双侧分布。局限性脑萎缩伴侧脑室或者第三脑室系统的不对称性扩大。皮层下动脉硬化性脑病主要表现为白质疏松，在侧脑室外上方及半卵圆中心有大致对称的低密度影，边缘模糊，呈云雾状，并伴有腔隙性梗死，脑室扩大。

一般而言，痴呆的诊断主要依靠临床症状。CT 显示的脑萎缩、白质疏松、梗死的部位、数目和体积对痴呆的病情的影响，尚没有定论，不能过于夸大它们的临床意义。仅单纯凭借影像学检查即诊断血管性痴呆是错误的。大多数健康的老年人，CT 检查可显示出不同程度的生理性脑萎缩，但他们并无痴呆症状。相反，有些老年人 CT 检查显示没有脑萎缩，但却有痴呆症状。

2. MRI

相比 CT 而言，颅脑核磁共振（MRI）对小病灶的分辨率更高，达 1 毫米。如腔隙性脑梗死的 MRI 表现为：病灶呈小片状，位于基底节区和丘脑，一般无占位效应和脑水肿，T_1 加权像呈低信号，T_2 加权像为高信号。此外，MRI 对脑梗死的准确性和敏感性极高，一般症状出现后 2～4 小时就可检查，而 CT 则常需在发病 12 小时甚至 24 小时后才可看到病灶。正是由于 MRI 的高敏感性和准确性，才使脑梗死得到及时诊断和治疗，从而降低了并发症血管性痴呆的发病率。而对于脑出血，CT 的敏感性和准确性又是 MRI 所不及的。因此，对于脑血管病的诊断方面，CT 和 MRI 各有优缺点。

3. 核医学检查

（1）单光子发射断层扫描（SPECT）

SPECT 可探测局部脑血流量。有研究发现多发性脑梗死性痴呆的全脑平均局部脑血流量低于每 100 克脑组织 36 毫升/分钟。

（2）正电子发射断层扫描（PET）

可进一步提供脑组织含氧与葡萄糖代谢的情况。在痴呆早期，脑组织在出现可见的病理改变前，可能已有某些代谢异常，特别在额叶、颞叶、Megnert 基底核、丘脑等处，氧代谢与葡萄糖代谢可能已表现低下。因此，PET 不仅对痴呆的早期诊断有一定意义，对疗效的判断也比较客观。但 PET 检查昂贵，一般不作为临床常规检查。

（3）其他

如数字减影血管造影，可清楚地显示脑血管主干及主要分支的走行，是否有狭窄、闭塞、畸形，侧支循环的代偿情况等，无疑对脑血管病变有明确的了解。此外，某些检查如血清学、免疫学、生化或组化检查可能对确定病因有一定帮助。

（四）其他

1. 血液流变学

血液流变学指标可为血管性痴呆提供病因诊断参考，例如全血黏度升高、红细胞压积升高、纤维蛋白原增多、红细胞聚集率及血小板聚集率增高均提示缺血性脑血管病的可能，但单凭一次结果，难以作为肯定依据，应综合评价。

血管性痴呆的患者很多合并血脂代谢异常。高半胱氨酸血症也是大血管梗阻的危险因素，是一项独立的危险因素，可以通过补充叶酸纠正。

2. 电生理检查

（1）脑电诱发电位

包括视诱发电位（VEP）、听诱发电位（BAEP）、体感诱发电位（SEP）等。诱发电位能测出某些亚临床的病变，甚至可检出 CT 及核磁共振（MRI）不能显示的病灶。事件相关电位需要患者的一些主动的认知活动的参与，最有特征性的波是 P300。它的潜伏期延长程度可以反映血管性痴呆的智能障碍程度，能判断某些器质性或功能性的智能减退，对痴呆的诊断很有价值。

（2）经颅多普勒超声

一种利用低频超声波探查颅内动脉血流的方法，对颅内动脉狭窄的程度、侧支循环的情况，可提供有意义的信息，因而对病因诊断有一定的参考意义。血管性痴呆的患者表现为全脑平均血流速度降低，脑动脉狭窄。

三、诊断

（一）痴呆诊断标准

要做出血管性痴呆的诊断，首先要确定是否存在痴呆，再确定其病因。因此，除了要进行常规的病史调查和神经系统体格检查外，还要进行高级神经功能检查。国际上通用的痴呆诊断标准为 ICD－10 和 DSM－IV（参看本章附录 1，附录 3）。

我国常用的痴呆临床诊断标准如下：

（1）智力丧失的程度能影响患者的社会和职业活动。

（2）记忆力障碍。

（3）至少具有下列之一的障碍：①抽象思维障碍；②判断力障碍；③失语、失认、失用；④人格改变；⑤有特异的器质性因素的迹象。

（二）血管性痴呆的诊断标准

在确定了痴呆的诊断后，要确定是否是血管性痴呆。目前较公认的血管性痴呆的诊断标准有四个：世界卫生组织《国际疾病分类诊断标准》第 10 版（ICD－10）（附录 2）；美国精神病学会《精神障碍诊断和统计手册》第 4 版（DSM－Ⅳ）（附录 4）；美国加利福尼亚州 Alzheimer 病诊断与治疗中心（ADDTC）关于缺血性血管性痴呆的诊断标准（附录 5）；美国国立神经病卒中研究所和瑞士神经科学研究国际协会（NINDS-AIREN）关于血管性痴呆的诊断标准（附录 6）。这些诊断标准又各有侧重和优缺点。如 ICD－10 偏重于传统上所认为的血管性痴呆的临床表现，如急性起病、阶梯式加重、智能损害的不均衡性、洞察力判断力相对保留、局灶性神经系统体征等，并要求影像学有脑血管病的证据。正因为上述诊断标准各有优缺点，因此在临床实践中应根据研究目的而选择不同的诊断标准。

无论是何种诊断标准，血管性痴呆的诊断要点概括起来主要包括以下几个方面，其在临床上更有应用价值：

（1）存在痴呆。

（2）认知功能的损害往往不平均，早期可能仅有记忆力丧失，自知力和判断力可保持较好，晚期发展为全面性痴呆，各种高级神经功能均减退。

（3）病情有波动性，呈阶梯样进展。

（4）有局灶性神经系统症状或体征，如偏瘫、步态不稳、吞咽困难等。

（5）既往有中风病史，常有高血压、高血脂、高血糖病史。

（6）CT 或 MRI 提示脑血管病证据。

（三）鉴别诊断

诊断血管性痴呆应注意与脑血管病所致的失语、精神症状、意识障碍区别，还要与中风后的抑郁情绪区别，以及和老年性痴呆相鉴别。

1. 阿尔茨海默病

在中老年人中，痴呆以老年性痴呆（阿尔茨海默病）和血管性痴呆最为常见，而且治疗和预后也不尽相同。因此应该首先要将这两种疾病区别开来。血管性痴呆由脑血管病所致，它除了有痴呆的表现外，还常伴有脑血管病本身的表现，如偏瘫、失语、意识障碍、抑郁、精神行为异常等。作为一个简便有效的辨别方法，Hachinski 缺血评分表可对二者作出鉴别，如表 19－1 所示。

表 19－1　Hachinski 缺血评分表

项目	评分	项目	评分
突然起病	2	情感失控	1
阶梯式恶化	1	高血压病史	1
波动性病程	2	卒中病史	2
夜间谵妄	1	动脉粥样硬化证据	1
人格相对保留	1	局灶性神经症状	2
抑郁症状	1	局灶性神经体征	2
躯体主诉	1		

注：<4 分者为老年性痴呆；>7 分者为血管性痴呆；4～7 分可能为混合型。

此评分标准简明易行，但也有不足，特别是未包括影像学依据。后来有人在此基础上又进行了修订，增加了 CT 的项目，删除了一些不必要的项目，如表 19－2 所示。

表 19－2　Hachinski 缺血评分修订表

项目	评分	项目	评分
突然起病	2	CT 低密度灶	
卒中病史	1	孤立	2
神经局灶症状	2	多发	3
神经局灶体征	2		

注：0～2 分为老年性痴呆；5～9 分为多发性脑梗死性痴呆；3～4 分不定。

2. 良性衰老性健忘

健忘在老年人中很常见，鉴别是正常的老年健忘还是轻度痴呆非常重要。健忘是大多数老年人的常见主诉。具体说，健忘者记得有某件事，一时想不起来，事后又重新想起，或可以经提醒联想起来。而痴呆患者则表现为遗忘，根本想不起来，是记忆的过程受损。正常老人有自知力，很少出现语言和视空间障碍。生活能自理。而痴呆患者除记忆障碍外，还有人格、语言、认知和视空间障碍，随病情的进展，日常生活逐渐不能自理。鉴别二者的有效方法是追踪、动态观察。

3. 抑郁症

抑郁症主要表现“三低”症状，即情绪低下、思维迟缓、精神运动性抑制。需要强调的是，抑郁症是由于情绪的低落，以致引起思维迟缓及精神活动性抑制，而不是智能的低下。情绪低落可表现为抑郁悲观、绝望、对任何事物都没有兴趣，对工作、学习失去信心，回避交谈，疏远亲友。思维迟缓表现为患者自觉脑力迟钝，联想困难，缺少主动言语，回答问题反应迟钝，内容简单。精神运动性抑制表现为患者在情绪抑郁的基础上产生自责、自罪观念或妄想，丧失了主动性，并可出现自杀观念及行为。患者病程较短，既往有人格或情感障碍或类似家族史；有上述情感性症状，认知测试无明显障碍，抑郁量表有异常；经抗抑郁治疗，症状可以完全恢复，这些都支持抑郁症诊断。

4. 谵妄

谵妄常叠加于痴呆之上，致使痴呆与谵妄的鉴别复杂化，住院的痴呆患者合并谵妄的可达40%。谵妄或急性意识错乱状态时最具特征性的症状是注意力不集中或受损。其他主要特征有突然起病，持续时间短，思维不连贯和语无伦次，幻觉，睡眠周期紊乱，脑电图不正常且伴有全身性疾病的证据。虽然典型的谵妄起病突然，但老年患者中谵妄则可能表现为隐袭起病，故可导致误诊为痴呆。波动性的认知缺损伴间断清醒和突出的幻觉，应高度警惕谵妄的可能。确定是否为谵妄，需要详细了解起病模式、可能的促发因素和以前的认知水平。认知筛查测试如 MMSE 不能鉴别痴呆和谵妄，但多次测试的结果表现明显波动多见于谵妄。躯体检查和实验室检查可找出谵妄的原因，也有助于诊断。

5. 正压性脑积水

主要临床表现为进行性智力衰退、共济失调步态、尿失禁，易于和某些类型的血管性痴呆混淆。当脑血管性痴呆出现脑萎缩或脑室扩大，特别是皮层下动脉硬化性脑病的患者，要与正压性脑积水鉴别。正压性脑积水发病比较隐匿，无明确的卒中史，影像学上也缺乏脑梗死的证据。

第三节　康复治疗

血管性痴呆的治疗越早越好，早发现、早诊断、早治疗可延长平台期，控制病情发展，并使之相对稳定，从而达到防止病情发展的目的。但是目前痴呆的治疗是医学界的一个难点，多数痴呆还是属于难以治愈的疾病。痴呆的病因非常多，从治疗的角度来说，可以分为可治性痴呆（病因可以解除，如营养缺乏引起的痴呆）和不可治性痴呆（病因难以解除的，如脑外伤后遗症等）。痴呆病因多数是难以逆转的，可以治愈的病因仅占总患者的1%左右。作为痴呆主要类型的血管性痴呆，治疗主要有两个方面：一是病因治疗，包括治疗各种脑血管病、引起脑缺血、缺氧的内科疾病等；另一方面是改善脑功能的对症治疗。由于血管性痴呆的病理过程难以逆转，多呈阶段性进展，所以康复治疗已成为痴呆治疗的重点之一。康复治疗可以帮助患者保持最佳的功能状态，延缓功能衰退，保持自尊心和自我意识，增进生活自理程度，对于提高患者和家属的生活质量有重要作用。

康复治疗涉及的内容非常广泛，包括医学康复、康复工程（日间照料中心、痴呆病房的环境改造等）、职业康复等等。近年来痴呆的康复治疗也有了很大的进步，如丰富了痴呆的认知康复的内容、产生了很多认知康复技术和方法等。对于血管性痴呆患者在语言、记忆、视空间、注意、解决问题的能力等认知功能障碍的康复治疗本节将做重点介绍。

一、康复策略与形式

（一）基本策略

认知功能障碍的康复一般采用两个具体的策略：第一，修复损害的认知过程；第二，代偿功能上的缺陷。

第一个策略是假定认知损害的过程是可以修补的，记忆力可以重建，记忆功能可以恢复到基本正常。第二个策略假定在认知障碍难以修复的情况下，通过其他的代偿方法解决记忆缺陷引起的问题。

（二）基本原则

（1）康复需要多学科协作，要做到个体化。

（2）在康复训练前对患者的功能障碍进行分类，对于明确康复小组人选及制定目标影响较大。

（3）在制定康复计划时要考虑到认知功能方面、日常生活功能方面、患者和家属的特殊要求，针对各个方面进行康复。

（4）患者的感受在痴呆康复中应该受到重视，同时在新的痴呆康复概念中强调照料者的参与和价值。

（三）康复方式

按照世界卫生组织提出的建议，康复服务方式有三种：康复机构的康复、上门康复服务、社区康复（家庭康复）。这三种形式相辅相成，综合应用才能收到最好的康复效果。在康复中心参加小组康复，结合社区家庭康复是痴呆康复的一种较好的模式。患者连同家属在康复小组中参加康复训练，同时结合家庭训练以完成康复计划，这是国外新发展起来的康复方式，适合痴呆的疾病特点。它的实施要点如下：

（1）建立一个康复小组并有专业康复人员负责。负责人挑选有关医疗成员并设计康复目标。

（2）对患者的整个认知功能进行评估、分类，这些分类使小组成员易于进行分工合作。

（3）健康教育，包括患者和照料者在内，使他们了解康复治疗的目的和简单方法。

（4）患者在小组中互相支持，提供认同感。

（5）对认知康复结果定期汇总，将治疗结果相互通告。

（6）小组康复结束后，继续在家中由照料者进行康复训练。

二、认知康复的机理

迄今有关认知障碍康复的理论有很多，受到大家公认的是中枢神经可塑性理论。脑可塑性是指脑有适应能力，可在结构和功能上修改自身，以适应损伤后的功能需要。基础研究已经发现，损伤的神经细胞上能够长出新的侧支。突触效率改变，潜在通路的启用，表明脑的损害在一定程度上有修复的可能性。

神经系统间的功能重组是神经系统可塑性的重要表现，对于脑高级功能的恢复有重要作用。记忆按照功能组成可以分为不同的记忆系统：陈述性记忆和程序性记忆。陈述性记忆也称为外显记忆，它进入意识系统，所记忆的内容可以有意识地回忆出来，比较具体，可以用语言表达和描述，在痴呆早期容易受到影响。程序性记忆也称为内隐记忆，它没有意识成分参与，所记忆的内容需要反复操作和练习才能够获得和巩固，在痴呆的晚期才受累。

另一方面记忆按照过程分为编码、储存、再现三个过程。早期老年性痴呆患者的主要记忆障碍发生在编码过程，近记忆力受损明显，表现为记不住新事物。储存过程相对保留，所以远记忆力受损小，表现为过去的事情记得清楚。所以患者老说过去的事情，家属还误认为老人记忆力很好。康复措施如果能够帮助患者，使新的信息能够正确编码，患者就有可能将这些信息储存在记忆中。

脑可塑性基础上最早提出的康复理论是再训练理论。这一理论认为受损的记忆过程可以通过刺激而恢复，因而可以重新获得病前的记忆力。在此框架内建立的康复技术集中于记忆功能本身，或一般记忆技巧的再训练。既要加强对特定作业的操作，又要改善一般的记忆力，通常是训练患者应用记忆策略或者在病前就有效的记忆技巧。通过实践、再练习等刺激受损的记忆过程，可以提高潜在通路的启用，促进新的通路的建立。这主要是从脑外伤的患者的康复中发展起来的一种理论，最近在痴呆康复中也到了应用。轻度的痴呆记忆过程并未完全丧失，而仅仅可能是效能的减弱。在这种情况下，康复集中于使残留功能得到有效地使用。

中枢神经损伤后有很多种恢复途径，但是决不意味着中枢神经系统的任何损伤都能恢复，能否恢复受很多未知因素的影响。在某些情况下损害的认知功能难以恢复，此时康复应该集中于功能的代偿。这主要表现在严重的病损或者疾病的晚期。根据这个理论，不要求去恢复受损的记忆过程，而代之以通过诸如调整环境和代偿性设计等方法来帮助认知功能的代偿。功能代偿方式主要目的是提高日常生活功能。它包括使用各种东西帮助记忆，外部帮助包括记事本、计时器等；还包括代偿策略，例如将自己常用的东西分类放在固定的地方。这种纯粹的实用主义的方法，虽然仅是众多治疗方法中的一种，但是对于有广泛脑损害和有严重记忆力障碍的患者可能是最有效的康复方法。代偿理论和受损功能的恢复理论，代表了康复的两个主要策略和方向，但是并不矛盾，它们互为补充。

三、康复技术

康复技术涉及物理疗法、作业疗法、言语治疗、心理治疗、康复工程等。这些技术的综合应用会有好的康复效果。痴呆康复中最常用的是作业疗法，传统的认知功能作业训练包括：记忆力、定向力、注意力、计算力、理解判断力等方面的训练，详细内容请参阅本书相关章节。以下介绍痴呆的其他认知康复方法

（一）空间性再现技术（再学习）

这个方法要求患者对记忆信息进行反复训练，并逐渐增加时间间隔。应用此技术后，不同严重程度和病因的记忆障碍患者都能学会一些特殊的信息，如记住人

名。用这种方法获得的信息似乎不太费劲，推测这可能涉及完好的内隐性记忆系统。此方法实施简单，下面是一个简单的例子。在患者面前放置3～5件日常生活中熟悉的物品，让患者分辨一遍，并记住它们的名称，然后撤除所有物品，让患者回忆刚才面前的物品。反复数次，达到记忆的目的，成功后可增加物品的数目。记忆力的训练强调反复的训练，患者需要参与内容越来越难的记忆训练。就像锻炼肌肉一样，使认知功能越来越提高。要想强化残存的记忆力要遵循两个原则，有效性和正确性。前者可以通过多种方法完成。逐渐增加记忆的难度和内容是训练记忆的一种方法。反复提问记忆的内容，逐渐延长间隔时间，这种方法也是有效的。

（二）无错误学习技术

记忆障碍的患者在矫正错误上有困难，因而在早期学习时就要避免错误，这样可以促进学习。一系列研究发现，记忆障碍患者得益于无错误学习，从而使他们能获得信息，如记住姓名和其他日常生活中有重要作用的一般信息。患者获得信息有赖于内隐性学习过程，而这个过程特别容易受到初始错误的干扰。这一技术能保证学习的正确性，可以和上一技术联合应用。

（三）取消提示技术

本方法作为一种记忆力康复技术适于集中学习特定的信息，而不是靠记忆力的恢复。这主要用于教授大量复杂的知识，如学会某一职业或管理家庭。这种训练技术是在学习过程中提供部分信息作为提示或者提醒，随后随着学习进展，逐渐取消这个提示。此方法有效地应用于轻度的记忆障碍患者中，使他们学会一些职业性作业，如计算机的文字录入。这种取消提示的方法也被认为是引入了尚保存的内隐性记忆过程。操作性条件反射的研究证明痴呆患者具有保持语言信息的能力。在帮助编码的同时，给予提示线索帮助信息的再现。例如记忆苹果时，提醒患者是一种水果。当回忆再现苹果时，可以提示那是一种水果。研究显示，患者自己想的提示线索比他人提供的线索效果要好。康复过程个体化可以增加患者的主动性和参与能力，取得更好的效果。线索提示方法有两种，递减式（线索的内容越来越少）和递增式（线索的内容越来越多）。例如记忆电话号码，回忆时提供的线索数字逐渐减少，减到患者不用线索也能记忆起电话号码，为递减式。递增式为逐渐增加提示数字的个数，直到能正确记起电话号码。

记忆障碍患者通过不同的过程和结构可以学会新的信息，甚至有严重障碍的患者也可能通过空间性再现、无错误学习和消除提示等方法学到知识。后面两种方法似乎对正常人的学习未必有帮助，但是对有记忆障碍的患者确有效果。另外研究发现人像姓名联想学习、物体命名训练、记忆物体位置练习都可以促进记忆力。其他的练习方法如：重复一串数字，将东西归入某个类别，说同一个字开头的东西，读一段文章写出摘要，对于轻度痴呆患者有一定的效果。广泛的一般刺激对认知功能的提高作用有限。高度集中的针对某一点的认知功能训练，可以通过不同形式的反复强化改善某些认知功能。这些记忆策略可以帮助学习特定的人物或功能，也可以作为一种技能在实际生活中灵活应用，后者更有现实意义。但是传统的认知功能训练方法，在痴呆患者有一定的局限性。患者很难保持学习训练得来的记忆力，并将它们应用在日常生活当中。此外患者虽然能获得新的信息，他们常不能灵活地应用，也不能回忆起学习的情景。所以结合实际日常生活功能进行康复训练是非常重要的。

（四）真实定向

以上传统认知康复方法侧重于记忆力康复，与痴呆患者日常生活功能结合比较差。以定向力为中心的综合痴呆康复方法（称为真实定向技术），是基于这样的设想：不断地、反复地提醒患者定向信息，使患者不断地受到刺激，使他们的定向能力提高。对于老年性痴呆的患者（有定向力障碍，不能与现实世界有效地接触而远离现实生活）通过这种真实定向方法可恢复患者的定向能力。真实定向的核心就是用正确的方法反复提醒，主要原则为：

（1）尊重患者，同患者讲话时尽量让他听明白。

（2）清楚患者的认知功能水平，不要像跟小孩子讲话一样对待患者。

（3）努力谈论熟悉的人或东西，也可以谈今天的日期，反复地谈论这些对定向障碍的患者有帮助。

（4）鼓励患者做跟自己有关的事情，起居饮食等日常生活功能尽量让患者自己完成，以保持同现实生活的接触。

（5）当患者表现出自知力的时候，给予奖励，可以报以微笑或者称赞。

真实定向训练板是康复训练中的标准的用具，它用来每天记录当天的信息，可以是一块黑板，或者木板等类似的东西。必须每天更新真实定向训练板的内容，保持它的正确性。一个简单的真实定向训练板内容如下：

今天是星期____
今天是____年____月____日
今天的天气____
下一个节日是____
下一顿饭是早、中、晚饭
今天要做的事情：

为了使真实定向技术有效，要不断地训练患者，所有与患者接触的人都要有意识的训练患者。这样做起来比较困难，因为反复地训练简单的常识是非常枯燥的。所以训练中间要创造性地变化真实定向的练习内容，使训练变得有趣，使患者乐于参加。其他的训练物品还可以包括：有表针的钟表（数字、指针尽量大），相册或剪贴本，地图等。要根据患者的情况制定训练内容，可以粗略地根据轻重程度选择不同的内容。轻度早期患者可以讨论电视节目，最近发生的重要新闻，做简单的智力游戏。重度患者主要训练与患者自身有重要关系的一些常识信息。真实定向疗法教育患者认清现实的世界；记住周围环境中的地点、人物，当前的时间；纠正患者出现的错误；注重实际日常生活功能的康复。

（五）确认疗法

前面已经提到精神行为症状在痴呆患者中经常见到，患者会出现烦躁不安、无目的走动、偏执等表现。确认疗法是一种以患者的情感行为异常为中心的疗法。它尊重患者的错误感觉，认为患者的异常行为有一定的意义或者功能。该理论认为，在痴呆的中晚期，定向力丧失，自控能力下降，内心深处受到压抑的情感就会释放出来。如果这些情感受到压抑就会使患者有挫折感，伤害患者的自尊和正常思维。这时候需要有人去倾听和接受患者的情感，给予确认，使患者将这些情感释放出来。确认疗法强调治疗者进入患者想象的世界，弄清楚患者在他的主观世界里在干什么，同谁在一起，在什么时间，在哪里？它首先要求用尊重的态度对待患者，可以通过语言和非语言的方法与患者沟通。

语言确认疗法适用于具有语言沟通能力，多数情况下有定向力的患者。当他们反复诉说不真实的事情，或者老是谴责别人时，这反映了他们受到了挫折。他们用变换时间和对象的方式表达以前受到的压抑的情感。治疗者要能认识他们真正的情感，并接受这种情感。不要纠正患者对人物和事件的错误的观点，让患者通过诉说和发泄来治疗异常行为。

1. 语言技巧

（1）放松自己，从自己的情感中解脱出来，体会患者的感觉。

（2）避免用带有感情的词语，可以问患者在干什么，和谁在一起，什么时间？但不要问为什么这种问题？（这种问题有较强的威胁性）

（3）重复、复述患者话语中的关键内容，与患者的说话节奏保持一致。

（4）注意患者的眼神，用眼睛交流。

（5）用患者常用的语言，辅以其他患者容易接受的形象化语言。

（6）当患者抱怨时，询问极端的问题（如：有多坏）。让患者发泄情绪。

（7）难以理解患者时，使用模糊技术继续交流。

（8）帮助患者寻找应对问题的方法。

2. 非语言技巧

（1）观察患者情感。

（2）用患者同样的感情同患者交流。

（3）用开放的真诚的目光同患者交流。

（4）用轻柔的动作安抚患者，例如像母亲抚摸孩子一样。

（六）劳动工作疗法

如果患者有一定自知力时，在病情许可的情况下，适当安排其力所能及的工作、手工劳动、作业训练和参加一些社会活动，一般以不费体力、不费眼力、不计效率、没有危险性和较易接受的简单操作为妥。如让患者到附近熟悉的街上按列好的清单购买物品，做一些简单的家务劳动，鼓励患者料理自己的生活。这样可以克服患者因自知力存在障碍而产生无用感、自卑感，而且增加与社会的接触可延缓大脑机能的衰退。但由于大多数患者存在生活自理困难，需要反复多次示范和手把手带教，反复进行强化行为操作训练以养成习惯，延缓心理功能的衰退。

（七）娱乐治疗

根据患者的文化修养和兴趣爱好，选择性地给他们播放一些爱听的音乐，以活跃其精神情绪。有实验证明，音乐能改善大脑皮层的功能，增加其供血供氧，较好地调节植物神经系统的功能。由于患者多半有注意障碍，应开展一些新奇多样化的活动，如读报纸、看电视、听收音机、做游戏、唱歌等，目的在于投其所好、吸引注意力和消除忧愁与孤独感。安排好他们的休闲活动，努力使这类老年患者能安度余生，更具有深刻的意义。

四、代偿受损功能的康复方法

随着痴呆的进一步发展，受损的认知功能难以修复，主要采用代偿方法进行康复，康复的内容要做一些调整。重点应该放在维持日常生活功能，解决行为问题和保持交流，提高生活质量。

（一）正确提供外部帮助

提供外部帮助可以减少对受损记忆功能的依赖。外部帮助要有针对性，不要仅仅提供一般的帮助，因为痴呆患者难以理解和灵活应用复杂的技巧。痴呆患者有的在疾病早期会自发地应用外部帮助，例如写日记、列清单。但是有些患者不愿意或者不知道自发应用外部帮助，这时要给予训练。例如，患者丧失用筷子吃饭的能力后，可以用勺子代替。训练患者保持用勺子吃饭的能力，训练的过程要从易到难，分步进行。先是训练患者用特制的大饭勺捞起大块的东西。训练完成后，再用普通的饭勺捞大小适中的东西。训练熟练以后，再练习舀米饭。最后练习舀汤喝。日常生活活动能力对于保持自理能力非常重要。选择训练患者日常用到的生活功能，可以调动患者的积极性。应该让患者尽可能自己完成力所能及的家务劳动。照料者应该鼓励患者完成自己的日常活动，例如穿衣。衣服要宽松舒适，可以用粘扣代替纽扣，方便穿脱。鞋子可以选择没有鞋带的紧口鞋。如果有困难可以给予适当的提示或者帮助，提供的帮助尽量控制在最低水平。还可以采用行为矫正疗法，照料者定时催促患者排便，可以有效地减少尿便失禁。

（二）环境的改造

环境改造也是代偿损失功能的一种方式，对于改善痴呆患者的生活质量是有用处的。例如，给私人用品提供带有标签的容器分类放置。在患者的房间内放置醒目的日历和时钟，在房间门口放置醒目的标志，这样可以帮助患者保持定向力。另外，电子装置在国外也有应用，发音的电子表、计时器可以帮助患者记住时间。痴呆患者需要一个安全环境，具体要求如下：

（1）居室要宽敞舒适。

（2）室内设施要保持简单，光线要充足。

（3）居室内无障碍物，东西要少，以免绊倒老人。

（4）卧床应尽量离厕所、浴室近些，厕所要有标记。

（5）居室内地面不能太湿，以防打滑，最好装有扶手。

（6）床边应有栏杆，以防摔倒、坠床。

（7）刀、剪等锐利的东西及药品、杀虫剂等都要收藏起来。

（8）煤气、电源等开关要有安全装置，最好使老人不能随意打开。

（9）房屋的门锁要选择患者不易打开的为宜。

（10）老人外出应有人陪同，以免迷路、丢失或发生意外。

（11）老人的生活环境要固定，看护者不宜经常更换。

（12）播放患者喜欢的音乐，减少噪音，可以减少行为异常。

痴呆的认知康复疗法要根据患者的不同情况灵活应用。心理和社会环境因素会影响痴呆患者的认知功能，如果生活在歧视痴呆患者的环境中，患者就会有比实际情况要糟糕的表现，帮助患者和家属应对痴呆带来的困扰、应对社会环境对痴呆的偏见，减少负面影响也是康复治疗的一个目标。

五、综合的康复治疗措施

（一）对因治疗

血管性痴呆多由脑血管病引起，尤其是缺血性脑血管病，因此治疗脑血管病是预防血管性痴呆的关键。在病理上，脑梗死病灶可分为中心部与周围部，中心部的神经细胞损害较重，多数难以存活、不可逆。周围部损害较轻，经过改善血液循环再灌流后，一部分神经细胞可能恢复，脑功能也可能恢复。临床可以给予溶栓、脑血管循环改善剂、脑血管扩张剂、抗凝治疗等。另外，对脑血管病的预防治疗，如降胆固醇、抗血小板聚集等也可预防痴呆的发生。某些内科疾病也会加重痴呆症状，因此要注意改善心肺肾功能，保持水电解质平衡，纠正贫血等。高压氧治疗可改善大脑缺血缺氧，保护受损脑组织，可能对血管性痴呆有效。对长期的低血压和频繁发作的晕厥也应给予纠正和治疗，以保证正常的脑血液供应。详细治疗方法参看相关章节，不再赘述。

（二）对症治疗

1. 改善认知功能

改善认知功能是治疗痴呆的关键。认知功能的改善可以采取下列几类药物：作用于神经递质的药物、脑细胞代谢增强剂、改善脑循环药物、抗氧化自由基药物。痴呆的老年人在进行药物治疗时应注意下述基本原则：

①老年患者因其消化、代谢、排泄功能降低以及脑内药物动力学改变等原因，对药物耐受力弱，用药应从小剂量开始，逐渐加量，剂量增加的间隔时间要相对延长。

②由于老年人有其特殊的药物代谢特点，容易出现药物副作用，而且这些副作用容易给患者的循环系统、消化系统、泌尿系统等带来不利影响，选药时应慎重，应以最小用量、最小副作用为原则。

③由于老年患者常同时合并多种疾病、使用多种药物，药物间的相互作用可以影响药物吸收、代谢和排泄，用药时要注意到药物的配伍。

④疾病本身使得患者的依从性差，用药方案应尽量简单化，尽可能让护士或家属亲手给药，监督服用。

⑤毒副作用大的药物用药时间尽可能短，不宜长时间服药，以免出现不良反应。

（1）神经递质替代疗法

完整的胆碱能系统对正常的皮层功能和认知是必要的，现代研究表明，中枢胆碱能系统与学习记忆关系密切，乙酰胆碱是促进学习记忆等认知功能的神经递质，胆碱能突触受体是学习记忆的基础。认知功能受损程度与胆碱酯酶的活力相对增高及乙酰胆碱合成减少呈正相关，而且胆碱系统在认知功能的恢复中也起到重要作用。因此，胆碱能疗法一直是痴呆治疗上的主要目标，通过补充胆碱能前体物质、抑制胆碱酯酶活力、兴奋胆碱能受体来补充脑内乙酰胆碱的缺乏，达到治疗目的。

1）胆碱能前体物质：胆碱（Choline）和卵磷脂（Lecithin）。两者是合成乙酰胆碱的前体物质，大量存在于天然食物中。许多研究显示，在一定条件下，如在胆碱活性增加或对胆碱的额外需求增加时，能增加脑内局部胆碱和卵磷脂，加速鼠脑乙酰胆碱的合成。但多年的临床观察，未能证实前体物质对痴呆症状有改善，临床应用受到限制。

2）胆碱酯酶抑制剂：通过抑制突触内乙酰胆碱的降解，提高突触内乙酰胆碱含量，并激活突触后神经元，从而提高认知功能。乙酰胆碱还可以激动烟碱受体（N－胆碱受体）而产生神经保护作用；直接刺激毒蕈碱受体（M－胆碱受体）而加强神经再生。长期使用乙酰胆碱酯酶抑制剂能够活化正常淀粉样前蛋白（APP）过程，从而减缓或阻止淀粉样蛋白基因APP片段或β类淀粉蛋白的形成。乙酰胆碱酯酶抑制剂是使用历史最悠久的一类药物，也是疗效较肯定的药物。第一代乙酰胆碱酯酶抑制剂有毒扁豆碱、毒扁豆碱缓释剂和四氢氨基吖啶。第二代乙酰胆碱酯酶抑制剂有安理申、石杉碱甲、加兰他敏等。

①毒扁豆碱：是经典的乙酰胆碱酯酶抑制剂，可以增加突触间隙乙酰胆碱浓度。最适宜的剂量在2～2.5毫克之间，每天4～6次。主要改善记忆、学习、行为和实际操作能力。但是多数患者随着治疗时间延长，疗效反而减弱。副作用主要有头晕、恶心、呕吐和出汗等，减量后可以好转。由于其作用时间短和容易引起外周胆碱能不良反应而使毒扁豆碱的应用受到限制。

②他克林（tacrine）：是美国食品和药物卫生管理局（FBA）批准的第一个用于治疗老年性痴呆（AD）的药物，具有强烈的中枢性抗乙酰胆碱酯酶作用，对正常细胞内、神经元纤维缠结和老年斑中细胞外的乙酰胆碱酯酶都有较强的抑制作用。它对25%～40%患者的记忆、思维和其他认知功能有效，对某些继发性精神症状也有改善作用，还能明显推迟患者进入护理医院的时间。该药口服有效，能通过血脑屏障，作用时间长，半衰期为35小时。治疗从10毫克/日开始，4次/日，如患者能耐受，每6周增加40毫克，第19周达到最大剂量160毫克/日。副作用主要是恶心、呕吐、肝脏转氨酶升高、灶性肝细胞坏死，但转氨酶升高在停药4～6周后可恢复正常。

③安理申（donepezil）：对乙酰胆碱酯酶的抑制作用强，对丁酰基胆碱酯酶的抑制作用较弱，而且只对脑和血浆中的乙酰胆碱酯酶有抑制作用，对心脏和小肠的乙酰胆碱酯酶没有作用，所以是一种高度选择性、可逆性胆碱酯酶抑制剂且其作用时间更长（半衰期约为3天），剂量在3～10毫克间呈量效依赖关系。5～10毫克为有效剂量，大约2～3周才能达到稳态，所以建议最初4～6周服用5毫克/日，然后加量至10毫克/日。最常见的不良反应有恶心、呕吐、疲劳、头晕、失眠、肌肉痉挛等，但通常是一过性的，多发生在治疗前3周内，持续1～2天即可消失，无需中断治疗或更改剂量。建议在晚上睡前服药减少胃肠反应，而失眠患者则建议白天服药。除高剂量时出现胆碱能效应外，每天服用5～10毫克的剂量是安全的，每日只需服用1次，无明显的毒副作用，且服药期间无需监测肝功能，这是与其他胆碱酯酶抑制剂明显不同之处。

④石杉碱甲（哈伯因）：是我国自行研究的一种选择性乙酰胆碱酯酶抑制剂。它是从石山属千层塔植物中分离得到的一种新生物碱，具有长效、低毒和可逆性的特点，易通过血脑屏障。胆碱酯酶抑制作用强于他克林、毒扁豆碱和加兰他敏，具有促进记忆再现、增强记忆保持的作用。从20世纪80年代的临床实验已证明能改善患者的记忆力。使用剂量为60微克/日，每日分2次肌注，副作用少，无肝毒性，但有严重心动过缓、低血压者不宜使用。

⑤加兰他敏：最初是从石蒜科沃氏雪莲花植物和水仙属植物中提取的生物碱。为第二代乙酰胆碱酯酶抑制剂，是一种高选择性的竞争性抑制剂。常用剂量为30～60毫克/日，持续服药6～8周临床疗效明显，对患者的认知功能有改善作用，不良反应小，开始治疗的2～3周有恶心、呕吐、腹泻等，随后可以逐渐消失。

⑥庚基毒扁豆碱：是毒扁豆碱的一种亲脂性衍生物，能迅速广泛地分布于脑组织内。对乙酰胆碱酯酶的抑制作用可持续24小时，是长效胆碱酯酶抑制剂。每日40～60毫克相对安全，能良好耐受并获得最大认知改善。

⑦重酒石酸卡巴拉汀（艾斯能）：一种假性非可逆性选择性氨基甲酸酯乙酰胆碱酯酶抑制剂，能选择性与乙酰胆碱酯酶结合并使之灭活。能够显著提高认知功能。常用口服剂量为0.5～2毫克/次，3次/日，由0.5毫克/次开始，每日3次，两周后增加至1毫克/次，每日3次，最大剂量为1.5～2毫克/次，每日3次。剂量高时作用大，但副作用也大，主要是恶心、呕吐、食欲不振或体重减轻。建议患者在进食时服用该药。

3）胆碱能受体激动剂：突触前药物和乙酰胆碱酯酶抑制剂的疗效均需要有一定功能的神经元，随着患者病情的发展，能释放乙酰胆碱（Ach）的神经元越来越少，乙酰胆碱酯酶抑制剂的疗效也逐渐降低。但在海马和皮层的突触后毒蕈碱受体大部分仍完好无损，受体激动剂通过作用于突触后受体部位，而从另一个途径增强胆碱功能发挥治疗作用。目前对烟碱样受体激动剂的中枢作用研究较少。

①槟榔碱直接作用于突触后受体，可以提高正常人学习记忆能力。然而槟榔碱半衰期极短，生物利用度低，不易通过血脑屏障，且易出现副作用。

②氨基甲酰甲基胆碱是一种高度选择性乙酰胆碱受体激动剂。该药的显效剂量为0.35～1.75毫克/日，治疗窗窄，个体差异大。可改善患者记忆、情绪、行为、学习和生活自理能力。但由于所含的季胺结构不能通过血脑屏障，需通过导管脑室内给药或在腹壁等处放置药泵，限制了药物的发展。

③针对毒蕈碱受体有 M_1～M_5 五种亚型，亚型特异性毒蕈碱受体激动剂开始得到重视。高选择性毒蕈碱 M_1 受体激动剂沙可美林具有改善认知缺陷、提高认知能力的作用，且有安全性、耐受性好等优点。常见不良反应为轻微流汗。

（2）脑细胞代谢增强剂

脑细胞代谢增强剂是一类改善脑功能的药物，此类药物的主要作用是促进脑神经细胞对氨基酸、磷脂和葡萄糖的利用，从而起到增加信息传导、增强智能、改善和消除精神症状的作用，适用于老年性痴呆、血管性痴呆及其他类型痴呆。临床应用较广泛的为吡咯烷酮类药物，代表药物为脑复康、三乐喜，另外还有二氢麦角碱类。

1）氢化麦角碱（海得琴，喜得镇）：最初是作为改善血管药物而用于治疗周围血管病，20世纪80年代中后期开始用于老年性痴呆和器质性智能障碍，可增强适应性及生活能力。常用剂量为每日3～6毫克，分3次服用，3个月为一疗程。也可以将0.9～1.8毫克加入500毫升5%葡萄糖或生理盐水中点滴，每日一次，10天为一疗程。一般2～3周可见效。副作用有体位性低血压、鼻塞、胃肠道反应等。对本药过敏、血压过低、严重心动过缓者禁用，而且有精神症状的患者不宜用此药。

2）脑复康（吡乙酰胺，吡拉西坦）：可增进脑细胞腺苷酸激酶的活性，促进ATP形成和运转，增加葡萄糖利用及蛋白、酯类和RNA合成；可直接作用于大脑皮层，具有激活、保护和修复神经细胞的作用；增强大脑皮层对皮层下神经结构的控制；拮抗缺氧、电击、药物中毒等有害因素引起的学习能力下降。但对中枢作用的选择性强，仅限于脑功能如记忆力、注意力、意识等的改善。常用剂量为1.2～2.4克/日，分3次口服，静脉滴注6～8克/日，不良反应有口干、食欲减退、睡眠欠佳、荨麻疹等。

3）胞二磷胆碱：属中枢神经系统兴奋剂，为核苷衍生物，是卵磷脂合成的主要辅酶，能促进卵磷脂的生物合成。可以降低大脑血管阻力，增加脑血流量，改善脑循环与脑代谢，提高脑细胞线粒体氧化磷酸化能力和摄氧能力，促进大脑功能的恢复。可以200～500毫克溶于5%的葡萄糖500毫升中静滴，每日1次，5～10天为一疗程，或250毫克肌注，每日一次，15天为一疗程。

4）茴拉西坦（三乐喜）：为新一代吡咯烷酮类药物，能改善缺血、缺氧情况下出现的行为及识别功能障碍，对健忘症、记忆减退、老年性痴呆和血管性痴呆的认知功能减退等有一定疗效。与脑康复的作用机理相似，而与脑康复相比，三乐喜具有起效快、作用强的特点。常用剂量200毫克，每日3次，1～2个月为一疗程。偶有口干、嗜睡等不良反应。

5）氯酯醒：它可以抑制体内某些氧化酶，促进神经元氧化还原作用，增加葡萄糖的利用；并可调节下丘脑—垂体—肾上腺轴功能，起到中枢性激素作用；可以兴奋中枢神经系统功能，改善学习和记忆。每次100～200毫克口服，3次/日，或者100～250毫克溶于5%的葡萄糖500毫升中静滴，5～10天为一疗程。

（3）改善脑循环药物

脑组织对氧和能量的需要量很大，且无储备。当各种因素导致脑缺血缺氧时，很快出现能量代谢障碍，引起细胞损害，神经细胞变性死亡。因此通过使用促进脑血循环的药物，增加神经细胞的供血供氧，对改善血管性痴呆和混合性痴呆有一定疗效。

1）钙离子拮抗剂：研究发现钙离子水平升高与大脑老化和痴呆有关。随着年龄增长，人体出现钙平衡失调，细胞内钙浓度过高；而且脑缺血或缺氧时，也能导致钙超载。神经细胞内钙超载可引起神经可塑性及认知功能降低，出现痴呆症状。基于此机理使用钙离子拮抗剂来阻断钙进入神经元而减少或推迟老人脑功能的丧失。

①脑益嗪：该药为哌嗪类钙离子拮抗剂，能扩张血管平滑肌，缓解血管痉挛，显著改善脑循环，增加血流量和氧供给，防止脑血管脆化。口服每次25～50毫克，一日3次，饭后服用，连服1～3个月。

②尼莫地平：为脂溶性的钙离子拮抗剂，容易通过血脑屏障选择性地扩张痉挛的脑血管，对正常血管无明显扩张作用，一般不会引起盗血现象。可用于原发性进行性痴呆、血管性痴呆、多发性梗死性痴呆和老年性痴呆的治疗，研究表明该药能显著改善患者的认知障碍、操作、情感和社会行为。口服吸收迅速，服药后0.5～1小时血药浓度达高峰，半衰期为1.5～2小时。口服每次20～60毫克，每日3次。主要副作用为头晕、头痛、面部潮红、血压下降等。

③盐酸氟桂嗪：哌嗪类钙离子拮抗剂，能选择性的扩张脑血管，增加脑血流量，预防缺血、缺氧引起的细胞内钙离子增多所致的细胞损害。一般用量为5～10毫克/每晚，老年人起始剂量为每晚5毫克，无不良反应药量可增至10毫克。老年人长时间服用可出现震颤，应加以注意。

2）都可喜（Duxil）：为阿米三嗪和萝巴新的复方制剂。前者发挥药理作用，后者增加前者的作用强度和作用时间。本品可以加强肺泡气体交换，提高动脉血氧分压和血氧饱和度，有抗缺氧、改善脑代谢和微循环的作用，并且通过自身的神经递质作用可促进脑组织的新陈代谢。用法：每次1～2片，2次/日。不良反应少，偶见恶心、呕吐、头晕。用药过量可引起低血压、心动过速、呼吸性碱中毒。

3）罂粟碱：为阿片中异喹啉类生物碱之一，对血管平滑肌有松弛作用，能降低外周及脑血管阻力，增加血流量，提高患者注意力及情绪。口服剂量30～60毫克，每日3次，肌注或静点每次30毫克，每日不超过300毫克。副作用有面部潮红、胃肠道不适、直立性低血压、头晕等。

4）麦角碱类药物：参看前述，如喜得镇。

（4）抗氧化自由基药物

近年的研究认为自由基在神经系统的一些变性病的发病中起作用，如淀粉样蛋白的神经毒性可能是由自由基介导的，许多抗氧化剂能保护中枢神经系统免受氧化自由基的损伤，延缓变性。自由基清除剂主要有：

1）维生素类：如维生素E、维生素C。维生素E能捕获自由基，减少与β淀粉样蛋白相关的细胞死亡。用法：1000IU/次，2次/日，可以改善患者的预后，减缓病情恶化的程度，如死亡、进入护理医院的时间、丧失日常生活能力或发展为严重痴呆的时间均延长。维生素E毒性较低，每日服用2000～3000IU是安全的，并且耐受良好，与胆碱酯酶抑制剂合用是可以考虑的。

2）酶类：如超氧化物歧化酶（SOD）、过氧化氢酶。

3）其他：银杏叶制剂等抗氧化剂。银杏叶制剂用于治疗血管性痴呆在国际上有较多的研究。提取成分有类黄酮、类萜烯和有机酸等，起自由基清除作用，防止持续的脂质过氧化及细胞损伤，达到改善患者的认知功能和社会生活能力。舒血宁、天保宁、达纳康、金纳多等都是这一类药物，它们同时也有促进脑循环的作用。金纳多口服每次40～80毫克，每日3次。

2. 精神行为异常的治疗

以往人们一直关注痴呆患者的认知症状，如记忆力、注意力、语言能力等，而忽略了患者的另一组症状即精神行为异常，实际上这些症状决定了患者及照料者的生活质量。在痴呆的治疗中，除了对痴呆原发病因的治疗和对痴呆本身认知障碍治疗外，也应重视对痴呆伴随的精神行为症状的治疗，采取综合的治疗措施，才能获得更好的疗效。对于这类症状可采取药物治疗和心理疏导相结合的方法。

（1）药物治疗

痴呆患者的伴随症状以精神行为障碍最常见，如抑郁、焦虑、偏执、谵妄、睡眠障碍、妄想和幻觉，以及伴随出现的激越、攻击或暴力行为，需要有针对性的进行对症治疗。治疗时应当明确症状类型，以便选择最佳药物并监测疗效；根据病情和对患者及照料者的影响程度来指导治疗。

1）抑郁状态：痴呆患者可表现不同程度的抑郁情绪，在疾病的早、中期较常见，严重者有自杀倾向，给患者本人及看护人带来额外的负担，应积极予以治疗。伴有抑郁的痴呆即使不符合重症抑郁诊断也应考虑治疗。临床常用药物有三环和四环类抗抑郁药、选择性5－羟色胺再摄取抑制剂（SSRI）、单胺氧化酶抑制剂。选择性5－羟色胺再摄取抑制剂的不良反应比三环类抗抑郁药少，且每日用药1次即可。抑郁症状明显可选氟西汀每日10～20毫克；或喜普妙，每日剂量为10～20毫克。伴有严重躯体疾病的痴呆患者的抑郁可用苯环丙胺，10毫克/次，每日2次。当情绪抑郁伴有严重的焦虑和失眠时可选择具有镇静作用的马普替林，开始每日25毫克/日，治疗范围是每日25～125毫克，分次口服，大剂量应用有引起癫痫的危险。

2）焦虑状态：常选用副作用小的苯二氮䓬类药，如劳拉西泮、阿普唑仑、安定等。另外对于焦虑和激越表现也可以采用小剂量抗精神病药物，如奋乃静，每日6～12毫克/日或氟派定醇6～12毫克/日。

3）睡眠障碍：痴呆患者常存在睡眠障碍现象，正常睡眠节律紊乱或颠倒。药物的选择一般是根据除睡眠障碍外是否还存在其他精神症状而定。单纯入睡困难可用思诺思，每日5～10毫克。如果抑郁和睡眠障碍并存，可在睡眠之前服用有镇静作用的抗抑郁药，如三唑酮25～100毫克，或者睡前服用去甲替林。情绪激动宜选用苯二氮䓬类药，如舒乐安定1～2毫克，睡前服用；阿普唑仑0.25～0.5毫克，睡前服。

4）其他精神症状：对患者的类躁狂样症状、攻击行为应用丙戊酸钠、卡马西平有一定疗效。幻觉、妄想症状选用新型抗精神病药物，这类药物包括利培酮、氯氮平、奥兰扎平等。这类药物疗效要优于经典抗精神病药物氯丙嗪、氟哌啶醇，而且锥体外系副反应很微弱，对老年人更适合。

（2）心理治疗

支持心理治疗对于早期、轻度痴呆患者有很大帮助。虽然要使已丧失的记忆、理解、抽象思维等能力完全恢复正常是不可能的，但通过适当的心理治疗可合理地使用残存的脑功能，使患者的行为能维持在普通水平或社会允许的范围内。医务人员和亲属都要关心爱护患者，保持亲切和蔼的态度并注意尊重患者的人格，以增进其安全感，这也是减轻患者主观痛苦的一个重要方面。

除少数有明显兴奋躁动、或有合并症、或有反社会行为者需要住院治疗外，大多数的患者应在自己的家中接受治疗。尽可能安排生活在熟悉的环境中，如必须住院者则应准备类似家庭生活的条件，要安静、舒适，以避免产生紧张不安的感觉。

（三）中医治疗

中医对痴呆的病因、病理机制有独特的认识。血管性痴呆多继发于脑血管疾病之后，病位在脑，与心肝脏肾功能失调密切相关。年老肾虚精亏之人，因卒中风痰上扰，痰浊淤血痹阻脑脉，浊毒内生，脑气与脏气不相接，神机失用，发展为痴呆。主要的辨证有：肾精亏损、痰瘀痹阻、肝阳上亢、毒损脑络。治疗以补益肾精、化痰开窍、活血通络为主要治法。单剂中药如人参、刺五加、银杏、川芎、石杉等均具有一定的益智和提高记忆效果。一些中成药在抗痴呆方面的作用也引起了关注，如六味地黄丸、补中益气汤、归脾汤、天王补心丹等传统补肾中药，经研究后证实都有抗衰老及抗氧化作用，对于痴呆、神经衰弱及健忘均有疗效。还有健脑宁、天麻促智冲剂、当归芍药散改良方、还少丹、醒脑胶囊都能改善痴呆的症状，可以辨证应用。疾病的早期中药治疗有一定疗效，不但可以改善患者的临床症状及智能状况，而且没有明显的不良反应。但是中医药治疗也有它的不足之处，中医药获得疗效所需的时间较长，有效方剂因人而异，对中医师的依赖性强。中西医结合以取长补短，为痴呆治疗提供新的希望。

针灸在脑血管相关疾病治疗中有独特的作用，它可以改善脑缺血，调节神经递质的释放，抑制神经细胞凋亡。根据中医理论所确定的针灸治疗方法能明显改善血管性痴呆的近期症状，提高其智能和社会活动能力。

（周景升）

附录：

痴呆的诊断标准

附录1　世界卫生组织《国际疾病分类诊断标准》第10版（ICD－10）痴呆诊断标准

1. 具有下列各条证据之一者

（1）记忆减退：最明显的是学习新信息的能力受损，较严重的病例对既往学过的东西的回忆也受损。这种损害累及言语和非言语性资料。记忆减退应该是可经客观检查证实的。应通过从知情人获得可靠的病史，在可能时还应通过神经心理学测验或定量化认知评定加以补充。损害严重程度应该根据下列原则评定，其中轻度损害是作出诊断的最低限度。

①轻度：记忆丧失的程度足以影响日常活动，但未严重到不能独立生活的程度。受累的主要是学习新事务的能力。如病患者对日常生活事件的识记、储存和回忆困难，例如忘记把私人物品放在什么地方，忘记社交活动安排，或最近家里人所告诉的消息；

②中度：记忆的丧失严重妨碍患者的独立生活。只能记住学习得最好的或非常熟悉的事情。只能偶尔和非常简略地保持新的信息。不能回忆出诸如住地的周围环境，最近做什么或熟人的名字等基本信息；

③重度：重度记忆丧失的特征是完全不能保持新的信息。既往获得的知识只有片断的保存，患者连亲人也不认识。

（2）记忆以外的其他认知功能减退，其特征是判断与思维能力减退，如计划与组织的能力，以及对信息的一般处理能力减退。如能向知情人了解情况，并在可能时辅以神经心理学检查或定量化客观评定的证据，最为理想。应确定自以往较高操作能力的退步。损害的严重程度应根据下列原则评定，其中轻度损害是做出诊断的最低限度。

①轻度：认知功能的减退导致日常生活能力受损，但尚未达到使其依赖他人的程度。不能进行复杂的日常活动或娱乐活动；

②中度：认知功能减退使得个人在无他人帮助时不能进行日常活动，包括购物和管理钱财。在家中只能做简单的家务。活动范围狭窄且不能持久；

③重度：认知功能减退的特点是缺乏或基本上缺乏浅显易懂的观念。

2. 应有足够长的时期明确表现出第1条症状，且能了解周围环境（即不存在意识模糊）。如果叠加有谵妄发作，痴呆的诊断应延迟作出。

3. 存在情绪控制或动机的减退，或有社交行为改变，至少表现出下列之一：①情绪易变；②易激惹；③淡漠；④社交行为粗鲁。

4. 为确定临床诊断，标准第一条的症状需至少存在6个月；如果从明显发病算起，时间尚不足6个月，则诊断只能是暂时的。

附录2　ICD－10血管性痴呆的诊断标准

1. 必须符合痴呆的一般标准（见上述痴呆的诊断标准）。

2. 高级认知观念缺陷分布不均，某些受影响，另一些相对保存。于是，也许记忆受损极显著，而思维、推理和信息处理只受轻微的影响。

3. 表现出下列至少一种局灶性脑损伤的临床症状：①单侧肢体痉挛性力弱；②单侧腱反射亢进；③深反射亢进；④假性球麻痹。

4. 根据病史、检查或化验，有证据表明存在明显的脑血管病，并且有理由相信此病与痴呆的发生有病因学上的联系（如卒中史、脑梗死的证据）。

附录3　《精神障碍诊断和统计手册》第4版（DSM－Ⅳ）痴呆的诊断标准

1. 认知功能障碍表现在以下两个方面：

（1）记忆力障碍。包括短期和长期记忆力障碍。

（2）认知功能损害。至少具备下列4项中的一项：

①失语：除典型的各类失语外，还包括找词困难，表现为缺乏名词和动词的空洞语言，类比性命名困难，表现在1分钟内能说出动物的名称数，痴呆患者常少于10个，且常重复；

②失用：包括观念性失用及运动性失用；

③失认：包括视觉和触觉失认；

④抽象思维或判断力损害：包括计划、组织、程序及思维能力损害。

2. 上述两类认知功能障碍明显干扰了职业和社会交往活动，或与个人以往相比较明显减退。

3. 不只发生在谵妄的病程之中。上述损害不能用其他的精神及情感性疾病来解释（如抑郁症、精神分裂症等）。

附录4　美国精神病学会《精神障碍诊断和统计手册》第4版（DSM－Ⅳ）血管性痴呆的诊断标准

1. 发生多方面认知缺陷，表现为以下两点：

（1）记忆缺陷（不能学习新信息或不能回忆以前所学到的信息）。

（2）至少下列认知障碍之一：

①失语；

②失用（虽然运动功能没有问题，但不能执行动作）；

③失认（虽然感觉功能没有问题，但不能认识或识别物体）；

④执行管理功能的障碍（即计划、组织、安排次序、抽象）。

2. 上述表现导致社交或职业功能的缺损，并可发现这些功能明显不如以前。

3. 局灶性神经系统症状与体征（例如深腱反射亢进、伸趾反射、假性球麻痹、步态异常、某一肢体软弱），或提示有脑血管病的实验室证据（例如涉及皮质与白质的多发性梗死）并可被认为是此障碍的病因。

4. 这些缺陷并非由于谵妄所致。

附录5　ADDTC缺血性血管性痴呆的诊断标准

1. 痴呆

痴呆是指已知的或估计的原有智力水平的衰退，这种衰退足以广泛地影响患者在正常生活中的行为；它并不仅仅孤立存在于单一的、狭窄的智力范畴，而且与意识水平无关。

这种衰退变化应该有病史支持，并且经过床旁精神状态检查或更详细的神经心理学检查验证，这些检查可以量化、重复，并可以使用标准化数据。

2. 很可能是缺血性血管性痴呆（IVD）

（1）“很可能是IVD”的临床诊断标准，包括以下所有项目：

①痴呆；

②两次或更多次经病史、神经学体征和（或）神经影像学检查（CT或MRI）证实的缺血性卒中，或一次明确证实与痴呆发病有时间联系的卒中；

③CT或MRI T_1加权像证实至少有一处小脑外梗死。

（2）以下各项支持“可能是IVD”的诊断：

①影响认知功能的脑区域证实有多发梗死；

②多次一过性脑缺血发作史；

③血管危险因素史（例如高血压、心脏病、糖尿病）；

④Hachinski缺血量表（原版或修改版本）评分高。

（3）被认为与IVD有关，但有待进一步研究的临床特征包括：

①相对早期的步态紊乱和尿失禁；

②MRI T_2加权像中与年龄不符的脑室旁和白质深部病变；

③电生理检查（如脑电图、诱发电位）或生理学的神经影像学检查（如SPECT、PET、NMR分光镜）发现局灶性改变。

（4）不强烈支持或不支持“很可能是IVD”诊断的其他临床特征包括：

①症状长期缓慢进展；

②错觉、精神病、幻觉、妄想；

③癫痫发作。

（5）对“很可能是IVD”诊断有疑问的临床特点包括：

①经皮质感觉性失语，但神经影像学检查无相应的局灶病变表现；

②除了认知障碍，缺乏其他中枢神经系统的症状/体征。

3. 可能是IVD

如有以下表现，临床可以诊断“可能是IVD”：

①痴呆；

②并有以下1项或2项：a. 有单发脑卒中史或表现（非多发卒中），未明确证实与痴呆发病有时间联系；

b. Binswanger 综合征（不合并多发卒中），包括以下所有各项：不能用泌尿系统疾病解释的早期尿失禁现象，或不能用外周疾病解释的步态紊乱（如 Parkinson 病式的、精神性运动不能或老年步态），血管危险因素和神经影响表现广泛的白质病变。

4. 肯定是 IVD

“肯定是 IVD”的诊断需要有脑的卒中病理检查和以下各项：

（1）痴呆的临床表现。

（2）病理学证实多发脑梗死，有一些在小脑外。

注意：如果存在 Alzheimer 病或其他一些可以导致痴呆的病理学异常表现，应诊断为混合性痴呆。

5. 混合性痴呆

当存在一种或多种与痴呆有因果关系的其他系统或中枢的异常时，应诊断为混合痴呆。

IVD 诊断的确定性程度应分为“可能”、“很可能”或“肯定”，并应列出与痴呆有关的其他异常表现。例如，很可能是 IVD 和可能是 Alzheimer 并引起的混合性痴呆，或肯定是 IVD 和甲状腺功能减退引起的混合性痴呆。

6. 研究分类

为研究而对 IVD 进行分类时，应详细说明梗死的特征，以区分病变的亚型。例如：

（1）部位：脑皮质、白质、脑室旁、基底节、丘脑。

（2）大小：体积。

（3）分布：大、小或微血管。

（4）严重程度：慢性缺血、梗死。

（5）病因：血栓形成、粥样硬化、大脑血管淀粉样变、低灌注状态。

附录 6　美国国立神经病卒中研究所和瑞士神经科学研究国际协会（NINDS－AIREN）血管性痴呆的诊断标准

1. “很可能是血管性痴呆”的临床诊断标准包括以下所有条目：

（1）痴呆被定义为认知观念从先前较高观念水平的下降，表现为记忆以及两个或多个认知领域的损害，这种缺陷严重到足以影响日常的生活活动，而且它不仅仅是由于中风对身体的影响而引起的。除外标准有：意识障碍、谵妄、精神病、严重失语或主要感觉运动损伤的病例。可以引起记忆和认知缺陷的全身疾病或其他脑病（例如 Alzheimer 病）也应除外。

（2）脑血管疾病（CVD）被定义为神经学检查有局灶体征，例如与卒中（有或没有卒中史）有关的轻偏瘫、面肌无力、Babinski 征、感觉缺失、偏盲、发音困难；脑影像学检查（CT 或 MRI）显示与 CVD 相关的表现，包括多发的大血管梗死或单发的重要部位的梗死（角回、丘脑、额叶基底部、PCA 或 ACA 区域），多发的基底节和白质的腔隙性或广泛性脑室旁白质病变。

（3）以上两种疾病之间的关系由以下一种或多种表现加以证明或推断：①痴呆的发病在中风后 3 个月；②认知观念突然衰退或认知缺陷呈波动式的逐步进展。

2. 支持“很可能是血管性痴呆”诊断的相应临床特征包括：

（1）早期出现步态紊乱。

（2）行动摇摆或无缘故跌倒史。

（3）早期出现尿频、尿急和其他不能用泌尿系统疾病解释的尿路症状。

（4）假性球麻痹。

（5）个性和情绪的改变、意识丧失、抑郁、情绪失控或其他皮层下缺陷，包括精神运动迟缓和异常的执行功能。

3. 不支持诊断血管性痴呆的临床特征包括：

（1）早期记忆丧失以及记忆力或其他认知功能，如语言、运动能力和感知的进行性恶化，但在脑影像学上无相应局灶病变。

（2）除认知功能外，无局灶神经学体征。

（3）脑 CT 或 MRI 无脑血管病变。

4. “可能是血管性痴呆”的临床诊断标准包括痴呆伴局灶神经学体征，但无证实 CVD 的影像学资料；或痴呆和卒中没有明确的时间联系；或认知缺陷起病隐匿和病程变化（稳定期或改善期）并有相应的 CVD 表现。

5. “肯定是血管性痴呆”的诊断标准包括：

（1）“很可能是血管性痴呆”的诊断标准。

（2）活检或尸检取得组织病理学依据。

（3）没有应随年龄出现的神经元纤维缠结和神经炎性斑块。

（4）无其他能导致痴呆的临床或病理学异常。

6. 以研究为目的，血管性痴呆应根据临床、放射学和神经病理学的特征，进行亚型或特定条件的分类，例如皮质血管性痴呆、皮质下血管性痴呆、Binswanger 病和丘脑痴呆

“Alzheimer 病合并 CVD”这个词符合可能是 Alzheimer 病的临床诊断标准，同时有相应 CVD 的临床或脑影像学表现的患者。传统上，这些患者在流行病学上归为血管性痴呆。“混合性痴呆”这个沿用至今的词，应避免继续使用。

参考文献

1. World Health Organization. International statistical classification of disease and related health problems, 10th revision (ICD－10). World Health Organization, 1992

2. Hachinski VC, Iliff LD, Zilhka E, et al. Cerebral blood flow in dementia. Arch Neurol, 1975, 32: 632,37

3. Van-Kooten F, Koudtaal PJ. Epidemiology of post-stroke

dementia. Haemostasis 1998, 28(3-4): 124~33

4. Tatemichi TK, Desmond DW, Stern Y, et al. prevalence of dementia after stroke depends on diagnostic criteria. Neurology, 1992, 42: 413

5. Hachinske V, Bowler JV. Vascular dementia: diagnostic criteria for research studies. Neurology, 1993, 43: 2159~60

6. Aevarsson O, Svanborg A, Skoog I. Seven-year survival after age 85 years. Relation to Alzheimer disease and vascular dementia. Arch Neurol, 1998, 55: 1226~32

7. 王新德,陈海波,蔡晓杰. 老年人血管性痴呆的研究. 中华老年嗯医学杂志, 1992, 11(3): 138

8. 王春雪,龙洁,陆箐箐. 血管性痴呆患者认知功能障碍的临床分析. 中国心理卫生杂志,2001,15(5):321~3

9. Burgio L. Interventions for the behavioral complication of Alzheimer's disease: behavioral approaches. Int Psychogeriatr, 1996, 8(1): 45

10. Grace J, Nadler JC, White DA, et al. Folstein vs modified Mini-Mental State Examination in geriatric stroke. Arch Neurol, 1995,52(5): 477~484

11. Kwa VI, Limburg M, Voogel AJ, et al. Feasibility of cognitive screening of patients with ischemic stroke using the CAMCOG. A hospital-based study. J Neurol,1996,243(5): 405~409

12. 张宗逸,张杰伦,陈亚鹏,等. VD的智能测验与P300的相关性。中国全科医学,2000, 3(4): 264~5

13. American Psychiatric Association. Diagnostic and Statistical Manual of Mental Disorders, 4th ed (DSM-Ⅳ). Washington, DC: American Psychiatric Association,1994

14. Chui HG, Victoroff JI, Margolin D, et al. Criteria for the diagnosis of ischemic vascular dementia proposed by the state of California Alzheimer's Disease Diagnostic and Treatment Centers. Neurology,1992, 42: 473~80

15. Roman GC, Tatemichi TK, Erkinjuntti T, et al. Vascular dementia: Diagnostic criteria for research studies-Report of the NINDS-AIREN international workshop. Neurology,1993, 43:250~60

16. Hachinski VV, Iliff LD, Zihlka E, et al. Cerebral blood flow in dementia. Archives of Neurology,1975, 32:632~7

17. O'Neill D, Gerrard J, Surmon D, et al. Variability in scoring the Hachinski Ischemic Score. Age and Ageing,1995, 24: 242~6

18. Nyenhuis DL, Gorelick PB. Vascular dementia: a contemporary review of epidemiology, diagnosis, prevention, and treatment. J Am Geriatr Soc, 1998, 46(11): 1437

19. Amar K, Lewis T, Wilcock GK, et al. The relationship between white matter low attenuation on brain ET and vascular risk factors: a memory clinic population. Age Ageing, 1995, 24: 411

20. Leys D, Erkinjuntti T, Desmond DW, et al. Vascular dementia: the role of cerebral infarcts. Alzheimer Dis Assoc Disord, 1999, 13(3): 38

21. 高素荣, 袁锦楣主编. 痴呆诊疗学. 童启进. 血管性痴呆. 北京:北京科学技术出版社,1998,79~89

22. 范吉平,田平武. 血管性痴呆的诊断标准、临床特征、发病机制及检测方法. 脑与神经疾病杂志,1999,7(1):56

23. Fomarelli D, Ascoli G, Rossi R, et al. Clinical and instrumental diagnosis of Alzheimer's and multi-infarct dementia. Radiol Med, 1996,92:22

24. Friberg L, Andersen AR, Lassen NA, et al. Retention of tecbicisate in the human brain after intracarotid injection. J Cereb Blood Metab, 1994, 14(suppl): 19

25. Roman GC, Tatemichi TK, Erkinjuntti T, et al. Vascular dementia diagnostic criteria for research studies Report of the NINCDS-AIREN international workshop. Neurology, 1993, 43:250

26. Sachdev PS, Brodaty H, Looi JC. Vascular dementia: diagnosis, management and possible prevention. Med J Aust, 1999, 170(2): 81

27. Deyn PP, Goeman J, Engelborghs S, et al. From neuronal and vascular impairment to dementia. Pharmacopsychiatry, 1999, 32(1): 17

28. Ring H. Is neurological rehabilitation ready for immersion in the world of virtual reality? *Disabil Rehabil*,1998,20: 98~101

29. Rockwood K. Vascular cognitive impairment and vascular dementia. J Neurol Sci,2002,204:23~27

30. Tatemichi TK, Desmond DW, Stern Y, et al. Cognitive impairment after stroke: frequency, patterns, and relationship to functional abilities. J Neurol Neurosurg Psychiatry,1994,57:202~207

31. Stringer A. Cognitive rehabilitation practice patterns: a survey of American Hospital Association Rehabilitation Programs. Clin Neuropsychol,2003, 17(1): 34~44

第二十章

脑卒中的康复效果及相关问题

20

过去数十年，围绕着脑卒中康复疗效问题，存在许多不肯定的意见。1989年，Reding认为，评价脑卒中康复疗效的工具是支具及辅助器，如偏瘫患者不能步行，教给患者使用拐杖，将其应用到日常生活中。是否有效，去掉拐杖就可证明。类似的治疗方法的评价，根本不用前瞻性的随机对照研究，但如运动疗法（physiotherapy，PT）等治疗仍很难证明其有效性。按常理，简易的研究方法是按年龄等因素配对，随机分两组，一组给予康复医疗，一组不给予治疗作空白对照，按残损程度分层，分析预后，判断康复效果。由于医疗道德方面的原因，不给患者治疗而设空白对照的研究，几乎是不存在的。

脑卒中康复医疗有效性的研究，大部分采用前瞻性随机对照试验，如分康复治疗组（脑卒中病房）及对照组（普通病房）。然而，Dobkin提出，现在无法区别脑卒中患者的功能改善是自然恢复，还是康复医疗的结果。令人信服的、康复有效的研究资料是不存在的。

因此，脑卒中康复医疗，有以下两个关键性问题需要回答，即：康复有效吗？用什么方法康复？

在讨论康复有效性之前，首先要明确卒中后的自然恢复过程与程度，本章将重点论述脑卒中康复效果评价的一般性问题及目前对促通技术等治疗方法的认识；简单介绍脑卒中患者的生活质量；讨论脑卒中康复的质量管理。

第一节　脑卒中后的功能恢复与康复效果评价

一、脑卒中后的功能恢复

（一）脑卒中后的功能恢复过程

脑卒中后的功能恢复，包括两个过程：适应性恢复（Adaptive Recovery）和内在的恢复（Intrinsic Recovery）。适应性恢复是学会使用健侧的过程。内在的恢复是指对患侧的神经控制恢复过程。有时，可能同时存在这两个过程，可能都与中枢神经系统的变化有关。

讨论恢复时，首先要区别是使用健侧的行为的适应，还是真正的患侧的恢复。例如，一个人，突然失去了右手，逐渐学会了用左手写字、吃饭、穿衣。右手确实未恢复，但他的功能恢复了。另外，许多脑卒中患者，患肢的控制能力确实有改善，导致了功能恢复。

适应性恢复也叫做行为替代，这种能力有时候大得惊人，通过它来判断神经恢复，的确很难，特别是一些总体功能（不是特殊功能）。几乎所有的ADL功能都能单纯通过适应性过程恢复。如某病人依靠假肢走路，一只手穿衣吃饭洗漱，许多患者“恢复”了几乎所有功能，但这并不意味着大脑的损伤特定区域恢复了。社会功能的恢复也是适应性恢复。但有一些能力不是适应性恢复而是要通过内在恢复才能实现的，如语言功能的恢复。内在功能的恢复机制是大脑的可塑性，前面已经介绍过，这里不再赘述。

（二）康复治疗与功能恢复

1. 康复治疗方法

根据恢复类型，确定康复治疗方法。如某脑卒中患者，我们判断患侧有恢复潜力，积极训练患侧，促进内在恢复机制。如判断患侧无恢复潜力，治疗就集中于发挥残存能力，积极训练健侧代偿，或使用辅助器械，达到ADL功能独立。尽管大多数治疗，两种机制均存在，但把这两种机制区分开来，对治疗有意义。

2. 治疗目的

改变不正常的运动模式，促进正常运动模式的建立，沟通这些运动方式间的相互联系，促使精细活动的出现。

3. 康复治疗中存在的问题

临床工作中，我们常常听到这样一句话“坏手不能动用好手”。仔细分析发现，这句话的潜在意义是：“坏手不行了”，从一开始就忽视了患侧恢复的潜力。

以往治疗的重要缺陷，如短期康复：尽早下床并独立完成ADL为使患者尽可能早地步行，以往的治疗重点在于治疗健侧，以代偿失去的患侧功能。利用三脚拐杖，让患者把全部体重转移向健侧，在站立和步行时，利用健侧维持身体的平衡。由于不能屈曲患侧膝关节及踝关节，所以患者不得不用躯体来带动患腿向前迈步，以致把骨盆提起来。因患腿僵硬，故在步行时可暂时将患腿作为支柱来支撑身体，而大部分体重则放在三脚拐杖或腋杖上，或者放在手杖上。另外，还指导患者用健侧上肢做自助活动，如用健手支撑或牵拉一个物体使自己从床上坐起，离开床，从椅子上站起来等等，通常用加强肌力并维持ROM来补偿这种“代偿性康复”。然而这两种训练方法是分别进行的，它们彼此无关，事实上是相互排斥的，因为“代偿性康复”在很大程度上使痉挛加重，它也是患侧不能活动的原因。

这种方法，从一开始就忽视了患侧恢复的潜力，尤其是对那些能够恢复生活能力的年轻患者来说，更令人遗憾。急性期用这种方法进行治疗，到后遗症期患侧肢体的功能恢复更加困难，甚至不可能。因为到那个阶段已牢固地形成了过度代偿——过度使用健侧，平衡障碍和害怕摔倒所致的联合反应，从而使肌痉挛越发明显。

为了训练患侧的功能，而有系统地设计治疗方案，可使患侧完成许多正常活动。现已发现不仅对没有或几乎没有感觉缺失的那些患者的手功能有可能得到改善，而且对那些长期存在的后遗症如偏瘫步态，平衡和手臂功能也能得到改善。这说明患侧尚存在一种短期代偿性康复未涉及的、未知的和未开发的潜力。如果在患者住院早期，把治疗重点放到开发患侧的潜力上，而不是把患侧作为无用的肢体加以忽略，那么就能获得既快又好的效果。偏瘫侧的问题不是缺乏肌力，而是不能像神经系统完整的人那样以多种形式的组合方式把神经冲动传导到肌肉上，以产生正常运动。在任何运动中人们从不能只使用一块肌肉，而是需多块肌肉参与的各种姿势及运动模式组合才能完成各种复杂的运动。人们学做的许多精巧动作是与这些运动组合的多样性相适应的。偏瘫患者姿势呆板、运动模式很少，且一成不变，患者只能以少数的几种不正常的固定模式来使用患侧肢体，而靠这几种不正常的模式是难以做精细活动的。因此，对于偏瘫来说我们希望恢复的是上运动神经元（大脑）支配的“随意运动”，而不是下运动神经元（大脑以下）支配的比较低级的、固定模式的（如联合反应、共同运动、异常的姿势反射性活动，痉挛性活动、交互抑制障碍性活动等）身体运动。

二、脑卒中康复治疗效果的科学性评价

（一）脑卒中康复治疗效果评价存在的问题

通过上述讨论，我们对卒中后患者恢复的机制，以及恢复的速度与程度有所认识，但是由于存在“自然恢复”，使我们在评价任何治疗方法是否有作用时，困难相当大。

我们处在信息时代，广播、电视、书刊杂志众多媒体不断传来各种各样的方法治疗卒中病人效果“特别好”的消息，这确实让医生、病人兴奋不已，但真正试用一下，效果并不像广告所说的或预期的那么好。如何来评价一个治疗方法呢？

评价卒中治疗的任何方法，必须要考虑表 20－1 所列的问题。

表 20－1　脑卒中康复治疗效果评价存在的问题

自然恢复
恢复的不可预见性
能力的波动
干预作用与衰老作用的对抗
观察者的变化
评价技术粗糙

卒中后几乎所有患者都有不同程度的功能恢复，在我们评价治疗效果时，有时往往忽略了这一点。努力促进这种自然恢复过程是我们治疗的目的。治疗可以加速其过程或增加其程度。即使在一年后，仍有部分患者发生自然恢复，因此，很难说后期给予患者治疗后的功能改善就一定是治疗作用。

关于偏瘫的自然恢复，国外许多学者进行过观察。1950 年，Twittchill 就观察到卒中患者的恢复是按照软瘫期、痉挛期、恢复期分阶段恢复。1960 年，Brunnstrom 观察了大量的患者，注意到偏瘫的恢复几乎是定型的连续过程从而提出了著名的恢复六阶段理论。

她认为脑卒中急性期（约数日到 2 周）时患侧肌肉呈迟缓状态，四肢毫无主动活动（阶段Ⅰ）；发病约 2 周后，疾病开始恢复，肌张力开始增加，痉挛开始出现，无随意主动运动，而是以基本的共同运动、联合反应为主要表现的运动（阶段Ⅱ）；其后，患者可随意引起共同运动，痉挛加强，达到病程中的极限，共同一定的活动可能收限，不能在某关节的全范围内进行活动（阶段Ⅲ），Ⅱ、Ⅲ阶段约持续 2 周；再后，随着病程延长，病情进一步恢复，痉挛不再增强，稍减轻，共同运动模式削弱，脱共同运动的分离运动——即正常运动模式的主动运动开始出现，此时的主动运动虽然困难，但逐渐就会变得容易（阶段Ⅳ）；到了第Ⅴ阶段，基本的四肢共同运动失去了优势可以出现比较难的分离运动，或完成较艰巨的功能活动，痉挛明显减轻。第Ⅳ、Ⅴ阶段相当于病后第 5 周到 3 个月；最后，共同运动完全消失，痉挛基本消失或只轻微可见，各关节运动较灵活，协调运动大致正常（阶段Ⅵ）。

这种恢复过程对各个患者来说，每一阶段所经历的时间依其自身的病情可能有些差异，但绝大多数患者是按上述的阶段恢复的。通过上述六个阶段的分析，不难看出，这种恢复过程实际上是运动模式的转换过程，由打破运动模式到恢复早、中期的异常运动模式到恢复后期正常运动模式建立的过程。这个理论是偏瘫治疗的基础，也是评价患者的依据，Brunnstrum 的六级评价、上田敏的十二级评价、Fugl-Mayer 的评价均是以此为基础，第六章已介绍过。

美国纽约市神经研究所对该方法的可靠性进行了研究。在 1961 ~ 1962 年间和 1965 ~ 1966 年间分别对 119 名患者分两组进行了观察。第一组（1961 ~ 1962）65 人，男 32 名、女 33 名，年龄 22 ~ 88 岁，开始评价时间从发病 5 天到 5 年。第二组（1965 ~ 1966）53 人，男 23 名、女 30 名，年龄 15 ~ 85 岁。通过对这两组病人的定期评价发现：研究的结果与恢复过程的六个阶段基本一致，但第Ⅳ、第Ⅴ阶段变化不十分明显，两个阶段的项目互相重叠。说明 Brunnstrum 方法能够反映患者的功能恢复情况是可靠、有效的方法。

尽管我们知道自然恢复确实存在，但恢复程度变化很大，无法准确的预测。患者的能力在不断变化，很难通过比较实际恢复与预测恢复而确定治疗效果，也很难确定某些治疗对某个患者有效。因此，需要大量的患者以避免随机误差的影响。同时，卒中患者大多数是老年人，能力逐渐衰退，如果干预的力量抵抗不了衰退的力量，如一天仅有半小时的治疗，而 23.5 小时衰退，治疗肯定无效。治疗的强度也很重要。除此以外，疗效观

察者的变化也要考虑。有时，患者能力的变化加上观察者的变化，比治疗所带来的变化要大得多。由给予治疗的治疗师评价治疗的效果，产生的偏见是显而易见的。测量工具太粗糙，不能测出治疗所带来的微小变化。如果我们乐观的预计，治疗能促进10%的自然恢复，那么，我们使用的测量工具，必须是从最好到最差之间达到1~10分，才能检查出这种变化。事实上，目前使用的大多数测量工具，由于“天花板效应”（最多1~3分，测出3%的改进），难于评价治疗效果。

（二）脑卒中康复治疗效果的科学性评价问题

上面讨论的问题，使我们很难确定治疗的有效性。当功能自然恢复时，我们给予的任何治疗均与功能改善有关，但这并不是说，治疗一定有效。评价时，要注意两个问题。首先，要考虑治疗过程是否对单个患者有作用。如治疗有效，是哪些特殊患者有效？这叫做“解释性研究”；第二，提供不同的治疗方法、形式对接受治疗的患者有效，叫做“治疗性研究”。这两个过程都很重要，对某个或某些患者的治疗有效，并不意味着所有患者都应该采取这种方法。关于“治疗性研究”，David et al（1982）举了一个例子，他们考察了卒中患者的语言治疗，采取不同的人员给予治疗，发现志愿者给患者的语言治疗，与治疗师的最终结局相同。

尽管存在困难，但研究治疗的有效性是可能的，必须将“解释性”与“治疗性”研究相区别，重点要考虑一些方法学问题。为避免或减少患者与观察者偏性的影响，传统上，我们要用随机、对照研究。患者随机分为两组，一组患者要给予“待确定”的治疗方法，另一组给予其他治疗，最后观察结局不同，确定治疗有效。这种研究方法，对于研究治疗原则非常重要，有时可用于探讨治疗的一些特殊作用，如研究不同类型或不同强度的治疗。用这种方法研究，要注意以下几点：

首先，随机对照研究，大量的病人极为重要。随机对照设计的条件（原则）是要有足够大的样本，两组间其他影响结局的变量要均衡。对样本采取分层的方法，几个主要变量要采取随机化方法进行均衡。当然，大样本并不能防止出现偏性，但必须确保试验设计避免的偏性。

第二，结果只能用于类似的患者。有时为了大样本，患者入选标准不严格，很容易忽略这个问题。

最后，必须对拒绝进入或进入研究后中途退出的患者进行研究。在大样本的研究中，对老年卒中患者，一定有些患者在治疗过程中死亡，不适于进入或持续进行研究。这样可导致隐蔽的偏性。了解这些偏性，知道这些退出研究的患者的特征，如需要，要矫正它。如对于强化治疗，有些患者因运动量过大不可耐受而必须退出研究，实验组就少了这些患者，得出了较好的结果。

尽管卒中患者很多，但很难设计或实施随机、对照、大样本的研究。这些研究花费太大，需大量人力、物力，人员必须培训，以理解实施该设计方案。因此，大家更愿意用其他方法。

仔细观察研究单个患者，也能给我们提供一些有用的信息。最简单的设计是交叉试验设计（Crossover design或A-B-A方法）。先观察患者一段时间，不给治疗，建立基准线A；然后再给予主动干预（即治疗）一段时间B；再不给治疗观察一段时间A，看看治疗是否有作用及能否引起患者持续的功能改进。观察在治疗期是否比不治疗期功能改进的多。单个病例研究设计很复杂，具体请参阅有关统计书。

通过测定几种相关功能，然后给予一种治疗，一般仅对某种功能有作用，这样可避免自然恢复的作用。如“靶功能”的改善比其他功能大，则提示治疗有效。例如，语言治疗集中于给予理解能力训练，观察理解能力是否比表达能力恢复得多。对治疗结果的解释，也存在很多困难。如治疗可能存在泛化现象，减少了它的实际效果；使用的两种测量工具并不同样敏感，或研究的功能比对照的功能自然恢复要提前，因而得出错误的治疗有效的结论。

有些卒中康复研究是按照如下假说设计的：经过一段时间，通常是6个月后，几乎“自然恢复已经完成”，因此，从那以后发生的功能改善，就可以说是该治疗干预造成的。有研究认为，多数患者的所有恢复在6个月就完成了，这种假说有一定的理由。但Burnside等认为，3%~7%的卒中患者，有延迟的恢复。做6个月后卒中患者康复研究，患者是经过严格选择的，他们一定遗留一定程度的残疾，年龄比普通病人更年轻，治疗时间与强度也要特殊制定，这些条件的限制，所得出的结论，很难广泛应用到大多数患者及患者恢复的早期阶段。同时这种治疗也太迟了，可能对患者的功能，不会有什么影响。

近年来，有人提出，在患者的恢复期，可能存在着第二个治疗机会窗。在恢复期再次给予治疗，仍有效果。许多临床研究中，已经观察到这种现象。至于它产生的机制，目前尚不清楚。

总之，关于卒中患者恢复，治疗是否有效，必须牢记以下几点：

（1）临床研究及工作中，要区别“内在性”和“适应性”恢复。

（2）当考虑某种治疗是否有效时，一定要想到自然恢复的程度与时间。

（3）治疗目的要明确，如预防并发症或得到更好的适应力。

（4）进行恢复机制的研究。

三、脑卒中康复医疗有效性的依据

许多研究提示：脑卒中康复医疗使患者功能改善，不能仅归于自然恢复。在脑卒中病房，患者的出院率比普通病房的对照组显著增高，脑卒中后合并症发生率显著降低。

几个对照试验研究比较了脑卒中病房与普通病房的患者结局。对轻度及重度残疾的患者，两组无差异，但对于中度残疾的患者，脑卒中病房的较普通病房的患者结局好。Feigenson 等的研究认为：入住脑卒中病房的患者，步行更好，出院回家的患者更多。

Garraway 等进行随机对照试验，比较分析了 155 例脑卒中病房与 152 例普通病房的意识清、有偏瘫的脑卒中患者，发现入院 60 天后，脑卒中病房 50% 患者功能独立，而普通病房仅为 32% （$P<0.01$）。然而，一年后，这一变化消失了。在脑卒中病房，患者平均住院 55 天，而普通病房则为 75 天。作者认为：早期的康复医疗比足量的 PT 治疗更重要，原因可能是协调的康复治疗小组在脑卒中病房工作得更好。不幸的是，该研究与大多数研究一样，未采用盲法。

Smith 等将 133 名脑卒中患者分为 3 组，即强化康复组（康复小组治疗，每周 4 整天）、常规康复组（康复小组治疗，每周 3 个半天治疗）和未康复组。治疗 6 个月后，功能改善，强化组大于常规组，而未康复组功能无改进。1996 年，WernerRA 将 40 名非住院患者，按 2:1分为 2 组，单盲对照，给予 PT、OT，12 周，4 次/周，每次 1 小时，用功能独立性测量（functional independance measurement，FIM）评定，强化康复组功能有改善，而对照组无改善。强化康复组在 9 个月后，仍维持治疗效果。以上两个试验，反驳了 Lind 的观点：脑卒中患者的功能恢复是自然恢复，而不是康复医疗的结果。

Kalral 等报告了脑卒中病房与普通病房患者的随机对照试验的研究结果：卒中后康复医疗可改进重度残疾患者的预后，减低死亡率和住院时间，增加了出院回家率。出院后，有继续改善日常生活活动能力的趋势。1995 年，Jorgensen HS 等研究了两个相邻社区共 1241 例脑卒中患者，其中脑卒中病房 936 例，普通病房 305 例，对患者进行前瞻性、连续的非选择性的观察发现，脑卒中病房患者较普通病房死亡率低，住院时间短，入住护理之家的人数少，潜在地减少了费用。Sivenius 等对照研究接受强化康复治疗与常规治疗脑卒中患者各 45 例，在运动功能与日常生活活动方面，强化治疗组比常规治疗组功能改善显著，患者功能改善主要在前 3 个月内，而死亡率与入院率两组无不同。但本试验有样本小、未用盲法、没有随机等缺陷。

1993 年，Ottenbacher 等从 124 个关于脑卒中康复的研究报告中，选择出 36 个满足标准的试验研究，对 1960 ~ 1990 年的 3717 例脑卒中患者进行分析。结果发现：集中的脑卒中康复医疗程序可促进脑卒中病人的功能恢复。功能改善程度与康复医疗是否早期进行有关，而与医疗的时间长短无关，也与患者的年龄及康复程序的设计有关。脑卒中康复医疗的研究设计对于制定和解释将来的结果有重要意义。下面总结一些国外作者研究结果见表 20－2。

由表 20－2 很难得出一个肯定的结论，因为试验设计有很大不同，脑卒中病房、急性监护病房、康复中心采用的康复治疗不同，患者入院选择标准不统一，疾病类型、时间不统一，开始康复医疗的时间不同，预后测量也不一致。但是，对以上随机试验资料进行认真评价后，认为脑卒中康复医疗确实有价值。自然恢复给人的印象深刻，而康复医疗所致的“自然恢复”更多。

总之，脑卒中发生后，康复医疗应在急性期就立即开始，是否强化治疗比普通治疗效果好，仍有争论。脑卒中病人在发病头 3 个月中，功能改善最大，即使如此，康复医疗也应持续更长时间，以防功能减退。证明脑卒中康复有效的证据并不像人们期望的那样完美，因此精心设计的研究十分必要。

第二节　不同运动治疗方法的效果比较

一、促进技术

近几年，我国从国外引进了许多卒中治疗的 PT 方法，统称为促进技术。大家对这些方法的热情很高，通过办学习班，逐渐推广，临床应用，丰富了卒中的治疗方法。加上祖国医学的传统治疗方法，如针灸等，脑卒中的康复手段非常多。确定各种治疗的有效性，找出最适合的运动治疗方法，对于提高治疗效率、减少费用均有意义。

Ernst 认为，目前临床医生常被众多的 PT 方法搞得晕头转向。他们对各种 PT 方法，如 Bobath，Brunnstrom，Clayton，Coulter，Fay，Kabat，Knott，Rood 和 Voss 等方法不熟悉。仔细研究发现，由这些方法得出的结论，与传统的治疗思想矛盾，缺乏重要的科学证据；欧美国家从治疗时机的选择、效果评定方法、促进与抑制的转换、刺激的种类及刺激的部位等方面，对促进技术治疗脑卒中的有效性提出较多的疑问，与其他方法相比，差异不明显；日本尤其对 Bobath 的神经发育学治疗（neurodevelopmental treatment，NDT）提出较多的不同意见，认为 Bobath 法的有效性、可信性及普遍性还需进一步深入研究。

已发表的关于最适运动治疗的资料数量十分有限。为便于交流，将 PT 定义为任何的躯体治疗（physical treatment），即传统运动疗法（抗阻运动、复合基本动

表 20－2　脑卒中康复有效性的随机试验研究

作者	治疗组	样本数	年龄（岁）	盲法评价	康复开始时间	康复治疗时间	结　果
Lincoln 等（1996）	脑卒中病房 普通病房	39 37	73.5 65.5	未用 未用	一入病房	>2 周 >2 周	两个普通病房，病人用于治疗活动的时间少，病人大部分时间是坐在那里。脑卒中病房预后较好，因其治疗强度大
Lait 等（1995）	脑卒中病房 普通病房	34 37	77.2 80.4	未用 未用	脑卒中后 9 天内	43 天 59 天	脑卒中康复病房可改善重度残疾的脑卒中病人的预后。由于建立新的治疗战略，降低了死亡率，提高了出院率。出院后，ADL 继续改善
Henrik 等（1995）	脑卒中病房 普通病房	936 305	74 74	未用 未用	一入院就开始	38.6 天 55.2 天	脑卒中病房减少了死亡率，缩短了住院时间，减少了出院后进入护理之家的人数，潜在地减少了费用
Indredavik 等（1991）	脑卒中病房 普通病房	110 110	77.2 73.7	单盲 单盲	16.5 小时 15.8 小时	42 天 42 天	脑卒中病房提高出院率，回家改善病人临床预后较普通病房好
Garraway 等（1998）	脑卒中病房 普通病房	155 152	72.5	未用 未用	3 天内	55 天	脑卒中后 60 天，50% 脑卒中病房病人，32% 普通病房病人功能独立。1 年后随访，这种差异消失了
Smith 等（1981）	院外 常规治疗 自我治疗	163 66 65		未用 未用 未用	从急救病房出院后	<6 个月 <6 个月 <6 个月	ADL：院外强化治疗组有最大改善，常规治疗组有中度改善，自我治疗组下降
Strand 等（1985）	脑卒中病房 普通病房	110 193	72 73	未用 未用	1 周内	21 天	15% 的脑卒中病房病人住院达 3 个月，39% 的普通病房病人住院达 3 个月
WoodDauphinee（1984）	传统治疗 小组治疗	130 74.4	74.9	未用 未用	1 周内 5 周	5 周	生存率两组相似。运动功能方面等，小组治疗组：男性病人较女性好。传统治疗组，女性较男性好。功能能力方面，小组治疗组：男性病人更好。女性两组能力相同

作训练、随意运动等），包括治疗性锻炼（therapeutic exercise）和运动疗法（ergotherapy）。

有必要从促进技术本身分析其优缺点，也有必要与传统运动疗法进行比较分析。

（一）促进技术本身内部的矛盾与缺陷

Bobath 所著《偏瘫的评价与治疗》，全面阐述了他的 NDT 治疗思想，其临床描述非常细致，着重于个例分析并施之以相应的治疗，如书中曾详细报道一例 Bobath 法治疗后显效的病例，但因病例描述不清楚，治疗效果无法验证，使人难以信服。

Bobath 治疗强调“步行必须有 PT 的监护，不允许独自在病房内进行步行训练，否则有可能加重异常运动模式”，又强调“步行训练必须经常作短暂休息，否则疲劳可能促进异常运动模式”。因此在每日 PT 治疗的 1 小时内，只有 5 分钟左右的实际步行时间，这样就不可避免地会发生废用性肌萎缩与体力下降，最终因不得不过分努力去完成某一动作，从而促进异常运动模式的形成。此外有选择性的应用矫形器与步行器能较好地维持平衡，确保安全，降低精神与身体方面的紧张度，其结果有利于促进正常运动模式。然而矫形器与步行器在 Bobath 技术中并未得到应有的重视。

脑卒中后不运动的时间愈长，废用性萎缩与肌力下降愈严重。目前有关脑卒中促进技术治疗方案中显然没有确保健侧的肌肉活动量，甚至反对偏瘫侧的肌力增强训练，因此不可能预防废用性肌萎缩。大川的研究表明，偏瘫者健侧肌力显著下降，仅达正常人的 63% ~ 75.7%。偏瘫患者一般健侧肢体功能较弱，为了独立步行，首先应强化健侧肢体功能。从治疗经过看，最终不能步行的患者，健侧下肢均有显著性萎缩，因此美国康复医学界，以 Hirsehbefg 的观点为中心，为了预防废用性综合征，强调早期康复，增强下肢肌力（健、患侧）及早期步行训练，健侧肢体功能的强化、偏瘫肢体畸形与挛缩的预防以及早期进行站立训练是偏瘫患者康复的关键。日本上田敏也有类似的观点。

Hirschberg 与 Bobath 对偏瘫的治疗虽然不是绝对片面的，但前者主要偏重于健侧，后者则偏重于患侧。而实际上健、患侧都具有潜在功能，偏瘫的恢复应同时加以强化。与 Hirschberg 的方法相比，传统运动疗法虽然没有有意识地进行健侧强化训练，仍然收到较好的治疗效果，如若早期开始强化健侧功能，效果一定会更好。Bohannon 等人认为健、患侧的肌力评定与增强训练都是非常必要的，必须尽可能考虑主动运动，甚至抗阻运动。Hirschberg 强调早期开始站立训练及阶梯训练，继而早期持杖步行，不仅防止了上下肢的废用，也防止了心功能的废用。日本三好甚至从偏瘫的恢复机制角度提出，偏瘫侧即使不采用特殊的治疗计划，也可能达到最大限度地恢复，提前达到相对稳定水平。但如若不强化健侧功能，势必较大程度的影响偏瘫患者的康复。然而健侧的强化几乎是 Bobath 法的禁忌证。Bobath 以为；强化健侧会加重肌痉挛，增加不稳定性，易于导致患侧出现错误的运动模式，最终妨碍恢复。

健侧功能的强化是否会妨碍患侧的恢复，或许是继续争论的问题。但种种迹象表明，加果健侧有足够的肌力完成某一动作，就不会轻易产生疲劳或导致联合反应及其他异常运动模式，相反增强肌力与功能往往能减少患侧出现异常模式的可能性。经研究证实，健侧下肢活动往往可诱导偏瘫侧的肌肉电活功，起立训练中健、患侧都出现明显的肌电活动，阶梯训练时同样如此。精神反应、寒冷、疼痛等刺激虽加重痉挛，但属于一过性反应。起立训练虽单纯依健侧上下肢即可完成动作，但应尽可能让患侧承重，使之成为对患侧的良好训练。

促进技术的效果是一个积累过程，必须重复多次的刺激。由于反射抑制模式等，常可出现即刻效应性变化，但这种效果并不一定能在实际生活中发挥效用。尤其功能愈低下，这种可能性愈小。为了抑制肌痉挛，促进正常模式的建立，积累即刻效应的变化，改善功能状况，需要进行长期的治疗，但如果最终不能提高其生活质量，患者就不可能得到最大的满足，甚至感到失望，而 Bobath 在这一点上并非很注意。当然我们也不否认，一过性的肌痉挛被抑制，肢体从不自主的状态下解脱出来，对于脑卒中偏瘫患者体验学习机会仍是非常重要的。

根据目前的现状分析，采用 Bobath 法治疗，经治医生、PT、OT 等有关人员往往对治疗计划的制定，治疗内容、治疗时间的长短与时机有较大的分歧，而且对一个病人花费太多的治疗时间也是不实际的。

（二）促进技术与其他治疗方法的比较

偏瘫的治疗效果应分为两部分，即运动学方面与实用动作方面。促进技术的有效性应属于前者，ADL 与基本动作的训练效果则属于后者。中村对脑卒中早期的康复治疗首先着重于发育学治疗，3 个月后仍不能移动或生活不能自理者则着重于康复学治疗，而发病 3 个月以上才开始康复治疗的患者，因一般多有挛缩等症状，故首先应从人体力学与发育学角度予以适当治疗。福井认为：脑卒中病发后康复治疗超过 3 个月以上者，患侧仍无应有的明显进步时，康复重点应考虑改善其能力障碍。Sivenius、Andrews 也同祥认为脑卒中 3 个月以后仍长期集中进行促进技术治疗的效果不明显。这无疑提示促进技术的应用应选释相应的治疗时机，否则将会延迟步行能力的恢复，甚至成为阻碍回归社会的因素。当然也有与此相反的报告。

纪伊克昌自 l982 ~ 1986 年，应用促进技术治疗病程 1 年以上的 687 名偏瘫患者，平均治疗时间约 6 个月，计算机处理的临床资料达 25000 多项目，其中步行能力与 ADL 能力的分析表明：室外独立步行者比入院时增加 177 名（27.7%），而不能步行者则减少 28.6%（$P<0.01$），ADL 完全自理者比入院时增加 131 名（20.6%）（$P<0.01$）。但步行能力与 ADL 能力的提高是否直接由于促进技术的效果而致，还有待进一步探讨。总之，卒中发生后应当早期进行康复治疗。

中山彰一认为促进技术很难与其他方法比较出优劣。Lord 以传统方法治疗 19 名卒中病人，促进技术治疗 20 名，经功能试验、ADL、步态等综合评价，促进技术的有效性与传统方法的差异不明显，而且促进技术组的治疗时间与住院时间超过传统治疗组的 3 倍。

Stern 等对 62 例脑卒中患者随机分为促通治疗组和常规 PT 组，脑卒中后 13 天开始治疗，结果在移动能力、肌力及日常生活活动能力方面，促通组与常规 PT 组无显著差异。前者 ADL 由 10.7 提高至 19.0，后者 ADL 由 9.8 提高至 19.5，统计学上无差异。且传统方法治疗组治疗时间（55.7 日）比 PNF 治疗组（66.3 日）短，即前者的恢复相对要快些。三好正堂认为 Stern 的观察设计是严密的，可信性较高。然而，该试验样本太小，研究未用盲法，开始治疗时间可能太迟。

Loggigian 等对 42 例脑卒中患者进行研究，将这些患者分为传统治疗组与 Bobath 治疗组，两组病人在某些功能方面均改善，但日常生活活动 Barthel 指数与 Kendall 肌力测验两组无不同。该研究也存在上述缺陷。

Dickstein 等曾将 131 例脑卒中病人，按常规治疗、促通治疗、Bobath 治疗分为 3 组，比较传统运动疗法、PNF 及 Bobath 三种治疗方法，将步行能力划分为不能步

表 20－3　康复医疗方法的随机对照试验

作者	治疗组	样本数	平均年龄(岁)	盲法评价	随机	康复开始时间	康复治疗时间	结　果
Dursun 等	生物反馈 ＋PT 常规 PT	24 13	59.1 61.31	未用 未用	无 无	≥10 天 ≥10 天	12.38 周 13.85 周	生物反馈,有助于(1996)改善病人的姿势 躯体控制
Potempa 等(1995)	锻炼组 对照组	19 23	21～77 21～77	未用 未用	是 是	≥6 个月 ≥6 个月	10 周 10 周	锻炼组的有氧能力增加,感觉运动功能改善与有氧能力增加有关
Engardt 等(1995)	离心运动 向心运动	10 10	62.2 64.6	未用 未用	无 无	26.5 月 27.8 月	6 周 6 周	步行参数两组无显著性差异,离心性膝伸肌训练对运动功能恢复有利
Basmajian (1987)	生物反馈 Bobth	2	62	双盲 双盲	是 是	＜12 个月	5 周 5 周	两组上肢功能改善无显著差异
Dickstein 等(1986)	常规锻炼 PNF Bobath	13	70.5	未用 未用 未用	可疑 可疑 可疑	脑卒中后平均 16 天	6 周 6 周 6 周	各组间 Barthel 指数评分无显著差异
LordandHall (1986)	常规锻炼 Bobath	19 20	不可用 不可用	未用 未用	无 无	8 个月之内	不可用 不可用	根据电话询问, ADL 分数两组间无显著性差异
Smedley 等(1986)	Siot 机＋ 治疗性锻炼	25 25	不可用 不可用	未用 未用	无 无	不可用	不可用 不可用	用“Siot 机”运动功能恢复得好
Stern 等(1986)	常规锻炼 PNF	31 31	64.4 64.4	未用 未用	是 是	不可用	不可用 不可用	两组在运动功能及其他功能恢复方面无显著性差异
Loggigian 等	常规锻炼 Bobath	42	61.6	未用 未用	是 是	脑卒中后 7 周内	未用 未用	两组间 Barthel 指数无差异

行、辅助步行、持杖步行、自立步行。脑卒中后 16 天开始治疗，持续 6 周。在治疗开始后的第 2、4、6 周予以评价，结果第 6 周的评价是三组间无差异，但第 2、4 周的评价表明，PNF 与 Bobath 组不能步行的患者有明显的增多，其原因主要是过分强调基础训练，为抑制肌痉挛，防止异常运动模式的形成而有意推迟步行训练的开始时间。早期、常规治疗组在步行方面恢复较其他两组好。

传统运动疗法虽只应用了 ROM 训练与随意运动训练，但与重视肌痉挛治疗的 Bobath 组治疗结果并无差异。肌张力的改变三组间也无差异。Potempak 等在患者脑卒中后至少 6 个月，随机分为锻炼组 19 人（用 cycle ergometer，30 分钟/次，3 次/周，共 10 周），对照组 23 人（仅关节活动度训练，治疗量与锻炼组相同）。发现锻炼组患者有氧能力、感觉与运动功能改善较对照组好。Wade 等在一随机、单盲交叉试验中证明，对脑卒中后 1 年的患者，PT 治疗仍可增加病人的步行速度。Engardt 等考察了等动最大自主伸膝训练对脑卒中患者的治疗效果，其中 10 例进行离心性运动，10 例进行向心性运动，发现离心性运动患者起立、坐下的体重分布对称，而向心性运动无此改变。两组步行速度无变化。作者认为，离心性膝伸肌训练比向心性训练好。

Basmajian 等检验了 Bobath 治疗组和生物反馈治疗组治疗 29 例脑卒中患者的疗效，上肢肢体功能评定采取盲法，治疗 9 个月后，两组功能均有改善，但无显著性差异。据其他一些研究报告：生物反馈治疗似乎是一种有前途的治疗方法，对早期中度残损的脑卒中患者特别有效。1993 年，Schleenbaker 等对所有关于生物反馈的病例对照研究（包括非随机化）包含的 299 例脑卒中患者，以神经功能改进为终点，进行分析后认为：肌电生物反馈治疗改进偏瘫肢体运动功能较好。而 Morton Glanz 等认为，Schleenbaker 的研究由于包括了非随机对照试验，仅选用 8 篇肌电生物反馈治疗试验，以肢体的关节活动度的改善为终点，共 166 例患者进行分析，结论是肌电生物反馈在恢复偏瘫肢体关节活动度方面无效。

表 20－3 为几种康复医疗方法的对照试验。

以上所有的研究，告诉我们一个事实，脑卒中患者的治疗，只要给予治疗，而不管给予哪种治疗，可能均有效。现有的资料还不能证明哪一种治疗方法更好。从事 PT 教育的人员必须保持清醒的头脑，目前只能达到如此的研究水平。但这绝不是说 PT 或康复医疗无效。必须避免忽略了问题的复杂性而“一边倒”的思维方法。

脑卒中康复医疗研究，进一步要回答的问题是：为什么强化（或集中）的康复医疗较其他方法更有效？是什么因素造成了这种差异？谁造成了这种差异（医生，治疗师）？对于什么样的患者产生这种差异？费用如何？

尽管问题很多，但有一件事是公认、明确的：如果要更深入地了解脑卒中康复医疗的作用、指征、禁忌证，临床随机对照试验研究是必须的。

二、脑卒中康复治疗效果的循证医学方法评价

（一）循证医学

当前，医学界正在努力研究，使我们的临床实践能够建立在更科学的基础之上。循证医学，正是在这一背景下诞生，并且占有重要的地位。

循证医学（Evidenc-based medicine）是指认真地、明确地、谨慎地利用目前最好的证据，对单个患者作出治疗决定。按照循证医学思想作出的治疗决定，必须是把个人的临床经验与外部最好的、有用的、经过系统研究的证据结合起来。

外部最好的临床证据，来源于相关的临床研究、基础医学研究、特别是那些以患者为中心的临床研究，包括：正确的检查，可靠的判断结局的指标；也包括对过去无效的、值得怀疑的临床检查与治疗，用新的、更准确、安全、有效、经济的方法代替。它主要来源于随机对照试验与 Meta 分析。

一名好的医生，在临床工作中，既要有丰富的临床经验，又要使用外部最好的有用的证据，二者缺一不可。没有临床经验，医疗工作就要冒教条武断的危险，就不可能使用或恰当地使用外部最好的证据。没有目前最好的证据，医疗工作就要冒落后、过时的危险，无意当中给患者造成损害。

（二）循证医学方法的康复效果评价

上一节已经提到，脑卒中康复是有效的。下面尝试用循证医学的方法，全面搜集文献，从不同方面，详细评价脑卒中康复干预对结局的影响。

卒中后关于预见结局的研究，从 1950～1998 年，已有 200 多篇研究文章。79 篇文章特别强调了康复干预与结局的关系。79 篇文章中，结局有不同的指标，如功能状态、生活环境、发病率、死亡率、住院时间和生活质量等。然而，结局测量的方法与技术有很大的不同，病例无统一的进入和排除标准，所用统计方法有很大不同，结果分析和解释也有很大不同。

1. 评价标准

全面，批判与描述性，使用 meta 分析、研究综述文章按以下标准客观评价：前瞻性与回顾性，随机与非随机，盲法与非盲法，研究的患者样本数，患者的选择标准，统计分析是否恰当，使用什么功能评价测量，结果如何，结论是否适当。根据以上标准，按 Sackett 制定的系统，分成不同的证据水平，如表 20－4 所示。

表 20－4　证据水平

证据水平	研究类型
Ⅰ（A） （B）	大样本的随机试验，有明确结果，Meta 分析
Ⅱ	小样本的随机试验，结果不肯定，错误的危险性有中度
Ⅲ	非随机，现实对照
Ⅳ	非随机，历史对照
Ⅴ	非对照，仅为病例报告，错误的危险性低

水平Ⅰ、Ⅱ的研究多于 75%，与结局很有关；仅有 1 个水平Ⅰ、Ⅱ的研究为 50%～74% 的关系，证明有，但很弱；无水平Ⅰ、Ⅱ的研究或证明它们的关系小于 50%，说明该康复干预因素与结局指标无关。

2. 康复干预指标

● 康复治疗前的功能缺损状况。

● 康复治疗起始时间。

● 康复治疗起始类型，即小组治疗或多专业治疗（interdisciplinary versus multidisciplinary）。

● 康复地点，即家庭康复、门诊康复、全天康复。

● 特殊的康复治疗：如 PT、OT。

● 康复治疗的强度（时间多少和剂量大小）。

● 康复治疗前、后的功能缺损状况比较：功能结局是指患者康复治疗结束后和随访时（一般为 3 或 12 个月）的功能能力。常用的指标是 Barthel Index，FIM，ICF 等。

下面一一加以介绍。

（1）以康复治疗前功能缺损作为卒中后功能结局的预见指标

我们看到了 26 个有关这一方面问题的研究报告。1986 年，Jongbloed 在一篇综述中总结到，患者在康复治疗前功能能力差与出院时功能下降有关。另有一篇综述 11 个设计较高的、水平Ⅱ的研究也证明了这种关系。Granger 等在一个多中心前瞻性研究中，连续观察了 461 例卒中患者，发现患者入院时功能下降，如大便控制、自己进食、个人卫生和小便控制方面，与康复结束时整体功能下降呈正相关。在他的类似的另一研究中，经家庭康复、门诊康复、全天康复，发现患者入院时功能下降，康复结束时回家率低。Jorgensen 等前瞻性的连续观察 1197 例卒中患者发现，入院时患者功能下降与康复结束时功能下降、回家率低呈正相关。6 个月随访，发现患者进食、穿衣、上楼梯、移动、用厕、大便控制等有显著改进，但个人卫生、洗澡、小便控制和步行能力等无改进。Miah 等前瞻性的连续观察 283 例卒中患者发现，急性期入院步行能力差与死亡率增加呈正相关。总之，目前的资料表明，卒中后 1～4 周，功能能力下降，与回家率低、康复出院和 6 个月随访的功能结局密切相关。

（2）康复治疗起始时间

康复干预时间与功能结局关系有 15 篇研究综述。1986 年，Jongbloed 在一篇综述中总结到，早期治疗可以改进卒中后功能结局。另有一篇综述 4 个设计较高水平Ⅱ的研究也证明了这种关系。这些研究表明，卒中后早期进行康复医疗与功能结局改进呈正相关。Anderson 等前瞻性的连续观察 233 例卒中患者证明，延迟康复治疗与功能结局差呈正相关。Hayes 和 Carroll 在急性卒中病房早期进行组间康复治疗，可显著缩短整个住院时间，改进功能结局。Bourestom 等证明，早期进行组间康复治疗（72 小时之内），可改进严重卒中患者的功能独立性及最初功能缺损的程度。一个水平Ⅰ的 Meta 分析，包括 36 个研究，3717 例卒中患者证明早期进行康复干预与功能结局的改进呈正相关。总之，卒中后早期康复治疗（指卒中后 3～30 天之内）与功能结局改进密切相关。

（3）康复治疗类型

康复治疗类型包括小组治疗或多专业单独治疗（interdisciplinary versus multidisciplinary）。康复治疗类型对功能结局有影响，有 16 个研究报道。小组治疗是指各种专业人组成一个小组，共同交流，制定一个共同目标。多专业治疗是多个专业，分别治疗患者，治疗手段可能相似，但不进行交流，可能目标不很一致。大多数康复机构主要使用康复小组，多专业治疗用于综合医院的神经科或普通病房。有一篇综述 11 个设计较高水平的研究，其中 8 个研究将急性期卒中患者，随机分为小组治疗或多专业治疗两个组。结果表明小组治疗在功能结局改进、生活质量提高、缩短住院时间、减少费用方面比多专业治疗组好。三个 Meta 分析分别评价了 8 个研究 1586 患者、36 个研究 3717 例患者、19 个研究 3246 例患者，也证明了小组治疗比多专业治疗组更能降低死亡率。

总之，小组治疗比多专业治疗更能改善功能结局、缩短住院时间、降低费用、降低死亡率。但是，上述资料（Meta 分析与水平Ⅱ的研究）均在欧洲完成，其他地区的结果尚不知道。

（4）康复地点

康复地点，即家庭健康康复程序，门诊康复，全天康复。非入院康复程序，特别是家庭健康康复程序，门诊康复，全天康复，对功能结局的影响，有 8 篇文献做过研究。水平Ⅱ的综述有 3 篇。Gladman 和 Lincoln 连续观察 327 例卒中患者分为全天康复组（>5 小时/日，5 日/周）、家庭健康康复程序组（1～2 小时/日，3 日/周），1 年时观察，发现两组功能结局无不同。然而，他们发现，全天康复降低了死亡率及对正规康复机构的依赖。Tangemann 等随机将 40 例卒中患者分为全天康复组（>5 小时/日，5 日/周）、门诊康复组（2 小时/日，3 日/周），尽管“自然恢复”结束，两组功能结局相似。Yong 和 Forster 等连续观察 108 例急性期卒中患者，随机分为全天康复组（>5 小时/日，5 日/周）、家庭健康康复程序组（1～2小时/日，3 日/周），证明两组功能改进相似。但是，家庭健康康复程序组的病人接受很少的全面治疗（特别是 PT）；相反，治疗结束后 6 个月，家庭健康康复程序组的患者功能改善较好，健康管理者的压力小。

总之，家庭健康康复程序、门诊康复、全天康复，与功能结局密切相关。文献尚不能区别几种康复地点的不同。然而，与全天康复相比，家庭健康康复程序和 6 个月后的功能改进有弱相关。

（5）特殊的康复治疗

如 PT、OT、语言、心理等与功能结局的关系的研究有 8 篇文献报道。一篇重要的综述复习了 5 篇水平Ⅰ、Ⅱ类的研究。Basmajian 等将 29 例连续急性卒中患者，PT 治疗，随机分为单独 Bobath 组、Bobath 加生物反馈联合组，发现联合治疗组关节活动度和上肢肌力增加。Macdonell 等前瞻性的连续观察 38 例卒中患者，随机分为 PT 组或 PT 加功能性电刺激组，治疗 4 周，不能证明与功能结局相关。

Richards 等随机将 81 例卒中患者分为三组：第一组，强化、早期进行、特殊任务的 PT；第二组，强化、早期进行、一般 PT；第三组，标准 PT。在 3 个月时，第一组的步行能力恢复程度最大。因而，得出结论：治疗的“特殊任务”的特征是步行恢复大的主要原因，不是强化治疗。Stern 等连续观察 362 例卒中患者证明，一般治疗与特殊治疗（使用促进技术）功能改进相似。Ottenbacher 和 Jannell 做的水平Ⅰ的 Meta 分析发现，语言治疗干预与卒中后失语恢复呈正相关。

总之，特殊任务治疗和一般治疗与卒中后的功能改进关系较弱。

（6）康复治疗的强度

特殊的康复治疗强度，如 PT、OT、语言心理等与功能结局的关系有 5 篇文献报道。一篇重要的综述复习了 4 篇水平Ⅰ、Ⅱ类的研究。Kramer 等发现，分为入院康复组与非强化治疗的护理之家康复组，前者的死亡率低，功能恢复好。另外，它们还发现，亚急性期康复治疗比非技巧性的护理之家有更好的结局。Richards 等在一小规模的关于特殊治疗与强度对结局影响研究中，发现在 3 个月时特殊治疗与步行的恢复程度有关而与治疗强度无关。Nugent 等连续观察急性卒中患者 109 例，发现大强度治疗与结局改进有关。Kwakkel 等的一个 Meta 分析，包括 9 个研究，证明康复干预强度与卒中患者功能结局的改进有小的但统计上有意义的相关性（在同样的治疗场所）。更重要的是，作者发现，研究的治疗场所的结果，不能泛化到其他场所。总之，康复治疗的强度与卒中后的功能改进关系较弱。

康复治疗前的功能技巧增加，早期进行康复治疗，康复小组治疗与出院及随访时的功能结局改进密切相关。特殊治疗与治疗强度和功能结局改进相关性较弱。目前文献有限，尚不能评价治疗类型与功能结局改进相关。

循证医学严格搜集资料的方法，妨碍了临床医生从其他领域获得证据，如个例报告、基础生物医学研究。Meta 分析和临床对照试验产生的“平均”结果，并不总适于单个病人的治疗选择，何况这些方法也有缺陷。循证医学的思想也阻碍了临床实践中需要的不断探索、逻辑推理与直觉能力的发展。

第三节 脑卒中患者生活质量与康复治疗效果

一、生活质量

（一）基本概念

随着生活水平的提高，老年人在人群中的比例增加，我国已步入老龄社会。现代医学的发展，使生命延长、生存率提高，各种慢性病患者、残疾者的康复医疗重点逐渐集中于提高患者的生活质量。近年国际上对医学结局的研究日益重视，生活质量是医学结局的重要指标，已成为评价一些药物和治疗方案的关键参数。

生活质量（Quality of life，QOL），也有人译为生命质量、生存质量，它泛指人们对健康状况的满意程度及疾病对人们日常生活的影响。研究医疗干预对患者生活质量影响时，生命的“质量”（quality）与生命的“数量”（quantity）相对。例如，实施某种干预治疗可延长患者生命的时间为一年（即生命数量），这一年内患者如何生存的问题（即生命质量如何?）。由于医药评价中采用的生活质量一般都与健康状况密切相关，所以，有人亦将其称为“与健康状况相关的生活质量（health related quality of life，HRQOL）”。

世界卫生组织的 QOL 定义是：QOL 是一个人在其生活的文化和价值系统的背景下，对其所处的地位和状况的感觉。它与个人的目标、期望、标准和所关心的事物等有关。它是一个范围很广的概念，是一个人的机体健康、心理状态、独立生活水平、社会关系、个人，信念以及与明显的环境特征有关的复杂内容的集合。

简单来说，QOL 是一个人在社会生活和日常活动中机能能力和主观感觉的表现。主要包含两方面内容，即躯体与精神能力，是一个包括生物医学和社会心理学在内的集合概念的反映。

目前多数学者认为，生存质量有两个层次：第一层次是一个人对于生活的满意程度和对个人健康状况的主观感觉。它是一种总体感觉，而不是对疾病影响生活质量的某个方面进行细致的探讨；第二层次是从若干方面研究生活质量。一般概括为四个方面：①身体机能：如体力，身体活动状况，是医生通常用来衡量患者机体状况的指标。②心理状况：主要包括对于自己健康状况的评价及通常使用的心理指标，如抑郁、焦虑、恐惧等。③社会关系：包括处理人与人之间的关系及在社会上生活的能力，如与家庭成员的关系、有无亲密朋友、与同事相处的如何等；④身体感觉：主要包括影响人们日常生活的一些身体内的不适感觉，如腹痛、恶心、气短等。

生活质量最低一层是指前面讲过的第二层次中每一个范围所包括的详细指标。例如，在测量偏瘫患者的身体机能时，可以测量日常生活活动能力（如吃饭、穿衣、步行能力等）、认知（记忆力、计算力）等。这一层与患者所患疾病有关，不同的疾病有不同的指标。

（二）生活质量研究简史

生活质量的研究是伴随着对健康的不断深入认识而发展的。将生活质量作为测定功能结局的指标不能不提到两位先驱的工作者，Karnofsky 和 Sidnet Katz。1948 年，Karnofsky 根据 WHO 关于健康的新概念，设计了一个评定“行为状态”（perfonmance status）的量表，受到临床医生普遍欢迎，广泛应用，发现其与其他测量良好状态、社会功能和躯体功能量表相关性很高。尽管现在看来，它过于强调躯体功能，效度粗糙，但在当时，它的思想、方法，与常规评定预后的方法显著不同，对以后的工作产生了深远的影响与启迪。

稍后的 1963 年，Katz 呈现给我们一个“日常生活活动量表”（Activity of Daily Living Scale），它简短，患者及医生很容易理解，效度好。Katz 首次提示我们，日常生活中的躯体功能对功能结局十分重要，临床工作中，患者的功能状况水平应该被评价，而且能够被测量。

有关早期生活质量问题的文章，许多是在编者按中的，集中反映了生活质量的重要性。如在 1966 年的 Annals of Internal Medicine 杂志中，Eikinten 医生写道，内科医生的工作不仅是祛除死亡恶魔，也不只是针对一个机械装置，它的目标是使病人享受整个人的生活，享受只有人才能具有的精神生活的高质量生活。1973 年，在 New England Journal of Medicine 杂志中，Bunker 等提出了生活质量与外科的关系，他认为：外科基本方向是改善患者生活质量，减轻残疾、不适及外表损害。

此后，医生们对生活质量的兴趣在逐渐增加。据统计,1966 ~ 1970 年间，生活质量的文章仅 4 篇，而 1970 ~ 1974 年，上升到 33 篇。20 世纪 70 年代中期，医学文献开始把生活质量作为关键词。70 年代后期至 80 年代，与健康有关的生活质量测量工具的研究及应用快速发展。

从 20 世纪 80 年代开始，在许多特殊疾病中，有一明显趋势是把生活质量作为各种治疗干预的靶结局。这些特殊的疾病是：癌症、终末期肾病、高血压、心脏病、呼吸系统疾病、关节炎、听力残损及某些精神疾病等。

进入 90 年代后，这一趋势变成现实。许多疾病的不同干预措施，以生活质量作为评定结局的标准。如美国 FDA 规定，癌症等新药药物治疗必须要有 QOL 的指标。生活质量不同的疾病中应用十分广泛。同时，另一方面，对 QOL 测量工具的研究更加深入。过去的许多测量工具，对其效度、重复性及反应性不断深入研究，测量工具更趋向于简单、易用、敏感性好。

二、康复效果与脑卒中患者生活质量

脑卒中康复医疗的目标之一，是提高卒中患者的生活质量。如何测量卒中患者的生活质量，找出影响卒中患者生活质量的因素，对于改进患者的最终结局有重要意义。

（一）脑卒中患者生活质量的评测

1. 脑卒中患者生活质量评测的重要性

卒中发生后，评测生活质量是判定患者结局的重要指标。判定卒中患者结局，有多种指标，可以用计数主要的临床事件的发生频率，如死亡率、再发率等；可用残损水平测量指标，如言语能力、运动功能等；也可用残疾水平测量指标，如日常生活活动能力等，但均不如评测健康相关的生活质量这一指标，尤其是我们在评价一些治疗方法时，并不影响上述主要指标，而确实在某些模糊方面改善了结局。如康复医疗的小组治疗：常规的残疾测量，并不能检测出患者总的功能改善状况，也不能测出患者在心理、社会功能、甚至某些躯体功能方面的改善，而这些功能，往往对患者及家属均非常重要。因此，目前的多数临床研究，均要使用或考虑使用与健康相关的生活质量指标。

2. 生活质量测量量表简介

康复医学中，生活质量是各种功能的总和。它的测量量表包括许多方面，项目较多，比较复杂。卒中患者有不同程度的认知和言语功能障碍，完成这些问卷很困难。临床工作中，要求选择项目较少的测量量表。但是，测量工具项目过少，粗糙，干预措施已经造成了卒中患者的生活质量的变化，测量工具不敏感而测不出，影响了对研究结果的分析和作出结论。选择测量卒中患者的生活质量的工具要慎重。

据研究，EuroQOL 测量卒中生活质量有效。EuroQOL 全面、简洁地描述了健康状况的五个方面，运动功能、自我管理、社会功能、疼痛和情感，每个方面有六个问题组成，三种回答类型，每种类型把患者分成 243 个独立的健康状态。EuroQOL 也包括一个 0 ~ 100 的视觉分级测量，由患者根据自己的健康状态，全面地定量估算与健康相关的生活质量。

SF－36 也可用于测量卒中患者的生活质量。该量表是美国医学结局组开发的一个普适性测定量表，含有 36 个条目，包含躯体功能、躯体角色、机体疼痛、总的健康状况、活力、社会功能、情绪角色和心理卫生 8 个领域。中山医科大学方积乾教授正在主持研制中国版的 SF－36。

1997 年，有人比较了 EuroQOL 与 SF－36 在测量卒中患者时的优缺点。发现 EuroQOL 比 SF－36 简短，患者的完成率很高，收集的资料较完全。使用 EuroQOL 增加了研究效率，减少了出现偏性的危险度。

Spitzer 及其同事于 1981 年制定了“生活质量指数”量表（quality of life Index，QLI），用于临床测量患者的生活质量。该量表包括五个方面内容：活动能力、日常生活、健康的感觉、家庭及朋友的支持及对整个生活的认识，也包括一个 0 ~ 100 的视觉分级测量。笔者临床应用发现，QLI 测量卒中患者有效，且简单、易用，患者的完成率高。

Ferrans 和 Powers 等研制了专门用于测量卒中患者的生活质量工具，即生活质量指数卒中版本（Quality of Life Index-Stroke Version），由满意度和重要性两部分共 38 项组成。因子分析证明其测定四方面的内容，即健康与功能、社会经济、精神心理和家庭。该量表内部一致性很强（ =0.90 ~ 0.93），共同效度也好，总分0 ~ 30，分数越低，表明生活质量越差。

尽管用了较小的测量工具，但仍有许多患者不能完成问卷，如一项用 EuroQOL 测量 2253 名卒中患者的研究中，有一半的患者不能自己完成问卷调查。对于这一半不能完成问卷的卒中患者，要测量他们的生活质量状况，唯一的方法是采取代理测量或称替代测量（Proxy Measure），即测量患者的亲属或陪伴等护理人员的生活质量来间接地反映卒中患者的生活质量。这种方法是否可靠，有人做了研究。J. D. Paul 比较了 EuroQOL 直接测量与代理测量的结果，发现相当的一致，尤其在个人卫生等方面，但主观感觉，如精神心理方面，一致性较差。结论是：使用代理测量获得的信息足够有效，偏性较小，适用于临床科研。而另外的研究发现，用 SF－36 的代理测量，准确性较差，应用时要相当谨慎。

3. 评测卒中患者的生活质量应注意的问题

当前的临床研究中，评测卒中患者的生活质量，应注意两种现象：

（1）测量工具是否具有科学性

随便自己凑几项，制定一个生活质量“测量工具”，用于研究的致命弱点是不符合效度要求。你的测量工具中并没有能够真正测量生活质量的项目，或者说没有准确测量。本来要制尺量体，制出来的却是温度计，或制出的尺子不准确，测出的结果和得出的结论就可想而知了。

（2）翻译后的国外测量工具是否直接用于中国的卒中患者

研制一个有效、可靠、敏感的生活质量测量工具，需要一定的人力、财力。由于我们尚无足够的力量和远见去开发一个易于交流的生活质量测量工具，大部分要用西方国家制定的。由于跨文化现象（Cross Culture）的存在，国外的生活质量测量工具，不能直接用于中国，必须修订成中国版本，包括翻译的准确性，有效、可靠及敏感性的再确立等研究工作。但是，修订过多的生活质量测量工具，与国外的差别大，不利于国际交流。解决这些问题，只有通过大家携手研究来完成。许多国外的生活质量测量工具，通过简单的研究调整，即可在国内应用。

（二）影响脑卒中患者生活质量的因素

卒中后准确地测量其生活质量，有一定困难。因此，预测卒中较差的生活质量的研究不多。

有限的研究表明，以下一些因素，与较差的生活质量有关：抑郁、功能状态差及严重的瘫痪。入院时的功能状况，与生活满意度有间接关系。

Neau . J. P 等（1998）研究了 15～45 岁、首次卒中、出院至少一年的患者，发现神经功能缺损、社会心理障碍、性生活压抑，严重影响生活质量。Yoon. H（1997）认为，卒中患者的躯体功能障碍及家庭成员对日常生活的照顾，也影响生活质量。Wyller T. B 认为：卒中后一年，上肢的运动残损，是影响主观良好状态的最主要因素。也有人认为，抑郁与大便失禁是影响生活满意度的极为重要的指标。

Bethowx. F（1999）研究了出院回家居住的偏瘫患者，FIM 分数（功能独立性测量）相同的情况下，出院时间越长，生活质量越差。Jonkman. E. J 等研究 35 位卒中病人，发病后 3 个、6 个、12 个月进行评定，逐步回归分析发现，抑郁与偏瘫的程度对生活质量影响最大。卒中后生活质量随时间改善很小，且与认知障碍无关。

Agewall. S（1999）等对 412 例高血压患者进行前瞻性研究发现，生活质量低的患者与将来卒中发生密切相关。

Rosemarie. B. King 发现，生活质量与抑郁、社会支持、功能状况密切相关。也有报告认为，社会支持与总生活质量或某方面生活质量有显著相关。

预测卒中患者生活质量好的指标是：伴发疾病少，能进行基本的日常生活活动，已婚，能应用基本的户外服务及重返工作。Indredavik . B 对卒中病房和普通病房的 110 例卒中患者进行 5 年随访，发现卒中病房患者的生活质量较普通病房的高，主要在体能、肢体活动、情感反应、社会孤立及睡眠等方面，疼痛方面两组无不同。

某些干预因素也能影响患者的生活质量，如药物等，研究较多。有趣的是，针灸对卒中患者生活质量的影响，得出了矛盾的结果。Kjendahl. A（1998）观察针灸治疗卒中病人，随访一年，发现其能改善患者的生活质量。Gosman -Hedstrom. G（1998）对急性卒中病人，设计了随机、对照前瞻性研究。104 名患者，随机分为：深部针组、表面针组、对照组。每周两次，共 10 周的电针治疗。观察 10～12 个月。发现电针不能改善神经功能障碍、日常生活活动和生活质量。

也有研究认为，年龄、性别、社会经济状况、脑损伤的部位、功能水平、使用轮椅等指标，不能预测卒中后的生活质量。也有报告指出：失语与生活质量无关。

第四节　脑卒中患者康复医疗的质量控制

一、建立统一的脑卒中康复质量管理系统

（一）目的和意义

随着卫生改革的深入和现代社会的发展，对人的健康的认识，要求用全面的健康管理系统观念，并据此对人的健康进行管理包括预防、医疗、康复、保健。康复医疗，作为一种思想，目的不仅要治疗疾病，而且要改善卒中患者的功能，提高他们的生活质量。我国目前有脑卒中残疾人 800 多万，随着老龄社会的出现，卒中后遗留的“永久”残疾的人数在快速增加，他们对生活质量不满意。按照我国“残疾人保障法”，对他们要进行全面的、有效的康复医疗。

目前各医院康复医学科、康复中心、疗养院，评价脑卒中患者的残疾严重程度不统一，残疾分类不统一，与疾病分类不衔接。康复医疗手段方法不明确，基本治疗不规范。很难对康复医疗的结果进行比较性分析，也难于对残疾患者的功能结局进行预测。

近几年，循证医学的发展，临床研究的重点，转向

各种干预措施对长期功能结局的影响，要求用大样本、多中心的长期观察。我国是12亿人口的大国，疾病与残疾资源非常丰富，建立与国际易于交流的脑卒中康复医学国家统一的质量管理系统，有利于提高我们的临床科研水平，为临床医学的发展打下基础。

近来，康复专业人员已经认识到，建立广泛接受、易于交流的残疾测量工具，十分必要，也认识到它的潜在价值以及获得统一的困难性。世界各国都在进行这方面的尝试。1984年，美国教育部的残疾康复研究所委托纽约州立大学医学院康复医学科，联合美国康复医学会、物理医学与康复学会，创立了美国康复医学统一的资料系统（Uniform Data System for Medical Rehabilitation，UDS）。1988年投入使用。截止1998年，已翻译成日文、法文等7种版本，700多康复机构使用，收集120多万病人康复医疗资料，发表相关文章150多篇。加拿大、日本等国，也相继建立了本国的康复医疗资料系统数据库。国际上目前尚未有中文版本的功能评测工具，申请国外评测，费用非常高。

我国目前有康复医学科7000多个，疗养院等康复机构500多个，物理治疗（运动疗法PT）、作业治疗（OT）、心理、矫形及支具等多个康复专业，建立脑卒中康复医学国家统一的资料系统，有利于健康管理部门科学地加强和改进管理。如各康复机构的设置标准、人员配备和要求、各专业的要求和认定。要确保康复医疗质量，合理利用康复资源，尽量减少医源性损伤和康复医疗事故。

我国正在逐渐建立医疗保险大病统筹等制度，建立脑卒中康复医学国家统一的质量管理系统，使用众多的功能评估工具，决定患者残疾的严重程度，保险公司据此进行合理赔付，统一标准，不断改进，均有重要意义。

（二）质量管理的目标与内容

1. 脑卒中康复医疗的质量管理

脑卒中康复医疗的质量管理不可能用几句话来定义。质量意味着使患者在短期或长期获益。我们把质量与有效性的概念相联系。脑卒中康复程序和质量评估的目的是有效性。有效性是指产生持续的功能改进。这种功能改进超过了疾病自然恢复过程中的功能改善，也不是非强化、非特殊治疗的功能调整。它紧紧围绕康复医疗方法是否恰当、与其他措施相比的技术竞争能力、危险性以及预期和非预期效果等诸多问题，进行评估与管理。

2. 质量管理的目标

脑卒中康复医疗的基本效果是患者的功能改善。质量管理的目的是增强康复医疗，改善患者功能的程度。改善的功能是康复干预所致或至少与康复干预有关。康复干预的目的是提供一个可维持的患者功能的实际改进。主要是在残损不可逆转的情况下，减轻功能受限。康复功能结局测量的基本标准是康复干预产生的持续、实际的功能改善程度。

出院后功能保持很关键。如功能恢复不能延续到患者出院后整个一生，谁能说康复程序有效？谁能说康复程序真正开始了？功能改善必须有实际意义，帮助患者的ADL，减轻家庭及社会的压力。应当考虑的是：质量评估的基本目的是确保和改进常规的康复医疗效果，改进花费和效益比。尽管质量评估系统资料本身通常用于研究，它的设计并不是用于发现新的偶然知识。只有随机对照研究才能完成这一任务。尽管我们测量康复有效的能力十分有限，但质量评估的指标可以作为它的代理指标。康复质量评估关心的是大多数康复机构促进患者功能改进的各种环境状况。

3. 质量管理的主要内容

脑卒中康复医疗的质量管理至少包括三方面内容：

（1）选择恰当的治疗

①诊断、计划、决定与所选的治疗、病人的情况相匹配。

②综合平衡病人治疗效果、治疗的副作用及花费间的关系。

（2）进行恰当的治疗

①选择的治疗措施要及时、正确、技术可靠。

②个人与小组治疗相结合。

（3）健康管理人员应尊重患者权利

①交流、关心、热情、诚实、敏感。

②对每个患者负责。

③不仅要告诉患者正在采取的治疗措施，而且也要患者参与选择治疗目标。

④尊重残疾人权利。

要了解康复结局，管理好出院后随访等相关长期结局十分重要。区别短期目标与长期目标也有一定作用。

康复目标有短期目标和长期目标。短期目标是通向长期目标路上的一些有特殊意义的站点。长期目标更有意义。短期目标包括：增加关节活动度，完成教育性的辅助练习，教会使用轮椅、无菌尿管、平行杠步行3米，掌握某种物质的血清水平变化等。短期和即时测量对于证明与康复有关的恢复过程，和与外源性因子所致恢复相区别有重要意义。长期目标包括：增加日常生活活动能力，改善言语障碍，以及患者出院后的社会角色和生活质量。功能结局评价的核心是对残疾水平的测量。

二、脑卒中康复医疗质量控制的技术措施

（一）建立脑卒中康复医疗质量管理的基本框架

主要包括以下六个方面：

（1）建立康复医学国家统一的资料系统。

（2）发展、支持、维持康复医学国家统一的资料系统，包括各种评定系统。

（3）定期提供资料给康复机构、政府部门、保险公司，包括与其他机构或地区的比较结果。

（4）训练临床医生使用康复评估工具。

（5）使用本资料库，收集各种资料进入本资料库。

（6）进一步研究和创立临床功能评估工具。

（二）项目评估

项目评估是指搜集各种信息活动以帮助发展或实施项目，或决定该项目作为整体是否有价值。典型的临床项目评估集中于有效性、有效率等问题。能向公众说明也是其重要的目的。

在过去的30年中，国外医学康复机构在项目评估方面有自己的传统。国内尚无这一系统。标准康复项目评估系统由三部分组成：设计、目标与报告。要制订、实施或使用一个标准康复项目评估系统，可查询CARF网页（http：//www. Carf . org）。每个项目要用下面的名词描述：

（1）总体目标：医疗人员期望的结果，项目的任务描述。

（2）入选标准：严格规定进入与排除标准。如脑卒中排除交流疾病、19岁以上、无昏迷、日常生活活动与步行依赖、病情稳定、能耐受每天3小时的康复治疗、可能生存至少6个月。

（3）决定服务对象的诊断与功能状况。

（4）给患者提供各种易于应用的服务，如康复医师、PT、OT、SLP、Psychology、社会服务、康复护理。

（三）项目评估报告与共享资料系统

项目评估报告是项目评估和结局管理信息系统的常规成果。资料被收集成定期的管理报告，报告患者的进展，是否达到目标，有效性、本领域研究进展等。报告给予临床及政府管理者。报告也可作为减少公众费用的依据。项目结局详细的统计报告与预期的目标水平比较，描述患者的人口特征和趋势。由于资料需要客观比较，许多康复医院和康复单位已经加入了全球和区域资料系统。近年来在康复医学中最大的资料系统是美国和加拿大统一使用，并在世界各国广泛推广的医学康复统一资料系统（Uniform Data System for Medical Rehabilitation，UDSmr）。它共由119项组成，63项功能独立性测量（FIM），39项住院病人变量，17项其他随访项目。FIM是中心，已在评估一章论述过。医学康复统一资料系统最初以最小的资料系统设计，概括病人实际的结局。医学康复统一资料系统的简洁性，决定了它的实用性与普遍性。它也常受到批评，这可能对于理解许多临床结局和相应治疗的有效性不够详细与完全有关。像其他结局管理系统一样，它也存在临床适应性与简单性的矛盾。项目评估会议系统（Program Evaluation Conference System，PECS）在美国应用了许多年，由Marianjoy医院的Richar Harvey等为临床设计的，用于康复小组会议组织交流设定康复目标、评价康复项目、确保和改进服务质量。它比UDS更全面，因而也更复杂。它可产生很好的康复会议报告。健康管理机构为大多数亚急性康复单位的呼吸疼痛外伤病人提供医疗结局系统（Medical Outcome System），病人的功能进展根据FIM管理。该系统提供病历管理，根据病人入院时的功能水平，简单预测结局，增加了其实用性。总之，国外有许多医学康复管理系统可供我们参考借鉴。

（四）临床实践指南

临床实践指南，也称为治疗方案，实践参数，或临床指引，诊疗常规，明确描述了一个病人应如何被评价与治疗。它包括详细说明一般适当的治疗决定和处理，主要是系统处理的原则与方法，如开始如何评价、临床处理的选择、随后的测量。临床实践指南有关的法律问题一直受到关注。临床医生是否必须按照临床实践指南工作，还存在着争论。如法庭接受了“指南”，它就是帮助临床医生做出决定的工具，而不是必须要执行的治疗标准。

临床实践指南的明确目的是改进和确保医疗质量，减少不当治疗的变化。它与医疗质量密切相关，它能确保治疗的技术质量，或至少它能确定治疗和结局指标，这些指标告诉我们许多康复程序是否可提供标准质量的治疗。当临床实践指南根据临床对照研究得出了治疗的有效性时，这就把治疗与结局联系起来。康复医学的功能受限的治疗指南常与诊断、残损、预计的功能改进整合为一体。

制订临床实践指南能确保和改进质量，既包括筛选文献和选择最可靠的顾问医生提供的建议，从各种研究中综合专家判断和信息，如Meta分析。1995年，美国的一些专家撰写出《卒中后康复临床实践指南》（Post-stroke Rehabilitation Guideline）一书，它全面阐述了脑卒中康复的目标、方法、适应证，并指出了将来的研究方向。本书的许多内容精髓来源于此。有兴趣的读者可从互联网上查询（网址：http://www. ahcpr. gov or http://text nlm. nih. gov）。严格地说，临床医生对于临床实践指南的各种表格的不断增加及不适用深表关注。有一随机对照研究发现，临床实践指南并不节省资金，而确实减少了病人和医务人员的满意度。康复医疗非常复杂，人们认为，并非只有复杂的指南，而不是简单的管理指引就会改进实际的临床实践。康复临床实践指南需要检验，以决定其是否影响临床和结局。因此临床实践指南需要不断地改进和修订新的版本。

三、保证康复质量的综合措施

（一）医学康复机构的管理

医学康复既有医疗内容又有康复特性。它减轻神经生理残损（医疗问题），同时达到减少残疾的目的。

反映这个双重性的是，美国医学康复机构依靠两个独立的竞争性的认证体：美国健康组织认证联合委员会（The Joint Commission on Accreditation of Health Organizations，JCAHO），美国康复机构认证委员会（the commission on Accreditation of Rehabilitation Facilities，CARF）。美国健康组织认证联合委员会负责医院的执照发放、各种医疗干预的质量管理、物理治疗（PT）、作业治疗（OT）的基本标准。但是，它的标准不适合多个专业的康复项目的评估。

康复不仅包括医疗干预，它还包括教育等全面的康复。康复机构愿意申请康复机构认证委员会认证，得到他们的承认，真正对残疾人进行最大限度康复。康复机构认证委员会的标准实用、详细、适合康复机构应用，也强调出院后的结局。

双重认证花费很大，但目前两种都很重要。将来医学康复也将不断处理医疗及康复两方面问题。

（二）患者的满意度

患者的满意度测量是任何临床资料系统的重要组成部分。因为：

（1）方法简单、花费小。

（2）患者满意，单位的声誉增加。

（3）诚实患者的满意度测量可证明有意义的治疗、存在的问题与不满意等。

（4）患者满意率过高并不代表单位提供的医疗水平也很高。

（5）患者满意非常重要，因为患者结局的评价与专业人员不同。患者的满意度测量有许多局限性，需要以正性眼光告诉医疗人员。

趋于患者对康复医疗的满意度很高，在医学领域，一致发现，医疗提供单位与提供者的特征越个人化服务，患者的满意度越高，呈正相关。但患者的满意度与技术的有效性或专业标准的相关性较小。满意度测量会引发关于对食物、温度、账单的争辩及其他一些住宿和个人服务方面的问题的评论。患者对于康复程序满意度问卷已由几个医疗单位发表，可选择加以应用。

（三）费用

费用是维持和管理一个结局和质量管理系统的基本问题。制订和控制保持在预算之内非常重要。康复非常复杂，临床医生要求测量能说明各种问题，必须取得一致性。但，进行复杂的功能评定和应用过多并无肯定价值的治疗手段，会大大提高康复处理的费用；而过于简单的功能评定或康复手段，可能会丢失许多宝贵的资料，使质量控制系统无效。因此，康复功能评定和康复治疗都需要有针对性。测量需要按重要性分级，剔除不重要的项目，构架一个对评价共同问题，尤其是病人重要问题的有用的资料系统，还要有分析与解释资料的计划。

（四）个人之间的因素

工作组间的气氛、个人及政治因素对建立和使用结局和质量管理系统非常重要。使用和实施结局和质量管理系统与领导的支持密切相关。康复人员的广泛参与也很重要。康复人员需要理解结局和质量管理系统的用处。结局和质量管理系统应当提供有用的信息。

（五）从现有的质量管理系统开始

结局和质量管理系统的应用得益于自动化。计算机的普及大大提供了方便。简单的资料可用 Exel，复杂的可用 SPSS 或 SAS 软件处理。这些统计软件非常适用，大家很满意。提出的报告便于深入分析、可靠，易于理解和使用。但掌握它需要培训，需要专家统计咨询。现已有结局和质量管理系统的专门软件，如 FIMWare，the Easter Sea；System “rehabilitation Manager”，the PECS，R/COM 等等。

建议读者买进一个现有的结局和质量管理系统，不要建立自己的系统。这样会节省许多人力物力，得到的可比性资料更有用，结果更容易解释。通过增加测量，修订系统适于自己的目的和要求。从零开始建立自己的系统，比你想象的要难得多。公用系统的资料可比性要高。

现已证明：结局和质量管理系统将来是信息自动化的一部分。未来，它将与以下几方面融合到一起：花费管理、患者治疗计划、常规临床记录、短期治疗、适用性检验、质量改进、患者短期反应与长期结局相结合。

信息自动化在快速发展，但对我们来说，仍有很长的路要走，因此有以下几方面问题要考虑：要更加全面的考虑患者的诸多问题，如生活质量、最好的康复治疗、遗漏信息。患者随访要求，随着住院时间缩短，门诊与家庭治疗增加，费用压力增加，随访与跟踪比以前任何时候都重要。

新的质量和结局管理模式，将急性期治疗、精神治疗、老年医学、家庭健康管理和长期护理（long term care）整合到一起。康复目标概念化，根据更广泛的概念评价残疾。以患者为中心的结局管理信息系统，过去的质量和结局管理模式是由医疗人员制订，可能选择容易获得的目标，患者与家属选择过于乐观的目标，给医生造成压力。

临床康复计划为个人制订。以结局为中心的质量改进，包括临床实践——结局测量：

——阶段（1）筛选：常规分析并与预期目标比较

是否有变化；

——阶段（2）筛选：特别分析与评价表总结是否有变化；

——阶段（3）筛选：研究并作出改进计划，即实际改变。

四、结局判断的常用方法

（一）临床工作中如何简单判断脑卒中患者结局

准确的预测卒中后的结局常常有一定的困难。脑血管病的病人变异性很大，病理基础不同，一些病人具有短暂性的症状，另一些有严重持久的残损。许多研究是不可比的，很难把不同病人的病理、损伤部位、发病时间、残损程度的研究与那些经过选择的分组研究相比较。根据临床经验，病人的病情发展及结局是以自我为证据的。下面的观察可帮助我们作出简单判断。

（1）发病后24～48小时内严密观察病情变化。急性期生命体征不平稳，意识障碍进行性加重、伴有多脏器损害，提示预后不好。

（2）对于特殊功能病灶区域，损伤越重，最终结局越差。如卒中发病3周内测量语言功能，可判断6个月病人的语言功能。相似，发病时上肢瘫痪越严重，上肢功能恢复就越差。

（3）有尿失禁的病人与无尿失禁者相比，在6个月内死亡率更高，假如生存，会遗留有严重残疾，需要长期护理。但尿失禁的特殊治疗未必能影响结局（如插尿管）。临床上这个单一因素，比其他复杂的因素对判断结局更有利。尽管在临床工作中，尿失禁可用于早期判断病人的全面恢复情况，但对各种功能进行全面评价，综合各种指标，可更准确地判断结局。

（4）失认（apraxia）虽然不是一个好的判断结局的指标（因为它很少见），但它影响康复模式。

（二）全面评价判断卒中结局

要准确判断结局，必须对病人进行全面评价，这在第二章中已经讲到。下面总结一下目前卒中结局的研究成果及认识。

1. 测量脑卒中结局的指标

测量脑卒中结局的常用指标是；临床病情和残损的特点，损伤部位与大小，昏迷，括约肌功能，营养状况，睡眠，躯体疼痛，伴发疾病如高血压、心脏病、糖尿病；功能能力，认知与交流能力，移动能力与日常生活活动，情感压力；治疗干预，治疗手段，治疗的本质，开始治疗的时间，治疗的强度；死亡率，卒中前病人的人格特征，住院时间，社会经济状态，费用，出院后的去处（安排），病人的家庭作用及生活质量。

2. 脑卒中后一周病情加重及死亡率增加的可靠的预见因素

高龄，出血性病因，总残损状况，意识水平的改变，心电图异常，病前入住护理之家，治疗延迟，脑干受损和偏瘫。

3. 脑卒中后30天死亡率、住院时间及费用增加的可靠的预见因素

缺血性卒中发病后头30天的死亡率为17%～34%。出血性卒中较严重，死亡率高达48%。进展性卒中也增加死亡率。

死亡率增加的预见因素：严重的卒中，意识水平低，糖尿病，心脏病，心电图异常，高龄，治疗延迟，非糖尿病性高血糖，出血性疾病，脑干受损伤，总的残损状况，病前入住护理之家。

住院时间及费用增加的预见因素：急性期治疗延迟，康复治疗延迟，康复医疗的地点（普通病房/脑卒中病房）和开始严重的神经功能缺损。

4. 脑卒中后1年死亡率增加的可靠的预见因素

卒中后第一年的死亡率为25%～40%，与这种死亡率增加的有关因素包括卒中史、心脏病、可能的高血压。第一年再次卒中的危险性为12%～25%，可能的危险因素为：高血压，心脏病，吸烟，饮酒和滥用药物。

5. 脑卒中出院一年后随访功能差的预见因素（根据在脑卒中后一个月测量）

可靠的预见因素：脑卒中病史，大小便失禁，抑郁，视空间障碍，认知及感觉障碍，急性期治疗延迟，康复医疗延迟，入院进入康复程序时功能分数低，社会支持差（未婚、失业），心脏病，不能完成基本的日常生活活动（吃饭、用厕），坐位平衡差。

不可靠的预见因素：由CT证实的大面积的大脑、基底结或双侧脑损害，两眼同侧凝视，严重的偏瘫及失语。老龄及伴发疾病。

不能的预见因素：脑损害的特殊部位及左、右侧脑，性别，教育水平，社会经济状态，左、右利手，脑卒中原因，入院康复时的步行能力，感觉缺失程度。

6. 卒中后残疾增加的危险因素

此危险因素为：严重卒中（卒中后4周运动功能低）、意识水平低、糖尿病、心脏病、心电图不正常、老龄、临床治疗延迟、康复延迟、双侧损伤、卒中史、功能残疾史、坐位平衡差、球性失语、严重的忽略、知觉和视觉缺损、认知功能障碍、二便失禁（大于1～2周）、抑郁、社会支持差。

卒中后78%～85%的人，有重新获得步行的能力（带有或不带有支具）；48%～58%的人能重新获得生活独立。10%～29%的人入住护理之家。

（三）预测

日本学者砂子田笃等所倡导的RES－4（Recovery Evaluating System－4），则试图通过有关因素预测Barthel指数中的ADL分以应用于脑卒中病人康复预测。

预测 BI = 70.968 + 573 × 入院时 BI 值 - 0.372 × 年龄 - 4.587 × 发病至入院天数 - 3.334 × 认知功能 - 9.026 × 眼动障碍 + 7.129 × 感觉障碍。

入院时 BI 为实测值。

发病至入院天数：0 ~ 30 天为 0；31 ~ 60 天为 1；61 ~ 90 天为 2；91 ~ 190天为 3；191 ~ 365 天为 4；> 366 天为 5。

其他因素：按有为 1，无为 0 计算。

找实测值与预测值之差，用 ΔD 表示。如 ΔD 值的实测值比预测值高即为正，低为负。1 < ΔD1 ≤ 10 表示预测值正确，1ΔD1 > 10 表示预测值不正确。这对年轻的医生判断结局有一定作用。

Ween 对脑卒中结局的预测因素进行前瞻性的研究发现：患者年龄 < 55 岁，住院时 FIMs 分 > 80，最后病人几乎全部回归家庭。住院时 FIMs 分 < 40，出院时全部去疗养院，全面的 FIMs 分较单行的 FIM 分在结果预测上更为有利。入院时 FIMs 分为 60 或更高，在康复后将有一个较高的进步可能。脑出血较脑缺血恢复好。

（高谦）

参考文献

1. Reding M J, McDowell F H. Focused stroke stroke rehabilitation programs improve outcome. Arch Neurol, 1989, 46: 700

2. Dobkin B H. Focused stroke rehabilitation programs do not improve outcome. Arch Neurol, 1989, 46: 701

3. Lincoln N B, et al. Comparision of rehabilitation practice on hospital wards for stroke patients. Stroke, 1996, 27(1): 19

4. Otenbacher K J, Jannell S. The results of clinical trials in stroke rehabilitation research. Arch Neurol, 1993, 50: 37

5. Lucie B, et al. Post-stroke inpatient rehabilitatuion. Stroke, 1996, 75(6): 422

6. Indredarik B, et al. Benefit of a stroke unit: a randomized controlled trial. Stroke, 1991, 22(8): 1026

7. Feigenson J S, et al. The disability orientated rehabilitation wnit: Amaj or factor influencing stroke outcome. Stroke, 1979, 10: 5

8. Garraway W M, et al. Management of acute stroke in the elderly: preliminary results of a controlled trial. Br Med j, 1980, 1: 1040

9. Smith M E, et al. Therapy impact on functional outcome in a controlled trial of stroke rehabilitation. Arch Phys Med Re-habil, 1982, 63: 21

10. Robert A W, Susan K. Effectiveness of an intensive out patient rehabilitation program for post acute stroke patients. Americal Journal of Phy Med & Rehabil, 1996, 75(2): 114

11. Lind K. synthesis of studies on stroke rehabilitation. J Chronic Dis, 1982, 35: 133

12. Kalra L, et al. Improving stroke rehabilitation: a controlled study. Stroke, 1993, 24: 1462

13. Kalara L, Judith E. Role of stroke rehabilitation units in man-aging severe disability after stroke. Stroke, 1995, 26: 2031

14. Jorgensen H S, et al. Outcome and time course of recovery instroke part I: outcom. The Copenhagen stroke study. Arch Phys Med Rehabil, 1995, 76: 399

15. Sivenius J, et al. The significance of intensity of rehabilitation of streke: a controlled treal. Stroke, 1985, 16: 928

16. Ottenbacber K J, Jannell S. The results of clinical trials in strike rehabilitation research . Arch Neuro, 1993, 50: 37

17. Eenst E. A review of stroke rehabilitation and physiotherapy. Stroke, 1990, 21: 1081

18. Stern P H, et al. effects of facilitation exercise techniques in stroke rehabilitation. Arch Phys Med Rehabil, 1970, 71: 526

19. Loggigian M K, et al. Clinical exercise trial for stroke patuents. Arch Phys Med Rehabil, 1981, 64: 364

20. Dickstein R, et al. Stroke rehabilitation: three exercise therapy approaches. Phs Ther, 1986, 66: 1233

21. Polempa K, et al. Physiological outcomes of aerobic exercise training in hemiparetic stroke patients. Stroke, 1995, 26: 101

22. Wade D T, skilbeck C E, Hewer R L. Predicting Barthel ADL score at 6 months aftrer an acute stroke. Arch Phys Med Rehabil, 1983, 64: 24

23. Engardt M, et al. Dynamic muscle strength training in stroke paients: Effects on knee extension tongue, electromographic activity and motor function. Arch of Phys Med Rehabil, 1995, 419

24. Schleenbacker R E, Mainous A G. Electromyographic biofeedback for neuromuscular reeducation in the hemiplegec stroke patient: A Meta-analysis. Arch Phys Med Rehabil, 1993, 74: 1301

25. Glanz M, et al. Biofeedback therapy in post stroke rehabilitation: A meta-analysis of the ranfomized controlled trials. Arch Phys Med Rehabil, 1995, 76: 506

26. Anonymous. Quality of life and clinical trials. Lancet, 1995, 346: 1 ~ 2

27. Gill T M, Feinstein A R. A critical appraisal of the quality of quality-of-life measurements. JAMA, 1994, 272: 619 ~ 626

28. Dorman P, Waddell F, Slattery J, et al. Is the EuroQOL: a valkid measure of health-related quality of life after stroke? Stroke, 1997, 28: 1976 ~ 1982

29. The EuroQoLgroup. EuroQoL; a new facility for the measurement of health related quality of life. Health Policy, 1990, 16: 199 ~ 208

30. Ware J E, Shebourne C D. The MOS 36 - item short form health survey (SF - 36): 1. Conceptual framework and item selection. Med Care, 1992, 30: 473 ~ 483

31. 方积乾主编. 生存质量的测定方法及应用. 北京：北京医科大学出版社, 2000

32. Dorman P, Slattery J, Farrell. B, et al. A randomised comparison of the EuroQoL and SF - 36 after stroke. BMJ, 1997, 315: 461

33. Spitzer W O. Measuring the quality of life cancer patients. A concise QL-Index for use by physicians. J Chron Dis, 1981, 34

34. 高谦, 洪冰, 刘少雄. Spitzer 生存质量指数测量卒中病人的效度研究. 中国康复医学杂志, 1995, 10: 49 ~ 51

35. Ferrans C. Powers M. Quality of life index: development and psychometric properties. Adv Nurs Sci, 1985, 8: 15 ~ 24

36. Paul. J D, Fiona. W, Jim. S, et al. Are proxy assessments of Health status after stroke with the EuroQoL questionnaire feasible, accurate, and unbiased? Stroke, 1997, 28: 1983 ~ 1987

37. Neau J P, Ingrand P, Mouille Brachet C, et al. Functional recovery and social outcome after cerebral infarction in young adults. Cerebrovasc Dis, 1998, 8(5): 296 ~ 302

38. Yoon H. Factors affecting quality of life of the Korean aged stroke patients. Int J Aging Hum Dev, 1997, 44(3): 167 ~ 81

39. Wyller T B, Sveen U, Sodring K M, et al. Subjective well-

being one year after stroke. Clin-Rehabil,1997, 11(2): 139～45

40. Bethoux. F, Calmels. P, Gautheron-V . Changes in the quality of life of hemiplegic stroke patients with time: a preliminary report. Am J Phys Med Rehabil,1999, 78(1): 19～23

41. Jonkman E J, de Weerd A W, Vrijens N. Quality of life after a first ischemic stroke. Long-term developments and correlations with changes in neurological deficit, mood and cognitive impairment. Acta Neurol Scand,1998 ,98(3): 169～75

42. Agewall S, Wikstrand J, Fagerberg B. Stroke was predicted by dimensions of quality of life in treated hypertensive men. Stroke, 1998, 29(11): 2329～33

43. Rosemarie B. king. Quality of life after stroke. Stroke, 1996,27:1467～1471

44. 蔡亚平,俞顺章 . 194 例脑血管病病人生命质量的研究. 中国康复,1992,7:13

45. Niemi M L, Laaksonen R, Kotila M, et al. Quality of life 4 years after stroke. Stroke, 1988,19:1101～1107

46. Osberg J S, De Jong G, Haley S M, et al. Predicting long-term outcome among post-rehabilitation stroke patients. Am J Phys Med Rehabil,1988,67:94～103

47. Indredavik B, Bakke F, Slordahl S A, et al. Stroke unit treatment improves long-term quality of life: a randomized controlled trial. Stroke, 1998, 29(5): 895～9

48. Gosman Hedstrom G, Claesson L, Klingenstierna U. Effects of acupuncture treatment on daily life activities and quality of life: a controlled, prospective, and randomized study of acute stroke patient. Stroke,1998,29(10): 2100～8

49. Segal M E, Schall R R. Determining function/heaoth status and its relation to disability in stroke survivors. Stroke, 1994, 25: 2391～2397

50. Granger C V, Hamilton B B, Gresham G E. The stroke rehabilitation outcome study, part I: general description. Arch Phys Med Rehabil, 1988,69:506～509

51. Evidence-Based Medicine Working Group. Evidence-Based Medicine. A new appoach to the practice of medicine. JAMA,1992, 268:2420

52. Sackett D, Rosenberg W, Gray J, et al. Evidence-Based Medicine: What it is and what it isn' t. BMJ,1996,312:71

53. Benitez-Bribiesca L. Evidence-Based Medicine: A New Paradigm? Arch Med Res,1999,30:77

54. Feinstein A R, Horwitz R I. Problems in the "evidence" of "Evidence-Based Medicine". Am J Med,1997,1103:529

55. Pittler M H. Ernst E E. Evidence-Based PM&R? (letter). Arch Phys Med Rehabil ,1997,78:1281

56. 王伟中,黄国志. Internet 与循证医学. 中国康复医学杂志 ,2000,15:99

57. 阮蕾,秦方,张廷杰. 循证医学——医学实践的新模式. 中华心血管病杂志,1999,14(27):236

58. Jongbloed L. Prediction of function after stroke: a critical review. Stroke,1986,17:765

59. DeLisa J A, Jain S S, Kirshblum S, et al. Evidence-Based Medicine in Physiatry-the experience of one department' sfaculty and trainees. Am. J. Phys. Med. Rehabil, 1999,78:228

第二十一章

脑卒中的组织化管理——卒中单元

21

第一节 卒中单元的基本模式

临床常见病和多发病之一的脑血管病已被社会广泛关注，如何提高治疗效果，减少死亡率和致残率，预防残疾的发生和减少残疾的影响是每个医疗、康复工作者所关心的话题。卒中单元（stroke unit，SU）概念的提出，为卒中患者的管理和治疗提供了全新模式。

一、卒中单元的概念与发展史

（一）卒中单元的概念

狭义的卒中单元是指在医院的一定区域，如卒中病房内，由神经科、康复科医生和专职的物理治疗师、作业治疗师、语言康复师、心理医生、社会工作者、专业护理人员等组成一个有机的整体，对卒中或TIA患者进行全面的药物治疗、肢体康复、语言训练、心理康复和健康教育等，以改善预后、提高疗效的卒中管理模式。这种综合管理的模式为患者提供了立体的多方位的服务。广义的卒中单元把卒中患者的管理延续到出院后的家庭医疗、社区医疗及社会收容机构医疗，形成卒中管理的社会系统工程。

（二）卒中单元的发展史

卒中单元起源于欧洲。1950年北爱尔兰的Adams率先报告了有组织的卒中服务模式，即在老年病房建立卒中康复组。真正意义的卒中单元最早建立于20世纪60年代末和70年代初，其中某些卒中单元模仿了心脏重症监护单元（cardiac intensive care unit）的模式。然而，由于缺乏针对急性卒中的治疗手段，各种形式的卒中管理模式并未达到预期目的，如移动卒中小组（mobile stroke team）、卒中服务（stroke service）和急性神经血管单元（acute neurovascular unit）等。1962年Feldman等报告了卒中康复系统的第一个随机对照研究（RCT）。1980年报告了第一个卒中单元的大宗病历研究（大于300例），证实了其短期疗效。

20世纪80年代神经影像学诊断技术的临床应用积累了大量有关不同卒中亚型疗效的证据和临床病理资料。1990年对卒中单元进行了首次系统综述（systematic review），随后由于循证医学的普及和推广，对卒中单元进行大量汇总分析和系统回顾，奠定了卒中单元在临床实践中的确切地位。2000年开始出现延伸卒中单元（extended stroke unit）的概念，即把卒中单元的患者管理延伸到出院之后的家庭医疗和社区医疗，形成了卒中患者管理的社会系统工程。

我国学者近年来开始关注卒中单元，并且接受卒中早期康复的概念，但由于医疗体制和社会保障体系的差别，目前在我国尚未形成真正意义上的卒中单元。

二、不同类型的卒中单元及其特点

卒中的治疗包括急性期治疗、康复治疗和预防三个部分，依其治疗特点而对卒中单元分类。

（一）专门卒中单元（dedicated stroke unit，DSU）

这种卒中单元占绝大多数，它是由分散的卒中病房，卒中小组对卒中患者提供的一种卒中管理模式。

1. 专门卒中单元的特点

（1）入院评估

卒中患者入院时的诊断评估，包括血常规、ECG、胸透和CT扫描。其他检查项目，如颈动脉多普勒超生检查、单光子发射体层摄影（SPECT）、超声心动图只在必要时进行。

（2）药物治疗

对于急性缺血性神经损伤，单用神经保护药还是联合溶栓治疗，是一个值得探索的问题。对符合急性缺血性卒中诊断标准的患者，在发病3小时内用重组组织型纤溶酶原激活剂（rtPA）进行静脉内溶栓治疗，可以显著改善急性缺血性卒中的结局。一般认为，溶栓治疗的年龄限制在18~80岁之间，但也有资料表明，对80岁以上和80岁以下人群静脉溶栓的结果没有显著性差异。所有缺血性卒中患者都给予阿司匹林；若无禁忌证，所有进展性卒中患者都应给予抗凝治疗；有严重肢端麻痹的患者可用弹力长筒袜预防血栓栓塞性疾病。

（3）介入性治疗

有学者认为，与溶栓治疗相比，卒中发病1小时内大脑中动脉或基底动脉闭塞的患者实施动脉内血管重建术可能使血流状况恢复得更好。亚低温下行颅内减压术虽然也能改善缺血性卒中急性期的状况，但其临床应用还受到严格的限制。

（4）康复治疗

卒中的康复治疗由卒中小组针对每个患者的不同需要而进行，强调主动性和具体任务性训练，主要加强认知功能、力量、控制能力、耐力、熟练程度、社会适应力的恢复。为延长主动活动的时间，可采用循环式训练（circuit training）和组群式训练（group exercise）的形式。

2. 专门卒中单元的类型

（1）急性卒中单元（acute stroke unit）

急性卒中单元收治急性期卒中患者（一般在发病后1周内），并进行康复治疗（时间不确定），包括具有急性卒中评估（acute stroke assessment areas）和卒中康复的功能。急性卒中评估部门是对卒中患者进行快速有针对性检查，以确定其是否有必要住院的专业部门。急性期的基本管理包括适当的氧疗，快速调节血糖和体温，使之恢复正常水平，稳定血压和心输出量，改善缺血性损伤自动调节过程中的脑灌注状况。

（2）卒中康复单元

收治已经治疗1周（不超过2周）的患者，并为其提供数周的康复服务。

（3）急性康复联合卒中单元

收治急性期患者，平均治疗时间为16天，最多不超过6周。对患者的管理分为急性期治疗和早期运动康复，其突出特点在于急性期治疗。大多数患者的CT检查在起病后6小时内完成，所有卒中患者在入院的第一天进行常规的全身检查，包括心电图、心肺功能、生命体征、各种生化指标和神经功能缺损状况的检查。大多数检查每天进行4～6次。

（二）卒中监护单元（stroke care unit）

卒中监护单元，又称卒中重症监护单元（stroke intensive care unit），是卒中单元的一部分，提供全面的医疗护理，包括防治并发症、早期康复、防止卒中复发等。其特点是为短期内收治的卒中患者提供一个类似于心脏监护单元（coronary care unit）的护理环境，对某些指标进行监控。

（三）混合评估康复单元（mixed assessmen/rehabilitation unit，MARU）

致力于致残性疾病的评估和康复工作，配有丰富经验的监护小组，也包括对卒中患者的管理。

（四）卒中小组（stroke unit）

因为床位的限制不能使每一位卒中患者收住在卒中病房，于是将卒中单元核心工作人员组织起来，开展灵活及时的服务工作。

（五）延伸的卒中单元（extended strke unit）

2000年开始出现延伸的卒中单元的概念，即广义的卒中单元，目的是创造出一套完善的健康医疗服务的制度和一种尽可能使卒中患者得到最大限度恢复的医护一条龙模式。

三、卒中单元的组成

卒中单元是由多学科卒中小组的人员构成。在不同国家和不同医疗体制下，医务人员的构成和分配有所不同。目前，大多数国家都按欧洲标准来确定多学科卒中小组的成员构成：

（1）内科医生（包括神经医生和老年病医生）。

（2）物理治疗师。

（3）作业治疗师。

（4）语言康复师。

（5）护理人员。

（6）社会工作者。

在意大利，该小组的核心是神经科医师，而在英国普通内科医师和老年病医生才是多学科卒中小组的核心。此外，该小组还可及时与其他医生联系，包括外科医生、营养师、心理医生、手足病医生、牙科医生、矫形医生，从他们那里寻求建议和帮助。

四、卒中单元的主要服务措施

（一）急性卒中治疗的主要项目

按其重要性排列，所有项目全天提供：足够的床位，神经科医师，神经放射科医师，第三代或第四代CT机，监护和实验室检查设备，多普勒超声仪，能随时应招的神经外科会诊医师，人工呼吸机，血管造影设备，磁共振机，麻醉科和内科会诊医师。

（二）对TIA和卒中患者的处理步骤

（1）快速准确诊断，评估患者是否应住院治疗。

（2）适当给予急性期药物治疗和外科治疗。

（3）早期康复治疗。

（4）进行疾病终末期监护或临终护理。

（5）出院后回归社会，社区。

（6）二级预防。

（7）随访、防止和发现后遗问题（如卒中后抑郁的发生）。

（三）提供综合性卒中服务的机构和措施

（1）神经血管医疗中心

对非住院患者进行评估和调查，指导二级预防，随访某些患者。

（2）急性卒中评估部门

对住院患者进行高效率的评估，及时安排急性期药物和外科治疗。

（3）门诊、日间医院（日间病房）和住所康复机构为不需住院的患者提供帮助。

（4）有严重残障的患者由专门机构或社区专门组织提供持续的支持性护理。

（5）与一级预防机构和社区服务志愿部门保持密切联系。

第二节　卒中单元的效果

一、卒中单元的效果分析

对于卒中单元模式的作用问题已经争论了近30年。重要的问题是，卒中病房管理模式改变后，临床疗效有何改变，也就是说卒中单元的效果如何？对卒中单元是否有益的评估必须依赖于大量随机对照试验或现有较小规模随机对照试验的适当总结。由于干预手段的复杂性和不协调性，目前对卒中单元的评估出现很多特殊的问题。即使是前瞻性多中心研究也难以避免会有同样的问题。

尽管在过去20年中有关卒中单元的研究呈上升趋势，但其中的结论对临床实践没有太大的影响，这可能是因为许多试验的结论和有限的统计数字不易归纳和推广。Cochrane图书馆和美国卫生监督研究机构经过系统评价，认为与普通病房（general ward，GW）的常规治疗方法相比，卒中单元中有组织的监护减少了卒中发病一年后的死亡率和致残率（从62%降至56.4%），相对危险性下降9%，绝对危险性下降5.6%。Langhorne等对研究资料进行汇总分析，使卒中单元的效果评估问题成为了焦点。在1962～1992年间，卒中单元组患者与普通病房组相比，前者早期死亡率（卒中后平均3周）比后者低28%，晚期死亡率（卒中后平均12个月）低21%。由此可见，SU疾病管理模式所取得的疗效的确优于常规模式。Meta分析发现目前所有缺血性脑血管病的治疗，最有效的方法是卒中单元（*OR*值为0.71），其次是溶栓（*OR*值为0.83）、抗血小板（*OR*值为0.95）和抗凝（*OR*值为0.99）。

SUTC对19个试验的汇总分析和Svensson等的研究资料显示，SU与GW相比降低了死亡率和致残率。Stevens等认为，出现这种结果的原因可能是更高的医疗管理水平帮助防止了致命性并发症（肺栓塞，吸入性肺炎）发生，或是因为训练有素的医疗人员对患者进行多学科管理，使这部分急性期卒中患者的需要得到满足。其他因素，如护理人员经过专业培训和患者早期的康复治疗也可能是其原因。

综合多方面的意见，目前认为SU的优越性主要体现在：

（1）能提高和完善治疗。

（2）能更好的组织急性期诊疗。

（3）便于开展早期和晚期的专业化治疗。

（4）能更广泛的选择治疗。

对于在卒中单元中哪类患者受益最大，目前还没有定论。在大部分随机对照试验中普遍将Rankin评分(0～2)和Barthel评分大于18/20作为划分残疾的严格标准。将卒中的严重程度分为3个等级，即轻度、中度和重度。根据Cochrane的系统评价，中度卒中患者在SU中效果最好，而无功能缺损的卒中患者（轻度卒中）和那些生存概率很小的患者（重度卒中）效果一般。但近期的随机对照试验也证实，SU中重度卒中患者的住院时间缩短，死亡率也有所降低。SU接受任何年龄的患者，某些老年患者在卒中前就存在严重的功能障碍，所以由特殊的老年服务机构来管理，卒中后才进入SU进行治疗。有证据表明，老年卒中患者从老年评估和康复单元中得到的护理与从SU中得到的相同。

二、卒中单元最佳模式

Jorgensen等通过研究认为，卒中服务的最佳模式是短期内使用普通病房的少量区域，改换成不固定的卒中单元。患者入院时接受急性期评估，经过有效的治疗后，及时进入卒中康复单元。这种模式的不利方面在于使患者及家属无所适从，同时也影响了治疗的连续性。不过，只要医务人员与患者及家属相互配合，前者一般不会发生。同时，可通过加强卒中小组的工作力度来保持治疗的连续性。

20世纪80年代和90年代，Indredavik等的研究表明，在卒中单元中的治疗和康复工作比在普通病房中（GW）要好。二者疗效的优势比为0.17～0.66，由此认为，所有患者都应在卒中单元治疗。

SU对人群的影响不仅在于治疗效果好，而且还在于必须要住入这些单元。在卒中患者的入住SU的概率方面，澳大利亚和欧洲较高，为80%，英国较低，仅为55%，而瑞典最高，达95%。目前多数学者认为，有组织的SU管理模式是适合于所有卒中患者的唯一最佳干预手段。由于各种因素的影响，在我国目前尚不能得到推广。SU的存在主要依靠的是：卒中小组的工作方式，迅速控制发热、感染、高血糖等医疗措施以及早期有效的运动康复工作。SU无可争议的优势是这些治疗手段更趋完善，而且这些治疗手段也很容易为普通病房所采用。

这说明急性卒中患者管理水平的提高似乎已经不限于卒中单元，而已经渗透到普通医疗机构和神经病房，SU的管理模式和运作方式已经自觉或不自觉地被越来越多的普通病房所采用。因此，SU和GW之间的区别也已不如以往明显了，似乎这种趋势还会持续下去。

三、成本—效果分析

研究表明，SU中的护理费用没有GW高，因此，如果SU的绝对治疗效果和GW相似甚至超出，那么SU的经济效率要比GW高。卒中监护的有机化发展在所有提供此种服务的过程中都有明显的优势，这有助于更好地利用溶栓和其他有潜力的干预手段。尽管阿司匹林效果一般，但其成本—效果评价高，因为它应用广泛，价格便宜，相对安全。Katzan等对17个实验中的500例患者进行分析发现，溶栓的成本—效果评价较低一些。

脑血管病属于高成本疾病，但是卒中患者管理组织性的提高将会获得潜在的效益。最近加拿大和欧洲的研究表明，卒中住院患者的费用主要缘于住宿和人员服务费用，但缺乏足够可靠的资料来细致分析SU形式下治疗费用的现状。因此，如果医护人员总数相对稳定，住院时间的长短可作为衡量费用的标准。然而，由于随访时间和报道方法存在差异，对住院时间的分析显得过于复杂，所以，在评价SU的效益时，不能仅取决于住院时间的长短。目前，多数学者认为，SU的监护费用不会比GW中的更高，甚至可能低于它。

四、问题与展望

随着循证医学的普及和推广，卒中单元已遍及全球。绝大多数研究者肯定了其在治疗卒中过程中不可替代的促进作用，但还有一些问题尚待解决：

（1）卒中单元中究竟有哪种或哪几种因素促使死亡

率降低，还有待于进一步试验。

（2）因为患者数量、严重程度及住院时间在 1 年内并不恒定，对卒中单元的需求有所波动，如何建立一个有弹性的卒中单元机制来适应这一变化，使人力、物力资源得到高效率的利用，应进行进一步的研究。

（3）虽然各国经济发展水平不同，卫生状况迥异，但 SU 的管理模式在总体上需一定标准来规范。

我国已经逐渐步入老龄化社会，建立和完善有中国特色的脑血管病综合管理模式迫在眉睫。目前，在我国一些大中城市的教学医院已经开展卒中单元的研究，但国内还缺乏可操作性的标准化脑血管病诊断和治疗指南。其次，应引进什么样的卒中单元，如何使急性期监护与早期康复融合，如何将早期康复落到实处，引入卒中单元会不会增加患者的总体费用，如何解决费用和疗效的矛盾等等，这一系列问题还需要广大医学工作者在实践中摸索。但是，发展卒中单元的多学科管理模式，加强急性脑卒中早期康复医疗的介入，却是目前已经明确的方向。从事脑卒中康复医疗的康复医师、各种康复治疗师、社会工作者等，都应当对卒中单元这种管理模式和在卒中单元中应用的康复技术进行深入地学习和探讨，争取创造出能在卒中单元中发挥出自己特殊作用的、符合中国国情的、具有中国特色的脑卒中康复方法。

（王默力）

参考文献

1. Gubitz G, Sandercock P. Et al. Acute ischemic stroke. BMJ,2000,320:692 ~ 696

2. Adams GF, et al. Prognosis and prospect of strokes. In; A-nonymous. Cerebrovaaascular disability and the ageing brain. Edinburgh:Churchill Livingstone,1974

3. Feldman, Lee PR, Untertrecker J et al. A comparison of functionally oriented medical care and formal rehabilitation in the management lf patients with hemiplegia due to cerebrovascular disease, Jchron Dis , 1962,15:297 ~ 310

4. Kennedy FB, Pozen TJ, Gablman EH, Tuthill JE, Zaentz SD, et al. Stroke intensive carean appraisal. Am Heart J, 1970, 80:188 ~ 96

5. T Strand, K Asplund, S E riksson, et al. Anon-intensive stroke unit reduces functional disability and the need for long-term hospitalization. Stroke, 1985,16(1), 29 ~ 34

6. T Strand, K Asplund, S E riksson, et al. Stroke unit care – who benefits? Comparisons with genera; medical care in relation to prognostic indicators on admission. Stroke,1986,17(3):377

7. Bonner CD, et al. Stroke units in community hospitals: a how-to guide. Geriatrics,1973,28:166 ~ 70

8. Garraway WM, et al Stroke rehabilitation units: concepts, evaluation and unresolved issues. Stroke,1985,16:178 ~ 81

9. McCann C, Cuthbertson RA. Et al Comparison of two systems for stroke rehabilitation in a general hospital. J Am Geriatr Soc,1976,24:211 ~ 16

10. The Stroke Unit Trialists' Collaboration. Collaborative systematic review of the randomized trials of organized inpatient (stroke unit) care after stroke. BMJ,1997,314:1151 ~ 1159

11. Langhorne P, Dennis M. Stroke unit: an evidence based approach. London: BMJ Publishing Group, 1998,98

12. Stroke Unit Trialists' Collaboration. Organised inpatients (stroke unit) care for stroke. The Cochrane Database of Systematic Reviews,2001,1

13. Ole Morten Ronning, Bjoen Guldvog. Stroke Units Versus General Medical Wards, I :Twelbe and Eighteen-Month Survival A Randomized,Controlled Trial. Stroke,1998,29:58 ~ 62

14. Henrik Stig Jorgensen, Lars Peter Kammersgaard, Hirofumi Nakayama, Hans Otto Raaschou, Kim Larsen, Per Huubbe, Tom Skyhoj Olsen, et al. Treatment ane Rehabilitation on a Stroke Unit Improves 5 – Year Survival A Community-Based Study Stroke, 1999, 30: 930 ~ 933

15. B. Indredavik, F. Bakke, RPT, S. A. Slordahl. R. Rokserh, L. L. Hohein, et al. Stroke Unit Treatment 10 – Year Follow-Up. Stroke,1999, 30:1524 ~ 1527

16. Bjorn Fagerberg, Lisbeth Claesson, Gunilla Gosman-Hedstrom. Christian Blomstrand , et al. Effect of Acute Stroke Unit CARE Integrated With Care Continjjm Versus Conventional Treatment:A Randonized 1 – Year Study of Elderly Patients The Goteborg 701 Stroke Study Stroke,2000,31:2578 ~ 2584

17. Garraway WM. Stroke rehabilitation units: concepts, evaluation and unresolved issues. Stroke,1986,16:178 ~ 181

18. Ebrahim S. Et al. Clinical Epidemiology of Stroke. Oxford, England:Oxford University Press, 1990

19. Langhorne P, Dennis MS, Williams BO. Et al. Stroke units: their role in acute stroke management. Vasc Med Rev,1995, 4:33 ~ 44

20. Thomas Brott, et al. Drug Therapy: Treatment of Acute Ischemic Stroke . NEJM,2000,343:710 ~ 722

21. Bath PMW, Soo J, Butterworth RJ, et al. Do stroke units improve care? Cerebrovasc Dis, 1996,6:346 ~ 349

22. Duncan PW, Samsa GP, Weinberger M, Gildstein LB, Bonito A, Witter DM, Enarson C, Matchar D. Health status of individuals with mikd stroke . Stroke,1997,28;740 ~ 745

23. Williams LS. Health-related quality of life outcomes in stroke. Neuroepidemiology,19981, 17:116 ~ 120

24. Pound P, Tilling K, Rudd AG, Wolfe CD. Does patient satisfaction reflect defferences in care received after stroke? Stroke, 1999,30:49 ~ 55

25. Bent Indredabik, Hild Fjaertoft, Gun Ekeberg, et al. Benefit of an Extend Stroke Unit Service With Early Supported Discharge: A Randomized, Controlled Trial. Stroke,2000,31:2989 ~ 2994

26. Langhorne P, Williams BO, Gilchrist W, Howie K. Do stroke units save lives? Lancet,1993,342:395 ~ 398

27. Quality of Care and Outcomes Research in CVD and Stroke Working Groups, et al . Measuring and Improving Quality of Care: A Report From the American Heart Association/American College of Cardiology First Scientific Forum on Assessment of Healthcare Quality in Cardiovascular Disease and Stroke. Circulation,2000, 101: 1483 ~ 1748

第二十二章

脑卒中患者的社区康复

22

第一节　社区康复服务

一、社区康复

（一）社区康复定义

社区康复是1976年世界卫生组织（WHO）提出的一种有效而经济的康复途径。通过开展社区康复使社区、家庭的人力、物力、技术资源得到充分利用，为患者、伤残者提供全面的康复照顾。这一倡议不仅扩大了康复的覆盖面，而且使医疗服务进一步延伸，节省了大量的康复费用，且效果显著。1981年WHO康复专家委员会对社区康复服务做了如下定义：在社区的层次上采取的康复措施，这些措施是利用和依靠社区的人力资源而进行的，包括依靠有残损、残疾、残障的人员本身，以及他们的家庭和社会。

近年来，随着我国社区卫生服务的逐步深入开展，在“预防—保健—治疗—康复—计划生育—健康教育”六位一体的社区卫生服务模式下，由全科医生、康复治疗师、社区护士、基层康复人员共同构成的服务团队，已开始在社区康复机构及患者家庭为患者提供不同形式的、全面的康复照顾，工作内容涉及了医疗、教育、职业、社会等四个方面。社区康复作为康复医学实践的基本形式和有效途径正在不断地完善和发展。

（二）家庭在康复中的作用

家庭是个人生活的重要场所，也是健康和疾病发生的重要背景。一个人患病或伤残后，医疗保健服务的可用性不仅仅体现在医疗机构的治疗、康复服务方面，家庭支持对疾病的治疗、康复也有着巨大影响。家庭有着最基本的、重要的康复资源，涵盖了经济、医疗、情感、信息、教育等诸多方面的内容。这种资源是维持家庭基本功能、应付紧急事件或家庭危机、满足个人发展需要所必需的物质和精神支持。因此，家庭康复服务已经成为社区卫生服务的重要组成部分。

家庭是患者康复的最佳场所，乃至最终场所。脑卒中患者的康复过程一般比较长，家庭康复训练不受场地和器材条件的限制，可因地制宜、就地取材来安排，康复的咨询、指导、教育也可以根据患者的日常生活方式、生活习惯、生活环境有的放矢的开展。家庭康复如果有良好的陪护力支持（如陪护者具有一定的文化水平），可以在康复治疗师的经常指导下正确的掌握康复训练的知识与技能，预测患者在康复过程中可能出现的常见问题，使家庭康复计划能够循序渐进地、正确地完成，达到预期的康复目标。实践证明：脑卒中的社区—家庭康复后果与机构康复的后果具有可比性。

二、社区康复在康复医疗网络中的地位

脑卒中患者的全面康复是需要多种康复途径来完成的。如前所述，脑卒中的功能恢复是建立在大脑功能重组，即脑的可塑性的基础上的。而脑的功能重组可能需要很长时间，甚至是终身性的。当一个患者突然发生脑卒中后会马上到医院去住院治疗，通常是综合医院的急诊科或神经科。在那里，经过抢救或急性期的积极治疗，患者的病情（包括原发病和合并症、并发症）会很快稳定。由于目前的医疗方法（打针、输液、吃药、针灸、按摩等）很难确认对于脑卒中后的功能恢复能产生明显的作用，所以，康复医疗是脑卒中后功能恢复的比较有效的措施，并且已经在临床上得到充分的肯定。由于综合医院住院床位少、治疗和康复费用高等原因，脑卒中患者急性期的住院治疗时间一般是不长的（几天到几周），病情稳定之后，依据患者的不同情况有以下几种康复途径：功能恢复比较好的患者，即基本达到生活可以自理的程度，患者可以回到社区和家庭继续进行康复医疗。这类患者大约占50%～60%；另有20%～30%的患者，由于病情较重或者存在其他需要长期康复的问题，如言语功能障碍和认知功能障碍等，则需要转到专业化的康复机构，如康复中心和康复医院，进行较长时间的功能恢复性康复训练（通常是几周到几个月）；还有10%～20%的患者，由于病情过于严重，如严重的痴呆状态、严重的交流障碍态、或机体根本没有起码的能力承担主动性康复训练，根据经验，这些患者的康复效果几乎是看不到的。如果社区和家庭中没有长期照顾这类患者的条件，则需要转到长期照顾的单位或者是中间设施中去，如护理之家、养老院等。因此，脑卒中患者的康复医疗应当形成一个网络，而相对于社区康复来讲，在急性期医院—康复中心或康复医院等医疗机构中的康复被称作为“机构康复”。脑卒中患者由机构康复转入社区康复并不是一个完全固定的途径，由于患者的家庭、社会背景和个人情况不相同，在社区康复过程中与疾病相关的各种问题均有可能发生，如出现严重的并发症、卒中再发等，因此患者的转介服务应该是一个双向的、及时的、便利的绿色通道。脑卒中的康复医疗网络已如图1－5所示。

三、社区康复的目标与意义

（一）社区康复的目标

脑卒中患者的社区康复目标应是：将医学的康复措施与非医学的康复措施结合在一起，预防残疾的发生、减轻残疾的影响，训练患者去适应周围环境，增强活动能力和社会参与能力，调整患者的周围环境和社会条件，以利于他们重返社会，最大程度地提高生活质量。

康复训练的目标是根据患者的残疾性质和程度以及对患者基本情况进行综合分析的结果而确定的，如：客观的康复评定数据、康复训练者的观察、患者主观的愿望及家庭的希望等。确定康复目标时应当明确：患者的主要功能障碍、最大可能达到的功能水平、需要康复训

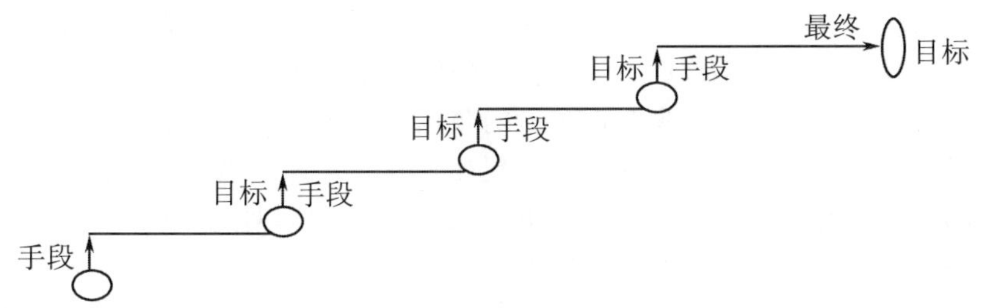

图22－1　阶段性的目标和手段

练的时间、最适宜患者的训练方法等，这样才能最后达到我们所期望的康复训练结果。康复目标分为长期（最终）目标和阶段性（短期）目标。为了达到最终的预期目标需要分阶段加以完成（图22－1）。

（二）社区康复的意义

1. 满足脑卒中患者对康复的需求，提高自我康复意识

社区康复涉及了医疗、教育、就业、参与家庭生活与社会生活等各个方面的问题，既有一定的理论性、技术性，也有很强的实践性，而且是一个较为长期的过程。如前所述，脑卒中急性期患者住院治疗时间是不可能持续很长的。特别是一部分患者病情稳定后，机体功能恢复要达到基本生活自理还需要相当长的一段时间，社区和家庭可以为患者提供这种长期的、全方位的康复照顾。患者在最适于自己生活和学习的空间里，通过社区康复人员及家庭成员的帮助，利用简单、实用的训练器具完成康复训练。特别是日常生活活动能力、社会交往能力的训练方面，社区康复的实践性更为明显，如：患者在日常生活中逐步提高穿衣、行走能力，当患者感到自理能力提高时，自我康复的意识、康复训练的积极性会进一步加强，康复效果也会更加显著。

2. 有利于脑卒中康复医疗效果的评价

康复的根本目的在于：采取一切措施预防残疾的发生和减轻残疾的影响，使患者能够最大程度地生活自理和统合于正常的社会生活中。评价康复的后果，包括评价脑卒中康复医疗的后果，最重要的指标是患者能否达到生活自理、能否恢复正常的社会生活，以及能否提高自身的生活质量。

患者离开医院和康复机构回到社区和家庭，经过训练，如果不能达到上述康复目标，或者是回到家庭之后，不乐于使用在医院和康复机构中学到的技能，那么功能会逐步退化。从社区脑卒中康复医疗效果的评价来看，真正能够体现康复医疗效果和提高康复医疗质量的指标应当是：患者出院后能否回家；回家后生活能否自理；患者能否参与到正常的社会生活中去以及患者自身的生活质量。

患者出院时“损伤”水平的高低不能作为最终的评价指标。在前面相关章节中我们已经详细地论述了这方面的问题，这里不再赘述。美国和加拿大的医学康复统一数据系统中，特别强调了出院后的随访结果，即回社区或家庭后FIM积分的提高，正是出于这个理念，脑卒中的社区康复具有十分重要意义。

在我国目前的情况下，由于脑卒中的康复网络基本上还没有形成，在社区中见到的脑卒中患者绝大部分是没有经过正规康复治疗的，因此“废用”和“误用”占了绝大多数，还有少数产生了“过用”（不恰当地过度活动或训练，将本来处于基本正常状态的肌肉或关节损伤，或将健侧的肌肉、关节损伤）。因此，目前在我国的脑卒中社区康复中，恐怕是以处理“废用综合征”、“误用综合征”和“过用综合征”为主。有关技术问题请参考第十六章和第十七章。应当指出，早期正确的康复处理可以很好地避免产生“废用综合征”、“误用综合征”和“过用综合征”。而一旦产生，想通过社区康复去“治疗”（事实上，也只能指望在社区里进行相应的康复处理，不应该也不可能在医院或康复机构中处理这些问题，因为在机构康复中矫正这些问题，不仅花费太长的时间、付出太多的代价，而且功能改善也不会十分理想），不仅后果改善很慢，而且实际代价也不低。所以，应当提倡早期正确的康复处理，即使在社区，也应当及早开展正确的康复处理。

第二节　脑卒中患者社区康复初始阶段的问题

一、患者由机构康复向社区康复的过渡

脑卒中患者的永久性神经功能缺损后的功能恢复或功能性适时，需要连续性的康复服务。对于许多脑卒中患者及其家庭来讲，功能恢复工作实际上是在医院经过正规的临床治疗、康复训练回到社区和家庭后才开始的。患者卒中住院后临床康复程序的重点是通过各种诊疗、康复手段控制急性期病情，预防并发症发生、改善患者的功能状态，而社区康复是帮助患者在脑卒中后尽可能恢复正常的家庭生活，特别是对那些没有其他家庭成员支持（如独身、配偶去世、子女不在身边等）而不得不独居的患者，要使他或她能够独立的生活下去。因此，康复的程序、目的、措施在两者之间有着很多的不同点，特别是患者由机构康复向社区康复的过渡存在一些问题。

（一）脑卒中患者出院后面临的问题

脑卒中患者运动功能的恢复虽

然从发病后数日开始，但是相当一部分患者经过住院期间的短期康复治疗，仍然会存在着站立、行走等功能障碍，特别是那些伴有语言交流障碍、认知功能障碍、情感和心理障碍等的患者，他们从医院或康复机构出院的最初几周，因为失去了在医院或康复机构中的康复治疗环境及专业人员的训练指导，社区和家庭生活可能会遇到相当多的困难。必须在新的家庭环境中试图使用住院期间学到的各种技能，如行走、与邻居进行交流等来完成日常的生活活动。特别是在回家的最初几天，患者离开医院中熟悉、舒适的环境，明显地感到难以完全在家庭中生活自理。一些老年患者由于记忆力的减退、情感的失控，家庭相互关系的重新调整也会暴露出许多问题，有时会严重影响患者的精神、心理和生活状态。

因此，出院前应与患者及其家属仔细地讨论出院后的安排。必要时，医院的康复人员应访问患者居住的社区和家庭，预测、帮助和安排患者及其家庭如何应对各种事先未能预料的事件。对有完好的社区康复服务网络的家庭可通过多种途径建立联系，进行必要的咨询与指导。康复的效果与病情的轻重、治疗开始时间、有否合并症以及患者对康复治疗的认知程度等方面因素有关。必须让患者意识到：需要自己创造性地去找到解决问题的方法，即用自己的方式、方法、解决在家庭中遇到的实际问题。

（二）患者出院后家庭面临的康复问题

患者回家后，家庭照顾者（如配偶、亲戚、保姆等）恰当的照顾是至关重要的。照顾严重致残的脑卒中患者是一项艰苦的工作，例如：偏瘫患者的转移和活动障碍，使其老年配偶要付出很大的体力和耐力；认知、情感、言语交流的障碍更加重家庭和社会关系的困难程度。一般地说，应对身体活动的受限比应对认知、情感、交流障碍更容易些。但无论是谁，对于一天 24 小时、一周 7 天的连续照顾都会感到精疲力竭。因此，照顾者适当的休息是必要的。但是，对于中度和轻度的功能障碍者如果给予过多的、不恰当的照顾，反而对患者的功能恢复产生不利影响。患者原来在医院中学会的技巧会逐步地退化，本来应该不断进步的功能反而会退步甚至丧失。其次是可能使患者的抑郁症加重，感到自己“残废了”、“什么事也干不了”、“什么都得依赖别人”、“活着没有意思”……因而增加了医疗保健服务的需求和患者对药物的依赖。由于患者抑郁和对药物的依赖有可能加重机体功能的退化，一部分患者不得不重新返回到康复机构和中间设施中去。

应当指出，目前在我国，只有比较大的康复中心有较完善的 PT、OT 专业，甚至在 OT 专业中设置了 ADL 训练室，而在大多数综合医院的康复医学科和中小型康复机构中，主要着重进行肢体的功能训练。大多数患者出院回家时，并不真正具有独立的生活能力。加之中国不像西方发达国家的核心家庭那样，有自己较多的家庭成员参与对患者的照顾，因此，患者独立生活的动机比较差。而且，回到社区后，又缺少懂得康复技术和专业知识的专业人员的正确指导，所以，目前脑卒中后转入社区和家庭的连续性康复服务往往水平不高，甚至有些地区尚无康复服务，以至于到处可见脑卒中后患者严重的“废用”、“误用”和“过用”状态。

二、连续性康复照顾的策略

综上所述，患者返回到社区和家庭生活对患者本人、家属和照顾者都是一个严峻的挑战，面临着医学的、康复的和社会服务方面的多种需求。一个好的出院计划，不但对于早出院、早回家具有重要意义，而且对于出院后功能的继续改善，争取获得独立生活能力也是非常重要的。

（一）确定患者的去向

首先要安排好患者的去向。是回家、到专业的康复机构还是到社区的中间设施去；出院后，由谁来负责患者的医疗处理（药物、针灸、治疗等）；由谁来负责患者康复处理（肢体功能训练、言语功能训练、认知功能训练和矫形支具装具的配置等）；回到家里由谁负责训练患者（社区康复服务人员、配偶、亲戚朋友、保姆等）；

总之，各方面的负责人要确定下来，并明确每个人的职责。患者的所有医学和康复的资料、数据应该集中在一份完整的病例中。需要指出的是，社区服务人员应该有一定的康复专业知识，最好有资格认可，以免出现错误的指导和错误的训练。对于有重度和中度残疾的脑卒中患者来说，在社区和家庭中如果有一个家庭医生是至关重要的，家庭医生不但要有医学的知识，必须具有丰富的康复知识。

（二）制定机构康复的出院计划

脑卒中患者的出院计划不同于一般的出院小结，它是依据患者出院前机体的状态、功能障碍以及恢复程度的康复评定结果制定的。虽然只能作为一个短期的康复计划，但是在患者由机构康复向社区家庭康复过渡的初始阶段具有科学的指导意义。

出院计划中应包括以下主要内容：

（1）康复的基本原则

康复是针对功能恢复的方法，对于需要康复的脑卒中患者只有经过正确的康复训练才能够得到满意的恢复。患者出院后首先应保持在正规康复医疗机构中学到的正确训练的科学性与连续性，不论是家庭成员还是患者本人都应注意采纳正确的训练方法，在逐渐适应家庭康复的过程中充分调动患者训练的积极性，保持相应的训练强度及足够的训练时间。

（2）安全提示

患者回家后的安全问题是一个特别值得注意的问题。相当一部分脑卒中患者在回家时已经可以勉强独立步行或依靠辅助工具（如拐杖）行走。回到家中后，常常自行试图不依赖他人而行走，如洗漱、上厕所等。然而，患者往往过高地估计自己的活动能力，也意识不到诸多因素的影响，极易跌倒引起骨折或外伤。在患者运动功能没有达到相当安全的程度之前，一般不要轻易放弃行走时的保护。

（3）意外事件的处理

对于出院的脑卒中患者，应当使家庭成员及其照顾者了解发生意外后及时处理的相关措施，如；跌倒后和骨折后的家庭处理方法、继发感染、病情复发的观察以及再次住院的条件等等。

（4）健康教育指导

机构康复从脑卒中患者急性期开始，对家属和照顾者以及患者本人进行宣传和教育是十分重要的。国内外有很多证据表明：宣传和教育是患者出院后康复效果得以提高的关键因素。例如，有研究证明，出院后继续追踪宣教、咨询组的康复效果优于只在医院中给予宣教、咨询组，而二者都优于不进行宣教、咨询组，且前两组中患者的抑郁症发生较少。

因此，应当安排一个完整的宣教、咨询计划。这个计划分别针对患者、家属、亲戚、朋友和其他照顾者（如保姆）。教育患者遵从社区医生和社区康复工作人员的指导，教会家属、亲戚朋友和照顾者适当的康复训练方法和康复技术，指导他们如何正确地进行心理和社会的照顾。例如：危险因素的控制、不良生活习惯的纠正、饮食和身体活动的安排等。

（三）制定随访计划

社区家庭的康复为患者提供的不仅是个体化的康复方案，同时也提供具有连续性、协调性、全面的康复照顾。因此，为患者制定出院计划的同时还应该制定出院后的随访计划。在患者的康复过程中，如果医院和康复机构中的工作人员不能亲自到患者的家中，应当通过电话与社区医生、患者本人及其家属取得联系，以了解患者回家后功能改善的情况。脑卒中患者出院后功能恢复情况是检验社区和家庭康复医疗后果的最主要指标。如果患者在回家后不能使用在医院中学习的技术和技巧来提高和恢复生活自理能力，也不能改善生活质量，那么康复医疗的效果就很小了。通过这种定期或不定期的随访可以监测和保障患者的康复质量。

第三节　社区康复的实施

一、社区康复训练计划

康复训练计划是一个对患者实施康复措施，以达到康复预期目标的决策过程。有了完整的康复训练计划，才能有条不紊地实施训练方案，使患者能达到生理、心理上的完好状态，在社会上和职业上像正常人一样生活、工作。制定计划的基本原则如下：

1. 综合性的检查与评定

制定康复训练计划前应从患者的主诉中了解病史，主要包括：症状、体征、功能障碍的发生过程、程度以及患者的心理状态、适应能力等。通过体格检查和综合性的功能检查进行综合分析和评定，针对患者存在的问题制定计划。

2. 选择适宜的训练项目和训练方法

训练项目和训练方法应根据患者具体情况制定。有些偏瘫患者需要通过一对一的运动治疗方法进行康复训练，还要通过作业治疗方法进行日常生活活动能力的训练，有些需要应用矫形支具，解决功能障碍问题。伴有言语障碍（吞咽障碍、言语交流障碍）的患者需要应用言语治疗方法进行康复训练。

3. 训练计划与目标紧密结合

康复训练目标与计划的紧密结合可收到良好的功能运动恢复效果。训练计划应结合个案特点制订。如：明确患者训练性活动的活动量、每天患者训练的次数、中间是否需要间隔休息、患者的家庭成员是否重视和积极参与训练活动等，针对患者不同恢复阶段存在的问题修改计划。有了具体的康复目标和个体化的训练计划，从事康复训练的人员、患者的家属和患者本人都可以了解功能的改善情况，增加功能训练的信心、促进患者早日康复。

4. 计划应具有安全性、可行性

偏瘫患者的康复训练需要患者及家庭成员的共同参与，在家庭中为患者创造良好的训练条件，患者及其家庭成员在学会按医生的要求训练或协助训练的正确方法的同时也应了解在什么情况下减少活动或停止训练，并随时与主管医生取得联系，保证训练安全、有效地进行。

二、社区康复的监测和评定

（一）监测和评定的目的

由于出院，脑卒中患者的康复处理可能出现间断。患者的情感和心理会承受到更大的压力，一些医学情况可能会恶化，也难以支持在康复机构或医院中所学习到的活动技巧和达到相应的活动水平。如果再加上患者本人信心不足和照顾者不恰当的过度照顾，那么，有相当一部分患者回家后身体情况和功能情况都会有所衰退。为了有效地指导医学和康复服务、改善和调整患者的生活环境、改善家庭和其他照顾者提供的支持，需要连续监测和评定患者的生活环境和患者功能恢复情况。

（二）评定方法

康复医学中需要涉及的损伤—活动—参与以及情景因素等的功能性变量是非常多的，其中有些是可以直接定量评定的，如肌力、关节活动度等，但是大多数变量是不能进行定量测量的，特别是进入社区康复的脑卒中患者，其评定内容涉及更多的是精神、心理、生活自理能力、家庭生活能力、人际交往能力以及随意、不随意运动控制能力等。因此，评价时应侧重患者在康复机构中学习到的功能是否继续保持，患者的功能独立性是否有所提高，患者是否很好地融入家庭和社会中等等问题。例如：通过对患者上下台阶活动过程的观察，评价患者实用的步行能力。

（1）正常：完全无需他人帮助或仅依靠辅助装置（如假肢、矫形器或支具）可在允许的时间内、安全地自行独立完成上下 5 级台阶。包括用手抓住扶持物，如拐杖、栏杆、扶手等，也包括需他人监护和提示（特别是出于安全考虑）。但他人不得接触患者。

（2）轻度问题：患者不可能自行独立完成上下楼梯的活动或由于安全原因，尚需他人稍许用力接触或扶持患者才能上下 12 ~ 14 阶楼梯，他人的用力约在 25% 之内。

（3）中度问题：患者不能自行独立完成上下楼梯的活动，必须他人中度用力帮助患者才能完成上下 12 ~ 14 阶楼梯，他人的用力约在 25% ~49% 之间。

（4）重度问题：患者根本不能自行独立完成上下楼梯的活动，需要他人用很大的力量去扶持患者，才能勉强上下 3 ~ 5 阶楼梯。他人的用力约在 50% ~95% 之间。

（5）完全不能：患者几乎没有上下楼梯的能力，他人扶持用力达到 96% ~100% 才能使患者移动 1、2 个台阶。

因此，我们可以根据患者的具体问题确定康复计划。为了确保评价的科学性，建议社区、家庭康复中也要使用经过信度、效度检测的、国际上比较公认的、标准化的评测方法。如：基本日常生活活动能力（BADL 和 IADL，如量表 Barthel Index 和 FIM）、生活质量（如量表 SF－36，WHOQOL－100）、家庭功能评定量表等。

在国际上，一般要求在出院后一个月时进行随访的评定，随后的评定频度要根据不同的情况来决定，但至少应该在出院后一年时再次进行评定。应该根据评定结果确认进一步医学的康复服务是否有益于患者，以及社区和家庭康复计划应该做哪些修改，并对既往的康复措施进行评价，为调整今后的康复服务提供客观的证据。也就是说，对于那些通过康复过程机体功能仍然有望得到进一步改善的患者，我们应该根据评价结果随时调整计划，作好进一步的康复安排，以继续达到功能独立的目标；而对于那些通过计划中的康复并没有看到效果的患者，就应当逐步撤出无效的康复服务，减少社区康复资源的浪费。

三、康复训练

可以在社区或家庭进行一些简单、易行、适用的康复性训练。

（一）躯干肌训练

偏瘫后患侧躯干肌一般并不完全瘫痪。躯干肌训练可以尽量恢复患侧躯干肌的运动控制功能。事实上，通过康复训练，大部分患者的躯干肌还是可以恢复的。躯干肌训练包括以下内容。

1. 正确的摆放体位

偏瘫患者早期卧床时正确的摆放体位，可以预防和减轻痉挛姿势的出现和发展。一般患者上肢出现的痉挛姿势为：肩胛下沉后缩、肩关节前屈、肘关节屈曲，前臂旋前、腕关节掌屈、手指屈曲；下肢出现的痉挛姿势为：下肢外旋、髋膝关节伸直、足下垂内翻。摆放体位时讲清目的、方法，取得患者和家属的配合。躯干肌训练的用物为大小、软硬适宜的枕头。

（1）患者仰卧位时前臂旋后，掌心向上，手指应尽量张开，各上肢关节处于伸展位。下肢髋、膝、踝关节置于屈曲位。

（2）患者取健侧卧位时健侧在下方，患侧在上方，同时使患侧肩部前伸，肘关节伸展，前臂旋前，腕关节背伸，掌指关节伸展；患侧骨盆旋前，髋、膝关节呈自然半屈曲位，置于枕上。踝关节 90° 外翻位。身体放松，以枕头支撑身体。

（3）患者取患侧卧位时患侧在下方，健侧在上方，同时使患侧上肢前伸（避免肩关节受压和后缩），肩部向前，肘关节伸展，手指张开，掌心向上。患侧髋关节微后伸，膝关节屈曲，踝关节 90° 外翻位（图 22－2）。

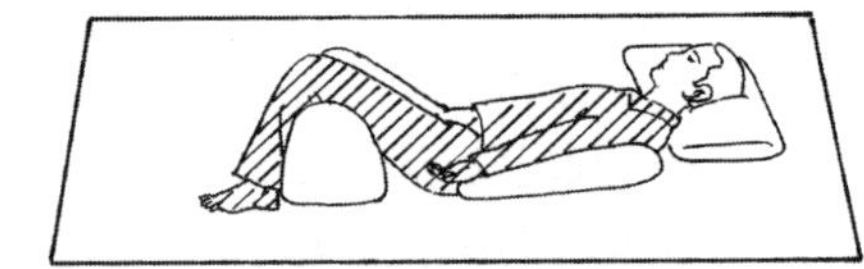

a. 仰卧位的正确姿势

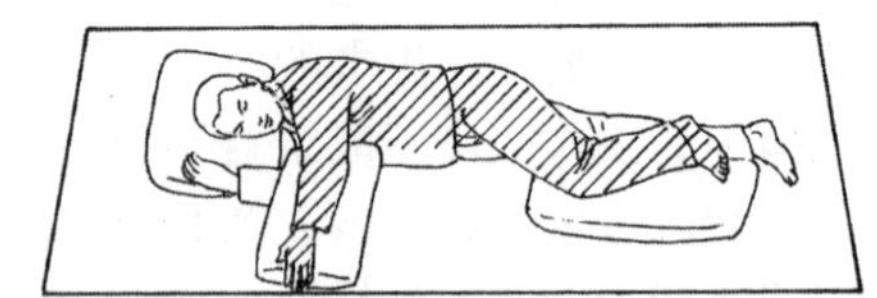

b. 健侧卧位的正确姿势

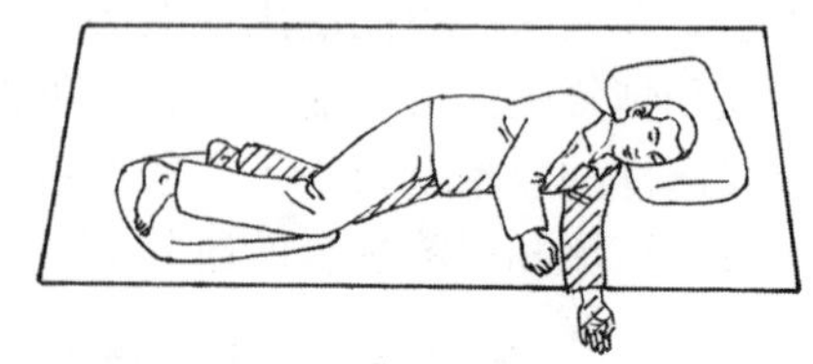

c. 患侧卧位的正确姿势

图22－2　正确地摆放体位

正确摆放体位的基本指导思想是预防和对抗上肢屈肌痉挛和下肢伸肌痉挛。在训练中如果体位摆放错误会使上肢屈肌痉挛和下肢的伸肌痉挛加重。

2. 被动的关节活动度训练

肢体瘫痪后，关节长期不活动会发生挛缩、畸形。一般患者肩部如果制动2周以上会形成关节活动受限，完全恢复肩关节的活动范围可能需要几个月时间。早期的被动关节活动训练可防止关节出现挛缩畸形。

3. 早期诱发肢体的主动性活动

利用联合反应、共同运动等早期诱发肢体的主动性活动，并叠加多种感觉刺激和反馈。被动性活动对大脑功能的重新建立远不如主动性活动的效果好，而通过加大感觉刺激的输入常常可以有利于主动性运动的输出。

4. 床上的主动性躯干肌活动训练

主要包括摆肩、夹腿、摆髋、桥式运动、翻身、起坐等活动的训练。翻身起坐的准备动作如下：（图详见第八章运动治疗方法）

（1）摆肩：患者仰卧位，双手交叉上举，固定下肢不动，上肢向左右摆动到最大范围（图22－3）。

（2）夹腿：摆肩时患者仰卧位，双下肢尽量屈曲，训练者一手固定健侧膝部，利用联合反应诱发患侧下肢做夹腿动作（图22－4）注意患侧下肢的保护，髋外旋不得大于60°。

（3）摆髋：患者仰卧位，双下肢尽量屈曲，上肢或交叉上举，或安放于体侧。双腿夹紧一起向左右摆动到最大范围（图22－5）。

（4）桥式运动：桥式运动可缓解躯干以及下肢的痉挛状态，提高患者在床上的生活自理能力。主要训练骶棘肌和骨盆的控制能力，诱发下肢的分离运动，以患者健侧上、下肢的运动带动起患侧上、下肢的活动。患者取仰卧位，双腿屈曲，臀部抬起；双上肢上举，交叉十指（双桥、单桥运动见图22－6）。当患者能够独立完成数次动作后，应调整训练难度。

（5）向患侧翻身：将患侧上肢放置于外展90°的体位，让患者自健侧向患侧自行转动身体。翻身动作应向两侧反复进行训练（图22－7）。偏瘫早期患者需要协助完成。

（6）从患侧起坐：能从患侧卧位自行起坐是躯干肌训练基本完成的指标。

5. Ⅰ级坐位平衡训练

患者数周静卧床上，躯干肌会逐渐“废用”。因此，应进行Ⅰ级坐位平衡训练。

（二）坐位训练

坐位训练是患者坐在床或椅子上，协助其伸展腰部，保持躯干的稳定。通过训练，纠正患者不正确的坐姿，诱发坐位平衡反应，逐步达到保持直立坐位。

1. Ⅰ级（静态）坐位平衡训练

训练患者在无他人扶持以及没有健侧上肢支撑的情况下能稳坐数分钟。训练患者上肢处于伸展位,下肢处于屈曲位,以对抗上肢的屈肌痉挛和下肢的伸肌痉挛(图22－8)。

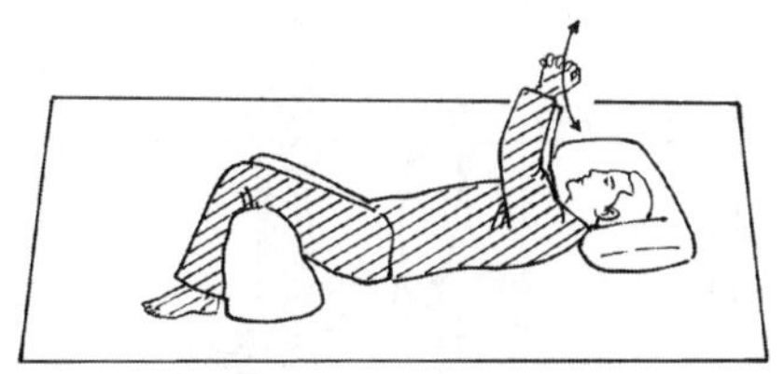

图22－3　摆肩示意图

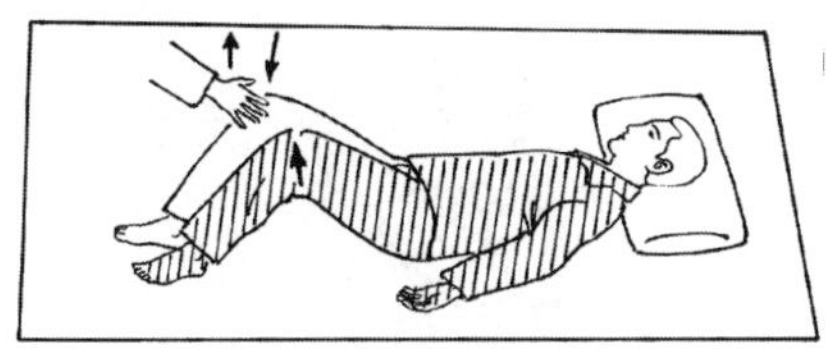

图22－4　患者夹腿示意图

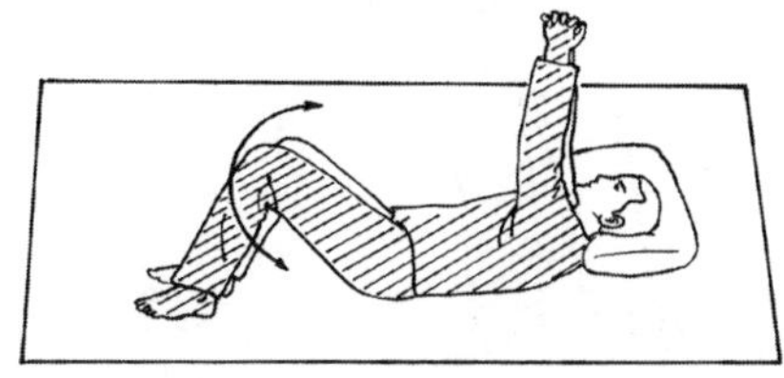

图22－5　摆髋训练示意图

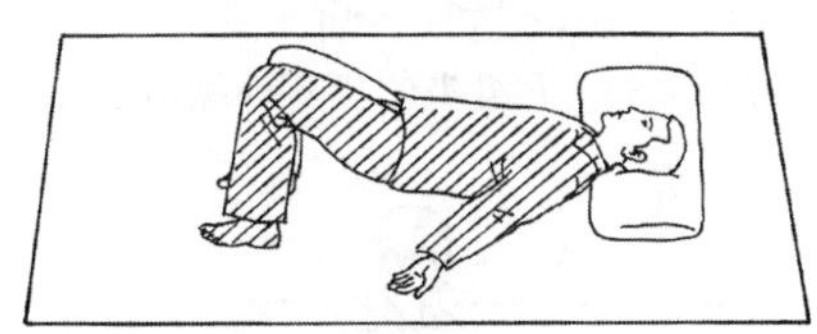

a. 双桥运动

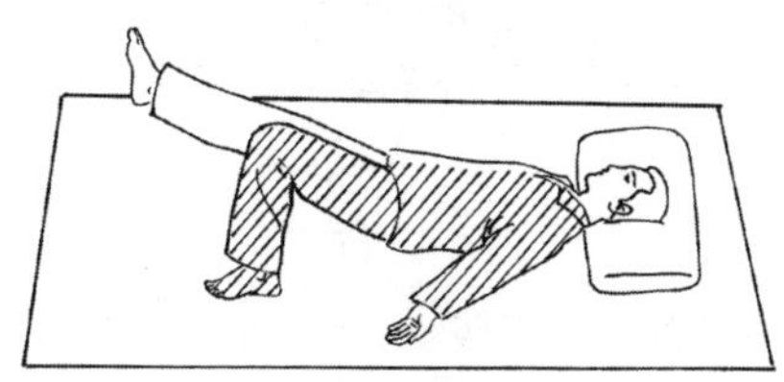

b. 单桥运动

图22－6　桥式运动

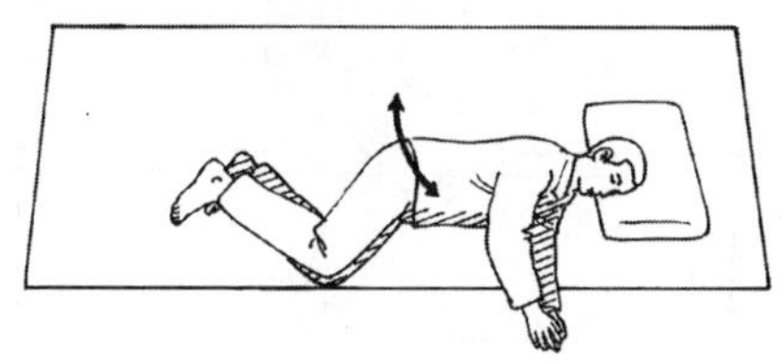

图22－7　向患侧翻身示意图

2. Ⅱ级（自动态）坐位平衡训练

在完成Ⅰ级（静态）坐位平衡训练的基础上，让患者用健手从一侧抓住物品再放到另一侧，在躯干转动中训练患者平衡能力（图22－9）。

3. Ⅲ级（他动态）坐位平衡训练

使患者在抗阻下增强平衡能力。训练是在完成Ⅱ级（自动态）坐位平衡训练后进行，应注意保证患者安全（图22－10）。

4. 患腿持重训练

也称坐位前倾训练。经过训练，患者两腿能各持重体重的1/2时，即可自行由坐位站起。训练时应注意避免只靠健腿持重而站起，即避免由于联合反应造成的患腿伸肌（股四头肌、腓肠肌）痉挛加重，甚至出现阵挛。同时注意避免患者坐位失去平衡而跌倒。训练方法见图22－11。

5. 屈膝、背屈踝运动训练

此种训练可预防偏瘫患者出现下肢伸肌的痉挛。背屈踝的训练方法：膝关节和踝关节在90°时，使足尖抬起。

6. 利用反射性抑制肢位对抗痉挛的训练

此种训练可对抗上肢的屈肌痉挛和下肢的伸肌痉挛。即在坐位下，将整个上肢处于伸展位支撑于床上，下肢用一个20°的斜面保持足够的屈膝（90°）和背屈踝（70°）（图22－12）。

（三）站立训练

站立训练可以增加患肢的负重能力，为正常行走奠定基础。

1. 患侧下肢持重训练

训练难度应视患者的康复情况逐渐增加，负重量要由少逐渐增多。一般要求患腿持重达到体重的50%（可

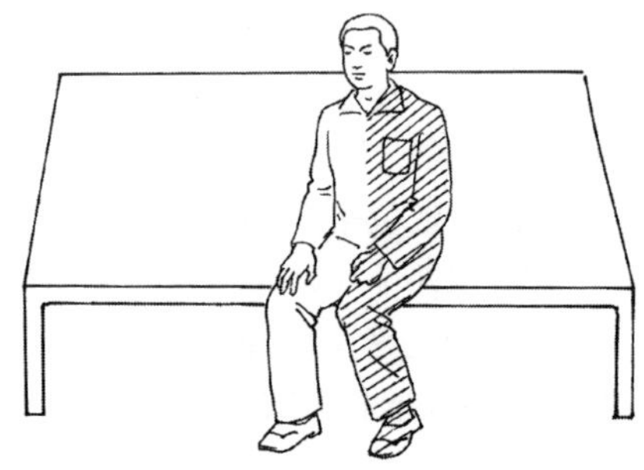

图22－8　Ⅰ级坐位平衡训练示意图

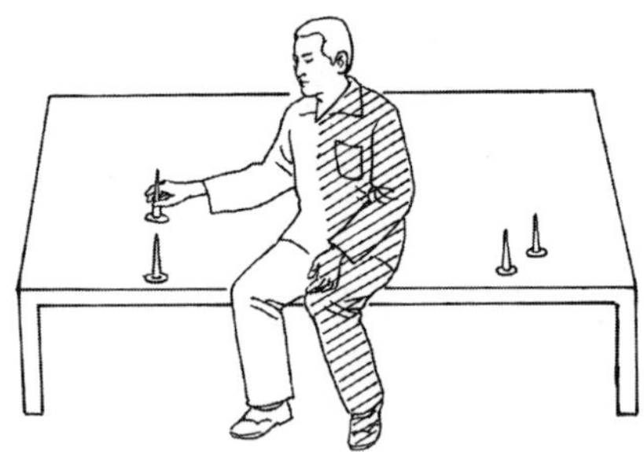

图22－9　Ⅱ级坐位平衡训练示意图

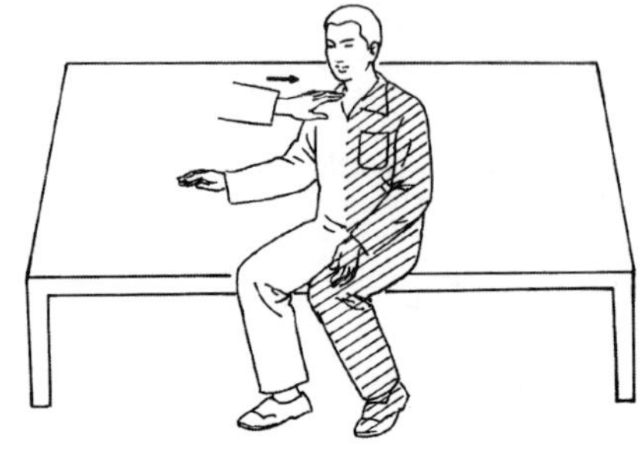

图22－10　Ⅲ级坐位平衡训练示意图

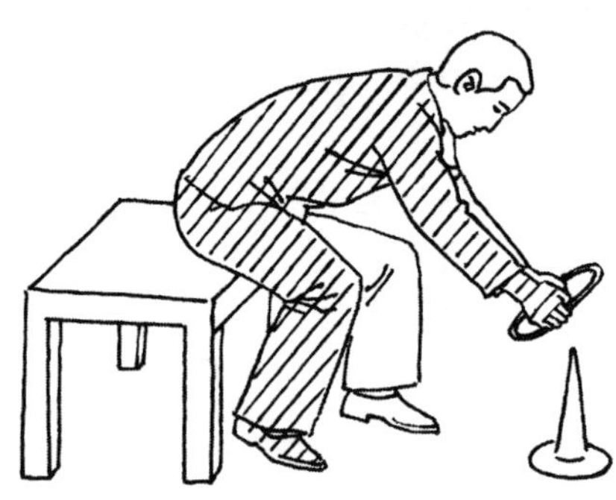

图22－11　坐位前倾训练

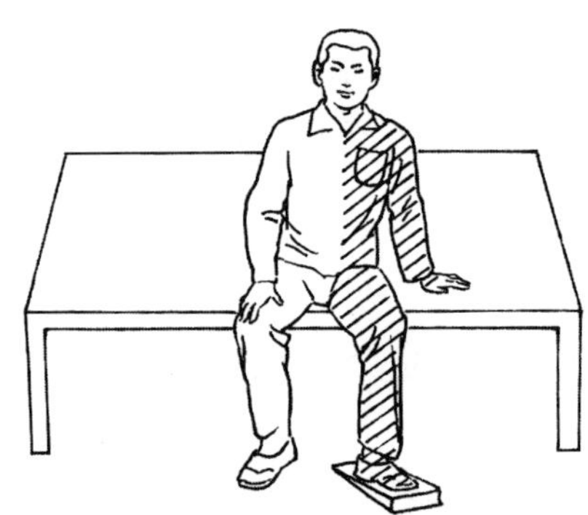

图22－12　Bobath 反射抑制肢位

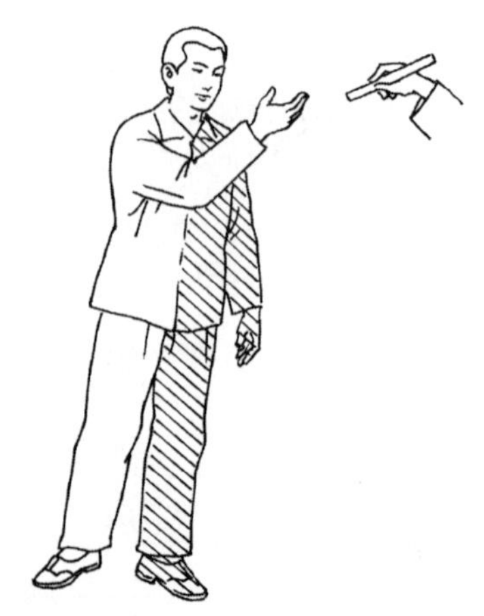

图22－13　Ⅱ级站立位平衡训练

利用人体秤测定患腿的持重水平)，防止健腿过度持重（接近体重）而患腿持重不足。训练时应注意对患侧膝关节的控制，注意保持患侧上肢的抗痉挛位，防止由于患腿后滑所致的跌倒。

2. Ⅰ、Ⅱ、Ⅲ级站立位平衡训练

（1）Ⅰ级（静态的）站立位平衡训练：患者能够在站立（特别是患腿能持重达1/2）后，无须他人帮助独立站立数分钟。

（2）Ⅱ级（自动态的）站立位平衡训练：患者独立站稳后用健侧手从一侧抓住物品后再放到另一侧，在躯干的转动中增强平衡能力（图22－13）

（3）Ⅲ级（他动态的）站立平衡训练：在抗阻力下训练患者的站立平衡能力。

3. 屈膝和背屈踝训练

为预防偏瘫步态，应在卧位、坐位、站立位下进行屈膝和背屈踝的训练，图22－14为仰卧位下的屈膝和背屈踝训练，图22－15为坐位下屈膝和背屈踝的训练。

4. 膝稳定性控制训练

通过由轻度膝屈曲向膝“过伸”的往返转化进行膝稳定性的控制训练。有些患者可用膝过伸矫形器来控制膝关节的稳定性。

（四）转移训练

站立位训练完成后，患者平衡能力有很大的提高时（患腿持重已达体重的50%以上），比较容易进行转移训练。主要包括：床/椅/轮椅间的转移；轮椅/椅/床的转移（详见第十章作业治疗方法）。

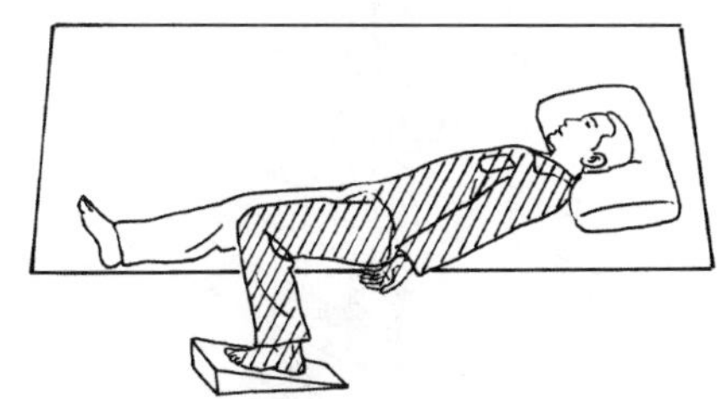

图22－14　仰卧位下屈膝、踝背屈训练

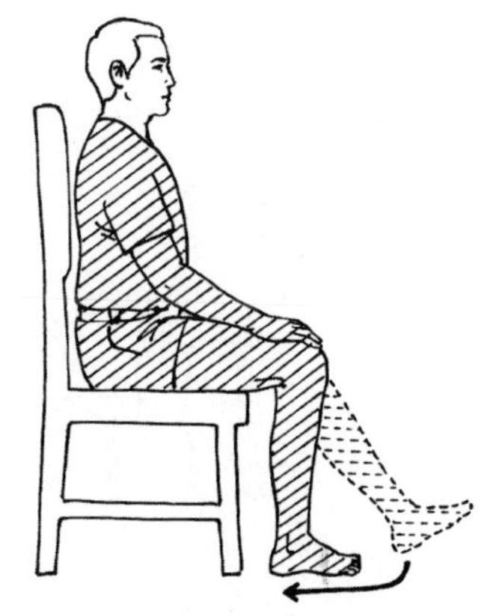

图22－15　坐位下的屈膝、踝背屈训练

（五）步行或驱动轮椅训练

1. 训练患侧下肢支撑相持重100%的能力

患者在站立位时，由患侧下肢支撑50%的体重过渡到支撑100%的体重的这种能力，是一个需要反复训练的过程。具体训练方法：患者取站立位，同时让自己的重心在两腿左右分开一肩宽时左右移动、在两腿前后分开时前后移动，使患侧下肢瞬间持重超过50%，并逐步过渡到靠患腿支撑而健腿能前后移动。为了使训练更具有科学性，在训练中应用人体秤测定患侧下肢的持重能力（图22－16)，确保一千克一千克地上升。方法如前所述。根据结果逐渐训练，提高患侧下肢支撑相持重能力并最终达到体重的100%。在没有人体称的情况下，患者稍用健手扶墙，使健侧下肢离地数秒钟，由此也可推测患腿持重接近体重。

2. 站立位Ⅲ级平衡训练

（1）患者站立时，在保证安全的前提下，训练人员可以通过一种适宜的、突然的推拉力破坏患者的平衡状态，让患者在寻求新的平衡中提高平衡能力。

（2）站立位Ⅲ级平衡训练也可以应用平衡板破坏患者的平衡状态，训练站立时的平衡能力。训练方法是：训练人员面向患者背侧，与患者同时站立在底面为弧形、可左右摇摆的一块平衡板上，患者的面侧应备有保护杠。训练人员利用双足的力量使平衡板不规则地向左右方向晃动，使患者在不规则的晃动中提高平衡能力。平衡板训练如图22－17所示。

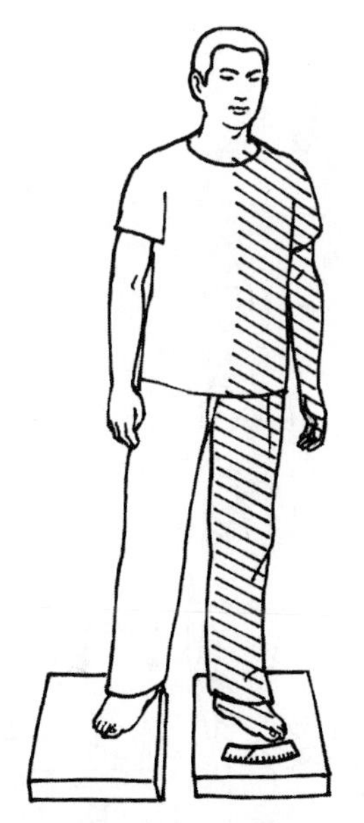

图22－16　用人体称精确地测定患腿的持重水平

3. 患侧下肢摆动相后伸髋下的屈膝及踝背屈训练

偏瘫患者如果患侧下肢不能完成摆动相时后伸髋下的屈膝及踝背屈，即膝关节挺直、踝关节尖足内翻，则患者必须以健侧屈体、患侧提髋、甩腿、划圈的偏瘫步态才能完成患腿的向前摆动而迈步。由于用力完成偏瘫步态的行走，患腿的痉挛会进一步加重。因此，患腿摆动相时后伸髋下的屈膝及踝背屈训练是恢复正常步态的关键问题之一（图 22－18）。

4. 驱动轮椅的能力训练

资料显示：至少 80% 左右的脑卒中偏瘫患者可以恢复步行能力（约 50% 独立步行，20% 在拐杖或步行器的帮助下、10% 在他人帮助下步行）；10% 左右长期卧床，而另有 10% 患者坐轮椅到户外活动，需要进行驱动轮椅能力的训练。在患者完成从床向轮椅移动后，教会他们如何驱动轮椅，离床完成日常的活动。

（六）上下台阶训练

偏瘫患者完成平地步行训练后，必须经过上下台阶的训练才能达到行动的相对自由，才有可能在社区内活动。使用拐杖的患者，需要学会如何“三点式”的上下台阶（图 22－19、图 22－20）。在开始训练时必须有人保护和协助。

（七）进食训练

偏瘫患者因患侧上肢功能障碍，不能正常地完成日常进食活动。进食训练可以提高患者已经减弱的或需要代偿的基本生活技能。对于一侧上肢完全瘫痪的患者，应训练用一只手来完成进食动作。利手瘫痪的患者需要进行利手的转换训练。训练时需要配备一些特殊的用品，如带挡板的盘子，以防食物滑落到盘外。

患侧上肢有一定活动能力但屈肌痉挛，特别是患手屈肌痉挛的偏瘫患者，可训练加用自助具完成进食动作（参考图见第十章“作业治疗方法”）。

（八）穿脱衣物训练

主要包括穿脱上衣、穿脱裤子的训练，详见第十章“作业治疗方法”。

（九）洗漱训练

洗漱是日常生活中最简单的活动，包括刷牙、洗脸、梳头、剃须、化妆等。洗漱训练是教会患者一只手操作。如用一只手拧毛巾（图 22－21）。经常强化的使用患手会使功能进一步改善，提高患者生活自理能力。患者洗澡时洗澡间的门应稍宽些，便于轮椅出入；浴盆或淋浴的水龙头位置应降低到患者能自由操作的程度（也可利用自助具洗澡，图 22－22），同时备有供转移用的滑板等。

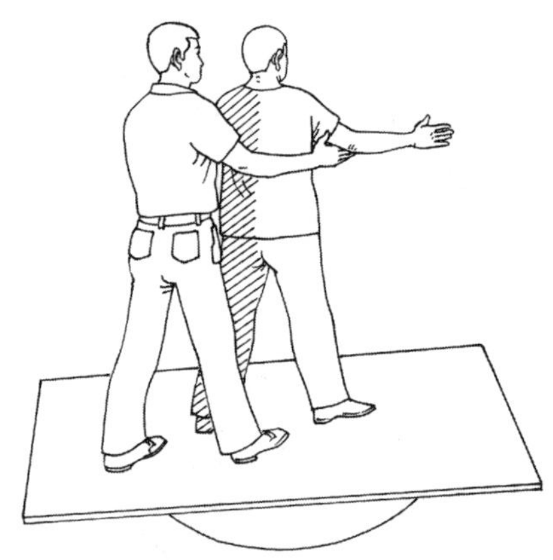

图22－17　平衡板训练

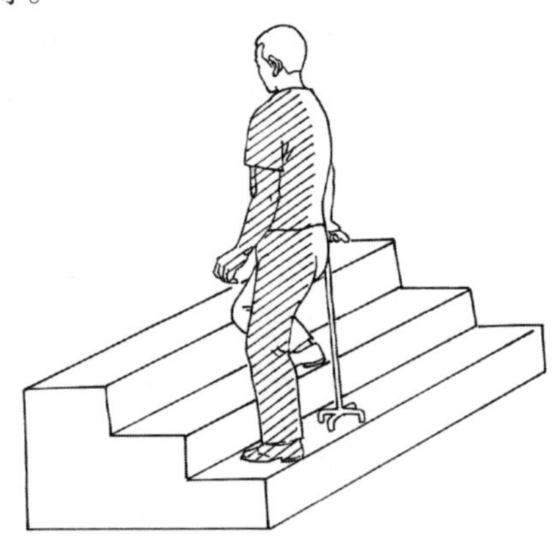

图22－19　偏瘫患者上台阶训练

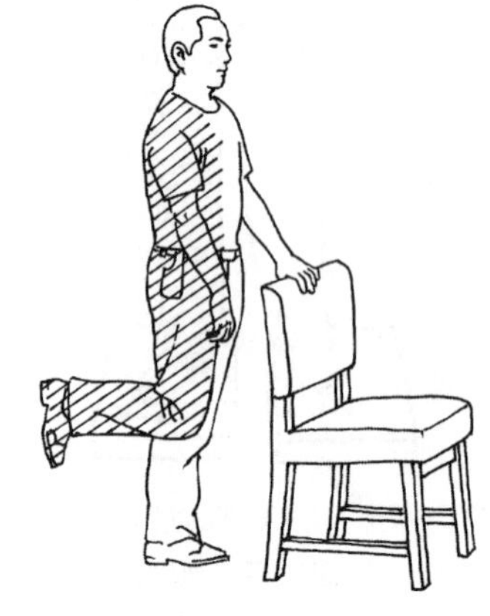

图22－18　站位下的屈膝和踝背屈训练

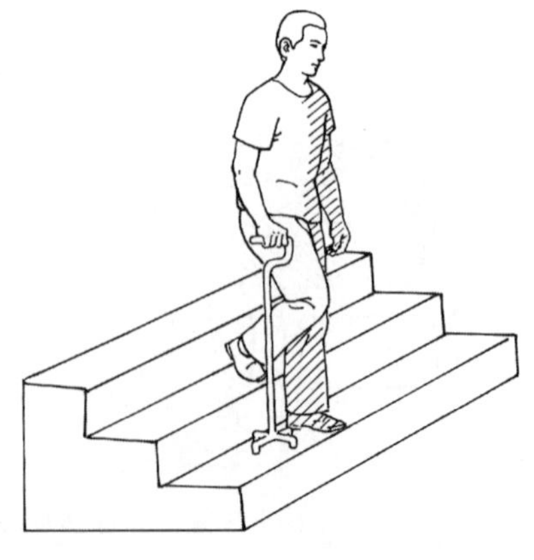

图22－20　偏瘫患者下台阶训练

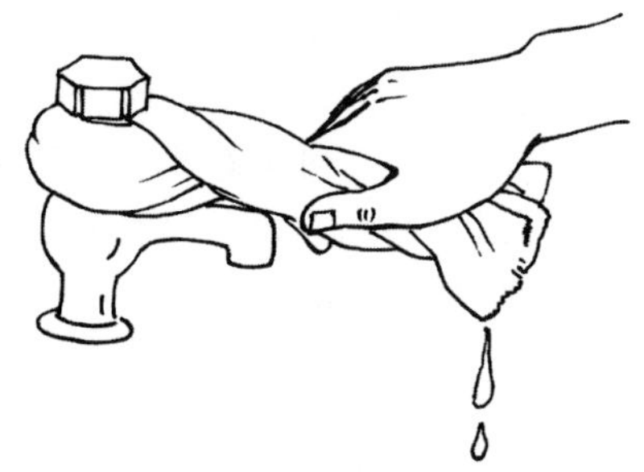

图22－21　偏瘫患者用一只手拧毛巾

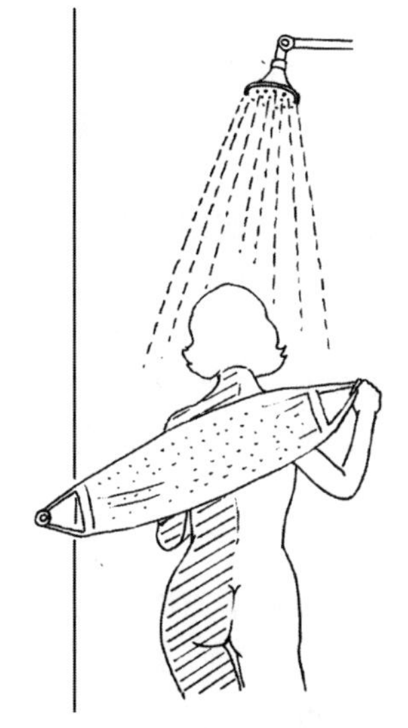

图22－22　偏瘫患者用自助具洗澡

（十）入厕训练

为便于患者起坐，厕所中应改为坐便器。家庭中使用的坐便器高度应根据患者的身高放置，可略高于一般坐便器，并应在坐便器的两侧安装扶手，便于患者起坐。有条件的家庭，可安装自动冲洗会阴部的便器，偏瘫患者入厕后穿脱裤子的过程应尽量简化，如去掉裤子上的扣子、腰带、拉锁，改为松紧带等，使他们学会入厕的自理能力。

（十一）言语交流训练

中风偏瘫伴失语症患者的康复训练方法比较多，且比较复杂，应当根据患者所处的阶段（急性期、动态变化期和慢性期）、失语症的类型及严重程度和其他神经功能残损（包括神经心理学方面的损伤）等方面的情况确定相应的康复训练方法（详见本书第十二章“言语治疗方法”）。

（十二）日常家务训练

日常家务训练的内容涉及许多方面的活动，为了方便患者从事日常家务活动，应适当地改造家庭环境和尽可能地简化活动的方式。例如训练偏瘫患者准备饭菜：利用特别安装的固定开瓶器用一只手打开广口瓶盖，用一只手操作切菜等。适宜偏瘫患者的用具见第十章“作业治疗方法”。

（十三）参加社会生活训练

社会生活包括的领域十分广泛，如人际的交往和处理人际关系（包括陌生人、朋友、亲戚、家庭成员、配偶以及与上下级、雇主与被雇佣、同行、服务与被服务等）；教育、工作、就业以及从事买卖和经济活动；参与社区生活（如慈善组织、各种俱乐部或专业性组织等）和社团组织，参与休闲、娱乐和运动，参与宗教和非宗教性活动；参与政治活动和享有公民的权利等。偏瘫患者一般头脑是正常的，需要进行获得一定职业能力的训练，争取在社会及经济活动方面的自立。

四、脑卒中患者的康复教育

我们在本章第二节中已经谈到患者出院计划中的健康教育问题，机构康复的健康教育从脑卒中患者急性期即已开始，教育对象为患者家属和照顾者以及患者本人。不论是在机构康复中还是在社区康复中，开展健康教育都是促进患者功能恢复、维持生命健康的重要措施。

1991 年 6 月，第 14 届世界健康教育大会国际健康教育联盟主席托马斯提出了健康教育的最终目的：增进人们健康，使个人和集体为增进健康而奋斗；提高或维持生活质量，预防非正常死亡和残疾；改善人际关系增强人们自我保健能力。

社区、家庭康复中的健康教育应当安排的是一个完整的宣教咨询计划。这个计划既要针对患者，也要针对患者家庭成员、亲戚、好友和日常照顾者（如保姆等）。为了达到健康教育的预期目标应该首先注意了解、评估受教育者的基本情况，如：受教育的程度、学习能力、家庭生活背景、健康影响因素等，这样才能更合理地确定教育方式，有的放矢地制定、实施健康教育。

（一）脑卒中患者的预防性康复

改善患者健康状况的教育咨询是帮助患者及其家庭成员、照顾者获得正确的脑卒中康复知识与技能、确保康复效果的重要环节，患者及其照顾者日常对健康状况维护主要包括以下三个方面。

1. 预防脑卒中再发

出院后，脑卒中再发的危险平均每年为 7% ~10%。对于危险因素比较多的患者（如有高血压、糖尿病、血脂过高、抽烟等）可能高达 20%，而对于基本没有什么危险因素的患者可能只有 2% 左右。因此，控制危险因素和改变不良的生活习惯对于减少脑卒中的复发是非常重要的。当患者脑卒中的神经功能缺损症状突然加重时，应及时送到医院进行复查，有条件和有必要时，及时拍摄 CT，以明确诊断，并获得及时的治疗。

2. 预防和治疗脑卒中的合并症和并发症

脑卒中的合并症和并发症，在回家之后仍然可能有反复，特别是在那些病情较重、具有严重残疾的患者，例如：泌尿系统感染、吸入性肺炎、压疮、下肢深静脉血栓形成、肺栓塞等。良好的护理计划和护理技术对预防合并症和并发症是非常重要的。必要的预防措施也应当加以考虑，如接种疫苗可以预防感冒和肺炎双球菌感染的作用。应当注意的是许多患者最终不是死于脑卒中，而是死于严重的合并症和并发症。因此，当患者在社区和家庭中出现合并症和并发症的症状时，应及时送到医院进行检查，必要时收住院治疗。

3. 改善患者的健康状态

改善身体健康状态是一个长期的任务，对于预防脑卒中再发、预防合并症和并发症以及功能的恢复都是十分有益的。主要包括：合理安排患者的一日生活（按时起居、午睡习惯、充足的睡眠、适当的户外活动、训练与休息的良好结合等）；平衡膳食（改善不良的饮食习惯、适量补充营养品、维生素、控制钠盐的摄入量等）；生活环境的改善（改善居室环境、注意日晒、通风等）；良好的卫生习惯，增加身体抵抗力。同时要安排患者经常参加一定的文化娱乐、社交活动，这些活动可以对改善患者身体、情感、心理和认知功能残疾等方面产生良好的影响，提高生活质量。

（二）安全教育

安全教育包括：饮食的安全、使用物品的安全、用药的安全等许多方面，而脑卒中患者活动时的安全应该作为一项重点教育内容。家庭康复中我们在鼓励脑卒中患者站立、行走活动的同时增加了跌倒的危险。特别是当我们强调要增加生活的独立能力时，应该特别注意避免跌倒发生。可能引起患者跌倒的因素有：肌肉的无力、平衡和步态的问题、视力或视觉的问题、直立性低血压、使用镇静药、某些药物的副作用、使用不适当的器材（如不合适的拐杖）和不恰当的训练（如训练量过大）等。环境因素也有很大的影响，如：地面的不平整、地毯的边缘、较高的门槛、不适当的家具摆放位置以及患者活动时光线不足等。

为了预防跌倒，需要教会患者及家庭照顾者一些正确的康复训练方法，如仔细选择和使用辅助的康复器材、安排简化日常生活、活动的各种措施、增加肌肉的力量和改善姿势的控制；指导用药，减少镇静药的使用、修改不恰当的用药；改善生活设施，对家庭进行某些改造，如铺平地面、取消门槛、增强光线等，以预防绊倒，在洗澡间铺上防滑的地面也可以大大减少跌倒的危险，增加日常生活活动的安全性。有研究表明：设计很好的预防跌倒的措施可以减少跌倒发生率 9%；减少再住院率 26% 和减少平均住院天数 52%。

尽管千方百计地预防跌倒，仍会有相当多的脑卒中患者会发生跌倒。而跌倒和担心跌倒都会严重地影响患者功能的恢复。这种负面的影响不仅是对身体方面，而且在心理方面也会产生影响。特别在发生跌倒之后，鼓励和教会患者重新站起来并继续参与适当的安全的活动，虽然是困难的，但却是应该进行的。

（三）患者参与社会活动与出行应注意的问题

1. 患者参与社会活动

家庭康复的脑卒中患者适当参加文化娱乐、社交活动，可以提高患者重新回到积极、活跃的生活状态的积极性，改善功能障碍。参与这些活动时家庭成员、照顾者和朋友的支持对患者具有重要影响。为了确保患者能够安全的参与这类活动，需要在活动前对如下问题进行评价：

（1）患者脑卒中前的兴趣和爱好。

（2）参加这类活动的长期目标和短期目标。

（3）患者现有的功能水平能够参加何种活动。

（4）如何克服身体活动的障碍。

（5）患者是否需要某种辅助装置和设施。

（6）确定一些新的活动以能够适应患者本人现在的功能水平。

（7）对相关人员，如配偶、亲戚朋友、社区服务人员等照顾、指导能力的认定，必要时进行适当的教育培训。

在有可能的条件下，社区可以为脑卒中患者组织相关的活动项目，使他们能够在离家不远的地方有更多的机会参与到社会生活中去。

2. 患者的出行

患者在家庭康复的过程中会从室内的步行活动逐步过渡到室外的步行活动，最后应该能过渡到可以任意地、安全地离家外出活动。患者的出行不应该仅仅停留在能够步行外出的水平上。在发达国家，比较强调患者能够驾车外出，并为此设计了许多单手和单脚驾驶的汽车。但在作为发展中国家的我国，应该根据实际情况强调患者能骑自行车或搭乘公交车出行。独立的骑自行车出行，患者的功能应达到相应的水平；对于需要乘坐出租车的患者，应由作业治疗师教会他们上下出租车。如果患者能够离家出行，那么患者的活动范围和参与社会生活的范围就会明显扩大，就有恢复职业性活动的更大可能。但是应当清楚：出行活动不仅与身体的运动活动有关，而且和言语、认知、情感、心理等功能有密切关系。只有达到了全面的康复，患者才有可能外出参与更多的社会活动。

（四）恢复职业性活动

通过康复患者的身体、言语、认知、情感、心理等功能允许，应当鼓励患者恢复到原来的职业活动中去。对于中、青年患者来说，恢复有报酬的职业活动是提高患者生活质量、改善生活条件的重要因素，因为失去工作在某种程度上意味着是真正丧失了对社会做出贡献的能力。不论在心理上还是在日常生活中都会对他们产生相当大的压力。对于老年患者来说，恢复生活自理能力可能比恢复职业能力更为重要。资料显示：美国总体的要求是 50 岁以下的残疾人应当成功地恢复职业性工作，而 1988 年美国人口普查中发现，残疾人有工作和个体劳动有报酬者只占30%。有很多因素影响脑卒中患者恢复职业活动，主要包括：

（1）患者、家属、社区、雇主、社区服务机构和有关的健康工作人员缺乏对脑卒中及其后果的了解。

（2）前往工作地点和工作场所本身在建筑物上有不利于脑卒中患者的障碍物。如对偏瘫患者来讲，台阶、行坎都是障碍物。

（3）社区中缺少适合脑卒中患者职业康复的资源，如庇护性、福利性工厂。

（4）医护人员对职业性康复认识有限，甚至对脑卒中患者的职业恢复持完全否定的态度。

（5）由于误解和不关心，因而不了解职业恢复信息和不知道如何获得职业。

（6）言语、认知、焦虑抑郁和其他情感障碍影响了患者的动机和能力。

（7）缺少财政的支持，如健康保险的负担过重，道路和工作环境的改造缺乏足够资金等。

（8）患者对职业康复程序缺乏足够的兴趣。

对于恢复职业性工作能力的评定方法是比较复杂的。这不仅需要评测患者个人的情况、身体的能力、医学的稳定情况、心理学情况、受教育的情况、工作的历史和经济方面的问题等，还要评价患者将要恢复的工作场所的情况、家庭的支持情况和患者生活的实际情况。一个有弹性的考虑和一个可以模拟的工作试验场所对于患者恢复职业可能是很重要的。所谓“有弹性的考虑”是指通过康复的训练使患者的能力不断增加，并且根据所在的环境的不断改善而调整患者的就业情况。而一个模拟的工作试验场所对于培训患者的就业能力，作出就业评定常常是关键的一步。在模拟的工作试验场所的工作情况可以提供给我们有关就业的最完全的信息。社区康复工作者、管理者（包括临床的康复医师和治疗工作人员）应当用这些数据去说服雇主，使他们按照国家的法律接受患者受雇。现代科学技术的发展，在很多情况下并不需要很大的体力消耗，例如使用计算机的计算和管理工作。因此只要患者在康复后身体的体力、言语、认知、情感等功能能够承受职业的压力，就应当千方百计地使患者恢复职业性活动。恢复职业性活动会使患者在精神、心理上获得极大的康复效益。

（五）患者性生活的咨询指导

通常，脑卒中患者回到家里后大多减少和停止了性生活。由于神经功能的损害、使用某些药物（如控制高血压和冠心病的药物）和患者的心理作用，患者的性欲和性高潮也会在不同程度上减退，在男性会出现勃起和射精的障碍，在女性则会出现性冷和缺乏性高潮。但是，由于传统的原因和个人的隐私，许多患者及其配偶不轻易谈到有关性生活的问题。实际上，脑卒中后性生活并不是禁忌的。对于大多数脑卒中患者来说，只要正确地认识和正确地进行处理，仍然是可以恢复性生活的。通过宣教让患者及其配偶都应该认识到：运动、感觉、注意力障碍、易疲劳等都会影响患者的性活动，而患者的自尊、自卑等心理因素更会对其有严重的影响。因此，配偶的支持、理解和尊重是起着重要作用的。对性活动作适当的调整也是必要的，如：体位的调整、增加抚爱的动作、减少性活动的时间以避免疲劳等。当在性活动中出现不适，如头痛、心绞痛、明显乏力等时，应减少或停止性活动，并应及时返回医院做必要的检查。谨慎地、逐步地恢复性生活对于脑卒中患者来说是提高生活质量的重要内容，对于中青年患者来说，尤为重要，甚至可能成为家庭稳定的重要因素。

第四节　社区康复的影响因素

一、社区与家庭支持

（一）社区支持的作用

社区支持对于患者、家属和照顾者都是非常有用的，主要包括：教育方面、设备方面和心理、情感等方面。教育方面的支持，包括社区发放的印刷材料、广播、电视录像带等；技术信息方面的支持，对于患者进行康复有一定作用的组织、机构和专业人员的信息等；设备方面的支持，包括由社区提供的、简化家事活动的小工具、轮椅、步行器、拐杖、矫形器等；心理情感方面的支持，包括配偶、家庭成员、亲戚、朋友的探望、交谈、鼓励、咨询等，有时即使是被拒绝的忠告和建议对患者的心理也会产生良好的影响。已有许多研究表明：强有力的社区支持对于改善患者的功能后果，特别是对相对孤独的、重度和中度的脑卒中患者来说是非常有价值的。一些公共组织和一些患者的自发组织有时也会起到很大的作用。患者良好的心态、积极服从治疗和康复计划的安排、健康向上的生活态度是保证患者社区和家庭康复取得成功的基础。

（二）家庭支持的作用

家庭的功能主要有两个方面：一方面是对社会的作用，另一方面是对家庭成员的作用，包括生理、心理、经济、教育、娱乐活动等许多方面。脑卒中患者在家庭的康复过程中更可以显示出家庭对家庭成员管理功能的重要作用。尽管社区和家庭康复照顾的困难不少，但是较好的家庭康复照顾对患者的康复效果是显著的。尤其照顾者是患者感情牢固的配偶，并且有一定的康复知识时，往往会取得预料不到的良好效果。例如：我们曾经经历过数例严重残疾（严重偏瘫和认知功能障碍）的患者，在其配偶的多年努力下终于达到了基本生活自理。家庭的支持可以影响患者对康复训练及治疗的顺从性，在其中也起着协作、监督作用，康复效果有时是事半功倍的。所以我们觉得，对于家庭康复来讲，有利于脑卒中患者康复的重要条件应该是：

（1）照顾者与患者感情牢固

感情支持是患者生活、康复的最基本动力。如配偶的耐心照顾，可以缓冲患者由于患病而产生的情绪波动，保持内心的平静。而照顾者与患者感情不和，患者不得不压抑自己的感情，情绪消极，乃至成为诱发身心疾病的因素。

（2）熟悉患者的康复程序

照顾者从一开始就适应和熟悉患者的康复程序，照顾者不了解康复程序和恢复过程，对诸如偏瘫、失语、认知等抱有“痊愈”的过高期望值等，不仅会延长患者在康复机构的住院天数，而且出院后也会增加再入院的可能性。

（3）充分利用家庭的外在资源

脑卒中患者的家庭情况与周围大环境的相互关系常常反映在患者社区家庭的康复中，并对整个连续性康复过程产生重要影响。因此，患者家庭需要有其他有力的社会支持。家庭的外资源主要包括社会资源（同事、朋友、领导社会团体的关心与支持）、文化资源（文化信息及文化教育的支持）、经济资源（工作收入、保险、赞助的支持）、环境资源（社区环境状况、设施、邻里关系等）、医疗资源（医疗卫生服务与保障等）等方面，如果能够充分合理地利用家庭的外在资源，将会较为顺利地克服患者康复过程中的困难。

近年来，随着我国社区卫生服务的开展，脑卒中患者的家庭康复开始被各级康复工作者所关注。在康复医学纵深发展的过程中，如何构成符合我国国情的脑卒中社区康复服务模式是一个十分重要的问题，这需要我们各级康复工作者共同去实践和探讨。

二、社区康复的管理

（一）社区康复网络中涉及的问题

偏瘫的康复是一个全面的、长期的系统工程，在急性期要住院做急诊和早期的医学处理，并尽可能早地开始医学的康复处理。患者回到社区、家庭中需要进行连续性的治疗，预防并发症、防止卒中再发，还要通过各种训练方法使患者的机体功能得到最大程度地恢复，保持良好的心态，充分发挥残余功能、做到生活自理，重新参与到社会生活中去。如儿童要能去上学，中年人要能去从事职业活动挣钱养家，老年人要能争取生活自理。因而，社区康复网络服务的管理非常重要。为了使脑卒中患者得到全面的、有效的服务，达到预期的康复目标，我们应建立一整套完善、可行的管理制度，如建立脑卒中患者的健康档案，系统地记录患者患病及康复治疗的过程，为连续的、科学的、全面的康复服务提供依据。制定转介标准：医学情况的稳定应在医院中；医学情况稳定后的功能恢复应在康复机构中或在医院的康复门诊中进行；生活基本自理后应转回家中；功能恢复速度很慢或预计难以恢复功能而不得不进行长期的生活护理照顾者，应转介到中间设施中去。这些转介应根据具体情况双向进行。有条件的地方应当制定出具体的转介条件、转介方式、转介地点、支付方式等文件供患者参考。

（二）康复人员的培训与指导

社区康复是以患者家庭居住地的社区卫生服务单位为基础的，并不是一种单一的家庭照顾，在康复医疗网络中占有举足轻重的地位。脑卒中患者在恢复早期要在康复机构住院或在门诊继续进行康复医疗；在恢复后期和后遗症期，要回到社区和家庭，仍然要坚持康复性训练，有的甚至要坚持一生。从康复的形式来讲社区康复与医疗机构中的康复是可以相提并论的，而在康复措施的实施中同样具有全面性、科学性。

社区康复的专业理论不仅仅涉及康复训练问题，同时涉及了预防医学、心理学、社会学等诸多领域。因此，在社区康复网络中康复人员的培训与指导是十分重要的。首先要有经过正规培训的康复工作者，他们能够提供技术指导和信息咨询，充分调动患者、家庭成员及社会工作者的积极性，以科学的评定方法，随时修订康复计划，使患者在社区或家庭中依照正确的康复措施完成康复过程，达到康复目标，确保良好的康复效果。

（王茂斌）

参考文献

1. 汤小泉，高文铸. 社区康复. 北京：华夏出版社，2000，第一版

2. 黄人健，贾明艳，吴永浩. 社区护士培训教程. 北京：中央广播电视大学出版社，2000，第一版

3. 周维金，黄永禧，王茂斌. 康复专业人员培训教材. 北京：北京大学医学出版社，2005，第一版

第二十三章

脑卒中康复医疗理论的进展

23

第一节 康复医疗基础理论进展

近年来，随着神经科学的巨大进展，神经康复理论在神经生理学理论和方法的基础上发展到脑的可塑性和大脑功能的重组。在“脑的十年”中（1991—2000）神经科学取得的研究进展，主要表现在以下几个方面：

（1）脑的可塑性和大脑的功能重组。

（2）随意运动调控的机制。

（3）痉挛发生机制及其系统性处理。

（4）神经生长因子和神经干细胞等。

这些新的进展，使我们对人类大脑有了更新的认识，也使得脑卒中康复医疗的理论更加完善，因此，在康复临床实践中我们必须更新观念。

一、脑的可塑性和大脑功能重组

有关脑的可塑性和大脑功能重组的基本理论，我们在本书第二章中已经做了较为详细的介绍，这里不在赘述。由于脑的可塑性和大脑功能重组理论的建立，使我们从人类大脑损伤后无所作为的、“听天由命”的宿命论观点，提高到可以按照人类的意志去重新塑造大脑和使大脑的功能重新建立起来的科学观点上来。经过多年的研究，人们认识到了大脑功能重组的一些基本规律和特点（重组部位可在损伤区周围、对侧或远隔损伤部位），这些规律和特点与患者学习或训练的规律是基本一致的，主要包括以下几个方面：

（1）主动性。

（2）实践性。

（3）重复性——“时间依赖性”。

（4）适量性——“强度依赖性”。

（5）刺激的丰富性。

脑的可塑性和大脑功能重组的理论为脑卒中的康复奠定了扎实的理论基础，并且大大地推进了脑卒中康复新技术和新方法的研究和应用。

二、随意运动调控机制理论的应用

（一）运动的正常调控机制

20 世纪 50～70 年代，CVA 的康复医疗是建立在神经生理学和神经发育学的基础上的，例如：突触的生理学和形态学知识；突触膜电位的叠加和积累；活化突触和休眠突触；易化作用（包括加大多种感觉的输入，获得运动的输出）；膜电位的改变：失神经支配后的细胞超敏感性；神经发育学知识等。在当时，对于大脑支配的随意运动的调控机制了解甚少。过去，一般认为运动的正常调控机制如图 23－1 所示。

运动系统神经支配

运动统合水平	控制运动的形态学水平
完全随意的运动	大脑皮层
自动性程序运动	皮层下（基底结区）
协调性运动	小　脑
平衡反应性运动	中脑、脑桥
直立反应性运动	中脑、脑桥
姿势反射性活动	延　髓
联合反应性活动	脊　髓
共同运动性活动	脊　髓
牵张反射性活动（痉挛）	脊　髓

图23－1　运动的正常调控机制

（二）随意运动的复杂性

上运动神经元支配随意运动与下运动神经元支配的反射性运动有着本质的区别。上运动神经元支配随意运动如图 23－2 所示。

由于神经功能影像学的发展，随意运动的皮层支配关系已经可以在屏幕上直接地被观察到。正电子发射 CT（PET）、功能性核磁共振（fMRI）、脑磁图（MEG）等影像学技术使我们能够直接地看到大脑的功能活动区。而大脑的诱发电位和非线性脑电图等技术使我们有可能分析毫秒级的大脑电活动。例如，图 23－3 就是在 fMRI 上观察到的患者左侧颞顶叶损伤后正常活动和异常活动时大脑皮层不同区域的活动情况。

当一个人的大脑损伤后，功能活动区发生的改变以及怎样使它发生改变，我们在相当范围内已经观察到，并已经可以初步控制了。这样，脑卒中康复的理论依据就必须从神经生理学的基础上发展到脑的可塑性（Brain Plasticity，BP）和大脑功能重组（Brain Functional Reorganization，BFRO）的理论和方法上来。

我们需要明确地认识到：只有按照随意运动大脑支配的理论和技术方法在偏瘫的康复中重新获得随意运动，才是偏瘫恢复的唯一正确途径。

（三）随意运动调控机制理论在康复训练中的应用

上运动神经元（指皮层和皮层下的运动神经元结构）损伤后对随意运动的影响是：上运动神经元支配的随意运动丧失，下运动神经元（指脊髓内的运动神经元结构）支配的原始运动模式释放。运动功能的恢复是遵循

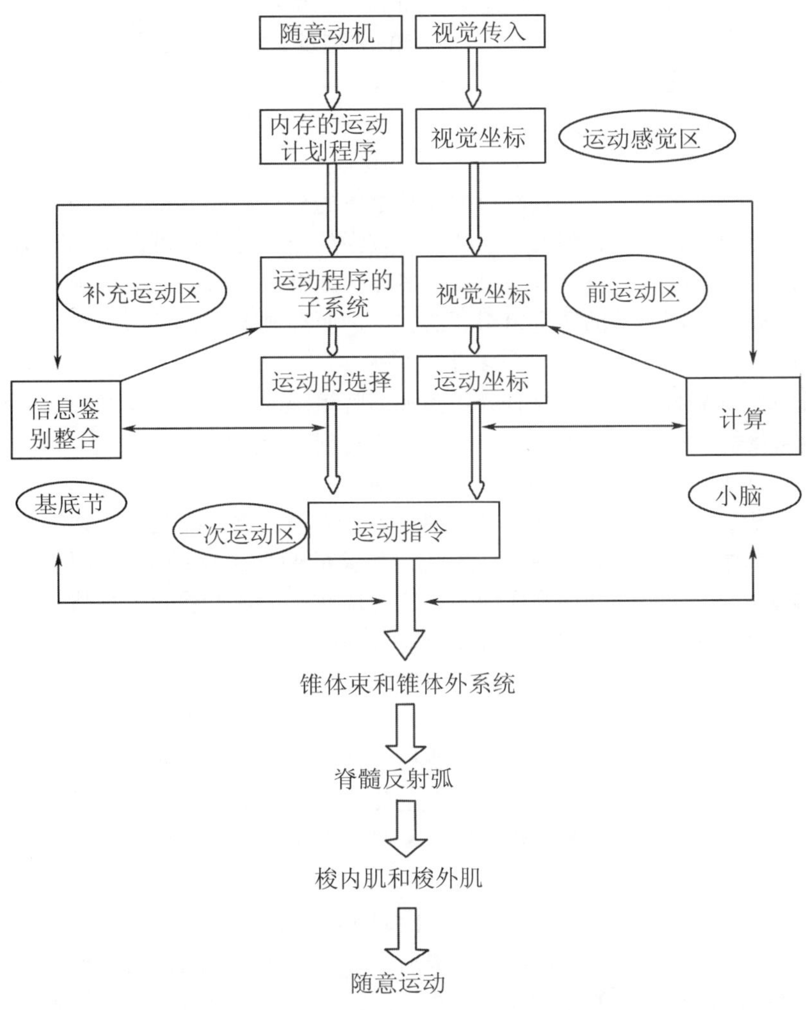

图23－2　上运动神经元支配的随意运动模式图

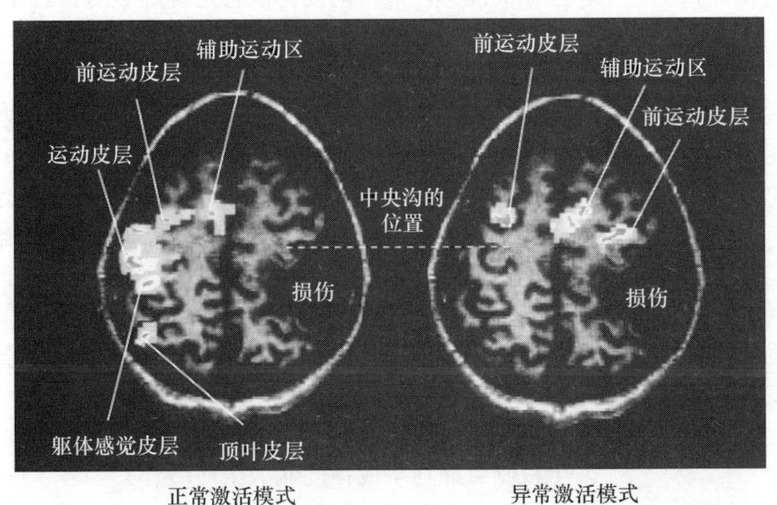

图23－3　在fMRI上观察到的正常与异常活动时大脑皮层不同区域的情况

神经发育学规律，而且主要是应用神经生理学的理论和方法。因此，偏瘫时异常的运动模式，如联合反应、共同运动、异常的姿势反射、肌张力的异常、交互抑制障碍等，成为康复治疗中的中心问题。偏瘫患者的训练利用了神经生理学方法并且遵循了神经发育学的规律，在康复基本原则中也体现了这些观点，分述如下。

1. 偏瘫患者基本的训练方法

针对偏瘫患者存在的功能障碍问题进行康复训练的理论依据是利用或控制联合反应、共同运动、异常姿势反射、痉挛等神经生理学机制。康复的程序也基本参考儿童神经发育的程序。随着人们对随意运动机制的深入了解，随意运动时大脑相关区域的活动和先后顺序每个区域的作用等逐渐被认识。主要的康复训练方法和程序如下：

（1）神经生理学和神经发育学方法（NPT，NDT）：

①直列式程序（brunnstrom，bobath技术和方法等）。

②并列式程序（上田敏方法等）。

（2）本体感觉神经肌肉促通技术和方法（PNF技术和方法）。

（3）多重感觉刺激技术和方法（ROOD技术和方法等）。

（4）运动再学习（MRP技术和方法等）。

2. 康复的基本原则（WHO，1990）

（1）选择恰当的适应证。

（2）及早开始。

（3）不同阶段选择不同方法。

（4）按一定的程序进行。

（5）全面的康复。

康复训练的基本原则详见本书第一章。

三、抗痉挛理论

（一）脑卒中偏瘫后出现随意运动与痉挛发生的关系

脑卒中偏瘫后随意运动的产生

是和痉挛的产生直接相关的，或者说这只是一个问题的两个方面：要产生随意运动就必须抑制痉挛的发生；反过来，有痉挛的显著存在就不可能产生随意运动。因此，在讨论随意运动的功能重建时，就必须同时搞清痉挛的机制并控制痉挛的发生。否则，痉挛的运动模式一旦“强化”，随意运动就会很难产生。

（二）抗痉挛理论

过去许多年，痉挛被认为是肌梭、脊髓γ神经元和梭内肌过度活跃所造成的肌张力升高。因而控制痉挛的方法主要集中在通过神经生理学理论指导下的神经生理学方法上。如，持续性的牵拉痉挛肌和减少快速牵拉痉挛肌；用冰水持续降低痉挛肌肌梭部位和减少对痉挛肌的快速冷刺激；抑制联合反应和共同运动的强化等。但是近些年来神经药理学的快速发展，使我们认识到上运动神经元损伤后痉挛的产生是一个复杂的“系统工程”。它涉及到大脑（上运动神经元）、脊髓（下运动神经元）γ神经元GABA－B受体、神经干、神经肌肉接点、肌肉（肌梭、梭内肌、梭外肌的作用）等不同的解剖部位，有着十分复杂的机制。因此，也形成了十分复杂的抗痉挛理论。由于抗痉挛理论的进一步完善，相应的抗痉挛方法随之产生，并在临床上开始广泛使用，成为偏瘫处理的重要内容。近年来，口服巴氯芬和巴氯芬鞘内泵的应用、肉毒毒素A肌肉内注射的广泛使用，都是在这些研究基础上发展起来的。有关痉挛的理论和处理方法，请参考本书第十七章的相关内容。

四、神经干细胞和神经生长因子

长期以来，人们一直认为：成年哺乳动物脑内神经细胞不具备更新能力，一旦受损不能再生，乃至死亡。因此，脑损伤后人们常常被宿命论观点所左右，即认为在这一问题上“无所作为”。

近年来，随着生物医学技术的迅猛发展，在神经生物学方面重要的发现之一是神经干细胞的存在，特别是成体脑内神经干细胞的分离和鉴定技术的应用具有划时代意义。有关神经干细胞的特点、分布、分化机制及应用等研究进展介绍如下。

（一）神经干细胞的特点

（1）神经干细胞可以分化。

（2）通过分裂产生相同的神经干细胞来维持自身的存在。同时，也能产生子细胞并进一步分化成各种成熟细胞。干细胞可连续分裂几代，也可在较长时间内处于静止状态。

（3）神经干细胞通过两种方式生长：

①对称分裂，形成两个相同的神经干细胞；

②非对称分裂，由于细胞质中的调节分化蛋白分配不均匀，使得一个子细胞不可逆的走向分化的终端而成为功能专一的分化细胞，另一个子细胞则保持亲代的特征，仍作为神经干细胞保留下来。分化细胞的数目受分化前干细胞的数目和分裂次数控制。

（二）干细胞的类型及其细胞间关系

按分化潜能的大小，干细胞基本上可分为以下3种类型：

（1）全能干细胞

具有形成完整个体的分化潜能以及与早期胚胎细胞相似的形态特征和较强的分化能力；可以有无限增殖并分化成全身200多种细胞组织的潜能，进一步形成机体的所有组织、器官，进而形成个体。

（2）多能干细胞

具有分化多种细胞组织的潜能，没有发育成完整个体的能力，发育潜能受到一定的限制。

（3）单能干细胞

如神经干细胞等就为第三类干细胞，这种细胞只能向一种类型或密切相关的两种类型的细胞分化。然而，干细胞横向分化的发现使这个观点受到了挑战，神经干细胞可以分化成造血细胞。

总之，生命体可以通过干细胞的分裂来实现细胞的更新及保证持续生长。随着基因工程、胚胎工程、细胞工程及组织工程等各种生物技术的快速发展，按照一定的目的在体外人工分离、培养干细胞，利用干细胞构建各种细胞、组织及器官作为移植来源将成为干细胞应用的主要方向。

（三）神经干细胞的分布

神经管形成前，在整个神经板能检测到神经干细胞的选择性标记物神经巢蛋白（nestin），它是细胞的骨架蛋白。同时也发现构成小鼠神经板的细胞具有高效形成神经球的能力。但目前尚不能肯定神经板与神经干细胞是否具有相同的诱导机制。神经管形成后，神经干细胞位于神经管的脑室壁周边。

关于成年脑神经干细胞分布的研究显示：在成年嗅球、皮层、室管膜层或者室管膜下层、纹状体、海马的齿状回颗粒细胞下层等脑组织中，分布着神经干细胞。同时一些研究发现：脊髓、隔区也分离出神经干细胞。通过这些研究可以表明，神经干细胞广泛存在于神经系统中。

在中央管周围的神经干细胞经过培养后亦可形成神经球，并产生神经元。脊髓损伤时，来自于神经干细胞的神经元新生受到抑制，而神经胶质细胞明显增多，其发生机制可能与生成神经元的微环境有关。

（四）神经干细胞的分化机制

神经干细胞定向诱导分化调控是目前神经干细胞研究的重大课题。脑内的主要组织细胞包括神经元、星形胶质细胞及少突胶质细胞等，而大脑的功能主要依赖于神经元并通过神经信息的传递方式来实现。脑内神经元种类繁多，且功能极为复杂，如胆碱能神经元、儿茶酚胺能神经元、5－羟色胺能神经元及肽能神经元等，不同功能的神经元分布在脑内不同的部位，通过合成及释放相应的神经递质发挥各自独特的功能。

神经干细胞的分化受基因调控，基因表达的时空方式受其自身固有的分子程序调控以及周围环境的影响。胚胎干细胞向神经干细胞的分化需要基因调控，特别是不同发育分化阶段的决定神经干细胞向所需功能神经细胞定向分化的主要调控基因。目前，虽然基因组测序已完成草图，但基因组序列分析仅仅反映遗传信息复杂性的一方面，而有关遗传信息有序地、时相性地表达等复杂性的另一方面尚未完善。

Pevny 等将神经元特异性的 *Sox2* 基因转染胚胎干细胞，再经维甲酸诱导，可获得 90% 以上的神经细胞。Giebel 等表达 *Nurrl* 基因对于中脑神经前体细胞分化为多巴胺能神经元起决定作用。这些研究表明，基因调控与神经干细胞的定向分化密切相关。

细胞因子也与神经干细胞的增殖、分化密切相关。不同的细胞因子在神经干细胞的诱导分化中起重要作用，但尚没有一种细胞因子能在体外将神经干细胞全部诱导分化为所需的功能神经细胞。参与神经干细胞诱导分化的细胞因子有白细胞介素类，如 IL－1、IL－7、IL－9及IL－11等。

神经营养因子对神经干细胞分化到终末细胞的整个过程均有影响，如果将培养的神经干细胞置于脑源性神经营养因子作用下，大量的神经干细胞可以表现出分化神经元的特性。

生长因子类，如上皮生长因子、神经生长因子及碱性成纤维细胞生长因子等也影响神经干细胞的分化。神经干细胞对不同种类、不同浓度的因子以及多种因子联合应用的作用各不相同，在神经干细胞发育分化的不同阶段，相同因子的作用也不同。如在表皮生长因子及碱性成纤维细胞生长因子存在的条件下，胚胎神经干细胞主要向神经元、星形胶质细胞和少突胶质细胞分化，而出生后及成年的脑神经干细胞，则无论是否有上皮生长因子及碱性成纤维细胞生长因子，主要都分化为星形胶质细胞。这些研究提示，上皮生长因子及碱性成纤维细胞生长因子对神经干细胞向功能细胞的诱导分化是复杂的。

信号传导在神经干细胞分化中十分重要。作为一种信号传导途径，Notch 信号传导系统尚未完全阐明。目前认为 Notch 受体是一种整合型膜蛋白，是一个保守的细胞表面受体，它通过与周围配体接触而被激活，其信号传导途径开始于 Notch 受体与配体结合后其胞浆区从细胞膜上脱落，并向细胞核转移，将信号传递给下游信号分子。此外，Janus 激酶信号转导递质与转录激活剂（JAK-STAT）信号传导系统也参与干细胞的调控。

（五）神经干细胞的应用

目前有关神经干细胞的应用还存在较多未解决的问题，由于其应用前景广阔，仍是世界神经科学界研究的热点问题之一。

1．神经干细胞的应用

神经干细胞在神经发育和修复受损神经组织中发挥重要作用。神经干细胞移植是修复和代替受损脑组织的有效方法，能重建部分环路和功能。此外，神经干细胞可作为基因载体，用于颅内肿瘤和其他神经疾病的基因治疗。利用神经干细胞作为基因治疗载体，弥补了病毒载体的一些不足。Wagner 等将神经干细胞移植到帕金森病模型的鼠脑，神经干细胞在其脑组织中迁移并修复损毁的脑组织，且震颤症状明显减轻，可能是神经干细胞分化成为多巴胺能神经元起到治疗作用的原因。神经干细胞对于判断药效及药物毒性等也有一定实用价值，如可以利用神经干细胞培养技术观察某些天然化合物和合成化合物的神经活性，为发展小分子治疗药物提供理论基础。

2．神经干细胞应用中存在的问题

（1）目前建立的神经干细胞系绝大多数来源于鼠，而鼠与人之间存在着明显的种属差异。

（2）神经干细胞的来源不足。

（3）部分移植的神经干细胞发展成脑瘤。

（4）神经干细胞转染范围的非选择性表达及转染基因表达的原位调节。

（5）利用胚胎干细胞代替神经干细胞存在着社会学及伦理学方面的问题等。

（六）神经干细胞应用的研究与康复治疗

近十年来，在神经生长因子和神经干细胞方面取得的进展是神经科学一次革命性的变化。它从根本上推翻了中枢神经损伤后的“无所作为”宿命论观点，极大地推动了现代神经科学的发展。从目前看来神经干细胞的实际应用还是一个漫长的路程，但应该说前景是美好的。如果神经干细胞临床应用研究获得成功，对于脑外伤、偏瘫、脊髓损伤等神经功能受损患者，尤其是植物人而言，不啻是一大福音。

1．神经干细胞应用需要研究的问题

目前神经干细胞的来源、分离、培养及鉴定还有许多工作要做，神经干细胞诱导、分化及迁移机制有待进一步研究。通过细胞培养技术及基因组的研究，如 DNA 微列阵技术，进一步明确成体神经干细胞的确切位置，可以设计药物特异性地激活这些细胞。进一步认识神经干细胞的本质和控制分化基因，通过调控靶基因可以从神经干细胞诱导产生特定的分化细胞来满足各种需要。横向分化的发现对神经干细胞的研究和应用具有重要意义，人们可望从自体中分离诱导出神经干细胞，有可能解决神经干细胞的来源问题。

由于中枢神经系统的自我修复能力有限，因此，中枢神经的修复仍然是神经科学领域中一个极具挑战性的课题。近十余年来，各国科学家致力于神经组织和细胞移植修复中枢神经损伤的研究并取得了很大进展。大量的动物实验研究显示周围神经、胚胎脊髓、雪旺细胞、神经干细胞、嗅鞘细胞、骨髓基质细胞、脐带血干细胞等进行移植可不同程度地修复中枢神经损伤，促进神经功能恢复。但由于涉及到细胞来源、异体排斥反应、定向分化、伦理道德等问题，神经组织和细胞移植的临床应用大大受限。因此寻找有效的自体移植组织或细胞成为亟待解决的现实问题。

1997年，英国科学家用嗅鞘细胞植入实验动物脊髓损伤处，报告实验动物的脊髓功能有所恢复，从而引起世界各国神经科学工作者的强烈关注。目前，由于嗅黏膜嗅鞘细胞和骨髓基质细胞可从自体获得，来源相对容易，成为自体细胞移植研究的热点话题。有学者认为其作用包括：

（1）改变中枢神经系统损伤局部的环境，分泌大量不同种类的神经营养因子和支持因子。

（2）具有诱导神经轴突再生和中枢神经轴突髓鞘再生的双重作用。

（3）帮助神经轴突穿越瘢痕和伸延。

国内已有临床研究报道应用胚胎嗅球嗅鞘细胞移植治疗脊髓损伤晚期患者，认为对脊髓神经功能有不同程度的提高。但因为没有随机对照的研究和更多的实验证据，目前对其结果的有效性还有争论。

中枢神经损伤后在短暂时间内神经组织内部发生了错综复杂的变化，如脑和脊髓中部分神经元的破坏、死亡。脑和脊髓水肿、细胞毒素的释放、有害物质的生成、抑制轴突再生因子的产生等，嗅鞘细胞创造的有利因素毕竟有限，寻求一个新的挖掘嗅鞘细胞潜能的途径尤为重要。细胞或组织联合移植或联合神经营养因子等联合应用方法已成为国内外学者研究的热点。

已有研究证实，提高cAMP水平有助于中枢神经的修复。cAMP是细胞内第二信使，通过Ca^{2+}与细胞外信号偶联可改变酶、神经递质、肽及受体基因表达，使神经元形态功能发生变化，如神经元发芽、突触密度改变、神经递质受体变化等。体外实验显示可溶性cAMP类似物bd-cAMP有助于神经元胞体和轴突生长，局部注射cAMP同时给予磷酸二酯酶抑制剂抑制cAMP水解，联合雪旺细胞移植可使损伤的白质中有髓轴突数目增加，后肢运动功能评分增高。cAMP联合治疗是否在嗅鞘细胞和骨髓基质细胞移植中促进神经元胞体和轴突生长值得深入探讨，这可为中枢神经损伤的修复探索新的手段。相信通过不懈的努力，不远的将来一定会在某些方面取得突破性的进展，最终为中枢神经损伤后神经功能恢复奠定基础。

但是，目前在神经生物学和基础实验室的研究中，对神经干细胞的研究集中在细胞的分离、植入细胞的存活、分化的条件、调控的因子以及移植后形态学的改变等方面。现在，已经可以观察到神经干细胞移植后部分存活并有突触形成，但是至今仍没有解决移植后的神经功能的恢复问题。这就提出几个问题：

（1）形态和功能是不同的问题，突触的存在并不等于信息可以自由传递。

（2）神经发育学表明：竞争的作用是保持功能的重要机制。事实上在发育过程中，有相当一部分突触会退化或处于休眠状态（突触精减），只有少数（甚至一个）突触连接会发育并形成有效的活化突触，从而保证功能的实现。

（3）突触的连接是精确而有序的。一定的神经突触只会向一定的“靶”组织的特定细胞生长并连接，而且即使在最佳的实验室条件下，每天的生长速度也不会超过1毫米。也就是说可能需要很长的时间，才有可能形成神经元和“靶细胞”的连接。

（4）神经元即使与“靶细胞”连接成功，也必须经过“易化”（facilitation）才能逐步地产生功能性作用。例如，必须加大感觉的输入，才有可能获得运动的输出。而刺激在时间和空间上的“积累”是必不可少的。

（5）即使在成年人的研究中，也发现实际上在中枢神经系统中大量的突触是“休眠突触”，真正发挥功能的“活化突触”不过20%～30%。

可见，要使成年动物或人产生一种新的“功能”或恢复已经丧失的功能，绝不是在形态上神经干细胞移植成活并有突触形成就可以解决的。

2. 神经干细胞移植与康复治疗

（1）神经干细胞移植后的康复治疗作用

康复医学是一种专门研究功能恢复的医学新学科。在神经康复学发展的几十年中，对于如何恢复中枢神经系统的功能积累了许多实践的经验，随着神经生物学、神经发育学、神经生理学、功能神经影像学等的发展，在中枢神经功能恢复的理论上已经有了一些新的观点和认识。例如：建立在神经发育的阶段理论、神经生理学理论上的早期康复训练技术、主动性康复技术、预防性康复技术、神经肌肉促通技术（facilitation technique）、多重感觉刺激技术、功能后果的时间和剂量依赖性等，都在神经康复的临床实践中获得了丰富的实践经验。在神经科卒中单元（stroke unit）中，中枢神经康复治疗的作用已经被循证医学证明是很有价值的，并且已被国内外学术界广泛认可。但是康复处理在神经干细胞移植后的作用还有待于进一步的研究。

（2）神经干细胞的研究需要科学的研究方法

①动物实验：将脑损伤或脊髓损伤后神经干细胞移植后的模型大鼠分为至少两组，一组不经康复性训练，一组加用康复性训练，评价 3 个、6 个、9 个、12 个月的运动功能积分，确定康复性训练是否有一定治疗价值。

②直接用患者进行研究：将经过批准的、且患者签署了志愿同意书的脑损伤或脊髓损伤后神经干细胞移植后的患者进行康复性训练，制订严格的康复计划，实行强化的康复，使用国际上通用的功能评定标准（如 ICF 临床评定量表，Fugl-Meyer 偏瘫评定量表、ASIA 截瘫评定量表等），通过多中心、大样本的自身对照来确定康复训练是否有利于运动功能的恢复。评定时间也为 3 个、6 个、9 个、12 个月。

因为这是一种“慢性”实验或临床观察，在统计、分析方面，需要有统计学的专家参与。

总之，在神经干细胞移植后，应当考虑如何使发生分化的“植入神经元”真正地产生功能性作用，这可能不得不进行大量的神经康复学的研究。因为如果付出巨大的代价，却不能使患者的功能改善，那么神经干细胞的移植就不可能坚持下去，神经干细胞在中枢神经系统疾病的治疗作用就不会取得突破性的进展。

然而，无论如何，神经生长因子和神经干细胞的研究都为神经科学的进一步发展，开辟出一条崭新的、十分有希望的灿烂前景。

第二节　康复策略的进展

一、康复评定

自从 1980 年 WHO 颁布了 ICIDH 以来，以残损（impairment）—残疾（disability）—残障（handicap）三个水平为中心的康复评定方法就逐渐建立起来。但是很快就发现 ICIDH 在实际应用上存在着一些缺陷。例如：残疾概念的混淆、项目分类上的不足、缺少定量的方法等，使得在实际应用中困难重重。因此，WHO 从 20 世纪 80 年代中期便开始了对 ICIDH 的修订工作。

2001 年 5 月 22 日 WHO 正式通过了“国际功能、残疾和健康分类”（ICF），其目的是提供一种国际上统一和标准的语言和框架来描述健康状况和与健康有关的状况。ICF 定义了健康的成分（如功能、残疾）和一些与健康状况有关的成分（如背景因素）使我们在工作中不能只盯着“病”，而更重要的应当是“人”，是生活能够“独立”的人，是具有较高“生活质量”的人，是真正“健康的人”。因此，在脑卒中的康复评定方法上，从单纯的身体水平的评定，发展为身体—活动—参与三个水平的评定，从以 ICIDH 为指导的康复评定方法发展到以 ICF 为指导的康复评定方法。康复后果（outcome）主要从“活动”和“参与”水平进行评定。

目前，国际上已经开始广泛地使用 WHO 建议的 ICF 临床检查表，但在国内使用这一量表的还比较少。我们预计这一量表有可能逐渐取代原有的评价康复医疗后果的其他量表。

ICF 临床检查表是世界卫生组织《国际功能、残疾和健康分类》（简称 ICF）的主要类目测试表，它是说明和记录个体功能状况和残疾的工具，该信息可以总结为病案记录（例如：在临床实践或是社会工作中的记录）。检查表要与 ICF 评定表或 ICF 简表（这两种表的详细内容请参阅有关专著）一起使用。ICF 临床检查表见本章后附表。

活动表现限定值说明参与局限的程度，用来描述个体在他/她的现实环境中执行一项任务或行动的实际活动表现。由于现实环境中有社会性的背景，使用该限定值记录活动表现可以理解为“投入到生活情景中”或人们在其所生活的实际背景中的“实际经历”。这种背景包括环境性因素——自然的、社会的和态度世界的所有方面，它们可以使用环境因素进行编码。活动表现限定值是用来测量被访者做自己想做的事所经历的困难程度。

能力限定值说明活动受限的程度，用来描述个体执行一项任务或行动的能力。能力限定值重点在局限性上，那是个体自身所固有的与生俱来的特征。这些局限性直接表现出被访者在没有辅助时的健康状态，这里的辅助是指别人对我们的帮助，或是用适合的、特殊的用具、或是交通工具，或者是对于房间、家中、工作场所等的任何形式的改造。这级水平的能力应该判断出人们在获得健康状态之前的预期正常水平和实际能力。

在临床使用这一量表时，可能还需要对某些项目进行修订以适合中国国情，并制订一个在国内统一的能够给出具体打分方法的“指南”，否则容易产生人为的误差。

另外，在这个量表中，身体水平上的功能障碍评定的项目比较简单，不能比较细致地描述所发生的问题。如在偏瘫患者，只给下面五项，即 b7 神经肌肉骨骼和运动有关的功能；b710 关节活动功能；b730 肌肉力量功能；b735 肌张力功能；b765 不随意运动功能。在五个水平上打分显然是不够的。因此，我们建议同时使用一种在国际上比较通用的有关脑卒中偏瘫的运动功能评定量表，如 Fugl-Meyer 量表，可能会更好一些。

无论如何，在有关功能后果评定方面，我们需要密切关注国际的新动向。我们相信，ICF 有可能会成为今后国际康复医学界统一数据系统的基础。

二、康复医疗原则

经过将近二十年的发展，随着脑卒中偏瘫康复医疗理论、技术方法上的进步、评定方法的更新，使得康复医疗的原则也发生了很大的变化。1990 年 WHO 脑卒中康复的专家委员会曾提出五个原则(恰当地掌握适应证、早期康复、分阶段、按程序、全面康复),经多年的实践,在此基础上,我们对脑卒中偏瘫患者的康复医疗的原则做了补充。现将十个基本原则介绍如下。

(1)正确地掌握康复医疗的适应证

如美国 1995 年脑卒中后康复指南所述,详见本书第一章。

(2)早期开始康复

一般主张病情稳定后 24 ~ 48 小时开始康复的介入,即在卒中单元(stroke unit)中即开始康复医疗的介入。我国国家“九五”攻关课题“急性脑卒中早期康复医疗研究”的结果也已经证实:早期康复医疗是安全的和有效的,比较早的康复介入(一周内)在功能恢复的后果上比患病后推迟的康复介入效果好。而卒中单元的概念和实践,已经在国际社会和学术界形成了共识。

(3)临床性康复

在“卒中单元”、“神经重症监护病房”和“急诊科”内,神经康复工作者与神经内科、神经外科、内科—急诊科等医生的密切合作应是临床性康复的发展方向。在国内一些大医院中已经开始建立这种密切合作关系。即使独立的康复医学科也是以综合性临床康复为主。将预防(特别是“二级预防”)、临床治疗和临床康复密切地结合在临床一线的工作中,已经成为当前康复医学发展的主流,脑卒中的临床康复当然不能例外。

(4)预防性康复

强调二级预防 + 康复,例如预防“废用”和“误用”比发生“废用”和“误用”后再“康复治疗”效果好得多;预防痉挛比发生痉挛后再治疗痉挛简单得多也有效得多。这就需要批判地接受 Brunnstrom 的 6 级论:为什么非要使患者达到 Brunnstrom Ⅲ级、即痉挛明显出来后再去进行“抗痉挛治疗”,而不是尽可能避免痉挛出现而直接诱发分离运动和随意运动呢?临床实践显示,后者的效果明显优于前者。同样,早期发现吞咽功能的存在并设法保存和最大程度的恢复,就有可能预防或减少吸入性肺炎的发生;预防压疮比发生压疮后再去治疗简单得多……由此可见预防性康复是我们应注意遵循的原则。

(5)主动性康复

主动性康复对于患者是十分重要的,如我们强调随意运动是偏瘫患者康复的唯一目的,这样就应尽快以主动性训练取代被动性训练。同时需要意识到:被动运动—自助/强迫运动(包括利用联合反应、共同运动等)—低级水平的自主运动—随意运动—抗阻的随意运动是偏瘫恢复的一种规律。被动的康复处理在偏瘫早期(软瘫期)是必要的,但是当患者没有意识障碍或意识已经恢复的情况下,就必须转变观念:注重主动性康复。通过临床实践我们发现,主动性康复训练的效果明显优于被动性康复处理。因此,需要批判地接受 Bobath 的理论和实践,不能仅强调物理治疗师的被动性手法操作,而较少地使用主动性康复训练方法。事实上,Bobath 也已经意识到这一点,并在原著第三版中做了一些修改。

早在 1981 年,WHO 在残疾预防和康复专家委员会的 668 号技术报告中就已经指出:已有证据表明被动性康复处理即使有效,其效果也一般,因此建议减少被动性康复处理和为此进行的资金支付。现在看来,在主动性康复训练不能进行的情况下,被动性康复处理有时仍然是有相当价值的,但从整体上说,应当强调主动性康复训练的作用。

主动性康复是指利用患者尚存的功能(自己能随意完成动作的 75% 以上,他人帮助≤25%),在不断训练提高难度后,患者自己仍能完成新难度的动作(新的 75%)。如此螺旋形向上的、主要依靠自己的努力来提高运动功能。例如:首次偏瘫患者病情稳定后,约 80% 可以完成端坐的动作,表明患者躯干肌不瘫或只有轻瘫。然后通过床上的躯干肌训练(双桥、夹腿、摆髋、翻身、起坐等),在 2 ~ 4 周内大部分患者可以基本达到比较随意控制躯干肌的程度。

然后,抓住步行的三个要素:持重、平衡和“模式”,在坐位、立位下,使患腿持重由 25% →50% →75% →100%;使平衡能力由坐位Ⅰ、Ⅱ、Ⅲ级逐步提高到立位Ⅰ、Ⅱ、Ⅲ级;使下肢三关节逐步达到后伸髋下的屈膝和踝背屈。如能全面完成这三个目标,则患者以接近正常的步态独立步行,就基本可以保证了,步行的随意运动控制问题也就基本解决了。最后,再通过主动性康复训练解决灵活、技巧、协调、高级平衡、精细、快速等更高级的问题。

要恢复上运动神经元调控的随意运动,显然必须控制下运动神经元支配的联合反应、共同运动、异常的姿势反射、痉挛、交互抑制障碍等,其中特别是必须控制痉挛。痉挛的二级预防和早期痉挛的及时处理是恢复随意运动控制的关键点之一。

每一个患者所表现的需要由于具体康复的内容和程度不同而不可能完全相同,因此康复医疗工作者必须根据具体的康复评定结果才能制订出有效的康复计划。不可能所有的患者使用同一个康复程序。

(6)不同阶段采用不同的康复方法和程序

根据患者病程应在软瘫期、痉挛期、后遗症期等不同时期选择适宜的康复方法,如 BRUNNSTROM、BOBATH、ROOD、PNF、MRP、BP - BFRO 等方法。经过几十年的探索,专家们总结出来的一些行之有效的方法和程序,是值得我们认真学习的。当然,社会在进步、科学在发展,我们只有在前人的基础上不断创新和发展,才有可能推动康复学科的进步。因此,我们必须全面地了解这些技术和方法的背景、理论基础、技术和方法的关键点、优点和缺点,然后根据患者的具体情况,选择恰当的技术和方法,制订出个体化的康复程序。

(7)强化的康复程序

早已有证据表明,康复医疗的后果是有时间依赖性和剂量依赖性的。即大脑的功能重组需要经常性的、足量的刺激。一般在综合医院的急性康复期,应逐步延长主动性康复训练的时间,争取达到每天4~6小时。剂量也应逐步达到患者当时所能承受的最大活动量的50%~70%(要十分的个体化)。除了客观的观察外(如靶心率和患者的症状、体征等指标的变化),患者主观的自觉疲劳程度或不适感是更值得注意的指标。应以患者感到轻度—中度的疲劳,休息后(特别是夜间睡眠醒来后)自觉精神饱满、体力充沛为佳。特别是对老年患者,不宜过分加大训练量。

(8)综合性康复

脑卒中常常涉及多种损伤,如:感觉—运动、言语—交流、认识—知觉、情感—心理、交感—副交感神经、吞咽、二便等功能障碍。因此,康复处理要综合考虑到方方面面的问题。比较简单的脑卒中可能涉及的功能障碍比较少,但相当部分的患者不仅仅是偏瘫或失语的问题而已。

即使是单纯的偏瘫,在康复处理的方法上也应采取综合性的康复方法:预防性康复的方法+神经生理学方法+大脑功能重组的方法+临床医疗的方法(药物,注射等)+传统中医方法等。显然,综合性康复方法的结合应用会取得更好的康复后果。

作为中国学者,应该很好地探讨中西医结合的康复技术和方法,如针灸、中药的止痛、促醒、调节肌张力(软瘫期提高肌张力和痉挛期降低肌张力)、促进随意运动的恢复、治疗吞咽障碍和构音障碍、治疗失语症、治疗二便功能障碍、治疗精神、心理和认知功能障碍等。目前的主要问题是中医学和中西医的结合应由经验医学发展成为循证医学,这是发展具有中国特色康复医学的主要内容之一。本书中涉及传统医学的理论、技术和方法很少,但这并不是说传统中医和中西医结合的技术和方法对脑卒中的康复价值不大。有关这些方面的问题,请参考相应的论著或有关方面的研究内容。

(9)全面的康复

脑卒中患者不但应进行身体水平(包括器官和脏器水平)的康复,更重要的是活动能力水平和参与能力水平的功能康复。目前,国际上普遍认为:活动能力水平和参与能力水平的提高才是真正能够体现康复医疗效果的指标。但是这样做,容易导致功能的替代、代偿、补偿,而忽略身体水平的功能恢复。当然,在这三个水平上功能一起恢复是我们所期望的,如果某些患者在身体水平(包括器官和脏器水平)方面的功能确实不可能恢复时,则应当注意提高患者活动能力水平和参与能力水平。有些患者身体水平的功能在康复治疗中尚有提高的余地,通过康复训练恢复丧失的功能也是大多数患者所希望的。当然,这里有个投入—产出的社会效益问题,在学术上,我们应当牢记"以人为本"的宗旨,康复医疗必须以提高患者个人生活满意度和生活质量为中心。

(10)坚持长期的康复

脑的可塑性是终生存在的,因此,脑卒中患者的康复需要成年累月地坚持。如前所述,建立三级康复医疗网络、发展社区康复是必要的。国家"十五"攻关课题"脑卒中三级康复医疗网络研究"的结果也证实了长期康复安排的效果是明显的。

在临床工作中也有许多相关案例。一个由于左颈内动脉完全闭塞导致左侧大脑大面积脑梗塞的60岁患者,病变影像如图23-4所显示。发病后有右侧完全性偏瘫和完全性失语。按照过去的观点,这样大面积的脑组织损伤,在康复训练3个月时仍然失语,无支撑坐位不能完成,做进一步康复训练的基本价值应该说是极小的,此时如果我们放弃,患者可能会失去进一步恢复的机会。

在此情况下我们坚持了康复治疗,经过近6个多月的强化康复,患者语言功能有所恢复,可自己从床上起坐。将近12个月后,患者可下地在辅助下行走,语言功能可达到基本完成日常交流。两年后生活可基本自理。患者的生活质量获得了明显的提高。由此可见,过去认为3个月某些运动功能不恢复就没有康复价值的结论显然在临床实际上是不妥当的。通过"三级康复医疗网"来完成的长期康复处理应是一种非常显效的康复措施。

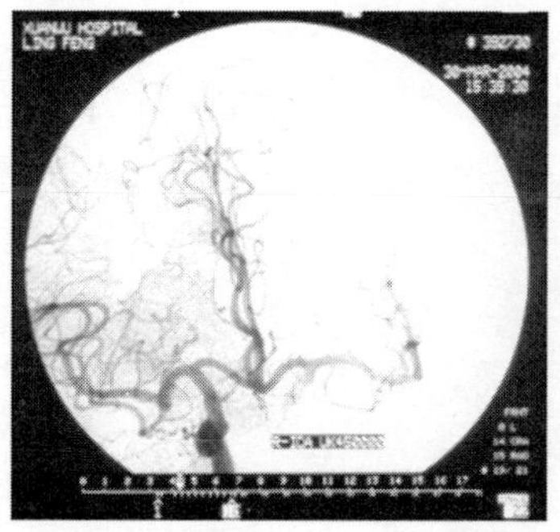
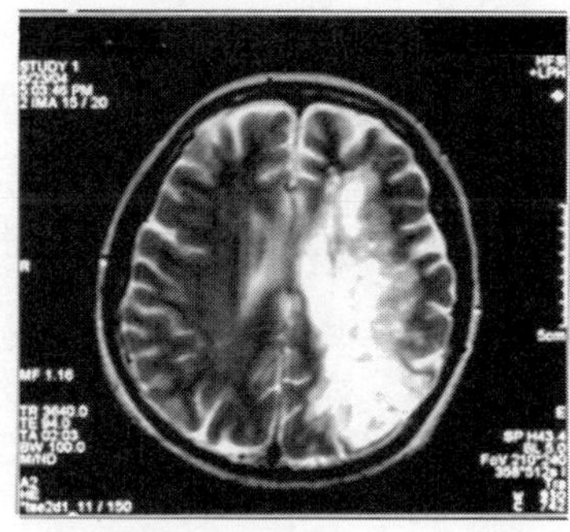

图23-4　患者左侧大脑大面积脑梗塞的病变影像

三、康复研究方法

康复医学是一个新型的医学学科，它是在大量临床实践经验的基础上发展起来的，特别是涉及患者的许多“功能”并不能直接计量而确认其后果，如言语、认知、情感、心理等方面的功能，由于不可能直接计量，因此采用了诸多“量表”评定的方法。量表是否可信、能不能说明问题的所在、是不是敏感、是不是实用等，必须通过信度、效度、敏感性、实用性等方面的检测。所幸现在有关的检测方法已经发展得比较完善，我们可以通过这些检测来确认某个“量表”的科学性。在我们使用任何一个“量表”时，都应该问一下“它是否经过了信度、效度、敏感性、实用性的检测”。这样，我们研究的科学性就会大大地提高。

有关康复医学的研究，必须逐步从“经验医学”的水平提高到“循证医学”的水平。尽管学术界对“循证医学”还有着不同的看法，但我们认为：“循证康复”应该是我们努力去争取的方法；我们应该尽力争取进行随机—对照—盲法研究和多中心—大样本的自身对照研究，以使自己的研究建立在尽可能科学的基础之上。例如，“卒中单元”被国际学术界广泛的承认，正是有“循证医学”的基础才可能达到的。我们的传统医学，也需要在“循证医学”的基础上做更多的研究。例如针灸止痛，就因为发现了“内源性吗啡样肽类”物质而得到了充足的证据，从而得到了国际的公认。同样，祖国医学中的针灸、按摩、中药等，可能也需要进行“循证医学”方面的研究。

四、康复医疗的组织和管理

脑卒中的康复是一个全面的、长期的系统工程，建立起脑卒中全面康复的管理网络（卒中单元——急性和亚急性期在医院中的康复医疗；恢复期在康复机构中的综合性康复处理；需要长期照顾的中间设施中的康复护理和社区—家庭中的社区基础上的综合性康复处理）有着极其重要的现实意义。国家“十五”攻关课题的完成，说明了“脑卒中三级康复医疗网”在脑卒中医学管理中的重要性。当然要实现这种“组织化的管理”需要政府、地方和医疗行政部门的密切配合，这种管理机制必须建立。实施系统的康复计划，完善机构康复和社区—家庭康复的密切联系，也是脑卒中康复取得良好功能后果的基础。

脑卒中康复医疗的质量控制和管理，也是近年较为重视的课题。近些年来，学术界特别重视在活动受限（残疾）水平上的改善（如日常生活活动能力，ADL 积分的提高等），也更强调在参与局限性（残障）水平上的提高（如生活质量 QOL 积分的提高等）。也就是说，今后在评价脑卒中康复医疗后果时，要特别强调个体活动能力（activity）和社会参与能力（participation）的改善。

脑卒中康复医疗的理论不仅涉及康复治疗与功能训练等问题，也涉及了预防医学、心理学、社会学等诸多领域。随着康复医学的发展，为确保患者良好的康复效果，康复医学理论将会不断地丰富与发展。

（王茂斌　李广庆）

附表

ICF 临床检查表

一、基本资料

A. 1 姓名：__________

A. 2 性别：(1)[　]女　(2)[　]男

A. 3 出生日期：____/____/____（年/月/日）

A. 4 地址：

A. 5 正式教育年数：__________

A. 6 现实婚姻状况（以下只能选择一项）

(1) 从未结婚	[　]	(4) 离婚	[　]
(2) 已婚	[　]	(5) 单身	[　]
(3) 分居	[　]	(6) 同居	[　]

A. 7 现实职业状况（做一最佳选择）

(1) 挣工资	[　]
(2) 自谋职业	[　]
(3) 无收入工作，如志愿者/慈善	[　]

（4）学生 [ ]
（5）在家/家务 [ ]
（6）退休 [ ]
（7）失业（健康原因） [ ]
（8）失业（其他原因） [ ]
（9）其他 [ ]
（请说明）__________

A.8 现实主要健康状况的医疗诊断，如可能给出 ICD 编码

（1）不存在医疗问题
（2）______________编码：______.______.______.______.______
（3）______________编码：______.______.______.______.______
（4）______________编码：______.______.______.______.______
（5）存在健康问题（疾病、紊乱、损伤），不知道它的性质和诊断

二、评定量表

第一部分（A） 身体功能损伤

· 身体功能是指身体各系统的生理功能。
· 损伤是指身体功能或结构出现的问题，如显著的变异或缺陷。

一级限定值：损伤程度
0 无 损 伤：没有问题 1 轻度损伤：在特定时间内出现率少于 25%，在强度上可以忍受，在最近 30 天内很少发生 2 中度损伤：在特定时间内出现率少于 50%，在强度上妨碍了人们的日常生活，在最近 30 天内时有发生 3 重度损伤：在特定时间内出现率大于 50%，在强度上使得人们的日常生活部分中断，在最近 30 天内频繁发生 4 完全损伤：在特定时间内出现率大于 95%，在强度上使得人们的日常生活完全中断，在最近 30 天内天天发生 8 未 特 指：没有足够的信息来说明损伤的程度 9 不 适 用：不恰当的申请一个特殊的编码（例如：b650 月经功能对于初潮年龄前和绝经年龄后的妇女）

身体功能简表	限定值
b1. 精神功能	
b110 意识功能	
b114 定向功能（时间、地点、人物）	
b117 智力功能（包括弱智、痴呆）	
b130 能量和驱力能力	
b134 睡眠功能	
b140 注意力	
b144 记忆力	
b152 情感功能	
b156 知觉功能	
b164 高水平认知功能	
b167 语言功能	

续表

身体功能简表	限定值
b2. 感觉功能和疼痛	
b210 视功能	
b230 听功能	
b235 前庭功能(包括平衡功能)	
b280 疼痛	
b3. 发声和言语功能	
b310 发声功能	
b4. 心血管、免疫和呼吸系统功能	
b410 心脏功能	
b420 血压功能	
b430 血液系统功能	
b435 免疫系统功能(过敏症、过敏性)	
b440 呼吸系统功能	
b5. 消化、代谢和内分泌系统功能	
b515 消化功能	
b525 排便功能	
b530 体重维持功能	
b555 内分泌腺功能(激素变化)	
b6. 泌尿生殖和生育功能	
b620 排尿功能	
b640 性功能	
b7. 神经肌肉骨骼和运动有关的功能	
b710 关节活动功能	
b730 肌肉力量功能	
b735 肌张力功能	
b765 不随意运动功能	
b8. 皮肤和有关结构的功能	
其他身体功能	

第一部分（B） 身体结构损伤

· 身体结构是躯体如器官、肢体及其构成成分的解剖结构。

· 损伤是由于明显的偏差或损失造成的身体功能或结构问题。

一级限定值：损伤程度	二级限定值：变化的性质
0 无 损 伤：没有问题 1 轻度损伤：在特定时间内出现率少于25%，在强度上可以忍受，在最近30天内很少发生 2 中度损伤：在特定时间内出现率少于50%，在强度上妨碍了人们的日常生活，在最近30天内时有发生 3 重度损伤：在特定时间内出现率大于50%，在强度上使得人们的日常生活部分中断，在最近30天内频繁发生 4 完全损伤：在特定时间内出现率大于95%，在强度上使得人们的日常生活完全中断，在最近30天内天天发生 8 未 特 指：没有足够的信息来说明损伤的程度 9 不 适 用：不恰当的申请一个特殊的编码（例如：b650 月经功能对于初潮年龄前和绝经年龄后的妇女）	0 结构没有改变 1 完全缺失 2 部分缺失 3 附属部位 4 异常维度 5 不连贯性 6 偏离位置 7 结构上的性质改变，包括积液 8 未特指 9 不适用

身体结构简表	一级限定值：损伤程度	二级限定值：变化的性质
s1. 神经系统的结构		
s110 脑的结构		
s120 脊髓和脊神经		
s2. 眼、耳和有关结构		
s3. 涉及发声和言语的结构		
s4. 心血管、免疫和呼吸系统的结构		
s410 心血管系统的结构		
s430 呼吸系统的结构		
s5. 与消化、代谢和内分泌系统有关的结构		
s6. 与泌尿和生殖系统有关的结构		
s610 泌尿系统的结构		
s630 生殖系统的结构		
s7. 与运动有关的结构		
s710 头颈部的结构		
s720 肩部的结构		
s730 上肢的结构（臂、手）		
s740 骨盆部的结构		
s750 下肢的结构（腿、足）		
s760 躯干的结构		
s8. 皮肤和有关结构		
其他任何身体结构		

第二部分　活动受限和参与局限

· 活动是由个体执行一项任务或行动
· 参与是投入于生活环境之中
· 活动受限是个体在进行活动时可能遇到的困难
· 参与局限是个体投入于生活环境中可能体验到的困难

活动表现限定值说明参与局限的程度，用来描述个体在他/她的现实环境中执行一项任务或行动的实际活动表现。由于现实环境中有社会性的背景，使用该限定值记录活动表现可以理解为“投入到生活情景中”或人们在其所生活的实际背景中的“实际经历”。这种背景包括环境性因素——自然的、社会的和态度世界的所有方面，它们可以使用环境因素进行编码。活动表现限定值是用来测量被访者做自己想做的事所经历的困难程度。

能力限定值说明活动受限的程度，用来描述个体执行一项任务或行动的能力。能力限定值的重点在局限性上，那是个体自身所固有的与生俱来的特征。这些局限性直接表现出被访者在没有辅助时的健康状态，这里的辅助是指别人对我们的帮助，或是用适合的、特殊的用具、或是交通工具，或者是对于房间、家中、工作场所等的任何形式的改造。这级水平的能力应该判断出人们在获得健康状态之前的预期正常水平和实际能力。

一级限定值：损伤程度 参与局限性的程度	二级限定值：能力（无辅助） 活动受限的程度

0 无 困 难：没有问题
1 轻度困难：在特定时间内出现率少于25%，在强度上可以忍受，在最近30天内很少发生
2 中度困难：在特定时间内出现率少于50%，在强度上妨碍了人们的日常生活，在最近30天内时有发生
3 重度困难：在特定时间内出现率大于50%，在强度上使得人们的日常生活部分中断，在最近30天内频繁发生
4 完全困难：在特定时间内出现率大于95%，在强度上使得人们的日常生活完全中断，在最近30天内天天发生
8 未 特 指：没有足够的信息来说明损伤的程度
9 不 适 用：不恰当的申请一个特殊的编码（例如：b650月经功能对于初潮年龄前和绝经年龄后的妇女）

活动和参与维度简表	活动表现限定值	能力限定值
d1. 学习和应用知识		
d110 看		
d115 听		
d140 学习阅读		
d145 学习写作		
d150 学习计算（算术）		
d175 解决问题		
d2. 一般任务和要求		
d210 从事单项任务		
d220 从事多项任务		

续表

活动和参与维度简表	活动表现限定值	能力限定值
d3. 交流		
d310 交流/接收/口头讯息		
d315 交流/接收/非语言讯息		
d330 说		
d335 生成非语言讯息		
d350 交谈		
d4. 移动		
d430 举起或搬运物体		
d440 精巧手的使用(拿起,抓)		
d450 步行		
d465 利用设备到处移动(轮椅、滑冰)		
d470 利用交通工具(轿车、小公共汽车、飞机等)		
d475 驾驶(骑自行车和摩托车,驾驶小轿车等)		
d5. 自理		
d510 盥洗自身(洗澡、擦干身体、洗手等)		
d520 护理身体各部(刷牙、刮胡子、修饰)		
d530 入厕		
d540 穿着		
d550 吃		
d560 喝		
d570 照顾个人健康		
d6. 家庭生活		
d620 获得商品和服务(购物等)		
d630 准备膳食		
d640 做家务(清洁房屋、清洗餐具、洗熨等)		
d660 帮助别人		
d7. 人际交往和人际关系		
d710 基本人际交往		
d720 复杂人际交往		
d730 与陌生人的联系		
d740 正式人际关系		
d750 非正式社会关系		
d760 家庭人际关系		
d770 亲密关系		

续表

活动和参与维度简表	活动表现限定值	能力限定值
d8. 主要生活领域		
d810 非正规教育		
d820 学校教育		
d830 高等教育		
d850 有报酬的职业		
d860 基本经济交易		
d870 经济自给		
d9. 社区、社会和公民生活		
d910 社区生活		
d920 娱乐和休闲		
d930 宗教和精神性生活		
d940 人权		
d950 政治生活和公民权		
其他任何活动和参与		

第三部分　环境因素

·环境因素构成了人们生活和指导人们生活的自然、社会和态度环境。

环境限定值（障碍因素或有利因素）的评分如下：

障碍因素：	有利因素：
0 无障碍因素	0 无有利因素
1 轻度障碍因素	+1 轻度有利因素
2 中度障碍因素	+2 中度有利因素
3 重度障碍因素	+3 充分有利因素
4 完全障碍因素	+4 完全有利因素

环境简表	限定值障碍因素或有利因素
e1. 用品和技术	
e110 个人消费用的用品或物质（食物、药品）	
e115 个人日常生活用的用品和技术	
e120 个人室内外移动和运输用的用品和技术	
e125 通信用的用品和技术	
e150 公共建筑物用地设计、建设及建筑用品和技术	
e155 私人建筑用的设计、建设及建筑用品和技术	
e2. 自然环境和对环境的人为改变	
e225 气候	
e240 光线	
e250 声音	

续表

环境简表	限定值障碍因素或有利因素
e3. 支持和相互联系	
e310 直系亲属家庭	
e320 朋友	
e325 熟人、同伴、同事、邻居和社区成员	
e330 处于权威地位的人	
e340 个人护理提供者和个人助手	
e355 卫生专业人员	
e360 其他专业人员	
e4. 态度	
e410 直系亲属家庭成员的个人态度	
e420 朋友的个人态度	
e440 个人护理提供者和个人助手的个人态度	
e450 卫生专业人员的个人态度	
e455 与卫生有关专业人员的个人态度	
e460 社会态度	
e465 社会准则、实践和观念	
e5. 服务、体制和政策	
e525 住房供给的服务、体制和政策	
e535 通讯的服务、体制和政策	
e540 交通运输的服务、体制和政策	
e550 法律的服务、体制和政策	
e570 社会保障的服务、体制和政策	
e575 全社会支持的服务、体制和政策	
e580 卫生的服务、体制和政策	
e585 教育和培训的服务、体制和政策	
e590 劳动和就业的服务、体制和政策	
其他任何背景性因素	

参考文献

1. Duncan PW. Synthesis of intervention trials to improve motor recovery following stroke. Top Stroke Rehabil, 1997, 3:1 ~ 20

2. Taub E. Somatosensory deafferentation research with monkeys: implications for rehabilitation medicine. In: Ince L P, editor. Behavioral psychology in rehabilitation medicine: clinical applications. New York: Williams & Wilkins, 1980, 371 ~ 401

3. Taub E, Miller N E, Novack T A, et al. Technique to improve chronic motor deficit after stroke. Arch Phys Med Rehabil, 1993, 74:347 ~ 354

4. Taub E. Overcoming learned nonuse: a new behavioral medicine approach to physical medicine. In: Carlson JG, Seifert SR, Birbaumer N, editors. Clinical applied psychophysiology. New York: Plenum, 1994, 185 ~ 220

5. Taub E, Burgio L, Miller NE, et al. An operant approach to overcoming learned nonuse after CNS damage in monkeys and man: the role of shaping. J Exp Anal Beh, 1994, 61:281 ~ 293

6. Taub E, Crago J E. Behavioral plasticity following central nervous system damage in monkeys and man. In: Julesz B, Kovacs I, editors. Maturational windows and adult cortical plasticity. SFI studies in the sciences of complexity. Redwood City, CA: Addison-Wesley, 1995, 201 ~ 215

7. Taub E, Crago J E. Overcoming learned nonuse: a new behavioral approach to physical medicine. In: Kikuchi T, Sakuma H, Saito I, Tsuboi K, editors. Biobehavioral self-regulation: eastern and western perspectives. Tokyo: Springer Verlag, 1995:2 ~ 9

8. Taub E, Pidikiti R D, Deluca S C, Crago J E. Effects of motor restriction of an unimpaired upper extremity and training on improving functional tasks and altering brain/behaviors. In: Toole J, editor. Imaging and neurologic rehabilitation. New York: Demos, 1996, 133 ~ 154

9. Taub E, Wolf SL. Constraint-Induced (CI) Movement techniques to facilitate upper extremity use in stroke patients. Top Stroke Rehabil, 1997, 3:38 ~ 61

10. Morris D, Crago J, DeLuca S, Pidikiti R, Taub E. Constraint-Induced (CI) Movement Therapy for motor recovery after stroke. Neurorehab, 1997, 9:29 ~ 43

11. Taub E, Crago J E, Uswatte G. Constraint-Induced Movement Therapy: a new approach to treatment in physical rehabilitation. Rehabil Psychol, 1998, 43:152 ~ 170

12. Miltner WHR, Bauder H, Sommer M, Dettmers C, Taub E. Effects of Constraint-Induced Movement Therapy on chronic stroke patients: a replication. Stroke, 1999, 30:586 ~ 592

13. Kunkel A, Kopp B, Muller G, et al. Constraint-Induced Movement Therapy: a powerful new technique to induce motor recovery in chronic stroke patients. Arch Phys Med Rehabil, 1999, 80:624 ~ 8

14. Twitchell T E. Sensory factors in purposive movement. J Neurophysiol, 1954, 17:239 ~ 254

15. Knapp H D, Taub E, Berman A J. Effects of deafferentation on a conditioned avoidance response. Science, 1958, 128: 842 ~ 843

16. Knapp H D, Taub E, Berman A J. Movements in monkeys with deafferented limbs. Exp Neurol, 1963, 7:305 ~ 315

17. Taub E, Berman A J. Movement and learning in the absence of sensory feedback. In: Freedman SJ, editor. The neuropsychology of spatially oriented behavior. Homewood, IL: Dorsey Press, 1968:173 ~ 192

18. Taub E, Bacon R, Berman A J. The acquisition of a trace-conditioned avoidance response after deafferentation of the responding limb. J Comp Physiol Psychol, 1965, 58:275 ~ 279

19. Taub E, Berman A J. Avoidance conditioning in the absence of relevant proprioceptive and exteroceptive feedback. J Comp Physiol Psychol, 1963, 56:1012 ~ 1016

20. Taub E, Teodoru D, Ellman S J, Bloom R F, Berman A J. Deafferentation in monkeys: extinction of avoidance responses, discrimination, and discrimination reversal. Psychonom Sci, 1966, 4:323 ~ 324

21. Taub E, Goldberg I A, Taub PB. Deafferentation in monkeys: pointing at a target without visual feedback. Exp Neurol, 1975, 46:178 ~ 186

22. Taub E. Motor behavior following deafferentation in the developing and motorically mature monkey. In: Herman R, Grillner S, Ralston H J, Stein PSG, Stuart D, editors. Neural control of locomotion. New York: Plenum, 1976, 675 ~ 705

23. Taub E. Movement in nonhuman primates deprived of somatosensory feedback. In: Exercise and sports science reviews. Santa Barbara: Journal Publishing Affiliates, 1977, 335 ~ 374

24. Tower S S. Pyramidal lesions in the monkey. Brain, 1940, 63:36 ~ 90

25. Chambers W W, Konorski J, Liu C N, Yu J, Anderson R. The effects of cerebellar lesions upon skilled movements and instrumental conditioned reflexes. Acta Neurbiol Exp, 1972, 32:721 ~ 732

26. Catania A C. Learning. 4th ed. Upper Saddle River, N J: Prentice Hall, 1998

27. Azrin N H, Holz W C. Punishment. In: Honig W K, editor. Operant behavior: areas of research and application. New York: Appleton-Century-Crofts, 1966, 380 ~ 447

28. Estes W K. An experimental study of punishment. Psychol Monogr, 1944, 57(Serial No. 263)

29. Taub E, Perrella P N, Barro G. Behavioral development following forelimb deafferentation on day of birth in monkeys with and without blinding. Science, 1973, 181:959 ~ 960

30. Taub E, Perrella P N, Miller E A, Barro G. Diminution of early environmental control through perinatal and prenatal somatosensory deafferentation. Biol Psychiat, 1975, 10:609 ~ 626

31. Taub E, Barro G, Heitman R, Grier H C, Martin D F. Effects of forelimb deafferentation during the mid-prenatal period on motor development in monkeys. In: Biomechanics V I. Baltimore: University Park Press, 1977, 125 ~ 129

32. Elbert T, Pantev C, Wienbruch C, Rockstroh B, Taub E. Increased use of the left hand in string players associated with increased cortical representation of the fingers. Science, 1995, 220: 21 ~ 23

33. Sterr A, Mueller M M, Elbert T, Rockstroh B, Pantev C, Taub E. Changed perceptions in Braille readers. Nature, 1998, 391:134 ~ 135

34. Pons T P, Garraghty A K, Ommaya A K, Kaas J H, Taub E, Mishkin M. Massive cortical reorganization after sensory deafferentation in adult macaques. Science, 1991, 252:1857 ~ 1860

35. Flor H, Elbert T, Knecht S, et al. Phantom limb pain as a perceptual correlate of massive reorganization in upper limb amputees. Nature, 1995, 375:482 ~ 4

36. Muehlnickel W, Elbert T, Taub E, Flor H. Reorganization of primary auditory cortex in tinnitus. Proc Nat Acad Sci U. S. A., 1998, 95:10340 ~ 10343

37. Elbert T, Candia B, Altenmueller E, et al. Alteration of digital representations in somatosensory cortex in focal hand dystonia. Neuroreport, 1998, 9:3571 ~ 3575

38. Elbert T, Flor H, Birbaumer N, et al. Extensive reorganization of the somatosensory cortex in adult humans after nervous sys-

tem injury. Neuroreport, 1994, 5:2593 ~ 2597

39. Yang T T, Gallen C, Schwartz B, Bloom F E, Ramachandran V S, Cobb S. Sensory maps in the human brain. Nature, 1994, 368:592 ~ 593

40. Nudo R J, Wise B M, SiFuentes F, Milliken G W. Neural substrates for the effects of rehabilitative training on motor recovery following ischemic infarct. Science, 1996, 272:1791 ~ 1794

41. Liepert J, Bauder H, Sommer M, et al. Motor cortex plasticity during Constraint-Induced Movement Therapy in chronic stroke patients. Neurosci Lett, 1998, 250:5 ~ 8

42. Kopp B, Kunkel A, Muehlnickel W, Villringer K, Taub E, Flor H. Plasticity in the motor system related to therapy-induced improvement of movement after stroke. Neuroreport 1999, 10:807 ~ 810

43. Ince L P. Escape and avoidance conditioning of response in the plegic arm of stroke patients: a preliminary study. Psychonom Sci, 1969, 16:49 ~ 50

44. Halberstam J L, Zaretsky H H, Brucker B S, Guttman A. Avoidance conditioning of motor responses in elderly brain-damaged patients. Arch Phys Med Rehabil, 1971, 52:318 ~ 328

45. Ostendorf C G, Wolf S L. Effect of forced use of the upper extremity of a hemiplegic patient on changes in function. Phys Ther, 1981, 61:1022 ~ 1028

46. Wolf S L, Lecraw D E, Barton L A, Jann B B. Forced use of hemiplegic upper extremities to reverse the effect of learned nonuse among chronic stroke and head-injured patients. Exp Neurol, 1989, 104:125 ~ 132

47. McCulloch K, Cook E W, Ⅲ., Fleming W C, Novack T A, Nepomeceno C S, Taub E. A reliable test of upper extremity ADL function [Abstract]. Arch Phys Med Rehabil, 1988, 69:755

48. Kopp B, Kunkel A, Flor H, et al. The Arm Motor Ability Test (AMAT): reliability, validity, and sensitivity to change of an instrument for assessing ADL disability. Arch Phys Med Rehabil, 1997, 78:615 ~ 620

49. Morgan W G. The shaping game: a teaching technique. Behab Ther, 1974, 5:271 ~ 272

50. Taub E, Uswatte G, Pidikiti R. Constraint-Induced Movement Therapy: A New Family of Techniques with Broad Application to Physical Rehabilitation—A Clinical Review J Rehabil Research and Development, 1999, 36(3)

51. Andrews K, Stewart J. Stroke recovery: he can but does he? Rheumatol Rehabil, 1979, 18:43 ~ 48

52. Barbeau H, Rossignol S. Recovery of locomotion after chronic spinalization in the adult cat. Brain Res, 1987, 412: 84 ~ 95

53. Finch L, Barbeau H. Hemiplegic gait: new treatment strategies. Physiother Can, 1985, 38:36 ~ 41

54. Visintin M, Finch L, Barbeau H. Progressive weight bearing and treadmill stimulation during gait retraining of hemiplegics: a case study. Phys Ther, 1987, 68:807

55. Winstein C J, Gradner E R, McNeal D R et al. Standing balance training: effects on balance and locomotion in hemiparetic adults. Arch Phys Med Rehabil, 1989, 70:755 ~ 762

56. Hesse S A, Bertelt C, Jahnke M T et al. Treadmill training with partial body weight support compared with physiotherapy in nonambulatory hemiparetic patients. Stroke, 1995, 26: 976 ~ 981

57. Hesse S A, Konrad M, Uhlenbrock D et al. Treadmill training with partial body weight support versus floor walking in hemiparetic subjects. Arch Phys Med Rehabil, 1999, 80:421 ~ 426

58. Visintin M, Barbeau H, Bitensky N K. A new approach to retrain gait in stroke patients through body weight support and treadmill stimulation. Stroke, 1998, 29:1122 ~ 1128

59. Danielsson A, Sunnerhagen K S Oxygen consumption during treadmill walking with and without body weight support in patients with hemiparesis after stroke and in healthy subjects. Arch Phys Med Rehabil, 2000, 81(7):953 ~ 957

第二十四章

脑卒中康复医疗技术的进展

24

目前，一些建立在脑的可塑性和大脑功能重组（BP－BFRO）理论基础上的新的思路和方法不断涌现，一些比较新的技术和方法也应用到脑卒中的康复医疗上来。如目前已经了解到的一些方法和思路有：运动想象疗法、主动性康复训练方法、主动性（操作性）肌电生物反馈疗法、部分减重平板运动疗法、水中减重运动疗法、姿势减重运动疗法、强制（强迫）性训练、预防性康复的理念和技术、强化性康复的理念和技术、多学科合作和卒中单元的理念和技术、长期康复和三级康复网的理念和技术、随意运动的理念和抗痉挛的系统措施、影像学和功能影像学新技术的应用（PET、MRI、NMG、超声等）、神经生理学、神经心理学新技术的应用（诱发电位、非线形脑电图等）等。本章主要对运动想象疗法、部分减重平板运动疗法、强制（强迫）性训练和主动性（操作性）、肌电生物反馈等治疗方法介绍如下。

第一节　运动想象疗法

一、概述

（一）运动想象及其作用

“运动想象”（motor imagery，mental practice）是指运动活动在内心（cognitively）反复地模拟、排练，而不伴有明显的身体活动。“运动想象”和身体训练相结合，可以促进运动的学习和改善活动能力。因为它可以改善肌力、耐力和活动的精确性。随机对照的研究显示：“运动想象”配合身体锻炼可以更明显地提高老年妇女的平衡能力，改善异常脊柱弯曲患者的姿势。Maring 把 26 个正常人随机分成两组，对照组只进行屈肘向靶子（杯中）投掷乒乓球的训练，而干预组则附加该活动的“运动想象”。结果显示：干预组学会该技巧者明显多于对照组，且从运动起始到肱二头肌肌电活动达到峰值的反应时间明显缩短，而从主动肌收缩至拮抗肌收缩之间的间隔时间明显延长。这明显提示“运动想象”还可以明显地促进新技巧的学习。近年来的研究发现：“运动想象”还可以改善脑卒中偏瘫患者的运动功能。

（二）运动想象与心理意象

了解什么是运动想象（motor imagery），首先要清楚什么是心理意象（mental imagery）。心理意象最早是由 hossack 在 1950 年提出。心理意象（有时也称作“想象”或者“心灵呈像”）是在中枢神经系统的参与下，感官没有受到相应的刺激，而产生了一种类似感受器受刺激所产生的反应（也可以说是一种“体验”）。这种反应往往是以往意识经验的一种重塑，而且有一定的可预见性。在记忆、动机中，心理意象常常占有重要甚至是必不可少的位置。甚至在视空间推理以及发明创造中，心理意象也占有很大的比重。运动想象（motor imagery）在此之后也被人们提了出来，但是一直也没有很明确的定义。运动想象可能是在无任何运动的前提下，在思想中进行预定动作的一种动态过程。这种“模拟”可能来自于日常生活，我们观察他人的举动，甚至加以模仿；可以预料一个行为的后果；作为运动的准备；停止一个活动；回忆一个动作等等。

正如上面所说，运动想象包含了很多的内容，不仅涉及到了运动，还几乎涉及到所有认知的内容。所以，要知道运动想象的内容，应该了解运动以及运动是如何学习的，运动和认知之间的关系，还有其相应的神经学基础。

（三）运动技能的学习

从传统的观点来看，运动和认知是两个截然不同的部分。但是以达尔文进化论的观点来看，认知功能应该随着运动功能的不断进化而进化，从而适应更高级运动功能的需要。（我们可以想象一下运动功能“健全”而认知功能缺失，或者是认知功能健全而运动功能缺失的人是什么样子）以此来看，认知功能和运动功能形成了一种互相影响的关系。如果要学习一项新技能，首先要“认识”到什么是新技能，然后“理解”新技能，之后再“模仿”新技能，最后经过多次重复，学会新技能。

完整的认知能力对于获得新运动能力至关重要，Fitts 和 Posner 建立了一个学习运动技能的模型，这个模型包括了认知阶段、整合阶段和自主阶段。可以这样说，一个人要学习一项技能，首先要知道他到底要干什么，然后是如何正确地完成这个动作，最后再熟练的掌握这个动作。虽然这些阶段彼此间相互有联系，但是认知阶段在其中所占的比重是不可低估的。

神经功能的改变是伴随着实际的运动功能而变化的。神经生理学和神经影像学指出认知的维度和主运动区发动运动的复杂程度有关。Mastalgia 等人运用经颅磁刺激研究了优秀网球运动员的大脑皮层对手的投射。他们发现，这些优秀运动员的运动诱发电位变得丰富，这说明大脑已经为利手而重塑。

所以，获得并保持复杂运动技能必然有主运动区的功能重组，而这些变化促进了运动技能的保持和转化。

1. 隐性学习和显性学习

如果要研究运动的学习，一定要明确意识过程和非意识过程的交互作用。一个提高运动控制的方法包括：选择空间中数个目标，然后对这些目标排序，最后再把这些转换成肌肉的指令信号。这些“操作”并非是有意识的，而是一种本能。每个人都有习惯动作，在进行习惯性动作时是不需要（或很少需要）注意的参与，但其中却包含了许多复杂的信息。这里，隐性学习作为一种非嵌入性学习而存在。所以，隐性学习需要最小量的注意，而与此相对应的显性学习却需要协调的意识参与。

隐性学习和显性学习包含了不同的神经学机制。

Honda 等人研究了隐性学习和显性学习所涉及的大脑区域。显性学习的主要作用是调整执行的顺序，它与后顶叶皮层、楔前叶皮层、运动前区的活动有关。与此相对，在隐性学习时，对侧的第一感觉区活动明显。

2. 认知程序和运动程序

认知和运动有相当广泛的联系。从本质上来说，它们都是解决问题的“行动”。下面列举一些认知和运动的相似之处。

（1）一项任务对应一项功能。

（2）可以把“能力”运用到近似的任务。

（3）经常练习可以提高技能。

（4）技能熟练后可以随意运用。

二、“运动想象”疗法

（一）“运动想象”疗法的可能机制

在1931年，Jacobsen研究了上肢肌肉的电活动。当上肢持重时，相应的肌肉出现了电活动，然后让参与者想象上肢持重，而无实际运动，发现相应的肌肉也出现了电活动。这个实验说明，想象可能和神经肌肉活动有关系，高级神经系统可能以某种机制来调节皮质脊髓束的活动。

1995年Dominey等人研究了7例右利手（右侧损伤）的帕金森病患者。研究项目包括手指次序运动，在有视觉输入和无视觉输入时进行运动想象。实验的结果表明，运动想象和运动执行都使用了同一神经通路。1996年Porro等让14名右利手的正常人进行右手的对指运动，同时用fMRI观察脑功能活动的分布和强度，结果显示：实际运动和“运动想象”时均出现了中央沟前缘、初级运动皮层、中央前回前部明显的功能性活动。1998年，Mellet等人使用正电子发射呈像技术，找到了运动想象的神经学机制。

运动想象与主要认知功能（如语言，记忆等）、运动功能使用了同样的神经网络。Gerardin等让8个右利手的正常人进行右手手指屈伸运动，用fMRI检查显示“运动想象”时（此时EMG未显示肌电信号）和实际运动时同样地活化了双侧运动前区、顶叶、基底节和小脑。2001年Mazoyer等人使用PET研究了执行各种认知任务时的皮层使用情况。这些认知任务包括语言、运动想象、心算、推理、空间记忆等。在休息期，双侧角回、左侧楔前叶、左侧后部扣带回、左侧前额叶都有活动。这说明，在休息期，额叶和顶叶的联合区受到前额叶的调控。前额叶在情感的调控、对感觉的反应中起了重要的作用。执行记忆（Working memory）是前额叶最突出的一项功能。前额叶可以延长对神经影响的时间，借此增强意识。执行记忆和运动想象可协同改变“刺激—反应”活动。这些神经基础决定了语言——“象征符号和简单概念的联系”，同时也决定了复杂运动的“演习”。

此外，运动想象还需要空间觉的参与。空间觉的神经网络由后部顶叶和前视野构成。但是某些时候运动想象并不包括主视觉区，而是空间觉的子系统和高级视觉区。也有一些研究发现，尽管实际运动和“运动想象”时出现了重叠的功能活动区，但两者有各自的优势功能活动区：实际运动时优势功能活动区在初级感觉运动皮层、顶岛盖区、小脑前部（“运动想象”时几乎无功能活动），以及运动前区后部和5区（“运动想象”时有轻度或中度功能活动）；而“运动想象”时优势功能活动区在中央沟前缘、中央前回、顶叶后上部及楔前叶。

在脑损伤患者，尽管存在身体功能障碍，但运动“流程图”可能保存完整或部分存在。有研究提示：脑卒中患者可以应用“运动想象”疗法部分活化损伤的运动网络。Weiss等分析了12例左侧偏瘫的脑卒中患者进行简单的上肢活动时的脑电图资料，发现与休息时比较，患者想象时α、β_1波波辐明显减小，与正常人和患者进行实际运动时的脑电图表现相同。这提示：“运动想象”时有明显的感觉运动皮层活化，因此“运动想象”可能是一种有效的脑卒中康复方法。

总之，“运动想象”疗法目前主要是建立在“心理—神经—肌肉理论”（psychoneuromuscular theory，PM理论）上的。PM理论认为个体中枢系统已经储存了进行运动的计划或“流程图”，假定在实际活动时所涉及的运动“流程图”和在“运动想象”时所涉及的“流程图”是同样的，那么在“运动想象”过程中就有可能将这个“流程图”强化和完善。通过“想象”可以改善运动技巧形成过程中的协调模式，并给予肌肉额外的技能训练机会，从而有助于学会技能或完成活动。

（二）“运动想象”疗法的应用

1. 训练程序

“运动想象”疗法的训练程序可以概括为以下六个步骤：①说明任务；②预习；③运动想象；④重复；⑤问题的解决；⑥实际应用。

“运动想象”疗法必须与相应的康复性活动结合起来才能取得良好的效果，所以“想象”的活动应是有针对性的从康复训练中进行选择。在每次康复性训练后，让患者转移到安静的房间听10分钟“运动想象”疗法的指导语录音带，让患者尽力地“想象”肢体的活动。（头两次治疗可有人陪伴）

通常，患者仰卧于床上，用2～3分钟进行全身放松。指导语让患者想象躺在一个温暖、舒适的地方（如沙滩），让患者先使脚部肌肉交替紧张和放松，随后是双腿、双上肢和双手。

在进行运动想象之前，应该对任务有明确的认识。也就是说，明白该做什么，该如何去做。如果一名偏瘫患者要进行此项练习，那么他必须知道什么肢体应该“活动”，该做什么样的运动（可以是肩关节的运动，外展）。然后是“预习”，也就是此患者把这个动作想象一遍，之后开始进行具体的想象。也拿刚才的患者举例，他应该想到肩关节如何的运动，如何一点一点的从0°一直外展到90°。当然，一次或者几次的想象是不够的，应该是有多次的重复。进行运动想象的目的是为了获得能力，而对于患者来说是可以重获肩关节的运动，最后在实际运动中进行应用。

在患者充分理解的基础上，接着用5～7分钟提示患者闭上眼睛进行间断的“运动想象”，如“想象您自己用患手抓桌子上的杯子”、“您在一页一页地翻书”等。想象的内容应当集中于某项或某几项活动上以争取改善某种功能（如肩内收、外展、外旋、肘屈伸、腕屈伸和手指活动）。在上述想象任务中，强调患者要利用全部的感觉，如“看着你的手伸向前方的杯子”、“感觉你的手握住了凉爽的杯子”。

最后两分钟让患者把注意力重新集中于自己的身体和周围环境。告诉患者回到了房间，让他体会身体的感觉，注意周围的声音（如日光灯管的嗡嗡声、周围的说话声、房间内外的其他噪音等）。最后，指导者从10倒数到1，并嘱患者睁开眼睛。

2. “运动想象”疗法的适应证

运动想象疗法运用于脑卒中患者康复的研究还不很多，但已有一些资料显示：“运动想象”疗法与康复训练相结合有可能改善患者的功能。它的最佳适应证目前还不清楚。在脑卒中偏瘫方面的研究较多的是针对瘫痪的上肢。已有一些资料表明：患者对某项活动的想象体验的越深，其功能恢复的效果就越好。患者在偏瘫的初期通常会说“不知道怎么动这个肢体”，后来会说“能知道怎么使劲了”，尽管这时还看不到肌肉的收缩，更看不到关节的活动。因为这种“疗法”需要患者具有一定的想象力，并且能听懂指导语，因此应除外明显的智力障碍、感觉性失语以及不能进行“运动想象”者。有人还制订了量表对“运动想象”能力进行评定（movement imagery questionaire），认为 <25 分者，不能进行“运动想象”疗法。

3. 效果分析

（1）上肢康复的效果分析

2001年1月，Page等把发病1年以上的16名脑卒中偏瘫患者随机分为两组，对照组8例仅进行作业治疗，治疗组8例加用“运动想象疗法”。治疗前两组Fugl-Meyer上肢评定积分分别是22.23和22.13，治疗3周后分别是 26.89 ± 5.4 和 29.97 ± 4.1，治疗组改善更加明显（$P<0.05$）。同年，Page、Levine、Sisto和Johnston还对13名病情平稳的卒中患者（卒中后4周至卒中后1年）进行了随机对照研究。这13名卒中患者都接受了传统的上肢康复训练，每次1小时，每周3次，共6周。其中8名患者除了接受传统上肢康复外，在每次训练结束后，要进行10分钟的运动想象训练，每周在家中也要进行两次运动想象训练。评定使用Fugl-Meyer运动功能评测表和上肢功能测验（Action Research Arm Test）。最后发现，传统康复组（5人）在以上两项评定中得分无明显改变，而传统上肢康复加运动想象组在以上两项评分中分别提高了13.8分和16.4分。在以后的7个月里，Page等人又继续了他们的研究。2001年8月，他们进行了一个单病例报道，患者男性，56岁，右侧轻度上肢偏瘫（upper-limb hemiparesis），病情平稳，无进行性运动损害。Page等人的治疗方法和1月份的方法无太多不同，但是增加了患者自身的运动想象部分。他们要求患者听指导音带进行运动想象，想象自己的肢体如何做功能性活动。8月份所使用的评定方法较1月份增加了卒中康复运动功能评定表（Stroke Rehabilitation Assessment of Movement，STREAM）。患者在这3项评定的积分中都有了明显的提高。Yoo等用单病例的方法，观察了“运动想象疗法”对3例脑卒中偏瘫患者描线训练效果的影响，结果也显示“运动想象疗法”明显改善了患者描线的准确性。在2004年1月，Crosbie、McDonough、Gilmore和Wiggam对贝尔法斯特医院的14名卒中患者进行了研究。这些患者的年龄在45～81岁之间，卒中后10～176天，这些患者都进行了统一的标准化。经过运动想象疗法的治疗后，其中有1名患者的功能基本得到恢复，9名患者的Motricity上肢功能评定部分评分有所提高，有4名患者中途退出。

上述研究说明了运动想象疗法在上肢康复中是有效的。那么运动想象疗法对远端关节的康复是否有效呢？而Page等人所得到的“积分提高”是否仅仅是“近端关节”的“贡献”呢？在2003年，Stevens和Stoykov对两名轻度偏瘫患者进行了研究。这两名患者都是因大脑中动脉栓塞而导致的偏瘫，而且都进入了后遗症期。他们要求患者想象腕的运动，包括伸腕、旋前旋后（旋前旋后是前臂的动作，是由尺骨桡骨的协调运动完成，这里归为腕动作可能不太合适）；想象伸手去抓东西；使用镜盒装置（图24－1）。这两名患者每次训练1小时，每周3次，持续3周，总时间为12小时。研究者运用了2项临床评定量表、3项任务耗时量表、4项腕功能评定量表和握力评定（握力评定在这里可能不太合适，因为患者本身就可能有痉挛现象存在）。最后发现，患者在各项功能评定中都有了提高。

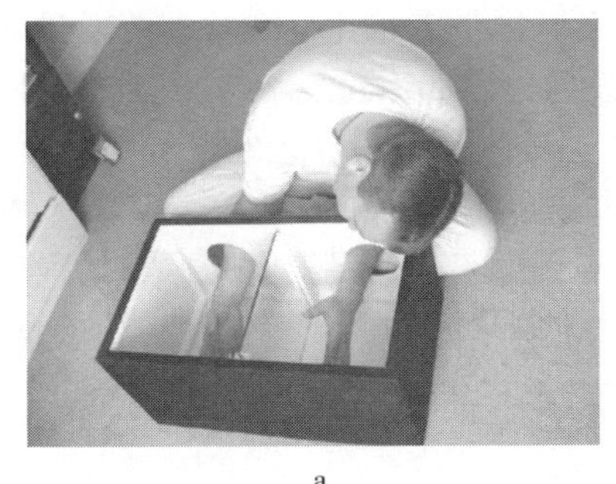

a

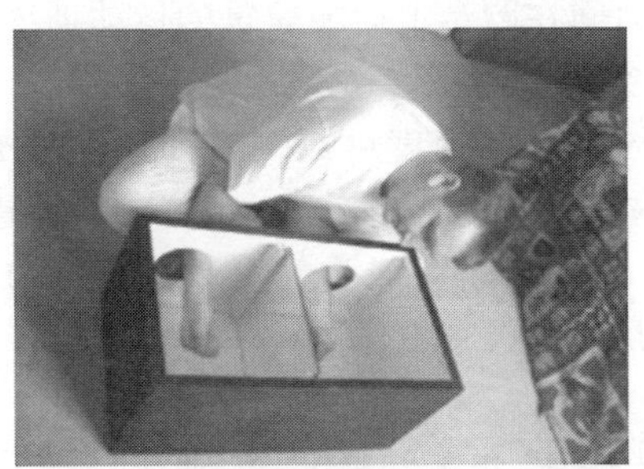

b

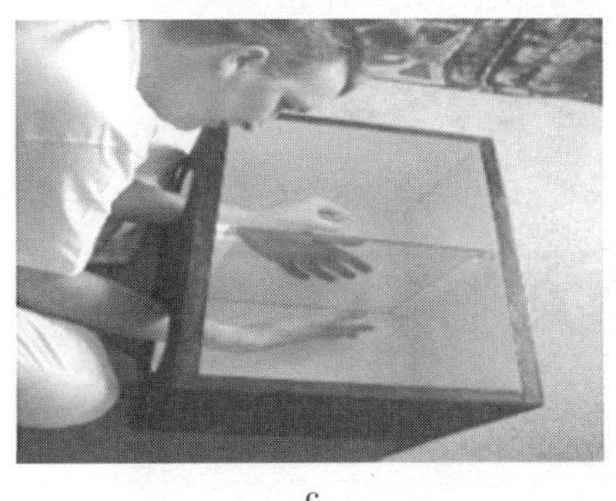

c

图24－1　镜盒装置

“镜盒”开始时运用于幻肢痛患者。某些幻肢痛患者会感觉到不存在的手指正用力握紧，然后指甲刺破手掌，手指握到手心里，然后产生了难以忍受的疼痛。利用镜盒装置，让患者看到缺失肢体的存在（镜子中健手的影子），然后令健手张开，同时想象患手也在张开。通过这种方法，很多幻肢痛患者解除了疼痛。现在，镜盒装置也应用于运动想象疗法。具体使用方法和幻肢痛患者相同，不过后者是为了诱发患者手指运动，恢复偏瘫侧的手功能。

（2）下肢功能恢复的效果分析

2004 年 Jackson、Doyon、Richards 和 Malouin 对一名 38 岁男子进行了运动想象训练，以求恢复其下肢功能。这名患者左侧皮质下出血 4 个月。Jackson 等人给患者制订了 5 周的康复计划。前 2 周，患者进行一般性的康复训练，在开始的 5 天，患者的运动功能有很大提高（26%），但是在接下来的一周里，却没有什么提高。第 3 周，患者进行传统康复加运动想象训练，患者的运动功能又有了提高（10.3%）。最后两周，患者只进行运动想象训练，其运动功能却没有什么提高（2.2%）。Malouin 在后来观察了“运动想象疗法”对 12 例脑卒中患者和 14 例年龄、性别相匹配的正常人下肢负重能力训练的影响，发现想象和实际训练相结合可明显提高被训练者的下肢负重能力，且这与被训练者的工作记忆能力相关，提示“运动想象”的效果与保持工作的记忆能力有关。

这些作者认为，使用传统康复训练加运动想象疗法对卒中患者的康复是有好处的。

运动想象在很早以前就已经运用到了运动员的训练当中。运动想象疗法也被运用于对锥体外系疾患的研究，如帕金森病患者等。2000 年以后，运动想象疗法才运用于成人卒中患者运动功能的恢复。2004 年，Gaggioli 等人对住院和门诊病人进行了计算机辅助下的运动想象治疗。在住院期间，患者在交互式虚拟现实工作台（VR 镜）上进行训练。（图 24－2）。

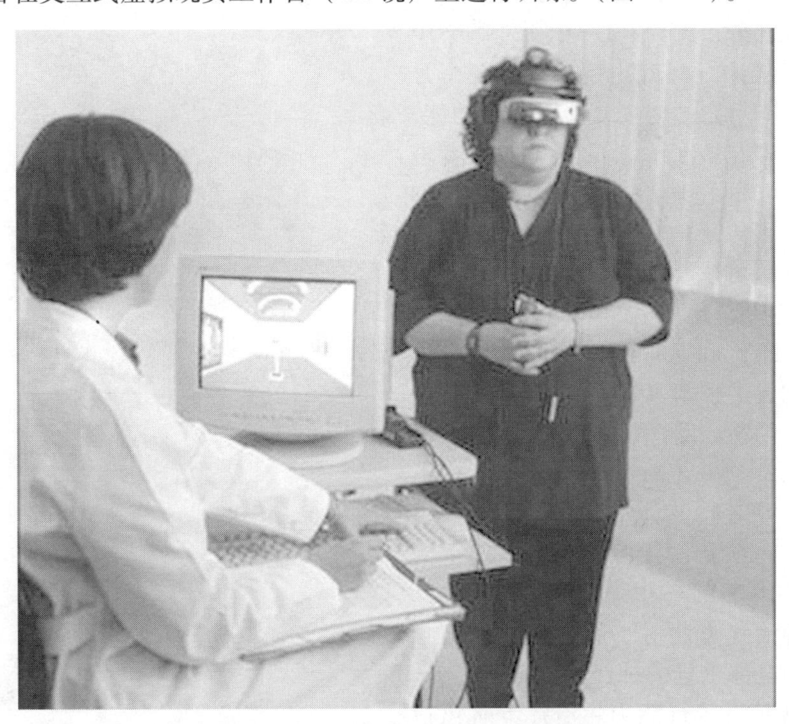

图24－2　VR（Virtual Reality）镜装置

虚拟现实（Virtual Reality，VR）技术近年来被广泛用于脑卒中，特别是认知功能的康复上。VR 镜系统使用了计算机空间模拟技术，令一个“电子人”充当“引导”的角色，患者只需要跟随“电子人”进行认知训练、运动学习、运动想象就可以了。同时，也减轻了治疗人员的负担。出院后，利用便携式电脑对患者进行训练。这样的训练方式可以给患者节约不少的康复治疗费；治疗师不需要很多的仪器就可以给患者进行治疗。因为大量使用了计算机系统，患者可以有更多的机会练习，提高了康复速度。

相对于传统的方法，运动想象疗法是一种新方法（只针对运动功能的恢复）。以上的研究说明，运动想象疗法对偏瘫患者的康复是有好处的。但研究的结论都指出，运动想象疗法和传统康复训练一起使用才“更有意义”，所以运动想象疗法仅作为一种辅助方法。和任何治疗方法一样，运动想象疗法也可以有负面作用。有的患者因为好强或者是因为急于康复，可能会不停地想象手脚的运动，这样有可能导致焦虑的发生或加重，最后导致痉挛的加重。还有的患者可能甚至会“胡思乱想”，把一些不必要的因素人为地加进去。作为治疗者，如何避免这样的事情发生，如何对患者的练习进行监督和指导，这些都是摆在我们面前的问题。所以，运动想像疗法运用于卒中患者运动功能的康复还有待研究。

第二节　部分减重平板运动（TTWPBWS）疗法

一、概述

步行训练是脑卒中康复的重要组成部分，大约有1/3的急性脑卒中患者从综合医院出院后，在3个月内不能行走。为恢复步态行走功能，治疗师花费了大量的精力对患者进行不同的物理治疗技术的训练，例如运用传统的增强力量和单一运动训练的方法，或神经促通技术，如带有共同运动的Brunnstrom技术，带有螺旋和对角线运动的神经本体感觉促进技术（PNF），带有反射抑制性的神经发育（Bobath）疗法。但效果常常并不理想，治疗师不得不帮助患者转移体重和维持平衡。因此，一项新的治疗方法——减重治疗法用于脑卒中患者的康复训练。这种治疗方法对下肢不能够承担身体的全部重量的神经功能障碍患者，可以增强步行能力。治疗策略包括有利于恢复脑卒中后患者运动功能的几个原则，它缩短了步态训练开始的时间，使用减重治疗可以在患者康复非常早的时间内开始，这种治疗提供了一种动态的有特定任务的训练方法，当患者在运动跑台上行走时，可以调整步态的三个基本成分，即承重、步幅和平衡。患者在有上方支持而承受下肢所承受的重量时，跑台刺激产生重复的和有节律的步幅，研究表明，步态训练时进行实际步行的康复训练效果好于传统的注重于步态孤立成分的训练方法。而且，与使用助行器训练强化不对称步态相比，减重训练通过提供双下肢对称的减重创造了一个不鼓励发展代偿训练的策略的环境。另外，部分减重平板运动实际上是一种强迫性主动性训练：当运动平板一启动，患者下意识地要“迈步”，因为“不迈步就会摔倒”。来自视觉、听觉、本体感觉等的刺激，不自觉地迫使大脑迅速活动起来，促使大脑原有的程序性运动自动的启动，或者建立新的运动程序。而这正是我们所期望的运动功能重建。

二、训练方法

减重治疗装置由电动机驱动的跑台和悬吊装置所组成（图24－3）。动物实验显示，去脑髓的成年猫经过一定时间在跑台上后腿减重的运动训练，能够恢复几乎正常的步态形式。在此研究的基础上，研究者发展了步态训练的方法：患者站在有电动机驱动的跑台上，其速度可以调节（速度范围0.01～2.25米/秒），通过上方的滑轮连接可调节的吊带来对患者的身体进行减重，吊带可以让下肢和上肢自由运动并可以对减重的重量进行调节，两侧的护栏提供额外平衡保护作用，但是并没有减重作用。

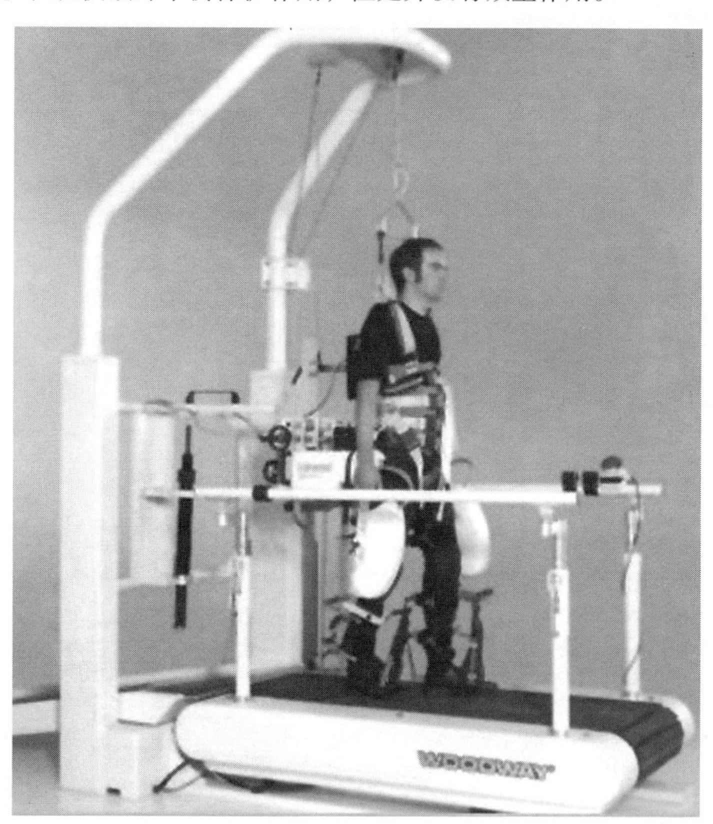

图24－3　部分减重平板运动训练

（一）体位

在患者开始治疗时，需要两名治疗师来提供手法帮助以矫正患者的步态偏差，一名治疗师坐在患者的偏瘫侧，训练患侧摆动期，在脚触地时使足跟开始接触地面，在摆动中期防止膝过伸，促进出现对称的步幅和支撑期；第二名治疗师站在患者后面，促进体重转移到支撑腿、髋过伸、骨盆旋转和躯干直立，跑台可以使髋关节被动过伸，治疗师用手法延长步态支撑期的时间。训练时不能让患者坐在吊带中，这种情况最常见出现在患者伸髋不充分和跑台速度过快时，那样，当患者不能够带动自己的体重时，倾向于用提高步频和缩短步幅来补偿。

（二）速度

跑台训练的速度应该调节到对每个患者合适的步频和步幅，一般可以从0.09米/秒（0.07~0.0.11米/秒）开始，经过一段时间的训练以后可以达到0.17米/秒（0.12~0.23米/秒）。

（三）重量

减重的重量可以从25%~40%开始，训练后减重的重量逐渐下降到下肢有可能支撑的最大重量，这个标准是由临床评估来确定的，即患者患侧下肢可以伸展髋关节并能够带动体重。目前，有作者认为早期进行更多的减重也是可行的和有益的。对于一个患者到底应该减重多少最有利于功能的恢复，现在还有不同的看法。

三、减重治疗效果分析

（一）步行功能的恢复

一些研究者对减重治疗训练脑卒中患者进行了系统研究。Hesse S等进行了减重治疗对脑卒中患者与在进行步行之前进行体重支撑和体重转移训练的传统Bobath方法相比，认为减重步行对步行功能的恢复有更好的效果。所选择患者脑卒中病程3个月以上，每种训练方法时间为3周，采用步态功能评价方法，其他方面运动功能的评估分别使用Rivermead运动功能评估，肌肉力量采用Motricity指数评估以及步态周期的参数。结果表明跑台减重训练组在步行能力和步行速度上明显好于传统的训练方法，其他的运动功能也有很肯定的改进，肌肉的力量没有变化，步幅长度和步频没有改变。结论是减重治疗比传统的物理治疗训练方法有更明显的效果。

（二）不同重量的治疗结果

Hesse S等还进行了减重治疗训练中不同重量的治疗结果的比较。18名偏瘫患者在跑台上分别训练使用无减重治疗、减重15%体重治疗和减重30%体重治疗以及在地面行走。分别评价步态周期参数和患侧6块肌肉的肌电图以及健侧2块肌肉的动态肌电图。在跑台训练时，因为降低了步频，患者行走放慢。伴随患侧下肢支撑期的延长，步态更加对称，并有较大的髋关节伸展。患侧腓肠肌和竖脊肌的平均肌电活动在跑台上减低了幅度，表示痉挛的指标：腓肠肌的肌电早期活动在跑台上明显减低。肌电图定性分析的结果表明18名患者中有11名腓肠肌和胫前肌协同收缩减少。偏瘫患者的减重跑台训练，因为延长了患侧肢体支撑期的时间，提高了对称性，减轻了跖屈肌肉的痉挛，和在地面行走相比胫前肌的活动更加有规律，对步态中的平衡训练有很好的效果，进而使步态训练更加有效。

（三）患者综合状况的改善

Visintin M等在进行减重跑台训练的脑卒中患者步行研究时，比较了减重治疗和无减重治疗的训练效果。将100名脑卒中患者随机分为2组，50名患者使用减重系统，减轻体重40%（减重组），50名患者在全部体重负荷下训练（非减重组）。评估治疗结果使用平衡功能、运动功能恢复情况、步行速度和步行耐力等方法。经过6周的训练，减重组的评分在平衡功能、运动功能恢复情况、步行速度和步行耐力等方面明显高于非减重组。治疗3个月后随访的结果，在步行速度和运动能力恢复等方面，评分继续升高。作者得出结论，减重治疗比无减重治疗对患者步行能力的恢复有更好的效果。Danielsson A等比较了减重治疗对患者耗氧量的影响，作者分别用9名偏瘫患者和9名正常人比较，减重30%体重，测试者分别以自选速度和最大速度行走，测量氧摄入量（VO_2）和心率。结果表明，治疗组氧摄入量（VO_2）和心率均较对照组显著降低，减重30%的治疗者的氧摄入量更少，即对有心血管问题的患者来说有更大的耐受力。

总之，减重治疗可以使患者的移动能力有更好的恢复，在地面上的移动速度、耐力、步行所需要的身体的帮助能力等方面有明显的效果，脑卒中患者经过减重治疗的训练可有很好的重建步行能力。同时，脑卒中患者也较容易接受减重治疗。需要进一步进行的研究是：减重治疗对患者步台训练的远期效果如何及治疗开始的最佳时间为何时。近年来，脑卒中患者步态训练没有提出更多的新的有效方法，减重治疗成为恢复患者步行能力的一种非常有效的方法。

第三节　强制性运动疗法

一、概述

强制性（constraint-induced movement therapy）是一套新的康复治疗技术。通过有控制的随机化的研究表明其可以充分地减轻慢性的脑血管意外患者四肢运动功能障碍。已经证明强制性运动疗法的患者可以从临床很好地过渡到现实环境，在最大量有效的强制性运动疗法下，患者至少在2年内保持患侧肢体一定的日常生活活动能力。对于要治疗的上肢，治疗包括在90%清醒的时间诱导使用患侧上肢，并用几种方法在2~3周内固定或降低健侧肢体的使用。对患肢给予集中的、重复训练：每日6小时、中间有1小时的休息、每个患者治疗2周或3周。尽管对脑血管意外患者上肢功能障碍及时的进行了治疗，估计仍有25%的慢性期患者会表现出很低的功能状态。对于下肢，治疗方法多少有些不同，没有包括健侧肢体的限制使用，但是包括下肢大量高强度的功能训练。本文回顾了强制性使用治疗的发展，从对猴子的基础研究到运用到人类脑血管意外具有上肢功能障碍者、创伤性脑损伤上肢功能障碍者和脑血管意外的下肢功能障碍者。强制性运动疗法提示持续治疗效果的机制可能是皮层的功能重组。

强制性运动疗法起源于 Taub E 等的灵长类的神经行为学的研究，当猴的一侧肢体去神经支配后，动物在自由的环境下不使用患侧肢体。然而，TaubE 等发现当限制健侧上肢使用几天后，猴子可以被诱导使用患侧上肢，无用的上肢转化为有能力做广泛运动的上肢。这表明条件反射和运动训练是灵长类单侧肢体去神经支配后恢复运动的另一个手段。

在 21 世纪，一些研究者发现行为技术可以明显地增进由于神经损害而产生的动物的运动功能障碍。然而，这些观察者没有在理论上弄清楚产生这些现象的详细机制，结果这些发现成为一些相互无联系的现象而没有引起足够的注意。因此，这些方法并没有系统地应用到人类。

二、习得性废用

一些证据集中表明，单侧去神经支配肢体的习得性废用（learned non-use）是一种包括条件性运动抑制的学习现象。作为这种解释的背景，应该知道严重神经损伤常常导致一侧性运动或感觉功能的抑制，这种抑制使得最后恢复的程度低于损伤后功能本应自发恢复的程度。发生在脊髓和大脑损伤时开始的功能抑制和随后功能逐渐恢复的过程目前并没有完全搞清楚。然而，恢复过程的出现应当紧接着去神经支配后，因此，在一段时间后，至少是潜在的，可以出现运动功能的恢复。猴子功能抑制的时间是在肢体去神经支配后至少持续 2～6 个月，在那时它们较大程度地恢复了它们患侧协同运动的能力。

因此，当使用外科手段在脊髓水平去除了前肢的感觉后，猴子不能很快使用去神经支配的肢体，从开始的功能抑制中恢复需要相当长的时间。动物在手术后环境中试图立刻使用去神经支配的肢体，但做不到。在实验室的环境中，另 3 个肢体使用的相当好，因此肯定地强化了这种行为模式。而且，持续的试图努力使用去神经支配肢体经常会导致疼痛和相反的结果以及丢掉食物，导致一般意义上的任何活动都失败。这些相反的结果成为一种惩罚，许多学习的试验表明惩罚导致行为的抑制。这种反应的趋势持续，结果猴子在手术后几个月里，肢体变得有能力使用但从不学习使用。

在单侧肢体去神经后，而健全的肢体应用限制运动的器具、装具来限制健全肢体的运动几个月，这时情况出现了明显的变化。动物不得不使用去神经的肢体，进行进食、行走或大部分日常生活活动。运动克服了去神经肢体的习得性废用而出现变化，结果使动物最终可以使用去神经的肢体。然而，在患侧早期出现有目的的运动之后，如果立即去除健侧限制运动的器具，则患侧肢体新的习得性废用仍会强化，使用患侧肢体的趋势很快就会减退。如果限制运动的器具保留更长的时间，使用患侧肢体的趋势会得到加强，并能够在真实的环境里成功地克服肢体的习得性废用。

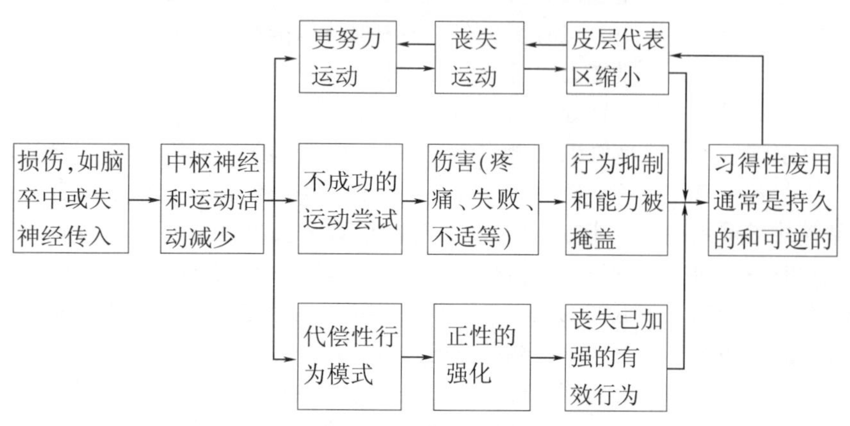

图24－4　习得性废用形成的机制

（一）习得性废用形成的实验研究

有一些实验直接揭示了习得性废用的形成。在一些动物使用外科手段对肢体去神经支配后，使用限制器具对健侧肢体运动进行限制，而使动物在手术后的 3 个月里不能使用该侧肢体。动物在麻醉时就开始使用限制措施，其原因为在运动功能自发恢复之前防止动物试图使用健侧肢体，因此患侧习得性废用不能发展。为了验证这个假设，在手术后 3 个月后给动物去除限制性器具，动物可以在自由的环境里使用患侧肢体。在动物产前给予去神经实验的证据支持习得性废用在那时也可以形成。对两个动物进行子宫内单侧肢体去神经手术，然后放回子宫继续妊娠。生活在子宫物理空间有限环境对动物使用肢体进行限制（不能完全限制使用肢体），因此这类似于成年动物使用限制运动的器具的作用。这些动物在出生第一天就表现出有目的使用去神经支配肢体，在那时动物可以使用肢体进行“爬行”时的支撑和转变成为坐姿。随后，尽管动物整个肢体没有被限制，使用去神经肢体的能力继续发展直到在所有方面与成年动物单侧肢体去神经支配和对肢体运动的限制有相似性。这成为支持习得性废用形成的第二个直接证据。现在，一般认为习得性废用形成的机制如图 24－4 所示。

（二）脑血管意外后的习得性废用

习得性废用也与人类脑外伤或脑血管意外有关，与短时间内不能使用患侧上肢与大脑皮层机制有关，而与脊髓水平去神经过程无关。现在还没有办法明确习得性废用的模式在脑血管意外神经损害的程度和患侧肢体运动功能的恢复程度之间的相关性，尽管这种相关性可以对在很多患者中所观察到的大量的康复结果的差异提供充分的解释。然而，事实上一些脑血管意外的患者的运动功能恢复程度比另一些损害程度和部位相似的患者要好，这提示需要有另外的机制来解释这个问题；习得性废用机制可能是对此问题其中的一种解释。

近年来，一些研究者使用局部经颅磁刺激（TMS）、脑电图（EEG）和脑磁图（MEG）对人类，以及使用皮层内微刺激（ICMS）对猴进行了研究，结果提示皮层内的功能重组有可能与强制性使用的治疗效果有关。Recanzone的创新工作是在猴子上使用出现了皮层功能重组，在人类一些神经影像学也显示出相同的结果。例如，Elbert、Taub等发现使用左手完成灵巧任务的弦乐演奏者，其代表左手手指的皮层躯体感觉区大于非音乐演奏者相应的区域；可同时用几个手指进行阅读的盲人，其手指所表示的皮层比正常人扩大和无序。后者的神经生理学误差与被测试者不能区别哪个手指触摸的知觉紊乱有关。在以前的研究中，研究者发现在猴子整个肢体躯体感觉神经去神经后，发现“巨大”的皮层功能重组。在最近的研究中，研究者发现皮层功能重组的程度与病理状态的症状轻重程度，如患肢疼痛、耳鸣，键盘和弦乐操作者局部手的失用密切相关。在以前的研究中，由于机制不清楚，这些现象蒙上了一层神秘的色彩。研究者对中枢神经系统与这些现象的关系已经进行了长时间的研究，但在人类脑损伤后发生巨大的皮层功能重组的问题直到1994年San Diego发表论文时还没有明确的结论。这些结果，特别是使用—依赖性皮层功能重组，提示成人身体部分代表的皮层面积依赖于这部分肢体的使用程度。此外，Nudo等使用皮层内微刺激（ICMS）研究显示在猴子使用外科手段在皮层手运动控制区域造成缺血性梗塞，通过训练患侧肢体而导致皮层功能重组。特别是，梗塞周围的区域，在正常时没有控制手运动的功能，但最终参与了这些功能。强制性运动疗法在人类脑卒中上肢功能障碍产生较大的使用—依赖性皮层功能重组的假设在几个实验中得到证实。Liepert等在6名慢性偏瘫患者进行强制性运动治疗前后使用局部经颅磁刺激（TMS）测量大脑皮层的上肢运动区的面积，证明经过在家中两周的强制性运动治疗，患者上肢的使用能力有很大的提高，同时，经颅磁刺激所诱发出的控制手指肌肉脑电图的皮层区域也有很大的增加。在随访的6名患者中，发现运动康复的效果和脑功能的改变可以持续6个月。强制性运动疗法使脑血管意外患者原有控制肢体运动区域邻近的支配肢体运动的神经出现大量的募集。Kopp等使用运动相关电位（EEG）静态双极模型，发现强制性使用治疗3个月后，患侧肢体同侧的控制对侧肢体正常运动的皮层运动区在患侧肢体运动时出现募集。这种效应在治疗后即刻不是很明显，推测是由于强制性使用治疗3个月后患侧肢体使用持续增加的原因。实验的证据表明，强制性使用疗法和使用—依赖性皮层功能重组的相关性经过多种实验已经肯定。

这些发现提示强制性运动疗法在上肢产生持久的效应是通过两个有联系的相互独立的机制。首先，强制性运动疗法改变了强化的因素（提供了患侧肢体强化使用的机会，并通过限制健侧肢体活动逆转了习得性废用的结果），因此，患侧肢体在急性期或亚急性早期所形成的习得性废用可以有条件的抵消掉或减轻。其次，患侧肢体的使用效果的进步，包括持续和重复对肢体进行功能运动训练，进而产生患侧肢体对侧运动区的扩大和出现新的同侧区域的募集。这种使用—依赖性皮层功能重组可以作为患侧肢体使用功能持续性增长的神经基础。另外，就目前的知识而言，目前的研究首次发现了脑内结构或功能的改变和脑损伤后经过康复治疗产生运动功能进步之间的关系。同时，因为提供了所观察到治疗效果的神经生理学基础，这些结果使临床的发现更加确信无疑。

有关运动再学习的文献提示大量的练习在学习连续的任务时只有中性的或阴性的结果，在学习分离的动作任务时为不确定的结果。然而，由于强制性运动疗法进行大量的训练增加了患者使用患侧肢体的机会，因此产生了大脑结构的使用—依赖性功能重组。在训练时，这肯定是中枢神经系统可塑性的一种类型，但它们可能代表某些不同的过程，至少，某些部分可能由不同的原理来说明这种现象。现在，认为克服习得性废用的机制如图24－5所示。

三、“强制性运动疗法”的临床应用

（一）在上肢功能训练中的应用

Ince等研究者最早根据灵长类动物去神经后实验的结果使用了条件反射的方法来促进脑血管意外后患者运动功能的恢复，但这项工作并没有深入的进行下去。Wolf在20世纪80年代初进行灵长类动物去神经后实验研究并开始了临床病例的研究，用实验来检验限制健测“强制性运动”治疗方法同样适用于人类的假说。研究的对象是患病1年以上的脑血管意外和脑外伤患者，患侧的掌指关节和指间关节至少能伸展10°，腕关节可伸展20°。除去睡眠时间和30分钟活动时间，要求患者健侧上肢全天穿戴夹板两周。在运动限制健侧的过程中，很重要的一点是要结合渐进性运动训练（shaping）或其他任何形式的训练技术，特别是渐进性运动训练（shaping）是促进运动功能提高和日常生活能力提高的有效

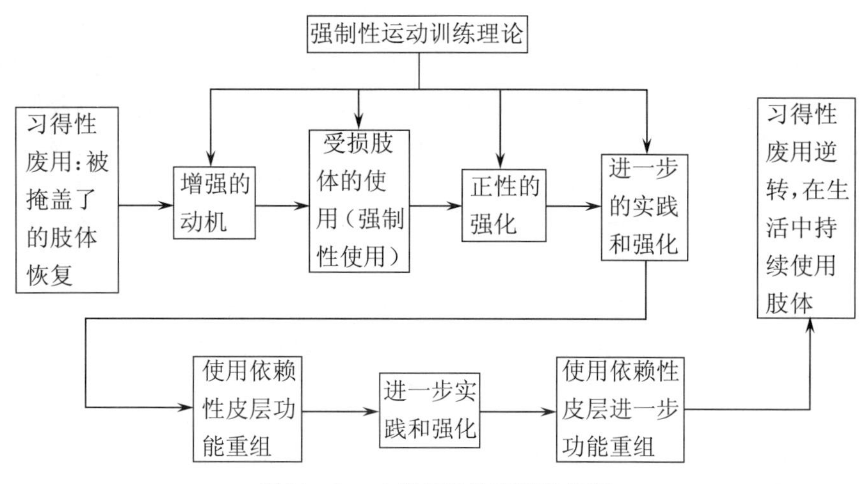

图24－5　克服习得性废用的机制

手段。在Wolf运动功能测试（WMFT，一种实验室运动功能测试）21项任务的19项中，患者表现出运动速度和力量明显提高，没有得到任何信息证明这些结果是否能够转化为真实环境中的能力。

Taub 1980年发表了一篇论文，在猴子去神经后，开始的运动功能障碍是通过皮层的机制而不是脊髓机制，通过这种相类似的机制在人类脑血管意外后发展了“习得性废用”的假说。因此，在猴子单侧去神经后克服“习得性废用”的治疗技术也成为了一种在人类脑血管意外后对上肢偏瘫治疗的有效手段。

对遗留偏瘫的慢性脑血管意外患者的康复治疗的初步实验研究，包括已经发表的治疗计划的两个方面——对患侧肢体的训练和对健侧肢体的限制。实验包括使用注意－安慰剂对照组（5名患者）并注重实验室的治疗结果转化到现实生活。在治疗组（4名患者）健侧上肢穿戴夹板共14天，其中的10天，患者的患侧上肢每天要接受6小时的监督下训练任务，包括吃饭、打球、玩多米诺骨牌、中国麻将、纸牌游戏、写字、扫地，并使用Purdue敏捷性测试和明尼苏达操作测试，中间有1小时休息。指导对照组的患者比以前更努力使用患侧上肢，在治疗中心接受一系列的被动运动，在家中也同样接受被动运动。所有的对照组和治疗组患者为病程至少在1年以上（平均4.4年），上肢的运动功能超过所规定的最低标准（伸腕20°，伸指10°）。治疗效果的评价使用2个运动功能实验室的测试，即WMFT、手臂运动能力测试（AMAT）和Motor Activity Log测试（MAL）。通过这些测试得到上肢在日常生活活动能力中的使用情况。治疗组显示出在治疗以后，通过2个实验室测试（WMFT，AMAT）其运动能力明显提高，而对照组在运动能力上无明显变化或有衰退。在MAL测试中，治疗组显示出在真实环境中使用上肢的能力有很大的提高，在治疗两年后的测试显示运动能力有进一步的轻微增加；对照组在相同的时期内，运动能力无变化或有下降。

上面这些结果被进一步的研究工作所证实，在较大的样本（40名患者）使用夹板限制健手使用，并给予任务实践训练患手。训练程序包括：

（1）选择专门针对不同患者运动功能缺陷的任务。

（2）当患者第一次不能完成动作时，帮助患者完成部分动作。

（3）在实施任务时对很小的进步给予明确的口头反馈和鼓励。

安慰剂对照组（20名患者）在治疗师对患者干预的时间和强度上以及治疗措施的时间与强度上比对照组更加合理。对照组接受力量、平衡、支持力的训练，刺激知觉活动的游戏和放松的技巧训练等。一般适合于他们的程序为10天。从实验开始到结束，治疗组通过WMFT评估，其运动能力有明显提高，使用MAL评估，手在真实环境中的使用能力也有明显的提高，而在对照组没有这些结果出现。

另一些实验表明，一些在家中应用的治疗技术也可以克服习得性废用，治疗措施包括：

（1）在健侧使用连指手套并训练瘫痪侧手。

（2）只训练瘫痪侧手。

（3）对患侧手进行强化的物理治疗（包括水疗、神经生理学促通技术和任务实践）每天进行5小时，连续10天。

连指手套专为强制性运动疗法而设计，在有平衡问题的患者中使用，以防止带夹板时跌倒发生危险，这种治疗形式可以把使用强制性运动疗法的脑血管患者的数量扩大3倍。最近，使用充填保护护垫的连指手套使患者健侧手可以自由地活动而无需考虑安全问题，同时可以防止健手进行日常生活活动。强化的物理治疗不包括限制健侧手的活动，但要求患者不使用健侧手并对治疗过程进行监督。在本实验之前，没有对集中强化的物理治疗进行评估，3组患者均显示经过治疗后，上肢在生活环境的使用能力有很大提高。这些变化与使用夹板限制加任务实践和夹板限制加训练组的观察结果一样。然而，两年以后，这3组显示出手臂使用能力有一定的下降，而在夹板治疗组显示功能没有变化（夹板加任务实践）和有轻度下降（夹板加训练）。

以上所有的研究WMFT（一种实验室运动功能测试）的平均有效率为0.9；然而，MAL（在生活环境中日常生活活动能力测试）的平均有效率为3.3。MAL的有效率比WMFT的有效率要高得多，这表明强制运动疗法对增强患侧上肢在真实环境中的使用能力是最有效的方法，尽管WMFT的运动质量指数有明显的提高。在Meta分析的文献中，有效率（The Effect Sizes，ESs）0.2认为是小的，有效率0.4～0.6是中等的，0.8以上是大的，因此，根据Meta分析文献的标准，慢性脑血管意外患者上肢功能障碍使用强制性运动疗法的有效率是非常大的。

（二）主要的有效治疗因素

目前正在对强制性运动疗法的几种治疗措施中的有效治疗因素进行探讨。尽管大多数治疗技术包括限制健侧肢体的使用，加入训练，或强化物理治疗，或没有。在健侧肢体使用夹板或其他限制器具并没有神奇的魔力。最基本的因素是患者能够重复地使用瘫痪侧的肢体，任何能使患者在一定连续时间内每天使用几小时患侧肢体的治疗技术应该是有治疗效果的。这些因素似乎可产生来源于强制性运动疗法的使用依赖性皮层功能重组，并推测这正是患侧肢体在长时间使用后能力提高的基础。

Mauritz等已经证明重复的训练是脑血管康复治疗的重要因素。研究结果表明，单单对健侧肢体限制使用而不给予患侧肢体集中的、广泛的治疗，则不能称为有效的强制性运动疗法。已经证明这种类型的治疗程序明显的降低了疗效。例如，研究者对训练较少的组指导进行患者爱好的活动，但没有很好地完成。正如意料之中，低强度的治疗没有产生持续、有效的结果。强化物理治疗与强制性运动治疗的低强度训练比较效果明显不同，以适当观点来看这种对比并不意味着这是强制性运动疗法正确应用的结果。研究者已经证明了给予大量强化传统物理治疗的患者所取得的治疗效果与限制健侧肢体加上强化的任务实践和训练是一样好的。因此大量训练的因素，传统的强化物理治疗应成为强制性运动家庭疗法的一部分。

（三）在功能低下患者的应用

直到最近，研究者对患者应用的最低运动功能标准为伸腕20°和每个手指伸指10°。据估计大约有20%～25%的遗留运动功能障碍的脑血管意外患者符合这个标准。然而，最近应用在功能低下患者的工作证明是很有希望的，提示强制性运动疗法可以应用在另外75%有慢性运动功能障碍的脑血管意外患者。最初研究的运动功能的最低标准为：伸腕10°，拇指外展10°，其他任何两个手指伸展10°。对11名运动功能低于最低标准的病人实施强制性使用疗法。这11名患者的运动功能均低于上面所提到的最低标准，所有这11名病人在MAL评分和WMFT评分均有明显提高（$P<0.0001$）。在MAL评价的治疗结果功能低下组（平均变化=1.7，标准差=0.44）的有效率似乎比功能较高组（平均变化=2.2，标准差=0.68）要小。然而，由于功能低下组的差异性较小，功能低下组的有效率（$d=4.0$）实际上高于功能较高组（$d=3.3$）的有效率；在WMFT评价的治疗结果功能低下组（平均变化=0.4，标准差=0.29）的有效率似乎比功能较高组（平均变化=0.3，标准差=0.30）要大。两组结果的差别也反映了治疗有效率的不同（功能低下组的有效率$d=1.4$，功能较高组$d=1.0$）。

（四）在下肢功能训练中的应用

至今为止，有学者对16例慢性脑血管患者的下肢功能障碍成功地进行了康复。这些患者有从移动功能障碍到中等程度的协调性损害，康复治疗的措施包括大量的重复性的下肢训练（包括跑台训练、行走训练、从坐到站、从躺到坐、爬台阶、多种多样的平衡和支撑练习）以及减重治疗。如需要，包括中间休息时间每天训练7小时，持续3周，训练的方式和上肢的训练相似。这项治疗的对照组设计在治疗前后均进行安慰剂治疗，并结合对上肢的治疗。合适的对照组提供了下肢功能评估的比较基础。在这16名患者中，4名移动能力最差的患者中最终1名需要他人几乎完全的支持才能移动，1名可以完全独立行走，另两名在最小的外部支持下行走。根据评估的结果，有中等功能障碍的12名患者均有明显的进步。在这组病例中，所评估的每个指标均有明显的进步。由于所用的评估方法不同，上肢和下肢的治疗结果相互比较很困难。在以前的研究中，强制性运动疗法在上肢的有效率高于2.0。下肢的有效率似乎略小（有效率=1.6），然而，因为0.8即可认为是较大的有效率，所以观察到的下肢治疗的有效率还是相当大的。

大约90%可移动的慢性脑血管意外患者有协调功能障碍。这些运动功能障碍部分是由于在脑损伤的早期功能自发恢复之前允许患者形成移动模式而持续学习的结果。这种现象可归结为习得性误用而不是习得性废用，如果这一切可能出现的话，开始时学者们认为克服习得性误用也许比克服习得性废用要困难。在习得性误用的患者中，需要先克服错误的协调模式，然后再应用正确的协调模式。而在习得性废用的患者中，例如在脑血管意外患者的上肢功能障碍，只是简单的在日常生活环境中无使用功能或功能下降。作为开始的步骤克服错误的协调模式并不是主要的问题。令人惊奇的是这些预测是错误的，但是，关于在真实环境中这些治疗结果是否转换为永久的效果，还没有足够长期的下肢运动功能评估的数据而得到结论。

四、强制性运动疗法的临床意义

1979年，Andrews和Stewart在发表的文章中提到，脑卒中患者在医院康复后，在医院所表现的功能与在家有很大的不同，在家庭环境中，大约25%～45%的患者日常生活活动表现较差。大多数临床工作者认为这种情况是真实的。确实，常常有文献报道患者在医疗机构表现低下是康复治疗失败的来源，临床医生常常对患者进行一个疗程或更多疗程的强化康复治疗，结果使患者在某方面的运动功能有显著的提高。然而，在下一个疗程开始时，有不同程度功能的退步。事实上，有些临床医生报道，当患者一出治疗室到走廊上，有时就能发现患者的功能下降。

对这种现象很少有深度研究，相似的对 Andrews 和 Stewart 的文章也很少有人注意，好像“消失在文献中”。然而，对许多脑血管意外的患者和其他类型的患者，在临床实验室测定的所要求的特殊的运动功能和在家中实际肢体使用的功能之间确实存在差距。习得性废用有可能是这种差距的根源，而强制性使用疗法打开了这个窗户。它在临床、实验室与生活环境之间架起了一座桥梁，从而使临床的治疗效果最大限度地转化为病人在真实环境的独立的能力。因此，尽管许多患者表现出严重的运动功能障碍，但其有可能具有相当大的运动恢复的潜力，通过强制性使用疗法能够把这种潜力很好的表现出来。

第四节　主动性（操作性）肌电生物反馈疗法

肌电生物反馈疗法（active-operative EMG-BF）是利用仪器实时地将人体活动时产生的肌电信号转换成视觉或听觉信号，反馈到大脑皮层，使人能够及时地了解神经系统对肌肉运动的控制情况，并将意向性运动输出与运动方案进行比较，对运动进行指导或改正，从而逐步学会对其进行随意控制与调节的方法。

一、作用机制

目前一般认为，脑卒中恢复期运动功能的康复是一个运动再学习的过程。运动不仅仅是单方面的发布命令，传递命令，还必须有反馈系统进行调节，才能形成协调，精细的动作。当患者的运动中枢（伴有或不伴有感觉中枢）受到损伤后，运动的产生和调节能力都会受到不同程度的影响，有的患者的某些部位不能产生随意运动，有的患者则由于自身内部的反馈系统失常，产生出不协调的动作或表现为原始的异常运动模式。针对以上情况，可以通过肌电生物反馈的方式，首先从人体外部建立起一个反馈通路（图 24－6），通过反复学习根据外部信号调节自身运动的方法，使每个动作的正确运动程序逐渐在中枢神经系统中固化下来，最终达到不需外部设备就能完成预期动作的目的。

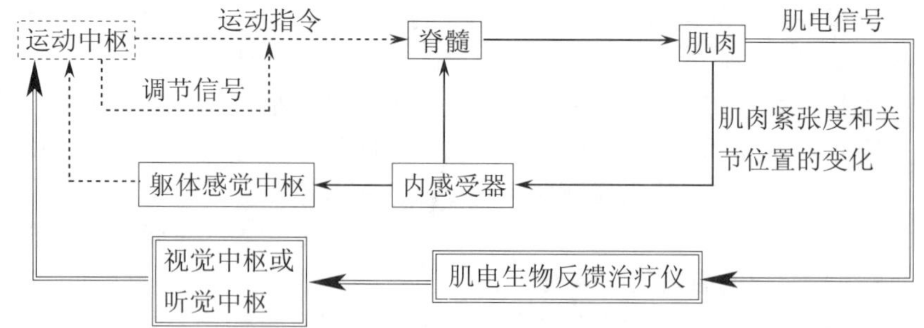

图24－6　肌电生物反馈疗法对人体内部反馈系统的补充作用

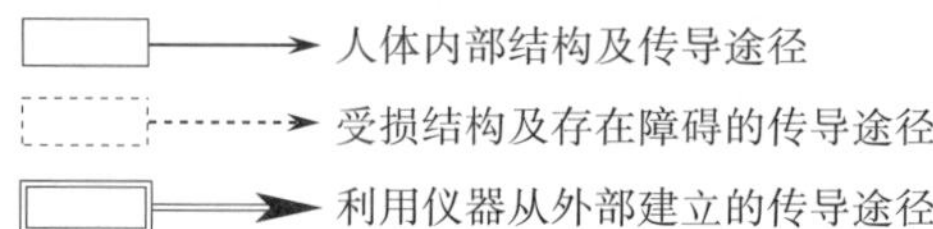

肌电生物反馈技术同时又是一项心理治疗技术。它利用操作性条件化（operant conditioning）的学习程序原理，根据患者的实际情况，不断向患者提出新的要求，最大程度地鼓励患者对患肢的运动功能进行定向诱导及强化。操作性条件化最初在训练动物学习新技能的研究中被证实是一种有效的训练方法，使动物通过主动运动来操作某种物体（如走迷宫，压杠杆或逃离箱子），成功后立即获得奖赏。动物反应的大小有赖于奖赏或惩罚的程度，同时可作为其获得奖赏或逃避惩罚的“内驱力”的衡量标准。经过反复训练，动物便能学会解决问题的方法。这一方法应用于人同样要求患者主动参与到训练中来，按照指令收缩相应的肌肉，同时放松其拮抗肌。屏幕上所显示的肌电信号图形，作为视觉信号实时地反馈给患者，使患者随时能较精确地调整运动时肌肉的收缩，而且能为下一次运动制定适当的目标，使肌电信号图形的形态和大小逐渐趋于正常，从而使运动不断接近正常的模式。

自 20 世纪 70 年代开始，肌电生物反馈技术开始应用于偏瘫患者的康复并取得一定疗效。目前这一技术在我国尚未普遍开展。

二、操作方法

以对患者腕关节活动的训练为例，操作方法如下：在安静、避光的治疗室内，将 4 个表面电极分别贴在腕伸肌和腕屈肌的肌腹两端处的皮肤表面，每块肌肉上两电极间粘贴接地电极，以排除噪音信号的干扰，肌肉运动所产生的肌电信号即可在显示屏上以色彩鲜明的曲线显示出来。

向患者讲解该项治疗的机理和指定动作，如先训练伸腕动作，则嘱其努力提高腕伸肌的肌电信号，同时，注意减小其拮抗肌——腕屈肌的肌电信号。最好先在健侧肢体的相应部位以同样方法贴好电极，以健侧肢体的运动所产生的肌电信号图形（EMG）为示范，向患者讲解曲线颜色及图形的含义。图 24－7 即为一患者健侧上肢做伸腕动作时所产生的 EMG。

而图 24－8 为患侧最初做伸腕动作时产生的肌电信号图形。从图中可以看出，患者在做伸腕动作时腕伸肌的肌电信号非常微弱，仅达到 2μV，其间还掺杂进腕屈肌的信号，强度与腕伸肌信号接近，并在相当长的一段时间内接连不断地出现，说明尺侧腕屈肌紧张性偏高，易发生痉挛。

从该动作中采集到的最高肌电信号为初始数据并记录，并以此为基点做一标线。鼓励患者努力使下一次的肌电信号强度超过该水平。嘱患者不要将注意力集中在正在进行的活动和收缩肌肉上，而是注意观察显示器上 EMG 的变化。如果 EMG 超过标线，则以此时的最高点为新的标准，鼓励患者再次努力超过这条线，以此类推。图 24－9 即为患者经数次训练后做伸腕动作时所产生的肌电信号。

由图 24－10 可见，腕伸肌的肌电信号明显提高，达到 10μV，且超过事先设定的标线。如患者在做伸腕运动时，腕屈肌信号水平偏高（见图 24－7），则须对其加以抑制，可再设定一条其他颜色的标志线，使患者尽量做到在伸腕时，腕屈肌信号低于此水平（见图 24－11）。

三、临床康复中的应用

一般情况下，按照前述操作方法和神经促通术的基本原则，从肢体的近端到远端，逐块肌肉地进行训练，即可提高肌肉随意收缩的能力，改善肢体运动的协调性。但是，每位脑卒中患者的病情和具体表现都不尽相同，在不同时期的康复目标也不同，因此，须针对当时的具体情况明确康复训练的重点，制定相应的治疗计划，采用不同的方法指导患者康复。

（一）临床常见问题及解决方法

1. 无随意运动的肌肉

对于无随意运动的肌肉，在肌电生物反馈治疗仪的监测下可出现以下四种情况：

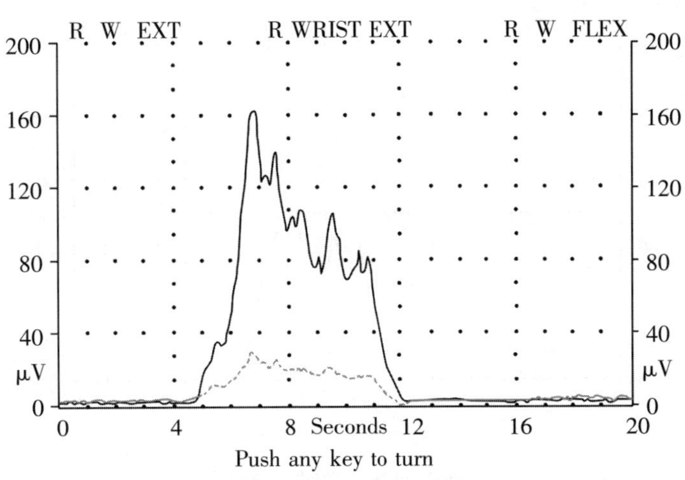

图24－7　健侧肢体做伸腕动作时桡侧腕伸肌和尺侧腕屈肌的肌电信号

——桡侧腕伸肌的肌电信号
——尺侧腕屈肌的肌电信号

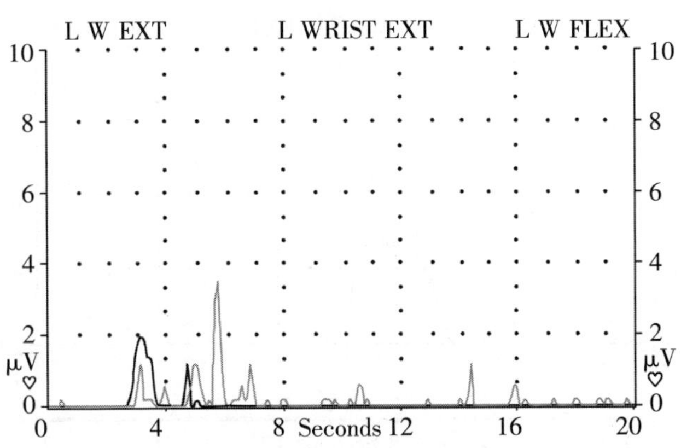

图24－8　患侧最初做伸腕动作时产生的肌电信号

——桡侧腕伸肌的肌电信号
——尺侧腕屈肌的肌电信号

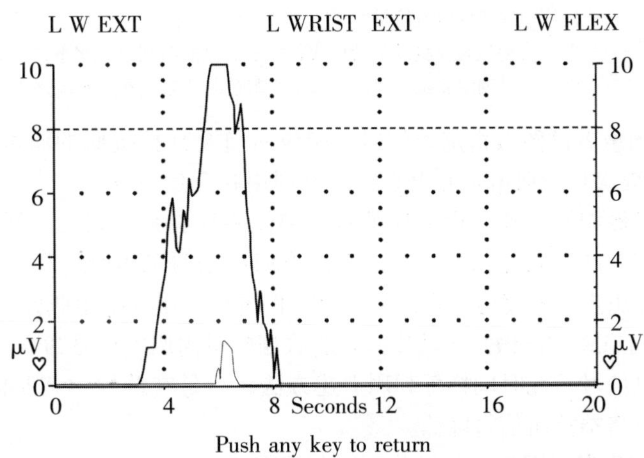

图24－9　患者经数次训练后做伸腕动作时所产生的肌电信号

——桡侧腕伸肌的肌电信号
——尺侧腕屈肌的肌电信号
------事先为桡侧腕伸肌设定的标线，鼓励蓝色曲线超过此水平

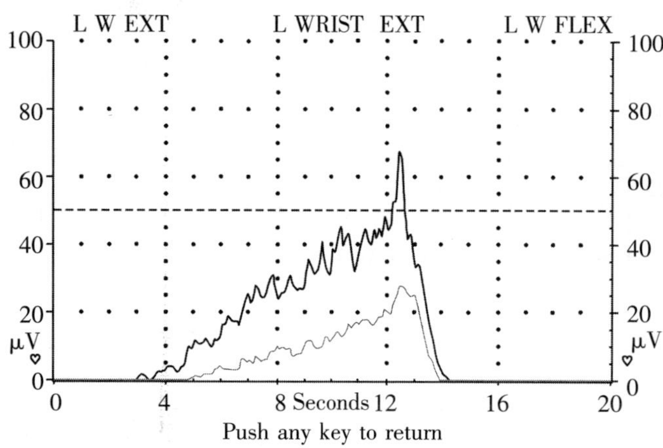

图24-10 患者在做伸腕运动时，腕屈肌信号水平偏高

——桡侧腕伸肌的肌电信号

——尺侧腕屈肌的肌电信号

----事先为桡侧腕伸肌设定的标线，鼓励蓝色曲线超过此水平

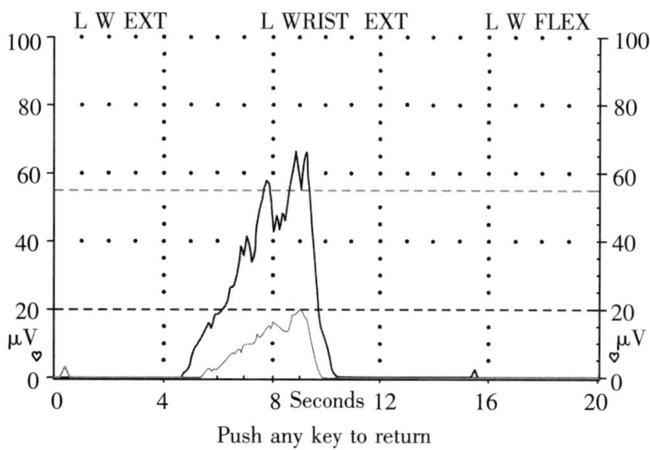

图24-11 患者尽量做到在伸腕时，腕屈肌信号低于此水平

——桡侧腕伸肌的肌电信号

——尺侧腕屈肌的肌电信号

------事先为桡侧腕伸肌设定的标线，鼓励蓝色曲线超过此水平

------事先为尺侧腕屈肌设定的标线，将黄色曲线限制在此水平之下

（1）当患者试图做指定动作时，相应肌肉及其拮抗肌的肌电信号均为0。如反复数次均无肌电信号出现，则可利用联合反应现象，令其健侧及患侧肢体同时做相同动作，由治疗师对其健侧施加较强的阻力，诱发患侧相应肌肉收缩，产生肌电信号，嘱患者注意肌电信号的变化。以此方法反复诱导，鼓励患者不断将电位提高，直至患侧可独立出现指定肌肉的收缩。

（2）当患者试图做指定动作时，应收缩的肌肉肌电信号为0，而其拮抗肌出现肌电信号。此时同样可利用上述方法，只是在诱导指定肌肉收缩时，嘱患者尽量将拮抗肌信号降低。

（3）当患者试图做指定动作时，相应肌肉有肌电信号产生，只是信号极弱，不足以使肌肉产生明显收缩，也就是在肉眼检查肌力为“0级”时，并不一定完全没有肌肉收缩。

（4）当患者试图做指定动作时，相应肌肉及其拮抗肌的肌电信号同时出现，但均很微弱。

对于后两种情况，应在治疗师的指导下，使患者逐步提高指定肌肉的肌电信号，同时将拮抗肌的信号控制在较低水平，直至指定肌肉出现明显收缩并使关节产生预期动作。

2. 存在痉挛的肌肉

（1）嘱患者全身放松，将注意力集中于肌电生物反馈治疗仪的显示屏，完全由治疗师来为患者进行被动运动。利用肌电生物反馈治疗仪的监测，指导患者将痉挛肌肉的肌电信号逐步降低，直至在做被动运动时肌肉不产生任何肌电信号。

（2）指导患者主动收缩痉挛肌肉的拮抗肌，做动作时控制痉挛肌的电信号，使其低于规定水平，在此基础上不断提高其拮抗肌收缩时的肌电信号。

3. 共同运动模式

在患者出现共同运动时，应对其进行分离运动的训练。例如，在做屈肘训练时，可将两个导联的电极分别贴在患侧的肱二头肌和斜方肌，指导患者在使肱二头肌电位升高时，控制斜方肌电位，以此方法抑制屈肘时伴随出现的肩胛骨内收和耸肩动作。同样，对于下肢，可以在股四头肌和腓肠肌同时贴好电极并连接相应导联，训练在伸膝时放松腓肠肌；也可将电极分别贴在股四头肌和胫前肌，训练伸膝的同时训练踝关节背屈运动。

4. 颜面、躯干两侧不对称

可分别在健侧和患侧的对称部位贴电极，训练患者在收缩该处肌肉时尽量使两侧的肌电信号水平和图形接近。

（二）注意事项

（1）治疗环境须保持安静，尽量减少对患者注意力的干扰。

（2）患者训练时应采取舒适体位，每一动作开始前应引导患者全身放松，消除急躁情绪和与训练无关的杂念。

（3）治疗时嘱患者将注意力完

全集中于显示器上所显示的肌电信号曲线，努力使信号线达到预定目标，而不去考虑肢体当时的状态。

（4）对于偏瘫患者来说，肌肉的放松和随意收缩同样重要，对于存在严重痉挛的患者，在EMG的指导下使肌肉放松尤为重要；练习随意收缩的肌肉在收缩间期的放松和随意收缩时其拮抗肌的放松同样都应引起重视。

（5）拮抗肌之间的协调比单纯提高某一肌肉的收缩肌电信号更为重要。肌电信号的高低没有绝对的正常值，可以健侧肢体做同样动作时的肌电模式为参考。

（6）肌电生物反馈疗法的优点是能提高患者对康复训练的兴趣，增强其恢复运动功能的信心，同时便于治疗师分析患者存在的问题并找出解决问题的有效途径。但这项技术并不能替代其他传统的康复技术，国外许多报道指出单独使用这一技术的疗效并不优于常规疗法，只有将它与其他康复训练方法有机地结合起来，才有可能取得更好的训练效果。

（贾子善　毕胜　霍速　刘霖　王茂斌）

参考文献

1. HOSSACK J C Mental imagery. Manit Med Rev, 1950, 30(8):543～5

2. Yates, F. A. *The Art of Memory*. London: Routledge and Kegan Paul,1966

3. McMahon, C. E. Images as Motives and Motivators: A Historical Perspective. American Journal of Psychology, 1973(86) ;465～90

4. Willingham D B. A neuropsychological theory of motor skill learning. Psychol Rev ,1998,105:558～84

5. Shuell T J. Phases of meaningful learning. Rev Educ Res,1990,60: 531～47

6. Ghilardi M, Ghez C, Dhawan V, et al. Patterns of regional brain activation associated with different forms of motor learning. Brain Res,2000,871:127～45

7. Georgopoulos A P. Neural aspects of cognitive motor control. Curr Opin Neurobiol,2000,10:238～41

8. Pearce A J, Thickbroom G W, Byrnes M L, Mastaglia F L. Functional reorganisation of the corticomotor projection to the hand in skilled racquet players. Exp Brain Res, 2000,130:238～43

9. Sanes J N. Motor cortex rules for learning and memory. Curr Biol,2000,10:R495～7

10. Kohl R M, Roenker D L. Bilateral transfer as a function of mental imagery. J Motor Behav, 1980, 12: 197～206

11. Seger C A. Implicit learning. Psychol Bull, 1994, 115:163～96

12. Willingham D B. A neuropsychological theory of motor skill learning. Psychol Rev,1998,105:558～84

13. Reber P J, Squire L R. Encapsulation of implicit and explicit memory in sequence learning. J Cogn Neurosci, 1998,10:248～63

14. Honda M, Deiber M P, Ibanez V, et al. Dynamic cortical involvement in implicit and explicit motor sequence learning. Brain, 1998,121:2159～73

15. Jacobsen E. Electrical measurement of neuromuscular states during mental activities: V I. A note on mental activities concerning an amputated limb. Am J Physiol, 1931, 43:122～5

16. Dominey P, Decety J, Broussolle E, Chazot G, Jeannerod M. Motor imagery of a lateralized sequential task is asymmetrically slowed in hemi-Parkinson's patients. Neuropsychologia,1995,33(6):727～41

17. Mellet E P, Mazoyer B, Denis M, Tzourio N. Reopening the mental imagery debate: lessons from functional anatomy. Neuroimage, 1998,8:129～39

18. Mesulam M-M. From sensation to cognition. Brain, 1998,121:1013～52

19. Knauff M, Kassubek J, Mulack T, Greenlee M W. Cortical activation evoked by visual mental imagery as measured by fMRI. Neuroreport, 2000,11:3957～62

20. Page S J, Levine P, Sisto S, Johnston M V. A randomized efficacy and feasibility study of imagery in acute stroke. Clin Rehabil, 2001,15(3):233～40

21. Page S J, Levine P, Sisto S A, Johnston M V. Mental practice combined with physical practice for upper-limb motor deficit in subacute stroke. Phys Ther, 2001,81(8): 1455～62

22. Stevens J A, Stoykov M E. Using motor imagery in the rehabilitation of hemiparesis. Arch Phys Med Rehabil, 2003,84(7):1090～2

23. Jackson P L, Doyon J, Richards C L, Malouin F. The efficacy of combined physical and mental practice in the learning of a foot-sequence task after stroke: a case report. Neurorehabil Neural Repair,2004,18(2):106～11

24. Gaggioli A, Morganti F, Walker R, Meneghini A, Alcaniz M, Lozano J A, Montesa J, Gil J A, Riva G. Training with computer-supported motor imagery in post-stroke rehabilitation. Cyberpsychol Behav, 2004,7(3):327～32

25. Maurice Victor, Allan H. Ropper Adams and Victor's Principles of Neurology 7th Edition The McGraw-Hill Companies,2001,39:1135

26. Schnider A Gutbrod K, Hess C W. Motion imagery in Parkinson's disease. Brain, 1995,118 (2):485～93

27. Yaguez L, Canavan A G, Lange H W, Homberg V. Motor learning by imagery is differentially affected in Parkinson's and Huntington's diseases. Behav Brain Res,1999, 102(1-2):115～27

28. Thobois S, Dominey P F, Decety P J, Pollak P P, Gregoire M C, Le Bars P D, Broussolle E. Motor imagery in normal subjects and in asymmetrical Parkinson's disease: a PET study. Neurology, 2000 ,55(7):996 ~ 1002

29. Madigan R, Frey R D, Matlock T S. Cognitive strategies of university athletes Can J Sport Sci, 1992, 17(2):135 ~ 40

30. Oishi K, Kimura M, Yasukawa M, Yoneda T, Maeshima T. Amplitude reduction of H-reflex during mental movement simulation in elite athletes. Behav Brain Res, 1994,62(1):55 ~ 61

31. Barbeau H, Rossignol S. Recovery of locomotion after chronic spinalization in the adult cat. Brain Res, 1987, 412: 84 ~ 95

32. Finch L, Barbeau H. Hemiplegic gait: new treatment strategies. Physiother Can, 1985,38:36 ~ 41

33. Visintin M, Finch L, Barbeau H. Progressive weight bearing and treadmill stimulation during gait retraining of hemiplegics: a case study. Phys Ther, 1987,68:807

34. Winstein C J, Gradner E R, McNeal D R et al. Standing balance training: effects on balance and locomotion in hemiparetic adults. Arch Phys Med Rehabil, 1989,70: 755 ~ 762

35. Hesse S A, Bertelt C, Jahnke M T et al. Treadmill training with partial body weight support compared with physiotherapy in nonambulatory hemiparetic patients. Stroke, 1995,26: 976 ~ 981

36. Hesse S A, Konrad M, Uhlenbrock D et al. Treadmill training with partial body weight support versus floor walking in hemiparetic subjects. Arch Phys Med Rehabil, 1999,80:421 ~ 426

37. Visintin M, Barbeau H, Bitensky N K. A new approach to retrain gait in stroke patients through body weight support and treadmill stimulation. Stroke, 1998, 29: 1122 ~ 1128

38. Danielsson A, Sunnerhagen K S. Oxygen consumption during treadmill walking with and without body weight support in patients with hemiparesis after stroke and in healthy subjects. Arch Phys Med Rehabil, 2000, 81 (7): 953 ~ 957

39. Duncan P W. Synthesis of intervention trials to improve motor recovery following stroke. Top Stroke Rehabil, 1997,3:1 ~ 20

40. Taub E. Somatosensory deafferentation research with monkeys: implications for rehabilitation medicine. In: Ince L P, editor. Behavioral psychology in rehabilitation medicine: clinical applications. New York: Williams & Wilkins, 1980, 371 ~ 401

41. Taub E, Miller N E, Novack T A, et al. Technique to improve chronic motor deficit after stroke. Arch Phys Med Rehabil, 1993,74:347 ~ 354

42. Taub E. Overcoming learned nonuse: a new behavioral medicine approach to physical medicine. In: Carlson J G, Seifert S R, Birbaumer N, editors. Clinical applied psychophysiology. New York: Plenum, 1994, 185 ~ 220

43. Taub E, Burgio L, Miller N E, et al. An operant approach to overcoming learned nonuse after CNS damage in monkeys and man: the role of shaping. J Exp Anal Beh, 1994,61:281 ~ 293

44. Taub E, Crago J E. Behavioral plasticity following central nervous system damage in monkeys and man. In: Julesz B, Kovacs I, editors. Maturational windows and adult cortical plasticity. SFI studies in the sciences of complexity. Redwood City, CA: Addison-Wesley, 1995,201 ~ 215

45. Taub E, Crago J E. Overcoming learned nonuse: a new behavioral approach to physical medicine. In: Kikuchi T, Sakuma H, Saito I, Tsuboi K, editors. Biobehavioral self-regulation: eastern and western perspectives. Tokyo: Springer Verlag, 1995,2 ~ 9

46. Taub E, Pidikiti R D, Deluca S C, Crago J E. Effects of motor restriction of an unimpaired upper extremity and training on improving functional tasks and altering brain/behaviors. In: Toole J, editor. Imaging and neurologic rehabilitation. New York: Demos, 1996,133 ~ 154

47. Taub E, Wolf S L. Constraint-Induced (CI) Movement techniques to facilitate upper extremity use in stroke patients. Top Stroke Rehabil, 1997,3:38 ~ 61

48. Morris D, Crago J, DeLuca S, Pidikiti R, Taub E. Constraint-Induced (CI) Movement Therapy for motor recovery after stroke. Neurorehab, 1997,9:29 ~ 43

49. Taub E, Crago J E, Uswatte G. Constraint-Induced Movement Therapy: a new approach to treatment in physical rehabilitation. Rehabil Psychol, 1998,43:152 ~ 170

50. Miltner WHR, Bauder H, Sommer M, Dettmers C, Taub E. Effects of Constraint-Induced Movement Therapy on chronic stroke patients: a replication. Stroke, 1999, 30: 586 ~ 592

51. Kunkel A, Kopp B, Muller G, et al. Constraint-Induced Movement Therapy: a powerful new technique to induce motor recovery in chronic stroke patients. Arch Phys Med Rehabil, 1999,80:624 ~ 8

52. Twitchell T E. Sensory factors in purposive movement. J Neurophysiol, 1954,17:239 ~ 254

53. Knapp H D, Taub E, Berman A J. Effects of deafferentation on a conditioned avoidance response. Science, 1958,128:842 ~ 843

54. Knapp H D, Taub E, Berman A J. Movements in monkeys with deafferented limbs. Exp Neurol, 1963,7:305 ~ 315

55. Taub E, Berman A J. Movement and learning in the absence of sensory feedback. In: Freedman SJ, editor. The neuropsychology of spatially oriented behavior. Homewood, IL: Dorsey Press, 1968,173 ~ 192

56. Taub E, Bacon R, Berman A J. The acquisition of a trace-conditioned avoidance response after deafferentation of the responding limb. J Comp Physiol Psychol, 1965, 58: 275 ~ 279

57. Taub E, Berman A J. Avoidance conditioning in the

absence of relevant proprioceptive and exteroceptive feedback. J Comp Physiol Psychol, 1963,56:1012 ~ 1016

58. Taub E, Teodoru D, Ellman S J, Bloom R F, Berman A J. Deafferentation in monkeys: extinction of avoidance responses, discrimination, and discrimination reversal. Psychonom Sci,1966,4:323 ~ 324

59. Taub E, Goldberg I A, Taub P B. Deafferentation in monkeys: pointing at a target without visual feedback. Exp Neurol,1975,46:178 ~ 186

60. Taub E. Motor behavior following deafferentation in the developing and motorically mature monkey. In: Herman R, Grillner S, Ralston H J, Stein PSG, Stuart D, editors. Neural control of locomotion. New York: Plenum, 1976, 675 ~ 705

61. Taub E. Movement in nonhuman primates deprived of somatosensory feedback. In: Exercise and sports science reviews. Santa Barbara: Journal Publishing Affiliates,1977, 335 ~ 374

62. Tower S S. Pyramidal lesions in the monkey. Brain, 1940,63:36 ~ 90

63. Chambers W W, Konorski J, Liu C N, Yu J, Anderson R. The effects of cerebellar lesions upon skilled movements and instrumental conditioned reflexes. Acta Neurbiol Exp,1972,32:721 ~ 732

64. Catania A C. Learning. 4th ed. Upper Saddle River, NJ: Prentice Hall,1998

65. Azrin N H, Holz W C. Punishment. In: Honig W K, editor. Operant behavior: areas of research and application. New York: Appleton-Century-Crofts,1966,380 ~ 447

66. Estes W K. An experimental study of punishment. Psychol Monogr,1944,57(263)

67. Taub E, Perrella P N, Barro G. Behavioral development following forelimb deafferentation on day of birth in monkeys with and without blinding. Science, 1973, 181: 959 ~ 960

68. Taub E, Perrella P N, Miller E A, Barro G. Diminution of early environmental control through perinatal and prenatal somatosensory deafferentation. Biol Psychiat,1975, 10:609 ~ 626

69. Taub E, Barro G, Heitman R, Grier H C, Martin D. F. Effects of forelimb deafferentation during the mid-prenatal period on motor development in monkeys. In: Biomechanics V. I. Baltimore: University Park Press,1977,125 ~ 129

70. Elbert T, Pantev C, Wienbruch C, Rockstroh B, Taub E. Increased use of the left hand in string players associated with increased cortical representation of the fingers. Science, 1995,220:21 ~ 23

71. Sterr A, Mueller M. M, Elbert T, Rockstroh B, Pantev C, Taub E. Changed perceptions in Braille readers. Nature 1998,391:134 ~ 135

72. Pons T P, Garraghty A K, Ommaya A K, Kaas J H, Taub E, Mishkin M. Massive cortical reorganization after sensory deafferentation in adult macaques. Science, 1991, 252:1857 ~ 1860

73. Flor H, Elbert T, Knecht S, et al. Phantom limb pain as a perceptual correlate of massive reorganization in upper limb amputees. Nature, 1995,375:482 ~ 4

74. Muehlnickel W, Elbert T, Taub E, Flor H. Reorganization of primary auditory cortex in tinnitus. Proc Nat Acad Sci U. S. A, 1998,95:10340 ~ 10343

75. Elbert T, Candia B, Altenmueller E, et al. Alteration of digital representations in somatosensory cortex in focal hand dystonia. Neuroreport, 1998,9:3571 ~ 3575

76. Elbert T, Flor H, Birbaumer N, et al. Extensive reorganization of the somatosensory cortex in adult humans after nervous system injury. Neuroreport, 1994,5:2593 ~ 2597

77. Yang T T, Gallen C, Schwartz B, Bloom F E, Ramachandran V S, Cobb S. Sensory maps in the human brain. Nature, 1994,368:592 ~ 593

78. Nudo R J, Wise B M, SiFuentes F, Milliken G W. Neural substrates for the effects of rehabilitative training on motor recovery following ischemic infarct. Science, 1996, 272:1791 ~ 1794

79. Liepert J, Bauder H, Sommer M, et al. Motor cortex plasticity during Constraint-Induced Movement Therapy in chronic stroke patients. Neurosci Lett, 1998,250:5 ~ 8

80. Kopp B, Kunkel A, Muehlnickel W, Villringer K, Taub E, Flor H. Plasticity in the motor system related to therapy-induced improvement of movement after stroke. Neuroreport, 1999,10:807 ~ 810

81. Ince L P. Escape and avoidance conditioning of response in the plegic arm of stroke patients: a preliminary study. Psychonom Sci, 1969,16:49 ~ 50

82. Halberstam J L, Zaretsky H H, Brucker B S, Guttman A. Avoidance conditioning of motor responses in elderly brain-damaged patients. Arch Phys Med Rehabil, 1971,52: 318 ~ 328

83. Ostendorf C G, Wolf S L. Effect of forced use of the upper extremity of a hemiplegic patient on changes in function. Phys Ther, 1981,61:1022 ~ 1028

84. Wolf S L, Lecraw D E, Barton L A, Jann B B. Forced use of hemiplegic upper extremities to reverse the effect of learned nonuse among chronic stroke and head-injured patients. Exp Neurol, 1989,104:125 ~ 132

85. McCulloch K, Cook E W, Ⅲ., Fleming W C, Novack T A, Nepomeceno C S, Taub E. A reliable test of upper extremity ADL function [Abstract]. Arch Phys Med Rehabil, 1988,69:755

86. Kopp B, Kunkel A, Flor H, et al. The Arm Motor Ability Test (AMAT): reliability, validity, and sensitivity to change of an instrument for assessing ADL disability. Arch Phys Med Rehabil,1997,78:615 ~ 620

87. Morgan W G. The shaping game: a teaching technique. Behab Ther, 1974,5:271 ~ 272

88. Taub E, Uswatte G, Pidikiti RConstraint-Induced Movement Therapy: A New Family of Techniques with Broad Application to Physical Rehabilitation—A Clinical Review J

Rehabil Research and Development, 1999, 36(3)

89. Andrews K, Stewart J. Stroke recovery: he can but does he? Rheumatol Rehabil, 1979, 18:43～48

90. Janet H. Carr, Roberta B Shepherd. Physiotherapy in Disorders of the Brain, Heinemann Medical Books, Oxford, 1980:350～352

91. 周士枋. 脑卒中后大脑可塑性研究及康复进展. 中华物理医学与康复杂志, 2002, 24 (7):437～439

92. Gordon M. Shepherd. 蔡南山, 戴鸿佐, 等编译. 神经生物学. 上海:复旦大学出版社, 1992, 5, 428～430

93. Mathieu P A. Changes in the hemiparetic limb with training. Ⅱ. EMG signal. Electromyogr Clin Neurophysiol 1995 Dec;35(8):503～13

94. Colborne G R, Wright F V, Naumann S. Feedback of triceps surae EMG in gait of children with cerebral palsy: a controlled study. Arch Phys Med Rehabil, 1994, 75(1): 40～5

95. Schleenbaker R E, Mainous A G 3rd. Electromyographic biofeedback for neuromuscular reeducation in the hemiplegic stroke patient: a meta-analysis. Arch Phys Med Rehabil, 1993, 74(12):1301～4

96. 赵文汝, Brucker B S, 王秀汝. 肌电生物反馈在陈旧颈脊髓损伤中的应用. 中国康复医学杂志, 2003, 18(2):91～93